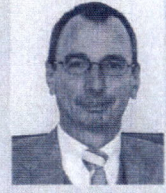

Prof. Dr. med. Christoph Gutenbrunner

geboren 1954 in Freiburg (Brsg.), Medizinstudium in Marburg und Gießen, Promotion und Habilitation in Marburg

- Facharzt für Physikalische und Rehabilitative Medizin, Zusatzbezeichnungen Balneologie und Medizinische Klimatologie sowie Chirotherapie
- Universitätsprofessur für Balneologie und Medizinische Klimatologie an der Med. Hochschule Hannover (seit 1995) sowie Gastprofessur an der Ludwig-Franzens-Universität Graz (seit 1997)
- Leiter des Instituts für Balneologie und Medizinische Klimatologie der Med. Hochschule Hannover und des Instituts für Rehabilitationsmedizin und Balneologie Bad Wildungen
- Vorsitzender der Arbeitsgemeinschaft Physikalische Medizin und Rehabilitation (1996–2000)
- Präsident der Deutschen Gesellschaft für Physikalische Medizin und Rehabilitation (2001-2003)

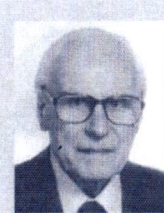

Prof. Dr. med. Georg Weimann

geboren 1927 in Reval (Estland), studierte in München und Zürich Medizin und promovierte 1953 in München.

- 1953 bis 1968 internistische Tätigkeit in Landshut, Tübingen, Gießen und Ulm. Beschäftigung mit der Pathophysiologie von Atemstörungen und psychosomatischen Fragestellungen.
- 1967 Habilitation für Innere Medizin an der Universität Ulm, seit 1973 apl. Professor.
- Von 1969 bis 1992 leitete er eine Innere Abteilung der Weserbergland-Klinik in Höxter, eines Fachkrankenhauses für Physikalische Medizin, und war seit 1975 ärztlicher Direktor. Hier befasste er sich mit Fragen der Physikalischen Therapie und Rehabilitation, besonders bei Kranken mit Schlaganfallfolgen und neuromuskulären Erkrankungen.

Christoph Gutenbrunner (Hrsg.)

Georg Weimann (Hrsg.)

Krankengymnastische Methoden und Konzepte

Therapieprinzipien und -techniken systematisch dargestellt

Springer-Verlag Berlin Heidelberg GmbH

Christoph Gutenbrunner (Hrsg.)

Georg Weimann (Hrsg.)

Kranken-
gymnastische
Methoden
und Konzepte

Therapieprinzipien und -techniken systematisch dargestellt

Mit einem Geleitwort von K. A. Jochheim

Mit 114 Abbildungen und 28 Tabellen

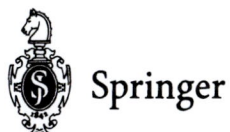 Springer

Professor Dr. med. Christoph Gutenbrunner
Institut für Balneologie und Medizinische Klimatologie
in der Klinik für Physikalische Medizin und Rehabilitation
Medizinische Hochschule Hannover
Carl-Neuberg-Straße 1
30625 Hannover

Professor Dr. med. Georg Weimann
Im Hohen Felde 16
37671 Höxter

ISBN 978-3-642-62243-4   ISBN 978-3-642-18680-6 (eBook)
DOI 10.1007/978-3-642-18680-6

Bibliografische Information Der Deutschen Bibliothek
Die Deutsche Bibliothek verzeichnet diese Publikation in der Deutschen Nationalbibliografie; detaillierte bibliografische
Daten sind im Internet über <http://dnb.ddb.de> abrufbar.

http://www.springer.de/medic-de/buecher/index.html

© Springer-Verlag Berlin Heidelberg 2004
Ursprünglich erschienen bei Springer-Verlag Berlin Heidelberg 2004
Softcover reprint of the hardcover 1st edition 2004

Umschlaggestaltung: deblik Berlin
Layout: deblik Berlin
Zeichnungen: G. Hippmann, Nürnberg
Satz: medio Technologies AG, Berlin
Gedruckt auf säurefreiem Papier   22/3160/is – 5 4 3 2 1 0

Geleitwort

Wenn ein umfangreiches Werk, von einer Vielzahl von Autoren, vorrangig von Ärzten geschrieben, über die weite Palette krankengymnastischer Behandlungsmethoden entsteht, versteht sich dies aus dem ärztlichen Verordnungsauftrag für diese Art der Heilmittel, die für akute Krankheiten, für präventive Aspekte und für Krankheitsfolgen und Behinderungen die angemessene Therapie bereithalten.

Welche spezielle Methode allerdings im Einzelfall besonders wirksam ist, wie häufig und wie lange sie angewandt werden sollte, ist nur selten hinreichend wissenschaftlich belegt und bedarf noch erheblicher Forschungsanstrengungen, bei denen auch die Physiotherapeuten selbst in verstärktem Umfang mitwirken sollten. Der Wunsch nach einer deutlicheren Forschungsorientierung auch in der Ausbildung wird u. a. durch die unterschiedlichen Hochschulanbindungen im europäischen Ausland illustriert und wirkt sich daher auch auf die Anerkennung dieses Heilberufes innerhalb der Europäischen Union aus.

In einem ersten wichtigen Schritt zum Qualitätsanspruch an diese Heilmittel hat der Deutsche Verband für Physiotherapie (Zentralverband der Physiotherapeuten/Krankengymnasten) gerade mit der Deutschen Gesellschaft für Qualität e.V. die Broschüre »Qualitätsmanagement in physiotherapeutischen Einrichtungen« herausgegeben und in einem Anhang auch zahlreiche standardisierte Messungen und Tests mitgeteilt, mit denen Behandlungsergebnisse dokumentiert werden können.

Nach den inzwischen im Gesundheitswesen bereits eingetretenen und bald zu erwartenden Reformen wird ja gerade von den einzeln und im Team tätigen Heilberufen immer intensiver auf den Qualitätsnachweis jedes einzelnen Verfahrens gedrängt werden. Die Frage nach dem Wirkungsnachweis einzelner Methoden wird sich genau so brutal stellen wie heute bereits mit der Positivliste in der Pharmakotherapie.

Aber auch hinsichtlich der Behandlungsziele wird man unterschiedliche Ebenen erfassen müssen. Die jetzt von der Weltgesundheitsorganisation in Weiterentwicklung der ICIDH eingeführte »International Classification of Functioning« (ICF) verlangt für die funktionale Gesundheit vor allem die Erfassung des Funktionsniveaus im täglichen Leben und der Teilhabe am Arbeitsleben, in der Familie, im Bildungsbereich und in Freizeit und Sport.

Therapeutische Maßnahmen, die nicht der Prävention oder der raschen Heilung dienen, müssen auf diese gesellschaftlichen Eingliederungsziele ausgerichtet sein.

Die in diesem Buch zusammengetragenen Kenntnisse sind sicher eine vorzügliche Arbeits- und Entscheidungshilfe für die in der Praxis tätigen Ärzte und die kooperierenden Behandlungsteams, mit denen sie zusammenarbeiten.

Professor Dr. med. K. A. Jochheim
Erftstadt, im Juli 2003

Vorwort

Für seine Aufgabe, Krankengymnastik gezielt zu verordnen und mit dem behandelnden Physiotherapeuten das für die jeweilige Aufgabenstellung geeignetste Verfahren auszuwählen oder es festzulegen, ist der Arzt oft schlecht gerüstet. In der Regel wird er weder während seines Studiums noch in seiner ärztlichen Weiterbildung auf sie vorbereitet, es sei denn, er strebt die Facharztanerkennung für Physikalische und Rehabilitative Medizin an oder den Erwerb der Bereichsbezeichnung »Physikalische Therapie«.

Das vorliegende Buch soll dem interessierten und sich weiterbildenden Arzt eine diesbezügliche Orientierungshilfe sein. Es informiert in knapper Form über die Wirkungsweisen krankengymnastischer Verfahren auf verschiedene Organsysteme und vermittelt die bekanntesten Methoden und Konzepte, die sonst zumeist nur in ausführlichen, für Physiotherapeuten verfassten Monographien vorliegen. Zahlreiche Autoren geben Übersichten über die jeweiligen funktionellen Grundlagen, Behandlungsziele, Indikationen, Kontraindikationen, Behandlungsprinzipien und Techniken und über klinische Erfahrungen mit den einzelnen Methoden. Damit wird dem Krankengymnastik verordnenden Arzt ein auf seine Belange zugeschnittener Überblick über die differenzierten Möglichkeiten dieses von ihm einzusetzenden Therapeutikums geboten. Er erhält eine Handhabe, die von dem behandelnden Physiotherapeuten bzw. Krankengymnasten angebotenen oder empfohlenen Methoden zu beurteilen, sich im Einzelfall für eine bestimmte zu entscheiden und entsprechende Vorschläge zu machen oder Anweisungen zu geben.

Die Herausgeber waren bemüht, für die einzelnen Beiträge Autoren mit einer langjährigen klinischen Erfahrung beim Einsatz bestimmter Methoden zu gewinnen, um diese aus einer ärztlichen Sichtweise zu vermitteln. Um dem Benutzer des Buches die Orientierung zu erleichtern, wurde eine einheitliche Gliederung der verschiedenen Beiträge angestrebt, zumal Diktion und Schwerpunkte sich bei den Autoren zwangsläufig unterscheiden. Die jeweiligen Angaben zu den Ausbildungsgängen und Möglichkeiten zum Erlernen der verschiedenen Methoden beziehen sich auf den gegenwärtigen Stand in der Bundesrepublik Deutschland. Sie sind teilweise noch im Fluss.

Trotz der erstmals in dieser Breite vorliegenden systematischen Darstellung war es nicht möglich, alle bekannten krankengymnastischen Methoden und Konzepte zu berücksichtigen, vor allem, weil für einzelne Kapitel keine Autoren zur Verfügung standen, die gleichzeitig klinische Erfahrungen und Kenntnisse des Standes der wissenschaftlichen Untersuchung hatten. Kapitel 5 »Indikationsspezifische krankengymnastische Gruppenkonzepte« erhebt ebenfalls keinen Anspruch auf Vollständigkeit, zumal für fast alle chronischen Funktionsstörungen und die meisten bewegungsabhängigen Erkrankungen Gruppentherapien sinnvoll sein können.

Dieses Buch ist nur mit Hilfe zahlreicher Mitautoren möglich geworden. Ihnen gilt in erster Linie unser Dank für ihre Mitarbeit und ihr Verständnis für notwendige Anpassungen an den Umfang und einen einheitlichen Rahmen. Unser Dank gilt desgleichen Frau Gertrud Ulrich, Frau Fatma Candir und Frau Doris Lemke, die mit Geduld und Ausdauer die Hauptlast der schriftlichen Arbeiten und der Bilderstellungen trugen, aber auch den vielen anderen Helfern beim Schreiben der Beiträge. Nicht zuletzt danken wir dem Springer-Verlag, besonders Frau Marga Botsch und Frau Dr. Gaby Seelmann-Eggebert, für die Verwirklichung des Buches, ihre Ratschläge und ihre Unterstützung bis zu seiner endgültigen Gestaltung.

Möge das Buch die beabsichtige Hilfestellung für die Arbeit zahlreicher Kollegen werden.

Chr. Gutenbrunner und G. Weimann
Im Juli 2003

Inhaltsverzeichnis

Autorenverzeichnis

Arnold, C.-R., Dr. med.
Fachkrankenhaus für
Physikalische Medizin,
Asklepios-Weserbergland-Klinik
Abteilung für Innere Medizin
Grüne Mühle 90, 37671 Höxter

Becker, H., Prof. Dr. med.
Heidelberger Institut für Tiefenpsy-
chologie, Alte Bergheimer Straße 5
69115 Heidelberg

Bücking, J., Dr. med.
Caspar Heinrich Klinik, Georg-
Nave-Straße 26, 33014 Bad Driburg

Bühring, M., Prof. Dr. med.
Immanuel Krankenhaus
Abteilung Naturheilkunde
Königstraße 63, 14109 Berlin

Dehler, R., Dr. med.
Nordsee Reha-Klinikum St. Peter-
Ording, Klinik II, Orthopädie
Wohldweg 7, 25826 St. Peter-Ording

Dittrich, H.
Südwestkorso 69A, 12161 Berlin

Donné, S., Dr. med.
Frauenklinik, Medizinische
Hochschule Hannover
Podbielskistraße 380
30659 Hannover

Essers, M., Dr. med.
Charité – Universitätsmedizin Berlin
Campus Benjamin Franklin
Abteilung für Naturheilkunde und
Allgemeinmedizin
Hindenburgdamm 30
12200 Berlin

Feldkamp, M., Prof. Dr. med.
Wilhelmstraße 18, 48149 Münster

Fricke, R., Prof. Dr. med.
Weserland-Klinik Bad Seebruch
Seebruchstraße 33, 32602 Vlotho

Fromm, B., Prof. Dr. med.
Siegmund-Weil-Klinik
Prof. Kurt-Sauer-Straße 4
76669 Bad Schönborn

Grapow, G.
Weserland-Klinik Bad Seebruch
Seebruchstraße 33, 32602 Vlotho

Gutenbrunner, Chr., Prof. Dr. med.
Institut für Balneologie und
Medizinische Klimatologie in der
Klinik für Physikalische Medizin
und Rehabilitation, Medizinische
Hochschule Hannover
Carl-Neuberg-Straße 1
30625 Hannover

Heers, H., Dr. med.
Abteilung für Konservative Ortho-
pädie und Physikalische Therapie
Zentralkrankenhaus Reinkenheide
Postbrookstraße 103
27574 Bremerhaven

Heinze, H., Dr. med.
Fachkrankenhaus für Physikalische
Medizin, Asklepios-Weserbergland-
Klinik, Abteilung für Orthopädie
Grüne Mühle 90, 37671 Höxter

Kauffels, W., Dr. med.
Frauenklinik, Medizinische
Hochschule Hannover
Podbielskistraße 380
30659 Hannover

Kohlrausch, A., Dr. med.
Klinik 2010, Sonnenweg 23
34508 Willingen

Küther, G., Priv.-Doz. Dr. med.
Klinik für Physikalische Medizin
und Rehabilitation, Medizinische
Hochschule Hannover, Carl-Neuberg-Straße 1, 30625 Hannover

Laabs, G., Dr. med.
Rehazentrum Wilhelmshaven
26382 Wilhelmshaven

Laabs, W.A., Prof. Dr. med.
Rehazentrum Wilhelmshaven
26382 Wilhelmshaven

Lindemann, H., Prof. Dr. med.
Medizinisches Zentrum für Kinder-
heilkunde und Jugendmedizin
Justus-Liebig-Universität Gießen
Feulgenstraße 12, 35385 Gießen

Medau, H.J., Prof. Dr. med.
Staatlich anerkannte Berufsfach-
schule für Gymnastik,
Physiotherapie und Logopädie
Schloß Hohenfels, 96450 Coburg

Mucha, C., Prof. Dr. med.
Abteilung für Medizinische Rehabi-
litation und Prävention,
Deutsche Sporthochschule Köln
Carl Diem-Weg 6, 50933 Köln

Pages, I.-H., Priv.-Doz. Dr. med.
Institut für Physikalische und
Rehabilitative Medizin, Klinikum
der Stadt Ludwigshafen am Rhein
Bremserstraße 79
67063 Ludwigshafen

Pfennig, P.-M., Dr. med.
Anemonenweg 31
33175 Bad Lippspringe

Piso, U., Dr. med.
Klinik für Physikalische Medizin
und Rehabilitation, Medizinische
Hochschule Hannover
Carl-Neuberg-Straße 1
30625 Hannover

Riede, D., Prof. Dr. med.
Sektion Physikalische Medizin und
Rehabilitation, Medizinische Fakul-
tät der Martin-Luther-Universität
Ernst-Gruber-Straße 40
06120 Halle

Rollnik, J., Prof. Dr. med.
Neurologische Klinik mit klinischer
Neurophysiologie, Medizinische
Hochschule Hannover
Carl-Neuberg-Straße 1
30625 Hannover

Scheibe, J., Prof. Dr. med.
Wilhelm-Busch-Straße 4
31812 Bad Pyrmont

Schlaegel, W., Dr. med.
Therapie-Zentrum Burgau
Dr. Friedl-Straße 1, 89331 Burgau

Schmidt-Kessen, W., Prof. Dr. med.
Hermannstraße 5, 79098 Freiburg

Schnizer, W., Prof. Dr. med.
Agnes-Bernauer-Straße 170
80687 München

Senn, E., Prof. Dr. med.
FMH Physikalische Medizin und
Rehabilitation
Stadthofstraße 3, CH-6004 Luzern

Smolenski, U.C., Prof. Dr. med.
Institut für Physiotherapie
Friedrich Schiller-Universität
Kollegiengasse 9, 07740 Jena

**Stübs, H., Dr. phil., Dipl.-Psych.,
Dipl.-Päd.**
Fachkrankenhaus für Physikalische
Medizin
Asklepios Weserbergland-Klinik
Grüne Mühle 90, 37671 Höxter

Weimann, G., Prof. Dr. med.
Im Hohen Felde 16, 37671 Höxter

Weiss, H.-R., Dr. med.
Katharina-Schroth-Klinik
55566 Bad Sobernheim

Werner, G.T., Prof. Dr. med. †

Einleitung

Chr. Gutenbrunner, G. Weimann

1

Krankengymnastik als Teilgebiet der Physikalischen Medizin

Krankengymnastik als Teil
der Bewegungstherapie.

Die **Krankengymnastik** ist eines der wichtigsten Teilgebiete der **Physikalischen Medizin** (◘ Übersicht 1.1) (Konsensuskonferenz 1998). Sie ist ein Teil der **Bewegungstherapie**, und zwar derjenige, bei dem krankengymnastische Methoden in der Behandlung eingesetzt werden. Da die Physikalische Therapie auch ein wesentlicher Bestandteil der **Rehabilitativen Medizin** ist, hat Krankengymnastik in der Rehabilitation eine wichtige Stellung. Ein Teil der krankengymnastischen Methoden eignet sich zudem zur Prävention. Hier bestehen Übergänge zur allgemeinen Gymnastik und Sportmedizin. Die wesentlichen Indikationsbereiche für die Krankengymnastik sind Erkrankungen und Funktionsstörungen:

- des Bewegungssystems,
- des Nervensystems,
- des Kardiopulmonalsystems,
- des Intestinal- und Urogenitalsystems,
- der Psyche.

Verordnung von Kranken-
gymnastik.

Die **Verordnung** muss nicht nur Indikationen und Kontraindikationen der Methode berücksichtigen, sondern es muss auch dem individuellen Funktionsdefizit und den konstitutionellen Faktoren Rechnung getragen werden.

◘ **Übersicht 1.1.**
Gliederung der Physikalischen und Rehabilitativen Medizin. (Nach Konsensuskonferenz 1998)

Physikalische Medizin
- Diagnostik in der Physikalischen Medizin
  - Methoden und Verfahren der Diagnostik der Physikalischen Medizin
- Physikalische Therapie
  - Therapieplanung
  - Teilgebiete, Methoden und Therapiemittel der Physikalischen Therapie einschließlich der Naturheilverfahren
    - Krankengymnastik
    - Ergotherapie
    - Sporttherapie
    - Medikomechanik
    - Manuelle Therapie
    - Massagetherapie
    - Gleich-, Niederfrequenz- und Mittelfrequenzstromtherapie
    - Hochfrequenztherapie
    - Ultraschalltherapie
    - Phototherapie
    - Inhalationstherapie
    - Wärme- und Kälteträgertherapie
    - Hydrotherapie
    - Balneotherapie
    - Klimatotherapie

Rehabilitative Medizin
- Rehabilitative Diagnostik
  - Methoden und Verfahren der Rehabilitativen Diagnostik
- Rehabilitative Intervention
  - Organisationsformen der Rehabilitativen Intervention:
    - Stationäre Rehabilitation
    - Teilstationäre bzw. tagesklinische Rehabilitation
    - Ambulante Rehabilitation
  - Rehabilitationsplanung
  - Teilgebiete, Methoden und Mittel der Rehabilitativen Intervention:
    - Physikalische Therapie
    - Rehabilitative Pflege
    - Logopädie
    - Dysphagietherapie
    - Neuropsychologisches Training
    - Begleitende Psychotherapie – Ärztliche Psychotherapie und klinische Psychologie
    - Patientenschulung und -information
    - Musiktherapie
    - Kunsttherapie
    - Körperorientierte psychotherapeutische Verfahren
    - Rehabilitative Diätetik
    - Versorgung mit Hilfsmitteln und technischen Hilfen.

Kaum eine andere Therapie besitzt über ihre konventionelle Anwendung hinaus so viele **unterschiedliche Methoden und Konzepte,** deren Indikationen sich teilweise stark überschneiden und deren Indikationsspektren im Einzelnen zum Teil sehr weit gefasst sind. Einige Konzepte haben darüber hinaus den Charakter von Schulen entwickelt, die eigene patho- und wirkphysiologische Konzepte vertreten und von einem oder wenigen Erstbeschreibern geprägt werden. Es kommen auch Abgrenzungstendenzen vor, die sich z. B. auf Weiterverbreitungsbeschränkungen für Ausbildungskandidaten beziehen.

Die meisten krankengymnastischen Schulen und Konzepte werden im Rahmen der Physiotherapeutenausbildung nur teilweise oder gar nicht gelehrt, so dass sie von den betreffenden Therapeuten erst nach Abschluss der Ausbildung in Kursen erlernt werden. Dies führt schon aus finanziellen Gründen dazu, dass der einzelne Physiotherapeut bzw. Krankengymnast neben der konventionellen Krankengymnastik in der Regel nur eine oder nur wenige Methoden bzw. Konzepte gut beherrscht und bevorzugt anwenden wird. Für den verordnenden Arzt ergibt sich daraus das Problem, dass er nur solche Methoden verordnen kann, für die ein entsprechend ausgebildeter Therapeut verfügbar ist. Falls – wie es in der Praxis häufig vorkommt – die Behandlungsmethode vom Arzt nicht mitverordnet wird, wird der Therapeut die Methode, auf die er spezialisiert ist, einsetzen. Wenn man aber davon ausgeht, dass die einzelnen krankengymnastischen Methoden und Konzepte nicht ohne Nachteil gegeneinander austauschbar bzw. anderen Methoden bei bestimmten Indikationen überlegen sind und entsprechend dem Funktionsdefizit und der Konstitution des Patienten ausgewählt werden müssen, können sich aus dieser Situation suboptimale Therapiesituationen ergeben.

Methoden und Konzepte in der Krankengymnastik.

Therapieelemente

Prinzipiell finden sich in allen krankengymnastischen Konzepten vergleichbare Therapieelemente, die aber in sehr unterschiedlicher Form und Ausprägung zum Einsatz kommen. Als wesentliche **Therapiemittel** (s. Konsensuskonferenz 1998) lassen sich die folgenden Elemente abgrenzen, wobei prinzipiell zwischen unmittelbaren (immediaten) Wirkungen, indirekten (reflektorischen) Wirkungen und adaptiven Langzeitwirkungen unterschieden werden kann (s. ▶ Kap. 2.1, S. 10ff):

Therapiemittel der Krankengymnastik.

— Gelenkmobilisation,
— Beeinflussung von Muskellänge und -tonus,
— Muskeltraining hinsichtlich Kraft und Koordination,
— Beeinflussung bradytropher Gewebe (Sehnen, Knochen),
— Ausdauerleistungstraining,
— Funktionsverbesserung des peripheren Kreislaufs (Arteriensystem, Venensystem, Lymphsystem) und des Herzens,
— Atemfunktionsverbesserung und Atemtraining,
— feinmotorisches Training,
— Bahnung weiterer Nervenfunktionen,
— Beeinflussung der autonomen (vegetativen) Regulation,
— reflektorische Beeinflussung von Intestinal- und/oder Urogenitalfunktionen,
— psychische Wirkungen,
— Anpassung an verschiedene Alltagsanforderungen.

Probleme bei der Methodenauswahl

Die **Auswahl** einer für den einzelnen Patienten besonders geeigneten krankengymnastischen Methode bzw. eines Konzepts wird für den Arzt durch folgende Faktoren erschwert:

Schwierigkeiten bei der wissenschaftlichen Evaluation.

— Viele Methoden sind bis heute nicht hinreichend wissenschaftlich evaluiert. Das macht eine Entscheidungsfindung im Sinne der sog. Evidence Based Medicine praktisch unmöglich.

1

- Die Methoden und Konzepte sind in ihrer Verbreitung und Verordnungshäufigkeit Modeströmungen unterworfen.
- Ihre Indikationen überschneiden sich zum Teil erheblich, so dass für bestimmte Indikationen oft eine Reihe verschiedener Methoden indiziert ist.

> **Beispiel**
Chronische Lumbalsyndrome werden in den Indikationslisten der folgenden Methoden und Konzepte direkt oder indirekt aufgeführt: Brügger-Konzept, Chirogymnastik nach Laabs, Methode nach Cyriax, Feldenkrais-Methode, Entwicklungskinesiologie nach Hanke, Hippotherapie, Isokinetik, Sensomotorische Fazilitation nach Janda, Propriozeptive Neuromuskuläre Fazilitation nach Kabat, Funktionelle Bewegungslehre nach Klein-Vogelbach, Lösungstherapie nach Schaarschuch und Haase, Maitland-Konzept, Manuelle Medizin, Medizinische Trainingstherapie, Schlingentischbehandlung und Stretching.

Krankheitsdiagnose und Funktionszustand.

Hier zeigt sich besonders deutlich, dass eine Kenntnis des verordnenden Arztes der krankengymnastischen Methoden und Konzepte für eine sinnvolle Verordnung wichtig ist, wobei neben der Krankheitsdiagnose nach ICD (International Classification of Diseases) die **Kenntnis des jeweiligen Funktionszustands** für die Auswahl der Methode entscheidend ist.

Überblick über Therapiekonzepte

Übergeordnete Therapieprinzipien.

Einen **Überblick über die** in diesem Buch beschriebenen **krankengymnastischen Therapiekonzepte** gibt ▯ Tabelle 1.1, in der die übergeordneten Therapieprinzipen zugeordnet sind. Da die einzelnen Konzepte unterschiedliche Therapieprinzipien nutzen, muss diese Zuordnung naturgemäß unzulänglich bleiben und kann nur als grobe Orientierungshilfe dienen. Deshalb und zur Vermeidung einer wertenden Reihung werden die Methoden in alphabetischer Reihenfolge abgehandelt.

Probleme der wissenschaftlichen Evaluation

Ein besonderes Problem stellt die **wissenschaftliche Evaluation** krankengymnastischer Methoden und Konzepte dar:

Besonderheiten der wissenschaftlichen Methode

- Einerseits sind die in der Therapieforschung meist als »Goldstandard« geforderten doppelblind kontrollierten Studien wegen des Erlebnischarakters der Therapie aus systemimmanenten Gründen nicht möglich. Das schränkt allerdings die Durchführung **prospektiver und kontrollierter Untersuchungen** von Wirkung und Wirksamkeit nicht ein.
- Andererseits sind die Krankengymnastik wegen ihrer **personengebundenen Durchführung** schwer zu standardisieren und es sind stets Einflüsse der persönlichen Interaktion zwischen Therapeut und Patient vorhanden. (Eine solche Interaktion kann auf der Ebene psychischer Prozesse im Rahmen krankengymnastischer Behandlungen therapeutisch durchaus erwünscht sein).
- Schließlich ist von der Therapieforschung im Bereich der Krankengymnastik wie in anderen Bereichen zu fordern, dass der Therapieerfolg nicht nur mit systemimmanenten Kontrollmethoden gemessen wird, sondern dass vielmehr **allgemeingültige Kriterien der Diagnostik** einschließlich der Abschätzung von Krankheitsintensität, Funktionseinschränkung und sozialer Beeinträchtigung (ICF 2001) angewendet werden.
- Falls bereits eine wirksame Therapieform bekannt ist, muss darüber hinaus nachgewiesen werden, dass die zu evaluierende Methode besser, risikoärmer oder kostengünstiger als dieses Verfahren ist. **Messparameter** können hierbei Krankheitssymptome, Leistungsparameter und subjektive Befindensparameter wie auch soziale Kriterien einschließlich der Inanspruchnahme von Gesundheits- und Sozialleistungen sein.

◨ **Tabelle 1.1. Die Therapiekonzepte.** Übersicht über die in diesem Buch beschriebenen krankengymnastischen Konzepte. (Diese Tabelle erhebt keinen Anspruch auf Vollständigkeit)

Gruppe	Funktionsorientierte Bezeichnung	Begründer/in bzw. Namengeber/in	Kapitelnummer	Seite
Organspezifische Übungs- und Trainingskonzepte	Atemtherapie	***	4.2	189
	Hemiplegiebehandlung	Berta Bobath, Karel Bobath	4.4	211
	Hemiplegiebehandlung	Signe Brunnstrom	4.6	233
	Funktionelle Wirbelsäulengymnastik, Chirogymnastik	Walter Laabs	4.8	247
	Skoliosetherapie	Katharina Schroth	4.26	421
	Myopathiebehandlung	***	4.23	399
	Ganzkörperisometrie	Hede Teirich-Leube	4.28	443
Trainierende Therapiekonzepte	Isokinetisches Muskeltraining	***	4.13	293
	Medizinische Trainingstherapie	***	4.22	383
Manuelle Therapien	Manuelle Medizin (Chirotherapie)	***	4.20	365
	Manuelle Therapie (nach Maitland)	Geoffrey Maitland	4.19	357
Neurophysiologisch orientierte Techniken*	Entwicklungsneurologisches Konzept	Berta Bobath, Karel Bobath	4.3	199
	Entwicklungskinesiologie	Peter Hanke	4.11	277
	Sensomotorische Fazilitation	Vladimir Janda	4.15	313
	Propriozeptive Neuromuskuläre Fazilitation, Komplexbewegungen	Hermann Kabat	4.16	323
	Entwicklungskinesiologisches Behandlungskonzept	Vaclav Vojta	4.29	451
Andere, an Behandlungstechniken orientierte, funktionelle Therapiekonzepte	**	Alois Brügger	4.5	219
	Stemmführung	Roswitha Brunkow	4.7	239
	**	James Henry Cyriax	4.9	257
	Hippotherapie	***	4.12	283
	Funktionelle Bewegungslehre	Susanne Klein-Vogelbach	4.17	335
	Schlingentischbehandlung	***	4.25	413
	Stretching	***	4.27	431
Entspannungstherapien und körperorientierte Psychotherapien	Perzeptiv-kognitives Behandlungsmodell	Félice Affolter	4.1	173
	Funktionelle Integration	Moshe Feldenkrais	4.10	267
	Muskelentspannung	Edmund Jacobson	4.14	305
	Konzentrative Bewegungstherapie	**	4.18	345
	Lösungstherapie	Alice Schaarschuch, Heidi Haase	4.24	409
Weitere Konzepte	Integrierte Physiotherapie/Gymnastik	Hinrich Medau	4.21	377

*Diese Bezeichnung darf nicht darüber hinwegtäuschen, dass bei allen krankengymnastischen Methoden neurophysiologische Wirkungsprinzipen eine Rolle spielen.
**Eine funktionsorientierte Bezeichnung der Methode ist nicht üblich.
***Die Methode hat sich durch Mitwirkung mehrerer Therapeuten entwickelt.

Diesbezügliche Untersuchungen sind selten, vor allem fehlen sie in der Regel für den Nachweis einer bevorzugten Wirksamkeit und Überlegenheit einzelner Methoden und Konzepte.

Die große Zahl krankengymnastischer Methoden und Konzepte macht es dem Arzt oft schwer, im Einzelfall eine optimale bzw. adäquate Therapie zu verordnen. Neben der Kenntnis des Krankheitsbildes und der konstitutionellen Voraussetzungen des Patienten ist für eine solche Entscheidung auch das Wissen über die jeweiligen krankengymnastischen Interventionen von großer Bedeutung. In dem vorliegenden Buch sollen daher dem in der Aus- und Weiterbildung befindlichen Arzt, aber auch dem Facharzt, ein Überblick über die **Wirkprinzipien** und **Anwendungsweisen** der einzelnen krankengymnastischen Methoden und Konzepte und **Anhaltspunkte für die** im Einzelfall zu treffende **Verordnung** gegeben werden.

Kritischer Ansatz.
In den einzelnen Kapiteln werden nicht nur die Methoden mit ihren Wirkungen, Indikationen und Kontraindikationen beschrieben, sondern nach Möglichkeit auch der gegenwärtige Stand des wissenschaftlichen Nachweises ihrer Wirksamkeit dargestellt. Dieser **kritische Ansatz** begründet den Umstand, dass in der Regel nicht die jeweiligen Begründer bzw. Vertreter der Konzepte und Schulen Autoren der Einzelkapitel sind, sondern dass Ärzte und Wissenschaftler gebeten wurden, aus einer gewissen Distanz die jeweiligen Methoden und Konzepte zu beschreiben. Diese Absicht konnte allerdings in Ermangelung entsprechender kompetenter Autoren nicht konsequent realisiert werden. Angesichts der Vielzahl der existierenden krankengymnastischen Methoden und Konzepte erhebt die vorliegende Sammlung keinen Anspruch auf Vollständigkeit. Der Umstand, dass einige Methoden nicht dargestellt worden sind, beruht auf äußeren Gründen und ist keine Wertung derselben.

Literatur

ICF (2001) International Classification of Functioning, Disability and Health. World Health Organization, Geneva
Konsensuskonferenz Physikalische und Rehabilitative Medizin (1998) Fachgebiet Physikalische und Rehabilitative Medizin – Begriffe und Definitionen. Hrsg. von der Deutschen Gesellschaft für Physikalische Medizin und Rehabilitation, dem Berufsverband der Fachärzte für Physikalische und Rehabilitative Medizin und der Arbeitsgemeinschaft Physikalische Medizin und Rehabilitation. GFBB-Verlag, Bad Kösen

Physiologische Grundlagen und Therapieziele

2.1 Therapieprinzipien

Chr. Gutenbrunner

Wirkprinzipien.

In der **Pharmakologie** kann jedem Medikament in der Regel ein **Wirkprinzip** (z. B. Hemmung eines speziellen Rezeptors) zugeordnet werden. Alle erwünschten und unerwünschten Wirkungen lassen sich dann auf dieses Wirkprinzip zurückführen bzw. aus diesem begründen. Ähnliches gilt für viele Bereiche der Physikalischen Therapie, in der eine Primärwirkung (z. B. Wärme) für die therapeutischen Effekte verantwortlich ist und diese erklären kann. Allerdings muss hier bereits oft unterschieden werden zwischen:

- unmittelbaren Primärwirkungen (z. B. Gewebserwärmung),
- reflektorischen Sekundärwirkungen (z. B. Durchblutungssteigerung) und
- möglichen adaptiven Umstellungen regulativer Leistungen (z. B. der Thermoregulation) (Gutenbrunner 2001).

Wirkprinzipien in der Krankengymnastik. Sehr viel schwieriger ist dagegen die Definition von Wirkprinzipien in der **Krankengymnastik und Bewegungstherapie.** Jede einzelne krankengymnastische Übungseinheit beinhaltet die Anwendung zahlreicher z. T. sehr unterschiedlicher Therapieprinzipien, die im Verlauf einer Therapieserie darüber hinaus in Dosis und Art an den Behandlungsfortschritt angepasst werden.

> **Beispiel**
> Zur Behandlung von **Erkrankungen des muskuloskelettalen Systems** werden bereits in einer Therapieeinheit passive Gelenkmobilisierungen und Muskeldehnungen, gefolgt von feinmotorischen Übungen und Muskeltrainingseinheiten und Übungen zur Verhaltensänderung nacheinander durchgeführt. Darüber hinaus wird häufig nach speziellen Konzepten gearbeitet, in denen die einzelnen Therapiemodalitäten z. T. sehr unterschiedlich gewichtet werden (s. ▶ Kap. 4, S. 170ff).

Die **Analyse der Wirkprinzipien** der Krankengymnastik ist dadurch erschwert, dass die einzelnen Wirkmodi in Bezug auf ihre Dosierung und ihre Immediat- und Langzeitwirkungen getrennt behandelt werden müssen.

Darüber hinaus müssen die z. T. sehr komplexen Wechselwirkungen der einzelnen Wirkkomponenten und evtl. Besonderheiten der Reaktionen in Abhängigkeit vom jeweiligen Krankheitsbild berücksichtigt werden. Auf die weiterhin möglichen Wechselwirkungen mit anderen Therapien (Medikamente, andere Physikalische Therapien) kann an dieser Stelle nicht näher eingegangen werden.

2.1.1   Durch Bewegungstherapie beeinflussbare Organe und Organsysteme

Physiologische Einzelfunktionen.

Um sich der Frage zu nähern, welche Organe und Organsysteme durch die **Bewegungstherapie** im Prinzip beeinflusst werden können, ist es sinnvoll, sich vor Augen zu führen, welche **physiologischen Einzelfunktionen** für die Entstehung von aktiven Bewegungsmustern notwendig sind (◻ Tabelle 2.1).

Aktives und passives Bewegungssystem.

Muskeln, Knochen und Gelenke. Eine zentrale Rolle bei der Entstehung von Bewegungen des Körpers spielt naturgemäß die **Muskulatur** mit ihrer Potenz, sich zu kontrahieren (**Myofibrillen**) und somit kinetische Energie zu erzeugen. Eine gerichtete Bewegung kann aber nur entstehen, wenn gleichzeitig statische Elemente vorhanden sind (**Knochen**), mit der die Muskulatur in Verbindung treten kann (**Sehnen, Muskelansätze**) und die wiederum beweglich miteinander Verbunden sind (**Gelenke, Knorpel- oder Bandverbindungen**).

Zentrales und peripheres Nervensystem.

Bewegungssteuerung und Bewegungsplanung. Für einen **gerichteten und koordinierten Bewegungsablauf** ist die Bewegungssteuerung von zentraler Bedeutung. Diese Steuerung setzt zunächst rezeptive Strukturen voraus (**Spannungs- und Lagerezeptoren**), deren Informationen an das zentrale Nervensystem weitergeleitet werden müssen (**afferente periphere Nerven**). Nach adäquater Reizverarbeitung, die auf segmentaler Ebene

Tabelle 2.1. Für die Bewegung bedeutsame Organe und Organsysteme: Ihre Funktion bei der Bewegungsentstehung

Organsystem	Organ	Funktion
Zentrales Nervensystem	Kortex Subkortikale ZNS-Abschnitte	Bewegungsplan, Ausdruck des psychischen Befindens Bewegungskoordination
Sinnesorgane	Optisches System, Gehör, Lagesinn (s. auch peripheres Nervensystem)	Orientierung im Raum
Peripheres Nervensystem	Motorische Nerven Sensible Nerven	Efferente Informationsleitung und -übertragung Afferente Informationsaufnahme und -leitung
Kardiopulmonales System	Zentraler Kreislauf Arterielles Sytem Venöses System Lymphsystem Lunge	Blutumwälzung Transport von Gasen und Nährstoffen Transport von Gasen und Schlackenstoffen Gewebsclearance Atmung, Gasaustausch
Blut	Erythrozyten Blutplasma	O_2-Transport Transport von Energieträgern und Stoffwechselprodukten
Thermoregulation	Preiphere Durchblutung, Schweißdrüsen	Wärmeabgabe
Verdauungs- und Stoffwechselsystem	Gastrointestinaltrakt Endokrines System Renales System	Nährstoffaufnahme Stoffwechselregulation Flüssigkeitsregulation
Bewegungssystem	Muskulatur Knochen Gelenke, Bandscheiben	Energieumwandlung (Generation von Bewegungsenergie) Statik (Widerlager für bewegliche Elemente) Bewegliche Verbindungen

(**Rückenmark**) und in höheren Verarbeitungszentren (**Gehirn**) stattfindet, müssen die Reize wieder zur Muskulatur geleitet (**efferente periphere Nerven**) und auf die Muskulatur übertragen (**motorische Endplatten**) werden. Die **Bewegungskoordination** betrifft dabei nicht nur das Zusammenspiel von Agonist und Antagonist einer bestimmten Bewegung, sondern auch das Zusammenspiel unterschiedlicher Muskelgruppen, das vom Zentralnervensystem gesteuert wird (Literaturübersicht s. Illert 1995). Um sinnvolle willkürliche Bewegungsabläufe zu generieren ist eine **intentionelle Bewegungsplanung** auf der Ebene des **Kortex** unerlässlich.

Von diesem Zentrum aus werden auch die Wechselwirkungen zwischen Bewegung und Psyche gesteuert, die dafür verantwortlich sind, dass Körperhaltung und Bewegungsabläufe auch dem emotionalen Ausdruck dienen können.

Energiebereitstellung, -transport und -umwandlung. Die Entstehung kinetischer Energie setzt die Bereitstellung chemisch gebundener Energie und deren Umwandlung voraus. Sie muss zunächst über die Nahrung zugeführt (**Gastrointestinalsystem**) und in den Stoffwechsel integriert werden. Dabei spielt die Stoffwechselregulation (**endokrines System**) eine zentrale Rolle. Zur Energieumwandlung in der Muskelzelle (**Mitochondrien**) wird darüber hinaus Sauerstoff benötigt, der über **Atemwege** und **Lunge** (einschließlich **Atemsteuerung** und **Atemhilfsmuskulatur**) aus der Luft aufgenommen und über das Blut (**Erythrozyten**) zur Muskulatur transportiert wird. Das Blut seinerseits muss über den **Lungenkeislauf**, das **Herz** und das **arterielle System** zum Muskel geleitet werden, wobei für den peripheren Gasaustausch die **Kapillaren** von entscheidender Bedeutung sind. An dieser Stelle zeigt sich auch, dass die übrige Blutzusammensetzung (**Elektrolyt- und Eiweißgehalt**) wichtig ist, da sie über die Fließeigenschaften des Blutes die Durchblutung beeinflusst. Für die Flüssigkeitsregulation sind u.a. die **Nieren** verantwortlich. Der Abtransport von CO_2

Energiestoffwechsel und Herz-Kreislauf-System.

und von Stoffwechselprodukten erfolgt über den **venösen Kreislaufschenkel,** wobei für die Gewebsclearance auch das **Lymphgefäßsystem** wichtig ist.

Weitere Funktionssysteme. Auf die weitere Verarbeitung von Stoffwechselprodukten einschließlich der Ausscheidungsfunktionen soll an dieser Stelle nicht näher eingegangen werden. Es ist aber zu erwähnen, dass bei der Energieumwandlung in der Muskulatur immer auch Wärme frei wird und somit die verschiedenen Mechanismen der **Thermoregulation** im Zusammenhang mit der Bewegungstherapie zu beachten sind.

Fazit. Das komplexe Zusammenspiel der verschiedenen Organe und Organsysteme bei der Bewegung und deren adaptive Modifikationspotenzen sind für die Komplexität des Einsatzbereiches von Bewegungstherapie und Krankengymnastik verantwortlich (s. ▶ Kap. 2.1.4–2.1.8).

> **❶ Beachte**
> Alle genannten Organe und Funktionssysteme können durch Bewegungen therapeutisch beeinflusst werden.

Hinzu kommen:
- die direkten Zusammenhänge zwischen Bewegungssystem und innerem Organsystem (z. B. Kontinenzfunktion, Schluckakt u. a.),
- die reflektorische Beeinflussbarkeit weiterer Organfunktionen (z. B. Gastointestinal- und Uromotorik) und
- die positiven Kreuzadaptationen bei funktionellen Adaptationsprozessen (s. ▶ Kap. 2.1.6, S. 17).

2.1.2 Reiz-Reaktions-Prinzip

Gegenregulation und adaptive Modifikation.

Grundprinzipien der Adaptation. Der Organismus kann auf **äußere Einflüsse** und **Veränderungen der inneren Homöostase** mit **Gegenregulationen** reagieren. Bei Überschreiten gewohnter Reizintensitäten sind längerfristige Veränderungen der regulativen Potenzen (Toleranz- und Kapazitätssteigerung) im Sinne **adaptiver Modifikationen** möglich (Hildebrandt 1998). Einen systematischen Überblick über solche adaptiven Möglichkeiten des Organismus gibt ◘ **Tabelle 2.2:**
- Periphere Gewebe haben die Möglichkeit, autonom ihre **Toleranz gegenüber Reizen** zu steigern und Schutzmechanismen auszubilden (z. B. auf O_2-Mangel).
- Der afferente Erregungseinstrom kann nerval gehemmt werden, und **Mitreaktionen vegetativ gesteuerter Systeme** können auf der Ebene der Formatio reticularis kurzfristig gedämpft werden (**Habituation**).
- **Längerfristige vegetative Gesamtumschaltungen** führen zu **funktionellen Adaptationen** mit positiven Kreuzadaptationen (s. auch ◘ **Tabelle 2.3**).
- Einen noch größeren Zeitbedarf haben die spezifischen mit **Gewebewachstum** verbundenen sog. **trophisch-plastischen Adaptationen.**
- **Lernprozesse** können als **Adaptationen auf kortikaler Ebene** aufgefasst werden.

— Schwache und kurze Reize,
— intensive und wiederholte Reize.

Reizmodalitäten. Die Frage, welche Form der Anpassungsreaktion auf einen adaptogenen Reiz folgt, ist abhängig:
- von der Art,
- von der Intensität,
- von der Ausbreitung,
- von der Dauer und
- vom Wiederholungsintervall
- von der Reizeinwirkung und
- vom aktuellen Adaptationsgrad,
- ggf. auch von der Erkrankung.

Tabelle 2.2. Systematische Ordnung der adaptiven Modifikationen. (Aus Hildebrandt 1998)

Adaptationsmodus	Funktionelle Bedeutung
Kortikal-autonome Adaptation	Lernen, Begriffsbildung, Herstellung technischer Hilfsmittel (Werkzeugadaptation), Verhaltensanpassung, Ausbildung bedingter Reflexe
Plastische Adaptation	Bildung und Wachstum spezifischer Leistungs- und Schutzgewebe (z.B. Knochenhyperplasie, Pelzwachstum der Tiere, braunes Fettgewebe, Steigerung der Erythropoiese, Lichtschwielenbildung der Haut
Trophische Adaptation	Steigerung von Energiereserven, Versorgungs- und Sekretionskapazität (z.B. Glykogendepots, Muskelhypertrophie, Vaskularisation)
Funktionelle Adaptation	Ökonomisierung, Normalisierung, Steigerung von Regelgüte und zeitlicher Koordination (z.B. sog. Abhärtung, Umweltsynchronisation, Spreizung des Regelbereichs
Habituation	Dämpfung der Formatio reticularis, Sollwertvorstellungen (z.B. Habituation der Cold-pressure-Reaktion, Reduzierung der Kreislauf- und Atmungsantriebe bei Körperarbeit und psychischer Belastung)
Nervale Hemmung	Einschränkung des afferenten Erregungseinstroms, Hemmung der spinalen Irradiation (z.B. laterale Hemmung, Kontrastbildung, prä- und postsynaptische Hemmungen, Rezeptoradaptation)
Lokal-autonome Gewebeadaptationen	Steigerung der Gewebetoleranz, zelluläre Adaptationen, periphere Schutzmechanismen (z.B. Senkung der kritischen Sauerstoffschwelle, Myoglobineinlagerung)

Tabelle 2.3. Zeitbedarf der Erholungs- Heilungs- und Anpassungsprozesse. (Aus Hildebrandt 1998)

Hygiogenetischer Prozess	Zeitbedarf
Trophisch-plastische Adaptation Spezifische Anpassungen	Monate
Funktionelle Adaptation Normalisierung, vegetative Äquilibrierung, Selbstheilung	Wochen
Überschießende Erholung Überkompensation nach Überschreitung des Anpassungsbereichs	Tage
Zentral koordinierte Erholung Schlaferholung, Entmüdung	Nacht
Stoffwechselerholung Abbau der Ermüdungsprodukte, Auffüllung der Energiespeicher	Stunden
Lokale Gewebserholung Abtragung der Sauerstoffschuld	Minuten
Membranerholung Wiederaufladung der elektrochemischen Gradienten	Sekunden/Millisekunden

Schwache und **kurz dauernde Reize** werden in der Regel lokal-autonom oder durch Hemmung der spinalen Irradiation beantwortet. Erst bei **Überforderung dieser Systeme durch intensivere oder wiederholte Reizeinwirkung** kommt es zur hormonalen Generalisation im Sinne des »allgemeinen Adaptationssysdroms« (Selye 1953), so dass der Organismus bei genügender Reizdichte **funktionelle Adaptationen** entwickeln kann.

In diesem Zusammenhang wird häufig fälschlicherweise von »unspezifischen Reizen« gesprochen. Naturgemäß ist jede Reizqualität (thermisch, mechanisch, elektrisch oder chemisch) **hochspezifisch** und löst in der Regel auch **spezifische Primärwirkungen** hervor. Allerdings kommt es – wie erwähnt – beim Überschreiten gewisser Kapazitätsgrenzen zusätzlich zu **unspezifischen Reaktionsanteilen**, die für verschiedene Reizqualitäten identisch sein können (Hildebrandt 1998).

Reize sind immer spezifisch.

2

Unspezifische Reaktions-
anteile.

 Tipp

Falls solche **unspezifischen Adaptationsprozesse** therapeutisch angestrebt werden, sollte die Reizart nach der Verträglichkeit des Patienten ausgewählt werden.

Für die **spezifischen trophisch-plastischen Adaptationen** ergibt sich die Reizqualität unmittelbar aus dem angestrebten Therapieziel.

Reizintensität. Für geeignete Reizintensitäten zur Aulösung therapeutisch nutzbarer adaptiver Reaktionen lassen sich wegen der Verschiedenheit der Reizqualitäten und der angestoßenen Adaptationsprozesse **keine allgemeingültigen Regeln** aufstellen. Immerhin liegen für einige Reizqualitäten im Bereich der Bewegungstherapie (Muskelkraft, kardio-pumonale Belastungen) Dosierungsrichtlinien vor (s. ▶ Kap. 2.2.1, S. 26ff und ▶ Kap. 2.2.4, S. 55ff). Bei anderen Reizqualitäten bestehen umfangreiche therapeutische Erfahrungen (Hydrotherapie, Balneotherapie). Es muss aber ausdrücklich darauf hingewiesen werden, dass Reizschwellen bei bestimmten Erkrankungen verschoben sein können.

⊗ **Cave**

Bei **Überdosierung adaptogener Reize** kann es zur Erschöpfung der adaptiv erschließbaren Kapazitätsreserve mit negativen Auswirkungen auf den Organismus kommen.

Besonders gut untersucht sind solche Phänomene am Modell der Muskelüberlastung (Literaturübersicht s. Gutenbrunner 1990).

⊕ **Tipp**

Im Zweifelsfall muss die Reizintensität unter Beobachtung der Reaktion des Patienten **einschleichend** gesteigert werden.

Zirkdianrhythmische Modi-
fikationen.

Tagesrhythmische Besonderheiten. Über tagesrhythmische Abhängigkeiten der durch standardisierte Reize auslösbaren für die Bewegungstherapie relevanten adaptiven Reaktionen gibt es umfangreiche Literatur (Literaturübersicht s. Gutenbrunner 1993; s. auch Atkinson u. Reilley 1996). Das **feinmotorische Lernen zeigt parallel zum Kurzzeitgedächtnis** am Vormittag ein Optimum, während **Trainingsprozesse** (Muskeltraining, Ausdauerleistungstraining) am späten Nachmittag bzw. frühen Abend optimale Auslösebedingungen hat. Für das **Langzeitgedächtnis im Sinne kortikal-autonomer Adaptationen** liegt das tagesrhythmische Optimum am Nachmittag.

Optimale Reizintervalle.

Reizintervalle. Die zur Auslösung und Unterhaltung adaptiver Reaktionen **optimalen Reizintervalle** richten sich nach der Reizqualität bzw. dem Adaptationsziel (Literaturübersicht s. Hildebrandt 1998).

⊕ **Tipp**

Die **Habituation** ist an rasche Reizfolgen (Minuten) gebunden, während im Bereich der **funktionellen Adaptation** in den meisten Fällen 3- bis 5-malige Reizwiederholungen pro Woche ausreichen.

Für diesen Bereich liegen in der Literatur allerdings nur wenige systematische Untersuchungen vor.

Hinweise zu den optimalen Wiederholungsfolgen für die einzelnen therapeutisch nutzbaren Adaptate und dem jeweiligen Zeitbedarf sind in den einzelnen speziellen Kapiteln zu finden.

2.1.3   Entlastung, Schonung

Schonung.

Deadaptationen. Es ist ein sehr altes therapeutisches Prinzip, dem kranken Organismus durch **Schonung** eine raschere Ausheilung zu ermöglichen (z.B. Bettruhe bei akuten Erkrankungen, Ruhigstellung nach Knochenbrüchen). Aus adaptationsphysiologischer Sicht führt jede Schonung in erster Linie zu sog. **Deadaptationen**, d.h. das Adaptationsniveau sinkt beispielsweise bei Ruhigstellung relativ rasch ab (vgl. Muskelatrophie bei erzwungener Ruhigstellung, Kalziumverlust des Knochens bei Bettruhe).

> **Cave**
> **Schonphasen**, die den Gesamtorganismus oder ganze Organsysteme betreffen, müssen möglichst kurz gehalten (Frühmobilisation) oder ganz vermieden werden (Malmivaara et al. 1995; Mortensen 1999).

Dennoch ist eine **dosierte Entlastung** im Rahmen der Krankengymnastik ein wichtiges Therapiemittel, das wesentlich zur langfristigen Befundstabilisierung beitragen kann:

Dosierte Entlastung.

> **Beachte**
> ▬ Nach heutiger Auffassung müssen akut entzündete oder gereizte Gelenke bis zur (durch andere Therapiemaßnahmen erreichten) **Rückbildung des Reizzustandes** entlastet werden.
> ▬ Gleichzeitig ist es krankengymnastische Aufgabe, **spezielle Deadaptationen**, z.B. der gelenkführenden Muskulatur oder des Kreislaufs, durch adäquate Reizsetzungen zu verhindern (z.B. kontralaterales Muskeltraining; s. Christ et al. 1980; Appell 1986).

Abbau von Fehladaptationen. Eine **besondere Bedeutung** kann das Therapieprinzip der Schonung **für den Abbau von Fehladaptationen** oder pathogenetisch bedeutsamen Circuli vitiosi gewinnen.

Therapeutische Bedeutung der Schonung.

> **Beispiel**
> Am Bewegungssystem können sich solche Fehladaptationen z.B. in Muskelverspannungen und – schmerzen äußern. Wenn sie auf einer verstärkten afferenten Erregungsleitung aus gelenkgebundenen Sehnen- oder Kapselrezeptoren beruhen, können sie z.B. bei mechanischer Entlastung (Traktion, Schlingentischaufhängung u.a.) zurückgehen.

Maßnahmen, deren Therapieprinzip auf der **Durchbrechung nervaler Fehladaptationen** beruhen, können relativ rasch wirksam werden (Minuten bis Stunden). Sie werden in zahlreichen krankengymnastischen Konzepten genutzt. Auch die **Entlastungslagerungen** gehören zu diesem Therapieprinzip und bedürfen einer sorgfältigen Dosierung bzw. Begleitbehandlung.

2.1.4   Hemmung und Bahnung, Habituation

Hemmung (Inhibition) und Bahnung (Fazilitation). Ein der Verminderung pathogenetisch bedeutsamer Afferenzen ähnliches Therapieprinzip stellt die Hemmung (Inhibition) und Bahnung (Fazilitation) dar (s. ► Kap. 2.3.4, S. 114ff). Es wird vor allem im Bereich der sog. **Krankengymnastik auf neurophysiologischer Grundlage** (Konsensuskonferenz 1998) genutzt und beruht auf der Vorstellung, dass durch **adäquate Reizung von Propriozeptoren** von Muskulatur und Gelenken Bewegungsabläufe erleichtert oder gehemmt werden können (Feldkamp u. Senn 1989; Kirchner 1996). Diese überwiegend auf **Rückenmarksebene** gesteuerten reflektorischen Reaktionen dienen vor allem:

Reflektorische Wirkungen.

▬ der **Überwindung pathologischer Aktivierungen** oder der **Hemmungen der Skelettmuskulatur**, wie sie oft im Rahmen neurologischer Krankheitsbilder vorkommen,
▬ sind **therapeutisch nutzbar** und
▬ stellen häufig eine **wichtige Voraussetzung** für die Anwendung anderer übender oder trainierender Techniken dar.

Habituation. Die sog. Habituation stellt einen auf der **Ebene der Formatio reticularis gesteuerten Hemmechanismus** dar (▢ Übersicht 2.1) (Glaser 1968; Literaturübersicht s.

Dämpfung reizbegleitender autonomer Reaktionen.

2

> ◘ **Übersicht 2.1.**
> **Mechanismus, Kenngrößen und therapeutische Bedeutung der Habituation**
>
> **Mechanismus**
> — Sollwertverstellung in der Formatio reticularis.
>
> **Dämpfung unmittelbarer Reaktionen auf Reize**
>
> **Charakteristik**
> — Rascher Eintritt (Minuten)
> — Abhängig vom Reizintervall
> — Sensibilisierung möglich
>
> **Instabile Ergebnisse** (keine überdauernden Effekte)
>
> **Therapeutischer Einsatz**
> — Verbesserung der Reiztoleranz (z.B. Hydrotherapie)
> — Schmerzdämpfung (?)

Hildebrandt 1998). Durch sie werden **reizbegleitende autonome Reaktionen** (z.B. Blutdruckanstieg, Herzfrequanzanstieg) innerhalb von Minuten **gedämpft**, wobei die Stärke der Reaktionsminderung stark vom Reizintervall abhängig ist (Strempel 1975). Die Ergebnisse dieser Adaptationsform sind instabil und bilden sich innerhalb von Minuten bis Stunden wieder zurück. Über die **therapeutische Bedeutung der Habituation** für die Bewegungstherapie und Krankengymnastik liegt keine spezielle Literatur vor. Es kann aber vermutet werden, dass einzelne krankengymnastische Techniken (z.B. repetitive Mobilisationen) auf einem **entsprechenden neurophysiologischen Mechanismus** beruhen.

2.1.5   Sensomotorische Adaptationen

Bahnung von Bewegungs-
mustern.

Motorisches Lernen. Bei vielen neurologischen Erkrankungen und bei Funktionsstörungen und Krankheiten des Bewegungssystems ist die **Veränderung von Bewegungsmustern** ein wichtiges Ziel der krankengymnastischen Behandlung. Eine **Verbesserung koordinativer Leistungen** durch Übung eines bestimmten Bewegungsablaufs beruht in erster Linie auf einer **Bahnung dieses Bewegungsmusters** (Hollmann u. Hettinger 2000). Als zugrunde liegende Mechanismen wurden früher allein funktionelle Veränderungen an den synaptischen Spalten und der motorischen Vorderhornzellen angenommen (Eccles 1964).

Neuroplastizität. Mittlerweile ist erwiesen, dass es **durch häufige Wiederholung gleichartiger Impulse** zu Aufzweigungen an den Dendriten und einer Faseraussprossung kommen kann (sog. Synapsen-Hypertrophie; Szentagothai 1978) (s. ▶ Kap. 2.2.3, S. 45). Dieses **Phänomen der Neuroplastizität** (Handwerker 1999) kann die hohe Spezifität der Adaptationen auf koordinative Übungsreize erklären, die im Übrigen auch für krankengymnastische Übungen bei Patienten mit neurologischen Erkrankungen nachgewiesen ist (Hesse 1997). So macht nach Untersuchungen von Hettinger u. Hollmann (1964) die kontralaterale Geschicklichkeitszunahme bei einseitigem sensomotorischen Training etwa 50 % der Koordinationsverbesserung der beübten Seite aus. Dieser Befund spricht aber auch dafür, dass in gewissem Umfang auch eine indirekte, vermutlich **kortikal gesteuerte Zunahme koordinativer Leitungen** möglich ist, die in Fällen, in denen eine direkte Beübung nicht möglich ist, auch therapeutische Bedeutung hat (s. ▶ Kap. 2.3.4, S. 114). Für die Beteiligung kortikaler Funktionen beim sensomotorischen Lernen spricht auch die Tatsache, dass durch die **Vorstellung von Bewegungsabläufen (mentales Üben)** koordinative Leistungen verbessert werden können, ein Effekt der bei bloßem Beobachten eines Bewegungsablau-

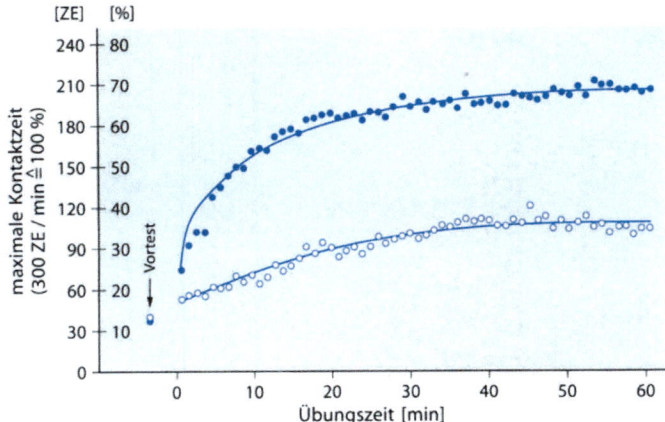

■ **Abb. 2.1.** **Mittlerer Verlauf des Lernprozesses einer einfachen sensomotorischen Fähigkeit** (»Rotary Pursuit Apparatus«) bei einmal 60 min Arbeit ohne Pausen (o) und 60 min Arbeit mit Pausen (1 min Arbeit, 1 min Pause) (•). (Nach Rutenfranz u. Iskander 1966)

fes nicht eintritt (Fetz 1973; Literaturübersicht s. Hildebrandt 1998; Hollmann u. Hettinger 2000).

Stabilität sensomotorischer Adaptationen. Was den Zeitverlauf des motorischen Lernens angeht, nehmen die koordinativen Leistungen innerhalb weniger Bewegungswiederholungen rasch zu, wobei diese Zunahme nach wenigen Minuten exponentiell abnimmt (Rieck 1975). Bereits nach **Pausen von wenigen Minuten** kann aber bereits ein weiterer Übungserfolg erzielt werden (Rutenfranz u. Iskander 1966; Literaturübersicht s. Ulmer 1983), wobei auch nach Intervallen von bis zu 24 Stunden ein weiterer Übungsfortschritt erzielt werden kann.

— Pausen.

❶ **Tipp**
Unterbrochene Übungseinheiten sind immer effektiver als kontinuierliche (s. ■ Abb. 2.1).

Diese physiologischen Untersuchungen sprechen für eine **hohe Stabilität der sensomotorischen Adaptation.** Die Fähigkeit zu sensomotorischen Adaptationen ist darüber hinaus abhängig von (Literaturübersicht s. Hildebrandt 1998; Hollmann u. Hettinger 2000):
— Alter,
— Geschlecht,
— Tageszeit,
— Individualfaktoren.

2.1.6 Funktionelle Adaptationen

Auslösende Reize und Mechanismen. Wie bei verschiedenen anderen physikalischen und balneologischen Therapieverfahren ist auch für das **dynamische Training** nachgewiesen, dass bei **iterativen Trainingsreizen** funktionelle Adaptationsprozesse ausgelöst werden (Hildebrandt 1998). Die einzelne Trainingseinheit stellt dabei immer dann einen Reiz für den Organismus dar, wenn sie in ihrer Intensität den **gewohnten Regelbereich überschreitet.** Im Sinne einer Aktivierung gegenregulatorischer Mechanismen werden dadurch **vegetative Reaktionen** hervorgerufen, wobei bei intermittierender Anwendung der Regelbereich ausgeweitet werden kann.

— Trainingseinheit führt zur Ermüdung.
— Trainingsserie kann Leistungssteigerung bewirken.

❶ **Beachte**
Die **einzelne Trainingseinheit** führt zur Ermüdung, die **Trainingsserie** zu einer Leistungssteigerung mit Verminderung der Ermüdbarkeit (s. Jungmann 1985).

◻ Übersicht 2.2.
Mechanismus, Kenngrößen und therapeutische Bedeutung der Funktionellen Adaptation

Steuerungsmechanismus
– Hypophysen-Nebennierenrinden-System

Adaptive Normalisierung
– Wertekonvergenz
– Zielwert im Normbereich
– Norm als funktionelles Optimum

Periodische Gliederung (zirkaseptan, zirkadekan)

Überdauernde Effekte durch verbesserte Regulation

Positive Kreuzadaptationen vegetativ gesteuerter Funktionen

Abhängig von individueller Reaktionsbereitschaft

Therapeutischer Einsatz in Prävention, Therapie, Rehabilitation
– Verbesserung autonomer Regulation

Positive Kreuzadaptionen.

Dabei sind **Kreuzadaptationen** auch in nicht unmittelbar gereizten Funktionssystemen möglich (z. B. Immunsystem, Gastrointestinalsystem).

Charakteristika der Reaktionen. Die funktionelle Adaptation wird **über das Hypophysen-Nebennierenrinden-System gesteuert** und ist vor allem durch folgende Phänomene charakterisiert (◻ Übersicht 2.2):
– die **adaptive Normalisierung** von Funktionsgrößen,
– eine **phasisch-periodische Reaktionsstruktur** und
– eine starke **Abhängigkeit** der Reaktion vom **individuellen vegetativen Reaktionsvermögen**.

Optimierte Regulation.

Adaptive Normalisierung. Sie zeigt die Regulationsverbesserung des Organismus an und wird bei Kurvenlaufuntersuchungen an einer Konvergenz von Meßwerten in Ruhe (z. B. Blutdruck, ◻ Abb. 2.2) deutlich. Dabei streben die Funktionswerte auf einen Zielwert hin, der definitionsgemäß einem **regulativen Optimum** entsprechen muss (Literaturübersicht s. Gutenbrunner u. Ruppel 1992). Wie ◻ Abb. 2.3 zeigt, liegt dieser Zielwert für den systolischen Blutdruck mit 120 mmHg im Normbereich, der gleichzeitig dem Bereich der optimalen Blutdruckregulation entspricht. Diese Regulationsverbesserung ist auch der Grund für eine das Therapieende **überdauernde Stabilität** der Behandlungsergebnisse. So sind das Therapieende bis zu zwei Jahren überdauernde Effekte (Langzeitbehandlungserfolg, sog. Hafteffekt (Jordan 1972) nachgewiesen. Wie ◻ Tabelle 2.4 zeigt, betreffen die adaptiven Normalisierungsprozesse sehr verschiedene der vegetativen Regulation unterliegende Körperfunktionen.

Zirkaseptan- und Zirkadekanperiodik.

Phasisch-periodische Reaktionsstruktur. Funktionelle Adaptationsprozesse verlaufen in der Regel nicht linear, vielmehr zeigen sie eine phasisch-periodische Verlaufsstruktur, bei der sich **ergotrope Phasen** mit erhöhter vegetativer Labilität und **trophotrope Phasen** ablösen (Literaturübersicht s. Hildebrandt 1990, 1998). Dominierende Zeitstrukturen sind dabei eine gedämpft ausklingende etwa **7-tägige Periodik** (reaktive Zirkaseptanperiodik). Es kommen aber auch **5- und 10-tägige Perioden** vor (Zirkadekan- und Zirkasemidekanperiodik), letztere überwiegend bei älteren Menschen und bei Patienten mit vermindertem vegetativem Reaktionsvermögen. Dabei stellen die genannten Periodendauern nur statistische Häufungen dar, die einen gewissen Streubereich besitzen. Eine zirkaseptane

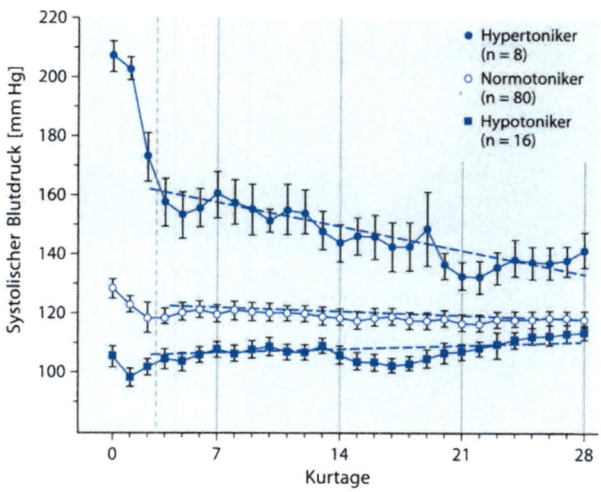

Abb. 2.2. Mittlere Verläufe des systolischen Blutdrucks im Rahmen eines funktionellen Adaptationsprozesses (Heilverfahren mit balneo- und physiotherapeutischen Anwendungen) bei Patienten mit hypertonen, normotonen und hypotonen Blutdruckwerten. Der Blutdruckabfall in den ersten drei Tagen entspricht einem Entspannungseffekt (sog. Homogenisierung), die Blutdruckkonvergenz im weiteren Verlauf einer adaptiven Normalisierung. (Nach Gutenbrunner u. Ruppel 1992, verändert)

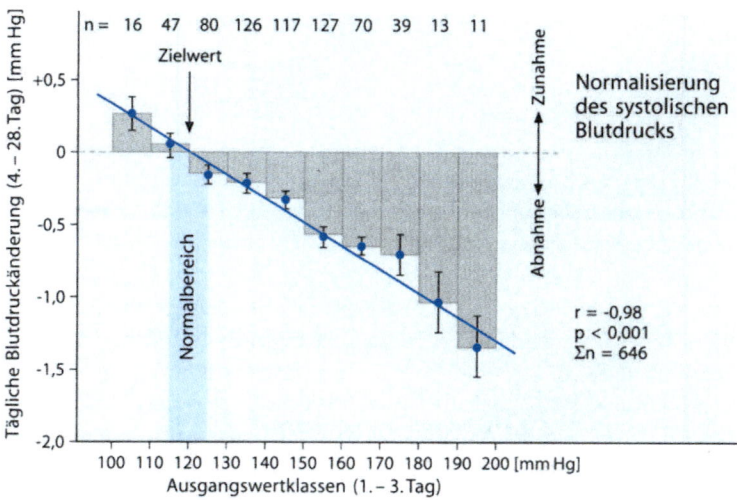

Abb. 2.3. Mittlere, als lineare Regression berechnete Änderungen des systolischen Blutdrucks im Verlauf komplexer Kurbehandlungen in 10 Patientengruppen mit unterschiedlichen Blutdruckausgangswerten. Die Nulllinienkreuzung der Korrelation entspricht dem Zielwert der adaptiven Blutdrucknormalisierung. (Nach Gutenbrunner u. Ruppel 1992, verändert)

Reaktionsperiodik ist auch für isolierte Trainingsprozesse bekannt, wobei der Trainingsprozess vor allem in den trophotropen Phasen fortschreitet. Auch **spontane Heilungsverläufe** weisen eine entsprechende Verlaufsstruktur auf, was den Schluss nahelegt, dass es sich bei diesem Adaptationstyp um einen natürlichen Heilungsvorgängen sehr ähnlichen Prozess handelt.

 Tipp

Die **Kenntnis der periodischen Verlaufsstruktur** ist von Bedeutung, da die ergotropen Auslenkungen um den 7., 14. und 21. Behandlungstag mit erheblichen Befindensstörungen (sog. **Therapiekrisen**) und vorübergehenden Verschlechterungen des objektiven Befundes einhergehen können (z.B. Blutdruckanstieg, muskuläre Verspannungen).

Abhängigkeit der Reaktion vom individuellen vegetativen Reaktionsvermögen. Naturgemäß ist die Auslösung von Anpassungsprozessen vom **individuellen vegetativen Reaktionsvermögen** anhängig. Als Parameter der Reaktionsprognostik wurden verschiedenen Kenngrößen vorgeschlagen, wobei über das **Frequenzverhältnis von Puls und Atmung ($Q_{P/A}$)** die umfangreichsten Erfahrungen vorliegen (Hildebrandt 1990).

Regulationsprognostik.

2

Organsystem	Funktion
Herz-Kreislauf und Atmung	Blutdruck Herzfrequenz Atemfrequenz Puls-Atem-Quotient Physical Working Capacity (W_{130})
Stoffwechsel	Körpergewicht Blutglukose Harnsäure-Ausscheidung
Immunsystem	Helfer-Supressor -Verhältnis (T_4/T_8-ratio) Histamin-Reagibilität
Verdauungsystem	Magen-Sekretionsleistung Darmmotorik Ruhetonus und Reflexerregbarkeit der Gallenblase
Nieren und ableitende Harnwege	Elektrolyt- und Harnsäureausscheidung Uromotorik

◘ Tabelle 2.4. **Beispiele für nachgewiesene adaptive Normalisierungseffekte durch komplexe Kuren.** (Nach Gutenbrunner 1998)

❶ Tipp
Ruhewerte des $Q_{P/A}$ **unter 4,0**, d.h. weniger als vier Pulsschläge pro Atemzyklus, zeigen ein vermindertes vegetatives Regulationsvermögen an. $Q_{P/A}$**-Werte**, die **über 4,0** liegen, deuten auf ein erhöhtes vegetatives Regulationsvermögen.

Eine Verminderung der vegetativen Reaktionsfähigkeit ist auch bei chronischen Krankheiten und im höheren Lebensalter beschrieben. Für den Therapieverlauf bedeutet das verminderte Reaktionsvermögen das gehäufte Auftreten sog. spätreaktiver Verläufe mit der stärksten ergotropen Auslenkung in der dritten Therapiewoche.

In der Krankengymnastik und Bewegungstherapie spielen **funktionell-adaptive Reaktionen** vor allem eine zentrale Rolle:
— bei der Behandlung von Herz-Kreislauf- und Atemwegs-Erkrankungen,
— bei Stoffwechselstörungen (Metabolisches Syndrom),
— bei funktionellen (»psychovegetativen«) Syndromen,
— beim präventiven Einsatz der Bewegungstherapie.

2.1.7   Trophisch-plastische Adaptationen

Wachstumsprozesse.

Auslösende Reize und Mechanismen. Im Gegensatz zu den weitgehend unspezifischen Reaktionen der funktionellen Adaptation stellen die durch Übungsreize auslösbaren **trophischen und plastischen Adaptationen hochspezifische Anpassungsprozesse** dar (s. ◘ Übersicht 2.3). Sie sind durch **Wachstumsprozesse von Geweben** gekennzeichnet, wobei das Wachstum Zellzahlen (z.B. Erythropoese) wie auch die Zahl einzelner Zellorganellen (z.B. Myofibrillen) betreffen kann. In der Regel werden trophisch-plastische Adaptationsprozesse von **spezifischen Hormonsystemen** (z.B. Erythropoietin, STH) **gesteuert** und haben **längere Zeitkonstanten** (Wochen bis Monate) als die funktionelle Adaptation. Die Ergebnisse trophisch-plastischer Adaptationen sind bei Wegfall des adaptogenen Reizes wieder rückläufig, so dass zur Aufrechterhaltung des Adaptationsergebnisses eine Fortsetzung der Therapie, ggf. mit geringerer Reizdichte, erforderlich ist. Naturgemäß führen trophisch-plastische Adaptationen zu **Spezialisierungen** (Hildebrandt 1998). Positive Kreuzadaptationen sind nicht bekannt; im Gegenteil scheint die **Spezialisierung** u. U. zu Funktionseinschränkungen in anderen Systemen zu führen.

> **□ Übersicht 2.3.**
> **Mechanismus, Kenngrößen und therapeutische Bedeutung der trophisch-plastischen Adaptation**
>
> **Steuerungsmechanismus**
> ▬ Spezifische Hormonsysteme (z.B. Erythropoietin)
>
> **Lange Zeitkonstanten** (Wochen bis Monate)
>
> **Kein Normbezug** (Hypertrophie)
>
> **Instabile Ergebnisse**
>
> **Keine positive Kreuzadaptationen**
>
> **Rehabilitativer Einsatz** führt zur spezifischen Leistungssteigerung bestimmter Funktionsgewebe, z.B.
> ▬ Muskelkraft
> ▬ Knochenfestigkeit
> ▬ O_2-Transportkapazität

❶ Beachte
Eine einseitig auf Kraftentwicklung trainierte Muskulatur weist u.U. eine verschlechterte Feinmotorik auf.

Gewebespezifische Adaptationen. Ein besonders **gut untersuchter trophisch-plastischer Trainingsrozess ist das Muskelkrafttraining**, das in ► Kap. 2.2.1, S. 26ff eingehend besprochen wird (Literaturübersicht s. Hettinger 1983; Gutenbrunner 1990). Aber auch die **bradytrophen Gewebe** des Bewegungssystem unterliegen belastungsabhängigen Adaptationen (Literaturübersicht s. Zernicke u. Loitz 1994). Offenbar sind **Zug- und Druckbelastungen** die entscheidenden Stimuli für den **Knochenaufbau** (Literaturübersicht s. Hollmann u. Hettinger 2000). Es ist bekannt, dass ein vergrößertes Körpergewicht zur Substanzvermehrung im Femurknochen führt (Atkinson et al. 1962) und dass bei Sportlern **sportartspezifische Adaptationen** des Knochenmineralgehaltes vorliegen (Wolman et al. 1987 u.a.). Ähnlich wie in der Muskulatur kommt es bei **Schonung** (länger dauernde statische Entlastung), wie sie bei Bettruhe oder im Extremfall bei Raumfahrern vorkommt, im **Knochen zu einem Substanzverlust.** Für die Spezifität dieser Adaptation bzw. Deadaptation spricht, dass der Kalziumverlust des Knochens durch täglich dreistündiges Stehen, nicht aber durch etwa gleich lange Ergometerarbeit im Liegen verhindert werden kann (Rodahl et al. 1960).

Muskeln und Knochen.

❶ Beachte
Für die Knochenadaptation scheinen die Intensität der Druckreize wichtiger zu sein als häufige Reizwiederholungen (Whalen et al. 1987).

Auch **ligamentäre Strukturen** und **Sehnen** unterliegen einer belastungsabhängigen Adaptation und Deadaptation (Literaturübersicht s. Gamble et al. 1984). Nach neueren Untersuchungen können hier auch Heilungsprozesse nach Rupturen durch dosierte mechanische Belastungen beschleunigt werden (Zeichen et al. 1999). Obwohl die Heilungspotenzen der **Gelenkknorpel** als eher gering anzusehen sind, scheinen dosierte mechanische Belastungen die Neubildung von Knorpelsubstanz aus undifferenzierten mesenschymalen Zellen stimulieren zu können (s. auch ► Kap. 2.2.2, S. 36ff), (Radin u. Rose 1986; Literaturübersicht s. Zernicke u. Loitz 1994; Hollmann u. Hettinger 2000).

Ligamentäre Strukturen und Sehnen.

2.1.8   Verhaltensänderung, psychische Umstellungen

Wechselwirkungen zwischen Psyche und Bewegung.

Psyche und Bewegung. Es besteht kein Zweifel, dass **Wechselwirkungen zwischen Psyche und Bewegung** bestehen:

- Stimmungen und psychische Erkrankungen können die Körperhaltung und Bewegungsabläufe unmittelbar beeinflussen (Ausdrucksmotorik).
- Umgekehrt kann körperliche Aktivität unmittelbare Auswirkungen auf die Stimmung haben.

Ausdrucksmotorik. Die Mechanismen für diesen Zusammenhang scheinen heute weitgehend aufgeklärt zu sein und können über direkten neuronale Verschaltungen zwischen limbischem System und Locus coeruleus mit muskeltonusregulierenden absteigenden Bahnen des Rückenmarks erklärt werden (Literaturübersicht s. Hollmann u. Hettinger 2000).

- Opioide Peptide,
- neuronale Mechanismen.

Einfluss der Bewegung auf die Psyche. In Bezug auf die Beeinflussung psychischer Funktionen durch aktive Bewegungen sind trotz zahlreicher neuerer Erkenntnisse noch viele Fragen offen. Es ist bekannt, dass bei körperlichen Belastungen in Abhängigkeit von ihrer Intensität und Dauer verschiedene **opioide Peptide** (Endorphin u.a.) **freigesetzt** werden (De Meirleir 1985 u.a.) und **Schmerzschwellen angehoben** werden. Der zuletzt genannte Effekt ist durch den Endorphinantagonisten Naloxon hemmbar (Arentz et al. 1987). Aber auch Serotonin, Noradrenalin und Dopamin dürften mit ihren Einflüssen auf das limbische System an bewegungsinduzierten psychischen Reaktionen beteiligt sein (Literaturübersicht s. Hollmann u. Hettinger 2000). Auffällig ist bei all diesen Untersuchungen allerdings, dass sie erst nach **starken und länger dauernden** (ca. 60 min) **körperlichen Belastungen messbar** werden und somit nicht als Erklärung für die leicht zu beobachtenden unmittelbaren psychischen Effekte der Bewegung (»Elementarer Bewegungsgenuss«; Rosemann 1983) herangezogen werden können. Vielmehr ist auch hier ein **direkter neuronaler Mechanismus** zu vermuten. Darüber hinaus dürften die geschilderten hormonellen Reaktionen im Rahmen der Krankengymnastik wegen der in der Regel niedrigen Trainingsbelastungen kaum eine Rolle spielen.

Veränderung der vegetativen Tonuslage.

Trainingswirkungen auf die Psyche. Längerfristige Veränderungen psychischer Parameter im Rahmen **iterativer Trainingsbelastungen** dürften auf **funktionellen Adaptationen mit Veränderung der vegetativen Tonuslage** beruhen (s. ▶ Abschnitt »Funktionelle Adaptationen«, S. 17; Kap. 2.2.6, S. 84ff). Darüber hinaus können sich im Rahmen des Therapiefortschrittes durch den Rückgang von Beschwerden und das verbesserte Körpergefühl **positive psychische Wechselwirkungen** ergeben. Hinzu kommen Einflussmöglichkeiten über die **soziale Aktivierung**, die vor allem bei der Gruppentherapie einen hohen Stellenwert einnimmt (Weimann 1989). Allerdings fehlen systematische Untersuchungen über psychische Wirkungen der Krankengymnastik. Im Rahmen der sog. körperorientierten Psychotherapien werden psychische Wirkungen der Bewegung bewusst genutzt (Literaturübersicht s. Müller-Braunschweig 1998).

Lernprozesse.

Verhaltesänderungen. Bei vielen chronischen Erkrankungen sind **Verhaltensänderungen** anzustreben, die nur durch Lernprozesse angebahnt werden können. Neben dem **Vermitteln von Einsichten** (Verstehen) ist für Verhaltensänderungen auch das **Einüben** von großer Bedeutung; beides ist in Bezug auf das Bewegungsverhalten im Rahmen der Krankengymnastik möglich (Vogel u. Weber-Falkensammer 1995). Bei gleichzeitigen **positiven Körpererfahrungen** dürften Lernprozesse rascher verlaufen und zu stabileren Ergebnissen führen als ohne eine solche Verknüpfung mit somatischen Prozessen (Hildebrandt 1998).

Literatur

Appell HJ (1986) Morphology of immobilized muscle and the effect of a pre- and postimmobilization training program. Int J Sports Med 7:6–12

Arentz T, De Meirleir K, Hollmann W (1987) Die Rolle der endogenen opioiden Peptide während Fahrradergome-
    terarbeit. Dt Z Sportmed 37:210–215

Atkinson PJ, Wheatherell JA, Weidmann SM (1962): Changes in density of human femoral cortex with age. J Bone
    Joint Surg. 44:696

Atkinson G, Reilley Th (1996) Circadian variation in sports performance. Sports Med 21:292–301

Christ G, Rohrbach H, Hildebrandt G, Kriebel R (1980) Untersuchungen über die Beeinflussung der Inaktivitätsatro-
    phie der Skelettmuskulatur durch isometrisches Training, Vortraining iund kontralaterales Training. In: Nowa-
    cki PE, Böhmer D (Hrsg) Sportmedizin. Thieme, Stuttgart New York, S 200–205

De Meirleir K, Baeyns L, L`Hermite-Baleriaux M, L`Hermite M, Hollmann W (1985) Exercise-indced prolactin release
    is relatad to anaerobiosis. J Clin Endocrin Metab 60:1250–1253

Eccles JC (1964) The Physiology of Synapses. Springer, Berlin Göttingen Heidelberg

Feldkamp M, Senn E (1989) Neurophysiologische Verfahren. In: Weimann G (Hrsg): Krankengymnastik und Bewe-
    gungstherapie. In: Drexel H, Hildebrandt G, Schlegel KF, Weimann G (Reihenherausgeber) Physikalische Medi-
    zin. Thieme, Stuttgart, S 27–45

Fetz F (1973) Mentale Trainngsmethoden. Leibesübungen Leibeserziehung 2:26–34

Gamble JG, Edwards CC, Max SR (1984) Enzymatic adaptation in ligaments during immobilizations. Am J Spots
    Med 12:221

Glaser EM (1968) Die physiologischen Grundlagen der Gewöhnung. Thieme, Stuttgart

Gutenbrunner Chr (1990) Muskeltraining und Muskelüberlastung. Dokumentation Arbeitswissenschaft, Bd 22.
    Schmidt, Köln

Gutenbrunner Chr, Ruppel K (1992) Zur Frage der adaptiven Blutdrucknormalisierung im Verlauf komplexer
    Bäderkuren unter besonderer Berücksichtigung von Homogenisierungseffekten und Lebensalter. Phys
    Rehab Kur Med 2:58–64

Gutenbrunner Chr (1993) Circadian variations of physical training. In: Gutenbrunner Chr, Hildebrandt G, Moog
    R (eds) (1993) Chronobiology and Chronomedicine. Basic Research and Applications. Lang, Frankfurt Berlin
    Bern New York Paris Wien, pp 665–680

Gutenbrunner Chr (1998) Skript zur Vorlesung »Balneologie und Medizinische Klimatologie«. Teil 1: Balneologie.
    Medizinische Hochschule Hannover

Gutenbrunner Chr (2001) Physikalische Medizin. In: Zeidler H, Zacher J, Hiepe F (Hrsg) Interdisziplinäre klinische
    Rheumatologie. Springer Berlin Heidelberg New York, S 378–394

Handwerker HO (1999) Einführung in die Pathophysiologie des Schmerzes. Springer, Berlin Heidelberg New York

Hesse S (1997) Welche physiologischen Vorstellungen und neuronalen Strukturen werden bei der Behandlung
    »aus neurophysiologischer Grundlage« genutzt? Bobath, Vojta, PNF? Phys Rehab Kur Med 7:145–146

Hettinger Th, Hollmann W (1964) Trainierbarkeit der Gliedmaßen- und Rumpfmuskulatur bei Frauen und Män-
    nern. Sporarzt Sportmed 11:363–370

Hettinger Th (1983) Isometrisches Muskeltraining. Thieme, Stuttgart New York

Hildebrandt G (1990) Physiologische Grundlagen, Thermotherapie und Hydrotherapie, Balneologie und Medizi-
    nische Klimatologie. In :Drexel H, Hildebrandt G, Schlegel KF, Weimann G (Reihenherausgeber) (1990) Physi-
    kalische Medizin. Bd 1. Thieme, Stuttgart

Hildebrandt G (1998) Therapeutische Physiologie. In: Gutenbrunner Chr, Hildebrandt G (Hrsg) (1998) Handbuch
    der Balneologie und medizinischen Klimatologie. Springer, Berlin Heidelberg New York, S 5–84

Hollmann W, Hettinger Th (2000) Sportmedizin. Schattauer, Stuttgart New York

Illert M (1995) Motorische Systeme. In: Schmidt RF (Hrsg) Neuro- und Sinnesphysiologie. Springer, Berlin Heidel-
    berg New York, S 113–149

Jordan H (1972) Kurverlauf und Kureffekt – Ergebnisse eines biometrisch-klinischen Arbeitskreises. Z Physiother
    24:267–302

Jungmann H (1985) Naturgemaße Heilmethoden – Eine Einführung. Steinkopff, Darmstadt

Kirchner P (1996) Untersuchungs und Behandlungstechniken. In: Hüter-Becker A, Schewe H, Heipertz W (Hrsg)
    Physiotherapie. Bd 4. Thieme, Stuttgart New York

Konsensuskonferenz Physikalische und Rehabilitative Medizin (1998) Fachgebiet Physikalische und Rehabili-
    tative Medizin -Begriffe und Definitionen. Hrsg. von der Deutschen Gesellschaft für Physikalische Medizin
    und Rehabilitation, dem Berufsverband der Fachärzte für Physikalische und Rehabilitative Medizin und der
    Arbeitsgemeinschaft Physikalische Medizin und Rehabilitation. GFBB-Verlag, Bad Käsen

Malmivaara A, Hakkinen U, Aro T, Heinrichs ML, Kostkenniemi L, Kuosma E, Lappi S, Paloheimo R, Servo C, Vaara-
    nen V, Hernberg S (1995) The treatment of low back pain – Bed rest, exercises, or ordinary activity. New Engl
    J Med 332:351–355

Mortensen NHM (1999) Early Motion of the Ankle after Operative Treatment of a Rupture of the Achilles Tendon.
    J Bone Joint Surg 81:983–990

Müller-Braunschweig H (1998) Psychohygiene und körperorientierte Psychotherapie: Allgemeine Grundlagen. In:
    Bühring M, Kemper FH (Hrsg) Naturheilverfahren, Grundlagen – Methoden – Nachweissituationen. Springer-
    Lose-Blatt-Systeme, Heidelberg, ▶ Kap. 09.02, S 1–28

Radin EL, Rose RM (1986) Role of subchondral bone in the initiation and progression of cartilage dmage. Clin
    Orthopaed Rel Res 213:34–39

Rieck A (1975) Sensomotorisches Lernen. In: Hildebrandt G (Hrsg) Tagesrhythmische Einflüsse auf das Adaptati-
    onsvermögen des Menschen. Arbeitsberichte des Sonderforschungsbereichs Adatation und Rehabilitation
    der Philipps-Universität Marburg. Bd II, Marburg, Lahn, S 97–109

Rodahl K, Nicholson JT, Brown EM (1960) Bone as a tissue. McGraw-Hill Book Company, New York

Rosemann H (1983) Psychodynamik der Bewegungstherapie unter besonderer Berücksichtigung Behinderter. Z Phys Med 12:28–30

Rutenfranz J, Iskander A (1966) Über den Einfluß von Pausen auf das Erlernen einer einfachen sensomotorischen Fähigkeit. Int Z angew Physiol 22:207–235

Selye H (1953) Einführung in die Lehre vom Allgemeinen Adapationssyndrom Thieme, Stuttgart

Strempel H (1975) Kältehabituation. In: Hildebrandt G (Hrsg) Tagesrhythmische Einflüsse auf das Adaptationsvermögen des Menschen. Arbeitsberischte des Sonderforschungsbereichs Adatation und Rehabilitation der Philipps-Universität Marburg. Bd II, Marburg, Lahn, S 84–96

Szentagothai J (1978) The Neuron Network of the Cerebral Cortex. Proc R Sog Lond (Biol) 201:219–225

Ulmer HV (1983) Umstellung auf Arbeit. In: Rohmert W, Rutenfranz J (Hrsg) Praktische Arbeitsphysiologie. Thieme, Stuttgart New York, S 60–71

Vogel H, Weber-Falkensammer H (1995) Grundbegriffe und Trends der Verhaltensmedizin. In: Petermann F (Hrsg) Verhaltensmedizin in der Rehabilitation. Hogrefe, Göttingen Bern Toronto Seattle, S 85–98

Weimann G (1989) Psychosomatische Aspekte. In: Weimann G (Hrsg) Krankengymnastik und Bewegungstherapie. In: Drexel H, Hildebrandt G, Schlegel KF, Weimann G (Reihenherausgeber): Physikalische Medizin. Thieme, Stuttgart, S 67–73

Whalen RT, Carter DR, Steele CR (1987) The relationship between physical activity and bone density. Trans Orthop Res Soc 12:464–466

Wolman RL, Reeve J, Clark P, Hesp D, McNally E (1987) Bone mineral density in elite light weight women rowers. Brit J Rheumatol 28 (Suppl 2):6

Zeichen J, van Griesen M, Kutek M, Bosch U (1999) Einfluß von zyklischer mechanischer Dehnung auf die Zellproliferation humaner Fibroblasten. Arthroskopie 12:289–293

Zernicke RF, Loitz BJ (1994) Trainingseinflüsse auf das Bindegewebe. In: Komi PV (Hrsg) Kraft und Schnellkraft im Sport. Dt Ärzte-Verlag, Köln, S 86–103

2.2 Wirkungen in einzelnen Organ- und Funktionssystemen

Chr. Gutenbrunner, C. Mucha, JD. Rollnik, W. Schnizer, H. Stübs

2.2.1   Muskulatur

Chr. Gutenbrunner

Therapiebedürftige Kraft-
defizite.

Trainingsziele. Viele Erkrankungen des Bewegungs- und Nervensystems gehen mit **Verminderungen der Muskelkraft** einher oder bedürfen, z. B. bei einzelnen ausgefallenen Muskelsystemen, eine **kompensatorische Kraftsteigerung** über die Norm hinaus. Die wichtigsten **Ursachen für therapiebedürftige Kraftdefizite** sind:
- die Inaktivitätsatrophie (verhaltensbedingte oder schmerzbedingte Schonung),
- die Verminderung propriozeptiver Afferenzen bei entzündlichen, traumatischen oder degenerativen Gelenkaffektionen oder
- die Schädigung efferenter Neurone,
- spezifische neuromuskuläre Erkrankungen und Myositiden.

Steigerung der Muskelkraft.

Das **Ziel der Steigerung der Muskelkraft** kann dabei:
- einerseits durch die Verbesserung der **Aktivierung vorhandener Kraftreserven** (Motivation, nuromuskuläre Bahnung oder Aktivierung) und
- andererseits durch **Zuwachs der kontraktilen Muskelmasse** (Myofibrillen)

erreicht werden.

Beim **Trainingsziel** muss zwischen der Steigerung **statischer** (Krafttraining) und **dynamischer** (Kraftausdauer) **Kraftentwicklung** differenziert werden. Vielfach wird speziell eine **Steigerung der Geschwindigkeit der Kraftentwicklung** (Schnellkraft) angestrebt (z. B. beim Phänomen des »Giving Way«).

Überlastungsreaktionen (sog. Muskelkater, »Delayed Onset Muscle Soreness«) müssen bei einem sinnvollen Krafttraining vermieden werden.

Beim **therapeutischen Krafttraining** sind zusätzlich die veränderten Trainingseigenschaften atrophischer Muskulatur zu berücksichtigen.

Krafteinsatz

Einflüsse des ZNS.

Nervale Einflüsse. Die **Kraftentwicklung der Skelettmuskulatur** hängt nicht nur von den Eigenschaften des Muskels selbst ab, vielmehr haben die **zentralnervöse Ansteuerung** und die **Funktionseigenschaften des neuromuskulären Übergangs** wesentliche Anteile am aktuellen Krafteinsatz. Dies zeigt einerseits der parallele Tagesverlauf von Muskelkraft und Vigilanzfunktionen (Gutenbrunner 1993), andererseits auch die Tatsache, dass durch **vigilanzsteigernde Zusatzreize** der Krafteinsatz erhöht werden kann (Ikai u. Steinhaus 1961). Im Extremfall (Hypnose) kann der Krafteinsatz durch zentralnervöse Modifikationen bis zu ±30 % verändert werden.

Informationsübertragung
im efferenten System.

Wie erwähnt, unterliegt auch die **Informationsübertragung im efferenten System** modifizierenden Einflüssen. Sie hängt nicht nur von Zustand der einzelnen Synapsen (Hemmung durch Hyperpolarisation) ab, vielmehr wird sie auch auf Rückenmarksebene moduliert.

> **Beispiel**
>
> Motorische α-Efferenzen haben über rückführende Axonkollateralen und zwischengeschaltete Neurone (Renschaw-Zellen) hemmende Einflüsse auf die Muskelaktivierung (Literaturübersicht s. Hollmann u. Hettinger 2000). Umgekehrt kann die Hemmung inhibitorischer Mechanismen im Sinne der Bahnung die Informationsübertragung beschleunigen, z. B. durch Aktivierung einer primär einem anderen Regelkreis angehörigen Schaltzelle (Literaturübersicht s. Illert 1995).

> **Tipp**
>
> Im Rahmen der krankengymnastischen Therapie kommen der **Motivation** und **neurophysiologischen Bahnung** eine große Bedeutung zu. Die neuromuskuläre Signalübertragung unterliegt auch **vegetativen Einflüssen**, was an den zirkadianrhythmischen Schwankungen der neuromusklären Erregungsschwelle ablesbar ist (Berg et al. 1985).

Maximalkrafttraining

Isometrisches Krafttraining. Dosierung, Vor- und Nachteile.

Adäquate Reize für das Muskelkrafttraining sind **aktive Muskelkontraktionen** von ausreichender Intensität und Dauer (Literaturübersicht s. Hettinger 1983; Gutenbrunner 1990). Maximale Trainingseffekte werden beim statischen Krafttraining ab etwa 40 % der isometrischen Maximalkraft erreicht (Trainingsschwelle, ◻ Abb. 2.4; Überlastungsschwelle s. S. 29f) (Hettinger 1964). Bei **maximalen Willkürkontraktionen** von je 6 s Dauer sind 20 Wiederholungen ausreichend, um einen Kraftzuwachs zu induzieren (Gutenbrunner 1990). Bei einer **Trainingsfrequenz** von einem täglichen Trainingsreiz wird bereits etwa 80 % des maximal möglichen Trainigseffektes erzielt (Hettinger 1992).

- Adäquate Reize und
- Trainingsschwelle.

Vorteile des isometrischen Krafttrainings:

— Jede Muskelgruppe kann einzeln trainiert werden.
— Der Zeitaufwand kann gering gehalten werden (Hollmann u. Hettinger 2000).
— Die mechanische Beanspruchung von Gelenken ist gering, so dass isometrische Übungen auch bei geschädigten Gelenken durchgeführt werden können.
— Isometrische Übungen sind auch bei bettlägerigen Patienten ohne weitere technische Hilfen möglich.

Vor- und Nachteile.

Nachteile des isometrischen Trainings:

— Die Bewegungsabläufe (Koordination) werden nicht mitgeübt.
— Die Kraftausdauer und Schnellkraft werden nicht gesteigert.

Morphologische Adaptationen der Muskulatur.

Die **beim Krafttraining entstehenden morphologische Veränderungen der Muskulatur** bestehen überwiegend in einer **Vermehrung von Myofibrillen** (Faserhypertrophie) (Literaturübersicht s. Gutenbrunner 1990; MacDougall 1993). Eine Faserhyperplasie, wie sie in Tierversuchen nachgewiesen werden konnte, spielt beim Menschen offenbar keine Rolle. So unterscheidet sich die Muskelfaserzahl von Krafttrainierten nicht wesentlich von der Untrainierter (MacDougall 1986). Auch die prinzipell mögliche **Umwandlung von Muskelfasertypen** scheint im Verlauf des Muskelkrafttrainings keine wesentliche Rolle zu spielen (Literaturübersicht s. MacDougall 1986). Ob die beobachteten trainingsbedingten Verschiebungen innerhalb der Gruppe der Typ-II-Fasern von IIb nach IIa (Literaturübersicht s. Tesch 1993) eine Bedeutung für das Trainingsergebnis haben, kann heute noch nicht abschließend beurteilt werden. Die **Kapillardichte** scheint bei reinem Krafttraining nicht oder nur unwesentlich zuzunehmen, was bei gestiegenem Muskelquerschnitt dennoch eine Zunahme der absoluten Kapillarzahl bedeutet (Literaturübersicht s. Tesch 1993). Die **Mitochondriendichte** der Muskelzellen nimmt im Verlauf des Krafttrainings dagegen ab (MacDougall et al. 1979).

Muskelkrafttraining.

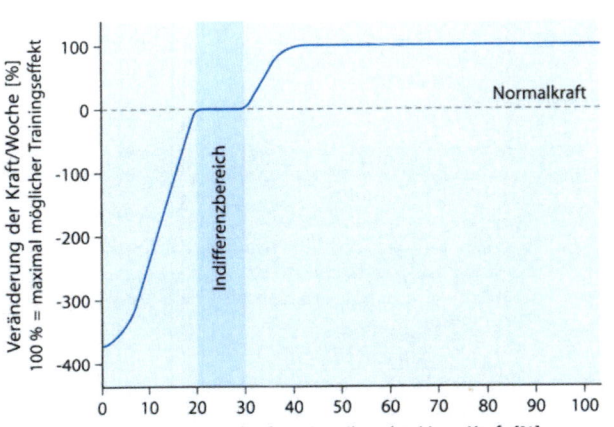

◻ **Abb. 2.4.** **Kraftzunahme in Abhängigkeit von der Belastungsintensität im Training.** (Aus Hollmann u. Hettinger 2000)

Verbesserte Rekrutierung motorischer Einheiten.

Neurale Adaptationen. Neben der Muskelhypertrophie scheinen beim Krafttraining auch die neuralen Adaptationen eine wichtige Rolle zu spielen, besonders in den **Frühphasen von Trainingsprozessen** (◨ **Abb. 2.5**) (Sale 1994). Sie können:
  einerseits in der **Rekrutierung** möglichst aller motorischen Einheiten,
  andererseits aber auch in einer **Zunahme der Entladungsfrequenz** der Motoneurone bestehen (Literaturübersicht s. Sale 1994). Auch auf der Ebene der **intramuskulären Koordination** sind Adaptationen möglich (◨ **Tabelle 2.5**) (Literaturübersicht s. Hollmann u. Hettinger 2000). Auf die das Krafttraining begleitenden Adaptationen in Sehnen- und Knochengewebe wurde bereits in ▸ Kap. 2.1.7, S. 20f hingewiesen (s. auch ▸ Kap. 2.2.2, S. 36).

Einflussfaktoren für die Trainierbarkeit.

Trainierbarkeit. In der Therapie ist zu beachten, dass die **Trainierbarkeit der Skelettmuskulatur** eine ausgeprägte Abhängigkeit von **Alter** und **Geschlecht** aufweist (Hettinger 1968). So geht z. B. die Trainierbarkeit von Männern vom 2. bis zum 5. Lebensjahrzehnt auf etwa 40 % zurück. Die Geschlechtsrelation der Trainierbarkeit beträgt im 2. Lebensjahrzehnt etwa 2:1 (Männer/Frauen). Selbstverständlich kann die Trainierbarkeit auch durch **neuromuskuläre Erkrankungen** und **Hormonstörungen** beeinträchtigt sein. Auf die **tagesrhythmischen Schwankungen** der Trainierbarkeit mit ihrem Optimum in den Abendstunden wurde bereits hingewiesen (s. S. 14). Was die **jahresrhythmischen Einflüsse** angeht, durchläuft die Trainierbarkeit nach Daten von Hettinger (1983) im Herbst (Nebengipfel im Frühjahr) ein Optimum.

Ausdauer- und Schnellkrafttraining

Dynamische Trainingsreize.

Dynamische Muskelbelastungen. Dosierung, Vor- und Nachteile. **Adäquate dynamische Trainingsreize** sind dynamische Beanspruchungen von 10–30 % der maximalen statischen Kraft der betreffenden Muskulatur bei ein- bis mehrmals täglicher Durchführung (Hollmann u. Hettinger 2000). Die Belastungsdauer der einzelnen Trainingseinheiten sollten dabei über 50 % der zur Erschöpfung führenden Belastungsdauer betragen.

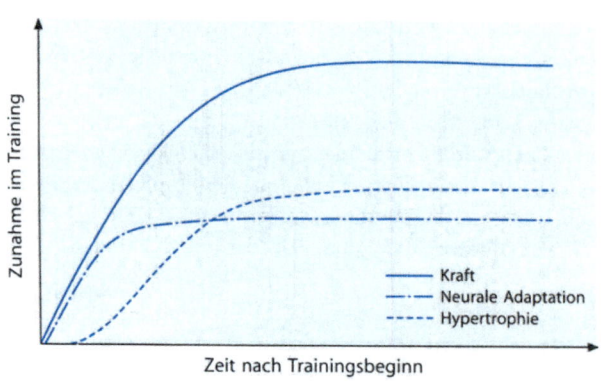

◨ Abb. 2.5. **Zeitlicher Verlauf des Anteils neuronaler Adaptationen und der Muskelhypertrophie am Muskelkraftzuwachs im Verlauf des Muskeltrainings.** (Modifiziert nach Sale 1988).

(Diagramm: y-Achse "Zunahme im Training", x-Achse "Zeit nach Trainingsbeginn")
— Kraft
–·– Neurale Adaptation
- - - - Hypertrophie

◨ Tabelle 2.5. Mögliche Mechanismen der Verbesserung der intramuskulären Koordination und Modifikationen der neuronalen Aktivität durch Training. (Modifiziert nach Hollmann u. Hettinger 2000)

Mechanismen der Verbesserung der intramuskulären Koordination	Vermehrte Freisetzung von Neurotransmittern Verminderte Enzymwirkung von Neurotransmitterhemmern Verstärkte Wiederaufnahme von Transmittermolekülen Vermehrte Rezeptorbildung bzw. vergrößerte Rezeptorkapazität Neuronenhypertrophie Stimulation des Second-messenger-Systems
Modifikationen der neuronalen Aktivität	Vergrößerung der maximalen elektrischen Aktivität durch Vermehrung der Zahl eingesetzter motorischer Einheiten und /oder Steigerung der Frequenz der eingesetzten motorischen Einheiten Verstärkte Aktivierung von Synergisten Reduktion der Aktivierung antagonistischer Muskeln

Das **dynamische Muskeltraining** hat gegenüber dem statischen Vor- und Nachteile.
Vorteile:

— Neben den günstigen biochemischen Veränderungen werden auch Bewegungsabläufe geübt und koordinative Fähigkeiten gesteigert (s. auch ▸ Kap. 2.3.4, S. 114). Dabei treten Verbesserungen der (bewegungsablaufspezifischen) **intermuskulären Koordination** bereits nach wenigen Stunden ein, während die Zunahme der **intramuskulären Koordination** bis zu Wochen zu beobachten ist.

— Gleichzeitige kardiopulmonale Adaptationen (s. ▸ Kap. 2.2.4, S. 55).
Nachteile:

— Die im Training auftretenden Herz-Kreislauf-Belastungen können bei bestimmten Erkrankungen einen limitierenden Faktor darstellen.

— Ein dynamisches Training kann auch eine höhere Gelenkbelastung darstellen (mechanische Belastung der Kniegelenke, besonders des retropatellaren Gelenks beim Fahrradergometertraining, Hüftgelenksbelastung beim Laufen usw.).

Adaptationen der Muskulatur. Im Vergleich zum isometrischen Training bewirken **dynamische Muskelbelastungen** stärkere Adaptationen im Bereich der Muskeldurchblutung und der für den **Energiestoffwechel** verantwortlichen **Zellorganellen**. Im Verlauf eines Ausdauertrainings nimmt nicht nur die Zahl der Kapillaren, sondern auch deren Dichte im Muskel zu (Saltin u. Gollnik 1983). Mitochondriendichte und ihr Gehalt an glykolytischen Enzymen erhöhen sich ebenfalls (Literaturübersicht s. Hollmann u. Hettinger 2000). Auf die weiteren umfassenden biochemischen Veränderungen im Muskelgewebe und die Rückwirkungen eines dynamischen Trainings auf den Gesamtkreislauf und die Atemfunktion wird in ▸ Kap. 2.2.4, S. 55 eingegangen. Für das **Ausdauertraining** ist eine Abnahme der Typ-IIb-Muskelfasern beschrieben (Literaturübersicht s. Goldspink 1994; Hollmann u. Hettinger 2000).

> ❗ **Beachte**
>
> Die beschriebenen Muskeladaptationen führen bei dynamischem Training zu einer Verbesserung der **lokalen aeroben Muskelausdauer**.

Muskelüberlastung

Symptome: Schmerzen und Kraftverlust. Neben den erwünschten Adaptationen können Muskelbelastungen auch **unerwünschte schmerzhafte Veränderungen** hervorrufen (sog. Muskelkater, »Delayed Onset Muscle Soreness«, DOMS) (Literaturübersicht s. Gutenbrunner 1990). Dabei treten die **Schmerzen** der betroffenen Muskulatur mit einer Verzögerung von mehreren Stunden ein und erreichen bei stärkeren Muskelüberlastungen am zweiten Tag ihr Maximum (▫ **Abb. 2.6**). Parallel zu den Schmerzen tritt ein **deutlicher Kraftverlust** auf, der bis zu zwei Wochen nach einer einmaligen Muskelüberlastung anhalten kann (Eltze et al. 1984; Seyfert 1984). Die Tatsache, dass der Kraftverlust die Schmerzen überdauert, spricht dafür, dass er nicht nur eine schmerzbedingte Schonung darstellt, sondern dass vielmehr auch **strukturelle Schädigungen der kontraktilen Elemente** (▫ **Tabelle 2.6**) eintreten.

> 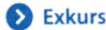 **Exkurs**
>
> **Morphologische Schäden in der Muskelzelle** sind in zahlreichen tierexperimentellen Untersuchungen nachgewiesen, wobei nach etwa einer Woche auch gehäuft Anzeichen für Zellregenetationen beobachtet wurden. Auch die z.T. massiven Anstiege der Konzentration muskelzellständiger Enzyme in das Serum sprechen dafür, dass die Muskelüberlastung zu morphologischen Schäden an der Muskelzelle führt (Literaturübersicht s. Gutenbrunner 1990). Langfristige Funktionsverluste überlasteter Muskulatur konnten am Menschen allerdings nicht beobachtet werden (Eltze et al. 1984).

Vor- und Nachteile.

Energiestoffwechsel und Muskelausdauer.

Morphologische Schäden in der Muskelzelle.

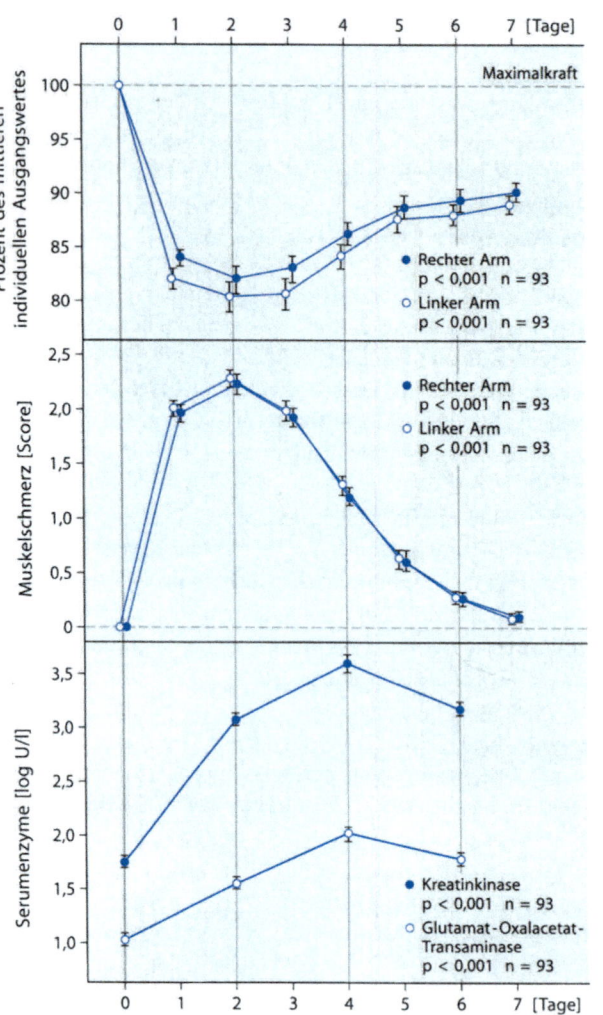

◻ Abb. 2.6. Mittlere Verläufe der isometrischen Maximalkraft der Unterarmbeuger, der subjektiv skalierten Muskelschmerzen, der Serumspiegel der Enzyme Kreatinkinase und Glutamat-Oxalacetat-Transaminase bei 93 gesunden weiblichen Versuchspersonen nach einmaliger 30- bis 60-minütigen dynamischen Muskelüberlastungen mit starker Bremskomponente.

Die Kraft- und Schmerzschwellen sind für beide Arme derselben Versuchsperson getrennt eingezeichnet. Die Klammern kennzeichnen die Bereiche der mittleren Fehler der Mittelwerte. Die Signifikanzangaben sind das Ergebnis einer Varianzanalyse für wiederholte Messungen und beziehen sich auf die Verlaufsunterschiede. (Nach Gutenbrunner 1990)

◻ Tabelle 2.6. **Nachgewiesene morphologische und histochemische Veränderungen (Beispiele) im Skelettmuskel nach Überlastung.** Zusammengestellt nach Daten der Literatur. (Nach Gutenbrunner 1990)

Muskelfaserrisse	Fridén et al. (1981); Armstrong et al. (1983)
Z-Streifen-Zerrungen	Kuncl u. Meltzer (1979); Newham et al. (1983)
Muskelfasernekrosen und Makrophageninfiltrationen	Highman u. Altland (1963); Fridén et al. (1981); Siegel et al. (1981)
Muskelfaserdegenerationen und Granulozyteninfiltrationen	Kuipers et al. (1983)
Aktivitätsanstiege intrazellulärer saurer Hydrolasen	Vihko et al. (1979)
Muskelfaserregenerationen	Van Linge (1962); Schumann 1972, 1976

 Tipp

Nach eingetretener Muskelüberlastung ist die Weitertrainierbarkeit durch isometrische Trainingsreize aufgehoben, so dass ein effektives Training erst nach ca. einer Woche wieder möglich wird (◻ **Abb. 2.7**) (Gutenbrunner et al. 1998).
Die sog. Transfereffekte des Muskeltrainings scheinen allerdings bereits früher wieder möglich zu sein.

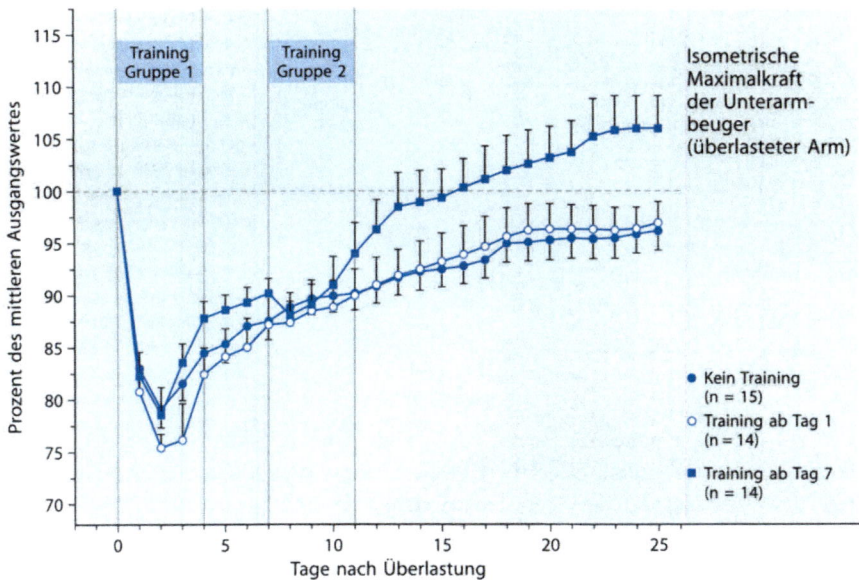

Abb. 2.7. Mittlere Verläufe der iosmetrischen Maximalkraft der Unterarmbeuger nach Muskelüberlastung am Tag Null in drei Gruppen gesunder männlicher Versuchspersonen. Die Kontrollgruppe (offene Symbole) erhielt kein weiteres Training. Die Gruppe 1 (geschlossener Kreis) erhielt ein isometrisches Maximalkrafttraining vom 1.–4. Tag nach Muskelüberlastung, die Gruppe 2 (eckige geschlossene Symbole) ein entsprechendes Training vom 7.–11. Tag nach Muskelüberlastung. Die Klammern kennzeichnen die Bereiche der mittleren Fehler der Mittelwerte

Ursachen. Auslösender Faktor für **Überlastungreaktionen der Skelettmuskulatur** ist nach übereinstimmenden Forschungsergebnissen die **mechanische Zugbelastung.** Dafür spricht auch die Tatsache, dass solche Überlastungsreaktionen **bei negativ dynamischen Belastungen** (Bremsarbeit) früher und in stärkerem Ausmaß auftreten als **nach positiv dynamischen Belastungen** (Beschleunigungsarbeit). Da bei negativen Belastungen in der Regel weniger anaerobe Stoffwechselprodukte entstehen, fehlt für die früher oft geäußerte Theorie, der Muskelkater würde durch die Anhäufung saurer Stoffwechselprodukte ausgelöst, die rationale Grundlage (Literaturübersicht s. Gutenbrunner 1990). Auch nach **isometrischen Muskelüberlastungen** können die Symptome des DOMS (»Delayed Onset Muscle Soreness«) auftreten, und zwar bereits ab 10 Maximalkontraktionen von nur 6 s Dauer (Gutenbrunner 1990). Es muss allerdings angemerkt werden, dass bei solchen schwächeren Muskelüberlastungen der anfängliche Kraftverlust nach ca. einer Woche in einen Kraftanstieg über den Ausgangswert hinaus übergehen kann.

Mechanische Auslöser.

Konsequenzen für die Therapie. Da der sog. Muskelkater, wie beschrieben, eine strukturelle Muskelschädigung darstellt und mit gravierenden funktionellen Beeinträchtigungen einhergeht, sollte er im Rahmen der Therapie in jedem Fall vermieden werden.

Muskelschäden vermeiden.

❗ Tipp
Da bisher keine während der Überlastung messbaren Parameter ermittelt werden konnten, die eine Muskelüberlastung anzeigen, sollte das **Muskeltraining** in jedem Fall **einschleichend dosiert** werden.

Die niedrigeren Überlastungsschwellen **bei negativ dynamischen Belastungen** (Bremsarbeit) bedeuten, dass diese Trainingsform bei Patienten möglichst **vermieden werden** sollte.

❗ Beachte
Die Empfindlichkeit der Skelettmuskulatur gegenüber Überlastungen hängt stark von der Trainingsform ab.

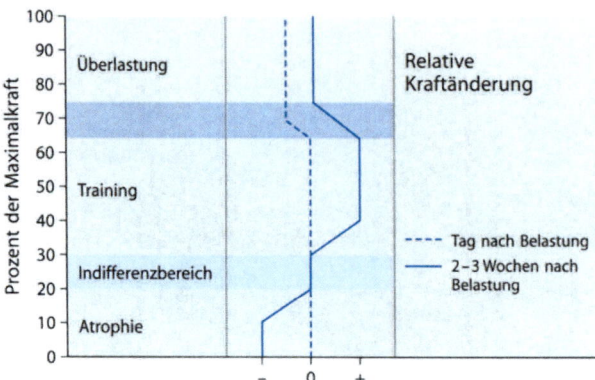

Abb. 2.8. Schema der relativen Kraftänderungen in den ersten Tagen nach Muskelbelastungen von unterschiedlicher Intensität und der relativen Kraftänderungen zwei bis drei Wochen nach der Belastung. Die von Hettinger (1983) angegebenen Trainings- und Atrophieschwellen sind gestrichelt eingezeichnet. Der schraffierte Bereich entspricht der Überlastungsschwelle. (Nach Gutenbrunner 1990)

Sie ist bei negativ dynamischer Arbeit weitaus am größten, gefolgt von statischer und positiv danamischer Arbeit. Daher besteht auch eine fließende Grenze zwischen Trainings- und Überlastungsreizen. Bei isometrischen Belastungsformen wurden bereits bei Trainingsintensitäten ab ca. 65–75 % der Maximalkraft Überlastungssymptome beobachtet (**Abb. 2.8**) (Gutenbrunner 1990).

Atrophie, Training aus atrophischer Ausgangslage

Muskelkraftverlust und Atrohieschwelle. Anders als in der Sportmedizin spielen in der Krankengymnastik vorbestehende oder im Verlauf einer Ruhigstellung entstehende Muskelatrophien eine große Rolle. **Auffälligstes funktionelles Symptom der Muskelatrophie** ist der Kraftverlust, der bei absoluter Ruhigstellung mit etwa 15 % pro Woche angegeben wird (Literaturübersicht s. Gutenbrunner 1990). Tierexperimentelle Untersuchungen zeigen dabei, dass die dem Kraftverlust zugrunde liegende Abnahme des Muskelfaserquerschnitts in den ersten 7 Tagen der Immobilisation am größten ist und sich in der Folgezeit deutlich verlangsamt (Appell 1986). Bei unvollständiger Ruhigstellung bzw. intermittierenden Trainingsreizen finden sich naturgemäss geringere wöchentliche Kraftverluste. Die zur Verhinderung einer Atrophie notwendige Mindestanspannungskraft wird mit etwa 20 % der Maximalkraft angegeben (**Atrophieschwelle**) (Hettinger 1955, 1983). Die **Atrophiegeschwindigkeit**:

— nimmt mit abnehmender Anspannungskraft ab und erreicht unterhalb etwa 10 % der Maximalkraft ihr Maximum;
— ist vom Trainingszustand der Muskulatur vor der Ruhigstellung abhängig: über die Norm hinaus trainierte Muskeln atrophieren schneller als untrainierte (evtl. auch Ursache für unterschiedliche Atrophiegeschwindigkeiten verschiedener Muskelgruppen);
— ist vom Dehnungszustand des ruhig gestellten Muskels abhängig (Tabary et al. 1972; Goldspink 1977): sie ist umso geringer, je gedehnter der Muskel vor der Ruhigstellung war.

Weitere Folgeerscheinungen. Neben dem Kraftverlust werden auch die **elektrochemischen und mechanischen Eigenschaften des Muskels** durch länger dauernde Immobilisation beeinflusst (Literaturübersicht s. Duchateau u. Hinaut 1987). Frequenz und Amplitude des EMG sind bei willkürlichen Kontraktionen vermindert und die elektromechanische Kopplungszeit verlängert (Literaturübersicht s. Gutenbrunner 1990). Zusammen mit der Tatsache, dass die willkürliche Kraftentwicklung schneller abnimmt als die Kraft einer durch direkte Elektrostimulation hervorgerufenen Kontraktion, sprechen diese Ergebnisse dafür, dass die Ruhigstellung nicht nur die **kontraktilen Elemente** alteriert, sondern auch die **nervale Steuerung der Muskelfunktion** betrifft.

 Beachte

Auffälligste **morphologische Veränderung des Skelettmuskels** bei Ruhigstellung ist die Abnahme der Muskelmasse, die mit einer Abnahme der kontraktilen Elemente, der Mitochon-

Kraft- und Substanzverlust.

Atrophieschwelle und -dynamik.

drien und des endoplasmatischen Retikulums verknüpft ist (Literaturübersicht s. Duchateau u. Hinaut 1987).

Die Reduktion des Muskelgewebes wird allerdings durch eine Zunahme des Fettgewebes morphologisch teilweise kompensiert. Zur intrazellulären biochemischen Veränderungen bei Muskelruhigstellung wird auf die einschlägige Literatur verwiesen.

Dosierung der Trainingsreize bei Atrophie. Wie die Hypertrophie beeinflusst auch die Atrophie die **Empfindlichkeit der Muskulatur auf Trainingsreize.**

Veränderte Trainierbarkeit.

 Exkurs

Hettinger (1953) fand, dass die mittlere wöchentliche Kraftzunahme beim Training atrophierter Muskeln bei etwa 9 % pro Woche liegt, während bei normaler Ausgangslage nur etwa 1,8 % pro Woche erreicht wurden. Christ et al. (1980) konnten darüber hinaus zeigen, dass die Geschwindigkeit der Kraftzunahme bei einem nach 1-wöchiger Ruhigstellung durchgeführten isometrischen Muskeltraining direkt vom Ausmaß der Kraftabweichung von den Ausgangs-werten abhängig ist (■ Abb. 2.9).

Die **erhöhte Empfindlichkeit** atrophierter Muskeln auf Trainingsreize wird auch dadurch deutlich, dass zum Wiederauftrainieren **schon sehr geringe Trainingsreize ausreichen.** So kann z. B. bereits ein Training mit nur fünf in 2- bis 3-tägigen Abständen ausgeführten 6-s-Maximalkontraktionen innerhalb von etwa 10 Tagen einen vollständigen Ausgleich des atrophiebedingten Kraftverlustes bewirken (Christ et al. 1980).

 Tipp

Durch ein vor der Ruhigstellung durchgeführtes isometrisches Muskeltraining und durch kontralaterale Trainingsreize kann die Muskelatrophie weitgehend verhindert werden (■ Abb. 2.10) (Christ et al. 1980; Appell 1986).

Muskeldehnung, Stretching

Dehntechniken. Da viele Funktionsstörungen und Erkrankungen des Bewegungssy-tems mit **muskulären Verkürzungen** verbunden sind, gehören Dehntechniken zu den ele-mentaren krankengymnastischen Übungen. Es wird zwischen dynamischen und stati-schen Dehntechniken unterschieden (■ Abb. 2.11) (s. auch ▶ Kap. 4.27, S. 431). Dehn-techniken können relativ rasch (4–5 Wiederholungen) die Dehnbarkeit der Muskulatur verbessern. Der Nachweis über mehrere Wochen anhaltender Flexibilitätszunahmen (De Vries 1962; Literaturübersicht s. Hollmann u. Hettinger 2000) spricht für **längerfristige** durch Dehnungen **auslösbare Adaptationen.** Bei der Anwendung von Dehntechniken ist die **Zunahme der Muskellänge** offenbar mit der **angewandten Zugkraft** korreliert (Wydra 1994). (Zur Wirkung der unterschiedlichen Dehntechniken s. ▶ Kap. 4.27, S. 431). Die neu-

Flexibilitätszunahmen.

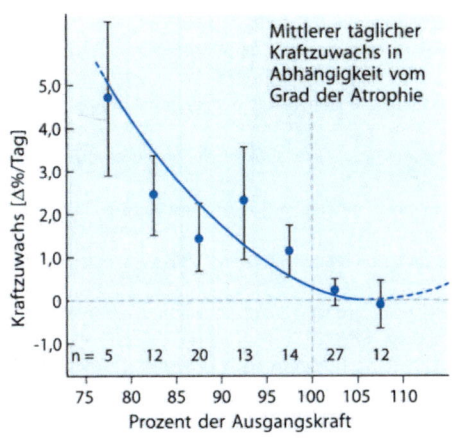

■ Abb. 2.9.   **Mittlere Trainingsgeschwindig-keiten in Abhängigkeit von der jeweils erreichten Kraftlage, bezogen auf die Normalkraft, beim Wiederauftrainieren von Skelettmuskelgruppen, die durch Ruhigstellung atrophiert waren.** Die Klammern kennzeichnen die Bereiche der mitt-leren Fehler der Mittelwerte. (Nach Hildebrandt 1986; aus Gutenbrunner 1990)

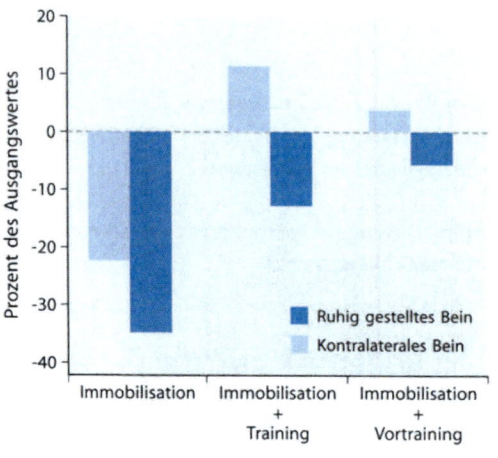

Abb. 2.10. Prozentuale Änderung des Muskelfaserdurchmessers experimentell ruhiggestellter Muskeln von Mäusen (schraffierte Säulen) und der kontralateralen Kontrollen (offene Säulen) ohne zusätzliches Training (links), bei kontralateralem Training während der Ruhigstellung (Mitte) und bei Vortraining der ruhiggestellten und kontralateralen Muskulatur. (Nach Daten von Appell 1986; aus Gutenbrunner 1990)

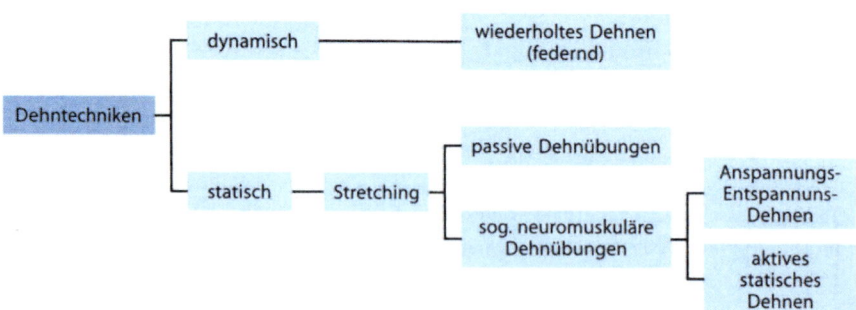

Abb. 2.11. **Schematische Darstellung verschiedener Dehntechniken.** (Modifiziert nach Spring et al. 1986 und Scheibe 1994)

rophysiologischen Mechanismen und evtl. morphologische Veränderungen sind heute noch nicht abschließend aufgeklärt (Literaturübersicht s. Hutton 1994).

Literatur

Appell H. (1986) Morphology of immobilized muscle and the effect of a pre- and postimmobilization training program. Int J Sports Med 7:6–12

Armstrong RB, Ogilvie RG, Schwane JA (1983) Eccentric exercise-induced injury to rat skeletal muscle. J Appl Physiol 54:80–93

Berg, A., Günther D, Keul J (1985) Neuromuskuläre Erregbarkeit und körperliche Aktivität. Dt Z Sportmed (Sonderheft) 1985:4–8

Christ G, Rohrbach H, Hildebrandt G, Kriebel R (1980) Untersuchungen über die Beeinflussung der Inaktivitätsatrophie der Skelettmuskulatur durch isometrisches Training, Vortraining iund kontralaterales Training. In: Nowacki PE, Böhmer D (Hrsg) Sportmedizin. Thieme, Stuttgart New York, S 200–205

De Vries HA (1962) Evalation of static streching procedures for improvement of flexibility. Res Quart Am Ass Hlth Phys Educ 33:222–224

Duchateau J, Hinaut K (1987) Electrical and mechanical changes in immobilized human muscle. J Appl Physiol 62:2168–2173

Eltze Chr, Giersberg B, Hildebrandt G, Pfeiffer M (1984) Muskelkater – eine subklinische Rhabdomyolyse? Med Welt 35:252–256

Fridén J, Sjöström M, Ekblom B (1981) A morphological study of delayed muscle soreness. Experentia 37:506–507

Goldspink DF (1977) The influence of immobilization and stretch on protein turnover of rat skeletal muscle. J Physiol 264:267–282

Goldspink G (1994) Zelluläre und molekulare Aspekte der Trainingsadaptation des Skelettmuskels. In: Komi PV (Hrsg) Kraft und Schnellkraft im Sport. Dt Ärzte-Verlag, Köln, S 213–231

Gutenbrunner Chr (1990) Muskeltraining und Muskelüberlastung. Dokumentation Arbeitswissenschaft, Bd 22. Schmidt, Köln

Gutenbrunner Chr (1993) Circadian variations of physical training. In: Gutenbrunner Chr, Hildebrandt G, Moog R (eds) Chronobiology and Chronomedicine. Basic Research and Applications. Lang, Frankfurt Berlin Bern New York Paris Wien, pp 665-680

Gutenbrunner Chr, Wiseman J, Engel P, Gehrke A (1998) Untersuchungen zur Weitertrainierbarkeit der Skelettmuskulatur nach Muskelüberlastung (DOMS). Dt Z Sportmed 49 (Sonderheft 1):72-75

Hettinger Th (1953) Die Wiederherstellung der Funktionstüchtigkeit atrophierter Muskulatur. Münch Med. Wschr 1953:724-726

Hettinger Th (1955) Untersuchungen zur Bestimmung der Muskel-Atrophieschwelle. Arbeitsphysiol 16:52-56

Hettinger Th, Hollmann W (1964) Trainierbarkeit der Gliedmaßen- und Rumpfmuskulatur bei Frauen und Männern. Sportarzt Sportmed 11:363-367

Hettinger Th (1968) (zit. n. Hollmann u. Hettinger 2000).

Hettinger Th (1983) Isometrisches Muskeltraining. Thieme, Stuttgart New York

Hettinger Th (1992) Berufsbelastung und Wirbelsäule. IAS-Fachtagung Arbeitsmedizin, Karlsruhe 1992 (zit. nach Hollmann u. Hettinger 2000).

Highman B, Altland PD (1963) Effects of exercise and training on serum enzyme and tissue changes in rats. Am J Physiol 205:162-166

Hollmann W, Hettinger Th (2000) Sportmedizin. Schattauer, Stuttgart New York

Hutton RS (1994) Neuromuskuläre Grundlagen des Strechings. In: Komi PV (Hrsg) Kraft und Schnellkraft im Sport. Dt Ärzte-Verlag, Köln, S 41-50

Illert M (1995) Motorische Systeme. In: Schmidt RF (Hrsg) Neuro- und Sinnesphysiologie. Springer, Berlin Heidelberg New York, S 113-149

Ikai M, Steinhaus AH (1961) Some factors modifying the expression of human strength. J Appl Physiol 16: 157-160

Kuipers H, Drukker J, Frederik PM, Geurten P, Kranenburg von G (1983) Muscle degeneration after exercise in rats. Int J Sports Med 4:45-51

Kuncl RW, Meltzer HY (1979) Lesions of the myopathic and normal tissue from seven striated muscles. Acta Neuropathol 45:83-95

MacDougall JD, Sale DG, Moroz JR, Eleder GCB, Sutton JR, Howald H (1979) Mitochondrial volume density in uman skeletal muscle following heavy resistance training. Med Sci Sports 11:164-166

MacDougall JD (1986) Adaptability of muscle to strength training – a cellular approach. In: Saltin B (ed): Biochemistry of Exercise IV, Vol 16. Human Kinetics, Champaign, Illinois, pp 501-513

MacDougall JD (1993) Hypertrophie und/oder Hyperplasie. In: Komi PV (Hrsg) Kraft und Schnellkraft im Sport. Dt Ärzte-Verlag, Köln, S 232-239

Newham DJ, McPhail G, Mills KR, Edwards RHT (1983) Ultrastructural changes after concentric and eccentric contractions of human muscle. J Neurol Sci 61:109-122

Sale DG (1988) Neural Aadaptation to resistance training. Med Sci Sports Exerc 20:15-139

Sale DG (1994) Neurale Adaptationen im Verlaufe eines Krafttrainings. In: Komi PV (Hrsg) Kraft und Schnellkraft im Sport. Dt Ärzte-Verlag, Köln, S 41-50

Saltin B, Gollnik PD (1983) Skeletal muscle adaptability: significance for metabolism and performance. In: Peachy L, Adrian R, Gerzer SR (eds) Handbook of Physiology: Skeletal muscle. American Physiological Society, Bethesda, pp 555-631

Schumann HJ (1967) Experimentelle Skelettmuskelnekrosen nach Laufzwang. Gegenbaurs morphol Jahrb 111: 107-111

Schumann HJ (1972) Überlastungsnekrosen der Skelettmuskulatur nach experimentellem Laufzwang. Zbl allg Path 116:181-190

Seyfert H (1984) Über die zeitliche Struktur des Muskelkaters. Med Inaug-Diss., Marburg/Lahn

Siegel AJ, Silverman LM, Holman L (1981) Elevated creatine kinase MB isoenzyme levels in marathon runners. JAMA 246:2049-2051

Tabary JC, Tabary C, Tardieu C, Tardieu G, Goldspink G (1972) Physiological and structural changes in the cat´s soleus muscle due to immobilization at different lengths by plaster cats. J Physiol 224:231-244

Tesch PA (1993) Kurzzeitige und langfristige histochemische und biochemische Adaptationen im Slelettmuskel In: Komi PV (Hrsg) Kraft und Schnellkraft im Sport. Dt Ärzte-Verlag, Köln, S 241-248

Van Linge B (1962) The response of muscle to strenous exercise. J Bone Joint Surg 44:711-721

Vihko V, Salminen A, Rantamäki J (1979) Exhaustive exercise, endurance training, and acid hydrolase activity in skeletal muscle. J Appl Physiol 47:43-50

Wydra G (1994) Muskeldehnung – Aktueller Stand der Forschung. Praxis intern 3:15-29

2.2.2   Knochen, Sehnen und Gelenke

C. Mucha

Funktionelle Grundlagen

Formative Reize.

Spezifisch-mechanische Aufgaben. Elemente der Krankengymnastik sind Bewegung und Übungsbelastung, die bevorzugt auf Knochen und Gelenke einwirken. Der Bewegungsapparat ist vor allem der mechanischen Beanspruchung ausgesetzt. Deshalb hat sein Gewebe spezifisch-mechanische Aufgaben zu leisten. **Formative Reize** sind z. B. für:

- **Knochen:** Druck- und Bewegungsbelastungen,
- **Sehnen und Bänder:** iterative Zugbelastungen,
- **Knorpel:** wechselnde Druck- und Bewegungsbelastungen.

Umgekehrt kommt es zu entsprechenden allgemein bekannten **regressiven Veränderungen** durch:

- Immobilisation,
- längere Entlastungen und
- Inaktivität.

 Beachte
Es besteht eine grundlegende Beziehung zwischen Form und Funktion.

Osteoblastenproliferation.

Einfluss mechanischer Reize. In den letzten Jahrzehnten wurde darüber hinaus das Augenmerk zunehmend auf das Verhalten von **Bindegewebszellen** und ihre Reaktion in der extrazellulären Matrix unter physikalischen Reizen gelegt. Unter anderem zeigten zahlreiche experimentelle Grundlagenuntersuchungen in vitro und in vivo (Harell et al. 1977; Murray u. Rushton 1990; Neidlinger-Wilke et al. 1994), dass die **Osteoblastenproliferation** unter definiertem mechanischem Reiz ansteigt und dieser, neben metabolischen Parametern, eine zentrale Rolle bei der Frakturheilung spielt. Aus den Ergebnissen dieser Studien lässt sich schließen, dass mechanische Signale die Knochenzellproliferation stimulieren und unter geeigneten Bedingungen die Bildung der Knochenmatrix durch Zunahme der Zellzahl und/oder eine gesteigerte Matrixsynthese bewirken. Dadurch kommt es zu einer erhöhten Knochenmasse als Reaktion auf mechanische Stimulation.

Belastbarkeit von Bändern und Sehnen.

Auf **Bänder und Sehnen** können **mechanische Reize** heilungsfördernde Wirkungen durch folgende Effekte ausüben:

- Die Zellproliferation wird induziert.
- Die Kollagensynthese wird stimuliert.
- Die morphologische Struktur wird verbessert.
- Ihre mechanische Belastbarkeit wird gesteigert (Buckwalter 1995).

Vermeidung regressiver Veränderungen.

Wirkungen der Frühmobilisation. Viele Erkenntnisse aus der Grundlagenforschung – trotz ebenso zahlreicher noch ungeklärter Fragen – fanden inzwischen Eingang in klinische Untersuchungen und in das Behandlungsregime. Die **Frühmobilisation synovialer Gelenke** wird deshalb heute allgemein angestrebt, nicht zuletzt auch aus der negativen Erfahrung von regressiven Veränderungen durch längere Immobilisation. In der Krankengymnastik spielen jedoch die histomorphologischen und biomechanischen Aspekte traditionsgemäß nur eine integrative Rolle.

 Beachte
In der Krankengymnastik richtet man sich nach klinisch-funktionellen Aspekten.

Regenerations- und Heilungsförderung.

Kontrakte Gelenke bei posttraumatischen Zuständen oder im Rahmen von degenerativen und entzündlichen sowie neuromuskulär verursachten Gelenkerkrankungen können durch **Mobilisationsübungen**, vor allem in frühen Stadien, remobilisiert werden. Neben der **Korrektur pathologischer Gelenkflächenbelastungen** ist damit zusätzlich eine **Regenerations- und Heilungsförderung** verbunden, die sich wie folgt äußert:

- in einer schnelleren Rückbildung von Ödemen und Gelenkergüssen,
- einer besseren Muskelinnervation und Gelenkbeweglichkeit und
- subjektiv in einer gesteigerten Patientenbefindlichkeit.

Funktionelle Einheit eines Gelenks. Unter funktionellen Aspekten ist bei Erkrankungen eines Organs bzw. Organteils oder spezifischen Gewebes der Umstand entscheidend, dass immer die gesamte funktionelle Einheit eines Gelenkes oder des Stützapparates mitbetroffen wird, wenn auch graduell unterschiedlich. Die beeinträchtigte Funktion ist abhängig:
- von der Grunderkrankung/Trauma,
- vom hauptsächlich betroffenen Gewebe bzw. der Struktur und
- vom individuellen Zustand des einzelnen Patienten.

Generelle Prinzipien der Frühmobilisation. Ungeachtet dessen sind noch **zahlreiche Fragen offen** über:
- eine optimale Reizdosierung,
- die Durchführungstechnik und
- die chronologische Gestaltung von Übungen und Übungsbelastungen.

Dosierung und Durchführung.

Dennoch sind mehrere bedeutende und generelle Prinzipien klar: **Exzessive oder zu frühe Bewegungsbelastungen behindern die Heilung,** besonders in der frühen entzündlichen Reparationsphase. Dagegen **verzögern Behandlungen von Verletzungen mit einer gleichzeitigen längeren Immobilisation die Regeneration** und setzen reaktive Immobilisationsschäden am gesunden Gewebe und der Struktur.

> **! Beachte**
> Eine **kontrollierte Frühmobilisation** beschleunigt durch dosierte mechanische Reize auf die verletzten Gewebe während der Reparationsphase ihre Regeneration in der Struktur und der Funktion.

Diese regenerativen Effekte sind als eine Reaktion auf den mechanischen Stimulus mit einer Steigerung der Zellproliferation, der Matrixsynthese und einer Verbesserung der Wundorganisation und damit einer besseren mechanischen Belastungsfähigkeit zu verstehen.

Knochen

Knochenveränderungen bei Immobilisation. Involutive Prozesse nehmen bekanntermaßen eine raschere Entwicklung als regenerative, die meist ein Vielfaches dieser Zeit beanspruchen. Eine **vollständige Entlastung** infolge Immobilisation der Extremität kann z.B. mit dem Verlust der halben Knochenmasse innerhalb von 12 Wochen einhergehen (Uhthoff u. Jaworski 1978). **Regelmäßige Muskelübungen** können diesen Prozess zwar verlangsamen (Burr et al. 1984), jedoch beansprucht die anschließende Regeneration auch unter optimalen Übungsbelastungen ggf. mehrere Monate. Bei älteren Patienten erreicht die Knochendichte mitunter nicht mehr den ursprünglichen Zustand.

Verlust an Knochenmasse.

Effekte zyklischer Belastungen. **Dosiert ansteigende zyklische Belastungen** eines Knochens bewirken eine **Verbesserung der Knochendichte und des -volumens** und seiner **Belastungsfähigkeit** (□ Tabelle 2.7). Dies konnte tierexperimentell nachgewiesen werden (Goodship et al. 1979, Rubin et al. 1996).

Verbesserung der Knochenbelastbarkeit.

> **➤ Exkurs**
> Durch Resektion der Ulnadiaphyse wurde die Kompressionskraft auf den Radius um das 2- bis 2 1/2-fache gesteigert, was innerhalb von 3 Monaten zur Vergrößerung des Radiusquerschnittes führte, der dann demjenigen des ursprünglichen Radius und der Ulna gleichkam.

▣ Tabelle 2.7. Biegungseigenschaften des Rattenfemurs unter unterschiedlichen Aktivitäten (N Newton). (Nach Nordsletten et al. 1993 und Umemura et al. 1997)			
Parameter	Normal	Immobilisation	Übungen
Festigkeit (maximale Belastung)	100 % (79,1 N)	–	+23,9 % (97,2 N)
Steifigkeit (Elastizität)	100 % (18,4 N/mm)	–8,7 % (16,8 N/mm)	+7,1 % (19,7 N/mm)

Adäquate Ergebnisse, wenn auch nicht in gleicher Größenordnung, wurden auch bei der Untersuchung von Tennisspielern an ihrem dominanten Arm gefunden (Dalen et al. 1985).

Belastungen nach Knochenfrakturen. Bei Knochenfrakturen führen **inadäquate Belastungen** oder gar Bewegungen:
- zur Verzögerung der Heilung,
- zu Fehlentwicklungen oder
- zu Pseudarthrosen.

Stimulation der Kallusformation.

einer heilenden Fraktur **stimulieren jedoch** die Kallusformation und beschleunigen die Regeneration des Knochens und seine Belastungsfähigkeit, wie in zahlreichen experimentellen Untersuchungen nachgewiesen wurde (Sarmiento et al. 1977; Goodship u. Kenwright 1985; Kenwright et al. 1991). Es konnte sogar gezeigt werden, dass induzierte Mikrobewegungen in Form axialer Belastungen auf die Tibiafraktur eine schnellere Heilung als eine rigide Fixation bewirken (▣ **Abb. 2.12**) (Goodship u. Kenwright 1985; Kenwright et al. 1986; Kenwright u. Goodship 1989).

Auch klinische Untersuchungen geben Anlass zu der Annahme, dass **kontrollierte Belastungen auf Frakturen der langen Röhrenknochen** ihre Heilung beschleunigen. Ein wesentlicher Effekt dabei scheint die **Stimulation des Kallusvolumens** zu sein.

❗ **Beachte**
Die **mechanische Kallusbelastung während der Reparationsphase** hat offensichtlich einen stimulierenden Effekt auf die Organisation und Zusammensetzung der Matrix.

Auch das Einwachsen zementfreier Implantate kann mittels gewichtsbelastender Übungen gefördert werden (Sun 1992), allerdings muss dabei bedacht werden, dass unkontrollierte Belastungen die Implantatfixation gefährden.

Sehnen, Bänder, Gelenkkapsel

Verlust von Elastizität und Belastbarkeit.

Veränderungen bei Immobilisation. Das fibröse Gewebe von Sehnen, Bändern und Gelenkkapseln unterliegt gewöhnlich Zugbelastungen. **Längere Minderbelastungen füh-**

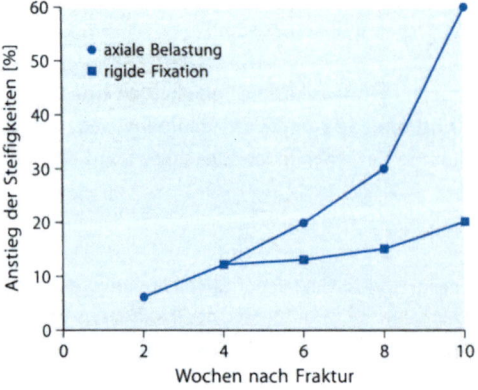

▣ **Abb. 2.12.** Einfluss axialer Belastung auf die Frakturheilung der Tibia beim Schaf. (Nach Kenwright et al. 1986)

ren hier zu einer **Matrixdegeneration mit Verlust der Elastizität** und zu einer **verminderten Belastbarkeit**. Diese geht einher mit:

- einer Reduktion von Glukosaminoglykan- und Wassergehalt,
- Veränderung der Kollagenfibrillen und
- einer Verminderung des Kollagengehaltes.

Ebenso können die Insertionen von Ligamenten, Sehnen und Kapseln am Knochen alteriert werden. Diese involutiven Prozesse hängen auch vom Typ der Insertion ab, wobei die periostalen Insertionstypen stärker betroffen werden. Hier wird die knöcherne Insertion besonders stark durch Osteoklasten resorbiert.

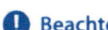 **Beachte**
Die Immobilisationszeit, die zu den involutiven Veränderungen führt, variiert individuell.

Jedoch ist in der Regel nach 6-wöchiger Immobilisation mit Rückbildung der fibrösen Gewebe zu rechnen. Erneute Gelenkbelastungen führen zwar anschließend zur **Regeneration der Insertionen**, jedoch benötigt die komplette Restauration von Struktur- und Belastungsfähigkeit eine deutlich längere Regenerationszeit, die durchaus bis zu einem Jahr dauern kann (Laros et al. 1971; Noyes et al. 1974; Woo et al. 1987).

Regeneration der Insertionen.

Wirkungen dosierter Belastungen. **Repetitive Zugbelastungen** innerhalb eines bei Nachbehandlungen durchgeführten kontrollierten Übungsregimes können:

- die Belastbarkeit des fibrösen Gewebes steigern,
- das fibröse Gewebe vermehren,
- die Matrixorganisation verbessern,
- den Kollagengehalt von Sehnen und Bändern erhöhen und ihre Knocheninsertion stabilisieren.

Steigerung der Belastbarkeit.

In einer experimentellen Studie (Slack et al. 1984) konnte gezeigt werden, dass durch mechanische Reize an der Sehne die Protein- und DNA-Synthese gesteigert wird. Eine weitere tierexperimentelle Studie ergab durch ein 12-monatiges Training an der Strecksehne einen erheblichen Anstieg der Kollagensynthese, des Gewichts und der Belastungsfähigkeit (Woo et al. 1980).

Nach **Verletzungen oder Operationen von Bändern und Sehnen** konnte in zahlreichen experimentellen Studien (Gomez et al. 1991; Salter 1992; Buckwalter 1995) gezeigt werden, dass durch **mechanische Belastungen zur optimalen Zeit der Reparationsphase dieser Bindegewebe ihre Heilung gefördert** werden kann. Entsprechende Zugbelastungen der Sehne führten zu einer geordneten Organisation der Kollagenfibrillen und zur Stimulation der molekularen Synthese während der Reparationsphase.

Heilungsförderung.

Eine andere tierexperimentelle Untersuchung (Gelberman et al. 1982) ergab unter **früher Belastungsdosierung einer operativ rekonstruierten Sehne eine doppelt so hohe Belastbarkeit als vergleichsweise unter Immobilisation** (◻ **Abb. 2.13**). Auch mittels **pas-**

Passive Bewegungen.

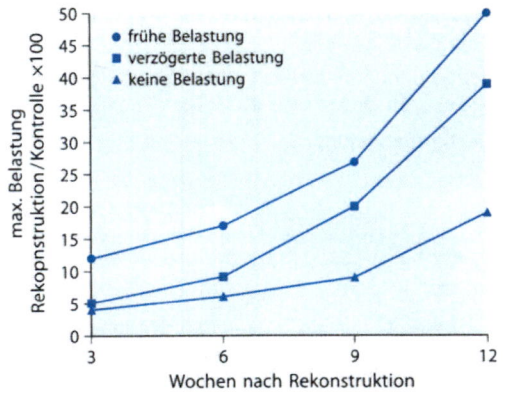

◻ **Abb. 2.13.** **Einfluss unterschiedlicher postoperativer Belastungsregime auf die Heilung der Flexorsehne beim Hund.** Durch eine postoperativ frühere dosierte Belastung von Sehnen wird bei diesen eine größere maximale Belastungsfähigkeit erzielt als bei verzögerten oder fehlenden Belastungen. (Ordinate: Maximale Belastung der operativ rekonstruierten Sehen im Verhältnis zu Kontrollsehnen). (Nach Gelbermann et al. 1982)

siver **Bewegungen** ist eine Heilungsförderung von Sehnen möglich. Es existieren jedoch wenige Arbeiten zur Definition der Belastungsmerkmale und -intensitäten.

Tierexperimentelle und klinische Studien (Shelbourne u. Porter 1992; Yamaji et al. 1996) haben allerdings gezeigt, dass auch durch **konservative Therapie** Verletzungen des medialen Kollateralbandes geheilt werden können und die Heilung durch Frühmobilisation gefördert wird. Dabei werden folgende Effekte erzielt:
— Das Gewicht des verletzten Bandes wird erhöht.
— Die Matrixorganisation wird verbessert.
— Eine raschere Normalisierung von DNA-Gehalt, Kollagensynthese und Belastungsfähigkeit tritt ein.

Gleichzeitig verbessert sich die funktionelle Gelenkstabilität.

 Tipp

Die **unkontrollierte Bewegungsbelastung** kann bei verletzten, vor allem auch dislozierten Bändern auch zu einer Heilungsverzögerung und zu einer Verschlechterung der Verletzung und zunehmender Gelenkinstabilität führen.
Deshalb sind neben weiteren Untersuchungen zum optimalen Behandlungsregime **Bewegungsbelastungen auf heilende fibröse Gewebe nur unter sorgfältiger Kontrolle** vorzunehmen.

Muskeln

Kraftminderung der Muskulatur.

Folge der Gelenkimmobilisation. Für kontrollierte Bewegungsreize und funktionelle Reize an intra- und periartikulären Strukturen und Knochen spielt die Funktion der Muskeln eine zentrale Rolle. **Erkrankungen und Verletzungen von Knochen und Gelenken** werden durch Innervations-, Volumen- und Kraftminderung ihrer Muskulatur begleitet. Die in der Regel damit verbundene **Minderbeanspruchung der Muskulatur** verursacht eine rasche Volumen-, Struktur- und Funktionsminderung der funktionell zugeordneten Muskeln (s. ▶ Kap. 2.2.1, S. 26ff). Diese Entwicklung wird durch eine rigide Immobilisation erheblich beschleunigt. Nach Booth (1987) kann es zu folgenden Veränderungen kommen:
— **innerhalb von 6 Stunden** verringert sich die Proteinsynthese im Muskel,
— **nach 2 Wochen** kann bereits eine Volumenverkleinerung der Muskelfasern und ein Teilverlust von Myofibrillen beobachtet werden,
— **bei längerer Immobilisation** kommen zusätzlich mitochondriale Veränderungen vor.

Mit zunehmendem Verlust des Muskelgewichtes geht eine mindere Kontraktions- und Spannungsfähigkeit einher. In einer klinischen Studie konnten Dachateau u. Hainaut (1987) zeigen, dass nach 6-wöchiger Gipsimmobilisation einer Unterarmfraktur die Willkürinnervation des M. adductor pollicis um 55 % und die maximale elektrische Kontraktion um 33 % reduziert wurden (s. S. 32ff).

Verzögerung der Atrophie.

Wirkungen dosierter Beanspruchungen. Durch dosierte Beanspruchungen können diese Entwicklungen **verzögert oder gar verhindert** werden. Die spezifischen adaptiven Veränderungen im Muskel hängen vom Beanspruchungsmuster ab (s. ▶ Kap. 2.2.1, S. 26ff):
— Niedrige Anspannungen und hohe Wiederholungszahlen steigern die **muskuläre Ausdauer.**
— Hohe Anspannungen bei geringer Wiederholungsfrequenz verbessern vor allem die **Muskelkraft.**
   Dehnungen führen ebenfalls zur Muskelkraftzunahme.

 Tipp

Für die meisten klinischen Aufgaben am Bewegungsapparat sind **hohe Anspannungen und geringe Wiederholungszahlen** angezeigt.

Dadurch wird die Muskelkraft erhöht und gewöhnlich auch das Muskelvolumen durch einen Anstieg der Myofibrillen. Durch **Dehnübungen** kann die Proteinsynthese im Muskel angeregt und dadurch z. T. auch eine Hypertrophie und Kraftsteigerung erzielt werden (Caplan et al. 1988) (s. ▸ Kap. 4.27). **Passive Bewegungen** können besonders bei postoperativen Zuständen die Atrophie verzögern.

Einflüsse auf die Wundheilung. Bei einer Mitverletzung der Muskulatur können krankengymnastische Übungen nach der initialen Entzündungsphase während der Reparations- und Remodellierungsphase einen positiven **Einfluss auf die Heilung** ausüben. Dagegen würde eine unmittelbare Mobilisation die Wundheilung stören und die Regeneration der Myofibrillen behindern. Nach einer kurzen Immobilisation während der Entzündungsphase bewirken kontrollierte Übungen eine raschere Resorption von Hämatomen und beschleunigen den Abbau von Entzündungszellen. Damit gehen eine bessere **Regeneration der Myofibrillen** und die Wiederherstellung der muskulären Spannungskraft einher (Jarvinen u. Lehto 1993). Allerdings wurden die Effekte der Übungsreize auf die Muskelheilung bisher nur spärlich erforscht.

Regeneration der Myofibrillen.

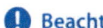 Beachte

Die klinische Erfahrung spricht dafür, dass **kontrollierte Übungsbeanspruchungen** eine heilungsfördernde Wirkung ausüben können.

Knorpel

Folgen einer Gelenkimmobilisation. Durch Bewegung werden die Synoviazirkulation und die Knorpelernährung aufrechterhalten. Der hyaline Knorpel reagiert deshalb ausgesprochen sensitiv auf eine Immobilisation des Gelenkes. Zudem besitzt er eine relativ geringe Regenerations- und Heilungspotenz. Zahlreiche experimentelle Untersuchungen (Evans et al. 1960; Hall 1963; Salter 1992) und klinische Beobachtungen kamen zu dem Ergebnis, dass eine **Gelenkimmobilisation**, besonders in Zwangsstellung, an den betroffenen Gelenkflächen **folgende Effekte** hat:

Kompressionsnekrose.

— kontinuierliche Kompression,
— Behinderung des Synoviaflusses,
— Beeinträchtigung der Knorpelernährung.

Diese Immobilisationseffekte führen dann zur sog. »**Kompressionsnekrose**« des Gelenkknorpels. Zu finden sind:

— Matrixdefibrillationen,
— Fissurenbildungen,
— Ulzerationen.

Andere Untersuchungen (Salter 1992) zeigten, dass es in **extremen Gelenkpositionen unter Immobilisation** zudem zu einer Adhärenz der Synovialmembran kommt, die eine ähnliche Wirkung auf den Knorpel wie Pannusgewebe ausübt. Das Ergebnis ist eine **Degeneration des obliterierten Knorpels**. Die Dauer der Immobilisation, die zu solchen Knorpelschäden führt, wird zwischen 3 und 8 Wochen unterschiedlich angegeben und dürfte im Wesentlichen auch von der begleitenden Kompressionsgröße abhängen. Evans et al. (1960) fanden an Rattenknien, dass solche Veränderungen reversibel sind, falls die Immobilisation 30 Tage nicht überschreitet.

Knorpeldegeneration.

Wirkungen der Gelenkmobilisation. Die **Antithese zur Immobilisation ist die Gelenkmobilisation**, intermittierend oder kontinuierlich, aktiv oder passiv.

Stimulierung der Heilung.

 Beachte

Übungen sind intermittierende aktive Bewegungen.

1950 berichtete Saaf über eine tierexperimentelle Studie, in der nachgewiesen wurde, dass Übungen positive Effekte auf die Chondrozytenzahl am Knorpel des Schultergelenkes, besonders in der transitionalen Zone, aufwiesen. Ekholm (1951) zeigte mittels radioaktiv markierter Substanzen, dass durch Übungen die Ernährung des Gelenkknorpels verbessert wird. Weitere Untersuchungen (Salter et al. 1980) ergaben durch Mobilisation eine progressive Stimulierung der Heilung eines transchondralen Defektes im Unterschied zu einer Immobilisation.

> **Tipp**
> Nach dem aktuellen Wissensstand wirken **längere Immobilisationen** eines Gelenkes auf seinen Knorpel **schädigend**. Deshalb sind Übungen oder intermittierende Bewegungen für das Gelenk und seinen Knorpel indiziert.

Synoviale Gelenke

Obliterative Degeneration.

Effekte einer Immobilisation. Synoviale Gelenke reagieren auf **längere Immobilisationen** mit profunden morphologischen, biomechanischen und biochemischen Veränderungen, wobei einige irreversibel werden können. Art und Ausmaß dieser Schädigung hängen von zusätzlichen Begleitumständen der Immobilisation ab:

- Eine zusätzliche Kompression auf die Gelenkflächen führt zu einer »Kompressionsnekrose« des Gelenkknorpels.
- Immobilisation in Beugestellung, auch ohne Kompression, verursacht eine »**obliterative Degeneration**«.

Gleichzeitig werden aber auch die periartikulären Bindegewebe und Muskeln betroffen. Das Kollagen der Gelenkkapsel reagiert mit intermolekularen Querverbindungen, die die Basis für eine Gelenkkontraktur bilden (Akeson et al. 1977). Kollaterale Ligamente atrophieren und bedürfen ggf. mehrerer Monate der Übungsbehandlung nach nur wenigen Wochen der Immobilisation. Vielfältige morphologische Veränderungen sind damit verbunden (Enneking u. Horowitz 1972). In **Extremfällen** kommt es:

- zur pathologischen Entwicklung einer progressiven Gelenkkapselkontraktur,
- zur Kontraktur periartikulärer Weichteile,
- zur intraartikulären Pannusformation und evtl.
- zu einer Obliteration des Gelenkraumes mit dem Resultat einer fibrösen oder gar knöchernen Gelenkankylose.

Wirkungen der Frühmobilisation. Demgegenüber stehen die vorteilhaften Effekte einer Frühmobilisation von synovialen Gelenken. Besonders bei der **Behandlung von Gelenkverletzungen** konnten diese in experimentellen und klinischen Studien nachgewiesen werden (Hohl u. Luck 1956; Kettunen 1963).

Heilungsförderung durch Frühmobilisation.

Sogar die Frühmobilisation bei **akuter Infektarthritis** (Ballard et al. 1975) erwies sich gegenüber einer Immobilisationsbehandlung überlegen, da die Ausbildung von synovialen Adhäsionen einschließlich eines Pannus minimiert wurde. Die in der Synovialis reichlich enthaltenen kollagenolytischen Enzyme aus dem Gewebe würden durch Adhäsionen direkt an den Knorpel gebracht und ihn schädigen. Demgegenüber wird durch Bewegung die Clearance lysosomaler Enzyme aus dem Gelenk gefördert, die Knorpelernährung aufrechterhalten und die Synthese von Matrixkomponenten wie z.B. Kollagen und Hexosamine durch die Chondrozyten erhöht.

Mittels Frühmobilisation kann auch ein **Hämarthros**, besonders bei Hämophilie, rascher als durch Immobilisation resorbiert werden. Dadurch wird wahrscheinlich die Ausbildungsmöglichkeit einer Synovialishypertrophie mit entsprechenden Komplikationen für das Gelenk gebremst (Hume et al. 1980).

Ergussresorption.

Bei einem **Erguss** kann Bewegung durch provozierte Oszillationen des intraartikulären Druckes einen Pumpeffekt hervorzurufen und so die **Ergussresorption** zu beschleunigen. Darüber hinaus führen solche rhythmischen Gelenkbewegungen zur kompetitiven Hemmung des schmerz-spastischen Reflexes mit subjektiver Schmerzlinderung und objektiv physiologischerem Bewegungsfluss. Damit sind protektive Wirkungen auf myogene und tendogene Dysbalancen verbunden, die vor allem bei chronisch-entzündlichen Gelenkerkrankungen eine Ursache für Fehlbelastungen und Entwicklung von Gelenkdeformitäten darstellen.

Klinische Erfahrungen und wissenschaftliche Untersuchungen

Ziele der Bewegungstherapie. In der klinischen Anwendung werden mittels Krankengymnastik auf vielfältige Weise **mechanische Reize auf Knochen und Gelenke** gesetzt:

Förderung von Heilungsprozessen.

— durch aktive und passive Bewegungen,
— mit oder ohne Widerstand bzw.
— durch isometrische Muskelkontraktionen.

Die **Ziele** sind:
— Prophylaxe,
— Funktionserhaltung,
— Funktionsreaktivierung oder
— Funktionskompensation mit einer Heilungsförderung, die oft auch kombiniert angestrebt werden.

Die Bewegung ist in der Lage, den Heilungsprozess auf zellulärer, biochemischer und biomechanischer Ebene in Knochen, Knorpel, Bändern und Sehnen zu fördern. Daneben werden sekundäre Reaktionen auf die Durchblutung oder die Diffusion ausgelöst.

Ungeklärte Wirkungen. Trotz dieser durch Tierexperimente und klinische Studien belegten Wirkungen **bleibt vieles noch klärungsbedürftig.** Beispielsweise ist auf der **zellulären Ebene** der **Mechanismus der Mechanotransduktion,** um therapeutische Reize zu erzielen, noch nicht ausreichend verständlich. Auf der **Gewebs- und Organebene** bestehen noch essentielle Fragen über die **Beziehung von Bewegung oder Muskelkontraktion und Gewebsbelastung.** Ebenso müssen noch künftige Studien klären, ob Variationen physikalischer Aktivitäten (statisch versus dynamisch, lang versus kurz, belastend oder nicht belastend) unter unterschiedlichen klinischen Krankheitsbedingungen zu besseren, schlechteren oder gar schädigenden Einflüssen führen. Auch in der Behandlungschronologie bestehen noch erhebliche Unsicherheiten.

Forschungsbedarf.

Untersuchungen zur Klärung der skizzierten Zusammenhänge sind deshalb schwierig, weil bei Krankengymnastik die laborphysikalischen Kontrollparameter nicht die gleiche Aussagekraft wie in experimentellen Untersuchungen haben und die Orientierung – vor allem bei den Gelenken – in erster Linie an dem klinisch-funktionellen Ergebnis erfolgen muss. In der Übungsbehandlung von Knochenerkrankungen und -verletzungen sind die bildgebenden Verfahren hilfreich. Mit ihnen konnte in klinischen Studien (White et al. 1984; Snow-Harter et al. 1992) nachgewiesen werden, dass gewichtsbelastende Übungen in der Lage sind, präventiv und mit Einschränkung auch kurativ die Osteoporose ebenso zu beeinflussen wie die Frakturheilung langer Röhrenknochen (Krettek u. Tscherne 1995).

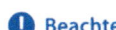 **Beachte**

Trotz zahlreicher noch offener Fragen bieten die bereits bekannten Wirkungen krankengymnastischer Übungen auf die Bewegungsorgane begründete und durch klinische Studien und Erfahrungen bestätigte therapeutische Ansätze und Möglichkeiten.

Literatur

Akeson WH, Amiel D, Mechanic GL (1977) Collagen cross linking alterations in joint contractions: changes in the reducible cross-links in periarticular connective tissue collagen after nine weeks of immobilization. Connec Tissue Res 5:15–19

Ballard A, Burkhalter WE, Mayfield GW (1975) The functional treatment of pyogenic arthritis of the adult knee.J Bone Joint Surg Am 57:1119–1123

Booth FW (1987) Physiologic and biochemical effects of immobilization on muscle. Clin Orthop 219:15–20

Buckwalter JA (1995) Activity vs. rest in the treatment of bone, soft tissue and joint injuries. Iowa Orthop J 15:29–42

Burr DB, Frederickson RG, Pavlinch C, Sickles M, Burkart S (1984) Intracast muscle stimulation prevents bone and cartilage deterioration in cast-immobilized rabbits. Clin Orthop 189:264–278

Caplan A, Carlson B, Faulkner J, Fischman D, Garrett W (1988) Skeletal muscle. In: Woo SLY, Buckwalter JA (eds) Injury and repair of the musculoskeletal soft tissues. Park Ridge, Ill. American Academy of Orthopedic Surgeons, pp 213–291

Dachateau J, Hainaut K (1987) Electrical and mechanical changes in immobilized human muscle. J Appl Physiol 62:2168–2173

Dalen N, Laftman P, Ohlsen H, Stromberg L (1985) The effect of athletic activity on the bone mass in human diaphyseal bone. Orthopedics 8:1139–1141

Ekholm R (1951) Articular cartilage nutrition. How radioactive gold reaches the cartilage in rabbit knee joints. Acta Anat (Suppl.) 15:12–15

Enneking WF, Horowitz M (1972) The intra-articular effects of immobilization on the human knee. J Bone Joint Surg Am 54:973–985

Evans GB, Eggers GWN, Butler JK (1960) Experimental immobilization and remobilization of rat knee joints. J Bone Joint Surg Am 42:737–758

Gelberman RH, Woo SLY, Lothringer K, Akeson WH, Amiel D (1982) Effects of early intermittent passive mobilization on healing canine flexor tendons. J Hand Surg Am 7:170–175

Gomez MA, Woo SLY, Amiel D, Harwood F, Kitabayashi L, Matyas JR (1991) The Effects of increased tension on healing medial collateral ligaments. Am J Sports Med 19:347–354

Goodship AE, Lanyon GE, McFie H (1979) Functional adaptation of bone to increased stress: An experimental study. J Bone Joint Surg Am 61:539–546

Goodship AE, Kenwright J (1985) The influence of induced micromovement upon the healing of experimental tibial fractures. J. Bone Joint Surg Br 67:650–655

Hall MC (1963) Cartilage changes after experimental immobilization of the knee joint of the young rat. J Bone Joint Surg Am 45:36–44

Harell A, Dekel S, Binderman J (1977) Biochemical effects of mechanical stress on cultured bone cells. Calc Tiss Res 22:202–207

Hohl M, Luck JV (1956) Fracture of tibial condyle; clinical and experimental study. J Bone Joint Surg Am 38:1001–1018

Hume RL, Short LA, Gudas CJ (1980) Hemarthrosis:a review of the literature. J Am Podiatry Assoc 70:283–286

Jarvinen MJ, Lehto MU (1993) The effects of early mobilization and immobilization on the healing process following muscle injuries. Sports Med 15:78–89

Kenwright J, Richardson JB, Goodship AE (1986) Effect of controlled axial micromovement on healing of tibial fractures. Lancet 2:1185–1187

Kenwright J, Goodship AE (1989) Controlled mechanical stimulation in the treatment of tibial fractures. Clin Orthop 241:36–47

Kenwright J, Richardson JB, Cunningham JL (1991) Axial movement and tibial fractures: A controlled randomised trial of treatment. J Bone Joint Surg Br 73:654–659

Kettunen K (1963) Effect of articular function on the repair of a full thickness defect of the joint cartilage. An experimental study of mature rats. Ann Chir Gynaecol Feniae 52:627–642

Krettek C, Tscherne H (1995) Stress und Frakturheilung. Orthopädie 24:416–428

Laros GS, Tipton CM, Cooper RR (1971) Influence of physical activity on ligament insertions in the knees of dogs. J Bone Joint Surg Am 53:275–286

Murray DW, Rushton N (1990) The effect of strain on bone cell prostaglandin E2 release: a new experimental method. Calcif Tissue Int 47:35–39

Neidlinger-Wilke C, Wilke HJ, Claes L (1994) Cyclic stretching of human osteoblasts affects proliferation and metabolism: a new experimental method and its application. J Orthop Res 12:70–78

Nordletten L, Kaastad TS, Skjeldal S (1993) Training increases the in vivo strength of the lower leg: an experimental study in the rat. J Bone Miner Res 8:1089–1095

Noyes FR, Torvik PJ, Hyde WB, DeLucas JL (1974) Biomechanics of ligament failure: II. An analysis of immobilization, exercise, and reconditioning effects in primates. J Bone Joint Surg Am 56:1406–1418

Rubin C, Gross T, Qin YX, Fritton S, Guilak F, McLeod K (1996) Differentiation of bone-tissue remodeling response to axial and torsional loading in the turkey ulna. J Bone Joint Surg Am 78:1523–1533

Saaf J (1950) Effects of exercise on adult articular cartilage. An experimental study on Guinea-pigs with relevance to the continuous regeneration of adult cartilage. Acta Orthop Scand (Suppl) 7:29–30

Salter RB, Simmonds DF, Malcolm BW, Rumble EJ, MacMichael D, Clements ND (1980) The biological effect of continous passive motion in the healing of full thickness defects in articular cartilage. J Bone Joint Surg Am 62:1232–251

Salter RB (1992) Continuous passive motion. Williams and Wilkins, Baltimore Hongkong London Munich Philadelphia Sydney Tokyo

Sarmiento A, Schaeffer JA, Beckermann L, Latta LL, Enis JE (1977) Fracture healing in rat femora as affected by functional weight-bearing. J Bone Joint Surg Am 59:369–375

Shelbourne KD, Porter DA (1992) Anterior cruciate ligament-medial collateral ligament tears with anterior cruciate ligament reconstruction – A preliminary report. Am J Sports Med 20:283–286

Slack C, Flint MH, Thompson BM (1984) The effect of tensional load on isolated embryonic duck tendons in organ culture. Connect Tissue Res 12: 229–247

Snow-Harter C, Whalen R, Myburgh K, Arnaud S, Marcus R (1992) Bone mineral density, muscle strength and recreational exercise in men. J Bone Min Res 7:1291–1296

Sun Y (1992) The effects of early stage load-bearing on bone ingrowth of porous coated implant in rabbits. Ching Hua I Hsueh Tsa Chih (Taipei) 72:265–268

Uhthoff HK, Jaworski ZFG (1978) Bone loss in response to long-term immobilization. J Bone Joint Surg Br 60:420–429

Umemura Y, Ishiko T, Yamauchi T (1997) Five jumps per day increase bone mass and breaking force in rats. J Bone Miner Res 12:1480–1485

White MK, Martin RB, Yeater RA, Butcher RL, Radin EL (1984) The effects of exercise on bones of postmenopausal woman. Int Orthop 7:209–214

Woo SLY, Ritter MA, Amiel D (1980) The biomechanical and biochemical properties of swine tendons: Long term effects of exercise on the digital extensors. Connect Tissue Res 7:177–183

Woo SLY, Gomez MA, Sites TJ, Newton PO, Orlando CA, Akeson WH (1987) The biomechanical and morphological changes in the medial collateral ligament of the rabbit after immobilization and remobilization. J Bone Joint Surg Am 69:1200–1211

Yamaji T, Levine RE, Woo SL, Niyibizi C, Kavalkovich KW, Weaver-Green CM (1996) Medial collateral ligament healing one year after a concurrent medial collateral ligament and anterior cruciate ligament injury: An interdisciplinary study in rabbits. J Orthop Res 14:223–227

2.2.3   Nervensystem

J.D. Rollnik

Obwohl die klinische Bedeutung moderner krankengymnastischer Therapien bei neurologischen Erkrankungen empirisch kaum angezweifelt wird, findet sich in der vorhandenen Literatur ein beklagenswerter Mangel an kontrollierten Studien zur Evidenzbasierung.

Klinisch-neurophysiologische Techniken ermöglichen eine effektive und rationelle Evaluation der Wirkungsweise krankengymnastischer Behandlungen. Deshalb wurde in dem vorliegenden Kapitel besonderer Wert auf die Darstellung neurophysiologischer Grundlagen solcher Therapieansätze gelegt, besonders auf das Phänomen der **kortikalen Plastizität**. Die peripheren neuralen Adaptationen und die Möglichkeit einer bewegungstherapeutischen Beeinflussung der Koordination werden in ► Kap. 2.3.4 (S. 114ff) besprochen.

Neuroanatomische Grundlagen

Es versteht sich von selbst, dass im Rahmen dieses Kapitels keine erschöpfende Darstellung der neuroanatomischen Grundlagen der zentralen Motorik erfolgen kann. Hier sei auf Standardwerke verwiesen (z.B. Duus 1987). Die Ausführungen sollen sich auf einige generelle Bemerkungen beschränken.

Motorisches System. Das **motorische System kann vereinfacht differenziert werden in:**
- einen Anteil der Willkürmotorik (kortikospinales bzw. kortikobulbäres System) und
- ein extrapyramidal-motorisches System.

Differenzierung des motorischen Systems.

Kortikospinales System. Das kortikospinale (bzw. kortikobulbäre) System umfasst das erste motorische Neuron (Pyramidenzellen) im **primären motorischen Kortex** (Gyrus praecentralis, Brodmann-Area 4), welches über den Tractus corticospinalis (bzw. corticonuclearis) mit den motorischen Vorderhornzellen auf Rückenmarksebene (bzw. den motorischen Hirnnervenkernen im Hirnstamm) als zweitem motorischem Neuron verbunden ist. Der **primäre motorische Kortex weist eine somatotope Gliederung auf**, d.h. mantelkantennah findet sich die Repräsentation der Beinmotorik, **nach lateral hin** ein ungleich größeres Repräsentationsareal der Handmotorik und der Mimik. Diese Areale im Bereich der primären motorischen Rinde repräsentieren Bewegungen, nicht etwa einzelne Muskeln (Georgopoulos 1994). Der primäre motorische Kortex wird durch übergeordnete Systeme kontrolliert, u.a. durch den präfrontalen Kortex, mit dem exekutive Funktionen verknüpft sind (Rollnik et al. 2001b). Eine **Schädigung des Tractus corticospinalis oder des ersten motorischen Neurons** ruft – abhängig vom Ort der Läsion – **unterschiedlich stark ausgeprägte (spastische) Paresen** hervor. Die Tonuserhöhung erklärt sich durch eine Enthemmung der motorischen Vorderhornzellen. Über das Muster der entstehenden zentralen Parese kann auf den primären Schädigungsort geschlossen werden (Hemiparese – Zerebrum, Para- oder Tetraparese – thorakales bzw. zervikales Myelon).

Primärer motorischer Kortex.

Basalganglien als zentrale
Schaltstation.

Extrapyramidales System. Dieses **umfasst als zentrale Schaltstationen die Basalganglien** (v. a. Nucleus caudatus und Putamen) und verarbeitet in komplexen Regelkreisen und Rückkopplungsschleifen mit dem Kortex u. a. propriozeptive und vestibuläre Informationen. Das extrapyramidale System ist u. a. verantwortlich für die Koordination und Flüssigkeit von Bewegungen im Raum. Aus **Störungen dieses Systems** können akinetisch-rigide Krankheitsbilder (z. B. M. Parkinson), aber auch hyperkinetische Syndrome (wie beim M. Huntington) resultieren.

Klinisch-neurophysiologische Techniken

Kortikospinales System und
kortikale Plastizität.

Transkranielle Magnetstimulation. Das **kortikospinale System und Phänomene der kortikalen Plastizität** lassen sich noninvasiv mit dem Verfahren der transkraniellen Magnetstimulation (TMS) untersuchen. BARKER et al. (1985) gelang erstmalig eine fokussierte transkranielle Magnetstimulation (TMS).

> **Exkurs**
>
> Eine Reizspule, die ein räumlich oder zeitlich veränderliches Feld produzieren kann, wird tangential über dem Schädel plaziert. Nach Auslösung eines Magnetpulses durchdringt das Magnetfeld schmerzlos Skalp, Kalotte und Subarachnoidalraum, um dann in den darunter liegenden kortikalen Strukturen einen Stromfluss zu induzieren (Hess u. Mills 1986). Ist der Stromfluss stark genug, kommt es zur **Depolarisation kortikaler Neurone.**

Offenbar werden durch magnetische Reizung vorwiegend präsynaptische afferente Strukturen wie Dendriten, Axone oder auch Interneurone erregt, die dann indirekt Motoneurone aktivieren (Day et al. 1987). Die Stärke des Magnetfeldes fällt mit seinem Abstand von der Spule exponentiell ab, so dass die physiologisch wirksame Eindringtiefe auf etwa 1,5–2 cm und damit die der Schädelkonvexität zugewandten Kortexareale begrenzt ist (Rudiak u. Marg 1994).

Motorisch evozierte Potenziale.

Anwendungsmöglichkeit. Die für die Neurologie wichtigste Anwendungsmöglichkeit der TMS stellt die **Untersuchung von motorisch evozierten Potenzialen** (MEPs) dar (**Abb. 2.14**). Dabei wird ein überschwelliger Einzel-TMS-Reiz über dem Motorkortex appliziert und MEPs mittels EMG-Oberflächenelektroden über dem jeweiligen Zielmuskel abgeleitet. Aus der Höhe des Potenzials bzw. seiner Fläche und der Latenz bis zum Auftreten der Antwort können in der neurophysiologischen Diagnostik **Rückschlüsse auf die Intaktheit und Erregbarkeit des kortikospinalen Systems** gezogen werden (Schubert et al. 1998).

Konzepte der Funktionswiederherstellung

Regenerations- bzw. Reorganisationsprozesse.

Therapieziel der Funktionswiederherstellung. Krankengymnastische Therapien – gleich welcher Schule – intendieren in der neurologischen Rehabilitation, z. B. nach Hirninfarkten, vor allem eine Funktionswiederherstellung. Zur Erklärung von Therapieerfolgen – aber auch spontanen Besserungen – können dabei verschiedene Modelle herangezogen werden, wobei sich **Regenerations- und Reorganisationsmodelle** voneinander differenzieren lassen (Sturm 2000). Unter **Regeneration** verstehen wir physiologische, zumeist morphologisch fassbare Vorgänge, die sich z. B. mit regenerativer und kollateraler Axonsprossung beschreiben lassen. Bei **Reorganisationsprozessen** handelt es sich in erster Linie um die Erfassung eines funktionellen Vorgangs.

Regenerative Axonsprossung.

Axonsprossung. Es ist bekannt, dass eine Regeneration zerstörter Neurone im zentralen Nervensystem des Erwachsenen nicht stattfindet. Allerdings ist nach Durchtrennung eines Axons eine **begrenzte regenerative Axonsprossung möglich.** Während diese Axonsprossung im peripheren Nervensystem relativ unproblematisch stattfindet, z. B. nach Blockade der neuromuskulären Übertragung durch Botulinumtoxin Typ A (Rollnik et al. 2000b), ist sie für die Funktionswiederherstellung im ZNS vermutlich nur von untergeordneter Bedeutung. Ein Grund hierfür mag das bei einer Läsion des Hirnparenchyms entstehende gliale Narbengewebe sein, welches die auswachsenden Axone daran hindert, ihre

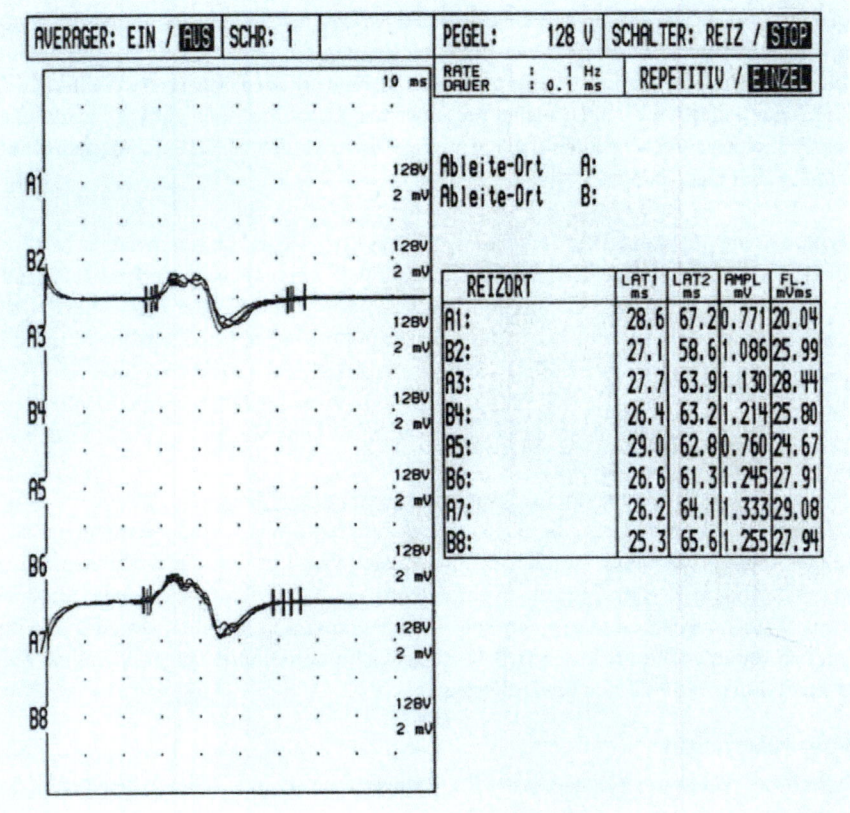

□ Abb. 2.14. **Motorisch evozierte Potenziale (MEPs) nach transkranieller Magnetstimulation über Vertex und Ableitung über dem M. tibialis anterior beidseits.** Normalbefund, der die Intaktheit des kortikospinalen Systems anzeigt

ursprünglichen Zielgewebe zu erreichen (Faissner u. Steindler 1995). Auch eine **kollaterale Axonsprossung**, d.h. die Sprossung intakter Neurone in benachbarte, denervierte Areale kommt im ZNS vor (Raisman u. Field 1990). Während diese Vorgänge im peripheren Nervensystem sehr hilfreich sind, wirken sie sich im ZNS jedoch oft kontraproduktiv aus.

Reaktivierung »stiller« Synapsen. Eine weitere Möglichkeit der physiologischen Regeneration stellt die Reaktivierung »stiller« Synapsen dar. Diese basiert auf der Tatsache, dass **in der phylogenetischen Entwicklung zunächst ein Überangebot an synaptischen Verbindungen besteht**, von denen jedoch nur diejenigen konsolidiert werden, die fortlaufend stimuliert werden. Bei einem Funktionsverlust können Synapsen durch Training oder sensorische Erfahrung ihre Effizienz steigern, aber auch »stille« Synapsen reaktiviert werden (Donoghue u. Sanes 1996).

Reaktivierung »stiller« Synapsen.

Modelle der statischen und dynamischen Reorganisation

Bei den sog. **statischen oder strukturellen Modellen** geht man von einer Organisation des ZNS aus, welche durch Redundanz (Äquipotenzialität) oder multiple Kontrolle gekennzeichnet ist (Sturm 2000). In Konkurrenz zu diesen statischen stehen **dynamische oder Prozessmodelle**, die eine zeitabhängige Funktionswiederherstellung voraussetzen.

Statisches oder strukturelles Modell. Das **Prinzip der Redundanz oder Äquipotenzialität** besagt, dass bereits ein Teil eines neuronalen Systems die Funktion ausüben kann, für die normalerweise das ganze System erforderlich wäre (Lashley 1929; Rosner 1970). Auf diese Weise würde bei einer partiellen Läsion einer Region das verbliebene neuronale

Redundanz und Äquipotenzialität.

Gewebe die Funktion der gesamten Region aufrechterhalten. Es ist einsichtig, dass dieses tierexperimentell fundierte Modell beim Menschen aufgrund des hohen Grads an Lateralisierung und Spezialisierung nur eingeschränkt Anwendung finden kann. Unter dem **Konzept der multiplen Kontrolle** (Rosner 1970) versteht man, dass eine spezifische Funktion im ZNS mehrfach repräsentiert ist. Hierdurch könnte man erklären, warum nach einer Hirnläsion eine Funktion erhalten bleibt, die unter der Annahme einer einzigen zerebralen Lokalisation eigentlich verloren gegangen wäre. Dieses Modell hält einer kritischen Überprüfung aber nicht stand.

Funktionelle Substitution und Plastizität.

Dynamisches (Prozess-) Modell. Besser als diese statischen können dynamische (Prozess-) Modelle eine neurologische Funktionsrestitution beim Menschen erklären. Hierunter fasst man das Konzept der funktionellen Substitution und das der Plastizität. **Funktionelle Substitution** bedeutet, dass (alternativ zur multiplen Kontrolle) ein Subsystem des ZNS die Funktion eines geschädigten anderen Subsystems – u. U. mit veränderter Effizienz – übernehmen kann. Hierbei kann sich ein **Subsystem entweder reorganisieren** (Kennard 1938) **oder es konstituieren sich völlig neue Subsysteme**, welche den Funktionsausfall kompensieren (Horel et al. 1966).

Bei der **Reorganisation von Subsystemen** spielen **Lernvorgänge** offenbar eine wichtige Rolle, so dass dieses Konzept die Bedeutung aktiver rehabilitativer Interventionen unterstreicht (Luria et al. 1969). Das Substitutionsmodell findet in der neurologischen Praxis nachvollziehbare Entsprechungen: Während z. B. ein plötzliches schädigendes Ereignis wie eine zerebrale Ischämie zu einem sofortigen Funktionsausfall führt, kann das ZNS bei langsam verlaufenden Prozessen (z. B. hirneigenen Tumoren) über längere Zeit eine Aufrechterhaltung der Funktion gewährleisten.

Neuroplastizität

Plastizität im adulten Neurokortex.

Definition. Ein weiterer dynamischer Erklärungsansatz ergibt sich durch den Begriff der Plastizität.

> 🛈 **Beachte**
> Unter Neuroplastizität versteht man die anhaltende Änderung der Stärke kortikaler Verbindungen, repräsentationaler Muster und Ordnungen oder intrinsischer neuronaler Eigenschaften, entweder morphologisch oder funktional (Donoghue et al.1996).

Aus dieser breitgefassten Definition wird ersichtlich, dass der Begriff der Plastizität oft auch im Sinne einer **morphologischen Flexibilität** benutzt wird, welche die bereits dargestellten physiologischen Regenerationsmechanismen miteinschließt (z. B. Axonsprossung).

Das Phänomen der Plastizität im adulten Neokortex ist im Bereich der Neurowissenschaften, besonders der Neurorehabilitation, innerhalb der letzten Jahre immer wichtiger geworden. Dabei geht es nicht nur um die Erforschung von Mechanismen der Funktionswiederherstellung, sondern auch um die Frage, **wie kortikale Plastizität moduliert**, also gezielt therapeutisch beeinflusst werden kann.

Tierexperimentelle Befunde

Tierexperimentelle Nachweise.

Durch **tierexperimentelle Befunde** gelang es, **kortikale Plastizität nachzuweisen**. Merzenich u. Kaas (1982) demonstrierten eine ausgeprägte Änderung der Somatotopie von Körperrepräsentationen im sensorischen Kortex nach peripheren Nervenläsionen bei Primaten. Durch eine spätere Untersuchung von Donoghue et al. (1990) konnten erstaunliche Erkenntnisse über die Geschwindigkeit von Neuroplastizität gewonnen werden.

Förderung der kortikalen Plastizität.

 Exkurs

Die Autoren wiesen bei **adulten Ratten** eine innerhalb weniger Stunden **nach Durchtrennung eines peripheren motorischen Nerven auftretende Reorganisation des primären motorischen Kortex** nach. Jenkins et al. (1990) zeigten, dass kortikale Plastizität durch gezieltes Üben und Trainieren offensichtlich gefördert werden kann. Eine fortwährende Reizung der äußeren Glieder des Mittel- und Zeigefingers beim adulten Affen führte nach 100 Trainingstagen zu einer Vergrößerung der kortikalen Repräsentation des Handareals der somatosensorischen Rinde um ca. 500 % (Jenkins et al. 1990). Ein motorisches Training, durch erschwertes Greifen von Futter, führte zu einer 40 %igen Vergrößerung des zugehörigen Areals der primären motorischen Rinde (Jenkins u. Merzenich 1992). Nudo u. Milliken (1996) untersuchten die **Reorganisation von Bewegungsrepräsentationen im primären motorischen Kortex bei Affen nach fokalen Hirninfarkten**. Die Ischämien führten zu einer verminderten Benutzung der kontralateralen Pfote, was eine Verminderung der kortikalen Repräsentation der Finger bewirkte, während sich Areale für proximale Bewegungsrepräsentationen deutlich vergrößerten. Die Autoren zogen aus ihren Beobachtungen die Schlussfolgerung, dass durch das fehlende Training der betroffenen Pfote keine Wiederherstellung der entsprechenden kortikalen Repräsentationen erfolgte.

❗ Beachte

Mit tierexperimentellen Befunden konnte das Dogma widerlegt werden, dass das adulte Gehirn von Säugetieren seine Fähigkeit zu plastischer Veränderung im Verlauf der Ontogenese verliert.

Induzierte Plastizität

Aus den dargestellten tierexperimentellen Befunden wurde klar, dass **kortikale Plastizität zu einem erheblichen Teil induzierbar** ist durch:

Induktion durch Übung.

- Läsionen des zentralen oder peripheren Nervensystems (Byrnes et al. 1999, Rollnik et al. 2000d, Tinazzi et al. 1998),
- motorisches Training (Classen et al. 1998, Liepert et al. 1998) und
- repetitive Reizung (Ziemann et al. 1998a, b).

Besonders die **Studien zu übungsbedingter Plastizität** sollen im Folgenden dargestellt werden, da dieser die physiotherapeutischen Behandlungserfolge, z.B. nach Hirninfarkt, zugrunde liegen dürften.

Induzierte Plastizität durch Läsionen des peripheren oder zentralen Nervensystems. Schon aus der klinischen Praxis lässt sich gut nachvollziehen, dass **Läsionen des Nervensystems Plastizität induzieren können**.

Induktion durch periphere Läsionen.

⊘ Exkurs

Rollnik et al. (2000b) behandelten Kinder mit geburtstraumatischen Armplexusparesen und unerwünschten Bizeps-Trizeps-Kokontraktionen mit Botulinumtoxin Typ A. Diese Bizeps-Trizeps-Kokontraktionen waren z.T. so stark ausgeprägt, dass keine Hand-zu-Mund-Bewegungen möglich waren (◻ Abb. 2.15). Nach 2- bis 3-maliger Injektion von Botulinumtoxin Typ A in den M. triceps brachii (Botulinumtoxin führt zu einer chemischen Denervierung des Muskels) konnten die Kinder wieder Hand-zu-Mund-Bewegungen ausführen, auch lange nachdem die Wirkung des Toxins längst nachgelassen hatte.

Die Untersuchung zeigt, dass **kortikale Plastizität durch eine periphere Lähmung des antagonistischen Muskels induziert** wurde. Auch andere Studien belegen diese Art induzierter Plastizität. So konnten Tinazzi et al. (1998) **Neuroplastizität des somatosensiblen Systems** bei Patienten mit Karpaltunnelsyndrom nachweisen.

Byrnes et al. (1999) gelang der Nachweis von **humaner Neuroplastizität nach einem zerebralen Infarkt** mit der auf S. 46 dargestellten Methode der transkraniellen Magnetstimulation (TMS). Die TMS wurde verwendet, um ein Mapping der primären motorischen Rindenprojektionen zum M. abductor pollicis brevis durchzuführen. In die Studie wurden 20 Patienten mit subkortikalen Infarkten eingeschlossen. Die Autoren fanden eine Verschiebung der Projektionsareale entlang einer mediolateralen oder anteroposterioren Achse und wiesen damit eine **funktionelle Reorganisation primär motorischer Rindenareale beim Menschen** nach, induziert durch einen subkortikalen zerebralen Infarkt.

Induktion durch zentrale Läsionen.

2

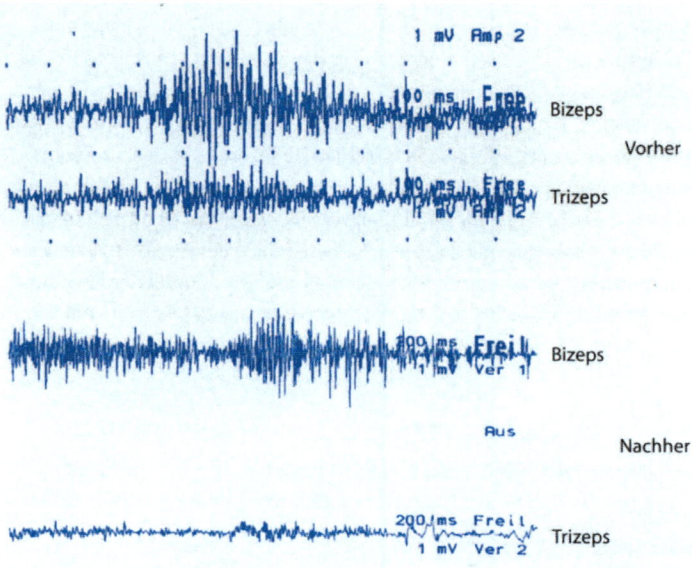

Abb. 2.15. Unerwünschte Bizeps-Trizeps-Kokontraktionen nach geburtstraumatischer Armplexusparese bei einem zweijährigen Kind. **Die ersten beiden Spuren geben den Zustand vor Behandlung wieder (»Before«),** die unteren beiden nach Behandlung mit Botulinumtoxin Typ A (»After«). Die während Hand-zu-Mund-Bewegungen auftretenden Ko-Kontraktionen sind nach Behandlung nahezu völlig verschwunden. Dieses Beispiel illustriert induzierte Plastizität. (Rollnik et al. 2000b)

Transkranielle Magnetsti-
mulation.

Induzierte Plastizität durch repetitive Reizung. Plastizität lässt sich auch durch repetitive Reizung des peripheren oder zentralen Nervensystems induzieren. Als Beispiel sei hier auf die repetitive TMS (rTMS) verwiesen. Mit aktivierender rTMS (hohe Stimulationsfrequenzen, z. B. 20 Hz) oder inhibierender rTMS (niedrige Frequenzen, z. B. 0,9 Hz) lässt sich fokussiert **Einfluss auf kortikale Areale** nehmen. Mit einer aktivierenden, hochfrequenten rTMS ist es möglich, einen kortikalen Hypometabolismus zu kompensieren. Ein Beispiel dafür ist in **Abb. 2.16** wiedergegeben:

Die **rTMS** stellt ein Verfahren dar, mit dem **auch andere neuropsychiatrische Erkrankungen,** z. B. schizophrene Psychosen, **adjuvant therapierbar** sind (Rollnik et al. 2000c). Es ist leicht nachvollziehbar, dass die **Induktion kortikaler Plastizität mittels rTMS auch therapeutisch in der Neurorehabilitation** nutzbar wäre (Ziemann et al. 1998b).

Aktives Beüben.

Übungsabhängige induzierte Neuroplastizität. Besondere Bedeutung für die rehabilitationswissenschaftliche Forschung haben Studien, die eine übungsabhängige kortikale Plastizität nachweisen, zumal diese als neurophysiologische Grundlage des Erfolges physiotherapeutischer Behandlungen anzusehen ist. **Aktives Beüben** ist Bestandteil vieler Rehabilitationsprogramme (z. B. Forced-use-Strategien, bei denen der Patient gezwungen wird, seine betroffene Extremität einzusetzen) und kann zur Expansion von Repräsentationen im Bereich des primären motorischen Kortex führen (Liepert et al. 1998). Liepert et al. (1998) führten ein **Mapping des primären motorischen Kortex mit TMS vor und nach einer solchen 2-wöchigen Forced-use-Behandlung** durch. Die Autoren fanden eine deutliche Vergrößerung der Repräsentation des M. abductor pollicis brevis im Bereich des primären motorischen Kortex der betroffenen Hemisphäre.

Classen et al. (1998) untersuchten bei gesunden Probanden eine **fokale TMS der Handrepräsentation des primären mororischen Kortex:**

> **Exkurs**
>
> Die fokale TMS **evozierte MEPs** (motorisch evozierte Potenziale, s. S. 47) **und eine Daumenbewegung,** die bei den meisten Probanden eine gleichförmige Bewegung in eine bestimmte Richtung induzierte. Führten die Versuchspersonen ein motorisches Training mit Repetition

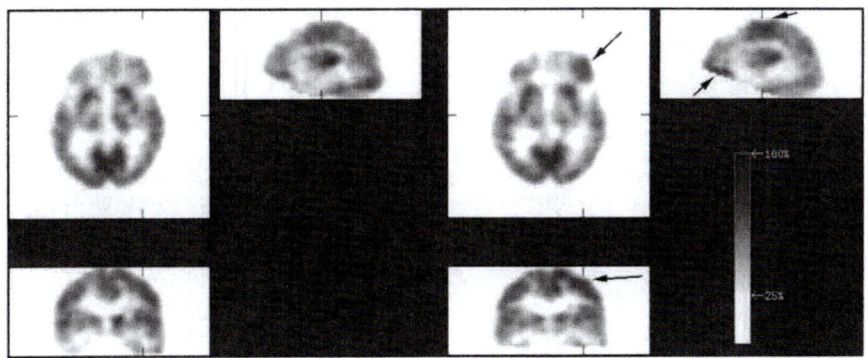

☐ Abb. 2.16.   **Induzierte kortikale Plastizität durch repetitive TMS (rTMS) bei einem 57-jährigen Patienten mit frontotemporaler Demenz. Eine über 14 Tage durchgeführte rTMS (20 Hz, 20-mal 2 /Tag,** 90 % der motorischen Reizschwelle) des linken dorsolateralen präfrontalen Kortex induzierte eine deutliche Steigerung des lokalen Glukoseumsatzes im Bereich des frontalen Kortex (Pfeil). Einhergehend damit fand sich eine deutliche Besserung exekutiver Funktionen bei diesem Patienten. Es handelt sich um eine (^{18}F)fluorodeoxyglukose (FDG)-Positronenemissions-Tomographie (PET) mit einem ECAT 951/31 Scanner

der Daumenbewegung in die entgegengesetzte Richtung aus (über 15–30 min, Frequenz 1 Hz), beobachteten die Autoren eine Änderung der durch die TMS induzierten Bewegung in Richtung auf die trainierte, willkürliche Bewegung hin. Dieser Trainingseffekt hielt im Mittel 15–20 min an.

Die Autoren zogen die Schlussfolgerung, dass diese Form übungsabhängiger Neuroplastizität intrakortikal generiert wurde.

Ziemann et al. (2001) führten eine weitere Studie zu **übungsbedingter induzierter Neuroplastizität** durch.

> **Exkurs**
>
> Bei der Studie mussten Versuchspersonen repetitiv ballistische Kontraktionen des M. biceps brachii ausführen, und zwar über 30 min mit einer Frequenz von 0,1 Hz. Dies führte zu einem milden fazilitierenden Effekt, d.h. die evozierten MEPs zeigten eine Zunahme ihrer Amplitudengrösse. Wenn nun aber ein temporärer Leitungsblock durch Ischämie am Unterarm während der Übung appliziert wurde, kam es zu einer dramatischen Fazilitierung der MEPs.

Die Ergebnisse können als Zeichen dafür gewertet werden, dass **übungsabhängige kortikale Plastizität durch eine Disinhibition des Motorkortex deutlich gesteigert** werden kann.

Mechanismen und medikamentöse Modulation

Aus dem dargestellten Experiment von Ziemann et al. (2001) wird ersichtlich, dass **übungsabhängige Plastizität** medikamentös modulierbar ist. Dies hat nicht nur wichtige Implikationen für die Gestaltung von Pharmakotherapien in der Neurorehabilitation, sondern erlaubt auch Rückschlüsse auf die möglichen Mechanismen von Neuroplastizität.

Modulation der übungsabhängigen Plastizität.

> **Exkurs**
>
> Auch in dem auf S. 50 dargestellten Experiment (Ziemann et al. 1998a) erfolgte eine medikamentöse Intervention. Durch die Gabe des GABA(A)-Rezeptoragonisten Lorazepam (2 mg) und 300 mg Lamotrigin (blockiert spannungsabhängige Natriumkanäle) konnte kortikale Plastizität unterdrückt werden. Eine weitere Untersuchung von Stefan et al. (1999) wies eine Verhinderung asoziativer Neuroplastizität durch den NMDA-Rezeptorantagonisten Dextromethophan nach. Lorazepam und Dextromethorphan supprimieren ebenfalls übungsabhängige Plastizität, während diese durch Lamotrigin offenbar nicht verändert wird (Bütefisch et al. 2000).

Verstärkung der GABAergen Inhibition.

Fazit. Aus den medikamentösen Effekten auf Neuroplastizität lassen sich folgende Schlussfolgerungen ziehen:

- GABAerge Mechanismen scheinen eine entscheidende Rolle bei der **Modulation kortikaler Plastizität** zu haben.
- Durch Verstärkung der GABAergen Inhibition kann **neuronale Plastizität** offenbar **unterdrückt** werden.
- Eine **weitere Antagonisierung** kann **durch NMDA-Rezeptor-Antagonisten** (und möglicherweise auch durch Manipulation an spannungsabhängigen Natriumkanälen) erreicht werden.

> **❗ Beachte**
>
> Die **Kenntnis dieser medikamentösen Wirkungen** ist essentiell für den Erfolg physiotherapeutischer Maßnahmen.

Es konnte nachgewiesen werden, dass die **Einnahme potenziell negativ wirksamer Medikamente** (im amerikanischen Schrifttum »detrimental drugs«) wie Benzodiazepine, Phenobarbital, Phenytoin, Neuroleptika, Clonidin und Prazosin während einer Rehabilitationsbehandlung (nach Hirninfarkt) **zu einem schlechteren motorischen Outcome führt** als bei einer unbehandelten Gruppe von Patienten (Goldstein 1998; Goldstein et al. 1990).

Pharmakologische Beeinflussung der Neuroplastizität.

Über die Beeinflussung von Neuroplastizität können bestimmte Pharmaka das Rehabilitationsergebnis verbessern:

- Tierexperimentell konnte für die Monoamine Noradrenalin, Dopamin und Serotonin eine positive Wirkung auf Erholungseffekte nach zentralen Läsionen nachgewiesen werden (Feeney u. Sutton 1987).
- Aktuelle Studien an Patienten zeigten positive Effekte durch L-DOPA (Scheidtmann et al. 2001) und keine Effekte durch das indirekt monoaminerg wirkende Amphetamin (Sonde et al. 2001).

Kontrollierte Studien über die Effektivität physiotherapeutischer Maßnahmen nach Hirninfarkt (Dosis-Wirkungs-Beziehungen)

Evaluation der Physiotherapie.

Effektivität physiotherapeutischer Maßnahmen nach ischämischem Hirninfarkt. Die nachfolgende Darstellung ist auf die **Effektivität physiotherapeutische Maßnahmen nach einem ischämischen Hirninfarkt** beschränkt, zumal es sich hier um das neurologische Krankheitsbild mit der größten volkswirtschaftlichen Relevanz handelt. In der Bundesrepublik Deutschland kann man von einer Prävalenz von bis zu 945 000 Fällen ausgehen (Zahlenangabe aus 1998), wobei natürlich auch Fälle mit nur geringer klinischer Symptomatik eingeschlossen sind (Wiesner et al. 1999). Man kann aber davon ausgehen, dass ein nicht unerheblicher Teil dieser Patienten auf rehabilitative und kontinuierliche physiotherapeutische Leistungen angewiesen ist. Daraus ergibt sich aus volkswirtschaftlicher Sicht die Notwendigkeit, die **Effektivität solcher Therapien zu validieren.** Erstaunlicherweise finden sich jedoch in der vorliegenden Literatur kaum kontrollierte Studien, welche die Wirksamkeit physiotherapeutischer Maßnahmen wissenschaftlich belegen würden. Es erscheint nachvollziehbar, dass aus ethischen Gründen eine Kontrollgruppe keine wie auch immer geartete »Plazebo«-Physiotherapie erhalten kann. Allerdings gibt es Studien, die den Versuch einer gewissen »Dosis-Wirkungs-Evaluation« beinhalten. Unter der Annahme einer Effektivität physiotherapeutischer Maßnahmen müsste demnach eine intensivere (höherfrequente oder längere) Krankengymnastik zu einem signifikant besseren Benefit für den Patienten führen. Um den nachfolgenden Ausführungen vorwegzugreifen: Eine solche strenge **»Dosis-Wirkungs-Beziehung« lässt sich nicht zweifelsohne nachweisen** bzw. ist nach derzeitigem Kenntnisstand wissenschaftlich zumindest stark umstritten. Dies mag auf den unterschiedlichen Behandlungskonzepten der jeweiligen Studien basieren, aber auch auf einem gewissen »Sättigungseffekt«, d.h. ein bestimmtes Niveau physiotherapeutischer Bemühungen wäre ausreichend, um ein befriedigendes Rehabilitationsergebnis zu erzielen.

Meta-Analyse.

Studien zum Dosis-Wirkungs-Effekt einer physiotherapeutischen Behandlung. Eine Studie aus dem Jahr 1985 (Sivenius et al. 1985) untersuchte die Auswirkung der Intensität einer Rehabilitationsbehandlung auf den Outcome von Patienten nach Hirninfarkt. Die Autoren kommen zu dem Schluss, dass **intensivierte Physiotherapie die Erholung von Funktionen nach Hirninfarkt fördert.** In einer Meta-Analyse aus 7 Untersuchungen (Langhore et al. 1996) zeigte sich, dass intensivere Physiotherapie in der Frühphase nach einem Hirninfarkt den Outcome verbessert und die Erholung beschleunigt. In einer weiteren Meta-Analyse (Kwakkel et al. 1997) ergab sich ein **kleiner, aber statistisch signifikanter Dosis-Wirkungs-Effekt.**

Diesen Ergebnissen widerspricht jedoch eine experimentelle Untersuchung aus dem Jahre 1999 (Lincoln et al. 1999) mit negativem Effekt.

> **Exkurs**
>
> Bei 282 Patienten wurde über 5 Wochen eine reguläre Physiotherapie bzw. eine Behandlung mit zusätzlichen 10 Stunden durchgeführt. Fünf Wochen später und 3 und 6 Monate nach dem Ereignis wurden dann die primären Erfolgsparameter, d.h. eine Evaluation der Armfunktion und der Alltagsaktivitäten, erhoben.

> **! Beachte**
>
> Zwischen der Gruppe mit intensiver und der Gruppe mit weniger intensiver Krankengymnastik lässt sich **keinerlei signifikanter Unterschied hinsichtlich des Rehabilitationsergebnisses** feststellen (Lincoln et al. 1999).

Parry et al. untersuchten 1999 ebenfalls die Dosis-Wirkungs-Beziehung von Krankengymnastik in der Frühphase nach Hirninfarkt. Sie verglichen eine Gruppe mit intensiverer Krankengymnastik mit einer Gruppe weniger intensiver Krankengymnastik. In der Diskussion kommen die Autoren zu dem Schluss, dass **unabhängig von der zusätzlichen Physiotherapie nur geringe funktionelle Zugewinne** möglich waren.

Die Literaturrecherche führte noch zur Identifikation einer weiteren Untersuchung aus dem Jahre 2000 (Partridge et al. 2000).

> **Exkurs**
>
> In die Studie wurden 114 Patienten nach Schlaganfall eingeschlossen. Diese wurden zwei Gruppen zugeordnet. In einer erfolgte die Physiotherapie jeweils mit 30 min Dauer, in der anderen Gruppe wurde die Physiotherapie 60 min durchgeführt.

Dosis-Wirkungs-Beziehung.

> **! Beachte**
>
> Eine **Verdoppelung der Zeit** der Physiotherapiebehandlung zeigte **keinen messbaren Vorteil.**

Fazit. Betrachtet man kritisch die vorliegende Literatur, lässt sich festhalten, dass die Frage der **Dosis-Wirkungs-Beziehung einer physiotherapeutischen Behandlung wissenschaftlich umstritten** ist.

Nach einem Hirninfarkt spielen neben Art und Dauer der Krankengymnastik sicher noch folgende Faktoren eine wichtige Rolle:
- das **Ausmaß** der Funktionsstörungen und
- der **Zeitpunkt** der Durchführung der Physiotherapie nach einem Hirninfarkt.

Während einige Untersuchungen für einen Dosis-Wirkungs-Effekt in der Frühphase nach Hirninfarkt sprechen, lässt sich über die Effektivität der Physiotherapie in der chronischen Phase, also Monate und Jahre nach einem Ereignis, keine sichere Aussage treffen.

Literatur

Barker AT, Freeston IL, Jalinous R, Merton PA, Morton HB (1985) Magnetic stimulation of the human brain. J Physiol 369:3P

Bütefisch CM, Davis BC, Wise SP, Sawaki L, Kopylev L, Classen J, Cohen LG (2000) Mechanisms of use-dependent plasticity in the human motor cortex. Proc Natl Acad Sci USA 97:3661–3665

Byrnes ML, Thickbroom GW, Philipps BA, Wilson SA, Mastaglia FL (1997) Physiological studies of the corticomotor projection to the hand after subcortical stroke. Clin Neurophysiol 110:487–498

Classen J, Liepert J, Wise SP, Hallett M, Cohen LG (1998) Rapid plasticity of human cortical movement representation induced by practice. J Neurophysiol 79:1117–1123

Day BL, Dressler D, Maertens de Noordhout A, Nakashima K, Rothwell JC, Thompson PD (1989) Electric and magnetic stimulation of human motor cortex: EMG and single motor unit studies. J Physiol 41:449–473

Donoghue JP, Suner S, Sanes JN (1990) Dynamic organization of primary motor cortex output to target muscles in adult rats. II. Rapid reorganization following motor nerve lesions. Exp Brain Res 79:492–503

Donoghue JP, Sanes JN (1996) Plasticity of cortical representations and its implication for neurorehabilitation. In: Shahani BT (Hrsg) Principles and practice of rehabilitation medicine. Williams & Wilkins, Baltimore

Donoghue JP, Hess G, Sanes JN (1996) Substrates and mechanisms for learning in motor cortex. In: Bloedel J, Ebner T, Wise SP (Hrsg) Acquisition of motor behavior in vertebrates. MIT Press, Cambridge, S 363–386

Duus P (1987) Neurologisch-topische Diagnostik. 4. Aufl. Thieme, Stuttgart, New York.

Faissner A, Steindler D (1995) Boundaries and inhibitory molecules in developing neural tissues. Glia 13:233–254

Feeney DM, Sutton RL (1987) Pharmacotherapy for recovery of function after brain injury. Crit Rev Neurobiol 3: 135–197

Georgopoulos AP (1994) New concepts in generation of movement. Neuron 13:257–268

Goldstein LB, Matchar DB, Morgenlander JC, Davis JN (1990) Influence of drugs on the recovery of sensorimotor function after stroke. J Neuro Rehab 4:137–144

Goldstein LB (1998) Potential effects of common drugs on stroke recovery. Arch Neurol 55:454–456

Hess CW, Mills KR (1986) Low-threshold motor units in human hand muscles can be selectively activated by magnetic brain stimulation. J Physiol (Lond) 380:62

Horel JA, Bettinger LA, Royce GJ, Meyer DR (1966) Role of neo-cortex in the learning and re-learning of two visual habits by the rat. J Comp Physiol Psychol 61:6–78

Jenkins WM, Merzenich MM, Ochs MT, Allard T, Guic-Robies E (1990) Functional reorganization of primary somatosensory cortex in adult owl monkeys after behaviorally controlled tactile stimulation. J Neurophysiol 63: 82–104

Jenkins WM, Merzenich MM (1992) Cortical representational plasticity: some implications for the bases of recovery from brain damage. In: von Steinbüchel von N, Cramon von DY, Pöppel E (Hrsg) Neuropsychological rehabilitation. Springer, Berlin Heidelberg New York

Kennard MA (1938) Reorganization of motor function in the cerebral cortex of monkeys deprived of motor and premotor areas in infancy. J Neurophysiol 1:477–496

Kwakkel G, Wagenaar RC, Koelman TW, Lankhorst GJ, Koetsier JC (1997) Effects of intensity of rehabilitation after stroke. A research synthesis. Stroke 28:1550–1556

Lashley KS (1929) Brain mechanisms and intelligence. University of Chicago Press, Chicago

Langhorne P, Wagenaar R, Partridge C (1996) Physiotherapy after stroke: more is better? Physiother Res Int 1:75–88

Liepert A, Miltner WHR, Bauder H, Sommer M, Dettmer C, Weiller C (1998) Motor cortex plasticity during constraint-induced movement therapy in stroke patients. Neurosci Lett 250:5–8

Lincoln NB, Parry RH, Vass CD (1999) Randomized, controlled trial to evaluate increased intensity of physiotherapy treatment of arm function after stroke. Stroke 30:573–579

Merzenich MM, Kaas JH (1982) Reorganization of mammalian somatosensory cortex following peripheral nerve injury. Trends Neurosci 2:434–436

Nudo RJ, Milliken GW (1996) Reorganization of movement representations in primary motor cortex following focal ischemic infarcts in adult squirrel monkeys. J Neurophysiol 75:2144–2149

Parry RH, Lincoln NB, Vass CD (1999) Effect of severity of arm impairment on response to additional physiotherapy early after stroke. Clin. Rehabil. 13:187–198

Partridge C, Mackenzie M, Edwards S, Reid A, Jayawardena S, Guck N, Potter J (2000) Is dosage of physiotherapy a critical factor in deciding patterns of recovery from stroke; a pragmatic randomized controlled trial. Physiother Res Int 5:230–240

Raisman G, Field PM (1990) Synapse formation in the adult brain after lesions and after transplantation of embryonic tissue. J Exp Biol 153:277–287

Rollnik JD, Haubitz B, Setiorini C, Schubert M, Dengler R (2000a) Differentialdiagnose einer Gliomatosis cerebri mit chemotherapeutischem Ansprechen. Nervenheilkunde 19:412–414

Rollnik JD, Hierner R, Schubert M, Shen ZL, Johannes S, Tröger M, Wohlfarth K, Berger AC, Dengler R (2000b) Botulinum toxin treatment of cocontractions after birth-related brachial plexus lesions. Neurology 55:112–114

Rollnik JD, Huber TJ, Mogk H, Siggelkow S, Kropp S, Dengler R, Emrich HM, Schneider U (2000c) High-frequency repetitive transcranial magnetic stimulation (rTMS) of the dorsolateral prefrontal cortex in schizophrenic patients. Neuroreport 2000:4013–4015

Rollnik JD, Matzke M, Wohlfarth K, Dengler R, Bigalke H (2000d) Low-dose treatment of cervical dystonia, blepharospasm and facial hemispasm with albumin-diluted botulinum toxin type A under EMG guidance. Eur Neurol 43:9–12

Rollnik JD, Brandis A, Dheghani K, Bufler J, Lorenz M, Heidenreich F, Donnerstag F (2001a) Die primäre Angiitis des ZNS. Nervenarzt 72:798–801

Rollnik JD, Siggelkow S, Schubert M, Schneider U, Dengler R (2001b) Muscle vibration and prefrontal repetitive transcranial magnetic stimulation. Muscle Nerve 24:112–115

Rosner BS (1970) Brain functions. Ann Rev Psychol 21:555–594

Rudiak D, Marg E (1994) Finding the depth of magnetic brain stimulation: a re-evaluation. Electroencephalogr. Clin Neurophysiol 93:358–371

Scheidtmann K, Fries W, Müller F, Koenig E (2001) Effect of levodopa in combination with physiotherapy on functional motor recovery after stroke: a prospective, randomised, double-blind study. Lancet 358:787–790

Schubert M, Wohlfarth K, Rollnik JD, Dengler R (1998): Walking and fatigue in multiple sclerosis: the role of the corticospinal system. Muscle Nerve 21:1068–1070

Sivenius J, Pyorala K, Heinonen OP, Salonen JT, Riekkinen P (1985) The significance of intensity of rehabilitation of stroke – a controlled trial. Stroke 16:928–931

Sonde L, Nordstrom M, Nilsson CG, Lokk J, Viitanen M (2001) A double-blind placebo-controlled study of the effects of amphetamine and physiotherapy after stroke. Cerebrovasc Dis 12:253–257

Stefan K, Kunesch E, Cohen LG, Benecke R, Classen J (1999) Motor-kortikale Plastizität, induziert durch interventionelle, synchron gepaarte assoziative Stimulation: Mechanismen. Klin Neurophysiol 30:236

Sturm W (2000) Theoretische Konzepte der Funktionswiederherstellung. In: Hartje W, Poeck K (Hrsg) Klinische Neuropsychologie. Thieme, Stuttgart New York, S 326–332

Tinazzi M, Zanette G, Volpato D, Testoni R, Bonato C, Manganotti P, Miniussi C, Fiaschi A (1998) Neurophysiological evidence of neuroplasticity at multiple levels of the somatosensory system in patients with carpal tunnel sindrome. Brain 121:1785–1794

Wiesner G, Grimm J, Bittner E (1999) Stroke: prevalence, incidence, trends, East-West comparison. Initial results of the 1998 Federal Health Survey. Gesundheitswesen 61:79–84

Ziemann U, Corwell B, Cohen LG (1998a) Modulation of plasticity in human motor cortex after forearm ischemic nerve block. J Neurosci 18:1115–1123

Ziemann U, Hallett M, Cohen LG (1998b) Mechanisms of deafferentiation-induced plasticity in human motor cortex. J Neurosci 18:7000–7007

Ziemann U, Muellbacher W, Hallett M, Cohen LG (2001) Modulation of practice-dependent plasticity in human motor cortex. Brain 124:1171–1181

2.2.4   Kardiorespiratorisches System

W. Schnizer

Nutzen körperlicher Aktivitäten. Eine Reihe klinischer und epidemiologischer Studien konnte den **Nutzen körperlicher Aktivität und körperlicher Fitness** hinsichtlich **Reduktion der Morbidität und Mortalität** bei koronarer Herzerkrankung hinreichend belegen. Deshalb wird heute generell eine bewegungsaktivere Lebensweise in der Alltags- und Freizeitgestaltung empfohlen, besonders aber auch langfristig angelegte Bewegungsprogramme in der kardiologischen Rehabilitation. Darüber hinaus haben Bewegungs- und Sporttherapie in zahlreichen medizinischen Fachdisziplinen Eingang gefunden.

> Reduktion von Morbidität und Mortalität.

Der **protektive Effekt körperlicher Arbeit** wird z. T. mit einer positiven Beeinflussung der klassischen kardiovaskulären Risikofaktoren begründet. Bewegungsmangel und niedrige kardiorespiratorische Fitness zählen heute zu den Risikofaktoren. Durch viele Studien konnte ein **günstiger Einfluss von regelmäßiger körperlichen Aktivität** aufgezeigt werden für:

> Beeinflussung klassischer Risikofaktoren.

- den Fettstoffwechsel,
- die Blutdruckregulation und
- eine gestörte Glukosetoleranz (s. ▶ Kap. 2.2.5, S. 76ff).

In jüngerer Zeit hat auch die Auswirkung eines körperlichen Trainings auf:

- die Gefäßwandbiologie bzw.
- das Entstehen atherosklerotischer Veränderungen

zunehmend Interesse gefunden.

Geeignete Bewegungsformen. **Bewegungsaktivitäten**, denen diese gesundheitlich wertvollen Effekte zugesprochen werden, sind durch einen **umfangreichen Muskeleinsatz**, z. B. Laufen, charakterisiert. Die muskuläre Energiebildung wird überwiegend vom **aeroben Stoffwechsel** bestritten. Dabei muss zwischen den akut auftretenden Veränderungen bei körperlichen Belastungen und den über längere Zeit sich entwickelnden chronischen Anpassungsmechanismen (Adaptationen) unterschieden werden (s. ▶ Kap. 2.1, S. 10ff).

> Umfangreicher Muskeleinsatz.

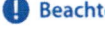 **Beachte**

Das Hauptziel eines präventiven und rehabilitativen körperlichen Trainings sind die sich über einen längeren Zeitraum entwickelnden Adaptationen.

Akute Reaktionen des kardiorespiratorischen Funktionssystems auf Muskelarbeit

Essentielle Faktoren für körperliche Belastung.

Sauerstofftransportsysteme. Für eine körperliche Belastung in Form von Muskelarbeit sind essentiell:

- die energetische Versorgung der arbeitenden Muskulatur mit Sauerstoff und anderen Substraten,
- der Abtransport metabolischer Endprodukte.

Dafür sorgt ein **geschlossenes Kreislaufsystem mit der zentralen Pumpfunktion des Herzens im Verbund mit der Atmungsfunktion der Lungen.** Der Transport des Sauerstoffs erfordert eine bedarfsgerechte Anpassung der Transportsysteme. Daraus resultiert der Spielraum für die muskuläre Arbeitskapazität.

Muskelarbeit.

Zusammenwirken verschiedener Funktionssysteme. Muskelarbeit induziert das Zusammenwirken respiratorischer, kardiovaskulärer und metabolischer Funktionssysteme, das vor allem auf der Basis neurogener, hormoneller und lokal-metabolischer Regulationsmechanismen kontrolliert wird. Während der Muskelarbeit spielt zwar die **kardiorespiratorische Funktion** für die Energiebereitstellung und die Erhaltung homöostatischer Reaktionen eine zentrale Rolle, es sind jedoch eine ganze Reihe **weiterer Funktionssysteme** involviert, z. B.:

- Temperaturregulation,
- Salz-Wasser-Haushalt,
- Säure-Basen-Haushalt,
- Immunsystem.

In diesen Bereichen treten bei körperlichem Training ebenfalls Veränderungen (Adaptationen) ein (s. ► Kap. 2.1, S. 10ff).

Dynamische Arbeit.

Kardiovaskuläre Antworten. Bei körperlichen Belastungen werden die **kardiovaskulären Antworten** wesentlich vom Typ der durchgeführten Arbeit mitbestimmt. Eine gängige Einteilung ist die nach dynamischer und statischer (isometrischer) Arbeitsweise. Prototyp einer **dynamischen Arbeit** ist das Laufen, das bei wenig Krafteinsatz ein hohes Maß an muskulärer Längenänderung beinhaltet. Auf der anderen Seite ist Haltearbeit mit wenig oder ohne Längenänderung und mit deutlicher Spannungsentwicklung die typische **statische Arbeitsform.**

 Beachte

Die meisten in Alltag und Sport vorkommenden Arbeitsweisen stellen Kombinationsformen der dynamischen und statischen Arbeit dar.

Akute kardiovaskuläre Reaktionen

Primat der Sauerstoffversorgung.

Kardiorespiratorische Anpassung. Körperliche Arbeit ist mit einer Aktivierung der Lungen- und Herz-Kreislauf-Funktion verbunden:

- Die Ventilation steigt an.
- Das Herz erhöht über Schlagfrequenz und Schlagvolumen seinen Blutauswurf (Herzzeitvolumen).

Diese **kardiorespiratorische Anpassung** gewährleistet die **adäquate Versorgung der aktiven Muskulatur** mit Sauerstoff. Eine verstärkte Nutzung des Sauerstoffs im oxidativen Stoffwechsel setzt eine erhöhte muskuläre Durchblutung und Sauerstoffextraktion aus dem Kapillarsystem voraus.

Zentrale Steuerungs- und Kontrollmechanismen. Gleichzeitig ist die **Umverteilung des Herzzeitvolumens** zugunsten der arbeitenden Muskulatur mit teilweiser Einschränkung der Durchblutung in nichtaktiven Organen begleitet. Dazu gehören auch die Erhaltung eines ausreichenden Blutdrucks (Perfusionsdruck) und unterstützende Mechanismen in der venösen Rückführung des Blutes zum Herzen. Die Interaktion der an Muskelarbeit beteiligten Funktionssysteme ist auf periphere und zentrale Steuerungs- und Kontrollmechanismen angewiesen. An exponierter Stelle stehen hier die Aktivität des sympathischen Nervensystems und lokale metabolische Faktoren.

Energiebereitstellung. Grundlage der Muskelarbeit ist die Umwandlung von chemisch gebundener Energie in mechanische Arbeit.

Energieumwandlung.

Intensität und Dauer der Belastung stehen in Beziehung zur Art der Energiebildungsprozesse und deren Substrate:

— Für **kurze intensive Muskelarbeit** unter 10 s reichen die gespeicherten energiereichen Phosphate aus.

— In **Ruhe** und bei **körperlicher Belastung** bis ungefähr 65 % der maximalen Leistungsfähigkeit kann die Energie im Wesentlichen aerob durch Oxidation der Energieträger gedeckt werden. Kohlenhydrate und Fette werden zu ungefähr gleichen Teilen aufgewendet.

— Mit **Zunahme der Belastungsdauer** steigt der Anteil der freien Fettsäuren an der Energiebereitstellung an. Andererseits wird mit steigender Belastungsintensität bevorzugt Glukose eingesetzt, wobei dann Glukose ohne Sauerstoff unter Bildung von Milchsäure (Laktat) abgebaut wird (anaerobe Glykolyse).

Die **aerobe Energiefreisetzung** spielt bei Ausdauerbelastungen die entscheidende Rolle. Zum Beispiel werden bei körperlichen Belastungen, die gerade 10 min durchgehalten werden können, 80 % und mehr der erforderlichen Energie auf oxidativem Wege aufgebracht. Anaerobe Phasen treten nur kurzzeitig auf:

Aerobe Energiefreisetzung.

— zu Beginn einer Muskelarbeit,

— während intensiver dynamischer Belastungen und

— bei statischen (isometrischen) Muskelkontraktionen.

Der Bereich, ab dem eine Belastung nicht mehr rein aerob, sondern mit einem zunehmenden Anteil an Milchsäurebildung bewältigt wird, ist der sog. aerob-anaerobe Übergangsbereich (2–4 mmol Laktat/l Blut).

> **❗ Beachte**
> Der Wert von 2 mmol/l wird als aerobe Schwelle bezeichnet.

Bei aeroben Belastungen liegt eine optimale Energienutzung vor, sie können lange durchgehalten werden. Wenn durch die zunehmende **anaerobe Glykolyse** die Laktatkonzentration in Zelle und Blut ansteigt, kommt es zu Störungen zellulärer Funktionen. Gleichzeitig führt die Übersäuerung des Muskels durch Afferenzen aus Chemorezeptoren zu einer weiteren Steigerung der bei körperlichen Belastungen bereits erhöhten Aktivität des sympathischen Nervensystems.

Anaerobe Glykolyse.

Aerobe und anaerobe Energieaufbereitung sind abhängig von:

— den vorhandenen Substratreserven,

— der Belastungsart,

— der Intensität und der Dauer der Belastung,

— dem Trainingszustand,

— der Muskelfaserzusammensetzung.

Muskelfaserzusammensetzung.

Die **Typ-I-Fasern** weisen aufgrund ihrer enzymatischen Ausstattung eine hohe oxidative Kapazität aus und eignen sich für Ausdaueraktivitäten. Den **Typ-II-Fasern** dagegen werden schnell-kräftige Eigenschaften zugesprochen, da sie zwar nur eine geringe oxidative Aktivität, dafür aber eine hohe myofibrilläre ATPase-Aktivität entfalten können. Durch aerobes Training kann das oxidative Potenzial beider Fasertypen verbessert werden.

Blut und Blutvolumen. Blut ist ein Transport- und Kommunikationssystem für viele Substanzen (z. B. Sauerstoff, Kohlendioxid, Nährstoffe, Hormone, Proteine, Elektrolyte). Es

Medium für Versorgungs- und Entsorgungsvorgänge.

transportiert auch Wärme und spielt damit bei körperlicher Belastung eine wichtige Rolle in der Temperaturregulation.

Veränderungen des Blutvolumens.

Das Blut kommt im Organismus in einer Gesamtmenge (Blutvolumen) von ca. 4,5–5,5 l vor und ist die Summe von Plasma- und Zellvolumen. **Veränderungen des Blutvolumens** werden in erster Linie von Änderungen des Plasmavolumens bestimmt, die durch Flüssigkeitsverschiebungen zwischen intravasalem und interstitiellem Raum relativ rasch auftreten, z.B. bei körperlichen Belastungen (Anstieg des Hämatokritwertes). Die Veränderungen resultieren aus einem Flüssigkeitsverlust in den interstitiellen Raum als kapillarer Filtrationseffekt infolge des bei Muskelarbeit erhöhten intrakapillären Blutdrucks. Sie sind am größten nach kurzzeitigen, intensiven Belastungen und nehmen mit der Dauer ab. Einige Stunden nach Arbeitsende sind weitgehend wieder normale Verhältnisse eingekehrt.

Hämoglobin und Myoglobin.

O_2-Transport. Sauerstoff und Kohlenstoffdioxid erfüllen wichtige Versorgungs- und Entsorgungsaufgaben des Blutes. Während die physikalisch gelöste Menge an Sauerstoff praktisch keine Rolle spielt, besteht der entscheidende **Transportmechanismus** in der reversiblen chemischen Anlagerung des Sauerstoffs an das Hämoglobin (Oxyhämoglobin). Mit dem Myoglobin in der Muskelzelle liegt ein weiterer aber kleiner O_2-Speicher vor. In der Kreislaufperipherie wird der Sauerstoff aus seiner Bindung wieder frei und gelangt durch Diffusion über die Wände der Kapillaren und Venolen zu den Organzellen.

s-förmiger Verlauf der O_2-Bindungskurve.

Für die Aufnahme von O_2 in der Lunge und für seine Abgabe in den Geweben ist die sog. O_2-Bindungskurve des Blutes bzw. deren charakteristische s-Form von Bedeutung. Der **s-förmige Verlauf** begünstigt dabei die pulmonale O_2-Aufnahme, im Gewebe dagegen die O_2-Abgabe, d.h. die Sauerstoffaffinität des Hämoglobins ändert sich.

CO_2-Bindungskurve.

CO_2-Transport. Die CO_2-Bindungskurve des Blutes wird ebenfalls durch physiologische Faktoren beeinflusst. Da desoxygeniertes Blut vergleichsweise erheblich mehr CO_2 bindet als oxygeniertes (Haldane-Effekt), fördert dies die CO_2-Abgabe in der Lunge und bei **O_2-Entsättigung des Blutes** in den Geweben seine Aufnahme ins Blut. Erniedrigung des pH-Werts und Erhöhung der Temperatur verschieben die Bindungskurve ebenfalls nach rechts, was die Entsorgungssituation im arbeitenden Muskel begünstigt.

Puffersysteme.

CO_2 und andere Stoffwechselprodukte bilden bei Muskelarbeit in erheblichem Umfang anfallende saure Metabolite, z.B. Milchsäure. Nicht nur deren Transport, sondern auch deren Pufferung ist eine Aufgabe des Bluts, da die Körperzellen nur in einem engen pH-Bereich funktionsfähig sind. Es liegen drei wesentliche **Puffersysteme** vor:
- die Plasmaproteine,
- das Hämoglobin,
- der Bikarbonatpuffer.

Thrombozytenaggregation und Fibrinolyse.

Gerinnungssysteme. Etwas schwächer sind **Veränderungen im Gerinnungssystem**, die bei körperlicher Arbeit auftreten. Akut nimmt die Gerinnungsfähigkeit (Koagulabilität) zu, da Konzentration und Aktivität von Gerinnungsfaktoren wie auch die Neigung der **Thrombozyten zur Aggregation** zunehmen. Allerdings werden gleichzeitig die Prozesse der **Fibrinolyse** aktiviert, so dass keine Gefahr einer Thrombenbildung besteht. Die Fibrinolysetätigkeit nimmt bei körperlichen Belastungen derart zu, dass trotz erhöhter Koagulabilität die Gerinnungsfähigkeit des Blutes herabgesetzt wird.

Steigerung der muskulären Energiebildung.

Sauerstoffaufnahme. Eine **Zunahme der muskulären Energiebildung** ist im Prinzip auf zwei Wegen möglich: Steigerung des O_2-Angebots durch Antransport und Steigerung der O_2-Utilisation, d.h. Nutzung auf zellulärer Ebene.

In Ruhe besitzt die Muskulatur mit 2–5 ml O_2/min/kg einen Anteil von 15–20 % des gesamten Ruhe-O_2-Verbrauchs. Bei maximaler Muskelarbeit steigt der Verbrauch um das 20- bis 50-fache und macht dann über 90 % des gesamten O_2-Verbrauchs aus. Es besteht also eine enge Beziehung zwischen Arbeitsintensität und Sauerstoffaufnahme. Die maximale O_2-Aufnahme wird erreicht, wenn im Ergometertest der O_2-Verlauf in eine Plateaubildung mündet.

Die **maximale Sauerstoffaufnahme** ist ein Leistungsmaß und ein Indikator für die maximal transportierbare und im Organismus genutzte Sauerstoffmenge. Sie stellt einen wichtigen Parameter der kardiopulmonalen und kardiovaskulären Leistungsfähigkeit dar und kennzeichnet die aerobe Ausdauerfähigkeit. Das Herzzeitvolumen wird als der Hauptfaktor in der Limitierung der maximalen O_2-Aufnahme betrachtet.

Herzzeitvolumen, Schlagvolumen, arteriovenöse O_2-Differenz. Hinsichtlich der im Gewebe **verfügbaren Sauerstoffmenge** sind folgende Einflussgrößen relevant:
— Muskeldurchblutung,
— O_2-Gehalt des arteriellen Blutes und
— die Extraktionsfähigkeit für Sauerstoff während der Blutpassage.

Zu den **wichtigsten Determinanten des Sauerstofftransports** gehört die Förderleistung des Herzens (Herzzeitvolumen, HZV), die unter Ruhebedingungen ca. 5–6 l/min beträgt. Das Herzzeitvolumen passt sich bei Muskelarbeit den Erfordernissen durch zwei Faktoren an, dem Schlagvolumen und der Herzfrequenz (**Abb. 2.17**). Mit zunehmender Arbeitsintensität steigt das Herzzeitvolumen zunächst rasch, dann allmählich weiter an, bis ein Plateau erreicht ist.

Die **unter körperlicher Belastung auftretende Schlagvolumenerhöhung** erreicht schon im Bereich niedriger Belastungsstufen (Herzfrequenz 110–120/min) ihr Maximum. Hauptursache ist die Zunahme des diastolischen Füllungsdrucks der Ventrikel infolge verstärkten venösen Rückflusses (Vorlast, »preload«), wobei die Tätigkeit der sog. Muskelpumpe, die Sogwirkung der Atmung und ein ausreichendes Blutvolumen eine Rolle spielen. Der verstärkte Blutauswurf bei erhöhter enddiastolischer Füllung (Frank-Starling-Mechanismus), der auf einer besseren Kontraktionskraft der vorgedehnten Herzmuskelfasern beruht, kann durch das bei körperlicher Belastung aktivierte sympathische Nervensystem (Katecholamine) noch gefördert werden.

Die Körperlage, in der die Belastung durchgeführt wird, geht in der **Hämodynamik** als Faktor ein. Herzzeitvolumen und Schlagvolumen sind in horizontaler Position am höchsten und am stabilsten. In dieser Position befindet sich das Schlagvolumen bereits nahe seines Maximums und nimmt bei Arbeit nur noch wenig zu. Im Gegensatz dazu ist in aufrechter Körperposition der venöse Rückfluss aufgrund der Schwerkraft etwas beeinträchtigt, woraus ein vergleichsweise geringeres Schlagvolumen und Herzzeitvolumen resultiert.

Die **O_2-Ausschöpfung in den Muskelzellen** kann durch den Parameter arteriovenöse O_2-Differenz beschrieben werden. Als Faktoren gehen ein:

Maximale Sauerstoffaufnahme.

Verfügbare Sauerstoffmenge im Gewebe.

Schlagvolumenerhöhung.

Einfluss der Körperposition.

O_2-Ausschöpfung in den Muskelzellen.

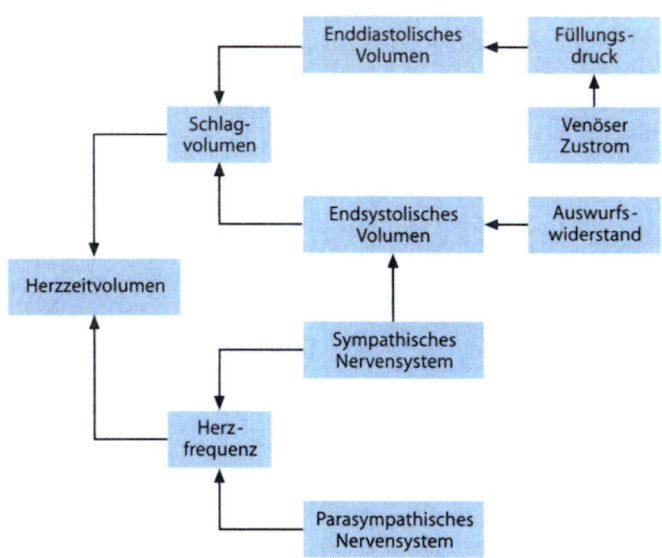

◾ Abb. 2.17. **Blockdiagramm der Hauptfaktoren, die das Herzzeitvolumen bestimmen**

- die Mehrdurchblutung der aktiven Muskulatur,
- die kapillare Austauschfläche,
- die oxidative Stoffwechselkapazität (vom Enzymbesatz der Mitochondrien bestimmt).

Hinzu kommt die Rechtsverschiebung der O_2-Bindungskurve. Auf diese Weise kann sich die arteriovenöse O_2-Differenz, die in Ruhe 40–60 ml O_2 pro Liter Blut beträgt, bei starker Arbeitsbelastung auf 120–140 ml steigern.

Maß für Leistungsfähigkeit und Belastbarkeit.

Herzfrequenz und Herzzeitvolumen. Der quantitativ größte Beitrag für das Herzzeitvolumen geht von der Herzfrequenz (Hf) aus. Während körperlicher Belastung, z.B. Laufen oder Radfahren, steigt sie in einem Bereich von etwa 90 % der maximalen Leistungsfähigkeit proportional zur Belastungsintensität bzw. O_2-Aufnahme an und kann Werte bis 190–200/min erreichen. Sie ist auf gegebenen submaximalen Belastungsstufen ein **Gradmesser der Leistungsfähigkeit und Belastbarkeit**. Bei **leichteren Belastungen** stellt sich relativ rasch ein Steady State ein. Dies tritt bis zu einer Herzfrequenz von ca. 130/min auf, der Bereich, in dem eine Arbeit für längere Zeit aufrechterhalten werden kann. **Mittelschwere bis schwere Arbeitsbelastungen** sind von einem kontinuierlichen Herzfrequenzanstieg begleitet (Ermüdungsanstieg). Nach Beendigung der Arbeit bildet sich die Herzfrequenz zunächst rasch danach langsamer zurück, während der Herzfrequenzerholungsverlauf nach intensiven Belastungen deutlicher verzögert ist (■ **Abb. 2.18**).

Beeinflussung der Muskeldurchblutung.

Muskeldurchblutung. Muskeldurchblutung kann über neurale, humorale und metabolische Faktoren beeinflusst werden. Die neurale Regulation geschieht vorwiegend durch das sympathische Nervensystem mit seinem Transmitterstoff Noradrenalin, der über **α-1-Rezeptoren** in der glatten Muskulatur der Gefäßwände eine Kontraktion bewirkt.

Der Effekt von Adrenalin auf die terminale Strombahn ist dosisabhängig, eine niedrige Konzentration führt zu einer Wirkung an **β-2-Rezeptoren** (Vasodilatation) eine sehr hohe auch zu einer α-1-Rezeptorwirkung (Vasokonstriktion). Maßgeblichen Einfluss nimmt die Verteilung und lokale Dichte dieser Rezeptoren.

 Beachte

In den Gefäßen der Muskulatur finden sich α-1- und β-2-Rezeptoren.

Lokal-chemische Durchblutungsregulation.

Außer der neurogenen und humoralen Kontrolle der Durchblutung besteht in vielen Organen eine **lokal-chemische Durchblutungsregulation**. Sie wird in den meisten Fällen von metabolisch-chemischen Faktoren bestimmt und hat im Allgemeinen einen gefäßerwei-

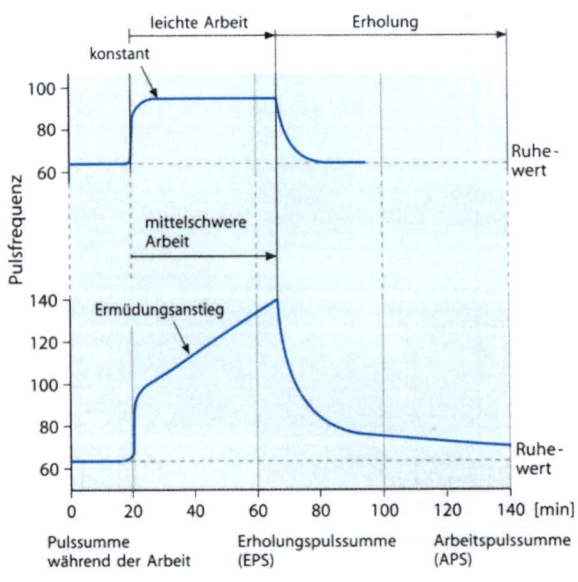

■ **Abb. 2.18.** **Herzfrequenz bei körperlicher Arbeit.** (Aus Kirsch 1996; Larsen u. Malmborg 1971)

ternden Charakter, z.B. im Rahmen der Mehrdurchblutung von arbeitender Muskulatur (funktionelle Hyperämie, Arbeitshyperämie). Die Arbeitshyperämie erreicht typischerweise innerhalb etwa einer Minute ein Plateau und orientiert sich im Ausmaß eng an der metabolischen Aktivität. Bei sehr stark arbeitender Muskulatur kann die Hyperämie bis etwa zum 10- bis 15-fachen des Ruhewertes, der ca. 5 ml/min pro 100 g Muskelgewebe beträgt, ausmachen.

Durchblutungsfördernde Eigenschaften gehen auch von einer Zunahme des **arteriovenösen Druckgradienten** aus, und zwar als Folge der bei Muskelkontraktion aktivierten Muskelpumpe und des arteriellen Perfusionsdrucks. Druckabhängige Gefäßreaktionen tragen ebenfalls zur Durchblutungsregulation bei (myogene Autoregulation).

Arteriovenöser Druckgradient.

In der **Entstehung der Arbeitshyperämie** wird den lokal auftretenden **metabolisch-chemischen Substanzen** ein Großteil der Ursachen zugesprochen. Dazu gehören Faktoren, wie beispielsweise:

Metabolische Faktoren.

- anorganisches Phosphat,
- Wasserstoffionen,
- Kaliumionen,
- eine erhöhte interstitielle osmotische Aktivität,
- aber auch vasoaktive Stoffe aus dem Gefäßendothel, z.B. Stickstoffmonoxid und Protaglandine.

Peripherer Kreislauf. Die unter Umständen recht hohe Arbeitshyperämie erfordert ein angepasstes Herzzeitvolumen und einen ausreichenden Blutdruck (Perfusionsdruck). Deshalb ist die **Verteilung des Herzzeitvolumens** zugunsten der arbeitenden Muskulatur verändert (◘ Tabelle 2.8). Während in Ruhe die Skelettmuskulatur etwa 15–20 % des kardialen Blutauswurfs für sich abzweigt, wird bei hoher dynamischer Muskelbelastung bei Einsatz umfangreicher Muskelgruppen etwa 80–85 % des maximalen Herzminutenvolumens von der Muskulatur beansprucht. Im Gegenzug kommt es zu Einschränkungen der Durchblutung in nichtaktiver Muskulatur und im Splanchnikusgebiet (kollaterale Vasokonstriktion).

Verteilung des Herzzeitvolumens.

Die bei der Arbeit **eingenommenen Körperhaltung** hat ebenfalls Einfluss auf die **periphere Zirkulation**. Das betrifft den hydrostatischen Druck, der in senkrechter Stellung im arteriellen wie auch im venösen Gefäßschenkel ansteigt, aber im venösen Bereich durch Wirkung der Muskelpumpe teilweise aufgehoben wird. Nicht zuletzt wird die Muskeldurchblutung auch von der Muskelfaserzusammensetzung bzw. ihrer prozentualen Verteilung mitbestimmt (positive Korrelation zwischen Durchblutungsgröße und dem Anteil an Typ-l-Fasern).

Modifikation der peripheren Zirkulation.

Einige **Besonderheiten in der Muskeldurchblutung** treten bei statischer Arbeitsweise in Erscheinung. So kommt es bei reiner statischer Kraftentfaltung zu intramuskulären Kom-

Statische Arbeit und Durchblutung.

◘ Tabelle 2.8. Verteilung des Herzminutenvolumens an verschiedene Gefäßbereiche in Abhängigkeit von der Belastungsintensität. (Aus Shepard u. Plyley 1993; Vander et al. 1985)

Gefäßbereich	Ruhe (6 %)	Mäßige Belastung (30 %)	Intensive Belastung (75 %)	Maximale Belastung (100 %)
Herzminutenvolumen (ml/min)	6 000	12 000	24 000	30 000
Gehirn	720 (6 %)	720 (6 %)	720 (6 %)	720 (2 %)
Myokard	240 (4 %)	480 (4 %)	960 (4 %)	1 200 (4 %)
Skelettmuskulatur	1 260 (21 %)	5 760 (48 %)	17 280 (72 %)	26 400 (88 %)
Nieren	1 320 (22 %)	1 200 (10 %)	720 (3 %)	300 (1 %)
Leber	1 560 (26 %)	1 440 (12 %)	960 (4 %)	300 (1 %)
Haut	540 (9 %)	1 920 (16 %)	2 640 (11 %)	900 (3 %)
Sonstige	360 (6 %)	480 (4 %)	720 (3 %)	180 (1 %)

pressionseffekten an den Gefäßen. Ab etwa 15 % der Maximalkraft des betreffenden Muskels wird die Muskeldurchblutung negativ beeinflusst, und wenn etwa 60–70 % der Maximalkraft ausgeübt werden, kommt sie zum Erliegen. Im Anschluss an eine solche mehr oder weniger ausgeprägte Ischämiephase bzw. nach Beendigung der statischen Arbeit tritt vorübergehend eine überschießende Mehrdurchblutung (reaktive Hyperämie) auf.

Myokardialer Sauerstoffverbrauch.

Koronardurchblutung. Die mit einer körperlichen Arbeit einhergehende Mehrarbeit für das Herz stellt Ansprüche an den Koronarkreislauf. Dabei hängt die **myokardiale Durchblutung** vom Grad der körperlichen Belastung bzw. vom kardialen Sauerstoffbedarf ab. Die den Blutfluss treibende Kraft entspricht dem Blutdruck in der Aortenwurzel, wo auch die Koronararterien abgehen. In körperlicher Ruhe liegt ein myokardialer O_2-Verbrauch von 10–11 ml O_2/min pro 100 g Gewebe vor. Er kann um das 4- bis 5-fache ansteigen, wenn bei körperlicher Belastung der Bedarf für den Herzstoffwechsel zunimmt.

Steigerung des koronaren Blutflusses.

Angesichts der in Ruhe schon starken O_2-Ausschöpfung (140 ml O_2/l Blut) erfolgt die **Anpassung des O_2-Angebots** nahezu ausschließlich über eine Steigerung des Koronarflusses. Unter Ruhebedingungen beträgt die Koronardurchblutung durchschnittlich 70–80 ml/min pro 100 g Gewebe, und die Leistungsanpassung kann das 4- bis 5-fache dieses Wertes ausmachen. Damit besteht eine Koronarreserve, deren physiologische Bedeutung in der Rekrutierung bei körperlicher Arbeit besteht.

Steuerung der Koronardurchblutung.

In der **Steuerung der Koronardurchblutung** und ihrer Anpassung an vermehrte Herzarbeit besteht teilweise Ähnlichkeit mit den Verhältnissen beim Skelettmuskel. Es kommt zwar in den Koronargefäßen eine sympathische Innervation mit überwiegend β-2-Rezeptoren vor, für die Erweiterung der Koronargefäße sind aber in erster Linie metabolische Faktoren von Bedeutung. Neben Wasserstoffionen, Kaliumionen und Stickstoffmonoxid scheinen Kohlendioxid und Adenosin eine Rolle zu spielen.

Lungendurchblutung. Das gesamte Herzzeitvolumen muss die pulmonale Strombahn passieren. Da hier die Strömungswiderstände gering sind, genügt ein Perfusionsdruck mit relativ geringem Ausmaß. Dem entspricht in Ruhe ein systolischer Druck von ca. 20 mmHg und ein diastolischer Druck von ca. 7 mmHg. Die große Dehnbarkeit des pulmonalen Gefäßsystems verschafft der Lunge zudem eine Speicherfähigkeit mit ca. 500 ml Blutvolumen.

Pulmonaler Strömungswiderstand und pulmonales Blutvolumen.

Sowohl der **pulmonale Strömungswiderstand** als auch das **pulmonale Blutvolumen** werden von der Atmung beeinflusst. Der bei Inspiration niedrige interpleurale Druck bewirkt eine Zunahme des intrathorakalen Blutvolumens und eine Steigerung des venösen Rückstroms in den Thorax. Obwohl die Lungengefäße sympathisch innerviert sind, erfolgt die Regulation des Strömungswiderstands in erster Linie über druckpassive Änderungen der Gefäßweite.

Bei körperlicher Arbeit erhöht sich der Druck in der A. pulmonalis nur wenig, da der Strömungswiderstand aufgrund der guten Dehnbarkeit der Pulmonalgefäße abnimmt. Erst bei hohen Belastungen mit entsprechenden Herzzeitvolumina kann der **pulmonalarterielle Druck** bis auf maximal das Doppelte ansteigen. Die Steigerung des Drucks unter Belastung sorgt dafür, dass die ungleichmäßige Verteilung der Lungendurchblutung abnimmt und auch die Lungenspitzen ausreichend durchblutet werden. Damit steigt die Austauschfläche für den Gasaustausch an. Die hohe pulmonale Durchflussgeschwindigkeit des Blutes bedeutet eine verkürzte Kontaktzeit (ca. 0,3 s), die jedoch ausreicht, um das Blut mit Sauerstoff aufzusättigen.

Blutdruck und Herzarbeit. Der arterielle Blutdruck wird durch das Herzminutenvolumen und den peripheren Gefäßwiderstand bestimmt und ist der Antrieb für die Blutströmung (Ruheblutdruck systolisch 100–140 mmHg, diastolisch 70–90 mmHg). Systolisch wirkt sich besonders eine Steigerung des Schlagvolumens und diastolisch eine Zunahme des peripheren Widerstands auf die Höhe des Blutdrucks aus.

Zunahme des arteriellen Mitteldrucks.

Bei körperlicher Belastung kommt es trotz einer Gefäßwiderstandsabnahme in der aktiven Muskulatur zu einer **Zunahme des arteriellen Mitteldrucks** um ca. 20–50 mmHg bei stark vergrößerter Amplitude. Ob systolisch oder diastolisch betont und in welchem Ausmaß, wird von der Art der Muskelkontraktion (statisch, dynamisch) mitbestimmt.

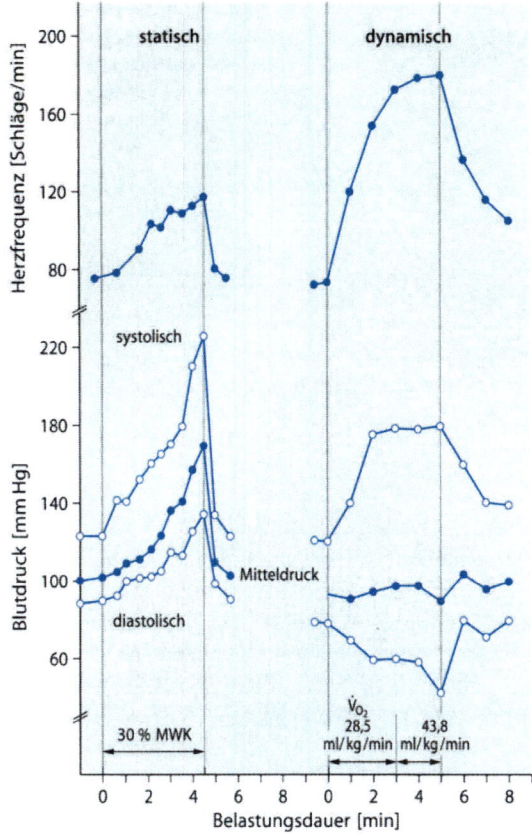

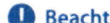

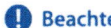

Abb. 2.19. Verhalten von Herzfrequenz und Blutdruck unter statischer und dynamischer Belastung. (Aus Villiger et al. 1991; Levick 1991)

Das Kreislaufmuster bei statischer Muskelarbeit (z.B. Haltearbeit) zeigt, dass hier besonders leicht **Blutdruckerhöhungen** zu provozieren sind, vor allem, wenn bei starken Belastungen zusätzlich die Hämodynamik des Valsalva-Mechanismus (Pressdruck) ins Spiel kommt. Bei statischer Arbeit stellt sich bereits bei Einsatz kleiner bis mittelgroßer Muskelgruppen und nach wenigen Sekunden eine anhaltende Erhöhung von Herzfrequenz und Blutdruck ein (**Abb. 2.19**). Schlagvolumen und Herzzeitvolumen nehmen dabei nur gering zu.

Blutdruckerhöhungen.

> **Beachte**
> Statische Muskelarbeit führt typischerweise zu einem Kreislaufverhalten mit druckbetonter kardialer Nachlast.

Das **Blutdruckverhalten bei dynamischer Belastung** ist gekennzeichnet durch einen intensitätsabhängigen Anstieg vor allem des systolischen Drucks. Der diastolische Druck ändert sich wegen der starken Abnahme des peripheren Gefäßwiderstands kaum. Er kann sogar geringer werden. Da die meisten Bewegungsarten aber Mischformen mit mehr oder weniger starken Kraftanteilen sind, können intramuskuläre Kompressionseffekte im Rhythmus der Kontraktionen am Gefäßwiderstand relevant werden und die Blutdruckreaktion stark beeinflussen.

Blutdruckverhalten bei dynamischer Belastung.

> **Beachte**
> Bei dynamischer Arbeit gegen stärkere Bewegungswiderstände erfolgt eine ausgeprägtere Blutdruckreaktion.

Zwischen **Arm- und Beinarbeit** bestehen ebenfalls Unterschiede. Blutdruckanstiege sind bei Armarbeit höher als die bei Beinarbeit, was mit der bei kleinerer Muskelmasse vergleichsweise geringeren Senkung des totalen peripheren Widerstands begründet wird

Unterschiede bei Arm- bzw. Beinarbeit.

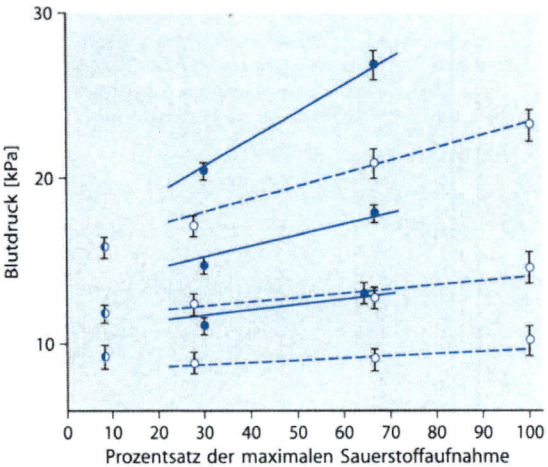

◘ Abb. 2.20. **Anstieg des systolischen, mittleren und diastolischen Blutdrucks bei zunehmender Belastungsintensität;** ausgeführt mit den Armen (●—●) und ausgeführt mit den Beinen (○--○)

(**◘ Abb. 2.20**). Weiterhin ist auf jedem Arbeitslevel die Sauerstoffaufnahme bei Armarbeit höher. Als Erklärung lassen sich häufigere statische Muskelkontraktionen und Muskelaktivitäten, welche zur Stabilisierung des Rumpfes erforderlich sind, anführen. Neben dem Blutdruck sind Herzfrequenz, Ventilation und Anstrengungsgefühl im Allgemeinen höher, wenn die Arme benutzt werden. Dieses Reaktionsverhalten sollte beim Erstellen von Trainingsprogrammen daran denken lassen, dass Trainingsbelastungen, die auf der Basis von Laufen oder Radfahren ermittelt wurden, nicht direkt auf Armarbeit übertragen werden dürfen.

Druck-Frequenz-Produkt.   Das Herz verrichtet im Sinne seiner Pumpfunktion mechanische Arbeit (Druck-, Volumen- und Beschleunigungsarbeit). Das findet energetisch seine Entsprechung im myokardialen O_2-Verbrauch, eine Funktionsgröße, die nur invasiv zu ermitteln ist. Da andererseits Blutdruck und Herzfrequenz in enger Beziehung zum Aufwand an Herzarbeit stehen, kann für praktische Zwecke als Maß zur Schätzung von Veränderungen des Sauerstoffverbrauchs des Herzens das sog. **Druck-Frequenz-Produkt**, d. h. der Wert aus der Multiplikation von Herzfrequenz und systolischem Blutdruck, herangezogen werden. Dieser Index eignet sich zur Beurteilung der kardialen Belastung während dynamischen und statischen Bewegungs- und Kraftformen, und spielt in der Rehabilitationsmedizin eine Rolle, wenn z. B. ein körperliches Training ohne kardiale Gefährdung absolviert werden soll.

Abstimmung der metabolischen und kardiovaskulären Funktion.

Kreislaufregulation bei Muskelarbeit.   Körperliche Arbeit macht eine **Abstimmung der metabolischen Anforderungen und der Entsorgungsaufgaben in der Muskulatur** mit den Möglichkeiten der kardiovaskulären Funktion erforderlich. Dies geschieht auf der Basis einer Reihe vorwiegend neurogener Regulationsmechanismen, wo nach Art offener und geschlossener Feedbackschleifen periphere und zentralnervöse Strukturen (z. B. Medulla oblongata) gekoppelt sind.

Zentralnervöse Regulation und periphere Afferenzen.

   Es besteht die Vorstellung, dass zu Arbeitsbeginn vom Kortex aus eine **gemeinsame Stimulierung von Muskelmotorik und Kreislaufzentren** erfolgt (zentrale Mitinnervation), was dann zu einer parallelen Einstellung von motorisch-efferenter (Muskulatur) und vegetativ-efferenter (Herz, Gefäße) Aktivität führen soll, die in der Folge unter dem Einfluss **peripherer Afferenzen** modifiziert wird (**◘ Abb. 2.21**). Das Zusammenspiel der verschiedenen Regulationsmechanismen greift auf Informationen zurück, die von **Rezeptormeldungen aus Muskulatur und Kreislauforganen** ausgehen und zentralnervös hemmenden oder fördernden Charakter haben (Herzvorhöfe, herznahe Venen, Lungengefäße, Barorezeptoren im Aortenbogen und Karotissinus, Muskelafferenzen).

Akute respiratorische Reaktionen bei Muskelarbeit

O_2-Beladung des Bluts.

Respiratorisches Funktionssystem.   Der Sauerstoff gelangt über die Lungenbelüftung in den Alveolarraum und von dort durch Diffusion ins Blut. Das im oxidativen Stoffwechsel entstandene Kohlendioxid wird im Gegenzug abgeatmet. Für die **O_2-Versorgung der**

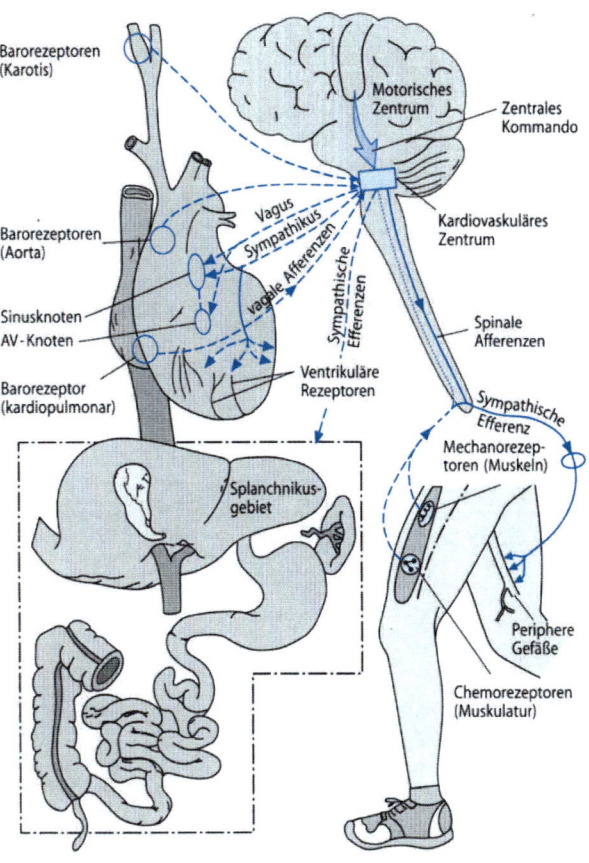

Barorezeptoren (Karotis)

Motorisches Zentrum

Zentrales Kommando

Vagus

Sympathikus

vagale Afferenzen

Sympathische Efferenzen

Barorezeptoren (Aorta)

Kardiovaskuläres Zentrum

Sinusknoten
AV-Knoten

Spinale Afferenzen

Barorezeptor (kardiopulmonar)

Ventrikuläre Rezeptoren

Sympathische Efferenz

Mechanorezeptoren (Muskeln)

Splanchnikus-gebiet

Periphere Gefäße

Chemorezeptoren (Muskulatur)

Abb. 2.21. Schema der neuralen Kreislaufregulation bei körperlicher Belastung

arbeitenden Muskulatur kommt somit neben dem kardiovaskulären System also auch der pulmonalen Funktion eine entscheidende Bedeutung zu.

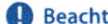 **Beachte**
> Reserven der Lungenfunktion sind ausreichend, um auch hohe und länger anhaltende körperliche Belastungen zu erlauben.

Aufgabe der Atmung. Unter körperlicher Arbeit muss die **homöostatische Regulation der Blutgase** aufrechterhalten werden. Dies soll durch eine hinreichend große alveoläre Ventilation unter erhöhtem Einsatz von Zwerchfell und Thoraxmuskulatur gewährleistet sein (Arbeitshyperpnoe). Das System wirkt gleichzeitig an der **Homöostase des Säure-Base-Haushalts** mit, der ebenfalls von Muskelarbeit tangiert ist.

Homöostase des Säure-Basen-Haushalts.

Sofortreaktion der Atmung. Bei **Beginn der Muskelarbeit** wird die Atmung als Sofortreaktion auf ein höheres Niveau gestellt. Es folgt ein verzögerter Verlauf, bis dann innerhalb von Minuten die endgültige Höhe des Atemzeitvolumens erreicht ist. Sein Ausmaß ist von der Energieumsatzrate abhängig. Die **Atemform**, d.h. der Ablauf jedes einzelnen Atemzugs, orientiert sich bei gegebenem Ventilationsbedarf nicht nur an der **Atemmechanik**, sondern auch an der **aktuellen motorischen Gesamtsituation:** Rumpf-, Extremitäten- und Atembewegung müssen zeitlich koordiniert werden.

Niveauverstellung der Atmung.

Anpassung an Belastungen. Bei **leichter Arbeit** wird vor allem eine Anpassung über die Erhöhung des Atemzugvolumens und auf Kosten des inspiratorischen Reservevolumens erzielt (**Abb. 2.22**). Da aber die Dehnbarkeit der Lunge mit steigender Atemtiefe abnimmt, spielt in der Erhöhung des Atemminutenvolumens zunehmend die Atemfrequenz eine Rolle (**Abb. 2.23**). Werden etwa 60 % der maximalen O_2-Aufnahmekapazität überschritten, steigt das Atemminutenvolumen stärker als die Sauerstoffaufnahme (Hyper-

Steigerung der Ventilation.

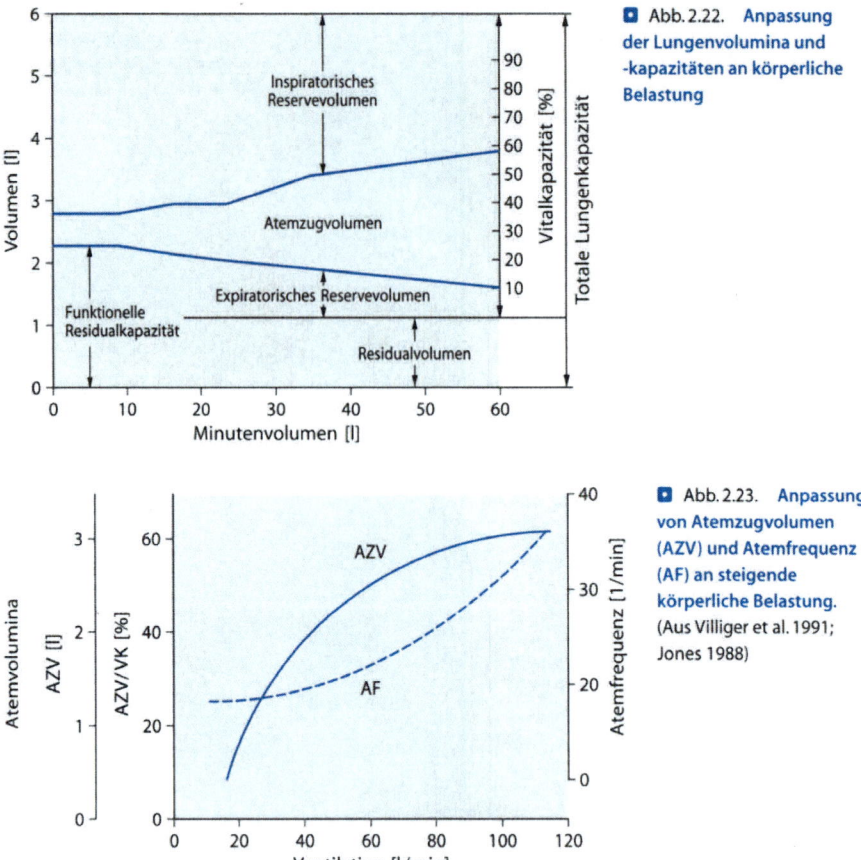

■ Abb. 2.22. Anpassung der Lungenvolumina und -kapazitäten an körperliche Belastung

■ Abb. 2.23. Anpassung von Atemzugvolumen (AZV) und Atemfrequenz (AF) an steigende körperliche Belastung. (Aus Villiger et al. 1991; Jones 1988)

ventilation), der Atemäquivalentwert wird größer, was auf eine unökonomischer werdende Atmung hinweist. Der Grund liegt in einem überproportionalen Atemantrieb. **Maximale Belastungen** führen zu Atemfrequenzen bis zu 50/min mit maximalen Atemminutenvolumina zwischen 90 und 120 l/min. Dass darüber hinaus die Atemfunktion noch Reserven aufweist, lässt sich bei willkürlicher Maximalatmung erkennen (Atemgrenzwert).

> 🛈 **Beachte**
> Die bei Arbeit erforderliche **Steigerung der Ventilation** bzw. des Gasaustausches in der Lunge erfolgt durch Zunahme von **Atemfrequenz** und **Atemzugvolumen**.

Metabolisches Gleichgewicht.

Regulative Ziele. Während **leichter und mittlerer körperlicher Arbeit** bleiben die **arteriellen Verhältnisse von Sauerstoff, Kohlendioxid und Wasserstoffionenkonzentration (pH-Wert) stabil.** Dieser Arbeitsgrad, dem auch ein metabolisches Gleichgewicht gegenübersteht, kann relativ lange durchgehalten werden. Wenn dann bei schwerer Arbeit ein überproportionaler Anstieg des Atemminutenvolumens auftritt, geschieht das im Sinne eines kompensatorischen Mechanismus, um regulativ einzugreifen auf:

— den CO_2-Partialdruck und
— die Wasserstoffionenkonzentration bzw. den pH-Wert im arteriellen Blut.

Das ist wichtig, da nun auch Säurevalenzen aus der Zunahme der anaeroben Energiegewinnung (Laktat) ins Blut gelangen. Bei gesunden, untrainierten Personen beginnt dies im Allgemeinen bei einer Arbeitsintensität von 55–65 % der maximalen O_2-Aufnahme. Der entstehenden metabolischen Azidose wird durch den Bikarbonatpuffer und vermehrtes Abatmen von CO_2 entgegengewirkt.

Sicherstellung einer ausreichende O$_2$-Aufnahme. Der O$_2$-Partialdruck bleibt auch bei schwerer Arbeitsbelastung stabil, d.h. der **Gasaustausch in der Lunge** gewährleistet eine ausreichende O$_2$-Aufnahme.

Die **Zunahme der Ventilation** bei körperlicher Arbeit verlangt eine höhere Beanspruchung der Atemmuskulatur, d.h. die Energiekosten für die Atemarbeit steigen und ein kleiner, aber zunehmender Anteil des Herzzeitvolumens bzw. der Sauerstoffaufnahme geht in diese Gewebe. Der Organismus versucht, diesen Vorgang möglichst ökonomisch zu gestalten, indem er die entsprechenden Einflussgrößen aufeinander abstimmt. Dazu gehören:

— Atemzugvolumen,
— Atemfrequenz,
— der Einsatz der respiratorischen Muskulatur und
— die Weite der Luftwege.

Beanspruchung der Atemmuskulatur.

Auch die unter Belastung auftretende Verbesserung des ventilatorischen Wirkungsgrads infolge einer relativen Verminderung des Totraumvolumens leistet einen Beitrag. **Erleichterung für den Luftstrom** entsteht durch bronchiale Weiterstellung unter Einfluss der Sympathikusaktivität und von Katecholaminen im Blut. Eine mehr uniforme Lungendurchblutung kommt ebenfalls dem Gasaustausch zugute. Faktoren, welche die O$_2$-Bindungskurve beeinflussen, z.B. der Bohr-Effekt, fördern die pulmonale Sauerstoffaufnahme auch unter Belastung ebenso wie die Sauerstoffabgabe in der arbeitenden Muskulatur (◘ **Abb. 2.24**).

Atmungsregulation bei Muskelarbeit. Die **Anpassung der Lungenbelüftung an die Stoffwechselbedürfnisse des Organismus** wird im Rahmen der Atmungsregulation bewerkstelligt. Der basale **Antrieb für die Atembewegungen** geht von inspiratorisch und exspiratorisch tätigen Neuronen in der Medulla oblongata aus (**Rhythmusgenerator**). Aktivierungen kommen auch aus der Formatio retikularis. Diese neuronalen Strukturen werden durch spezifische und unspezifische Afferenzen aus der Körperperipherie moduliert. Zum System **gehören Mechanorezeptoren des Atemapparats** (Lungendehnungsrezeptoren, Muskelspindeln in der Atemmuskulatur) und chemische Atemreize, die von Veränderungen der arteriellen Blutgase und der Wasserstoffionenkonzentration (pH-Wert) ausgehen. Die Afferenzen dieser **chemischen Atmungsregulation** werden von Chemorezeptoren, die sich teils in der arteriellen Strombahn (Glomera carotica, Glomera aortica) und teils im Hirnstamm befinden, vermittelt. Eine Reihe weiterer Einflussfaktoren, z.B. Körpertemperatur, Emotionslage, Nozizeptoren, arterielle Pressorezeptoren, Hormone (z.B. Adrenalin,

Aktivierungen des Atemantriebs bei Arbeit.

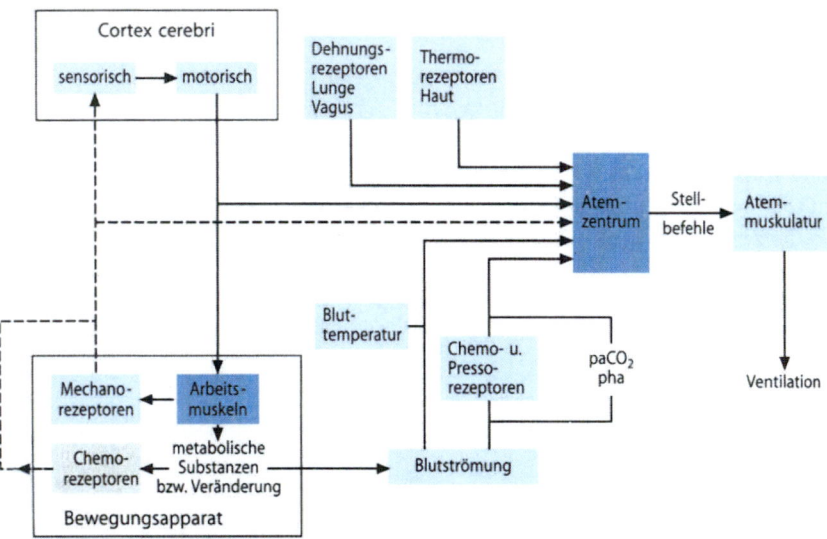

◘ Abb. 2.24. **Schematische Darstellung der Regulation der Atmung während körperlicher Belastung.** (Aus Findeisen et al. 1980)

Progesteron) und natürlich auch die willkürliche Beeinflussung der Atemmuskeln gehen in die Gesamtatmungsregulation ein und machen diese sehr komplex (s. ▣ **Abb. 2.24**).

Ausdauertraining

Verbesserung der Leistungsfähigkeit.

Bedeutung. **Körperliches Training** bedeutet die **gezielte Verbesserung der Leistungsfähigkeit bestimmter Organfunktionen durch Anpassungseffekte** (Adaptationen) infolge systematischer Wiederholung muskulärer Aktivitäten (Trainingsreize) über längere Zeit (s. ► Kap. 2.1.6, S. 17f und ► Kap. 2.3.3, S. 105ff). Der **Trainingsreiz muss überschwellig** sein und Mindestanforderungen erfüllen.

> ❶ **Beachte**
> Beim **Trainingsprozess** handelt es sich um Modifikationen der aktuellen Antwort des Organismus auf eine Belastungsanforderung.

Training der aeroben Ausdauer.

Effektives Trainingsprogramm. Für ein **Training auf aerobe Ausdauer** sind **dynamisch-zyklische Bewegungsformen** geeignet, z. B.:

Laufen,
Skilanglauf,
Radfahren,
Schwimmen,
Rudern oder auch
gymnastische Formen wie Aerobic.

> ❶ **Tipp**
> Um ein Trainingsprogramm **effektiv** zu gestalten, müssen die Belastungen ein bestimmtes Maß an Intensität, Häufigkeit und Dauer aufweisen.

Ein gängiges Intensitätsmaß für das mittlere bis höhere Lebensalter ist die **Pulsfrequenzregel** (180 minus Lebensalter).

Trainingsdosierung.

Andere Trainingsschemata beziehen sich auf einen bestimmten Prozentsatz der maximalen O_2-Aufnahme bzw. der maximalen Herz-Kreislauf-Leistung. So gilt z. B. ein Ausdauertraining mit einer Belastungsintensität von 50–70 % der maximalen O_2-Aufnahme, jeweils von 30–60 min Dauer und 3- bis 4-mal/Woche durchgeführt, als hinreichend, um einen signifikanten Trainingseffekt zu erzielen. Da keine maximalen Leistungen verlangt werden, können auch ältere Menschen und ein Großteil der Patienten mit Herz-Kreislauf-Erkrankungen ein solches Training ohne Gefährdung absolvieren. Es muss aber auf eine kontrollierte, individuell dosierte Durchführung geachtet wird, die Alter, Krankheitsbild und Trainingszustand berücksichtigt (s. ► Kap. 2.3.3, S. 105ff).

Gesundheitlicher Nutzen des Trainings. In jüngerer Zeit hat sich aufgrund epidemiologischer Studien die Erkenntnis gefestigt, dass auch regelmäßige, oft oder lange ausgeübte körperliche Aktivität bereits **mäßiggradiger Intensität von gesundheitlichem Nutzen** ist, um z. B. das Risiko kardiovaskulärer Erkrankungen zu vermindern. Das schließt neben sportlicher Betätigung generell Alltags- und Freizeitaktivitäten (z. B. forciertes Spazierengehen, Tanzen, Treppensteigen, Gartenarbeit) ein. In dieser Betrachtung ist der Umfang der körperlichen Aktivität wichtiger als die Intensität. Entscheidend ist die gesamte pro Trainingseinheit umgesetzte Energie. Das hat dazu geführt, einen bestimmten Mehrverbrauch an Kalorien pro Woche durch körperliche Aktivitäten zu empfehlen.

> ❶ **Tipp**
> Die aktuellen Richtlinien verweisen auf eine möglichst tägliche, mindestens 30-minütige Belastung mittlerer Intensität.

Dies orientiert sich an 3–6 metabolischen Einheiten (METS) und entspricht einem täglichen Verbrauch von ca. 4–7 kcal/min oder 100–200 kcal durch Muskelarbeit (z. B. forcierter Spaziergang von 2–3 km).

Trainingsbedingte Effekte. Die allgemeine aerobe Ausdauer bzw. deren Verbesserung umfasst vor allem **trainigsbedingte Veränderungen**:
- der Herz-Kreislauf-Funktion,
- der Atmungsfunktion,
- des Energiemetabolismus,
- seiner Bereitstellungssysteme und
- der vegetativ-hormonellen Kontrolle (■ Tabelle 2.9).

Trainigsbedingte Veränderungen der aeroben Ausdauer.

Das betrifft regulativ-funktionelle wie auch kapazitive Adaptationen, die Ökonomisierung und Optimierung der Leistungsfunktionen und Vergrößerung der Leistungsreserven manifestieren.

Rückbildung der Trainingseffekte. Die **adaptativen Effekte** eines Ausdauertrainings sind ein reversibler Prozess, d.h. sie bilden sich zurück, wenn die zugrunde liegenden Auslösefaktoren nicht weiterbestehen. Das kann eine krankheitsbedingte Unterbrechung des Trainings sein, oder es wird aus anderen Gründen beendet. Folgende Parameter vermindern sich innerhalb von 3 Wochen deutlich:
- maximale Sauerstoffaufnahme,
- Herzvolumen,
- maximales Herzzeitvolumen,
- Schlagvolumen.

Unterbrechung des Trainings.

Im Gegensatz dazu nimmt die maximale arteriovenöse O_2-Differenz, die eine typische periphere Adaptation darstellt, einen langsameren, mehrmonatigen Regressionsverlauf.

■ **Tabelle 2.9. Zusammenfassung der hauptsächlichen Wirkungen (Adaptationen) eies Ausdauertrainings auf kardiovaskuläre und respiratorische Funktionsparameter**

Funktionsparameter	Ausdauertraining
Herzvolumen	Vergrößert
Schlagvolumen	Vergrößert
Maximales Herzzeitvolumen	Vergrößert
Herzfrequenz in Ruhe und bei submaximaler Belastung	Vermindert
Maximale Herzfrequenz	Unverändert
Systolischer Blutdruck in Ruhe und bei submaximaler Belastung	Vermindert
Systolen- und Diastolendauer	Verlängert
Katecholaminfreisetzung bei submaximaler Belastung	Vermindert
Myokardialer O_2-Bedarf bei submaximaler Belastung	Vermindert
Koronarreserve	Vergrößert
Blutvolumen	Vergrößert
Hämoglobingehalt	Vergrößert
Maximale O_2-Aufnahme	Vergrößert
Maximale arteriovenöse O_2-Differenz	Vergrößert
Maximale Muskeldurchblutung	Vergrößert
Maximale Kapillarisierung	Vergrößert
Maximales Atemminutenvolumen	Vergrößert
Atemgrenzwert	Vergrößert

Dieser Rückbildung der O_2-Extraktionsfähigkeit entspricht ungefähr der Rückgang der oxidativen enzymatischen Aktivität in der trainierten Muskulatur.

Kardiovaskuläre Effekte eines Ausdauertrainings

Wirkungen des Ausdauer-trainings.

Überblick. Die **auffälligsten Wirkungen eines Ausdauertrainings** finden sich vor allem:
- in der zentralen und peripheren Hämodynamik,
- in der kapillaren O_2-Ausschöpfung in der arbeitenden Muskulatur,
- im Energiestoffwechsel,
- in der maximalen O_2-Aufnahme und
- in der Fähigkeit, submaximale körperliche Belastungen länger durchzuhalten.

Das ist die Folge funktioneller und morphologischer Adaptationen, die mit charakteristischer Beeinflussung verschiedener Parameter der kardiorespiratorischen, kardiovaskulären und metabolischen Funktionssysteme und deren Regelungsmechanismen einhergehen.

> ❶ Beachte
> Durch Ausdauertraining lassen sich Leistungsreserven erhöhen und das Ökonomieverhalten der beteiligten Funktionssysteme verbessern.

Hämatologische Traings-wirkung.

Blut und Blutvolumen. Die **hämatologischen Wirkungen eines Ausdauertrainings** sind – mit Ausnahme des Blutvolumens – **nicht sehr auffällig**. Es kommt trainingsbedingt zu einer Zunahme:
- des Plasmavolumens,
- der Erythrozytenmenge und somit
- des Blutvolumens.

Da die Zunahme anteilig mehr auf das Plasmavolumen zurückgeht, resultiert ein **geringerer Hämatokritwert**. Trotzdem führt dies zu einer etwas höheren O_2-Kapazität des Gesamtbluts, da auch das Gesamthämoglobin erhöht ist. Der Blutvolumenzunahme liegen Einflüsse seitens der neuroendokrinen Regulation des Salz-Wasser-Haushalts und Änderungen in den Verhältnissen des onkotischen Drucks der Plasmaproteine zugrunde. Die Entwicklung des Blutvolumens durch Ausdauertraining geht mit einer Vergrößerung der Venenkapazität einher. Daher kommt es zu keiner Steigerung des Venendrucks.

Erhöhte Sauerstoffauf-nahme.

Sauerstoffaufnahme. Aerobes Ausdauertraining führt zu leistungsfähigeren Funktionssystemen des O_2-Transports und der muskulären Energiebereitstellung. Der Fähigkeit zu einem erhöhten O_2-Angebot folgt die Eigenschaft, vermehrt Sauerstoff metabolisieren zu können. Deshalb lässt sich beim Trainierten eine **erhöhte maximale Sauerstoffaufnahme** feststellen. Den Effekten liegen vor allem folgende gesteigerte Kapazitäten zugrunde:
- der kardialen Pumpleistung (Herzzeitvolumen),
- der Muskeldurchblutung und
- des oxidativen Energiestoffwechsels.

Die durch ein Ausdauertraining erzielbaren Veränderungen der O_2-Aufnahmefähigkeit werden:
- von der Trainingsdauer,
- den Trainingsinhalten, aber auch
- von der genetischen Veranlagung
bestimmt.

Gerade bei Ausdauerathleten, bei denen teilweise sehr hohe Sauerstoffwerte zu finden sind, spielen Trainingseinflüsse und genetische Faktoren zusammen. Aber bereits Bevölkerungsgruppen mit verschiedenem bewegungsaktivem Lebensstil weisen Unterschiede der maximalen O_2-Aufnahme aus (❏ Abb. 2.25). Gewöhnlich ist bei **untrainierten Personen** durch Ausdauertraining mit einer Steigerung dieses Parameters um 25–30 % zu rechnen. Werte oberhalb 50 % werden selten beobachtet. Auch bei **älteren Menschen** lassen

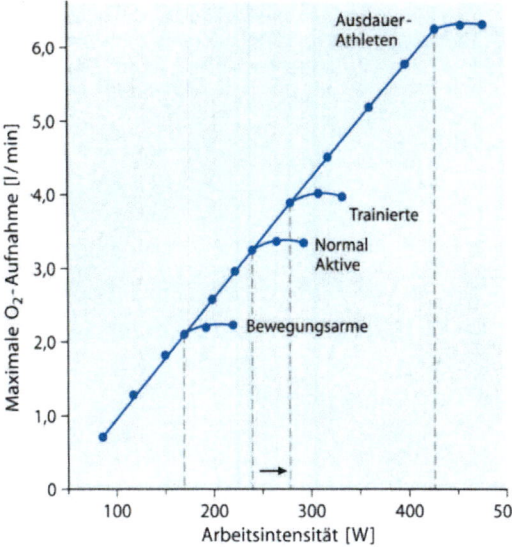

◻ Abb. 2.25. **Maximale O₂-Aufnahmefähigkeit von gesunden Personengruppen unterschiedlichen Trainingszustands:** Bewegungsarme, normal Aktive, Personen nach einem 2- bis 3-monatigen Trainingsprogramm und Ausdauerathleten der Spitzenklasse

sich noch Verbesserungen erzielen und damit die altersbedingte Abnahme der aeroben Leistungsfähigkeit verzögern.

Herzzeitvolumen, Schlagvolumen, arteriovenöse O₂-Differenz. Die durch ein Ausdauertraining bewirkte **Zunahme der maximalen O₂-Aufnahme** ist Folge einer Steigerung des Herzzeitvolumens und der O₂-Ausschöpfbarkeit durch die Muskulatur. Da die maximale Herzfrequenz durch Training nicht beeinflusst wird, ist die Erhöhung des maximalen Herzzeitvolumens auf eine Erhöhung des Schlagvolumens zurückzuführen (◻ **Abb. 2.26**), das in Ruhe und unter Belastung erhöht ist. Ursachen dafür finden sich in einer eventuellen Vergrößerung des Herzens und einer verbesserten diastolischen Ventrikelfüllung. Dafür lassen sich auch die Trainingseffekte im Blut anführen.

Die trainingsinduzierte maximale O₂-Aufnahme ist zwar primär durch die Verbesserung der kardialen Pumpleistung bedingt, die Zunahme der O₂-Extraktion in der aktiven Muskulatur trägt aber ebenfalls dazu bei. Mit der hohen O₂-Ausschöpfung im Kapillarbett steht ein hoher oxidativer Stoffwechsel mit Schonung der Glykogenspeicher in Verbindung. Für den Ausdauertrainierten ist auch eine Rechtsverschiebung der Laktatleistungskurve bzw. der anaeroben Schwelle typisch (◻ **Abb. 2.27**).

Herzfrequenz. Die **Veränderung der Herzfrequenz** ist eines der ersten Zeichen im Verlaufe eines Ausdauertrainings. Sie ist gut messbar und gehört deshalb zu den praktisch wichtigen Indikatoren, um den Trainingszustand zu charakterisieren. In körperlicher Ruhe wie auch im submaximalen Belastungsbereich finden sich vergleichsweise niedrigere Werte (**Trainingsbradykardie**), während die maximal erreichbare Herzfrequenz nicht verändert ist. Nach Ausdauertraining erreicht die Herzfrequenz bei Belastungen rascher ein Steady State. Die Herzfrequenz kehrt nach beendeter Belastung als Zeichen einer besseren Erholungsfähigkeit schneller wieder auf die Ausgangswerte zurück.

Für die Hämodynamik im trainierten Status ist typisch, dass auf allen submaximalen Belastungsstufen das Herzzeitvolumen durch eine Schlagvolumenerhöhung und Herzfrequenzerniedrigung zustande kommt.

Der niedrigere Ruhepuls ist Folge einer **trainingsbedingten Erhöhung des parasympathischen Nerventonus** und nicht einer sympathischen Tonusminderung. Es liegt auch keine Änderung im sinoatrialen Erregungssystem zugrunde. Die reduzierte Arbeitsherzfrequenz im trainierten Zustand wird dagegen durch eine geringere Freisetzung von Adrenalin und Noradrenalin hervorgerufen. In diesem Zusammenhang werden weitere Einflussfaktoren diskutiert, z.B.:

— eine Abnahme der Sensitivität kardialer β-1-Rezeptoren,
— eine erhöhte Vaguskontrolle des Herzens und

Herzzeitvolumen.

Trainingsbedingte Veränderungen der Herzfrequenz.

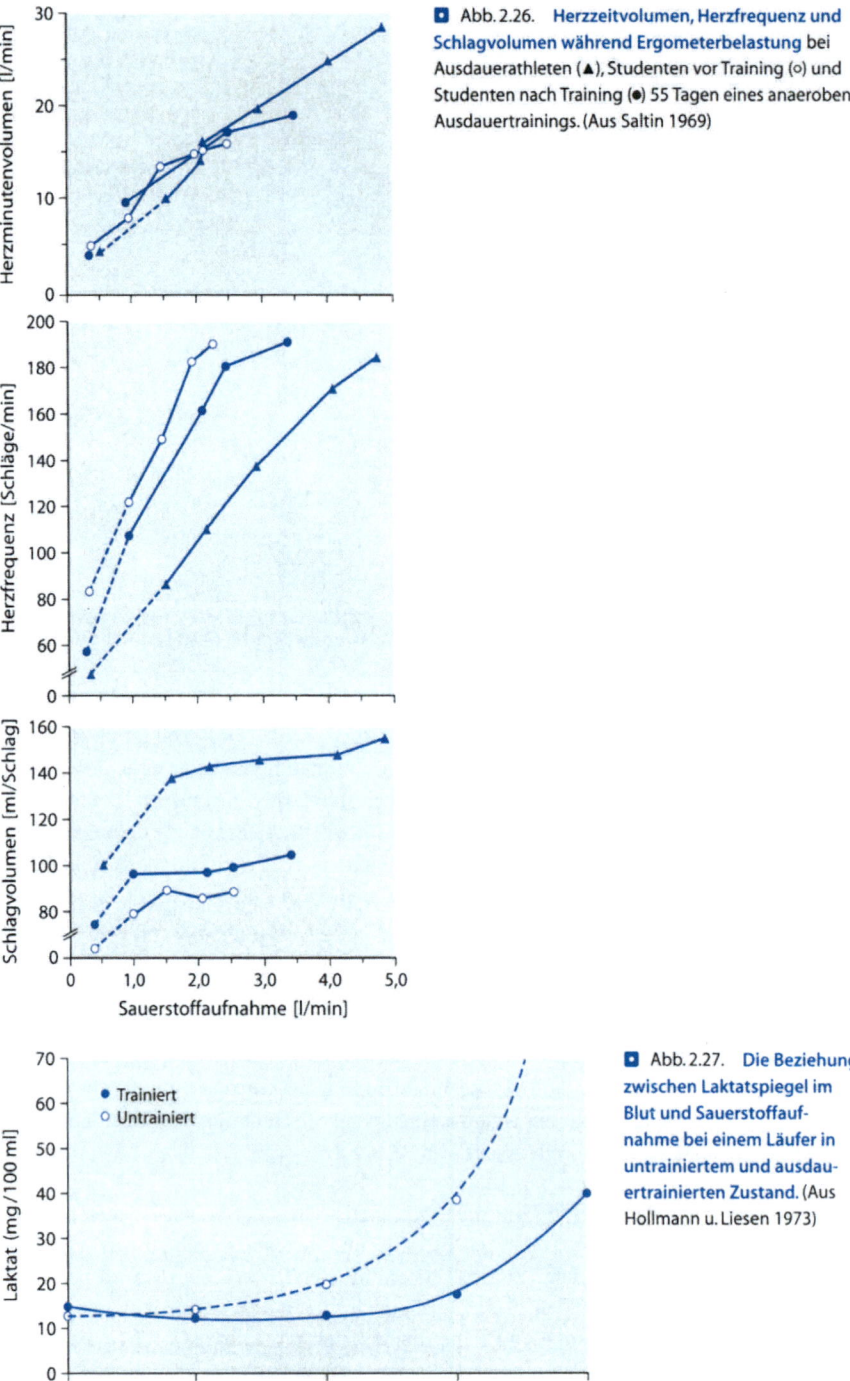

Abb. 2.26. **Herzzeitvolumen, Herzfrequenz und Schlagvolumen während Ergometerbelastung** bei Ausdauerathleten (▲), Studenten vor Training (○) und Studenten nach Training (●) 55 Tagen eines anaeroben Ausdauertrainings. (Aus Saltin 1969)

Abb. 2.27. **Die Beziehung zwischen Laktatspiegel im Blut und Sauerstoffaufnahme bei einem Läufer in untrainiertem und ausdauertrainierten Zustand.** (Aus Hollmann u. Liesen 1973)

— ein besserer Füllungsmechanismus der Herzkammern infolge des durch Training gesteigerten Blutvolumens.

Neben diesen zentralen Effekten dürften auch **periphere Adaptationen** für die trainingsbedingte Beeinflussung der Herzfrequenz eine Rolle spielen. Ein Hinweis ist die Beobachtung, dass ein über die Beinmuskulatur Trainierter bei Armmuskelarbeit dieselbe Herzfrequenz entwickelt wie im untrainierten Zustand und umgekehrt, d. h. es müssen Signale von den trainierten Muskelgruppen ausgehen (**Abb. 2.28**). Hierbei könnten schon eine mit dem Training einhergehende **Verbesserung der Bewegungskoordination** mit geringerem

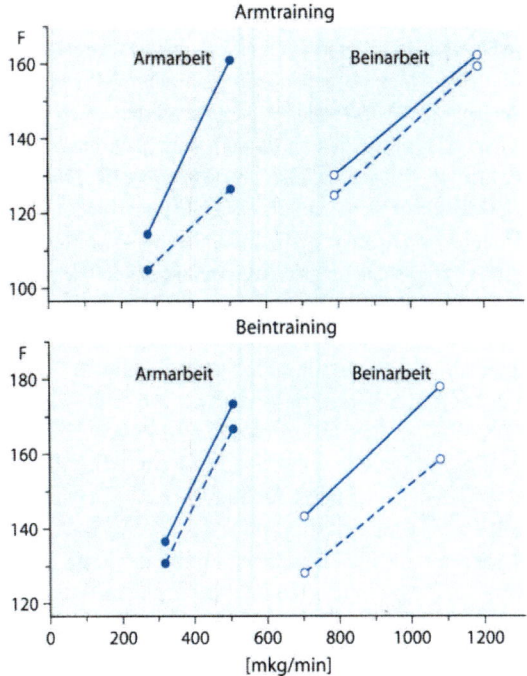

■ Abb. 2.28. **Die Regressionslinien für die Mittelwerte der Herzschlagfrequenz und die Belastungsstufe während Arm- und Beinarbeit vor (durchgezogene Linien) und nach (gestrichelte Linien) Arm- oder Beintraining.** (Aus Clausen et al. 1970)

Energieverbrauch und das spätere Einsetzen anaerober Stoffwechselprozesse und damit geringerem Sympathikusantrieb bedeutsame Mechanismen darstellen.

!️ Beachte

Bei körperlichen Belastungen im Trainingszustand spielen in der Herzfrequenzregulation Adaptationen zentraler, reflektorischer und peripherer Mechanismen zusammen.

Muskeldurchblutung. Energiestoffwechsel und Muskelarbeit werden durch adaptative Effekte im peripheren Gefäßsystem begünstigt. Der **Ausdauertrainierte** kann bei Bedarf eine **höhere Muskeldurchblutung** entwickeln. Offenbar besteht ein selektiver Effekt, denn die Verstärkung des Blutflusses soll bevorzugt im Bereich der für den oxidativen Stoffwechsel prädestinierten langsamen Muskelfasern (Typ-l-Fasern) stattfinden. Ferner manifestiert sich der nach Training geringere sympathische Gefäßtonus darin, dass die bei intensiver körperlichen Belastung auftretende kompensatorische Durchblutungseinschränkung in anderen Organbereichen, z.B. Eingeweiden und nicht aktiver Muskulatur, sich weniger stark ausprägt.

Funktionelle und strukturelle Anpassungen in der Muskulatur.

Strukturelle Gefäßadaptation lassen sich nach langen Trainingsperioden an **mittleren und kleinen Arterien** der trainierten Muskelbereiche beobachten. Diese weisen Zunahmen der Gefäßdurchmesser auf, während in nichttrainierter Muskulatur und bei zentralen Gefäßen dafür keine Hinweise bestehen. Allerdings wird eine trainingsbedingte Erhöhung der Dehnbarkeit (Compliance) der A. carotis diskutiert. Eine Verstärkung der Kapillarisierung ist möglich, wobei es experimentelle Beispiele gibt für die Zunahme der Kapillarlänge (Hypertrophie) und solche der Kapillardichte (Hyperplasie) in den trainierten Muskelgruppen. Es ergibt sich eine deutliche Kapillarflächenzunahme. Darin und in der erhöhten Muskeldurchblutung ist die Zunahme der O_2-Diffusionskapazität vom Gefäß zu den Enzymketten in den Muskelzellen begründet.

Strukturelle Gefäßadaptation.

❯ Exkurs

Hinsichtlich der den Gefäßadaptationen zugrunde liegenden Prozessen werden Hypothesen wie die der Scherkraftwirkung des strömenden Blutes am Gefäßendothel und hypoxische bzw. metabolische Faktoren diskutiert. **Lokale Wachstumsfaktoren**, z.B. sog. HIF (»hypoxia inducible factor«) abhängige Hormone wie VEGF (»vascular endothelic growth factor«) und

Lokale Wachstumsfaktoren.

FGF (»fibroblast transforming growth factor«) sollen in der trainingsinduzierten Angiogenese eine Rolle spielen. Offenbar kommt dem Botenstoff Stickstoffmonoxid, der im Gefäßendothel durch Scherkräfte des vorbeifließenden Blutes oder rezeptorvermittelt (z. B. durch Katecholamine) freigesetzt und nach abluminal zur glatten Muskulatur der Gefäßwand sezerniert wird, auch gefäßadaptative Wirkung zu. Er ist nicht nur Teil der lokalen Steuerungsmechanismen im Rahmen einer adäquaten muskulären Durchblutungssteigerung, sondern weist auch antiatherosklerotische Effekte auf, z. B. ist das sog. Remodeling von Gefäßen, das zu Beginn einer Atherosklerose als Lumenzuwachs auftritt, von der Integrität des Endothels abhängig. Dabei hat sich gezeigt, dass besonders das Stickstoffmonoxid für den Gefäßwandumbau verantwortlich ist. Eine Reihe von Untersuchungen lässt die Schlussfolgerung zu, dass die vasodilatatorische Regulationsfunktion des Endothels durch körperliches Training verbessert werden kann.

Blutdruck und Herzarbeit. Der **trainingsbedingte verminderte sympathische Antrieb** und verminderte periphere Gefäßwiderstand lassen eine Veränderung von Ruhe- und Arbeitsblutdrucken erwarten. Tatsächlich finden sich im ausdauertrainierten Zustand auf allen Belastungsstufen vergleichsweise geringere systolische und diastolische Blutdruckwerte. Meist lässt sich auch eine tendenzielle Senkung der Ruhewerte beobachten. Das trifft auch auf Hypertoniekranke zu. Bei Maximalbelastungen ist der systolische Blutdruck durch Training nicht beeinflusst, jedoch stellt sich, vermutlich infolge der gesteigerten muskulären Durchströmungskapazität bzw. des reduzierten totalen peripheren Gefäßwiderstands ein etwas niedrigerer maximaler diastolischer Druck ein. Das bedeutet eine geringere linksventrikuläre Nachbelastung (»after-load«) und erlaubt z. B. dem Ausdauertrainierten eine höhere kardiale Pumpleistung (Herzzeitvolumen) unter einem relativ niedrigen mittleren arteriellen Blutdruck.

Eine **erhöhte Pumpleistung** ist typisch für den ausdauertrainierten Herzmuskel. Die Möglichkeit für ein erhöhtes maximales Herzzeitvolumen geht auf eine Zunahme des Schlagvolumens zurück, was wiederum von einer erhöhten enddiastolischen Füllung, einer gesteigerten Kontraktilitätsreserve und Zunahme der Ventrikelgrößen bestimmt wird. Letzteres ist Folge struktureller Adaptationen des Herzmuskels im Sinne einer Hypertrophie. Allerdings tritt sie bei moderatem Trainingsregime nicht oder nur in geringem Ausmaß auf.

Die funktionellen Besonderheiten des ausdauertrainierten Herzens, und das ist in der Rehabilitationsmedizin von Interesse, finden sich in seiner vegetativen Steuerung und Arbeitsweise. Bei vergleichbaren körperlichen Belastungen ist der **sympathische Antrieb** geringer, die Katecholaminspiegel im Blut fallen niedriger aus, Herzfrequenz und Blutdruck sind auch reduziert. Daraus resultiert eine **Abnahme des Druck-Frequenz-Produkts** als Zeichen eines geringeren myokardialen O_2-Verbrauchs. Die niedrigere Herzfrequenz führt auch zu einer Verlängerung der diastolischen Durchströmung der Koronararterien mit Begünstigung der myokardialen Sauerstoff- und Substratversorgung. Ein trainingsbedingt **erhöhter Myoglobingehalt** verbessert die intrazellulären O_2-Diffusionsbedingungen zu den Mitochondrien. Da während eines Trainings gleichzeitig die bewegungsspezifische Muskulatur koordinativ beübt wird, bedeutet das einen etwas geringeren Herz-Kreislauf-Aufwand.

 Beachte
Das trainierte Herz kann ökonomischer arbeiten und wird belastbarer.

Ob durch ein körperliches Training im Koronarkreislauf Kapillarwachstum, Kollateralenbildung und Größenzunahme extramuraler Gefäße gefördert werden, ist nicht sicher belegt, während diese Effekte tierexperimentell nachgewiesen worden sind.

Respiratorische Effekte eines Ausdauertrainings

Trainingsbedingte adaptive Effekte. Unter dem **Einfluss eines Ausdauertrainings treten in der respiratorischen Funktion adaptive Veränderungen** auf, im Vergleich zur kardiovaskulären Funktion jedoch in wesentlich geringerem Ausmaß. In Trainingsstudien ließen sich im Sinne einer verbesserten O_2-Aufnahmefähigkeit keine oder nur geringe Unterschiede beispielsweise folgender Parametern feststellen:

Verminderter sympathischer Antrieb.

Ausdauertraining und respiratorisches System.

- Luftwege,
- Respirationsfläche oder
- Atemmuskulatur.

An der hohen aeroben Kapazität des Ausdauertrainierten sind also kaum adaptative Mechanismen der Lungenfunktion beteiligt. Die bei Ausdauersportlern beobachtete längere Durchhaltezeit für hohe Atemminutenvolumina könnte mit einer verbesserten Ausdauerfähigkeit der Atemmuskulatur zusammenhängen.

❶ Beachte

Mittels **spezieller Trainingsprogramme**, z.B. durch ein inspiratorisches Training gegen Atemwiderstand, kann die Leistungsfähigkeit der respiratorischen Muskulatur gesteigert werden (s. ▶ Kap. 4.2, S. 189).

Trainingsbedingte Effekte im respiratorischen System. Die meisten **trainingsbedingten Änderungen** im respiratorischen System **äußern sich** (s. auch ▢ **Tabelle 2.9**):
- im Ablauf der Atmungstätigkeit,
- im Ablauf der Ökonomie,
- im Wirkungsgrad des ventilatorischen Aufwands für eine gegebene Leistung.

Trainingsbedingte Änderungen respiratorischer Funktionsparameter.

Es lässt sich auf submaximalen Belastungsstufen im Vergleich zum Untrainierten ein geringeres Atemminutenvolumen beobachten, was z.B. auch am Verhalten des Atemäquivalents erkennbar ist. Für eine bestimmte Menge Sauerstoff, die aufgenommen wird, muss eine geringere Menge Luft geatmet werden, das Atemäquivalent wird niedriger. Typischerweise ist dabei das Atemzugvolumen erhöht und die Atemfrequenz vermindert. Die Luft steht zwischen den Atemzügen für eine längere Periode dem Gasaustausch zur Verfügung und begünstigt dadurch die O_2-Extraktion. Gleichzeitig geht die Vertiefung der Atemzüge mit einer geringeren Totraumventilation einher.

Es ist wahrscheinlich, dass die durch Training hervorgerufenen funktionellen ventilatorischen Anpassungsleistungen von der Peripherie aus gesteuert und unterhalten werden, z.B. von lokalen neuralen oder chemischen Adaptationen in der Muskulatur, die trainiert wurde. Darauf deutet der Atemäquivalentwert, der nur dann erniedrigt ist, wenn eine Arbeit mit den spezifisch trainierten Muskeln durchgeführt wird, nicht aber mit untrainierter Muskulatur.

Literatur

Åstrand PO, Rodahl K (1986) Textbook of Work Physiology, third edn. McGraw Hill, New York

Barcroft H, Dornhorst AC (1949). Physiol 109:402

Bauer C (1996) Blut: Ein flüssiges Organsystem. In: Klinke R, Silbernagl S (Hrsg) Lehrbuch der Physiologie. Thieme Verlag, Stuttgart, New York, S 185–212

Blomquist LG, Saltin B (1983) Cardiovascular Adaptations to Physical Training. Ann. Rev. Physiol. 45:169–189

Braustet JP, Boisseau M, Bouloumie J, Emerian JP, Series E, Bricaud H (1978) The effects of acute exercise and physical training on platelet function in patients with coronary artery disease. Cardiac Rehab 9:28

Clausen JP, Trap-Jensen J, Lassen NA (1970) The effects of training on the heart rate during arm and leg exercise. Scand J Clin Lab Invest 26:295

Clausen JP (1977) Effect of Physical Training on Cardiovascular Adjustments to Exercise in Man. Physiological Reviews 57:779–815

Findeisen DGR, Linke P-G Pickenhain L (1980) Grundlagen der Sportmedizin. Johann Ambrosius Barth, Leipzig

Fletcher GF, Balady G, Blair SN, Blumenthal JV, Caspersen C, Chaitman B, Epstein S, Froelicher VF, Sivarajan Froelicher ES, Pina JL, Pollock ML (1996) Statement on Exercise: Benefits and Recommendations for Physical Activity Programs for All Americans. Circulation 94:857–862

Folsom AR, Ensrud KE (1993) Ausdauertraining als therapeutisches Prinzip bei Herz-Kreislauferkrankungen. In: Shephard RJ, Astrand PO (Hrsg) Ausdauer im Sport. Deutscher Ärzte-Verlag, Köln, S 409–424

Gebert G (1987) Physiologie. Schattauer, Stuttgart New York

Hartley LH (1993) Kardiale Funktion und Ausdauer. In: Åstrand PO (Hrsg) Ausdauer im Sport. Deutscher Ärzte-Verlag, Köln, S 84–91

Hollmann W, Liesen H (1973) The influence of hypoxia and hyperoxia-training in a laboratory on the cardio-pulmonary capacity. In: Keul J (ed): Limiting Factors of Physical Performance. Thieme, Stuttgart

Hollmann W, HettingerTH (1990) Sportmedizin. Arbeits- und Trainingsgrundlagen. Schattauer, Stuttgart New York

Hornig B, Maier V, Drexler H (1996) Physical Training Improves Endothelial Function in Patients with Chronic Heart Failure. Circulation 93:210–214

Huonker M, Halle M, Keul J (1996) Structural and Functional Adaptations of the Cardiovascular System by Training. Int J Sports Med 17, Suppl 3:164–172

Jones NM (1988) Clinical Exercise Testing. Saunders, Philadelphia

Kirsch K (1996) Leistungsphysiologie. In: Klinke R, Silbernagl S (Hrsg) Lehrbuch der Physiologie. Thieme Verlag, Stuttgart, New York, S 509–529

Larsen OA, Malmborg O (1971) Coronary Heart Disease and Physical Fitness. Munksgaard, Kopenhagen

Lehmann G (Hrsg) (1961) Handbuch der gesamten Arbeitsmedizin Bd 1: Arbeitsmedizin. Urban und Schwarzenberg, München Berlin Wien

Levick JR (1991) An Introduction to Cardiovascular Physiology. Butterworth, London

Lewis TV, Dart AM, Chin-Dusting JPF, Kingwell BA (1999) Exercise Training Increases Basal Nitric Oxide Production From the Forearm in Hypercholesterolemic Patients. Arterioscler Thromb Vase Biol 19:2782–2787

Lind AR, Taylor SH, Humphreys PW, Kennelly BM, Donald KW (1964) Circulatory effects of sustained voluntary muscle contraction. Clin Sei 27:229

McArdle WD (1986) Exercise Physiology. Lea & Febiger, Philadelphia

Raven PB, Hagan RD (1994) Cardiovascular responses to exercise and training. In: Harries M et al. (eds) Oxford Textbook of Sports Medicine. Oxford University Press, New York, Oxford, Tokyo, S 161–172

Rowell LB (1986) Human circulation: regulation during physical stress. Oxford University Press New York S 1–416

Rüdiger W (1988) Lehrbuch der Physiologie. Hüthig, Heidelberg

Saltin B (1969) Physiological effects of physical Conditioning. Med Sei Sports Exerc 1:50–55

Schauf CL, Moffett DF, Moffett SB (1993) Medizinische Physiologie. Walter de Gruyter, Berlin New York

Scheid P (1996) Atmung. In: Klinke R, Silbernagl S (Hrsg) Lehrbuch der Physiologie. Thieme Verlag, Stuttgart, New York, S 213–268

Schubert E (1977) Physiologie des Menschen. Berlin

Shephard RJ, Plyley MJ (1993) Peripherer Kreislauf und Ausdauer. In: Shephard RJ, Ästrand PO (Hrsg) Ausdauer im Sport. Deutscher Ärzte-Verlag, Köln, S 92–106

Shoemaker JK, Hughson RL (1999) Adaptation of blood flow during the rest to work transition in humans. Med Sei Sports Exerc 31:1019–1026

Tanaka H, Dinenno FA, Monahan KD, Clevenger CM, DeSouza CA, Seals DR (2000) Aging, Habitual Exercise, and Dynamic Arterial Compliance. Circulation 102:1270–1275

Vander AJ, Sherman WJ, Luciano DS (1985) Human Physiology: The Mechanisms of Body Function, fourth edn. McGraw Hill, Toronto

Villiger B, Egger K, Lerch R, Probst HP, Schneider W, Spring H, TritschlerT (1991) Ausdauer. Thieme, Stuttgart New York

Wassermann K, Whipp BJ (1975) Exercise physiology in health and disease. Am Rev Respir Dis 112:219

Zerzawy R (1987) Hämodynamische Reaktion unter verschiedenen Belastungsformen. In: Rost R, Weber F: Kardiologie im Sport. Deutscher Ärzte-Verlag, Köln

2.2.5   Stoffwechsel und Immunsystem

Chr. Gutenbrunner

Adaptationen im Stoffwechsel.

Beanspruchung der Stoffwechselregulation. Bei körperlichen Belastungen wird neben den eigentlichen Bewegungsorganen und dem kardiorespiratorischen System auch das Stoffwechselsystem beansprucht. Das bedeutet, dass mit Hilfe der Bewegungstherapie Adaptationen auslösbar sind, die therapeutisch genutzt werden können. Die **Stoffwechselbeanspruchung durch Bewegung** betrifft primär den Energiestoffwechsel. Die Frage der O_2-Utilisation und der Weiterverarbeitung der im O_2-Stoffwechsel entstehenden primären Stoffwechselprodukte (CO_2, Laktat u. a.) werden in ▶ Kap. 2.2.4 (S. 55ff) besprochen.

Körpergewicht.

Glukose- und Fettstoffwechsel, Körpergewicht. Von besonderer therapeutischer Bedeutung sind die durch wiederholte ausreichend dosierte Bewegungsreize möglichen Veränderungen im **Glukose- und Lipidstoffwechsel** (Goldberg u. Elliot 1985; Holloszy et al. 1986; Helmrich et al. 1991 u. a.; Literaturübersicht s. Braumann 1992; Wirth u. Koch 1994; Wirth 1995; Hollmann u. Hettinger 2000). Der **Eiweißstoffwechsel** spielt bei körperlicher Arbeit vor allem für die Stukturprozesse eine Rolle und ist im Hinblick auf den Energiestoffwechsel von untergeordneter Bedeutung (Literaturübersicht s. Hollmann u. Hettinger 2000), so dass an dieser Stelle auf eine weitere Beschreibung verzichtet wird. In engem Zusammenhang mit den Systemen der Energiebereitstellung kann auch das **Körpergewicht durch Bewegungstherapie günstig beeinflusst** werden (Literaturübersicht s. Wirth u. Bienek 1994).

Immunologische Abwehr. Neuere Untersuchungen deuten auch darauf hin, dass ein regelmäßiges körperliches Training die **immunologische Abwehr positiv verändern** kann (Literaturübersicht s. Schedlowski 1994; Baum u. Liesen 1989; Hollmann u. Hettinger 2000). Wie bei anderen Wirkungen der Bewegungstherapie ist bei den Veränderungen im Stoffwechsel und Immunsystem naturgemäß zwischen den **Immediat- und** den (therapeutisch bedeutsamen) **Langzeitwirkungen** zu unterscheiden (s. ▶ Kap. 2.1, S. 10ff).

Immediat- und Langzeitwirkungen im Immunsystem.

Therapeutischer Einsatz. Neben den bekannten direkten Krankheitszeichen verschiedener Soffwechselkrankheiten (Diabetes mellitus, Gicht u.a.; Literaturübersicht s. Mehnert 1990) haben verschiedene Stoffwechselstörungen, besonders die **Hyperlipidämien, die Hyperinsulinämie und die Hyperuricämie,** eine wesentliche Bedeutung als Risikofaktoren für die Entstehung von Herz-Kreislauf-Erkrankungen. Diese Stoffwechselstörungen, die bei Bewegungsmangel und Übergewicht gehäuft vorkommen, werden heute wegen der Gemeinsamkeiten in ihrer Pathophysiologie unter dem Begriff des **Metabolischen Syndroms** zusammengefasst (Literaturübersicht s. Diehm u Schettler 1995). Da eine fehlende Beanspruchung der Regulationssysteme durch Bewegungsmangel neben genetischen Faktoren und der Fehlernährung eine Hauptursache des Metabolischen Syndroms darstellt, kann die Bewegungstherapie für dieses Krankheitsbild sogar als kausale Therapie aufgefasst werden (s. Wirth 1995).

Metabolisches Syndrom.

Körpergewicht

Steigerung des Energieverbrauchs. Neben der Veränderung der Energieaufnahme stellt die Beeinflussung des Energieverbrauchs durch körperliche Arbeit eine wesentliche Einflussmöglichkeit auf die Energiebilanz dar. Der Energieverbrauch von einer Stunde sportlicher Betätigung liegt zwischen 250 und 800 kcal. In Bezug auf die **Gewichtsreduktion** ist zu beachten, dass bei körperlichen Belastungen zunächst vorwiegend Kohlenhydrate oxydiert werden und erst nach Belastungen von über ca. 30 min auch Fett verbrannt wird. Bei sportlich Aktiven ist darüber hinaus auch der Grundumsatz gesteigert (Tremblay at al. 1986; Literaturübersicht s. Wirth u. Bienek 1994). Zahlreiche Studien belegen, dass ein **mehrwöchiges körperliches Training** bei Übergewichtigen zu einer relevanten **Körpergewichtsabnahme** führt (◻ Abb. 2.29) (Wirth et al. 1986; Pacy et al. 1986; Wood et al. 1988; Duperly 1999; u.a.). Dabei ist die trainingsbedingte Gewichtsreduktion bei Männern offenbar stärker als die bei Frauen.

Körpergewichtsreduktion.

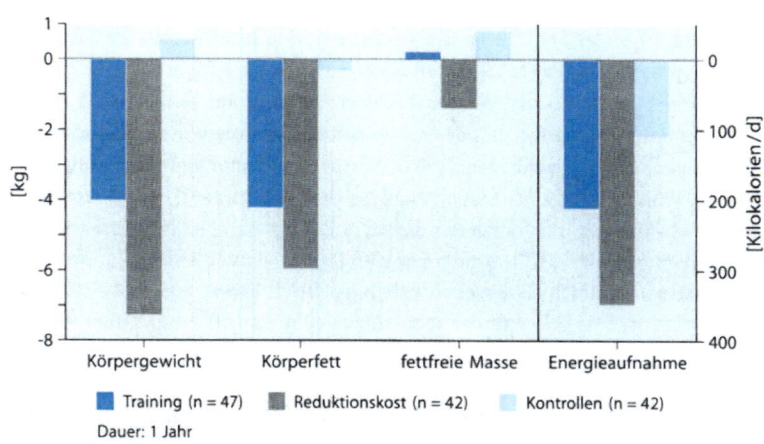

◻ Abb. 2.29.   **Mittlere Veränderungen von Körpergewicht und Körperzusammensetzung durch Training, bei Reduktionsdiät bzw. bei Kontrollen ohne Intervention.** (Nach Wood et al. 1988)

Beachte

Für das körperliche Training ist nachgewiesen, dass sich das **Körperfett stärker reduziert als das Körpergewicht**, vermutlich wegen der trainingsbedingten Zunahme der Muskelmasse (Pacy et al. 1986; Wood et al. 1988).

Neben der **gesteigerten Lipolyse** wird durch körperliches Training auch die **Lipogenese im Sinne einer Hemmung** günstig beeinflusst (Björntorp 1974; Literaturübersicht s. Wirth 1995).

Gewichtsregulation.

Einfluss regulierender Systeme. Veränderungen des Körpergewichts durch Training entsprechen aber nicht nur der Differenz zwischen Energiezufuhr und Energieverbrauch. So wurde schon in den 70er Jahren des vorigen Jahrhunderts festgestellt, dass bei gleich dosierter Trainingstherapie die Gewichtsveränderung vom Ausgangswert abhängig ist und im Sinne der adaptiven Normalisierung (s. ▶ Kap. 2.1.6, S. 17f) auf ein Optimum hinstrebt (Rompel et al. 1976; Gutenbrunner u. Ruppel 1992). Dieser Befund spricht dafür, dass das Körpergewicht wie andere Körperfunktionen **regulierenden Systemen** unterworfen ist, die mit anderen Faktoren der vegetativen Regulation verknüpft sind. Neben den bekannten **Einflüssen verschiedener Hormonsysteme auf das Fettgewebe** (Insulin, Wachstumshormon, Kortisol, Sexualhormone) ist in diesem Zusammenhang besonders das im Fettgewebe produzierte Hormon **Leptin** von Interesse, für dessen Serumspiegel eine etwa lineare Beziehung zum Körpergewicht besteht (Literaturübersicht s. Löffler 1997). Die Regelstrecke dieses Hormons stellt offenbar die Sättigungsregulation dar. Für das körperliche Training liegen neuere Befunde vor, die dafür sprechen, dass die **Empfindlichkeit dieses Systems durch körperliches Training gesteigert** werden kann (Duperly 1999). Um den Einfluss dieses Hormonsystems auf die Körpergewichtsregulation durch Training im Einzelnen genau beurteilen zu können, sind aber noch weitere Untersuchungen notwendig.

Trainingsdosierung zur Gewichtsabnahme.

Praktische Durchführung. In der Praxis empfiehlt sich folgendes Vorgehen:

 Tipp

Körperliches Training zur Gewichtsreduktion sollte bei Übergewicht mit einer **hypokalorischen Diät** kombiniert werden, da für eine solche Kombination eine stärkere Gewichtsreduktion als für jede einzelne dieser Maßnahmen nachgewiesen ist (Wirth et al. 1986).
Die **Trainingsdosierung zur Gewichtsabnahme** entspricht weitgehend der beim Herz-Kreislauf-Training (s. ▶ Kap. 2.3.3, S. 105ff) (z.B. 3mal wöchentliches Training von 30–60 min Dauer, ca. 50–70 % der maximalen individuellen Leistungsfähigkeit). Geeignet sind vor allem Bewegungsformen, bei denen möglichst große Muskelgruppen simultan eingesetzt werden (Hollmann u. Hettinger 2000).

Glukosestoffwechsel

Immediateffekte im Glukosestoffwechsel.

Glukosestoffwechsel bei körperlicher Arbeit. Als energielieferndes Substrat der Muskulatur steht **Glukose an erster Stelle**. Die Glukoseaufnahme nimmt bereits in den ersten Arbeitsminuten proportional zur Arbeitsintensität zu. Gleichzeitig kommt es durch adrenerge Stimulation zu einem Anstieg der Glukosefreisetzung aus der Leber (Literaturübersicht s. Hollmann u. Hettinger 2000). **In den ersten 60 min einer Belastung** wird die Energie überwiegend aus der Glykogenolyse in Muskel und Leber generiert, während bei **länger dauernder Muskelarbeit** neben der Lipolyse (Fettgewebe) auch die Glukoneogenese der Leber ansteigt (Literaturübersicht s. Wirth u. Koch 1994). Die Insulinsekretion wird bei gesteigerter Muskelarbeit vermutlich aufgrund ansteigender Katecholaminspiegel gehemmt, was eine vermehrte Glukosebereitstellung durch Steigerung von Glykogenolyse und Glukoneogenese sichert und darüber hinaus eine Steigerung der Lipolyse (s. Abschn. »Lipolyse«, s. o.) bewirkt.

Zunahme der Insulinempfindlichkeit.

Insulinresistenz. Es ist heute gut belegt, dass in der Frühphase der diabetischen Stoffwechselstörung bei noch normalem Blutzuckerspiegel aufgrund einer **Insulinresistenz der peripheren Gewebe** eine Hyperinsulinämie besteht (Literaturübersicht s. Hauner 1995).

Wesentliche **Risikofaktoren** für die Entwicklung dieser zentralen Störung im Rahmen des Metabolischen Syndroms sind:
- Übergewicht und
- Bewegungsmangel.
  Das erklärt folgende Beobachtungen:
- Die Insulinresistenz nimmt bei wiederholter Beanspruchung der Regulationssysteme durch **körperliche Belastungen** ab, was sich in einem Rückgang der Serum-Insulin-konzentration widerspiegelt (Björntorp et al. 1970; Wirth u. Krone 1988; u.a.).
- Bei Diabetikern führt ein **Ausdauerleistungstraining** ebenfalls zu einem deutlichen Rückgang der Insulinresistenz, was sich in niedrigeren Blutzucker- und Insulinanstie-gen im oralen Glukosetoleranztest (OGTT) eindeutig nachweisen lässt (◻ **Abb. 2.30**) (Holloszy et al. 1986).
- Gegenüber den entsprechenden Veränderungen bei diätetischer Gewichtsreduktion ist der Rückgang der Insulinresistenz bei **zusätzlichem Ausdauerleistungstraining** beschleunigt und verstärkt (Wirth et al. 1987; Wirth u. Kröger 1995).

Bei **Diabetes Typ 2** wurde die durch körperliches Training erzielbare Zunahme der periphe-ren Glukoseaufnahme auch mittels Clamp-Technik nachgewiesen (Soman et al 1979). Ein weiterer Faktor bei der Erniedrigung der Glukosespiegel durch Training dürfte die **Reduk-tion der Glukoseproduktion der Leber** sein (Literaturübersicht s. Wirth u. Krone 1994).

Lipidstoffwechsel

Direkte Effekte bei körperlicher Belastung. Bei **vermehrter körperlicher Aktivität** kommt es zu einer **Steigerung der Lipolyse.** Sie wird vermittelt über **eine Stimulierung der Adenylatzyklase und Hemmung der Phosphodiesterase** (Literaturübersicht s. Hollmann u. Hettinger 2000). An diesem Prozess sind neben lokalen Regulationen auch komplexe hor-monelle Regelkreise (Insulin, ACTH, STH, Glukagon, Thyroxin, Kortison, Katecholamine, Leptin) beteiligt, die hier nicht näher erläutert werden können.

Immediateffekte im Lipid-stoffwechsel.

Dynamische (aerobe) Körperarbeit führt durch Steigerung der Muskeldurchblutung im Blut zu folgenden Veränderungen:

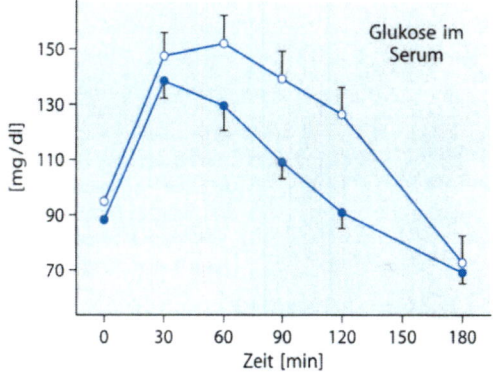

◻ Abb. 2.30.   Mittlere Verläufe der Se-rumglukose- und Insulinkonzentrationen im oralen Glukosetoleranztest bei 12 Veruchspersonen vor (offene Symbole) und nach (geschlossene Symbole) einem 9-monatigen Ausdauerleistungstraining. (Nach Holloszy et al 1986; aus Hollmann u. Hettinger 2000)

- **Initial** kommt es zu einem Abfall der freien Fettsäuren.
- In der **weiteren Folge (ca. 15–30 min)** steigen die freien Fettsäuren im Blut durch zunehmende Fettmobilisation über den Ausgangswert an.

Steigerung der Lipolyse.

- Erst bei **längerer Beanspruchung** nimmt – wie erwähnt – die **Lipolyse** zu, wobei der hierdurch bereitgestellte Energieanteil von 20–30 % auf 50–80 % und bei länger dauender Beanspruchung sogar auf 70–90 % ansteigen kann (Literaturübersicht s. Hollmann u. Hettinger 2000).
- **Nach Arbeitsende** kommt es zu einer kurzzeitigen überschießenden weiteren Steigerung der Serumkonzentration der freien Fettsäuren, hervorgerufen durch die schnelle Reduktion der Muskeldurchblutung auf den Ausgangswert.

Der Serumtriglyzeridspiegel ändert sich bei körperlichen Beanspruchungen dagegen nur unwesentlich (Havel et al. 1993), obwohl die intrazellulär gespeicherten Triglyzeride in hohem Maße am Energiestoffwechsel beteiligt sind.

Veränderungen der Cholesterinblutwerte.

Langfristige Trainingseffekte auf den Lipidstoffwechsel. Bei langfristigen Trainingseffekten auf den Fettstoffwechsel interessieren vor allem die Veränderungen der für das Atheroskleroserisiko relevanten Lipidfraktionen. Bei den Cholesterinfraktionen führt **Ausdauerleistungstraining** in Übereinstimmung zahlreicher Untersuchungen zu einem **Anstieg der HDL-Cholesterin-Konzentration** bei gleichzeitigem – allerdings nur geringfügigem - **Abfall der LDL-Werte** (◻ **Abb. 2.31**) (Dufaux et al. 1979; Diehm et al 1981; Schnabel u. Kindermann 1982). Die Rückgänge von Gesamtcholesterin und Apolipoprotein B sind ebenfalls nur geringfügig. Als Ursache für diese Effekte werden Steigerungen verschiedener Enzymsysteme des Fettstoffwechsels diskutiert (Literaturübersicht s. Wirth 1995). Das **Ausmaß der trainingsbedingten Veränderungen im Cholesterinstoffwechsel** ist dabei – zumindest bei kombinierten Rehabilitationsprogrammen – offenbar **im Sinne einer adaptiven Normalisierung ausgangswertabhängig** und führt nur bei initialen Abweichungen vom Normwert zu langfristigen positiven Veränderungen (Bjarner-Wehrens et al. 1997).

Serum-Triglyzerid-Spiegel.

Der **Serum-Triglyzerid-Spiegel** kann – zumindest bei Patienten mit primärer Hypertriglyceridämie – durch Training **auch ohne begleitende Gewichtsreduktion signifikant gesenkt** werden (◻ **Abb. 2.32**) (Wirth et al. 1985). Dieser Effekt beruht vermutlich auf einer geringeren Triglyzeridsekretion der Leber aufgrund niedrigerer Konzentrationen freier Fettsäuren und einer erhöhter Triglyzerid-Clearing-Rate (Literaturübersicht s. Wirth 1995).

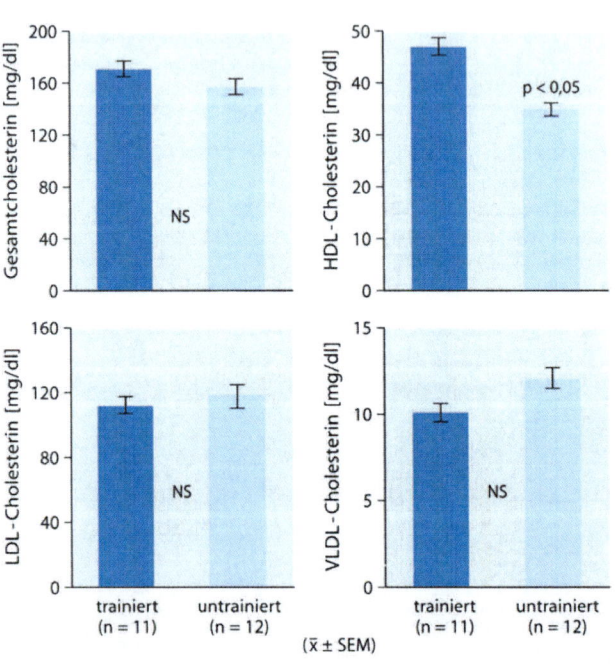

◻ **Abb. 2.31. Mittlere Serumkonzentrationen von Lipiden und Lipoproteinen bei untrainierten und ausdauertrainierten männlichen Probanden.** (Nach Diehm et al. 1981)

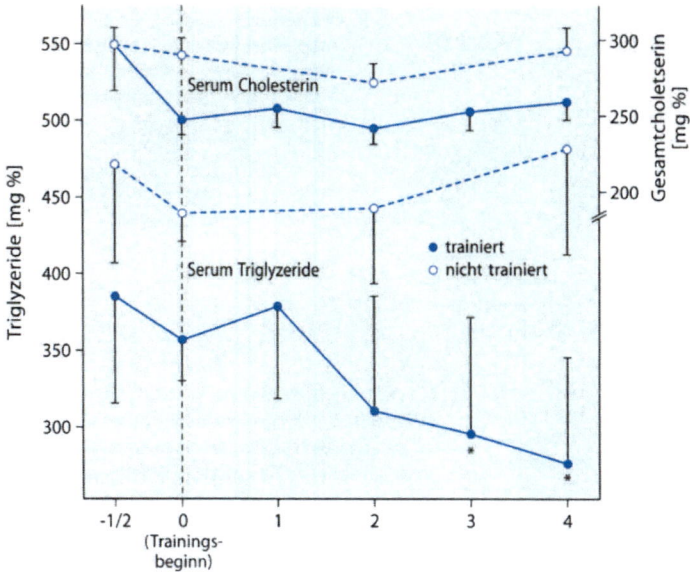

* signifikante Differenz (p < 0,05) zu den Werten vor Training

◻ Abb. 2.32. **Mittlerer Verlauf der Serumkonzentrationen des Gesamtcholesterins und der Triglyceride bei Patienten mit Hypertriglyceridämie im Verlauf eines viermonatigen Ausdauerleistungstrainings ohne Gewichtsreduktion.** (Nach Wirth et al. 1985)

Immunsystem

Einfluss körperlicher Belastungen. Das Immunsystem ist außerordentlich **komplex**, und zwar im Hinblick auf:

— die Vielzahl der messbaren zellulären und humoralen Immunparameter und
— die wechselseitigen regulativen Beeinflussungen der einzelnen Faktoren untereinander.

Komplexität des Immunsystems.

Veränderungen im Immunsystem lassen sich schwer beurteilen, da die im Blut messbaren Konzentration von Immunfaktoren nicht der im Gewebe wirksamen Konzentrationen entsprechen müssen. Dennoch hat das Wissen über eine **mögliche Beeinflussung des Immunsystems durch Sport und Bewegungstherapie** in den letzten Jahren deutlich zugenommen. Neben Untersuchungen über Veränderungen immunologischer Einzelparameter durch körperliche Belastungen wurden auch Studien über präventive Effekte wiederholter Belastungen publiziert (Literaturübersicht s. Baum u. Liesen 1998; Hollmann u. Hettinger 2000).

Veränderung verschiedener immunologischer Parameter. Im Einzelnen wurden nach körperlichen Belastungen folgende **Veränderungen immunologischer Parameter** festgestellt (Literaturübersicht s. Baum u. Liesen 1998; Hollmann u. Hettinger 2000):

Immediateffekte im Immunsystem.

— Die **Gesamtleukozytenzahl** (◻ Abb. 2.33) und die Zahlen von Natural-Killer-Zellen, Granulozyten, Monozyten, Makrophagen, T- und B-Zellen steigen bei körperlichen Belastungen an.
— Die **IgG- und IgM-Konzentrationen** im Plasma nehmen bei körperlichen Belastungen zu.
— Aufgrund des stärkeren Anstiegs der CD8-Zellen geht der **CD4/CD8-Quotient** zurück.
— Darüber hinaus wurde ein Anstieg der **Akute-Phase-Proteine** und des **Interleukin-6** im Serum und ein zeitverzögerter Anstieg des **Interleukin-2-Rezeptorspiegels** nach 24–48 Stunden beobachtet. Ähnliches gilt für **IL-1β, IL-1, IL-6** und den **Tumornekrosefaktor** α.

Bei den meisten Immunparametern finden sich **phasische Verlaufsformen**, wobei nach dem initialen Anstieg Veränderungen im Sinne einer Immunsuppression (Lymphope-

Phasische Reaktionen.

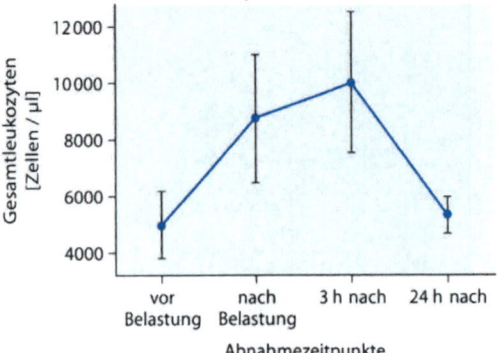

■ **Abb. 2.33.**   **Mittlerer Verlauf der Gesamtleukozytenzahl im Blut nach erschöpfender körperlicher Intervallbelastung (Mittelwerte und Standardabweichungen). (Nach Baum u. Liesen 1993)**

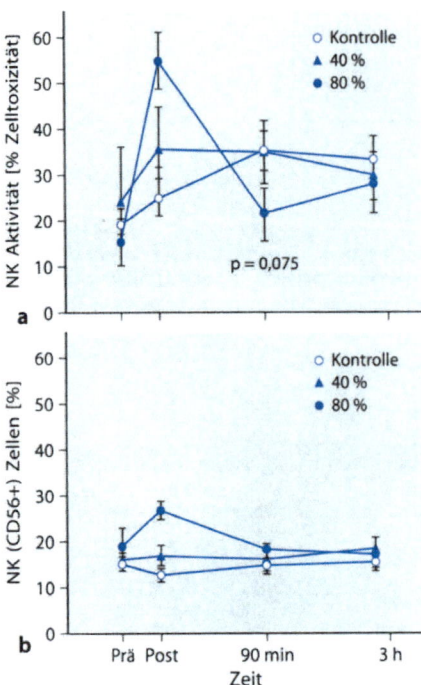

■ **Abb. 2.34a, b.**   **a** Mittlere NK-Zell-zytolytische Aktivität (oben) und **b** prozentualer Anteil von NK-Zellen an der Gesamtzahl mononukleärer Zellen im peripheren Blut bei acht Frauen vor und nach maximaler und submaximaler Belastung im Vergleich zu einer Kontrollperiode. (Nach Strasner et al. 1997, aus Hollmann u. Hettinger 2000)

nie, Abfall der Natural-Killer-Zellen, verminderte Interferon-γ-Synthese) festgestellt wurden. Diese **immunsuppresiven Effekte**, die für die vermehrte Infektanfälligkeit von Hochleistungssportlern verantwortlich gemacht werden, werden bei moderaten Belastungen jedoch nicht bzw. nur in abgeschwächter Form beobachtet (■ **Abb. 2.34**) (Baum et al. 1997; Strasner et al. 1997).

Steigerung der Resistenz.

Langzeiteffekte. Die genannten Befunde sprechen dafür, dass das Immunsystem durch körperliche Belastungen in vielfältiger Weise beansprucht wird, so dass bei wiederholter Auslösung mit positiven Adaptationen im Sinne einer **Steigerung der immunologischen Resistenz** gerechnet werden kann. In epidemiologischen Untersuchungen konnte nachgewiesen werden, dass ein **moderates Training folgende Effekte** zeigt:

— Die Häufigkeit z. B. von Atemwegsinfekten bei moderat Trainierenden (entsprechend Trainingslaktatwerten von maximal 2–3 mmol/l) ist geringer als bei Nichttrainierenden (Nieman et al. 1993; Literaturübersicht s. Baum u. Liesen 1998). Demgegenüber nimmt die Infekthäufigkeit bei hohen Trainingsintensitäten gegenüber Nichttrainierenden zu (Nieman et al. 1990).

— Ein moderates Training scheint auch das Risiko einiger Tumorerkrankungen zu reduzieren (Literaturübersicht s. Baum u. Liesen 1998; Hollmann u. Hettinger 2000).

❶ **Beachte**

Man kann heute davon ausgehen, dass durch regelmäßige Bewegungstherapie mit überwiegend **moderaten Trainingsreizen** im Sinne einer funktionellen Adaptation eine **Verbesserung der Funktionen des Immunsystems** erzielt werden kann.

Durch **extreme Trainingsreize** scheint es eher zu einer **Überforderung des Immunsystems** zu kommen.

Literatur

Baum M, Liesen H (1993) Erschöpfende Intervallbelastung als Auslöser von Aktivierungen des Immun- und Gerinnungssystems. Dt Z Sportmed 44:423–428

Baum M, Müller-Steinhardt M, Liesen H, Kirchner H (1997) Moderate and Exhaustive Endurance Exercise mainly influence the Interferon-ã Levels in Cell Culture Supernatants. Eur J Appl Physiol 76:165–169

Baum M, Liesen H (1998) Sport und Immunsystem. Dt. Ärztebl. 95:A-538–541

Bjarnson-Wehrens B, Predel HG, Rost R (1997) Ambulante kardiale Rehabilitation der Phase II, Kölner Modell. Deutsche Sporthochschule, Köln

Björntorp P, DeJounge K, Sjöstrom L, Krotkiewsky M, Sullivan L (1970) Effects of Physical Training on Insulin Production in Obesity. Metabolism 19:631–638

Björntorp P (1974) Effects of age, sex, and clinical conditions on adipose tissue cellularity in man. Metabolism 23: 1091–1095

Braumann K-M (1992) Bewegungstherapie: Allgemeine Grundlagen. In: Bühring M, Kemper FH (Hrsg) Naturheilverfahren – Grundlagen, Methoden, Nachweissituationen. Springer, Berlin Heidelberg New York, Abschn. 04.02, S 1–17

Diehm C, Mori H, Wirth A, Schettler G (1981) Körperliches Training als Prophylaxe arteriosklerotischer Gefäßerkrankungen. Therapiewoche 31:5363–5365

Diehm C, Schettler G (Hrsg) (1995) Das Metabolische Syndrom. Medikon-Verlag, München

Dufaux B, Liesen H, Rost R, Heck H, Hollmann W (1979) Über den Einfluss eines Ausdauertrainings auf die Serum-Lipide unter besonderer Beerücksichtigung der alpha-Lipoproteine (HDL) bei jungen und älteren Personen. Dtsch Z Sportmed 30: 123–132

Duperly J (1999) Der Einfluss einer Bewegungs- und Ernährungstherapie bei Adipositas auf die körperliche Leistungsfähigkeit sowie auf Insulin, Leptin Immunfunktion und Lebensqualität. Diss Dt Sporthochschule, Köln

Goldberg L, Elliot DL (1985) The effect of physical activity on lipid and lipoprotein levels. Med Clin North Am 69: 41–56

Gutenbrunner Chr, Ruppel K (1992) Retrospektive Studie über die Gewichtsänderung während stationärer Heilverfahren mit und ohne Reduktionsdiät. Akt Ernähr-Med 17:8

Hauner H (1995) Pathophysiologische Grundlagen der Insulinresistenz. In: Diehm C, Schettler G (Hrsg) (1995) Das Metabolische Syndrom. Medikon, München, S 15–25

Havel RJ (1974) zit. n. Hollmann u. Hettinger (2000)

Havel RJ, Naimark N, Borchgrevink CS (1993) Turnover Rate and Oxidation of Free Fatty Acidas of Blood Plasma in Man during Exercise. Studies During Continous Infusion of Palmitate-!-C14. J Clin Invest 42:1054–1061

Helmrich SP, Ragland DR, Leung RW, Paffenbarger RS (1991) Physical activity and reduced occurance of non-insulin-dependent Diabetes. N Engl J Med 325:147–152

Hollmann W, Hettinger Th (2000) Sportmedizin. Schattauer, Stuttgart New York

Holloszy JO, Schultz J, Kusnierciwiesz J, Hagberg JM, Ehasani AA (1986) Effects of exercise on Glukose tolerance and insulin resistance. Acta Med Scand 711:55–65

Löffler G (1997) Pathophysiologie des Fettgewebes. Dt Ärztebl 94:A-2003–2007

Mehnert H (Hrsg) (1995) Stoffwechselkrankheiten. Thieme, Stuttgart New York

Nieman DC, Johanssen LM, Lee JW, Arabatzis K (1990) Infectious episodes in Runners before and after the Los Angeles Marathon. J Sports Med Phys Fit 30:316–328

Nieman DA, Henson DA, Gusewitch G (1993) Physical Activity and Immune Function in elderly Women. Med Sci Sports Exerc 25:823–831

Pacy PJ, Webster J, Garow JS (1986) Exercise and Obesity. Sports Med 3:89–113

Rompel C, Baier H, Hildebrandt G (1976) Der normalisierende Einfluss einer aktivierenden Kurbehandlung auf das Körpergewicht. Z angew Bäder- u Klimheilk 24:31–39

Schedlowski M (1994) Körperliche Belastungen und das Immunologische Abwehrsystem. In: Bühring M, Kemper FH (Hrsg) Naturheilverfahren – Grundlagen, Methoden, Nachweissituationen. Springer, Berlin Heidelberg New York, Abschn. 04.06, S 1–10

Schnabel A, Kindermann W (1982) Effect of maximal Oxagen Uptake and different Forms of Physical Training on Serum Lipoproteins. Eur J Appl Physiol 48:263–277

Soman VR, Koivisto VA, Deibert D, Felig P, DeFronzo RA (1979) Increased Insulin Sensitivity and Insulin Binding after Physical Training. N Engl J Med 301:1200–1205

Strasner A, Davis JM, Kohut ML, Pate RR, Ghafar A, Mayer E (1997) Effects of Exercise Intensity on Natural Killer Cell Activity in Women. Int J Sports Med 18: 56–61

Wirth A, Diehm C, Hanel W, Welte J, Vogel I (1985) Training-induced Changes in Serum Lipids, Fat Tolerance, and Adipose-Tissue Metabolism ind Patientds with Hapertriglyceridemia. Atherosclerosis 54:263–267

Wirth A, Kern E, Vogel I, Nikolaus Th, Schlierf G (1986) Kombinationstherapie der Adipositas mit Reduktionskost und körperlichem Training. Dtsch Med Wschr 111:972–977

Wirth A, Vogell, Schömig A, Schlierf G (1987) Metabolic effects and body fat mass changes in obese subjects on an very-low-caloric diet with and without intensive physical training. Ann Nut Metab 31:378–382

Wirth A, Krone W (1988) Sport für Diabetiker. Z Allg Med 64:249–253

Wirth A, Koch H (1994) Therapie des Diabetes mellitus durch körperliches Training. In: Bühring M, Kemper FH (Hrsg) Naturheilverfahren – Grundlagen, Methoden, Nachweissituationen. Springer, Berlin Heidelberg New York, Abschn. 04.04, S. 1–18

Wirth A, Bienek A (1994) Therapie der Adipositas durch körperliches Training. In: Bühring M, Kemper FH (Hrsg) Naturheilverfahren – Grundlagen, Methoden, Nachweissituationen. Springer, Berlin Heidelberg New York, Abschn. 04.05, S 1–13

Wirth A (1995) Nichtmedikamentöse Maßnahmen zur Behandlung des metabolischen Syndroms. In: Diehm C, Schettler G (Hrsg) Das Metabolische Syndrom. Medikon, München, S 196–185

Wirth A, Kröger H (1995) Improvement of left ventricular funktion in obese subjects following a diet and exercise program Int J Obes 19:61–65

Wood PD, Stefanik ML, Dreon DM, Frey-Hewitt B, Garay SC, Williams PT, Superko HR, Fortmann StP, Albers JJ, Vranizan KM, Ellsworth NM, Terry RB, Haskell WL (1988) Changes in plasma lipids and lipoproteins in overweight men during weight loss through dieting as compared to exercise. N Engl J Med 319:1173–1179

2.2.6   Psyche

H. Stübs

Intellektuelle Leistungsfähigkeit und Wahrnehmung der Körperlichkeit.

Wirkungen von Bewegung und Sport auf die Psyche. Psychische Effekte von Bewegung und Sport sind eine allgemeine Erfahrung und wiederholt beschrieben worden. Sie reichen von einer Verbesserung des Gesamtbefindens und der intellektuellen Fähigkeiten bis zum Abbau von Angst und Depressionen (Literaturübersicht s. Dishman 1985; Mucha u. Belaouchi 1998). **Krankengymnastik ist Teil der Bewegungstherapie** und bezieht – abhängig von den Zielsetzungen – subtile Methoden und Trainingsprogramme bis zu Entspannungstechniken mit ein. **Körperliche Bewegung hat vielfältige Wirkungen auf die Psyche:**

— physiologische Veränderungen, z.B. Steigerung der Hirndurchblutung,
— verbesserte intellektuelle Leistungsfähigkeit (Herholz et al. 1987),
— verbessertes Wahrnehmen der Körperlichkeit, was zum Einleiten und Fördern einer Psychotherapie genutzt werden kann (s. ► Kap. 4.18).

Psycho-biologische Modelle.

Wirkungen der Krankengymnastik auf die Psyche. Im Rahmen der **Schmerzforschung** sind im Laufe der Jahre unterschiedliche psycho-biologische Konzepte entwickelt worden, aus denen sich eine vielschichtige Wirkung der Krankengymnastik auf die Psyche ableiten lässt. Die **Möglichkeiten krankengymnastischer Wirkungen** auf die Psyche sollen anhand folgender psychologischer Modelle am Beispiel der in der Praxis häufigen chronischen Schmerzpatienten dargestellt werden:

— Bio-psycho-soziale Modell,
— Amplifikation,
— Somatisierung,
— Diathese-Stress-Modell,
— Operantes Modell,
— Fear-Avoidence-Modell,
— Avoidence-Endurance-Modell

Bio-psycho-soziales Modell

Multidimensionaler Ansatz.

Psychodynamische Aspekte. Für das **Verständnis einer Chronifizierung von Schmerz bzw. Beschwerden** ist heute das fachübergreifende, mehrdimensionale bio-psycho-soziale Modell (Hasenbring 1992) nicht mehr umstritten, es lässt sich mit Einschränkungen auch auf andere Krankheiten übertragen. Die Erfahrung hat gezeigt, dass eindimensionale Sichtweisen und damit auch **eindimensionale Therapieansätze** wenig sinnvoll sind und nur selten zu anhaltenden Erfolgen führen. In Wechselwirkung **zwischen Arzt und Patient** entsteht oft ein **Teufelskreis** aus:

- Erwartungen und Forderungen des Patienten,
- dem Bemühen des Arztes,
- ausbleibendem Behandlungserfolg,
- weiteren Forderungen des Patienten,
- stärkerem Bemühen des Arztes mit ggf. aggressiven Therapien,
- weiterem Ausbleiben einer Linderung und persistierenden Beschwerden bis zu Gefühlen von Hilflosigkeit bei beiden.

Dieses Dilemma wurde von ärztlichen Kollegen sehr pointiert beschrieben (Reck 1995; Heger 1999). Geht man dagegen von einem übergreifenden bio-psycho-sozialen Modell aus, wird deutlich, dass die Veränderung eines Aspekts zwangsläufig **Auswirkungen** auf die anderen haben muss – und zwar sowohl **hinsichtlich der Manifestation als auch der Bewältigung einer Erkrankung.**

Krankengymnastische Möglichkeiten. Wenn Krankengymnastik als physiotherapeutisches Verfahren eingesetzt wird, **gilt der Hauptaspekt dem körperlichen Bereich** (**bio**). Die Behandlung hat aber auch Einfluss auf die beiden anderen Bereiche (»**psycho**« bzw. »**sozial**«). Durch Krankengymnastik lässt sich mehr vermitteln als nur eine Verbesserung von Muskulatur und Bewegungsfähigkeit. Vermittelt werden auch komplexe psychische Funktionen wie das Erleben:

- der eigenen Handlungsfähigkeit,
- der eigenen Leistungsfähigkeit und
- einer differenzierten Körperwahrnehmung.

Psychosoziale Einflüsse der Krankengymnastik.

Krankengymnastische Übungen fördern das **Erleben eigener Handlungsfähigkeit** durch folgende Erfahrungen:

- Die Erfahrung der Schmerzlinderung.
- Die Erfahrung, den Beschwerden nicht (mehr) ausgeliefert zu sein.
- Die Erfahrung, unabhängig von analgetischer Medikation selbst etwas gegen die Beschwerden tun zu können.

Erleben eigener Handlungsfähigkeit.

Das Gefühl von Hilflosigkeit und depressives Erleben werden abnehmen.

Die Erfahrung eigener körperlicher Leistungsfähigkeit führt zum Erleben vermehrter Kompetenz und wird sich positiv auf das Selbstwertgefühl auswirken.

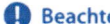 **Beachte**
Eine **differenzierte Körperwahrnehmung** ist Voraussetzung für **angepasste Belastung**, aber auch dafür, Wahrgenommenes zu relativieren und nicht laufend überzubewerten.

Amplifikation

Psychodynamische Aspekte. Das **Modell der sensorischen Amplifikation** (Barsky 1993) geht von veränderten kognitiven Prozessen bei der Wahrnehmung und Interpretation somatischer Sensationen aus. **Körperliche Befindlichkeitsstörungen**, z. B. Schmerz, **werden sehr sensibel wahrgenommen** mit einer Neigung zur Über- bzw. Falschinterpretation in der Weise, es könnte ja etwas Schlimmes sein. Folge ist dann eine stets **hohe Selbstaufmerksamkeit, verbunden mit der latenten Angst um die eigene Gesundheit**, die mit allen dazu gehörenden physiologischen Folgen einhergeht. Die Überlegung, diese Patienten müssten nur ihre Körperwahrnehmung ausblenden, um eine Linderung zu erreichen, kann nicht zum gewünschten Erfolg führen. Zum einen werden Patienten mit einer derart hohen Wahrnehmungsbereitschaft für körperliche Veränderungen es kaum schaffen, sich hiervon zu distanzieren, zum anderen werden die gesundheitsbezogenen Ängste weiter bestehen und ggf. sogar zunehmen, z B. aus Angst, nicht richtig wahrgenommen zu haben. Vielmehr müssten diese Patienten lernen:

- Körperwahrnehmung gezielt und differenziert vorzunehmen,

Modell der sensorischen Amplifikation.

— Wahrgenommenes angemessen zu interpretieren und damit auch
— katastrophisierenden Gedanken vorzubeugen.

Vertrauen in den eigenen Körper.

Krankengymnastische Möglichkeiten. Krankengymnastik kann gezielt eingesetzt werden, um:
— dem eigenen Körper gegenüber wieder mehr Sicherheit zu entwickeln,
— zu lernen, ihm zu vertrauen,
— Befindlichkeitsstörungen als Signal für Veränderung, aber nicht als beginnende Katastrophe zu sehen.

Denn die **Erfahrung eigener Belastbarkeit**, die **differenzierte Wahrnehmung** sich verändernder körperlicher Parameter wie der Herzfrequenz oder der Muskelspannung und eine angemessene Bewertung werden das Vertrauen in den eigenen Körper stärken.

 Tipp
Durch krankengymnastische Übungen kann vermittelt werden, **Befindlichkeitsstörungen nicht zu negieren oder zu bagatellisieren**, sondern eine differenzierte Wahrnehmung zu fördern. Der Patient entwickelt damit mehr **Sicherheit** und vor allem mehr **Gelassenheit** im Umgang mit dem Körper.

Somatisierung

Tiefenpsychologischen Verständnis der Somatisierung.

Psychodynamische Aspekte. Im **tiefenpsychologischen Verständnis der Somatisierung** (Egle 1998) kommen dem Schmerz und anderen Beschwerden eine psychisch entlastende Funktion zu: Eine **seelische Problematik wird ins Körperliche übertragen**, bekommt hier ihren Ausdruck, und es findet eine psychische Entlastung statt. Bei der **Konversion** wird ein seelischer Konflikt im Schmerz oder anderen Symptomen körperlich spürbar, häufig ohne entsprechenden somatischen Befund. So können auch nach Abheilen einer Organerkrankung deren Symptome dennoch fortbestehen. Liegt ein narzistischer Mechanismus vor, bekommen die Beschwerden im Rahmen einer Selbstwertkrise eher eine psychoprothetische Funktion. Das Nichterreichen eigener Lebensziele lässt sich den Beschwerden anlasten. Gleichzeitig wächst die Bedeutung des Patienten (bei Angehörigen, Ärzten, Therapeuten), bis hin zum »Koryphäen-Killer« im Sinne von **mein Schmerz ist so stark, dass jede Therapie versagen muss.**

Sensibilisierung gegenüber körperlichen Signalen.

Krankengymnastische Möglichkeiten. Obwohl die Krankengymnastik kein psychotherapeutisches Verfahren ist, bietet sie trotzdem im Rahmen einer Somatisierungsstörung hilfreiche Ansätze. Seemann (1998) beschreibt **psychosomatischen Schmerz als Kommunikationsstörung** zwischen dem Körper und einem selbst und sieht den **Schmerz als Protest des Körpers.**

 Beachte
Die Kommunikationsstörung liegt im Unvermögen der Patienten, zu verstehen, wogegen der Körper in Form von Schmerzen protestiert.

Viele Patienten verstehen nicht, was der Körper ihnen sagen will. Wenn der naheliegende Wunsch des Patienten, den Schmerz zu beheben z.B. medikamentös erreicht wird, noch bevor er verstanden wurde, kann sich eine neue Symptomatik bilden, es kommt zum **Symptomwechsel.**

Aufdecken von Zusammenhängen. In diesem Zusammenhang kann die Aufgabe des Therapeuten darin bestehen, den Versuch zu unternehmen, mittels Krankengymnastik **gemeinsam mit dem Patienten herauszufinden, wogegen sich der Körper auflehnt, was ihm fehlt.** Das können sein, z. B.:
— Anforderung und damit auch Zutrauen,
— Entlastung,
— Nähe und Berührung.

Wird **Krankengymnastik** nicht nur zur muskulären Kräftigung, sondern eher **im Sinne körperorientierter Psychotherapie eingesetzt** (s. ▶ Kap. 4.18, S. 345, ▶ Kap. 4.10, S. 267 und ▶ Kap. 4.24, S. 409), kann sie helfen, den Patienten für die psychosomatischen Aspekte des Symptoms zu sensibilisieren (Geiger 2000; Köllner et al. 1998) und ihn dabei unterstützen, herauszufinden, was ihm hilft.

Für den **narzistischen Mechanismus** gilt: Gelingt es dem Therapeuten dem Patienten zu vermitteln, dass die **Wertschätzung** weder von der Stärke seines Schmerzes, noch von außergewöhnlicher Leistungsfähigkeit abhängt, sondern dass er geachtet wird um seiner Person willen, vorbehaltlos, so müsste er nicht mehr besonders leiden, aber auch nicht mehr besonders gut sein. Das sind Voraussetzungen für eine Selbstwertregulation auf angemessenem Niveau.

Wertschätzung vermitteln.

> ❗ **Beachte**
> Krankengymnastik kann den Patienten für den Zusammenhang zwischen körperlicher Befindlichkeit und seelischem Erleben sensibel machen und öffnet ihm damit auch einen in der Regel schwer fallenden Zugang zur Psyche, zumal Physiotherapie als weniger bedrohlich erlebt wird.

Diathese-Stress-Modell

Psychodynamische Aspekte. Beim Diathese-Stress-Modell (Flor 1985) geht man davon aus, dass der Organismus **auf Stresssituationen besonders sensibel und intensiv reagiert,** und dass es über lang anhaltende psychophysiologische Störungen zu einer Manifestation von Beschwerden kommt, beispielsweise über einen anhaltend hohen Muskeltonus zu Schmerzen. Da die Patienten häufig sehr genau wissen, welche Situationen sie belasten, meiden sie diese aus Angst vor den mit ihnen antizipierten körperlichen Symptomen. Aufgrund dieses Vermeidungsverhaltens kommt es nicht zu einer Auseinandersetzung mit derartigen Situationen, und adäquate Bewältigungsstrategien werden nicht entwickelt.

Reaktion auf Stresssituationen.

Krankengymnstische Möglichkeiten. Krankengymnastik kann bei diesen Patienten in zweifacher Hinsicht hilfreich sein:

Leistungsfähigkeit wahrnehmen.

1. **Umfassende Kräftigung und Entspannung der Muskulatur** bewirkt eine **Stabilisierung vegetativer Funktionen.** Es wird ein gewisser Puffer geschaffen, so dass der Patient nicht mehr so schnell und so heftig körperlich reagiert.
2. Der Patient **erlebt seine eigene Leistungsfähigkeit.**

> ❗ **Beachte**
> Die **Wahrnehmung eigener Stärke und Kompetenz** ist Voraussetzung dafür, sich um adäquate Bewältigungsstrategien zu bemühen und sich diese auch zuzutrauen.

Krankengymnastik kann somit ggf. notwendigen psychotherapeutischen Verfahren den Boden ebnen, wie beispielsweise einer Konfrontationstherapie mit der als belastend erlebten Situation. Der Patient wird sich einer solchen eher gewachsen fühlen, und Therapieabbrüche könnten vermieden werden.

Operantes Modell

Psychodynamische und -soziale Aspekte. Das operante Modell (Fordyce 1976) **beschreibt symptomverstärkende Mechanismen im sozialen Umfeld der Patienten** wie Familie und Beruf im Sinne des operanten Konditionierens durch vermehrte Zuwendung oder persönlicher Entlastung über den Schmerz. Allen in der Praxis Tätigen sind entsprechende Verhaltensmuster bekannt, beispielsweise der Patient, der jedem gerecht werden möchte, mit steter Überlastung und der Angst, es nicht zu schaffen. Entlastung erfolgt erst, wenn die Beschwerden Abstriche im Aufgabenfeld erzwingen (in der entschuldigenden Art, man würde ja gern, aber ...). Eine derartige Entlastung wird legitim möglich. Zudem sorgen sich andere um den Patienten, man bemüht sich um ihn, nicht zuletzt auch Ärzte und Therapeuten! Die Beschwerden bedeuten auf diese Weise einen **sekundären Krankheitsgewinn.**

Symptomverstärkende Mechanismen im sozialen Umfeld.

Beschwerden verstärkende
Kontingenzmuster.

Krankheitsverhalten wird durch vermehrte Zuwendung belohnt. Eigentlich sollte es umgekehrt sein: **vermehrte Zuwendung** für den Patienten, wenn er:
— sich selbst aktiv um **Krankheitsbewältigung** bemüht,
— eigene **Leistungsziele hinterfragt**,
— sich **angemessen belastet**.

Es gilt, die Kontingenzmuster zu verändern, die die Beschwerden aufrechterhalten, d.h. der Patient sollte weniger Zuwendung und Entlastung erfahren, sondern vielmehr Ermutigung, es doch einmal anders zu probieren.

Unterbrechung des Kontingenzmusters.

Krankengymnastische Möglichkeiten. Die Krankengymnastik bietet durch den engen Patientenkontakt beste Chancen, dieses **Muster zu durchbrechen**. Der Patient verhält sich in der Regel während der Therapie nicht anders als in seinem normalen sozialen Umfeld, doch der Physiotherapeut kann sich anders verhalten als beispielsweise die Ehefrau oder die Arbeitskollegen, so dass **gewohnte krankheitserhaltende Kontingenzmuster unterbrochen werden** (Laux 1998). Einem Patienten, der während der krankengymnastischen Therapie laufend klagt und stöhnt, werden vermehrte Zuwendung und rücksichtnehmende Entlastung nur wenig helfen. Aber mit der Therapie innezuhalten und mit ihm gemeinsam die Belastung abzusprechen, wieviel er für sich tun bzw. sich zumuten möchte, ändert die Beziehung im Vergleich zu vorher nachhaltig und er muss aktiv werden. Der Physiotherapeut sollte sich hierfür Zeit nehmen, auch wenn der Patient zu Beginn mit Unverständnis reagiert.

 Beachte
Das **bisherige Kontingenzmuster des Patienten muss verändert werden** – mit Zuwendung und Unterstützung bei aktiver eigener Krankheitsbewältigung durch den Patienten.

Fear-Avoidence-Modell

Katastrophisierende Gedanken.

Psychodynamische Aspekte. Beim Fear-Avoidance-Modell (Hasenbring 1996) liegt der Schwerpunkt in **katastrophisierenden Gedanken, einhergehend mit Angst und Vermeidungsverhalten**. Patienten mit einem derartigen Grundmuster reagieren auf Schmerz oder Beschwerden häufig mit katastrophisierenden Gedanken, nehmen immer das Schlimmste an, verbunden mit dem Erleben eigener Hilflosigkeit, wie: was soll nur werden, wenn es schlimmer wird? Die Angst vor erneuten Schmerzen führt bei diesen Patienten zum **Vermeiden jeglicher Art von Belastung**. Allein schon der Gedanke daran und die damit antizipierten Schmerzen lösen Angst aus. Folge ist eine umfassende Schonhaltung mit Vermeidung jeglicher körperlicher Aktivität aus Angst vor Schmerzen oder Beschwerden, was mittelfristig zu **muskulärer Insuffizienz** führt. Bereits beim Ausführen alltäglicher Aufgaben kommt es zu Überlastung und Schmerzen, die dann wiederum Anlass für noch mehr Schonung sind. Ein derartiger **Teufelskreis** hat folgende Auswirkungen:
— Er führt häufig zu einem umfassenden sozialen Rückzug.
— Gefühle von Einsamkeit und Hoffnungslosigkeit nehmen zu.
— Eine depressive Stimmungslage verstärkt wiederum das Schmerzerleben.

Negativ gefärbte Kognitionen auflösen.

Krankengymnastische Möglichkeiten. Um nun entsprechende Kognitionen zu verändern und damit eine Neigung zum Katastrophisieren, zu Angst und Vermeidungsverhalten abzubauen, lässt sich wieder sehr gezielt Krankengymnastik einsetzen. Gelingt es, die Patienen zu motivieren, im Rahmen krankengymnastischer Behandlung ein wenig **an Belastung zuzulassen**, so machen sie zwangsläufig die Erfahrung, belastbar zu sein, zumindest in eingeschränktem Maße. **Ziel** muss sein, die **negativ gefärbte Kognition** der Patienten wie **Belastung = Schmerz aufzulösen**. Nicht jede Belastung muss zu Schmerz führen, notwendig wäre eine adäquate Anpassung. Patienten haben oft eine stark eingeschränkte Körperwahrnehmung. Daher fällt ihnen eine differenzierte Anpassung von Belastung an eigene Gegebenheiten schwer. Hinzu kommen häufig leistungsbezogene Kognitionen im Sinne eines Alles oder Nichts, also wenn Belastung, dann aber richtig. Die Folgen sind:

- Überlastung,
- Schmerz und
- die Bestätigung der Erkenntnis: Nur Schonung hilft.

Lernen die Patienten dagegen in der Krankengymnastik, sich moderat zu belasten und erreichen in kleinen Schritten eine Muskelkräftigung, haben sie bereits damit die Grundlage für die kognitive Entkoppelung von Belastung und Schmerz geschaffen im Sinne von: Belastung ist möglich, aber angepasst.

> **❶ Beachte**
> Die **Auflösung des Teufelskreises aus Angst und Vermeidungsverhalten**, verbunden mit dem Erleben eigener Leistungsfähigkeit, wird auch zur Abnahme einer depressiven Stimmungslage führen. Damit können – mit ein wenig Ermutigung – auch die sozialen Kontakte wieder zunehmen.

Avoidance-Endurance-Modell

Psychodynamische Aspekte. Patienten mit einem Verhalten im Sinne des Avoidence-Endurance-Modells (Hasenbring 1996) neigen dazu, **Schmerzen zu ignorieren** und mit **Durchhalteappellen** wie »Augen zu und durch« und umfassenden Durchhaltestrategien zu versuchen, es doch irgendwie zu schaffen. Persönliche Entlastung kommt in der Regel nicht in Frage, da dieses nicht ins Weltbild und Selbstbild der Patienten passt, Abstriche werden erst zugelassen, wenn nichts mehr geht. Aus diesem Verhalten folgt eine stete **Überlastung**, besonders im körperlichen Bereich, und zunehmende Beschwerden und Schmerzen bleiben nicht aus.

Durchhaltestrategien.

Krankengymnastische Möglichkeiten. In der Krankengymnastik soll der Patient durch einen gezielten Übungsaufbau das **angemessene Anpassen** von **Belastung** modellhaft erfahren und einüben. Ihm soll eine **differenzierte Körperwahrnehmung** vermittelt werden.

Differenzierte Körperwahrnehmung.

> **❯ Beispiel**
> Wenn eine Patientin mit entsprechenden kognitiven Mustern danach gefragt wird, wie sie beim Bügeln verfährt, ob sie alles an einem Stück in zwei Stunden erledigt oder sich die Arbeit in zweimal eine Stunde mit einer Pause dazwischen aufteilt, kommt meistens spontan die Antwort: »Also, Dinge, die ich anfange, die mache ich auch zu Ende, die Pause gibt es hinterher.«

Treten nach einer Stunde Beschwerden auf, werden diese ignoriert, es folgen Durchhalteappelle wie: »den Rest schaffst du auch noch«. Weitere Belastung, Überlastung und Schmerzen werden in Kauf genommen.

Diese Patientin wird lernen müssen, Befindlichkeitsveränderungen, z.B. den ersten Schmerz, differenziert wahrzunehmen und als Signal für eine notwendige Anpassung der Belastung zu sehen, verbunden mit der Einsicht, warum man nicht eine kleine Pause einlegen sollte. Eine Unterbrechung des Bügelns bedeutet ja nicht, dass die Wäsche 3 Wochen liegen bleibt.

> **❶ Beachte**
> Krankengymnastik kann bei entsprechender Führung durch den Therapeuten gezielt den Patienten ermutigen und auch befähigen, das Ignorieren von Beschwerden und seine Durchhalteappelle durch differenzierte Körperwahrnehmung und Anpassung der Belastung zu ersetzen.

Literatur

Barsky AJ (1993) Amplification, Somatization and the Somatoform Disorders. Psychosomatics 33:28–34
Dishman R K (1985) Medical Psychology in Exercise and Sport. Med Clin North Am 69:123–144

Egle UT (1998) Diagnose, Differentialdiagnose und Psychodynamik der somatoformen Schmerzstörung. In: Rudolf G, Henningsen P (Hrsg) Somatoforme Störungen. Schattauer, Stuttgart New York S 89–102

Flor H, Turk DC, Birnbaumer N (1985) Assessment of Stress-Relatet psychophysiological Reactions in Chronic Back Pain Patients. J Consult Clin Psychol 53:354–364

Fordyce W E (1976) Behavioral Methods for Chronic Pain and Illness. Mosby, St Louis

Geiger W (2000) Der schwierige Patient – Überlegungen zur Psychosomatik chronischer Schmerzsyndrome am Bewegungssystem. Krankengymnastik 52:784–798

Hasenbring M (1992) Chronifizierung bandscheibenbedingter Schmerzen. Schattauer, Stuttgart New York

Hasenbring M (1996) Kognitive Verhaltenstherapie chronischer und prächronischer Schmerzen. Psychotherapeut 41:313–325

Heger S (1999) Zur Psychosomatik des failed-back-syndroms: warum Rückenschemrzen chronifizieren. Nervenarzt 70:225–232

Herholz K, Buskies W, Rist M, Pawlik G, Hollmann W, Heiss WD (1987) Regional cerebral blood flow in man at rest and during exercise. J Neurol 234:9–13

Köllner V, Schneider C (1998) Zur Kombination von kognitiver Verhaltenstherapie und Körperarbeit bei der Behandlung chronischer Schmerzen – eine Kasuistik. Krankengymnastik 50:2074–2082

Laux B (1998) Psychologische Aspekte bei Erkrankungen der Iliolumbalregion. Physikalische Therapie 19:342–345

Mucha C, Belaouchi N (1998) Psychische Effekte von Sport und Bewegungstherapie – eine Literaturanalyse. Physikalische Therapie 19:526–530, 598–602

Reck R (1995) Psychosomatik in der Orthopädie – Wunschtraum oder Ignoranz? Orthop Praxis 31:2–5

Seemann H (1998) Psychosomatische Schmerzen als Kommunikationsstörung oder wie man mit seinem Körper wieder ins Gespräch kommen kann. Krankengymnastik 50:2067–2072

2.3   Übungstechniken

J. Bücking, Chr. Gutenbrunner A. Kohlrausch, G. Küther, H. Stübs

2.3.1   Passive Techniken

A. Kohlrausch

 Beachte

Therapiemethoden ohne willkürliche Muskelaktivitäten.

Passive Techniken sind krankengymnastische, z.T. auch ärztliche Therapiemethoden, die ohne willkürliche Muskelaktivitäten des Patienten durchgeführt werden.

Der Patient bleibt somit muskulär passiv. Gleichzeitig haben auch die passiven Techniken zahlreiche relevante physiologische Auswirkungen und darüber hinaus eine enge Beziehung zur Aktivität des Bewegungsapparats. Man sollte deshalb und auch aus später erläuterten Gründen besser von »**sog. passiven Techniken**« sprechen.

❯ **Exkurs**

Das Beiwort »passiv« ist seit mehreren Jahren zunehmend, aber zu Unrecht negativ belegt. Besonders bei Gesundheitspolitikern, bei Rentenversicherungsträgern und Krankenkassen hat sich eine verhängnisvolle **Fehldeutung** der passiven Techniken **als Negativbegriff** eingeschlichen. Die ursprünglich muskelphysiologisch begründete Definition wird nun mit psychologisch-menschlich negativen Werturteilen belastet. Passiv ist gleich unmotiviert oder träge und daher abzulehnen.

Gleichzeitig trat mit vollem Recht die Krankengymnastik ihren Siegeszug in der Physikalischen Medizin und bei der Bewertung durch die Ärzte und ihre Organe an. Auch die Fitnesswelle und die zunehmende sportliche Aktivität, besonders als Freizeitgestaltung, trugen insgesamt zu einer Umbewertung der passiven Techniken bei. Beispielsweise wird die früher allseits anerkannte und vom Patienten positiv beurteilte Massage heute von den meisten gesundheitspolitisch Verantwortlichen aus den geschilderten Gründen abgelehnt.

Primat der Krankengymnastik.

Wenn eine Bewertungsskala verschiedener Methoden der Physikalischen Medizin möglich wäre, würde zweifellos **die Krankengymnastik an oberster Stelle** stehen. Die **pauschale Ablehnung passiver Techniken** – die Massage dient hier nur als Beispiel – ist aber **medizinisch nicht begründbar** und ökonomisch gesehen **falsch**. Viele Patienten sind zu aktiver Therapie aus körperlichen Gründen nicht fähig. Auch hier sind häufig passive Techniken sehr hilfreich.

Passive Techniken manchmal gezielter.

In manchen Fällen sind **passive Maßnahmen** auch **gezielter und spezifischer** als einige gängige aktive Übungen.

 Beachte

Mit **wachsender Alterspyramide und Morbidität** werden passive Maßnahmen zunehmend indiziert und therapiewürdig.

Wenn z.B. chronisch entzündliche Erkrankungen am Bewegungsapparat oder zentralen Nervensystem, Alter, Gebrechlichkeit oder Polytraumatisierung aktive Übungsbehandlungen unmöglich machen, sind Passivmaßnahmen oft die einzig mögliche und dabei sehr hilfreiche Alternative (Günther u. Jantsch 1982).

Ruhigstellung – passive Bewegungen

Ruhigstellung und aktive Bewegung.

Ruhigstellung. Die Extremform der Passivtechnik ist die **Ruhigstellung**. Sie kann bei aktiven Bewegungsabläufen bzw. willkürlicher Muskelaktivität Vorbereitung, Voraussetzung, Einleitung, Unterbrechung oder Erholung sein.

Ersatz von Muskelaktivität.

Passive Bewegungen. Passive Techniken können aber auch als **passive Bewegungen** **Muskelaktivität ersetzen**, z.B. bei Lähmung, Koma oder mechanischen Hemmnissen, die aktive Bewegungen unmöglich machen. Die passive Bewegung kann aktive Bewegungen unnötig machen, z.B. weil der Therapeut den Körper oder das Körperteil des Patienten bewegt. Dadurch werden aktive Bewegungsabläufe imitiert, neu eingeübt oder im technischen Bewegungsablauf verbessert. **Derartige Techniken dienen:**

- der Bewegungsbahnung und Bewegungsschulung,
- der Gelenkschulung und Gelenksicherung,
- der Rezeptoraktivierung (Spannung-Druck-Dehnungsrezeptoren),
- dem Umlernen bzw. Neulernen bei Fehl- oder Schonhaltungen und Fehl- bzw. Ausgleichsbewegungen, besonders in der Neurologie, Orthopädie und Inneren Medizin.

Geführte passive Bewegung. Besonders bei **neurologischen Erkrankungen** wie schlaffen Lähmungen soll die **geführte passive Bewegung** der gelähmten Extremitäten durch den Therapeuten in zunehmendem Maße **von der wiedereinsetzenden Muskelaktivität begleitet werden.** Im Falle der Restlähmung trägt schließlich der Therapeut nur noch die Schwerkraft der gelähmten Extremität, der Patient führt aber die Bewegungen zunehmend mit eigener Muskelinnervation durch. Diese **echte aktiv-passive Kombinationsbewegung** wird schließlich in eine rein aktive Bewegung und dann in eine Widerstandsbewegung umgewandelt, um die wiedergewonnene Kraft zu stärken.

Wiedereinsetzende Muskelaktivität.

> **❶ Beachte**
> Aus der passiven Bewegung wird teilpassive, dann teilaktive, schließlich aktive und zuletzt Widerstandsbewegung (Kohlrausch u. Kohlrausch 1971).

Aktiv-passive muskuläre Kombinationstherapie

Seit Jahrzehnten werden **aktive und passive Behandlungstechniken kombiniert**, z. B:
- zur Gelenkmobilisation bei Kontrakturen,
- bei internistischen, orthopädischen und chirurgischen Erkrankungen.

Kombination aktiver und passiver Behandlungstechniken.

Dabei führt der Therapeut die Extremität des Patienten in einer bestimmten Bewegungsbahn bis zum Schmerzendpunkt der Bewegungsmöglichkeit. Nun wird im rhythmischen Wechsel passiv nachgedehnt und/oder aktiv gegen den Widerstand des Therapeuten an der Grenze der schmerzbedingten Bewegungsfähigkeit geübt. In manchen Fällen werden auch im Wechsel isometrische Muskelanspannungen (zur Rezeptordehnung und Muskelfaserspannungsminderung) und passive Nachdehnungen zur Verbesserung des Gelenkspiels eingesetzt.

> **❶ Beachte**
> Der **fast unmerkliche Übergang** von sanfter passiver Dehnung zu der vorsichtig einsetzenden isometrischen Muskelaktivität des Patienten ist wichtig und ein Zeichen guten krankengymnastischen Könnens.

Während sich die Therapieziele bei aktiv-passiven Kombinationstechniken teilweise ergänzen oder ähnlich sind wie beispielsweise in der Lähmungsbehandlung, weichen sie bei anderen Passivtechniken auch völlig von denen der aktiven Bewegungstherapie ab.

Dehnungsbehandlung

Die rein passiven Bewegungen dienen bei dieser Zielsetzung **ausschließlich** der Dehnung von Muskeln, Bändern, Sehnen und Kapseln.

Passive Bewegungen dienen der Dehnung.

Stretching. In der **Dehnungsvariante der Sportmedizin** besteht eine Verbindung von aktiver und passiver Bewegung (s. ▶ Kap. 4.27, S. 431ff). Beim Sportler wird das **Stretching** als Dehnung aller elastischen Strukturen mittels aktiv durchgeführter Haltungsänderung eingeleitet und damit eine physiologische, aus dem Körperbedürfnis entstehende Dehnbewegung nachgeahmt: Das **»Räkeln« beim Aufwachen oder nach längeren Zwangshaltungen** kennt man als Quasi-Instinktbewegung. Hierbei erfolgt die Dehnung großer Muskelgruppen oder Muskelschlingen (Passivität) durch eine aktive Willkürinnervation der jeweiligen Antagonisten. Alternierend wechselt die Aktivität bzw. die Dehnung mehrmals vom Agonisten zum Antagonisten und umgekehrt. Erst dann fühlt sich der Betreffende wieder für die Bewegung gut konditioniert.

Verbindung von aktiver und passiver Dehnung.

Man erkennt daraus, dass im **physiologisch-instinkthaften** bzw. **durch Körperbedürfnis ausgelöstem Verhalten** unsere Therapieprinzipien schon vorgezeichnet sind. Ähnlich verhält es sich mit den entlastenden Lagerungen.

 Beachte
Durch **Stretching** wird der physiologische Aktivitätszustand der Muskulatur und der bradytrophen Gewebe durch ineinandergreifende aktiv-passive Maßnahmen vorbereitet.

Entlastende (Ausgangs-) Lagerungen

Entlastung und Dehnung.

Funktion der entlastenden Lagerungen. Als **Ruhestellung** vor und im Verlauf krankengymnastischer Behandlungen entlasten oder dehnen sie bestimmte Körperabschnitte, besonders:
- Wirbelsäule,
- Gelenke oder
- bestimmte Gewebspartien.

Schon in der **stabilen Seitenlage** (»**Nato-Lage**«), mehr noch in der **Lagerung auf Matte, Ball, Walzen, Hockern** oder bei der **Stufenlagerung** werden die meist dorsalen Teile des Rumpfes entlastet bzw. gedehnt. Betroffen sind:
- die dorsalen Bandscheibenanteile,
- der Band- und Muskelapparat und
- die entsprechenden Unterhaut- und Hautsegmente.

(Eine besonders intensive Dehnung der Haut mit dem Therapieziel der Bindegewebsdehnung, der Einwirkung auf das Blutgefäß- und Lymphsystem und auf die Nervenrezeptoren findet bei der Massage statt, die im Abschn. »Massagetechniken«, S. 96 f, dargestellt wird.)

Die erwähnten Lagerungen und bestimmte sich anschließende aktive Bewegungen sowie reflektorisch begünstigende Ausgangsstellungen des Körpers erinnern stark an instinktiv eingenommene Körperhaltungen (Reichel 1998).

Schlafhaltungen.

 Beachte
Bestimmte Körperhaltungen werden durch ein Körperbedürfnis unwillkürlich intendiert und aktiv eingenommen, danach aber passiv beibehalten.

Derartigen therapeutischen Lagerungen ähnelt die häufige **Schlafhaltung von Kleinkindern** in Bauchlage mit unter den Bauch gezogenen Knien. Von **Erwachsenen** wird im Schlaf oft eine stabile Seitenlage eingenommen, mit oder ohne Entlordosierung der Wirbelsäule und mit Dehnung der Glutäal- und Lumbalmuskulatur bei stark angebeugten Hüft- und Kniegelenken der einen Seite. Bei geringerer Beugung der Hüftgelenke sind diese Muskelgruppen entspannt.

Lagerungen und Entspannungshaltungen.

 Beachte
Die **Lagerungen und Entspannungshaltungen** führen überwiegend zur Entlastung der dorsalen Rumpfabschnitte, teilweise mit Dehnung der verkürzten Rückenstreckmuskulatur, und bereiten die nachfolgende muskuläre Aktivität vor.

Ein Beispiel ist die imitierte Gesamtkyphose bei der sog. Embryohaltung im Schlaf bei Seitenlage.

Traktionen

Gezielte Zugwirkung auf bestimmte Körperabschnitte.

Nicht als physiologische, aber therapeutisch sehr wirksame passive Techniken seien jene Methoden genannt, die eine Zugwirkung auf bestimmte Körperabschnitte ausüben, besonders auf die Wirbelsäule oder die Gelenke.

Extensionen.

Traktion als passive Technik. **Traktionen mittels mechanotherapeutischer Geräte** werden als **Extensionen** bezeichnet. Sie wirken grundsätzlich jenen Kräften entgegen, die physiologischerweise die Gelenkflächen bzw. die Wirbelkörper einander annähern. Die **Traktion wirkt** somit folgenden stabilisierenden Faktoren **entgegen:**

— den physiologischen Gelenkstabilisatoren wie Muskel-, Sehnen-, Band- Kapselzug und Gelenkflächenadhäsion,
— den Gelenkdruck erhöhenden Kräften wie Körpergewicht und Druckbelastungen beim Tragen, Heben oder bei der Muskelarbeit.

Traktionen werden nicht nur in der Physikalischen Medizin, Inneren Medizin, Orthopädie und Neurologie in vielfältiger, unterschiedlicher Weise und unterschiedlichen Körperstellungen bzw. -haltungen angewandt. Grundsätzlich dienen sie dazu, statische oder statisch-dynamische Belastungen auszuschalten oder durch Entlastung umzukehren (Thom 1986).

Traktion in der manuellen Medizin. Auch in der manuellen Medizin ist die **gelenkflächenentlastende Traktion** ein wesentliches Therapieelement und bewirkt Effekte, die physiologisch nicht auftreten (s. ► Kap. 4.20, S. 365ff; Eder u. Tilscher 1995).

Schüttelungen

Ein großes und wichtiges Kapitel an der Schnittstelle zwischen den **passiven und den aktiven krankengymnastischen Behandlungstechniken** bilden Schüttelungen und verschiedene Massagetechniken.

Schnittstelle zwischen passiv und aktiv.

Therapieziele. Bereits der optische Eindruck einer technisch gut durchgeführten Schüttelung zeigt erneut, wie theoretisch eine Unterscheidung in aktive und passive Techniken insgesamt ist. **Aktiv- und Passivtechniken** haben häufig das gleiche Therapieziel, sie erzeugen sehr oft **gleiche oder vergleichbare physiologische Wirkungen als Reizantwort:**

— Hyperämie,
— Stoffwechselsteigerung,
— Muskeleutonisierung,
— Gewebsdehnung und
— Schmerzbekämpfung.

Bei einer korrekt durchgeführten Schüttelung gerät die zu behandelnde Muskulatur (z.B. Waden- oder Oberschenkelmuskulatur) in eine rhythmisch **schwingende Bewegung,** so als würde man ein an beiden Enden fixiertes Gummiband durch rhythmische Bewegungen zum Schwingen bringen. Die Wadenmuskulatur des Behandelten schwingt z.B. quer zur Unterschenkellängsachse in locker gleichmäßig rhythmischer Bewegung. Bei **ausreichend langer Durchführung** über etliche Minuten empfindet der Patient:

— eine deutliche Eutonisierung der Muskulatur,
— eine angenehme Wärme,
— Muskelentspannung,
— Entschmerzung.

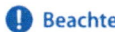 **Beachte**
Die **bewegte Muskulatur** erzeugt Effekte und Empfindungen wie nach aktiver Muskelarbeit. Die sich deutlich bewegende Muskelmasse erinnert mehr an Aktivität als an passive Behandlung.

Weitere Anwendungsmöglichkeiten. Schüttelungen von Rumpf oder Extremitäten dienen nicht nur der lokalen Muskeleutonisierung, sondern können als an den Atemrhythmus angepasste **Teil- oder Ganzkörperschüttelung** auch eine sehr individuelle und wirksame Methode zur **psychophysischen Gesamtentspannung** sein. Ferner wirkt diese Methode schlaffördernd und kann – allerdings zeitaufwendig (20–40 min) – auch zur Obstipationsbehandlung eingesetzt werden.

Ganzkörperschüttelung.

Massagetechniken

Obwohl Massage eindeutig zum Tätigkeitsfeld des Physiotherapeuten und des Krankengymnasten gehört, können hier nur einige wichtige Techniken erwähnt werden. Grund-

sätzlich sind die **medizinisch indizierten Heilmassagen** von den medizinisch nichtindizier-
ten, wenn auch wünschenswerten und gesundheitsfördernden **Sport- oder Pflegemassa-
gen** (Sauna-/ Wellnessbereich) zu unterscheiden.

Bei den medizinisch indizierten Massagen lassen sich **folgende Gruppen unterscheiden:**
- Spezialmassagen,
- klassische Massage,
- apparative Massagen.

Spezialmassagen

Methoden der Spezialmassagen.

Spezialmassagen, die sich besonderer Techniken bedienen oder **gezielt bestimmte Gewebe
bzw. Organe ansprechen,** können hier nur aufgezählt werden. Im Einzelnen sind dies:
- **Methodisch und gewebsorientiert:**
    - Bindegewebsmassage (Dicke et al. 1982; Kohlrausch, W 1959; Teirich-Leube 1970),
    - Muskelreflexzonenmassage (Kohlrausch, W 1959),
    - Lymphdrainage (Hutzschenreuter et al. 1991).
    Beide Methoden sind mit ihren spezifischen Techniken wissenschaftlich gut fun-
    diert.
- **Organorientiert:**
    - z. B. Kolonmassage.
- **Gewebsorientiert:**
    - Periostmassage,
    - Nervenpunktmassage.
- **Therapeutisch zielorientiert:**
    - Akupunktmassage,
    - Fußreflexzonenmassage.

Den therapeutisch zielorientierten Massagen fehlen allerdings wissenschaftlich überzeu-
gende pathophysiologische und neuroanatomische Grundlagen.

Klassische Massage

Begründete Indikationen.

Medizinische Indikationen. Sie ist nach wie vor die wichtigste und mit Recht verbrei-
teteste Technik. Die medizinischen Indikationen für Massagen ergeben sich nicht nur aus
bestimmten Diagnosen, sondern häufiger aus dem dazugehörigen Symptombild und den
speziellen Befunden wie folgendes Beispiel zeigt:

> **Beispiel**
> Keineswegs ist jede **Myalgie** als strenge Massageindikation anzusehen. Persistiert jedoch trotz
> aktiver krankengymnastischer Therapie und Wärmeselbstbehandlung ein umschriebener
> **Muskelhypertonus,** z.B. im dorsalen Rand des M. glutaeus medius bei Koxarthrose, so ist dieser
> deutlich palpierbare Befund in der Regel nach drei bis höchstens sechs gezielten Muskelmas-
> sagen beseitigt, sofern diese kunstgerecht durchgeführt wurden.

Narbenbehandlung.

Bei der Behandlung von **Verbrennungs- oder Verletzungsnarben** ist die Massage uner-
setzbar. Dehnende Massagetechniken, Bindegewebsstriche oder knetend ziehende Finger-
kuppenfriktionen können millimetergenau bestimmte Narbenstränge fassen und dehnen.
Hier, wie bei Myalgien, Muskelhypertonus u.a., ist die Kombination von aktiven und passiven Verfahren, d.h. Krankengymnastik und Massage, die ideale Therapie.

Grifftechniken der klassischem Massage.

Grifftechniken. Die sog. klassische Massage wird in Form verschiedener, **abwechselnd
oder nacheinander eingesetzter Grifftechniken** ausgeführt. Die wichtigsten sind:
- Erschütterungen (Klopfung, Pochung, Hackung, »Peitschung«),
- Streichungen,
- Knetungen (Einhand-, Zweihand-, Zweifingerknetung),
- Vibrationen (Hand-, Fingerkuppenvibrationen).
- Hautreizgriffe (Reibung, Verschiebegriffe),

In Abhängigkeit vom Therapieziel werden die einzelnen Grifftechniken mit ihren verschiedenen Wirkungen und Eignungen unterschiedlich intensiv eingesetzt. Am meisten eingesetzt und am wichtigsten sind:
- Knetungen,
- Streichungen und
- Vibrationen (nur beim wirklich geübten Könner wirksam).

Streichungen. Großflächige Streichungen bewirken das vom Patienten geschätzte Wohlgefühl.

! **Beachte**
  Therapieziele:
  - Palpierende Orientierung des Behandlers über den Spannungsgrad von Haut, Unterhaut und Muskulatur.
  - Ertasten von Unterhautadhäsionen und Muskelverspannungen und der damit verbundenen Schmerzhaftigkeit.

Orientierung des Therapeuten über Gewebszustand.

Zwischengeschaltete großflächige Streichungen wirken beruhigend und entspannend und lindern die bei Knetung auftretenden Schmerzreaktionen im Sinne der **Gate-Control-Theorie**: Die Reizung der vielen Haut- und Unterhautrezeptoren durch gleichmäßigen Druck, Wärme der Hand und sanft rhythmische Bewegungen führt zu diversen afferenten nervalen Reizen und blockiert durch überschießende Impulszufuhr die Schmerzafferenzen (Kohlrausch 1981).

Hautreizgriffe. Die Hautreizgriffe sollen vorwiegend eine **Hyperämie und Stoffwechselanregung der oberen Körperschichten** bewirken.

Hyperämie und Stoffwechselanregung.

Knetung. Die Knetung als eigentlich **muskelspezifische Technik** wird mit vielfältigen, unterschiedlichen Massagegriffen durchgeführt. Hier werden nicht nur Druck und Reibung auf der Oberfläche erzeugt, sondern die umfassten Muskelfasergruppen werden gezielt gedehnt und intermittierend unterschiedlichen Druckwirkungen ausgesetzt. **Gereizt** werden:

Muskelspezifische Technik.

- Schmerzrezeptoren,
- Spannungsrezeptoren,
- Druckrezeptoren,
- Zugrezeptoren.

Als **Reizantwort** erfolgen:
- eine erhebliche Hyperämie,
- eine Verbesserung von Trophik und Turgor der betroffenen Zellen und
- vor allem eine Minderung des Muskelhypertonus.

! **Beachte**
  Therapieziele:
  - Eutonisierung der Muskulatur,
  - Schmerzlinderung,
  - Stoffwechselverbesserung.

Klopfungen und Pochungen. Sie eignen sich als taktil muskelanregende, kontraktionsfördernde Verfahren in der Sportmedizin und bei völlig schlaffparetischer Muskulatur, jedoch nur als zwischengeschaltete Grifftechnik von untergeordneter Wichtigkeit – allenfalls als Thoraxpochung zur »Abhustförderung«.

Taktile Anregung.

! **Beachte**
  Therapieziele:
  - Muskeltonussteigerung,
  - Schleimlösung (Bronchitis – Asthma – Mukoviszidose).

Therapeutische Schwingungen.

Vibrationsmassage. Als Vibrationsmassage bezeichnet man eine Technik, bei der die vibrierende Hand oder Faust (großflächig) bzw. die vibrierenden Fingerkuppen (kleinflächig) die **betreffende Muskulatur in konforme Schwingungen gleich bleibender Schwingungsamplitude versetzen.** Die Kunst des Massierenden ist es, die Vibrationsfrequenz zwischen 30 und 60 Hz so zu gestalten, dass die elastische Eigenschaft des Gewebes diese Schwingung über etliche Minuten übernimmt und dieses »mitschwingt«. Gelingt dies, so kann innerhalb von 5–10 min eine ganze Muskelpartie schmerzfrei entspannt sein. Diese Technik ist somit **häufig indiziert,** jedoch relativ **selten ausgeübt,** weil die meisten Therapeuten die Vibration mit angespannter Armmuskulatur auszuführen gelernt haben. So kann sie aber nicht länger als 1–2 min durchgehalten werden. Nur wenn der Therapeut mit entspannter Armmuskulatur 5–10 min fast pausenlos vibrieren kann, verspricht diese Methode Aussicht auf Erfolg. Die Vibration ist somit eine Art Goldstandard in der Hand des technisch wirklich perfekten Therapeuten (Kohlrausch 1971).

 Beachte

Therapieziele:
- Schmerzhaft verspannte Muskulatur eutonisieren,
- muskuläre Reflexzonen behandeln (z.B. Asthma, Cholezystopathie),
- Bronchospasmolyse und Sekretolyse.

Thoraxerschütterungen.

Thoraxerschütterungen wirken auf die Atmungsorgane. Sie fördern die Schleimlösung und erleichtern das Abhusten (s. ▶ Kap. 4.2, S. 189ff und ▶ Kap. 5.4, S. 493ff). Neben der Quincke'schen Hängelage mit Thorax- und Kopftieflagerung und Torsion des Oberkörpers sind sie wie atmungskonformes sanftes Schütteln, Pochen, Klopfen oder großflächige Ganzhandvibrationen der betreffenden Thoraxseite dazu geeignet (Kohlrausch u. Teirich-Leube 1954). Das Abhusten des Schleims wird auf diese Weise wesentlich erleichtert und verstärkt.

Auch die **Fingervibration** ist zur Behandlung muskulärer Reflexzonen und einer infolge des vermehrten Hustens und der erhöhten Atemarbeit schmerzhaft verspannten Interkostalmuskulatur hilfreich. Streichungen und Knetungen ergänzen die für den Asthmatiker besonders wichtige muskuläre und psychische Entspannungsbehandlung.

Beachte

Therapieziele:
- Schleim lösen,
- Abhusten erleichtern,
- Interkostalmuskulatur entspannen,
- psychische Entspannung.

Apparative Massage

Massagegeräte. Seit Jahrzehnten bietet die Industrie Geräte an, die teils zur Selbstbehandlung des Patienten, teils auch als Ergänzung oder Erleichterung für den Massierenden verschiedene Formen der Handmassage imitieren. Am gebräuchlichsten sind die sog. Vibrationsmassagegeräte, die mittels kleiner Elektromotoren mechanisch das Gewebe zur Schwingung bringen sollen. Hierbei ist zu unterscheiden zwischen Geräten, die eine **horizontale Vibrationsbewegung** auf das darunter liegende Gewebe bringen, und solchen, die eine **vertikal** stoßende Bewegung auf das zu behandelnde Gewebe übertragen. Schließlich werden auch Geräte angeboten, bei denen auf einer handtellergroßen Basis sich kleine fingerendgliedgroße, stummelartig leicht gebogene Zapfen hin und her bewegen und somit eine gewisse Reibe- und Verschiebebeweglichkeit auf der Körperoberfläche erzeugen (»Hautreizgriffimitation«).

Maschinelle Massagegeräte.

Wirkungen der Massagegeräte. Die **Wirkung der Geräte muss kritisch beurteilt** werden: Während ein gut ausgebildeter Therapeut mit seiner Hand besondere Verspannungen im Gewebe, behandlungsbedürftige Bezirke, narbige oder sonstige pathologische Veränderungen des Gewebes ertastet und diese meidet bzw. als behandlungsbedürftig erkennt, vermögen Massageapparate dieses nicht.

> **❗ Tipp**
> Massagegeräte sind der massierenden Hand des Therapeuten in jedem Falle weit unterlegen.

Auch die eventuelle Nichtbeachtung von Kontraindikationen, z. B. entzündliche oder sonstige Veränderungen der Haut und Thrombophlebitis, ist bedenklich. Schließlich hängt die Wirksamkeit mechanischer Massageapparate nicht nur von der Technik, sondern vor allem von dem erwarteten Effekt ab. Wenn lediglich eine Hauthyperämie und somit eine gewisse Stoffwechselanregung des Integuments angestrebt wird, mögen manche Geräte hierzu geeignet sein. Die angekündigte **Vibrationswirkung** im Sinne einer Muskelvibration tritt allenfalls bei solchen Geräten auf, die eine **senkrecht zur Körperoberfläche** verlaufende mechanische Vibrationsbewegung bewirken. Die meisten dieser Geräte haben jedoch eine viel zu hohe Frequenz, um ein Mitschwingen des Muskelgewebes mit Frequenzen zwischen 30 und 100 Hz zu ermöglichen. In diesen Fällen fehlt aber die tastende und regulierende Wirkung des therapeutischen Fingers.

Die **horizontal vibrierenden Massagegeräte** erzeugen allenfalls eine Schwabbelbewegung im Unterhautbereich, nicht aber die erwünschte schwingende Längenänderung der Muskulatur.

> **❗ Tipp**
> Apparative Massagearten sind eher einer standardisierten gesundheitspflegerischen Maßnahme als einer individuellen Therapie zuzuordnen.

Das gleiche gilt für sog. **Vibrationsmassagekissen,** auf die man sich legt, oder für Geräte, bei denen mechanische Rollen die Rückenmuskulatur »auflockern« sollen.

> **❗ Beachte**
> Medizinisch indiziert ist grundsätzlich nur die vom fachlich qualifizierten Physiotherapeuten, Krankengymnasten bzw. Masseur ausgeführte manuelle Massage.

Passive Atemtherapie

Bei pulmothorakalen krankengymnastischen Behandlungen – vor allem in der Inneren Medizin und Chirurgie – werden ergänzend zu diversen aktiven Techniken folgende passive Techniken eingesetzt (Ehrenberg 1998; Weimann 1989):
- Packegriffe,
- spezielle Lagerungsübungen,
- Atemführung.

Packegriffe. Packegriffe erfolgen im **Bereich der minderbelüfteten und zu wenig bewegten Thoraxregion.** Dabei wird die Thoraxhaut gezielt vom Krankengymnasten mit der ganzen Hand gepackt und als große Hautfalte langsam und über mehrere Sekunden gehalten und gleichzeitig während der Inspiration vom Thorax weggezogen. Dieser kräftige, aber nicht schmerzhafte Zugreiz am Integument bewirkt einen **Atemlenkungseffekt,** d.h. die Atembewegung soll in dieser Region des Thorax verstärkt werden, was z. B. bei einer postpleuritischen Schwartenbildung oder auch bei verminderter Thoraxatembewegung bei operierten Patienten bzw. im Senium und bei Schwerkranken wünschenswert ist (Kohlrausch, A et al. 1983). *Atemlenkung.*

Spezielle Lagerungsübungen. **Spezielle Lagerungsübungen** dienen ebenfalls der **Atemlenkung.** Die Atmungsbewegung folgender betroffener Regionen soll besonders gefördert werden: *Förderung von Atembewegungen.*
- Bereiche mit größeren postpleuritischen Adhäsionen,
- nach Lungen- oder Thoraxwandoperationen,
- bei Verbrennungs- oder sonstigen Narben im Flanken-Oberbauch-Bereich.

Neben den aktiven atemtherapeutischen Maßnahmen und der lokalen Dehnung der betroffenen Gewebe durch entsprechende Massagegriffe wirken hier gezielte Lagerungen. Soll z. B. die **rechte Flankenpartie** gedehnt werden, muss der Patient bei Rückenlage die obere Körperpartie, den Schultergürtel und die Becken-Bein-Region so weit wie möglich nach links verschieben, dass seine rechte Körperkontur einem konvexen Kreissegment entspricht.

Bei **Linkslagerung** werden unter die Thorax-LWS-Region ein oder mehrere Sandsäcke gelegt, wodurch auch hierbei die rechte Seite konvex gewölbt wird. Gleichzeitig ist die linke Thoraxpartie durch den Druck der Sandsäcke an ihrer Ausdehnung gehindert, so dass zudem rein mechanisch (nicht nur durch den entstehenden Zugreiz der Konvexseite) bei tiefer bewusster Einatmung die rechte Lungenhälfte stärker belüftet wird. Je nach Lagerungsart können auf diese Weise gezielt verschiedene Abschnitte der Thoraxwand bzw. des pleuropulmonalen und auch abdominalen Gewebes gedehnt und bewegt werden.

> **❶ Beachte**
> **Therapieziele:**
> ■ Dehnung von Narben oder Adhäsionen der Thoraxwand,
> ■ Mehrdurchlüftung der darunter liegenden Lungenabschnitte.

Atembewegung gegen Widerstand.

Atemführung. Die Atemführung entfaltet einen ganz ähnlichen Effekt, der ebenfalls zwischen Massage und Bewegungstherapie steht. Dabei gibt der Physiotherapeut bzw. der schon zur Selbstbehandlung angelernte Patient mit der Hand einen **Widerstand gegen die Atembewegung**, die eine Verstärkung derselben provoziert: Er legt eine oder beide Hände flach oder als Faust auf die Thoraxflanke bzw. den Bauch. Nun muss der Behandelte gegen diesen Widerstand von außen mit der Atmung anarbeiten und bewirkt ebenfalls eine verstärkte Mobilisation dieser Thoraxregion oder der Zwerchfellatmung.

Passive Übungen im Schlingentisch.

Krankengymnastisch-passiven Techniken dienen bestimmte Geräte, die auch der **apparativen Therapie** zugeordnet werden können. Dazu gehört vor allem der sog. **Schlingentisch** oder **Schlingenkäfig** (s. auch ▶ Kap. 2.3.6, S. 138ff). Die Therapie wird in ▶ Kap. 4.25, S. 413ff ausführlich beschrieben; insgesamt bietet sie ähnliche funktionelle Möglichkeiten wie eine Wasserbewegungstherapie (Mucha 2000).

Das Gerät. Die Behandlungsliege steht in einem nach vorne und unten offenenen »Käfig«, der etwa 2,5 m lang, hoch und breit ist. Die einfachere Ausführung ist das sog. Deckengerät, bei dem lediglich ein den Behandlungstisch in allen Richtungen deutlich überragender Käfigteil als Decke angebracht ist. Der Patient wird mittels verschiedener längenverstellbarer Seile, die mit Karabinerhaken variabel fixiert werden, auf 10–20 cm breiten, den Körper tragenden Stoffgurten »aufgehängt« (= »schwebend« gelagert).

Bewegung ohne Schwerkraftwirkung.

Therapiemöglichkeiten. Je nach Therapiemethode und Behandlungsziel können der ganze Körper oder einzelne Körperteile in stabiler oder labiler Aufhängung gehalten werden. Durch sinnreiche Verschiebung der Aufhängepunkte kann ein sanfter oder stärkerer (auch durch Gummizug verstärkter) Zug ausgeübt werden, der als passive Dehnung oder bei Gegenaktivität des Patienten als aktive-passive Therapie genutzt werden kann. Auch kann der »quasi schwebende Patient« bei Gesamtaufhängung von Kopf, Schultergürtel, Becken und Beinen in eine sanft rhythmisch schlingernde, schüttelnde Bewegung versetzt werden.

Insgesamt bietet die Behandlung im Schlingentisch vergleichbare funktionelle Möglichkeitzen wie eine Wasserbewegung (Mucha 2000).

Passive Techniken im Wasser

Aktive und passive Elemente verbinden sich.

Das **Bewegungsbad** bietet in idealer Weise die Möglichkeit, **aktive und passive Elemente einer Bewegung zu verbinden und fließend ineinander übergehen zu lassen,** so dass in manchen Fällen hier eine Abgrenzung zwischen aktiv und passiv kaum möglich ist.

Schwerkraftminderung der Extremitäten.

Physikalische Besonderheiten. Die physikalische Besonderheit der **Schwerkraftminderung der Extremitäten** im Wasser bzw. des tatsächlichen **Auftriebs des Rumpfes** im Wasser erlaubt vielfältige passive Bewegungs- und Haltungsformen (Mucha 2000) (s. ▶ Kap. 2.3.6, S. 138ff). Allein der Auftrieb bzw. die Aufhebung der Schwerkraftwirkung ermöglichen passive Dehnungen durch die Aufhängung von Körper oder Extremitäten an Schwimmkörpern. Der Patient ist zwar im Wasser frei beweglich, aber sonst vergleichbar der Aufhängung in einem Schlingentisch gelagert.

> **❗ Tipp**
>
> Bei **schlaffen Lähmungen** sind Übungen auch bei nur geringen Restkräften der teilparetischen Muskulatur im Bewegungsbad möglich. Durch Auftriebskörper kann die Schwerkraft kompensiert werden.

> **❯ Beispiel**
>
> **Gelähmte Arme** können beispielsweise durch Schwimmflügel o. ä. an oder dicht unter der Wasseroberfläche gehalten und nun in einer sonst für die Eigenübung unzugänglichen Position Ab-, Adduktions- und Rotationsbewegungen trainiert werden.
> Analog dieser Möglichkeit können auch **untere Extremitäten** durch verschiedene kräftig wirkende Auftriebskörper in jeder Position im Wasser gehalten und dann beübt werden.

Beispiele. An zwei Beispielen soll die ideale Kombination passiv-aktiver Bewegungsabläufe im Wasser erläutert werden:

Als **passive Wasserbehandlung bei Lumboischialgien oder Dorsalgien** ist folgendes Vorgehen geeignet:

> **❯ Beispiel**
>
> Der Patient ist mit einer Schwimmweste oder entsprechenden Auftriebskörpern sicher in Rückenlage im Wasser gelagert, der Kopf ruht entspannt auf einem Gummikissen. Der Behandler steht hinter dem Patienten und erfasst mit festem Sicherungsgriff entweder den Kopf am Unterkiefer bzw. den Thoraxgurt, oder er steht am Fußende und umfasst beide Knöchel. Nun **zieht der Behandler** langsam im Bewegungsbad rückwärts gehend den **Patienten hinter sich her** und versetzt ihn in sanft schlingernde Bewegungen, so dass das Bild einer durchs Wasser gleitenden Schlange entsteht. Dadurch kommt es zu einem sanften entlastenden Zug auf die lumbodorsale Muskulatur und Wirbelsäule, der meist als äußerst wohltuend empfunden wird. Diese **Technik kann jederzeit fließend auch mit aktiven Elementen ergänzt werden**, indem der Patient aufgefordert wird, nicht nur passiv, sondern aktiv die Schlängelbewegungen mitzumachen oder aber sich mit sanfter Kraft der Bewegung zu widersetzen, um ein passives Dehnen mit aktiver Kontraktion der Paravertebral-Dorsal-Muskulatur und Bauchmuskulatur zu verbinden.

Ein weiteres Übungsbeispiel soll eine **Kombination aktiv-passiver Bewegungsabläufe** im Wasser verdeutlichen:

> **❯ Beispiel**
>
> Der Patient steht aufrecht im halshohen Bewegungsbad und beugt die rechte Hüfte aktiv oder benutzt einen Auftriebskörper mit Halteschlinge, um den Oberschenkel waagerecht im Wasser zu halten. Das Knie wird gestreckt und dann baumeln gelassen, so als säße der Patient am Rand des Beckens. Der Unterschenkel fällt seiner geringen Schwerkraft folgend in die senkrechte Position und etwas in die Beugung, um dann in senkrechter Unterschenkelhaltung auszupendeln. Diese Bewegung kann durch ganz kleine **Willküraktivitäten** als leichte Pendelbewegung des Unterschenkels weiter erhalten werden. Je stärker die Willküraktivität wird, desto stärker wird aber auch der Wasserwiderstand durch Wirbelbildung und Kohäsionskräfte. Der Patient kann nun entsprechend der wieder zunehmenden Muskelkraft beispielsweise bei einer Parese oder dem besser werdenden Bewegungsausschlag nach Gelenkkontraktur und Bewegungsschmerzen die **Stärke der Muskelaktivität und des damit erzeugten Wasserwiderstands selbst bestimmen.** So ist vom passiven Schwingen des Beines bis zur kräftigen aktiven Widerstandsbewegung alles möglich.

> **❗ Beachte**
>
> ▬ Passive krankengymnastische Techniken sind ein wichtiger, teilweise **unabdingbarer** **Bestandteil der Krankengymnastik.**

Bedeutung passiver Techniken.

— Obwohl es typische passive Methoden gibt, bei denen eine aktive Muskelinnervation seitens des Patienten nicht erfolgt, ist eine **Assoziation** zu Vorstellungen und Charakterisierungen des Patienten wie **unmotiviert** und **untätig** oder **uninteressiert** unzulässig und zu vermeiden.

— Passive Verfahren sind auch dann, wenn sie nicht unabdingbar mit aktiven verbunden sind, bei sehr vielen therapeutischen Aufgaben **streng indiziert und erfolgreich einsetzbar.** Bei der wachsenden Alterspyramide und Morbidität werden sie künftig zunehmend häufiger indiziert sein.

Literatur

Dicke E, Schliack H, Wolf A (1982) Bindegewebsmassage 11. Aufl. Hippokrates, Stuttgart

Eder M, Tilscher H (1995) Chirotherapie 3. Aufl. Hippokrates, Stuttgart

Ehrenberg H (1998) Atemtherapie in der Physiotherapie/Krankengymnastik. Pflaum, München

Günther R, Jantsch H (1982) Physikalische Medizin. Springer, Berlin Heidelberg New York

Hutzschenreuter P, Einfeldt H, Besser S (1991) Lymphologie für die Praxis. Hippokrates, Stuttgart

Kohlrausch W, Teirich-Leube H (1954) Lehrbuch der Krankengymnastik 4. Aufl. G. Fischer, Stuttgart

Kohlrausch W (1959) Reflexzonenmassage in Muskulatur und Bindegewebe 2. Aufl. Hippokrates, Stuttgart

Kohlrausch A (1971) Massage. In: Grober J, Stieve FE (Hrsg) Handbuch der Physikalischen Therapie Bd II. G Fischer, Stuttgart, S 176–246

Kohlrausch W, Kohlrausch A (1971) Bewegungstherapie und Rehabilitation. In: Grober J, Stieve FE (Hrsg) Handbuch der Physikalischen Therapie Bd II. Fischer, Stuttgart, S 1–175

Kohlrausch A (1981) Schmerzbekämpfung durch Massage. Z f Phys Med 10:9–14

Kohlrausch A, Widmer K, Rulffs W, Rompe G (1983) Indikations- und Verordnungshinweise für die Physikalische Therapie. Deutscher Ärzteverlag, Köln-Lövenich

Mucha C (2000) Unterwasserbewegungstherapie. Physikalische Therapie 21:531–536

Reichel HS (1998) Das PNF-Konzept 2. Aufl. Hippokrates, Stuttgart

Teirich-Leube H (1970) Grundriss der Bindegewebsmassage 5. Aufl. G Fischer, Stuttgart

Thom H (1986) Mechano-Therapie, Traktionsbehandlung. In: Cotta H, Heipertz W, Hüter-Becker A, Rompe G (Hrsg) Krankengymnastik Bd 3. Grundlagen der Krankengymnastik III. Thieme, Stuttgart New York, S 84–91

Weimann G (1989) Atemstörungen. In: Drexel H, Hildebrandt G, Schlegel KF, Weimann G (Hrsg) Physikalische Medizin Bd 2, Weimann G (Hrsg) Krankengymnastik und Bewegungstherapie. Hippokrates, Stuttgart, S 271—284

2.3.2   Muskeltraining

Chr. Gutenbrunner

Wichtigste Übungstechniken zum Muskeltraining.

In Analogie zu den Wirkungen der verschiedenen Trainingsreize auf die Skelettmuskulatur (s. ▶ Kap. 2.2.1, S. 26ff) können prinzipiell folgende Trainingsformen gegeneinander abgegrenzt werden:
— Beweglichkeitstraining (einschließlich Dehnungen, Stretching),
— isometrisches Training (Krafttraining),
— dynamisches Training (Ausdauertraining und Schnellkrafttraining),
— Geschicklicheitstraining (Koordinationsübungen).

Das Geschicklichkeitstraining ist der Innervationsschulung (s. ▶ Kap. 2.3.4, S. 114ff) zuzurechnen. Hinzu kommen Aufwärmübungen, die der Vorbereitung auf die Trainingseinheiten dienen und die Muskeldurchblutung und Flexibilität steigern sollen.

Übungstechniken

Als **krankengymnastische Therapiemittel mit Wirkung auf die Skelettmuskulatur** werden nach der Konsensuskonferenz (1998) folgende Übungstechniken definiert:
— isometrische Spannungsübungen,
— aktive Bewegungsübungen,
— rhythmisch-dynamische Bewegungsübungen,
— geführte oder gestützte Bewegungen,
— Bewegungen gegen Widerstand,
— Bewegungsübungen im Wasser,

— Bahnung und Hemmung von Bewegungsmustern,
— postisometrische Entspannung,
— bewusste willkürliche Entspannung,
— Dehnungen.

Trainingstechniken für die Muskulatur

Von diesen Techniken können vor allem **isometrische Spannungsübungen, aktive Bewe-gungsübungen, rhythmisch-dynamische Bewegungsübungen** und **Bewegung gegen Widerstand** zum Muskeltraining eingesetzt werden. Die Bewegungsübungen im Wasser nutzen ebenfalls rhythmisch-dynamische aktive Bewegungen und Bewegungen gegen Widerstand, wobei der Widerstand durch die erhöhte Viskosität des Mediums Wasser zustande kommt (s. ▶ Kap. 2.3.6, S. 138ff).

Die trainingswirksamen Übungstechniken sollen im Folgenden den in ▶ Kap. 2.2.1, S. 26ff, beschriebenen Trainingsklassen zugeordnet werden (Mucha 1995; Kirchner 1996; Werner et al. 1997).

Isometrische Spannungsübungen

Sie stellen den adäquaten Reiz für das Muskelkrafttraining dar. Ihre Intensität sollte zwi-schen 40 und 70 % der maximalen isometrischen Kraft des betreffenden Muskels liegen. Solche Spannungsübungen werden in der Krankengymnastik auch als »**Halten**« bezeich-net (Mucha 1995). Auch die sog. **Bewegungen gegen Widerstand** sind überwiegend isome-trische Spannungsübungen. Um Fehlbelastungen von Gelenken und Bandstrukturen zu vermeiden, ist bei den Übungen auf eine physiologische Gelenkstellung zu achten. Der für die Anspannung **notwendige Widerstand kann erzeugt werden durch:**

Reiz für das Muskelkraft-training.

— Gegendruck des Therapeuten,
— Gegendruck im Trainingsgerät oder
— Mitinnervation des Antagonisten.

Rhythmisch-dynamische Bewegungsübungen

Wirkungsspektrum. Die meisten aktiven Bewegungsübungen stellen rhythmisch-dyna-mische Bewegungsübungen dar, die sich eignen, um:

Trainings- und Übungsziele.

— Bewegungsabläufe einzuüben (Koordinationstraining, s. ▶ Kap. 2.3.4, S. 114ff),
— Beweglichkeit zu verbessern,
— dynamisches Muskeltraining durchzuführen.

Durch aktive Bewegungsübungen können praktisch auch alle übrigen (nichtmuskulären) Trainings- und Übungsziele erreicht werden (Mucha 1995). **Unterschieden wird zwischen aktiven Bewegungen ohne Widerstand** (freies Bewegen) und solchen Übungen, bei denen zu Trainingszwecken ein **zusätzlicher Widerstand** (resistives Bewegen) eingesetzt wird (Werner 1997 u.a.). Um eine entsprechende Trainingskraft zu erreichen, die bei dynamischen Übun-gen wie erwähnt bei ca. 10–30 % der maximalen statischen Kraft und mindestens einmal täglicher Wiederholung liegen sollte, können die Übungen wie folgt ausgeführt werden:

— gegen die Schwerkraft,
— gegen einen vom Therapeuten gegebenen Widerstand oder
— im Wasser (Bewegungsbad) gegen die durch die hohe Viskosität des Mediums entste-henden Widerstand (isokinetisches Krafttraining).

Im Rahmen der Medizinischen Trainingstherapie (s. ▶ Kap. 4.22, S. 383ff) stehen heute darüber hinaus eine Vielzahl geeigneter **Trainingsgeräte** zur Verfügung, in denen dyna-mische Bewegungsübungen der verschiedensten Muskelgruppen möglich sind (s. auch ▶ Kap. 4.22, S. 383ff).

 Tipp

Alle **dynamischen Bewegungsübungen gegen Widerstand** werden achsengerecht ausge-führt, um Fehlbelastungen der Gelenke zu vermeiden. Der **Bewegungsumfang** sollte individu-ell an den Patienten angepasst werden.

Hohe Anteile an Bremsarbeit sind wegen der Gefahr der Entstehung eines Muskelkaters zu vermeiden (s. S. 29 f).

Bahnung und Hemmung.

Fazilitierung der Übung. Durch **Bahnung und Hemmung von Bewegungsmustern** können Muskeltrainingsprozesse erleichtert, oder bei bestimmten Nerven- und Muskelerkrankungen überhaupt erst ermöglicht werden. Da bei diesen Techniken in erster Linie neurophysiologische Mechanismen angesprochen werden, werden sie im Kapitel »Koordinationstraining« (s. S. 120 f) abgehandelt.

Muskeltechniken ohne direkte Trainingswirkung.

Begleitende Techniken. Weitere krankengymnastische Übungstechniken mit Wirkung auf die Muskulatur ohne Trainingswirksamkeit im eigentlichen Sinne sind **willkürliche oder postisometrische Entspannungsübungen, geführte oder gestützte Bewegungen** sowie **Dehnungen** und **Traktionen** (s. ▶ Kap. 2.3.1, S. 92 ff). Im Rahmen eines trainierenden Behandlungskonzepts können **Entspannungsübungen** eine große praktische Bedeutung erlangen, wenn die Trainierbarkeit der Muskulatur durch einen erhöhten Grundtonus eingeschränkt ist oder der Patient durch eine erhöhte innere Anspannung eine gut koordinierte achsgerechte Bewegung nicht oder nur insuffizient ausüben kann. Auch die **geführten oder gestützten Bewegungen**, die in erster Linie zur Erhaltung der Beweglichkeit bei schweren Erkrankungen dienen, können in der Trainingsvorbereitung zur Einübung eines bestimmten vorgegebenen Bewegungsmusters vorübergehend sinnvoll sein.

 Tipp

Dehnungen, die **vor** den Trainingseinheiten durchgeführt werden, können die Beweglichkeit der betreffenden Muskulatur verbessern.

Bei komplexen sportähnlichen Bewegungsabläufen kann durch vorhergehendes Dehnen darüber hinaus die Verletzungsgefahr vermindert werden (Literaturübersicht s. Hollmann u. Hettinger 2000). Traktionen verändern zudem den propriozeptiven Input aus Gelenkkapsel und ligamentären Strukturen und können so ebenfalls eine Veränderung des Muskeltonus bewirken (s. S. 33).

Klinische Erfahrungen und wissenschaftliche Untersuchungen

Obwohl umfangreiche klinische Erfahrungen mit den verschiedenen Formen des Muskeltrainings vorliegen, finden sich in der Literatur für die einzelnen krankengymnastischen Techniken praktisch keine wissenschaftlichen Untersuchungen über die Belastung, Beanspruchung und adaptive Langzeitwirksamkeit. Eine Übertragung der sportwissenschaftlichen Ergebnisse auf die Krankengymnastik sind wegen der verschiedenen individuellen Trainingsvoraussetzungen (Sportler – Gesunde – Kranke) und unterschiedlichen Belastungsintensitäten nur in Teilbereichen möglich.

Literatur

Hollmann W, Hettinger Th (2000) Sportmedizin. Schattauer, Stuttgart New York

Kirchner P (1996) Untersuchungs- und Behandlungstechniken. In: Hüter-Becker A, Schewe H, Heipertz W (Hrsg) Physiotherapie, Bd 4. Thieme, Stuttgart

Konsensuskonferenz Physikalische und Rehabilitative Medizin (1998): Fachgebiet Physikalische und Rehabilitative Medizin – Begriffe und Definitionen. Hrsg. von der Deutschen Gesellschaft für Physikalische Medizin und Rehabilitation, dem Berufsverband der Fachärzte für Physikalische und Rehabilitative Medizin und der Arbeitsgemeinschaft Physikalische Medizin und Rehabilitation. GFBB-Verlag, Bad Kösen

Mucha C (1995) Krankengymnastik. In: Schmidt KL, Drexel H, Jochheim KA (Hrsg) Lehrbuch der Physuikalischen Medizin und Rehabilitation. Fischer, Stuttgart Jena New York, S 69–83

Werner G, Klimczyk K, Rude J (1997) Checkliste Physikalische und Rehabilitative Medizin. Thieme, Stuttgart

2.3.3 Herz-, Kreislauf- und Atemtraining

J. Bücking

Um die trainierenden Wirkungen krankengymnastischer Methoden auf das Herz-Kreislauf-System und die Atmung besser zu verstehen, werden zunächst einige grundlegende Betrachtungen vorangestellt (s. auch ▶ Kap. 2.2.4, S. 55 ff). Die **funktionelle Einheit von Lunge, Herz und Muskulatur** wurde von Wasserman et al. (1994a) sehr anschaulich durch ein System ineinandergreifender Zahnräder dargestellt. Durch dieses Bild wird deutlich, dass die unterschiedlichsten Störungen immer zum gleichen messbaren Defizit führen und – umgekehrt – dass eine verminderte Sauerstoffextraktionsfähigkeit nicht gleichzusetzen ist mit einem Atem- oder Pumpleistungsdefizit, sondern möglicherweise nur die Folge einer Muskeldysfunktion nach langer Krankheit widerspiegelt (Drexler et al. 1992). Bei der **Einstufung eines Patienten** spielen also folgende Faktoren eine Rolle:

- Erkenntnisse aus der klinischen Untersuchung.
- Physiologische und biochemische Kenngrößen, z. B. die Pulsfrequenz.

Funktionelle Einheit von Lunge, Herz und Muskulatur.

 Tipp

Das **Belastbarkeitsniveau des Patienten** sollte vor Trainingsbeginn bekannt sein. Besonders wenn es darum geht, Therapieerfolge nachweisen zu wollen.

Die funktionelle Einheit Lunge – Herz – Muskel

Mechanik

Die **Ruhedurchblutung der Arbeitsmuskulatur** beträgt mit 1 l/min etwa 20 % des Herzminutenvolumens (HZV). Bei maximaler körperlicher Anstrengung sind Spitzendurchblutungen vom 10-fachen des Ruhewerts möglich. Das Verbrauchsorgan Muskulatur ist also der größte »Abnehmer« des »Lieferanten« Herz. Das enge Zusammenwirken von Herz, Lunge und Muskulatur wird bei körperlicher Belastung besonders deutlich. Eine gesteigerte Durchblutung der Muskulatur ist nur möglich, wenn das Herz mehr Blutvolumen fördert und nur sinnvoll, wenn die Lunge gleichzeitig stärker ventiliert, um das Sauerstoffangebot entsprechend zu erhöhen.

Steigerung der Muskeldurchblutung.

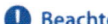 **Beachte**

Herz-Kreislauf-Training bedeutet **immer** gleichzeitiges Atem- und Muskeltraining.

Stoffwechsel

Eine andere Ebene wird ebenfalls durch das Zahnradmodell deutlich: Die Sauerstoffaufnahme, der Sauerstofftransport und der Sauerstoffverbrauch in den Mitochondrien verläuft gegensinnig zum Weg des Kohlendioxids. Die Stoffwechselzentralen Mitochondrien sind die Schlüsselglieder in dieser Kette (Wasserman et al. 1994b). Sie sind für die Sauerstoffextraktion aus dem Blut zuständig, sie gilt es zu trainieren. Denn je mehr Sauerstoff dem vorbeiströmenden Blut entnommen werden kann, desto besser ist der Wirkungsgrad des Systems, desto weniger muss das Herz leisten.

Verbesserung der O_2-Utilisation.

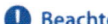 **Beachte**

Das Ergebnis eines erfolgreichen Kreislauftrainings ist die **Verbesserung der Sauerstoffutilisation** durch die Mitochondrien der Arbeitsmuskulatur!

Trainingsgrundlagen

Reiz-Reaktions-Theorem

Für ein **optimales Herz-Kreislauf-Training** sind folgende Parameter wichtig:
- die richtige **Reizart**,
- die richtige **Reizintensität**,

Regeln für Herz-Kreislauf-Training.

— die richtige **Reizdauer** und
— das richtige, notwendige **Reizintervall**.

Dabei muss die für den spezifischen Reiz zu erwartende **Reaktion** (s. ▶ Kap. 2.1, S. 10 ff) berücksichtigt werden.

Während der Reiz wirkt, entwickelt sich eine Ermüdungsreaktion, eine **Phase des Abbaus**. Erst im Anschluss daran, nach dem Training, regeneriert der Körper. Es entsteht die **Phase des Aufbaus**. Nur wenn zwischen den Trainingsreizen die Ruhepause, also das Trainingsintervall, lang genug ist, entwickelt sich eine dritte Phase, die **Phase der Superkompensation**. In sie hinein muss der nächste Reiz gesetzt werden, um einen Leistungszuwachs zu erzielen. Wird das Reizintervall zu kurz gewählt und die nächste Trainingseinheit in die Phase des Aufbaus gesetzt, entsteht das Phänomen der Überreizung, es kommt zu einer Leistungsminderung.

> **⊗ Cave**
> Das Motto »viel hilft viel« ist nirgends so gefährlich wie bei Bewegungstherapien mit herzkranken Menschen.

Parameter der Reizdosierung.

Reizart und Reizintensität. Für ein Herz-Kreislauf-Training ist die **richtige Reizart** eine körperliche Belastung, die zu einer vermehrten Sauerstoffaufnahme führt. Das sind vorzugsweise Bewegungsübungen mit überwiegend isotonischem Charakter. Die richtige **Reizintensität** wird durch Voruntersuchungen individuell festgelegt. Weil der Puls bei intakter Sinusknotenfunktion eine vom O_2-Verbrauch der Arbeitsmuskulatur feste Abhängige ist, lässt er sich in der Mehrzahl der Fälle als Kenngröße gut einsetzen.

Trainingssteuerung

Trainingspuls.

Trainingsbelastung. Training lässt sich als die Aktivität beschreiben, durch die der aktuelle Leistungsstand verbessert wird. Aus der Sportphysiologie ist bekannt, dass dies schon bei Einsatz von etwa 60–70 % der jeweils maximalen Leistungsfähigkeit geschieht. Eine 100-Watt-Belastbarkeit am Fahrradergometertest bedeutet also: Dieser Proband müsste mit 60–70 Watt sein Fahrradergometertraining beginnen. Der hierbei entstandene Puls wird am Belastungs-EKG abgelesen und dem Patienten als **Trainingspuls** mitgeteilt.

Bestimmung des O_2-Verbrauchs.

Spiroergometrie. Genauer ist die Messung der Leistung an der aerob-anaeroben Schwelle (AT) (s. ▶ Kap. 2.2.4, S. 55 ff). Dieser Bereich, der einem Serumlaktatspiegel von etwa 3–4 mmol/l entspricht, gilt als **der** optimale Trainingsbereich (Rost 1991). Weil das Laktat nur punktuell durch Blutentnahme bestimmt werden kann, eignet sich die Spiroergometrie mit fortlaufender (»breath-to-breath«-) Bestimmung des O_2-Verbrauchs und des CO_2-Austoßes in der klinischen Routine besser. Der respiratorische Quotient von 0,95–1,0 ist praktisch gleichzusetzen mit der aerob-anaeroben Schwelle. Die hierbei dokumentierte Herzschlagfrequenz ist deshalb der wissenschaftlich am besten begründete Trainingspuls.

Trainingspuls = 180 minus Alter des Patienten.

Altersabhängigkeit des Trainingspulses. Im klinischen Alltag steht eine Spiroergometrie nicht immer zur Verfügung. Aber auch die einfache Ergometrie ist beim gut voruntersuchten Herzpatienten, für den ein Trainingsplan erstellt werden muss, nicht immer notwendig, um die ersten Anwendungen zuzulassen. Für diese Patienten hat sich die Regel **Trainingspuls = 180 minus Alter des Patienten** gut bewährt. Auch diese Art der Festlegung gibt etwa den Trainingsbereich an, lässt aber noch genügend Sicherheit vor Überreizung, d.h. vor Gefährdung des Patienten. Allerdings **müssen folgende Faktoren beachtet werden:**
— pulsbeeinflussende Medikamente,
— Emotionen und
— operativ bedingte Tachykardien.

Andere Empfehlungen, bei denen Multiplikatoren und Klammerrechnungen notwendig sind, gibt es (Buchwalsky u. Blümchen 1994), ob sie aber zu einer besseren Trainingssteuerung führen, ist nicht belegt.

Reizdauer und Reizintervall. Als richtige **Reizdauer** bei Koronar- bzw. Herzinfarkt-kranken hat sich für die ersten Wochen nach dem akuten Krankheitsgeschehen, der Reha-Phase-II der WHO, eine **Trainingsdauer von 10–15 min/Tag** bewährt. In der Zeit danach, der Reha-Phase-III, die Zeit für die Teilnahme an einer Koronarsportgruppe, sind Trainingseinheiten von 30 min Dauer, dafür aber nur 2-mal wöchentlich, realisti-sche Zielgrößen. Die **Reizintervalle** ergeben sich also auch durch die jeweiligen Rahmen-bedingungen.

Trainingseinheiten.

Trainingskategorien

Die Frage, wie man richtig trainiert, hängt von der Antwort darauf ab, **welche Organfunk-tion primär trainiert** werden soll. Der zusammenfassende Begriff »**Leistung**« enthält Kate-gorien, die im Alltag zwar nicht regelmäßig überprüft werden, über die man sich aber im Klaren sein sollte, wenn Trainingsprogramme entwickelt werden. So ist klar, dass Schwim-men andere Fertigkeiten verlangt als Laufen. Ballgymnastik hat andere Qualitäten als Radfahren. Hollmann hat hierzu grundlegende Arbeiten vorgelegt (Hollmann u. Hettin-ger 1980; Hollmann et al. 1980). Für den Herz-Kreislauf-Patienten spielen folgende Eigen-schaften eine wichtige Rolle:

Kategorie der Leistung.

- Ausdauer,
- Koordination,
- Flexibilität,
- Kraft.

Ausdauersportarten. Folgende **Ausdauersportarten** sind **für Herzpatienten ideal:**

Geeignete Sportarten.

- zügiges Wandern,
- Laufen,
- Radfahren.

Sie lassen sich durch permanente Pulskontrolle gut überwachen. **Schwimmen** kann ebenfalls als Ausdauersport angelegt werden, es führt aber immer zu einer Vorlasterhö-hung mit deutlicher Dehnung der Herzkammern.

> **ⓘ Tipp**
> In den **ersten 6 Wochen nach einem transmuralen Herzinfarkt** ist Schwimmen kontraindiziert (Fischbein et al. 1978; Bücking et al. 1990a, 1990b).

Flexibilität und Koordination. Die **Flexibilität**, also die bessere Beweglichkeit in den Gelenken, sollte beim Üben und therapeutischen Sport im Sinne einer **Verletzungsvorbeu-gung** mitbeachtet werden. Dazu eignen sich Dehnungsübungen, die sich in den Aufwärm-phasen vor jeder Trainingseinheit anbieten.

Verletzungen vorbeugen.

Die **Koordination** wird durch Übungen mit oder ohne Gerät verbessert. Sie dient der Ökonomisierung von Bewegungsabläufen und ist bei zunehmendem Alter der Herzpatien-ten oft die erste und gelegentlich die einzige Möglichkeit, Kreislaufeffekte zu erzielen mit deutlicher Steigerung der Belastbarkeit – wenn auch oft nur im subjektiven Bereich.

Leistungsfähigkeit und Belastbarkeit. Die Begriffe Leistungsfähigkeit und Belastbar-keit werden oft synonym gebraucht, sollten aber besser zur Unterscheidung benutzt wer-den: Die **Leistungsfähigkeit** definiert die Spitzenleistung, die **Belastbarkeit** die Ausdauerlast z.B. an der aerob-anaeroben Schwelle. Wenn ein Patient bei der Ergometrie 125 Watt leisten kann, aber bei 75 Watt im EKG schon pathologische ST-Strecken-Veränderungen auftreten, dann liegt seine Leistungsfähigkeit bei 125 Watt, seine Belastbarkeit aber unter 75 Watt.

- *Leistungsfähig-keit = Ausbelastung,*
- *Belastbarkeit = Trai-ningsbereich.*

Funktiondiagnostik

Klinischen Stadieneinteilung der Herzkrankheiten

Zur **klinischen Beurteilung** eignen sich die von der New York Heart Association herausge-gebenen Empfehlungen – kurz NYHA-Stadien genannt:

Einteilung der Herzinsuffi-zienz.

- **NYHA-I:** Herzkrank ohne erkennbare Einschränkung der körperlichen Leistungsfähig-keit (Beispiel: Herzkranzgefäßverengung unter 50 %).

- **NYHA-II:** Herzkrank mit Beschwerden erst bei starker körperlicher Belastung (Beispiel: Herzkranzgefäßverengung um 70 %; retrosternales Druckgefühl nach 3 Etagen Treppensteigen ohne Pause).
- **NYHA-III:** Herzkrank mit Beschwerden schon bei leichten Anstrengungen. (Beispiel: Herzkranzgefäßverengung, hochgradig, alle drei Arterien betroffen; Angina pectoris und/oder Dyspnoe beim normalen Geradeaus-Gehen).
- **NYHA-IV:** Herzkrank mit schon in Ruhe auftretenden Beschwerden. (Beispiel: Koronare 3-Gefäßerkrankung und dilatative Kardiomyopathie nach mehreren Herzinfarkten; Dyspnoe bei Flachlagerung).

Technische Untersuchungen

Belastungstest am Fahrradergometer oder Laufband. Zur **objektiven Beurteilung** eignen sich **Belastungstests am Fahrradergometer** oder dem **Laufband**. Je nach klinischer Einschätzung wird der Patient initial mit 25, 50 oder 75 Watt belastet, um dann in 2-min-Intervallen die Last um 25 Watt zu steigern, bis die Abbruch- oder Ausbelastungskriterien erreicht sind (Rost 1991; Buchwalsky u. Blümchen 1994).

> *Spiroergometrie ist der Goldstandard zur Leistungsbeurteilung.*

Belastungstest mittels Spiroergometrie. Wenn es darum geht, eine genaue, objektive, reproduzierbare Leistungsbeurteilung eines Patienten oder Probanden zu erhalten, ist die Spiroergometrie mit **simultaner Blutgasanalyse** und ggf. der **Laktatbestimmung** die geeignete Methode (Winter et al 1994). Nur durch dieses Verfahren werden die **funktionellen Zusammenhänge von Muskulatur, Herz und Lunge wirklich erkennbar** (Wasserman et al. 1994b). Von Weber (1997) wurde eine Klassifizierung vorgeschlagen, um eine Herzinsuffizienz besser differenzieren zu können (◘ Tabelle 2.10).

Übungstechniken

Diagnose vor Therapie. Der antike Grundsatz: »nihil nocere« gilt auch für die Physiotherapie.

 Beachte
Vor der Verordnung steht die Diagnose.

> *Trainingspuls als Richtgröße.*

Aus dieser leitet sich die aktuelle Belastbarkeit des Patienten ab. Für Therapeuten und den Patienten sind die Abbruchkriterien individuell möglichst genau festzulegen (s. Abschn. » Trainingssteuerung«, S. 106). Die Furcht, dem Patienten zu schaden, muss gepaart sein mit dem Bewusstsein, ihm nicht zu helfen, wenn er unterfordert bleibt. In 9 von 10 Fällen lässt sich der **Trainingspuls als Richtgröße** verwenden. Er soll nach Möglichkeit schon in der ersten Therapieeinheit erreicht werden. Wenn die Tagesleistung des Probanden in Watt und der Puls dokumentiert wird, lässt sich nach einigen Trainingstagen schon zeigen, wie sich die Leistung bei gleichem Puls verbessert hat – eine sehr wichtige Motivation für den Patienten.

Trainingsziele. Trainingsziele sind stets, die körperliche **Belastbarkeit zu stabilisieren, wenn möglich zu steigern.** Bei Herz-Kreislauf-Kranken erfolgt dies über eine Verbesse-

◘ Tabelle 2.10. **Klassifizierung der Herzinsuffizienz.** VO_{2max} maximale Sauerstoffaufnahme; VO_{2AT} Sauerstoffaufnahme bei der aerob-anaeroben Schwelle (z. B. bei einem respiratorischen Quotienten von 0,95–1,0). (Modifiziert nach Weber 1997)

Klassifizierung	Schweregrad (Einschränkungen)	VO_{2max} [ml/min/kg]	VO_{2AT} [ml/min/kg]
A	Leicht bis keine	>20	>14
B	Leicht bis mittel	16–20	11–14
C	Mittel bis schwer	10–16	8–11
D	Schwer	6–10	5–8

rung des Wirkungsgrads der Funktionsachse Lunge – Herz – Muskulatur, vor allem infolge einer besseren Sauerstoffausschöpfung im trainierten Muskel. Dadurch wird das Herzzeitvolumen (HZV) verringert und der Herzmuskel entlastet.

Therapieplan. Der Bogen der Behandlungsformen spannt sich von der **Einzelgymnastik**, bei der schon nach einigen wenigen Anspannungsübungen der Trainingspuls erreicht sein kann, bis hin zum 30-minütigen Fahrradergometertraining bei 175 Watt. Es gehört zu den Aufgaben des Arztes, die Entwicklung seines Patienten so einzuschätzen, dass ein Therapieplan entsteht, der nicht zu viel verlangt, der den Patienten aber auch nicht unterfordert.

Auswahl der Trainingsmethoden.

> ❗ **Beachte**
> Der **Therapieplan** muss ein **Stufenplan mit steigender Belastung** sein.

◻ **Tabelle 2.11** kann als Anhaltspunkt für eigene Stufenpläne verstanden werden. Sie ist Teil des Therapiekonzepts einer Schwerpunktklinik für Anschlussrehabilitation mit durchschnittlich 100 Herzpatienten im Tagesprogramm.

Folgende **Übungstechniken** werden im Folgenden näher beschrieben:
- Einzelkrankengymnastik,
- Atemgymnastik,
- leichtes Herz-Kreislauf-Training (HKTleicht),
- Terraintraining,
- Fahrradergometertraining,
- Herz-Kreislauf-Training (HKTschwer),
- Wassergymnastik,
- Schwimmen,
- medizinische Trainingstherapie (MTT).

Einzelkrankengymnastik

Durchführung. Diese personalintensive Therapie wird bei Herz-Kreislauf-Patienten nur verordnet, **wenn das Krankheitsbild die Teilnahme an Gruppenübungen nicht oder nur sehr eingeschränkt zulässt.** In der Regel bei **Patienten im klinischen Stadium-III-NYHA** (s. S. 108), häufig aber auch bei solchen mit deutlichen zerebralen Defiziten. Nur die Einzelanleitung durch einen geschulten Physiotherapeuten garantiert die Erfüllung der genannten Forderungen. Die Zusammenarbeit mit einem Ergotherapeuten kann sinnvoll sein, weil Therapieelemente der Entspannung und Entängstigung besser miteinbezogen werden können, gleichzeitig aber auch mehr Abwechslung in das Programm kommt. Die körperliche Belastbarkeit wird überwiegend durch eine verbesserte Koordination erreicht.

Kriterien der Verordnung.

Behandlungsziele. Die dem NYHA-III-Stadium entsprechende, geringe Belastbarkeit der Patienten führt durch eine damit verbundene Schonhaltung zu oft erheblichem Trainingsmangel mit der Entwicklung eines Teufelskreises, den es zu durchbrechen gilt.

◻ **Tabelle 2.11. Muster für einen Stufenplan für das Herz-Kreislauf-Training.** Angegeben sind die Behandlungszahlen pro Woche. *EG* Einzelgymnastik, *AG* Atemgymnastik in Kleingruppen, *HKT* Herzkreislauftraining, *TT* Terraintraining, *Ergo* Fahrradergometertraining, *WG* Wassergymnastik, *Schw* Schwimmen als Teil der WG, *MTT* Medizinische Trainingstherapie. Für die klinische Einschätzung der Patienten entspricht eine Belastbarkeit bis unter 50 Watt etwa dem Stadium III NYHA, zwischen 50 und 75 Watt dem Stadium II NYHA

Belastbarkeit	Belastungsart								
	EG	AG	HKT	TT	Ergo	HKT	WG	Schw	MTT
<25 Watt	3–5/Wo	3–5/Wo							
25–50 Watt			3–5/Wo	3–5/Wo	5/Wo				
50–75 Watt				2/Wo	5/Wo	5/Wo	3/Wo		
>75 Watt				1/Wo	6/Wo	6/Wo	3/Wo	3/Wo	3/Wo

Der jeweils aktuellen Situation angepasste Übungen sollen so ausgewählt werden, dass der Patient sein Vertrauen in die eigene Leistungsfähigkeit wiedergewinnt, ihn dadurch ermutigen und ihm aufzeigen, was er auch zu Hause allein fortsetzen kann.

Atemgymnastik

Durchführung. An diesen Übungen können fast alle Patienten teilnehmen. Idealerweise besteht die Gruppengröße aus 4–8 Teilnehmern (s. auch ► Kap. 4.2, S. 189ff). Als **Pflichtübung** wird die Atemgymnastik **allen Patienten nach einer Herzoperation** verordnet. Restpleuraergüsse sind häufig, Pleurodynien werden oft als Angina pectoris fehlgedeutet und verursachen zusätzlich Angst. Diese Schmerzen bei tiefer Inspiration sind aber gerade ein Hinweis auf drohende Pleuraverwachsungen, die durch gezielte Atemgymnastik zu verhindern sind.

Atemgymnastik in Kleingruppen.

Behandlungsziele. Die Atemmechanik, die Ventilation als Teil des Wassermanschen Zahnradmodells, wird durch diese Übungen gezielt verbessert. Durch den Physiotherapeuten werden die Zusammenhänge erläutert. Ein weiteres wichtiges Lernziel ist die Vermittlung einer besseren Körperwahrnehmung.

Leichtes Herz-Kreislauf-Training (HKTleicht)

Durchführung. Leichtes Herz-Kreislauf-Training erfolgt in Übungsgruppen für 3–10 Patienten, denen das Treppensteigen über eine Etage noch Mühe bereitet (NYHA III). Viele Übungen werden noch im Sitzen durchgeführt, sog. **Hockergymnastik**.

Hockergymnastik.

Behandlungsziele. Therapieziele sind:
— Koordination,
— Beweglichkeit und in geringen Umfang,
— Ausdauer.

Das Pulszählen wird geübt, der Begriff Trainingspuls ggf. erneut erklärt.

Terraintraining (TT)

Durchführung. Für **dosierte Bewegungsbelastungen im Freien** wie schnelles Gehen oder lockeres Laufen werden Kleingruppen unterschiedlicher Belastbarkeit zusammengestellt. Um eine für den Patienten so wichtige Leistungssteigerung belegen zu können, sollten **grundsätzlich vergleichbare Wegstrecken** benutzt werden. Dabei spielt die Überlegung, ob im Dreieck, im Kreis oder nur hin und her gelaufen wird eine untergeordnete Rolle.

Bewegungsbelastungen im Freien.

Beim Patienten sollen Ausdauer und Flexibilität gesteigert werden.

Fahrradergometertraining (Ergo)

Diese Belastungsart ist, wenn man so will, der **Goldstandard aller Trainingsvarianten.** Vorteile der Tretkurbelbelastung sind:
— in allen Räumlichkeiten durchführbar,
— eichbar,
— reproduzierbar,
— einfach in der Anwendung und
— durch die Beanspruchung der größten menschlichen Muskelgruppen sehr effizient.

Goldstandard aller Trainingsvarianten.

In der Phase II, also überwiegend in den **Rehabilitationskliniken dient sie auch der Tag-für-Tag-Überprüfung,** wenn die Patienten elektrokardiographisch angeschlossen sind.

Durchführung. Maximal 8 Patienten werden gleichzeitig auf einem mehrkanaligen **Monitor** von einer kompetenten Person überwacht. Dieser Mitarbeiter ist gehalten, den Patienten auch persönlich zu beobachten, Hilfestellung zu geben und im Zweifel einen Arzt zuzuziehen. Die **individuelle Dokumentation hat sich bewährt.** Sie gibt dem behandelnden Arzt wichtige Informationen und zeigt dem Patienten anschaulich seinen Fortschritt. Durch das Ergometertraining kann dem Patienten deutlich werden, wie sinnvoll es

Monitorüberwachung.

wäre, auch zu Hause wieder ein Fahrrad für die Erledigung alltäglicher Dinge zu benutzen, was ein wesentlicher Beitrag zur oft notwendigen Lebensstiländerung wäre. Und selbst wenn bei der täglichen Fahrt zur Arbeit und zurück die für eine Tainingseinheit geforderte Belastungsintensität nicht erreicht wird, darf man doch davon ausgehen, dass die Sterblichkeit am Herzinfarkt hierdurch abnimmt.

 Tipp
Die Trainingseinheit dauert 15 min.

Behandlungsziele. Beim Patienten sollen gesteigert werden:
- Ausdauer und in geringen Umfang,
- Kraft.

Herz-Kreislauf-Training (HKTschwer)
Durchführung. Die Gruppe umfasst 6–8 Patienten. Während in der leichten HKT-Guppe noch der Puls gezählt wird, um den Patienten nicht zu gefährden, wird jetzt darauf Wert gelegt, dass der Trainingspuls erreicht wird, um den Trainingszustand wirklich herzustellen. Es erfordert viel Phantasie vom Gruppenleiter, für Spiele zu sorgen, die Abwechslung bringen, aber gleichzeitig auch geeignet sind, jedem einzelnen die Möglichkeit zu geben, sich so anzustrengen, das sein **Trainingspuls weder unter- noch überschritten** wird. Für diese Gruppen, in denen spielerische Elemente mit anstrengenden Übungen wechseln, in denen lärmende Lebensfreude von meditativer Einkehr abgelöst werden darf, lässt sich wegen der wiederholt eingelegten Pausen der Begriff des **Intervalltrainings** (Wechsel zwischen trainierenden und entlastenden Übungen) verwenden.

Intervalltraining in der Gruppe.

Behandlungsziele. Hauptziele sind:
- Ausdauer,
- Flexibilität,
- Koordination,
- bessere Körperwahrnehmung.

Wassergymnastik (WG)
Die Erlaubnis, Schwimmen zu dürfen, spielt für viele Herzpatienten ein große Rolle. Unter der Voraussetzung, dass das **Vernarbungsstadium nach frischem Herzinfarkt abgeschlossen** ist, also etwa nach 6 Wochen (Fischbein et al. 1978) und der **Patient mindestens 1 Watt/kg Körpergewicht am Fahrradergometer mühelos bewältigt**, kann Wassergymnastik verordnet werden.

Notwendige Belastbarkeit.

Trainingsphysiologische Besonderheiten. Die durch das Eintreten ins Wasser bedingte Erhöhung der Vorlast auf den linken Ventrikel (durch den auf Beine und Bauch wirkenden hydrostatischen Druck) führt zu einer Besonderheit im Vergleich zu allen Trockenübungen: Sie ist eine Volumenbelastung für das Herz. Dadurch wird ein Dehnungsreiz auf die Herzwände ausgeübt. Dies allein ist schon ein **spezifischer kardialer Trainingsreiz**, vergleichbar mit einer rasch einlaufenden 500-ml-Infusion oder dem zügigen Trinken eines Liters Flüssigkeit. Da gleichzeitig mit den Kammern auch die Vorhöfe gedehnt werden, kommt es unter physiologischen Bedingungen zur verstärkten Ausschüttung des atrialen natriuretischen Peptids (Epstein et al. 1987). Dies und die Zunahme des Herzminutenvolumens aufgrund der linksventrikulären Vordehnung (Frank-Starling-Mechanismus) führen zu einer verstärkten Nierendurchblutung mit der allen bekannten Diurese.

Volumenbelastung für das Herz.

Pulskontrolle. Die von der **Vorlast abhängige Erhöhung des Schlagvolumens** führt gegenregulatorisch normalerweise zu einer **Senkung der Schlagfrequenz** um etwa 10 % (Bücking et al 1990a, 1990b). Bei einer Pumpleistungsstörung des Herzens führt die Vorlasterhöhung sogar zu einer Abnahme des Schlagvolumens, was gegenregulatorisch eine Frequenzerhöhung bedingt, um das Herzminutenvolumen zu halten. Bei diesen Patienten ist eine Rückmeldung zum verordnenden Arzt notwendig.

Vorsicht bei Pulsbeschleunigung.

Durchführung. Die Gruppengröße sollte 10 Personen nicht überschreiten, weil die Korrektur durch den Gruppenleiter vom Beckenrand aus sonst nicht mehr gewährleistet ist. Die Teilnehmer sollten schwimmen können, auch wenn die Klinikbäder nicht tiefer als 1,39 m sein dürfen. Die Wassertemperatur von 32 °C ist angenehm beim Einstieg und erlaubt das vorsichtige Beginnen, das was sonst Aufwärmen genannt wird. Das Phänomen der Pulsverlangsamung im Wasser kann zu Beginn einer Übung durch den Gruppenleiter überprüft werden, indem er die Patienten auffordert, ihren Puls am Beckenrand außerhalb und später im Wasser nach etwa 2 min Stehen zu messen.

> **⊘ Cave**
> Sollte der **Puls im Wasser höher als außerhalb** sein, kommen zwei Ursachen in Frage:
> — der Patient ist ängstlich-aufgeregt oder
> — er leidet an einer deutlichen Pumpleistungsstörung seines Herzens.

> **❗ Tipp**
> Der Gruppenleiter sollte die Patienten schon vor dem Eintritt in Wasser an die Diurese erinnern, denn eine Trainingseinheit im Wasser dauert mindestens 20 min.

Behandlungsziele. Die Behandlungsziele der Wassergymnastik dienen der Verbesserung:
— der Körperwahrnehmung,
— der Koordination,
— der Flexibilität,
— der Ausdauer.

Wassergymnastik führt zur Leistungssteigerung.

Vergleich Wassergymnastik – Ergometertraining. Die Beteiligung aller Muskelgruppen des Bewegungsapparats lässt erwarten, dass die **Wassergymnastik eher zu einer Leistungssteigerung führt** als das Fahrradergometertraining. Hierzu liegen zwar bestätigende Arbeiten vor (Avellini et al 1983; McMurray et al 1988; Christie et al. 1990), im klinischen Alltag macht es aber keinen Sinn, sich um äquivalente Belastungsdosierungen zu kümmern. Vergleichende Untersuchungen an kardial voll kompensierten Koronarpatienten haben gezeigt, dass **die täglich stattfindende Wassergymnastik dem täglich stattfindenden Ergometertraining nicht nachsteht.** Der subjektive Gewinn ist jedoch größer.

Schwimmen

Belastungsparameter.

Besonderheiten des Schwimmtrainings. Beim Schwimmen **hängt die subjektive Empfindung der Anstrengung sehr stark von der individuellen Schwimmtechnik ab** (Meyer u. Weidemann 1989). Ein guter Schwimmer wird bei gleicher Schwimmgeschwindigkeit durch bessere Koordination und gleichmäßigere Verteilung der Kräfte auf seine Arbeitsmuskulatur weniger Sauerstoff verbrauchen als ein ungeübter Schwimmer, für den Schwimmen kaum mehr bedeutet, als sich über Wasser halten zu können.

Da die Vorwärtsbewegung durch das Wasser immer auch zu einer Auftriebskraft, einem Auftriebsvektor führt, gibt es eine **berechenbare Schwimmgeschwindigkeit**, bei der ein Optimum zwischen Auftrieb und Wasserwiderstand besteht. Deshalb kann sehr langsames Schwimmen anstrengender sein als eine mittlere Gleitgeschwindigkeit. Aber selbst bei einer solchen als angenehm empfundenen Belastung können sich erstaunlich hohe linksventrikuläre Füllungsdrücke entwickeln, wie durch das gleichzeitige Messen von Pulmonalarteriendrücken und Pulmonalkapillardrücken an schwimmenden Patienten belegt werden konnte (Bücking u. Wahden 1996). Eine mögliche Erklärung für die subjektive Leichtigkeit, der objektiv aber eine 100 Watt Belastung entspricht, ist die **fehlende Körperschwere im Wasser.**

Überwachung des Schwimmtrainings.

Durchführung. Wenn Schwimmen als Teil einer Trainingseinheit verordnet wird, müssen die gleichen **Überwachungskautelen** eingehalten werden wie bei anderen Belastungsarten. Der Trainingspuls muss überprüfbar sein, sei es durch ein kontinuierliches Monitoring, sei es durch Einlegen von Pausen, um den Puls zu zählen. Obwohl der Ruhepuls im Wasser niedriger ist als außerhalb, hat es sich bewährt, beim Trainingspuls keinen Unter-

schied geltend zu machen. In den ersten Tagen sind schon nach 1–2 Bahnen die erst Puls-
kontrollen notwendig, denn es zeigt sich immer wieder, dass die Patienten die subjektive
Leichtigkeit im Wasser anfänglich falsch deuten.

 Tipp
Es hat sich bewährt, die Trainingseinheiten Wassergymnastik und Schwimmen zu kombinieren.

Behandlungsziele. Gefördert werden:
— Ausdauer und
— Koordination.

Medizinische Trainingstherapie (MTT)

Besonderheiten der MTT bei Herzpatienten. Dieser Begriff hat sich etabliert, lässt
aber nicht erkennen, um was es dabei geht (s. ▶ Kap. 4.22, S. 383ff). Es handelt sich um ein
Muskeltraining, das unter richtiger Anleitung auch für Koronarpatienten eingesetzt werden kann. Nach sorgfältiger Aufklärung über die möglichen Gefahren bei der Benutzung
von Sequenztrainingsgeräten, besonders falsche Atemtechniken und gezielter Auswahl der
geeigneten Geräte, verordnet der Therapeut ein **individuelles Programm**. Er überwacht alle
ersten Übungen.

Individuelles Trainingsprogramm.

Durchführung. Zum Aufwärmen empfiehlt sich eine Ergometerbelastung von 10 min.
Da isometrische Belastungen grundsätzlich geeignet sind, hohe Blutdruckspitzenwerte
zu erzeugen, sollte hier, neben der üblichen Pulskontrolle, auch die Möglichkeit zur Blutdruckmessung gegeben sein. Diese wird nach Maßgabe des verordnenden Arztes ausgeführt.

Behandlungsziele. Während früher Herzpatienten von jeder Art Krafttraining abgeraten wurde, erlauben wir diese Trainingseinheiten – nach entsprechender Einweisung
zur Vermeidung von Pressatmung – heute vor allem, um die Körperwahrnehmung zu
fördern. MTT gilt nicht als Konditionstraining im Sinne der Ausdauer. es verbessert aber
das Gefühl für den eigenen Körper – ein wichtiger Aspekt im Zeitalter der »Kopfmen-
schen«.

Literatur

Avellini BA, Shapiro Y, Pandolf KB (1983) Cardio-Respiratory Physical Training in Water and on Land. Eur J Appl Phy-
siol 50:255–263
Buchwalsky R, Blümchen G (1994) Rehabilitation in Kardiologie und Angiologie. Springer, Berlin Heidelberg
New York
Bücking J, Dammann E, Peters H, Puls G, Wiskirchen H (1990a) Die linksventrikuläre Vorlasterhöhung beim
Schwimmen bei kardial kompensierte Herzinfarktpatienten. Herz/Kreisl 22:112–117
Bücking J, Peters H, Puls G (1990b) Die Abhängigkeit des Herzvolumens vom hydrostatischen Druck. Herz/Kreisl
22:396–397
Bücking J, Wahden S (1996) Die Vorlasterhöhung durch aquale Immersion – Untersuchungen zur Rehabilitation
von Infarktpatienten. Phys Rehab Kur Med 6:67–72
Christie JL, Sheldal LM, Tristani FE, Wann LS, Sagar KB, Levandoski SG, Ptacin MJ, Sobocinski KA, Morris RD (1990):
Cardiovascular regulation during head-out water immersion exercise. J Appl Physiol 69:657–664
Drexler H, Riede U, Munzel T, König H, Funke E, Just H (1992) Alterations of skeletal muscle in chronic heart failure.
Circulation 86:255–262
Epstein M, Loutzenhiser R, Friedland E, Aceto RM, Camrgo MJ, Atlas SA (1987): Relationship of increased plasma
atrial natriuretic factor and renal sodium handling during immersion-induced central hypervolemia in nor-
mal humans. J Clin Invest 79:738–745
Fishbein MC, MacLean D, Maroko PR (1978) The histopathological evolution of myocardial infarction. Chest 73:843
Hollmann W, Hettinger Th (1980) Sportmedizin – Arbeits- und Trainingsgrundlagen. Schattauer, Stuttgart
New York
Hollmann W, Liesen H, Rost R, Heck H, Mader A, Dufaux B, Schürch D, Lagerstrøm D (1980) Forschungsergebnisse
des Instituts für Kreislaufforschung und Sportmedizin der Deutschen Sporthochschule Köln in der Zeit von
1970–1978. Therapiew 30:3/26–3/48

McMurray RG, Fieselman CC, Avery KE, Sheps DS (1988) Exercise Hemodynamics in Water and on Land in Patients with Coronary Artery Disease. J Cardiopulmonary Rehabil 8:69–75

Meyer K, Weidemann H (1989) Schwimmen mit Koronarpatienten. Belastungseinflüsse, kardiale Überlastungsquellen und Konsequenzen für die Praxis. Herz/Kreisl 21:206–210

Rost R (1991) Sport- und Bewegungstherapie bei inneren Krankheiten. Deutscher Ärzte-Verlag, Köln

Wasserman K, Hansen JE, Sue DY, Casaburi R, Whipp BJ (1994a): Principles of exercise testing and interpretation. Lea & Febiger, New York, 3. Aufl

Wasserman KW, Stringer W, Casaburi R, Koike A, Cooper CB (1994b): Determination of the anaerobic threshold by gas exchange: biochemical considerations, methodology and physiological effects. Z Kardiol 83: Suppl 3, 1–12

Weber KT (1997) What Can We Learn from Exercise Testing beyond the Detection of Myocardial Ischema? Clin Cardiol 20:684–696

Winter UJ, Gitt AK, Fritsch J, Berge PG. Pothoff G, Hilger HH (1994) Methodische Aspekte der modernen, computerisierten Ergospirometrie (CPX): Rampenprogramm, konstanter Belastungstest und CO_2-Rückatmungsmethode. Z Kardiol 83 Suppl 3:13–26

2.3.4   Übungstechniken bei neurologischen Funktionsstörungen

G. Küther

Klinische Funktionsstörungen.

Rolle der Krankengymnastik. Trotz großer Fortschritte in der medikamentösen und neurochirurgischen Therapie bleibt die Physiotherapie bei vielen neurologischen und neurotraumatologischen Patienten eine wesentliche, teilweise sogar die einzige dauerhaft verfügbare Behandlungsform. Schäden des Nervensystems führen in Abhängigkeit von ihrer Ätiologie sowie der Ausprägung und Lokalisation der Läsionen zu **vielfältigen klinischen Funktionsstörungen**. Am häufigsten und für die Selbständigkeit des Patienten gravierendsten sind dabei:

— Einschränkungen der **Motorik** und **Koordination** (Haltung, Stehen – Gehen, Armmotorik),
— **Tonussteigerungen der Muskulatur,**
— **Sekundäre Komplikationen** (Gelenkkontraktur, heterotope Ossifikationen, Schulter-Hand-Syndrom).

Die Behandlung dieser Symptomatik steht somit im Zentrum physiotherapeutischer Arbeit.

Differenzierung motorischer Minus- und Plusphänomene

Funktionsstörungen. Diagnostisch ebenso wie für die Auswahl der eingesetzten therapeutischen Verfahren ist die Unterscheidung wichtig, ob zentrale oder periphere Anteile des Nervensystems betroffen sind. Ein charakteristisches, die Physiotherapie erschwerendes Merkmal zentralmotorischer Störungen ist dabei, dass selbst umschriebene Läsionen gleichzeitig mehrere qualitativ unterschiedliche Funktionsstörungen hervorrufen können, die sich in sog. Minus- und Plusphänomene trennen lassen. **Motorische Minusphänome** als Folge einer läsionbedingten unzureichenden Aktivierung sind:

— Minderung der maximal einsetzbaren Kraft,
— verminderte Schnelligkeit der Muskelaktivierung,
— vorzeitige Ermüdbarkeit,
— Verlust der Willkür- und Feinmotorik,
— Reduktion des Muskeltonus.
  Plusphänomene als Folge einer aufgehobenen zentralen Hemmung sind:
— Steigerung des Muskeltonus mit Koaktivierung antagonistischer Muskelgruppen oder aufgehobener reziproker Hemmung bei Aktivierung,
— Enthemmung von Hirnstammreflexen mit Bewegungssynergien und assoziierten Reaktionen,
— Auftreten pathologischer Reflexe (z.B. Babinski-Zeichen).

Therapiekonzepte

Unterschiedliche Behandlungsansätze.

Für die Physiotherapie neurologischer und neurotraumatologischer Patienten haben sich verschiedene Behandlungskonzepte etabliert, die von unterschiedlichen, teilweise konträren Vorstellungen über die Organisation der Sensomotorik und die Formen der Restitution ausgehen. Aufbauend auf Untersuchungen von Sherrington und anderen wurden mit den in der Mitte des letzten Jahrhunderts entwickelten Methoden (u.a. Bobath, Vojta, PNF) erstmals neurophysiologische bzw. entwicklungsneurologische Erkenntnisse als Grundlagen einer Therapie betrachtet. Neuere Methoden wie die Laufbandtherapie sind in den letzten Jahren vor allem aus lerntheoretischen Ansätzen entwickelt worden.

Therapieansätze. Grundsätzlich lassen sich die unterschiedlichen in Neurologie und Neurotraumatologie eingesetzten Verfahren danach unterscheiden, ob sie **primär einen fazilitierenden bzw. inhibitorisch-fazilitierenden Ansatz** verfolgen oder aufgrund lerntheoretischer Überlegungen von Beginn **an Aufgaben spezifisch** arbeiten. Klassisches Beispiel für eine inhibitorisch-fazilitierende Technik ist die Bobath-Behandlung (s. ▶ Kap. 4.3, S. 199ff). Merkmal dieser Therapieformen ist vor allem die Restitution von Funktionsstörungen (»impairments«). Demgegenüber konzentrieren sich Aufgaben spezifische Behandlungen von vornherein vorwiegend auf Störungen komplexer Fähigkeiten (»disabilities«) wie z.B. dem Gehen, die in Abhängigkeit von der Leistungsfähigkeit des Patienten möglichst direkt im Sinne eines motorischen Lernens durch repetitives Üben verbessert werden (»Gehen lernt man nur durch Gehen«). Hierbei wird bewusst in Kauf genommen, dass einzelne Funktionsstörungen, z.B. eine Spastik, nicht gezielt und vorbereitend angegangen werden, sondern im Rahmen des integrativen Ansatzes durch die Einübung der Funktion gebessert werden.

Fazilitierende oder aufgabenspezifische Ansätze.

❗ Beachte

Mit neueren lerntheoretisch begründeten Konzepten ist auch die Bereitschaft verbunden, den Einsatz von Kompensationsstrategien ebenso wie die Adaptation funktionell zwar sinnvoller, aber von der physiologischen Norm abweichender Bewegungsmuster zumindest vorübergehend zu tolerieren.

❯ Exkurs

In die Gruppe der inhibitorisch-fazilitiernden Techniken lassen sich praktisch alle in Europa etablierten neurophysiologischen Therapieverfahren einordnen (Bobath, Vojta, PNF), weiterhin die im angloamerikanischen Raum verbreiteten fazilitierenden Behandlungen nach Rood (1956) und Brunnstrom (1970). Eine Sonderstellung nehmen hierbei Verfahren ein, die wie das Perfetti-Konzept oder die Affolter-Therapie den Anteil der propriozeptiv-kinästhetischen Wahrnehmung betonen und daher bei wahrnehmungsgestörten Patienten Anwendung finden. Zur Gruppe der aufgabenspezifischen Methoden ist vor allem die in Australien und den USA praktizierte Therapie nach Carr u. Shepherd (1998) zu zählen, die sich auf alltagsrelevante motorische Leistungen wie Aufstehen oder Gehen konzentriert. Auch die in den letzten Jahren in die neurologischen Rehabilitation eingeführten Verfahren der motorischen Rehabilitation mit dem Laufband oder Gangtrainer und der erzwungene Gebrauch (»forced use«) paretischer Extremitäten sind dieser zweiten Gruppe zuzuordnen.

Wirksamkeitsnachweis. Der Nachweis einer therapeutischen Überlegenheit einzelner Behandlungsmethoden ist bei neurologischen Erkrankungen bisher **nur für wenige Verfahren** überzeugend gelungen: Verschiedene kontrolliert durchgeführte Studien belegen die Wirksamkeit der Laufbandtherapie und anderer aufgabenorientierter Behandlungen (Hesse 1998; Dietz et al. 1994; Bütefisch et al. 1995). Aufgrund methodischer Probleme (fehlende Plazebokontrolle, Möglichkeit der Spontanremission, Variabilität der Symptomatik und des klinischen Verlaufs) sind positive Effekte klassischer Physiotherapieverfahren nur mit Einschränkungen zu interpretieren (s. Hummelsheim u. Mauritz 1993; Koenig et al. 1998).

Kontrollierte Studien.

❗ Beachte

Eine Überlegenheit neurophysiologisch begründeter Therapieformen (Bobath, PNF, Brunnstrom) gegenüber einer konventionellen Krankengymnastik konnte nicht belegt werden.

Auswahl der Therapieziele

Priorisierung der Therapieziele. Angesichts der Komplexität neurologischer Krankheitsbilder ist es offensichtlich, dass sich eine zeitlich limitierte physiotherapeutische Behandlung nicht allen Funktions- und Fähigkeitseinschränkungen in gleicher Intensität widmen kann. Die ärztliche Verordnung und die therapeutische Behandlungsplanung müssen daher eine an **vorrangigen und erreichbaren Zielen orientierte Priorisierung** durchführen, die sich orientiert an:

- der Schwere der Beeinträchtigung,
- der prognostischen Einschätzung und
- der Erreichung alltagsrelevanter Funktionen und Aktivitäten.

Leider setzen eine auf einzelne Methoden begrenzte Qualifikation von Therapeuten und ein unter Ärzten noch unzureichendes Verständnis für die Therapieinhalte dem Ideal einer rational begründeten Therapie mit gezielt ausgewählten Behandlungsinhalten gegenwärtig noch enge Grenzen.

Schwerstgradig geschädigte Patienten. Bei **schwerstgradig geschädigten Patienten** im Rahmen der **Frührehabilitation** (Koma-, Wachkomapatienten) wird sich die Behandlung angesichts der ausgedehnten Symptomatik und aufgehobener kognitiver Funktionen zuerst auf basale, für den weiteren Verlauf entscheidende Symptome richten, wobei physiotherapeutische und pflegerische Maßnahmen ineinander greifen (Freivogel 1997; Gobiet u. Gobiet 1999):

- Muskeltonus normalisieren,
- Gelenkbeweglichkeit erhalten, Sekundärschäden (Kontrakturen, Schulter-Hand-Syndrom) vermeiden,
- sensorische Stimulation,
- soweit möglich Mobilisation/Vertikalisation.

Remissionsphase. Bedingt durch spontane und therapiebedingte Remission kann sich die Physiotherapie im weiteren Verlauf **bei verbesserten kognitiven Funktionen mehr fokalen Defiziten widmen:**

- Statische (posturale) und dynamische Kontrolle und Koordination von Rumpf und Extremitäten verbessern,
- betroffene Region wahrnehmen,
- pathologische Bewegungsmuster normalisieren, ggf. Entwicklung adaptiver Strategien
- spezielle Funktionen/Fähigkeiten (z. B. Feinmotorik) fördern,
- Kraft und Ausdauer der paretischen Muskulatur verbessern.

Rehabilitation. In den ersten Wochen bis Monaten nach einem akuten Ereignis ist es das Ziel der stationären **Rehabilitation**, unter Berücksichtigung der Belastungsgrenzen den Patienten interdisziplinär mit einem möglichst breiten Therapieangebot zu einem **Optimum an Selbständigkeit und Leistungsfähigkeit** zurückzuführen. In der anschließenden Phase der Stabilisation mit residualen Symptomen geht es um den Erhalt wiedergewonnener Funktionen und Aktivitäten und die Vermeidung sekundärer Folgeschäden. Entsprechend reduziert wird der Aufwand der ambulanten Therapie, wobei die notwendige Intensität der Behandlung von der individuellen Symptomatik abhängt.

Angesichts der unterschiedlichen, teilweise konträr ausgerichteten Methoden kann im Folgenden keine umfassende Darstellung aller hierbei anwendbaren Therapieinhalte gegeben werden. Stattdessen sollen – weitgehend methodenübergreifend – wesentliche Behandlungsziele und -inhalte erläutert werden.

Kontrakturprophylaxe und -behandlung

Definition der Kontraktur. Kontrakturen sind definiert als **Einschränkungen des aktiven und passiven Bewegungsumfangs in einem Gelenk** aufgrund von Restriktionen im Gelenk selbst, im umgebenden Bindegewebe oder in der angrenzenden Muskulatur (Halar u. Bell 1993). In der Neurologie und Neurotraumatologie sind vor allem myogene Ursachen von Relevanz, die in zwei Formen auftreten:

- Ursachen innerhalb des Muskelparenchyms aufgrund einer direkten Muskelschädigung (z. B. Myositis),
- Ursachen außerhalb des betroffenen Muskels (durch falsche Lagerung oder Parese, Hypertonus).

> **❗ Beachte**
> Unabhängig von der konkreten Ursache entwickeln sich sekundär auch Restriktionen in den anderen Strukturen und tragen damit zu einer weiteren Befundverschlechterung bei.

Entstehungsbedingungen. Eine Verkürzungs- und Kontrakturtendenz ist grundsätzlich bei jeder Form der **Immobilisierung** gegeben. Deutlich erhöht ist sie bei **Paresen**, wenn eine Schwäche in den Antagonisten eine Verkürzungstendenz in den Agonisten nicht mehr verhindern kann. Besonders groß ist die Kontrakturgefahr in Muskeln mit **spastisch oder rigide gesteigertem Tonus**. Besonders bei Patienten mit schwerem Schädel-Hirn-Tauma oder hypoxischem Hirnschaden können sich aus einer Rigidospastik innerhalb von wenigen Tagen ausgeprägte Kontrakturen entwickeln. Angesichts der gravierenden Folgen für den weiteren Rehabilitationsverlauf sind daher eine Tonussenkung und Kontrakturprophylaxe in der Phase der Frührehabilitation weitgehend deckungsgleiche, mit denselben Methoden zu behandelnde oberste Präventions- und Therapieziele.

Folgen der Immobilisierung.

Spastikhemmende Lagerungen. Bei einer **Spastik** neigen besonders die in ◻ **Übersicht 2.4** aufgeführten Muskeln von Rumpf und Extremitäten zu Verkürzungen, die dementsprechend gezielt prophylaktisch behandelt werden müssen. Eine Kontrakturprophylaxe beginnt bei immobilsierten Patienten mit einer **sachgerechten Lagerung**: Dabei wird versucht, in wechselnden Lagen eine der Spastik entgegengesetzte Rumpf- oder Extremitätenposition einzunehmen (Beispiel: Ellenbogenextension statt Flexion aufgrund einer Beugespastik, Hüft- und Knieextension bei Beugespastik). Durch Kissen kann die erwünschte Position gesichert werden, in eingeschränktem Maße auch durch Schuhwerk mit hohem Schaft (zur Sprunggelenksfixierung) oder Schienen.

Prophylaxe der Muskelverkürzung.

> **❗ Tipp**
> Bei allen **passiv fixierenden Maßnahmen** ist zu beachten, dass eine gute Auspolsterung vorliegt und durch den ausgeübten Druck keine zusätzliche Spastik provoziert wird, die eine Kontrakturbildung noch weiter unterstützt.

Redressierende Gipse werden bei bestehenden Kontrakturen eingesetzt. Allerdings wird eine rigide Tonuskomponente durch dauerhafte Muskeldehnung eher verstärkt. Nach

◻ Übersicht 2.4.
Verkürzungsgefährdete Muskeln bei der Spastik

Obere Extremitäten
- Armadduktoren/Innenrotatoren
- Flexoren im Ellenbogen, Hand-, Fingergelenk

Untere Extremitäten
- Hüftflexoren und Adduktoren
- Ischiokrurale Muskulatur
- M. triceps surae und M. tibialis posterior
- Zehenflexoren
- M. tibialis anterior

Rumpf
- M. pectoralis major und minor
- Ventrale Rumpf- und Halsmuskulatur

Abnahme des Gipses wird daher häufig eine verstärkte Fehlstellung beobachtet. Deshalb und wegen weiterer Probleme (Druckläsionen) ist eine Behandlung mit redressierenden Gipsen nicht unumstritten (Freivogel 1997).

Erhalt der Gelenkmobilität.

Passive Bewegungen. Passive, vom Therapeuten geführte Bewegungen dienen dem **Erhalt der Gelenkmobilität.** Dabei ist auf eine schonende, schmerzfreie Bewegung zu achten, da Mikrotraumatisierungen als eine Ursache heterotoper Ossifikationen diskutiert werden. Als Behandlungstechniken finden manuelle postisometrische Dehntechniken und Eigendehnungen Anwendung. Die Dehnung wirkt dabei einerseits über eine Änderung der elastisch-mechanischen Eigenschaften, andererseits führt eine Dauerdehnung zu einer Adaptation der Muskelspindeln mit länger anhaltender verringerter Entladungsfrequenz im Ausgangszustand. Nach den Empfehlungen von Freivogel (1997) werden im spastischen Muskel die maximal möglichen Dehnlagerungen unter Vermeidung einer muskulären Gegenspannung aufgesucht, an die sich eine isometrische Anspannung für 5 s anschließt. Es folgen eine Entspannung unter Beibehaltung der Dehnlage und das langsame weitere passive Dehnen. Aus dieser Lage hat der Patient dann erneut maximal anzuspannen mit anschließender Entspannung und 3- bis 5-maliger Wiederholung dieses Vorgehens. Die Häufigkeit dieser Maßnahmen hat sich nach dem Befund zu richten:

 Tipp
Um **Muskellängen zu erhalten,** sind 2- bis 3-mal wöchentliche Behandlungen ausreichend. Bei **bestehenden Verkürzungen** wird eine 4- bis 5-mal wöchentliche, teilweise mehrmals tägliche Behandlung notwendig sein.

Spastiklösende Effekte.

Funktionell-aktive Dehnung. Besonders wirkungsvoll ist die sog. **funktionell-aktive Dehnung,** bei der unter Beibehaltung des Körpergewichts **über längere Zeit eine Dehnung gehalten** wird. Tremblay et al. (1990) konnten bei infantil spastischen Paresen nach einer 30-minütigen Dehnung des M. triceps surae im Stehen eine spastiklösende Wirkung mit verminderter Reflexaktivität in diesem Muskel ebenso wie im Antagonisten mit einer verbesserten aktiven Bewegungsfähigkeit nachweisen. Diese Behandlung kann bei gehunfähigen Patienten im Kipptisch, Stehtisch oder Aufrichtrollstuhl durchgeführt werden und auch im Rahmen eines täglichen halbstündigen **Heimübungsprogrammes** wirkungsvoll einer Kontrakturentstehung in den unteren Extremitäten vorbeugen. Gleichzeitig mit der **Kontrakturprophylaxe** führt dieses Stehtraining zu:
- einer Osteoporoseprophylaxe,
- einer Herz-Kreislauf-Aktivierung,
- verbesserten vegetativen Funktionen (Blase, Mastdarm) und
- einer vestibulären und somatosensiblen Stimulation mit Besserung der Vigilanz.

Muskeln mit Verkürzungs-tendenz.

Besonderheiten bei peripheren Paresen. Bei **peripheren Paresen** ist das Augenmerk vor allem auf Muskeln zu richten, deren Verkürzungstendenz durch die Schwäche ihrer Antagonisten nicht mehr kompensiert werden kann. Bei neurogenen Läsionen werden diese Muskeln analog zu den Verfahren bei zentral spastischen Paresen gedehnt, wobei für eine dauerhafte Behandlung Selbstübungen nach Anleitung und ein möglichst normaler Funktionseinsatz im Alltag häufig ausreichend sind.

 Cave
Besondere Vorsicht ist bei einer direkten Muskelschädigung, z.B. im Rahmen einer Myositis, geboten: Angesichts der erhöhten Vulnerabilität des Muskelgewebes in der Akutphase und der Gefahr intramuskulärer Veränderungen (Ossifikation, bindegewebiger Umbau) ist eine besonders schonende und vorsichtige Dehntechnik anzuwenden, die nicht zu Schmerzen oder weiteren Anstiegen der Muskelenzyme führen darf.

Auf eine Besonderheit ist bei Muskeldystrophiepatienten hinzuweisen: Hier kann gelegentlich eine dauerhafte Plantarflexion (Zehenspitzengang) beobachtet werden, die zu einer Kontraktur der Wadenmuskulatur führt. Diese Haltung wird eingenommen, um aufgrund einer Hüftbeugerschwäche den Körperschwerpunkt zur Stabilisierung nach hinten zu verlagern. Eine Fibrose der Plantarflexoren ist daher nicht die primäre Ursache der Verkürzung, so dass eine operative Achillessehnenverlängerung keine Verbesserung, sondern eine weitere Schwächung der aktiven Plantarflexion mit Verschlechterung der Gehfähigkeit zur Folge haben kann (Johnson 1977).

Tonusregulation – Hypertonus

Definition der Spastizität. Unter dem Begriff der **Spastizität** wird ein Syndrom mit:

Enthemmung spinaler oder supraspinaler Reflexe.

- gesteigerten phasischen und tonischen Dehnungsreflexen,
- gesteigertem Widerstand der Muskulatur bei passiven Bewegungen und
- gestörter Willkürmotorik

verstanden.

Dem **Hypertonus der Muskulatur** liegen eine Enthemmung spinaler oder supraspinaler Reflexe zugrunde, daneben aber auch Veränderungen elastischer Eigenschaften der betroffenen Muskulatur (Dietz u. Berger 1983).

Spastische Tonuserhöhung. Die **spastische Tonuserhöhung** kann sich bei zentralmotorischen Läsionen in unterschiedlicher Ausprägung in Abhängigkeit von der Ausdehnung und Lokalisation der Läsionen manifestieren. In der Regel sind Antischwerkraftmuskeln (Armflexoren, Beinextensoren) stärker betroffen. Schädigungen auf Hirnstammebene führen besonders bei Kindern zu einer Enthemmung des symmetrischen oder asymmetrischen tonischen Nackenreflexes (STNR bzw. ATNR), bei denen durch Kopfextension oder Flexion bzw. Kopfdrehung eine abnorme Tonusveränderung in Rumpf und Extremitäten ausgelöst wird. Eine Beuge- und Adduktorenspastik ist typisch für spinale Läsionen, z.T. mit Automatismen bzw. Flexorsynergien. Von einer **Aktionsspastik** spricht man, wenn die Tonussteigerung nicht in Ruhe, sondern nur bei aktiven Bewegungen in Erscheinung tritt. Übergänge zur Rigidität in Form einer sog. Rigidospastik oder einer spastischen Dystonie werden besonders bei Patienten mit ausgedehnten zerebralen Schäden (z. B. Schädel-Hirn-Trauma) beobachtet. Allgemein steht die Stärke der Spastik in keinem festen Verhältnis zur Ausprägung motorischer Minusphänomene.

Betroffene Muskeln.

Differenzierte Indikationsstellung. Das Auftreten einer Spastik ist alleine noch kein hinreichende Begründung für eine spezifische Therapie. Dies wird schon dadurch unterstrichen, dass einzelne Patienten aufgrund bestehender Paresen erst durch eine spastische Tonussteigerung in die Lage versetzt werden, Grundfunktionen der Mobilität wie Stehen oder Gehen auszuführen. Eine **Indikation zur gezielten Behandlung** besteht immer dann, wenn bei schwerer Spastik folgende Symptome auftreten:

Gezielte Behandlung.

- Durch die Tonuserhöhung wird die passive oder aktive **Beweglichkeit** in funktionell bedeutsamer Weise **eingeschränkt** oder aufgehoben.
- Es bestehen hypertonusbedingt **myofasziale Schmerzen**.
- Es drohen **Sekundärkomplikationen** aufgrund unzureichender Beweglichkeit in Form von Kontrakturen, Druckulzera und Dekubitalgeschwüren oder Atemprobleme bei Spastik im Rumpfbereich.

Die Behandlung der Spastik nach dem Bobath-Konzept folgt dem Prinzip einer Inhibition spinaler und supraspinaler Reflexe (s. ► Kap. 4.3, S. 199 ff).

⊘ Cave

Zu beachten ist, dass alle spastikverstärkenden Faktoren (z. B. Blaseninfekt, Harnretention, Hautläsionen, Schmerz durch lagerungsbedingten Druck) ausgeschaltet werden. Rückenlagerung kann über eine Enthemmung des tonalen Labyrinthreflexes eine Extensionsspastik in den Beinen verstärken oder provozieren. Durch den ATNR kann bei Kindern aufgrund der hierbei auftretenden Abduktion und Außenrotation sogar die Gefahr von Subluxationen der Hüfte bestehen (Letts et al 1984).

Als weitere spastikmindernde Maßnahme verdient – trotz fehlender wissenschaftlich gesicherter Studien – die Hippotherapie Erwähnung (s. ► Kap. 4.12, S. 283ff). Patienten, die zum aufrechten Sitz fähig sind, können aufgrund klinischer Beobachtungen in verschiedener Hinsicht profitieren (Wüthrich u. Künzle 1978; Barolin u. Samborski 1991; Riede 1986).

> **Exkurs**
>
> Durch den Sitz mit außenrotierten leicht flektierten Beinen und die langsamen rhythmischen Bewegungen kommt es zu einer Detonisierung in Rumpf und unteren Extremitäten mit Dehnung der Adduktoren. Gleichzeitig werden Koordination und Haltung insbesondere im Rumpf gefördert, wobei ein verbessertes Raumgefühl sowie Besserungen des Reaktionsvermögens erzielt werden. Hervorzuheben sind darüber hinaus die besonderen psychotropen Effekte, die aus der Bewegung im Freien und dem Umgang mit den zur Behandlung eingesetzten Pferden resultiert.

Unterstützung der Tonussenkung.

Physikalische Therapien. Durch physikalisch-medizinische Anwendungen kann eine **Tonussenkung unterstützt werden.** Besonders externe Kälteapplikationen können für ca. 1/2 Stunde wirken (Knuttson 1970), kurzfristige Effekte sind von Wärmepackungen zu erwarten (Giebler 1990). Auch von einer Elektrostimulation mit TENS sind positive Effekte beschrieben, wobei meist eine reziproke Hemmung über Aktivierung der Antagonisten versucht wurde (Giebler 1990). Die Wirkungen sind hierbei aber weniger überzeugend und haben – nicht zuletzt aufgrund der kurzen Wirkdauer – bisher keine breite Akzeptanz gefunden.

Tonusregulation – Hypotonus

Stimulationstechniken.

Verminderte Innervation. Paresenbedingt, aber auch bei Beteiligung des Kleinhirns oder der spinozerebellären Bahnen kann es zu einem reduzierten Muskeltonus kommen. Dabei ist weniger der Ruhetonus gemeint, bei dem keine elektrische Aktivität im Muskel nachweisbar ist, sondern vielmehr eine **verminderte Innervation** bei statischer Belastung. Krankengymnastisch wird durch verschiedene **Stimulationstechniken** (Tapping, Reiben, kurzzeitige Eisapplikation), Aktivierung gegen Schwerkraft oder Approximationstechniken lokal eine Tonuserhöhung erreicht, zusätzlich kann ggf. die Detonisierung spastischer Antagonisten sinnvoll sein. Geeignet zur Tonisierung der Bauch- und Extremitätenmuskulatur sind vor allem die PNF-Technik mit den entsprechenden Bewegungsmustern und Brunkow-Stemmübungen.

> **Tipp**
>
> Das Sitzen auf kleiner Unterstützungsfläche oder auf einer hohen Bank fördert die Tonisierung im Rumpf- und Beinbereich; der labile Sitz auf dem Pezziball oder einem Schaukelbrett übt zusätzlich Stellreaktionen.

Im Stand können Armaktivitäten zu einer **vermehrten Rumpftonisierung** führen. Mit dem Einbeinstand oder dem Stehen auf dem Therapiekreisel kann gleichzeitig die Koordination gefördert werden. Durch Übungen im Bewegungsbad wird eine Tonusregulation und die Koordination wirksam unterstützt (s. ► Kap. 2.3.6, S. 138ff). Drehungen um die Rumpfachse dienen der posturalen Kontrolle ebenso wie das Stehen unter hydrostatisch bedingter Entlastung des Körpergewichts. Die Extremitätenbewegungen gegen den Wasserwiderstand fördern dabei eine gleichmäßige Aktivierung der Muskulatur. Eine weitere Verbesserung ist durch eine medizinische Trainingstherapie durch Kräftigung insbesondere proximaler Muskeln möglich.

Koordinationstraining

Kompensationsmöglichkeiten.

Pathophysiologie. Störungen von Gleichgewicht und Koordination gehören für die Physiotherapie zu den am schwersten zu beeinflussenden neurologischen Ausfallserscheinungen. Sind durch eine **Läsion propriozeptive spinale Afferenzen ausgefallen,** kann zumindest teilweise durch verstärkte Nutzung anderer gleichgewichtsstabilisierender Systeme (Oberflächensensibilität, Vestibularapparat, Visus) noch mit einer gewissen Kompensation gerechnet werden. Sehr viel problematischer ist es aber, wenn die für die **zentrale Gleichgewichts-**

regulation wesentlichen Zentren (Kleinhirn bzw. spinozerebellären Bahnen) betroffen sind, da hierbei die für die Kompensation entscheidenden Strukturen geschädigt sind. Läsionen des medialen Kleinhirns haben dabei eine Rumpf-, Stand- und Gangataxie sowie eine Hypotonie der Muskulatur zur Folge, die Beteiligung der Kleinhirnhemisphären führt zu Dysdiadochokinese, Dysmetrie und Intentions- bzw. Aktionstremor, besonders in den Armen.

Bedeutung der posturalen Kontrolle. Willküraktivitäten können nur zielsicher ausgeführt werden, wenn die posturale Kontrolle gelingt, d.h. die Stabilisation des Körpergleichgewichts unter statischen oder dynamischen Bedingungen. Neurophysiologische Untersuchungen zeigen, dass bei Initiierung willkürlicher Extremitätenbewegungen (z.B. Armhebung) Rückenstrecker und Beinmuskeln noch vor der eigentlich intendierten Armbewegung aktiviert werden (Belenkii et al. 1967). Diese **vorbereitende Stabilisation** ist ein dynamischer Vorgang, der von der Ausgangsstellung abhängt und eine Anpassung an die jeweiligen Bewegungsabläufe ermöglicht.

Stabilisation des Gleichgewichts.

Rumpfstabilisation. Die Verbesserung der posturalen Kontrolle ist deshalb ein wesentliches Element jeder Therapie koordinierter willkürlicher Bewegungsabläufe. Grundsatz ist dabei, den Patienten mit den Therapieanforderungen an die Grenzen seiner Leistungsfähigkeit zu führen und ihn sich bewusst und so selbständig wie möglich (d.h. möglichst ohne Hilfe von außen) mit diesen Kontrollfunktionen auseinandersetzen zu lassen (Freivogel 1997). Visuelle, taktile oder propriozeptive Rückmeldungen spielen dabei für die selbständige Kontrolle eine entscheidende Rolle. In der Praxis wird der Patient die **Rumpfstabilisation** im Sitzen in Ruhe und erschwerend mit nach vorne gehaltenen Armen und beschleunigten Armbewegungen in der Sagittaleben durchführen. **Kontrollierte Bewegungen des Rumpfes** aus der Sitzpostion in Sagittal- und Frontalebene folgen, wobei die Anforderungen durch Sitzen auf einem Schaukelbrett erhöht werden können. Im Stehen werden visuelle Rückmeldungen durch Übungen vor einem Spiegel vermittelt; ein Pendel, das am langen Halsband getragen wird, kann hierbei die exakte Positionierung erleichtern. Auch taktile Reize (in einer Ecke stehen mit möglichst fehlendem Wandkontakt) und das Training auf Posturographiemessplatten mit visueller Monitorkontrolle der Bewegung des Körperschwerpunkts dienen diesem Ziel. Der kontrollierte Einbeinstand, Armschwünge im Stand zur Erfahrung körpereigener Ausgleichsgewichte oder ausbalanciertes Bücken ergänzen diese Übungen (Steinlin Egli 1998).

Posturale Kontrolle.

> **❗ Tipp**
> Der Therapeut sollte darauf achten, dass eine verstärkte Anspannung des Schultergürtels als fehlerhafte Kompensation vermieden wird.

Steigerung der Anforderungen. Die Anforderungen können durch **Stehübungen auf instabiler Unterlage** (schräge Ebene, Schaumgummimatte) erhöht werden. Mit Therapiewippen kann eine gezielte Verlagerung des Körperschwerpunkts in Frontal- und Sagittalebene eingeübt werden. Dynamische Widerstandsübungen mit einem zur Acht geschlungenen elastischen Band (z.B. Theraband) um Sprunggelenke, Kniegelenke oder Hüften verbessern die Stand- und Gangsicherheit (Keane et al. 1993). Obwohl die **Laufbandtherapie** bei ataktischen Patienten bisher noch nicht gezielt evaluiert wurde, zeigen klinischen Erfahrungen, dass diese Behandlung die dynamische Kontrolle und die subjektive Gangsicherheit verbessern.

Stehübungen auf instabiler Unterlage.

> **❗ Tipp**
> Auf Gurtsysteme zur Gewichtsentlastung muss dabei verzichtet werden, da nur so eine aktive und bewusste Gleichgewichtskontrolle möglich ist.

Eine **Haltungskontrolle der Armmuskeln** kann durch **Gleichgewichtsübungen** erreicht werden, bei denen die Patienten in Bauchlage auf großen Therapierollen oder Pezzibällen Abstützreaktionen der Arme einüben. Bei stark ataktischen Patienten ist eine Absicherung durch den Therapeuten dabei selbstverständlich. Zielbewegungen werden bei Intentionstremor durch Gewichtsmanschetten an den Unterarmen

Haltungskontrolle der Armmuskeln.

verbessert. Bei ausreichender Armkraft können Manschetten mit Gewichten zwischen 480–600 g getragen werden. Dadurch wird die Feinmotik deutlich verbessert (Hewer et al. 1972). Ähnliche, allerdings nur vorübergehende Effekte sind durch externe Kühlung mit lokalen Eisapplikationen in Form eines 45–60 s dauernden Tauchbads für Hand oder Unterarm für kurz dauernde Tätigkeiten (z. B. Selbstkatheterismus, Anziehen, Schreiben) von Nutzen (Chase et al. 1965; Albrecht et al. 1998).

Behandlung peripherer Paresen

Der Läsionsort bei peripheren Paresen kann die Muskulatur selbst (z. B. Muskeldystrophie) oder das periphere Motoneuron bzw. sein distaler Neurit (z. B. spinale Muskelatrophie oder Polyneuropathie) sein. Über die in der Therapie möglichen Belastungsgrenzen entscheiden:

- die Art der Schädigung,
- die Progredienz und
- das Stadium der Erkrankung.

Schonende Übungsprogramme.

Beeinflussung der Muskelatrophie. Grundsätzlich ist besonders bei **Myopathien von einer reduzierten Belastbarkeit mit nur geringer Resistenz besonders gegenüber exzentrischen Anspannungen** auszugehen. Dies gilt vor allem für rasch progrediente Erkrankungen.

 Cave

Besondere Vorsicht ist bei der Polymyositis und Dermatomyositis geboten, die im akut entzündlichen Stadium nur mit passiven Bewegungen zur Kontrakturprophylaxe behandelt werden können.

Mit einem schonenden Übungsprogramm sind auch neurogene Muskelatrophien zu behandeln, wenn nur noch eine sehr geringe Restfunktion besteht (Beispiel: Residualzustand nach Poliomyelitis).

 Beachte

Bei diesen ausgeprägten Formen der Muskelatrophie ist immer zu bedenken, dass schon die im Alltag ausgeübten Aktivitäten eine maximale Belastung oder gar Überlastung des Restparenchyms darstellen und nicht Ziel einer weiteren Kräftigung sein können.

Bei langsam progredienten Muskelerkrankungen, aber auch bei neurogenen Muskelatrophien mit mäßiger Schwäche, ist ansonsten die Belastbarkeit in der Regel größer. Besondere Formen der Myopathien (kongenitale Mypathien, z. B. Central Core Myopathie) weisen sogar eine nahezu normale Belastbarkeit der Muskulatur auf. Aber auch bei stärker belastbaren Formen der Muskelatrophien ist zu bedenken, dass ein angemessener und regelmäßiger Gebrauch der betroffenen Muskelgruppen ausreichende Trainingseffekte bieten kann.

Ökonomischer Muskeleinsatz.

Therapie benachbarter Muskeln. Wegen eines bei vielen Myopathien unterschiedlichen Befalls benachbarter Muskelgruppen ist es Aufgabe der Physiotherapie, einen möglichst **ökonomischen Einsatz der funktionstüchtigen Muskeln** zu fördern. Dabei sind vom Therapeuten Ausweichbewegungen zu erkennen und durch gezielte Übungen der inaktivierten Muskeln zu ersetzen. Wegen einer bevorzugt proximalen Verteilung der Atrophien besteht bei vielen Myopathien die Gefahr schwerer Skoliosen, so dass sich die Krankengymnastik mehr als bei anderen neurologischen Erkrankungen auf die Stabilisation der Rumpfregion konzentrieren muss.

Kombinierte Behandlungsprogramme.

Statische und dynamische Übungen. Bei neuromuskulären Erkrankungen wird gegenwärtig eine **Kombination statisch-dynamischer Übungen** befürwortet, die funktionserhaltende bzw. funktionsfördernde Maßnahmen für Rumpf und Extremitäten einschließen (Kemper 1994; Neundörfer u. Thiemens 1999). Bisherige Erfahrungen deuten darauf hin, dass der Erfolg der krankengymnastischen Behandlung von der Erkrankung abhängig ist und bei Patienten mit Muskeldystrophien die größten Funktionsverbesserungen vor allem im Hüft- und Beinbereich erzielt werden (Arnold 1994) (s. ▶ Kap. 4.28, S. 443ff). Eine Überlegenheit bestimmter Behandlungsformen ist bisher nicht belegt.

Verbesserung der neuronalen Aktivierung. Eine Reihe von Studien zeigten, dass von einer **individuell angepassten Trainingstherapie** entgegen früheren Bedenken bei unterschiedlichen neuromuskulären Erkrankungen mehrere positive Wirkungen ausgehen können (vgl. Schupp 2003):

— **verbesserte neuronale Aktivierung** des verbleibenden Parenchyms,
— **verbesserte Koordination und Flexibilität,**
— **gesteigerte Ausdauer.**

Verbesserung von Koordination, Flexibilität und Ausdauer.

Bei metabolischen Myopathien, aber auch bei neurogenen Muskelatrophien (z. B. Polyneuropathien) kann ein richtig dosiertes Training zusätzlich den zellulären Metabolismus der Muskelfasern verbessern.

> **Exkurs**
> Wenngleich die maximale Willkürkraft nicht primärer Zielparameter eines Trainings ist, zeigte sich in verschiedenen Untersuchungen je nach Therapieprogramm und trainierter Muskelgruppe bei unterschiedlichen Formen myogener und neurogener Atrophien eine Zunahme der isometrischen Kraft bis über 80 % des Ausgangswerts (Milner Brown u. Miller 1988; Mielke 1992; Aitkens et al. 1993).

Selbst bei entzündlichen Muskelerkrankungen kann ein individuell gestaltetes Aufbautraining sinnvoll sein, allerdings darf die Therapie erst in der Phase der Erholung mit steigender Kraft und normalisierten CK-Werten beginnen.

Trainingsintensitäten. Für das dynamische Kraftaufbautraining an den Übungsgeräten wird in der Regel empfohlen, **mit niedriger Intensität** zu beginnen.

Dosierung.

> **Tipp**
> Es sollte mit 30–40 % der vorher bestimmten Maximalkraft belastet werden und die Wiederholungsrate der einzelnen Übungen zwischen 10 und 20 bei jeder Trainingseinheit liegen (Phillips u. Mastaglia 2000; Weineck 1980).

Diese Übungen können im Bereich funktionstüchtiger Regionen auch angewendet werden, wenn aufgrund einer ausgeprägten Schwäche in anderen Bereichen bereits erhebliche Beeinträchtigungen bestehen.

Nebenwirkungen/Kontraindikationen. Die Behandlung sollte stets unter therapeutischer Aufsicht durchgeführt wird, um Nebenwirkungen (Myalgien, Kraftminderung oder vorzeitige Erschöpfbarkeit) rechtzeitig zu erkennen.

> **Tipp**
> Empfehlenswert ist zusätzlich eine **Kontrolle der Muskelenzyme** (CK) vor und während der Behandlung mit engmaschigen Untersuchungen insbesondere in der Anfangsphase.

> **Cave**
> Gefahr von Rhabdomyolysen mit ihren Komplikationen (Nierenversagen, hyperkaliämischer Herzstillstand) besonders bei metabolischen Myopathien (Glykogenosen, Lipidstoffwechselstörungen).

Deshalb wird bei **Glykogenosen** allenfalls ein schonendes Ausdauertraining empfohlen, bei Lipidstoffwechselstörungen wird wegen der Risiken von einem intensiveren Training abgeraten (Schäfer u. Reichmann 2003).

Besondere Beachtung verdient weiterhin eine mögliche **kardiale Beteiligung** (Kardiomyopathie, Reizleitungsstörungen) bei verschiedenen Myopathieformen (z. B. Duchenne

Dystrophie, myotone Dystrophie, Glykogenosen, Polymyositis), daneben eine Beteiligung der Atemmuskulatur mit ensprechenden restriktiven, die kardiovaskuläre Leistung mindernden Einschränkungen.

 Tipp

Die Verordnung einer Trainingstherapie erfordert besonders bei Myopathiepatienten in der Regel eine vorherige internistisch-kardiologische Untersuchung (mit EKG, ggf. erweiterter Diagnostik und Bestimmung der Lungenfunktion).

Bei **Polyneuropathien** ist an eine Mitbeteiligung des vegetativen Nervensystems zu denken, wobei vor allem autonome Störungen des Herz-Kreislauf-Systems mit Rhythmusstörungen bis hin zum schmerzlosen Herzinfarkt, aber auch Störungen der Thermoregulation mit der Gefahr der Hyperthermie bestehen können.

Behandlung zentraler Paresen

Laterales und mediales System.

Pathophysiologische Voraussetzungen. Nach Kuypers (1982) wird das zentral-motorische System funktionell-anatomisch in einen medialen und lateralen Anteil differenziert. Das **laterale System** (rubro- und kortiospinaler Trakt) innerviert bevorzugt distale Extremitätenabschnitte und ist für fraktionierten Willkürbewegungen zuständig, während das **mediale System** (u.a. retikulo- und vestibulospinaler Trakt) bilateral die proximale Extremitäten- und Rumpfmuskulatur versorgt.

Tonuserhöhung und Kräftigung.

Bedingt durch die enge Nachbarschaft der Pyramidenbahn mit deszendierenden tonusregulierenden Bahnen in Gehirn und Rückenmark sind zentrale Paresen häufig von einer mehr oder minder ausgeprägten **spastischen Tonuserhöhung** begleitet. Bei noch erhaltener reziproker Innervation auf spinaler Ebene mit hieraus resultierender Antagonistenhemmung kann eine paresenbedingt vermehrte Aktivierung der spastischen Muskulatur (z.B. Extensoren im Bein) zu einer zusätzlichen **Schwächung anderer Muskelgruppen** (z.B. Knieflexoren) beitragen.

Detonisierung als Ausgangspunkt.

Dementsprechend ist beim Bobath-Konzept eine **Detonisierung** Ausgangspunkt der Therapie, durch die eine Verbesserung der Muskelkraft in reziprok inhibierten Muskeln erreicht wird. Gleichzeitig erweitert sich der Bewegungsumfang in den angrenzenden Gelenken, und es werden die Voraussetzungen für einen selektiveren Krafteinsatz geschaffen. Besonders bei gering ausgeprägter Spastik und Schwäche geht das Ziel der Behandlung über eine Tonussenkung hinaus und schließt eine gezielte Aktivierung und Kräftigung der paretischen Muskulatur mit Verbesserung der Ausdauer ein. Dabei ist angesichts der Grenzen eines funktionsanbahnenden Trainings bei vielen Patienten die Vermeidung hieraus resultierender Überlastungen wichtiger Bestandteil der Therapie.

Unterschiedliche Techniken.

Therapieformen. Um paretische Muskeln zu aktivieren, bieten sich unter den klassischen physiotherapeutischen Verfahren an:
- Bobath-Therapie (s. ▶ Kap. 4.3, S. 199ff),
- Propriozeptive Neuromuskuläre Fazilitation (PNF) mit ihren verschiedenen Bewegungsmustern (s. ▶ Kap. 4.16, S. 323ff).

Wegen der bei der PNF auftretenden Kokontraktion antagonistischer Muskeln ist dieses Verfahren vor allem im Rumpfbereich sinnvoll anzuwenden, um damit zur verbesserten proximalen Stabilisation beizutragen. Der Schlingentisch bietet ebenfalls Möglichkeiten, die Muskulatur zu kräftigen. Je nach der Postition der Aufhängepunkte und damit der Drehachsen kann neben einer Detonisierung und Mobilisation auch eine Kräftigung der Rumpf- und Hüftmuskulatur erzielt werden (Steinlin Egli 1998) (s. ▶ Kap. 4.25, S. 413).

Laufbandtherapie

Motorische Rehabilitation.

Lokomotionstraining. Aufgrund zahlreicher klinischer Studien ist das **Lokomotionstraining** auf dem Laufband mittlerweile eine etablierte Therapie in der motorischen Rehabilitation von Patienten mit Querschnittslähmung und Hemiparesen nach Schlaganfall (Barbeau et al. 1987; Dietz et al. 1994, Hesse et al. 1994). Auch bei Parkinson- und MS-Patienten zeigten erste Untersuchungen Erfolge dieser funktionellen Behandlung im Vergleich zu einer konventionellen Physiotherapie (Laufens et al. 1999; Miyai et al. 2000). Die **partielle Gewichtsentlastung** mittels Fallschirmgurt erlaubt eine Behandlung auch derjenigen Patienten, deren Paresen noch keinen freien Stand ermöglichen. Dabei sollte die Entlastung nicht 30–40 % des Körpergewichts überschreiten, da bei höheren Werten die zu trainierende Aktivität der gewichtstragenden Muskulatur abnimmt. Im weiteren Behandlungsverlauf wird eine möglichst rasche Reduktion dieser Entlastung angestrebt.

 Tipp
In der Regel ist in der Anfangsphase – bei noch erheblicher Behinderung des Patienten – die Hilfe von zwei Physiotherapeuten notwendig.

Der eine führt das paretische Bein während des Gangzyklus möglichst physiologisch in der Schwung- und Abrollphase, während der zweite Therapeut hinter dem Patienten stehend die Haltung korrigiert und für eine regelrechte Gewichtsverlagerung auf das Standbein mit entsprechender Hüftextension der paretischen Seite sorgt.

❶ Tipp
Die Therapeuten sollten darauf achten, dass es während und nach der Laufbandtherapie nicht zu einer verstärkten Fehlanspannung bzw. Spastik im Rumpf- und Armbereich kommt.

Dosierung. Die Behandlung kann schon in den ersten Wochen nach dem schädigenden Ereignis mit Bandgeschwindigkeiten um 0,2 m/s beginnen. Danach wird möglichst zügig auf höhere Geschwindigkeit um 0,3 m/s gesteigert. Um einen **optimalen Lerneffekt** zu garantieren, werden in der stationären Rehabilitation 5 Behandlungen pro Woche über 3–4 Wochen durchgeführt. Dieser Umfang variiert in einzelnen Studien aber beträchtlich, wobei Behandlungsdauern bis zu 3 Monaten bei Querschnittspatienten beschrieben sind (Protas et al. 2001). Bei Patienten mit länger zurückliegendem Apoplex (6–62 Monate), die mit oder ohne Hilfsmittel eine Gestrecke von mindestens 10 m aufwiesen, konnten Sullivan et al. (2002) zeigen, dass eine ambulante Laufbandbehandlung von 12 Behandlungen über 4–6 Wochen mit Geschwindigkeiten von 1 m/s die besten Resultate in Bezug auf die selbstgewählte Ganggeschwindigkeit für ein bequemes Fortkommen ergab.

In den meisten Studien ist die Laufbandtherapie zusätzlich zu einer krankengymnastischen Einzeltherapie (meist auf der Grundlage des Bobath-Konzepts) ausgeführt worden.

Optimaler Lerneffekt.

Laufbandtherapie und Krankengymnastik.

❶ Beachte
Für die Laufbandtherapie sind alle Patienten geeignet, die frei Sitzen können und eine ausreichende kardiovaskuläre Belastbarkeit aufweisen.

Auch wenn freies Stehen nicht als Voraussetzung gilt, kann ein vorausgehendes Stehtraining (z.B. im Stehtisch) als Vorbereitung sinnvoll sein, die posturale Kontrolle bei schwer beeinträchtigten Patienten zu verbessern. Die Benutzung von Orthesen wurde in den bisher publizierten Studien meist erlaubt, teilweise aber auch ausgeschlossen.

Weitere Therapieformen. Eine konsequente Erweiterung des Therapieangebots stellt der von Hesse u. Uhlenbrock (2000) entwickelte **Gangtrainer** dar. Vorteil dieses Systems ist, dass über Servomotoren und Fussschalen das paretische Bein in der physiologischen Gangexkursion geführt wird. Zu Beginn kann –wie auf dem Laufband – eine partielle Gewichtsentlastung erfolgen, weitere Haltegurte stabilisieren das Becken. Der **personelle Aufwand ist im Gangtrainer erheblich reduziert**, da nur noch zu Beginn ein Therapeut notwendig ist, um für eine ausreichende Knieextension in der Standbeinphase des paretischen Beins zu sorgen und eine Hyperextension sowie einen Kollaps im Gelenk zu verhindern. Erste Untersuchungen bei Hemiparese-Patienten zeigen, dass mit dieser Therapie die verschiedenen Zyklusparameter des Gehens (Geschwindigkeit, Schrittlänge, Kadenz) positiv zu beeinflussen sind und die Therapieeffekte denjenigen bei der Laufbandtherapie gleichen (Hesse et al. 2001; Werner et al. 2002). Wie auf dem Laufband

Gangtrainer.

konnte unter der Therapie auch eine Reduktion der Spastik in der trainierten Extremität nachgewiesen werden.

Medizinische Trainingstherapie

Verschiedene Studien haben bei Patienten mit unterschiedlichen neurologischen Erkrankungen (MS, Apoplex, Parkinson) den therapeutischen Wert eines **aeroben Kraft- und Ausdauertrainings** belegt, das bevorzugt auf dem Laufband stattfindet (Bergen et al. 2002; Potempa et al. 1995; Petajan et al. 1996, s. ▶ Kap. 5.5, S. 501ff).

Voraussetzungen. In Betracht kommen Patienten in der stabilen, postakuten Phase ihrer Erkrankung. Voraussetzung ist, dass Patienten mit kardiovaskulären Risikofaktoren sich einer **vorherigen kardiologischen Diagnostik** (incl. Belastungs EKG) unterzogen haben, um Komplikationen (Rhythmusstörungen, Hypertonus) unter der Behandlung auszuschließen. Behandlungsziele sind eine **verbesserte kardiovaskuläre Leistungsfähigkeit** mit Verbesserung der:

Verbesserung der kardiovaskulären Leistungsfähigkeit.

- Ausdauer,
- Kraft,
- Koordination und
- Flexibilität.

Meist wird das Training auf dem Laufband durchgeführt, hier aber nicht mit dem primären Ziel eines motorischen Lernens. Zur Behandlung eignen sich auch ein Fahrrad- oder Armergometer. Für ein gezieltes Training ist eine vorherige Leistungsdiagnostik (z. B. Ergometerbelastung nach WHO-Kriterien) mit Kontrolle der Puls- und Blutdruckwerte notwendig, um den Trainigszustand des Patienten einschätzen zu können und den Trainingsplan zu erstellen (Froböse u. Nellessen 1998). Gleichzeitig kann dabei eine Belastungshypertonie rechtzeitig erkannt und ggf. behandelt werden. Für die ambulante Behandlung werden 2–3 Trainingseinheiten/Woche über einen Zeitraum von 10 Wochen empfohlen.

Bewegungstrainer

Detonisierung der Muskulatur.

Einsatzgebiete. Bei **gehunfähigen Patienten** mit ausgeprägter spastischer Paresensymptomatik kann der Einsatz eines Bewegungstrainers sinnvoll sein. Neurophysiologische Untersuchungen zeigen, dass durch Bewegungsübungen auf diesen Geräten eine Minderung der Amplitude der F-Welle als Korrelat für eine reduzierte spastikbedingte Erregbarkeit spinaler Motoneurone zu erzielen ist (Rösche et al. 1997). Neben dieser Senkung des Erregbarkeitsniveaus der Motoneurone bewirkt die Behandlung eine Dehnung und **Detonisierung der Muskulatur** und dient somit einer Kontrakturprophylaxe. Weitere Effekte sind die Verbesserung des Lymphabflusses und der arteriellen und venösen Zirkulation. Wesentliches Argument für eine Verordnung ist, dass diese Behandlung zu Hause mehrmals **täglich selbständig** vom Patienten durchgeführt werden kann und damit den Umfang einer Physiotherapie reduzieren hilft.

 Tipp

Ein Bewegungstrainer sollte erst verordnet werden, wenn sich sein Einsatz im Rahmen einer Probebehandlung unter therapeutischer Aufsicht bewährt hat.

Afferente Stimulation, Biofeedback-Training

Transkutane Nervenstimulation.

Stimulationstechniken. Analog zur afferenten Stimulation in der Krankengymnastik (Bobath, PNF) wurde in einzelnen kontrollierten Studien versucht, die **Armmotorik bei zentralen Paresen** mittels **transkutaner Nervenstimulation** zu verbessern (Sonde et al. 1998; Tekeoolu et al. 1998). Die vorliegenden Untersuchungen, bei denen die Stimulationen zusätzlich zur Physiotherapie durchgeführt wurde, deuten auf postive Effekte hin. Allerdings scheint die Wirkung vom Ort der Schädigung abhängig zu sein, da sie nur bei kortikalen, nicht aber subkortikalen Läsionen nachzuweisen war (Sonde et al. 2001). Behauptungen einer analogen Wirkung der Akupunktur haben der Überprüfung durch eine größere randomisiert kontrollierte Studie nicht Stand gehalten (Johansson et al. 2001).

Die **rhythmisch autitorische Stimulation (RAS)** ist eine weitere Form der afferenten Stimulation, bei der akustische Klänge als Schrittmacher in der Gangschulung eingesetzt werden. Bei Schlaganfall- und Parkinson-Patienten konnte durch die Synchronisation eine Verbesserung des Gehens erreicht werden (Thaut et al. 1997; McIntosh et al. 1997).

Biofeedback-Training. Zahlreiche kontrollierte und randomisiert kontrollierte Studien sind zur Wirkung des **Biofeedback-Trainings** bei zentralen Paresen durchgeführt worden (Edwards et al. 2003; Wade 2003). Grundgedanke dieses die Physiotherapie ergänzenden Verfahrens ist es, dem Patienten eine Rückmeldung über die gestörte Funktion während der Ausführung zu vermitteln und damit den zentralen Antrieb zu fazilitieren. Meist basiert das Biofeedback-Training auf einer **Kontrolle des Oberflächen EMG-Signals** der paretischen Muskelgruppe, das audiovisuell rückgemeldet wird und einer Zielgröße (z.B. der Aktivität auf der gesunden Seite) angenähert werden soll.

> **Exkurs**
>
> Eine methodische Erweiterung ist die **EMG-getriggerte Elektrostimulation** paretischer Muskelgruppen. Grundlage ist, dass durch willentliche Anspannung betroffener Muskeln bzw. die Vorstellung einer entsprechenden Anspannung ein schwaches EMG-Signal erzeugt wird, das eine niederfrequente Elektrostimulation mit den entsprechenden propriozeptiven Rückmeldungen auslöst. Auch dieses Verfahren erlaubt dem Patienten eine eigenständige und regelmäßige Behandlung mit dem Ziel, gestörte Bewegungsmuster zu verbessern (Heckmann et al. 1997; Hummelsheim et al. 1997).

Einsatzgebiete. Eingesetzt werden diese Techniken bei Paresen im Arm- und im Beinbereich. Obwohl eine Verbesserung einzelner Zielgrößen (z.B. Muskelkraft, Bewegungsumfang) in verschiedenen Studien nachweisbar war, ist der funktionelle Gewinn auf der Ebene der Alltagaktivitäten bei der reinen Biofeedbacktherapie bisher zweifelhaft (Moreland et al. 1998, Intiso et al. 1994). Die EMG-getriggerte Elektrostimulation scheint demgegenüber nach den bisher vorliegenden Studien deutlichere, funktionell relevante Therapieeffekte aufzuweisen (Bocker u. Smolenski 2003).

Funktionelle Elektrostimulation

Einsatzgebiete. Im Gegensatz zu denervierten Muskeln bei peripheren Nervenläsionen bleibt die Muskulatur bei zentralen Läsionen durch **niederfrequenten Reizstrom** stimulierbar. Deshalb kann die Funktionelle Elektrostimulation (FES) durch direkte niederfrequente Reizung an der Nervenwurzel oder am peripheren Nerv Muskelkontraktionen auslösen. Liberson et al. führten erstmals 1961 die Stimulation des N. peroneus zum funktionellen Ausgleich einer Fußheberparese bei Hemiparese-Patienten durch. Über Kontaktschaltungen an der Ferse oder dem Schuhabsatz und eine Stimulationenselektrode am Nerv (Fibulakopf bzw. Kniekehle) werden bei der Peroneusstimulation in der beginnenden Schwungphase die Fußheber aktiviert. Klinische Studien belegen, dass durch die Stimulation die Ganggeschwindigkeit und die Zyklusparameter des Gangs verbessert werden (Kljajic et al. 1975; Taylor et al. 1999).

Gegenüber Sprunggelenkorthesen weist die periphere Nervenstimulation gewisse Vorteile bei der Verbesserung verschiedener Gangparameter auf. Bemerkenswert ist, dass auch bei Patienten mit anfangs stationärem Befund bei einer über Monate fortgesetzten Therapie eine Verbesserung der Willküraktivierung der paretischen Fußheber zu beobachten war (Waters et al. 1975). Probleme bereitet die verlässliche Elektrodenplatzierung, so dass Versuche mit implantierten Reizelektroden unternommen worden sind (Kljajic et al. 1992). Weitere Verbesserungen richten sich auf die Verwendung von Lagesensoren am Sprunggelenk, die physiologischere Bewegungsabläufe gewährleisten sollen.

Neuroprothesen. Neben diesen relativ einfachen Systemen zur Peroneusstimulation sind in den letzten drei Jahrzehnten verschiedene mehrkanalige Stimulationsverfahren als sog. **motorische Neuroprothesen** zur **Wiederherstellung elementarer Greiffunktionen** bei Patienten mit hohem Querschnitt und für das **Stehen und Gehen** bei Paraplegiepatienten entwi-

---

Marginal notes (right column):

Rhythmisch auditorische Stimulation (RAS).

Therapie mit EMG-Kontrolle.

Zielgrößen.

Reizstrombehandlung.

Wiederherstellung der Greiffunktion.

ckelt worden (Quintern 1998). Mit dem Einsatz dieser komplizierten Systeme ist ein erheblicher technischer, medizinischer und finanzieller Aufwand verbunden, so dass diese Behandlungsmethode bisher nur in wenigen spezialisierten Zentren angeboten werden kann. Aufgrund der noch bestehenden technischen Grenzen wird die Elektrostimulation gegenwärtig bei paraplegischen Patienten vor allem im Sinne einer therapeutischen elektrischen Stimulation (TES) eingesetzt, bei der durch die regelmäßige Aktivierung der Hüft- und Beinmuskulatur der Entstehung von Kontrakturen, Inaktivitätsatrophie oder Osteoporose vorgebeugt wird und eine vegetative Aktivierung (Herz-Kreislauf, Darmmotilität) unterstützt wird.

Erzwungener Gebrauch (»forced use/constraint induced movement therapy«)

Aktivierung im alltäglichen Gebrauch.

Grundprinzip. Hiermit wird eine von den Arbeitsgruppen um Taub und Wolf entwickelte Behandlungsmethode für Hemiparese-Patienten bezeichnet, bei der eine **Aktivierung des paretische Arms im alltäglichen Gebrauch** durch Fixierung des kompensatorisch eingesetzten gesunden Arms mit einer Schlinge und Handschiene erzwungen wird. Grundlage dieses Verfahrens ist die aus Tierexperimenten abgeleitete Annahme, dass paretische Extremitäten angesichts der bestehenden Defizite nicht mehr ausreichend aktiviert werden (erlernter Nichtgebrauch). **Klinische Studien an Hemiparese-Patienten** belegen, dass eine intensive tagesklinische Behandlung von Patienten mit leicht bis mittelgradiger Hemiparese, bei der für 7 Stunden täglich über 14 Tage die gesunde Extremität fixiert war, zu einem deutlichen Funktionsgewinn auf der paretischen Seite führt (Wolf et al. 1989; Taub et al. 1993). Das akute Ereignis (Schlaganfall oder Schädel-Hirn-Trauma) lag bei den behandelten Patienten mindestens 1 Jahr zurück, Therapieeffekte waren auch 2 Jahre nach der Therapie noch nachweisbar.

Bewegungsbad

Krankengymnastische Übungen im Bewegungsbad sind für **Patienten mit ausgedehnten Lähmungen** eine besonders wertvolle Therapieform. Hierbei werden die bekannten Vorteile des Wassers genutzt:
- Auftrieb mit Gewichtsentlastung,
- Druck mit Stabilisation des Körpers,
- Bewegungswiderstand zur Kräftigung,
- Förderung der Beweglichkeit durch Wärme,
- Herz-Kreislauf-Aktivierung,
- vegetative und psychische Aktivierung.

Wegen der erhöhten Kälteempfindlichkeit vieler Patienten sollte die Wassertemperatur zwischen 30 und 35°C liegen (s. ► Kap. 2.3.6, S. 138ff).

Therapie im Stand oder Gang.

Einsatz bei neurologischen Störungen. **Rollstuhlpflichtige Patienten** können durch die Therapie den Stand oder Gang ausführen, so dass ein Gefühl für die eigene Mobilität wiedergewonnen wird. In Abhängigkeit vom Ausmaß der Paresen und einer bei zentralmotorischen Störung begleitenden Spastik werden assistive oder aktive Bewegungsübungen von Rumpf und Extremitäten zur Verbesserung der Koordination und Ausdauer durchgeführt.

 Tipp
> Bei vielen Patienten mit stabilem Status kann eine 1- bis 2-mal wöchentliche Bewegungstherapie im Wasser (ggf. als Selbstübungsprogramm) als alleinige Dauertherapie zur Befunderhaltung ausreichen.

Klinische Studien zur Wirksamkeit liegen allerdings bisher nicht vor.

Nebenwirkungen/Kontraindikationen. Angesichts des hydrostatischen Drucks und eines gesteigerten Bewegungswiderstands im Wasser ist vor dieser Behandlung eine ausreichende Herz-Kreislauf-Funktion und Lungenfunktion sicher zu stellen, so dass ggf. eine internistisch-kardiologische Diagnostik und eine Untersuchung der Lungenfunktion notwendig sind.

Literatur

Aitkens SG, McCrory MA, Kilner DD, Bernauer EM (1993) Moderate resistance exercise program: its effects in slowly progressive neuromuscular disease. Arch Phys Med Rehabil 74:711–715

Albrecht H, Schwecht M, Pöllmann W, Parag D, Erasmus LP, König N (1998) Lokale Eisapplikation in der Therapie der gliedkinetischen Ataxie. Nervenarzt 69:1066–1073

Arnold CR (1994) Therapieerfahrungen mit statischer und dynamischer Krankengymnastik. In: Weimann G (Hrsg) Neuromuskuläre Erkrankungen. Grundlagen – Krankengymnastik – Physikalische Therapie – Ergotherapie. Pflaum, München, S 59–67

Barbeau H, Wainberg W, Finch L (1987) Description and application of a system for locomotor rehabilitation. Med Biol Eng Comput 25:341–344

Barolin GS, Samborski R (1991) Das Pferd als Helfer in der Therapie. Wiener Med Wochenschr 20:476–481

Belenkii VY, Gurfinkel VS, Paltsev YI (1967) elements of control of voluntary movements. Biofizika 12:135–141

Bergen JL, Toole T, Elliot RG, Wallace B, Robinson K, Maitland CG (2002) Aerobic exercise intervention improves aerobic capacity and movement initiation in Parkinson´s disease patients. Neuro Rehabil 17:161–168

Bocker B, Smolenski UC (2003) Motorisches Lernen mittels EMG-getriggerter Elektrostimulation bei Hemiparese. Phys Med Rehab Kuror 13: 139–144

Brunnstrom S (1970) Movement therapy in hemiplegia. Harper and Row, New York

Bütefisch C, Hummesheim H, Denzler P, Mauritz KH (1995) Repetitive training of isolated movements improves the outcome of motor rehabilitation of the centrally paretic hand. J Neurol Sci 130:59–68

Carr J, Shepherd R (1998) Neurological Rehabilitation – Optimizing Motor Performance. Butterworth Heinemann, Oxford

Chase RA, Cullen JK, Sullivan SA, Ommaya AK (1965) Modification of intention tremor in man. Nature 206:485–487

Dickstein R (1986) Stroke rehabilitation – three exercise therapy approaches. Physical Therapy 66:1233–1238

Dietz V, Berger W (1983) Normal and impaired regulation of muscle stiffness in gait: a new hypothesis about hypertonia. Exp Neurol 79:680–687

Dietz V, Colombo G, Jensen L (1994) Locomotor activity in spinal man. Lancet 344:1260–1263

Edwards S, Mawson S, Greenwood RJ (2003) Physical therapies. In: Greenwood RJ, Barnes MP, McMillan TM, Ward CD (eds) Handbook of Neurological Rehabilitation. Psychology Press, New York, pp 179–190

Freivogel S (Hrsg) (1997) Motorische Rehabilitation nach Schädelhirntrauma. Pflaum, München

Fries W, Freivogel S, Beck B (1999) Rehabilitation von Störungen der Willkürmotorik. In: Frommelt P, Grötzbach H (Hrsg) Neurorehabilitation. Blackwell, Berlin, S 149–183

Fröböse I, Nellessen G (1998) Training in der Therapie – Grundlagen und Praxis. Ullstein Medical, Wiesbaden

Giebler KB (1990) Physical modalities. In: Glenn MB, Whyte J (eds) The practical management of spasticity in children and adults. Lea and Felbiger, Philadelphia

Gobiet W, Gobiet R (1999) Frührehabilitation nach Schädel-Hirn-Trauma. Leitfaden zur ergebnisorientierten aktiven Therapie. Springer, Berlin

Halar EM, Bell KR (1993) Contracture and other deleterious effects of immobility. In: deLisa JA (ed) Rehabilitation Medicine: Principles and Practice. Lippincott, Philadelphia, pp 681–699

Heckmann J, Mokrusch T, Kröckel A (1997) EMG triggered electrical muscle stimulation in the treatment of central hemiparesis after a stroke. Eur J Phys Med Rehab 7:138–141

Hesse S, Bertelt C, Schaffrin A, Baake P, Malczic M, Mauritz KH (1994) Restoration of gait in non-ambulatory hemiparetic patients by treadmill training with partial body weight support. Arch Phys Med Rehabil 75:1087–1093

Hesse S (1998) Laufbandtherapie mit partieller Körpergewichtsentlastung zur Wiederherstellung der Gehfähigkeit hemiparetischer Patienten. Neurol Rehabil 4:113–118

Hesse S, Uhlenbrock D (2000) A mechanized gait trainer for restoration of gait. J Rehabil Res Dev 37:701–708

Hewer RL, Cooper R, Morgan MH (1972) An investigation into the value of treating intention tremor by weighting the affected limb. Brain 95:579–590

Hummelsheim H, Mauritz KH (1993) Neurophysiologische Grundlagen krankengymnastischer Übungsbehandlung bei Patienten mit zentralen Hemiparesen. Fortschr Neurol Psychiat 6:208–216

Hummelsheim H (1994) Mechanismen der gestörten Motorik. In: Mauritz KH (Hrsg) Rehabilitation nach Schlaganfall. Kohlhammer, Stuttgart, S 64–86

Hummelsheim H, Maier-Loth ML, Eickhoff C (1997) The functional value of electrical stimulation for the rehabilitation of hand in stroke patients. Scand J Rehab Med 29:3–10

Intiso D, Santilli V, Grasso MV, Rossi R, Caruso I (1994) Rehabilitation of walking with electromyographic biofeedback in foot drop after stroke. Stroke 25:1189–1192

Johansson BB, Haker E, von Arbin M, Britton M, Langstrom G, Terent A, Ursing D, Asplund K (2001) Acupuncture and transcutaneous nerve stimulation in stroke rehabilitation: a randomized controlled trial. Stroke 32:707–713

Johnson EW (1977) Pathokinesiology of Duchenne muscular dystrophy: implications for management. Arch Phys Med Rehabil 54:4–7

Keane DJ, Maragos VA, Kuczynski M (1993) Dynamic resistance in the treatment of gait ataxia. Arch Phys Med Rehabil 74:1268

Kemper M (1994) Krankengymnastik. In: Weimann G (Hrsg) Neuromuskuläre Erkrankungen. Grundlagen – Krankengymnastik – Physikalische Therapie – Ergotherapie. Pflaum, München, S 96–196

Kljajic M, Acimovic R, Stanic U (1975) Quantitative gait evaluation of hemiplegic patient rehabilitation by means of functional electrical stimulation. IEE Trans Biomed Eng 22:438–441

Kljajic M, Malezic M, Acimovic R, Vavken E, Stanic U, Rozman J (1992) Gait evaluation in hemiparetic patients using subcutaneous peroneal electrical stimulation. Scand J Rehab Med 24:121–126

Knuttson E (1970) Topical cryotherapy and spasticity. Scand J Rehabil Med 1:126–132

Koenig E, Müller F, Mai N (1998) Prinzipien der neurologischen Frührehabilitation. In: Brandt T, Dichgans J, Diener HC (Hrsg) Therapie und Verlauf neurologischer Erkrankungen. 3. Auflage, Kohlhammer, Stuttgart, S 941–956

Kuypers HG (1982) A new look at the organization of the motor system. Progr Brain Res 57:381–403

Laufens G, Poltz W, Prinz E, Reimann G, Schmiegelt F (1999) Verbesserung der Lokomotion durch kombinierte Laufband-/Vojta-Therapie bei ausgewählten MS-Patienten. Phys Med Rehab Kuror 9:187–189

Letts M, Shapiro L, Mulden K, Klasen O (1984) The windblown hip syndrome in total body cerebral palsy. J Paediatrics 4:55–62

McIntosh GC, Brown SH, Rice RR, Thaut MH (1997) Rhythmic auditory-motor facilitation of gait patterns in patients with Parkinson´s disease. J Neurol Neurosurg Psychiatry 62:22–26

Miayai I, Fujimoto Y, Yamamoto H, Nozaki S, Saito S, Kang J (2000) Treadmill training with body weight support: its effects on Parkinsons´s disease. Arch Phys Med Rehabil 81:849–852

Mielke U (1992) Kontrolliertes dynamisches Krafttraining bei neuromuskulären Erkrankungen. In: Kunze K, Arlt A, Thayssen G (Hrsg) Neuromuskuläre Erkrankungen. Stuttgart, Fischer, S 187–191

Milner-Brown HS, Miller RG (1988) Muscle strengthening through high-resistance weight training in patients with neuromuscular disordrs. Arch Phys Med Rehabil 69:14–19

Moreland JD, Thomson M, Fuoco AR (1998) Electromyographic feedback to improve lower extremity function after stroke: a meta-analysis. Arch Phys Med Rehabil 79:134–140

Neundörfer B, Thiemens U (1999) Krankengymnastik bei neuromuskulären Erkrankungen. Nervenheilkunde 18:20–26

Palmer FC, Shapiro BK, Wachtel RC (1988) The effects of physical therapy on cerebral palsy. N Eng J Med 313:803–808

Petajan JH, Gappmaier E, White AT, Spencer MK, Mino L, Hicks RW (1996) Impact of aerobic training on fitness and quality of life in multiple sclerosis. Ann Neurol 39:432–441

Phillips BA, Mastaglia FL (2000) Exercise therapy in patients with myopathy. Curr Opin Neurol 13:547–552

Potempa K, Lopez M, Braun LT, Szidon JP, Fogg L, Tincknell T (1995) Physiological outcomes of aerobic exercise training in hemiparetic stroke patients. Stroke 26:101–105

Protas EJ, Holmes SA, Qureshy H, Johnson A, Lee D, Sherwood AM (2001) Supported treadmill ambulation training after spinal cord injury: a pilot study. Arch Phys Med Rehabil 82:825–831

Quintern J (1998) Neuroprothesen. In: Brandt T, Dichgans J, Diener HC (Hrsg) Therapie und Verlauf neurologischer Erkrankungen. 3. Auflage, Kohlhammer, Stuttgart, S 960–978

Riede D (1986) Therapeutisches Reiten in der Krankengymnastik. Pflaum, München

Rösche J, Paulus C, Maisch U, Kaspar A, Mauch E, Kornhuber HH (1997) The effects of therapy on spasticity utilizing a motorized exercise-cycle. Spinal Cord 35:176–178

Rood MS (1956) Neurophysiological mechanisms utilized in treatment of neuromuscular dysfunction. Occ Ther 10:220–224

Samitz G, Bachl N (1991) Physical training programs and their effects on aerobic capacity and coronary risk profile in sedentary individuals. J Sports Med Phys Fitness 31:283–293

Schäfer J, Reichmann H (2003) Metabolische Myopathien. In: Reimers CD, Broocks A (Hrsg) Neurologie, Psychiatrie und Sport. Thieme, Stuttgart, S 152–161

Schupp W (2003) Dystrophische, benigne kongenitale und myotone Myopathien. In: Reimers CD, Broocks A (Hrsg) Neurologie, Psychiatrie und Sport. Thieme, Stuttgart, S 140–151

Sonde RP, Gip C, Ferneau SS, Nilsson CG, Viitanen M (1998) Stimulation with low frequency (1.7 Hz) transcutaneous electrical nerve stimulation (low-tens) increases motor function of the post-stroke paretic arm. Scand J Rehab Med 30:95–99

Sonde L, Bronge L, Kalimo H, Viitanen M (2001) Can the site of brain lesion predict improved motor function after low-TENS treatment on the post-stroke paretic arm? Clin Rehabil 15:545–551

Steinlin Egli R (1998) Physiotherapie bei Multipler Sklerose. Thieme, Stuttgart

Sullivan KJ, Knowlton J, Dobkin BH (2002) Step training with body weight support: Effect of treadmill speed and practice paradigms on poststroke locomotor recovery. Arch Phys Med Rehabil 83:683–691

Taub E, Miller NE, Novak TA, Cook EW, Flemming WC, Nepomuceno CS, Connel JS, Crago JE (1993) A technique for improving chronic motor deficit after stroke. Arch Phys Med Rehabil 74:347–354

Taylor PN, Burridge JH, Dunkerley AL, Wood DE, Norton JA, Singleton C, Swain ID (1999) Clinical use of the Oddstock Dropped Foot Stimulator: its effect on the speed and effort of walking. Arch Phys Med Rahabil 80:1577–1583

Tekeoolu Y, Adak B, Goksoy T (1998) Effect of transcutaneous electrical nerve stimulation (TENS) on Barthel activities of daily living (ADL) index following stroke. Clin Rehabil 12:277–280

Thaut MH, McIntosh GC, Rice RR (1997) Rhythmic facilitation of gait training in hemiparetic stroke rehabilitation. J Neurol Sci 151:207–212

Tremblay F, Malouin F, Richards CL, Dumas F (1990) Effects of prolonged muscle stretch on reflex and voluntary muscle activation in children with cerebral palsy. Scand J Rehab Med 22:171–180

Wade DT (2003) Stroke rehabilitation: the evidence. In: Greenwood RJ, Barnes MP, McMillan TM, Ward CD (eds) Handbook of Neurological Rehabilitation. Psychology Press, New York, S 487–504

Waters RL, McNeal D, Perry J (1975) Experimental correction of foot drop by electrical stimulation of the peroneal nerve. J Bone Joint Surg 57A:1047–1054

Weineck J (1988) Optimales Training, Beiträge zur Sportmedizin Bd 10. Perimed, Erlangen

Werner C, v Frankenberg S, Treig T, Konrad M, Hesse S (2002) Treadmill training with partial body weight support and an electromechanical gait trainer for restoration of gait in subacute stroke patients. Stroke 33:2895–2901

Wolf SL, Lecraw DE, Barton LA (1989) Forced use of hemiparetic upper extremities to reverse the effect of learned nonuse among chronic stroke and head-injured patients. Exp Neurol 104:125—132

2.3.5   Verhaltensänderung

H. Stübs

Vermittlung von Erfahrungen. Gesundheit hat einen hohen Stellenwert im Leben eines jeden Menschen – es gilt, Krankheit zu vermeiden bzw. Genesung zu fördern. Krankengymnastik und Bewegungstherapie können dazu Anregung und Hilfestellung geben. Wesentlich dabei ist vor allem die **Erfahrung des Patienten, selbst Einfluss auf die Gesundheit zu haben** und das **Erleben eigener Handlungsfähigkeit.** Das motiviert zu einer überdauernden Verhaltensänderung im Sinne von Gesunderhaltung. Dabei ist es eher von untergeordneter Bedeutung, welche der vielfältigen krankengymnastischen Techniken eingesetzt werden. **Wichtig sind folgende Aspekte:**

— Die krankengymnastischen Techniken sollen **pathophysiologisch sinnvoll** sein und
— den Patienten **motivieren.**
— Sie sollen **selbständig fortgeführt** werden können.

Das Spektrum reicht dabei von krankengymnastischen Übungen und Körperwahrnehmung bis zu Training und Sport.

Das Verhalten des Therapeuten, seine Sensibilität und seine Einsicht in psychosoziale Zusammenhänge haben ebenfalls Einfluss auf das Verhalten des Patienten und damit auch auf eine eventuell anzustrebende Verhaltensänderung. Dabei sind **unterschiedliche Therapieformen** zu berücksichtigen:

— Einzel- oder Gruppenbehandlung,
— passive und aktive Übungen,
— Berühren und hilfreich zur Seite stehen,
— Anleiten zum selbständigen Durchführen und vor allen Dingen
— Ermutigen zu eigener Aktivität.

> ❗ **Beachte**
>
> Es gilt, den **Patienten dort abzuholen, wo er gerade steht,** mit dem Ziel seiner Hinwendung zu eigenständigem präventivem und therapeutischem Handeln.

Attributionen

Verhaltensänderung kann nur vom Patienten selbst geleistet werden; diese Tatsache setzt die Klärung zweier grundsätzlicher Fragen voraus:

— Ist Gesundheit beeinflussbar?
— Wenn ja, wer ist dafür verantwortlich?

Mitarbeit des Patienten. Ein Patient, der davon ausgeht, keinen Einfluss darauf zu haben, ob er krank wird oder nicht, wird nur wenig **Bereitschaft zu aktiver Mitarbeit** zeigen. Also wird seine Genesung erschwert, Prävention ist von vornherein ausgeschlossen. Die Antwort auf die Frage nach der Verantwortlichkeit für die eigene Gesundheit geben die Patienten häufig selbst, ohne dass man nachfragen müsste – »... das könnte schon seit 3 Jahren besser sein, aber mein Arzt verordnet mir einfach zu wenig Krankengymnastik.« Auf den Hinweis, dass der Patient ja auch etwas für sich selbst tun könnte, folgt häufig die spontane Antwort »... ich allein, wann soll ich denn das noch machen?« Die **Verantwortung für die eigene Gesundheit wird an Arzt und Therapeuten delegiert.** Niemand wird ernsthaft annehmen, dass ein solcher Patient nach Abarbeiten der ärztlicherseits verordneten Krankengymnastik eigenverantwortlich weitermacht bzw. sich etwas Zeit für sportlichen Ausgleich nimmt. Eine Klärung ist notwendig:

— Wird Veränderung als möglich angesehen?
— Welche Hilfestellung können Arzt und Therapeut geben?
— Wieviel will der Patient selbst für sich tun?
— Was darf sich ändern?

Erleben eigener Handlungsfähigkeit.

Verhaltensänderung.

Bereitschaft zu aktiver Mitarbeit.

Ohne eindeutige diesbezügliche Klärung werden **Mitarbeit und Eigeninitiative des Patienten** zugunsten seiner Gesundheit nur gering sein, Entsprechendes zeigt sich im Rahmen der Compliance-Forschung (Miltner et al. 1986).

Zuordnungsmuster.

Attributionen des Patienten. Entscheidend für eine **Verhaltensänderung** ist, welches Zuordnungsmuster (Attribution) der Patient bezüglich Einflussnahme und Verantwortlichkeit hat, hier bezogen auf die Gesundheit. Die **Attribution** kann sein:

- internal,
- external,
- variabel,
- stabil.

Bei einer **internalen Attribution** sieht der Betroffene sich selbst als verantwortlich an, bei **externaler** andere oder äußere Ursachen. **Variabel** bedeutet, grundsätzlich eine Einflussnahme als möglich anzusehen, **stabil** kennzeichnet die Annahme, dass sich nichts ändern lässt (◘ Übersicht 2.5).

In der Praxis tritt die 3. Variante **external-variabel** am häufigsten auf, d.h. Veränderbarkeit wird angenommen oder zumindest erhofft, doch die Verantwortung dafür an Dritte delegiert. Und da der eigene Lebensstil, ggf. mit steter Überlastung, beibehalten wird, haben die Bemühungen von Arzt und Krankengymnast in der Regel nur wenig Erfolg. Ein Umdenken erfolgt selten, eher wird die externale Zuordnung beibehalten und die Schuld für den ausbleibenden Erfolg anderen zugewiesen. Die **Eigenverantwortung des Patienten fehlt**.

Übernahme von Eigenverantwortung.

Wünschenswert und gleichzeitig auch Voraussetzung jeder Verhaltensänderung ist die erste Form der Zuordnung **internal-variabel** mit der **Annahme** von **Veränderbarkeit** und der **Übernahme von Verantwortung**. Diese Einstellung gilt es zu vermitteln – eben auch durch Krankengymnastik.

Kontrollüberzeugung

Erkenntnis einer Handlungsfähigkeit.

Voraussetzung einer Verhaltensänderung ist die Erkenntnis eigener Handlungsfähigkeit und damit verbunden eine Kontrollüberzeugung im Sinne einer Attribution von **internal-variabel** (Osnabrügge et al. 1985). Eine **Kontrollüberzeugung wird durch folgende Aspekte gekennzeichnet:**

- Beeinflussbarkeit,
- Vorhersagbarkeit,
- kognitive Kontrolle,
- retrospektive Kontrolle.

◘ **Übersicht 2.5.**
Mögliche Attributionsmuster

	variabel	stabil
Internal	1	2
external	3	4

Beispiele der Zuordnung (exemplarisch für Rückenschmerzpatienten):

- **Internal/variabel (1):** »Ich weiß ja, dass ich selbst etwas gegen meine Schmerzen machen kann – wenn sie stärker werden sage ich `mal einen Termin ab, nehme mir etwas Zeit für Sport, mache Gymnastik.«
- **Internal/stabil (2):** »Ich weiß zwar, dass ich etwas für meinen Rücken tun müsste, aber damit wird sich an den Schmerzen auch nichts ändern.«
- **External/variabel (3):** »Natürlich sind die Schmerzen zu beeinflussen – aber doch nicht durch mich. Da müssen ein guter Arzt und eine gute Krankengymnastin `ran!«
- **External/stabil (4):** »Ich glaube nicht, daß noch jemand etwas an meinen Schmerzen ändern kann – bei **der** Wirbelsäule. Rückenschmerzen liegen bei uns in der Familie ...«

Beeinflussbarkeit. Sie beinhaltet die Annahme, dass Einfluss auf die Gesundheit (bzw. die Symptomatik) möglich ist. Das ist eine Grundvoraussetzung für jede Prävention. Bei **internaler Sicht** weist man sich selbst diese Fähigkeit zu, jemand mit **externaler Sicht** hofft auf Arzt und Therapeuten. Die Möglichkeit, selbst Einfluss nehmen zu können, **setzt allerdings entsprechende Kompetenzen** voraus. Das heißt auf den Körper bezogen:

- Ein gewisses Maß an Kenntnissen über anatomische und physiologische Zusammenhänge,
- eine differenzierte Körperwahrnehmung und nicht zuletzt auch
- das Wissen über passende Sportarten und ggf. hilfreiche krankengymnastische Übungen.

Einflussnahme und Selbstwirksamkeit.

> ❗ **Beachte**
>
> Erst das **Wahrnehmen eigener Einflussmöglichkeiten** wird einen Patienten dazu bewegen, eine internale Sichtweise zu übernehmen und sich für die eigene Gesundheit Verantwortung und Kompetenz zuzuweisen.

Krankengymnastik hilft, das notwendige Wissen zu vermitteln. Die Erfahrung, selbst Einfluss auf die Symptomatik zu haben, kann dann weiterführend Anlass sein, den eigenen Lebensstil kritisch zu überdenken und seine Leistungsziele anzupassen.

Vorhersagbarkeit. Der zweite Aspekt, Vorhersagbarkeit, ergibt sich z. T. aus dem vorhergehenden Abschnitt. Geht man davon aus, dass Einfluss grundsätzlich möglich ist, wird man auch ein gewisses Maß an Vorhersagbarkeit annehmen. Gesund bleiben zu können trägt letztlich den Gedanken der Prävention – sonst wäre sie sinnlos. Für die **Krankheitsbewältigung** gilt Ähnliches. Die **Annahme von Beeinflussbarkeit und entsprechende Erfahrungen** können Hinweise über den Verlauf einer Erkrankung geben.

Annahme von Beeinflussbarkeit.

> ▶ **Beispiel**
>
> Ein typisches Beispiel in diesem Sinne sind Patienten mit Muskelerkrankungen, die eine internale Sicht haben, regelmäßig selbständig krankengymnastische Übungen durchführen (mit entsprechender Wahrnehmung des eigenen Einflusses), und die bezüglich zu erwartender Einschränkungen ihren Krankheitsverlauf recht genau vorhersagen können. Dieses ist für deren zukünftige Lebensgestaltung entscheidend, damit Rahmenbedingungen angepasst werden können.

> ❗ **Beachte**
>
> Krankengymnastik trägt indirekt dazu bei, dass zu erwartende **Beeinträchtigungen kalkulierbar** erscheinen und Gefühle des Ausgeliefertseins weniger zum Tragen kommen.

Kognitive Kontrolle. Sie **beschreibt den Prozess der Umbewertung,** d.h. Ereignisse werden anders gewichtet (Braukmann u. Filipp 1981).

Perspektivenwechsel als Form der Kontrolle.

> ▶ **Beispiel**
>
> Ein leitender Mitarbeiter eines großen Industrieunternehmens, leistungsbewusst und karriereorientiert, mit extrem hoher Arbeitsbelastung, hatte bereits zwei Herzinfarkte hinter sich, fand auch danach keine Zeit für etwas Ruhe und sportlichen Ausgleich. Entlastung und persönliche Abstriche kamen weiterhin nicht in Frage.
>
> Im weiteren Verlauf entwickelte sich eine ausgeprägte Rückenschmerzsymptomatik, umfassende Therapien (bis hin zu zwei Wirbelsäulenoperationen) brachten keine Linderung, persistierende Schmerzen erzwangen deutliche Abstriche beim Arbeitspensum. Der Patient litt sehr unter den schmerzbedingten Einschränkungen, begann allerdings nach einiger Zeit, diese umzubewerten im Sinne von: »... nach dem letzten Herzinfarkt hat mich mein Hausarzt darauf hingewiesen, dass ich, wenn ich so weitermache, mit Sicherheit den dritten Herzinfarkt bekommen werde und nur wenig Chancen habe, den zu überleben. Die Rückenschmerzen haben mich gezwungen, kürzer zu treten und haben mir damit auch das Leben gerettet.«

Die **Beschwerden** sind für ihn letztlich **Anlass für eine längst überfällige Verhaltensänderung** mit entsprechender Anpassung eigener Belastung, so dass die durch die Rückenschmerzen induzierten Abstriche nicht ausschließlich als negativ erlebt werden.

Beschwerden induzieren Verhaltensänderung.

In der Krankengymnastik können eigene Grenzen (Körperwahrnehmung), aber auch eigene Einflussmöglichkeiten erfahrbar gemacht und im therapeutischen Dialog mit dem Patienten entsprechend gewertet werden: Adäquate Belastung als Notwendigkeit und als Chance.

> **❗ Beachte**
> Durch Krankengymnastik kann der **Prozess einer Umbewertung** maßgeblich unterstützt werden.

Selbstkritische Rückschau als Anstoß zur Verhaltensänderung.

Retrospektive Kontrolle. Der vierte Aspekt ist die retrospektive Kontrolle, also der **Blick nach hinten** mit der Annahme eines möglichen Einflusses auf bereits eingetretene Ereignisse. Ziel war bislang eine internale Sicht mit dem Bestreben, möglichst umfassend Eigenverantwortung an die Patienten heranzutragen. Bei einer kritischen Rückschau im Sinne retrospektiver Kontrolle ist dieses differenzierter zu sehen.

> **❯ Exkurs**
> In einer **Untersuchung an Unfallpatienten** (Rogner et al. 1987) wurde nachgewiesen, dass bei denjenigen Patienten die Genesung schneller und komplikationsfreier verlief, die für den Unfalleintritt keinerlei Kontrollmöglichkeiten annahmen (Zufall, externale Sicht).

Bei retrospektiver Annahme von Kontrolle würde der Unfalleintritt einen Kontrollverlust beinhalten, einhergehend mit Gefühlen von Schuld, eigener Hilflosigkeit und depressivem Erleben.

> **❗ Beachte**
> Ereignisse als unvermeidbares Schicksal anzusehen bedeutet, dass eine weitere Auseinandersetzung mit dem Geschehen und damit auch endlose Grübeleien über mögliches Fehlverhalten vermieden werden.

> **❯ Exkurs**
> Diese Schlussfolgerung lässt sich auf andere Patienten, beispielsweise **chronische Schmerzpatienten**, nicht ohne Weiteres übertragen, da es sich bei deren Schmerzen nicht um ein einmaliges Ereignis handelt, sondern um wiederkehrende bzw. lang andauernde Beschwerden. Bei diesen Patienten wäre eine **selbstkritische Rückschau wünschenswert im Sinne einer Bestandsaufnahme bisherigen Verhaltens** (ggf. mit hohem Leistungsanspruch und steter Überlastung), um daraus dann notwendige Verhaltensänderungen abzuleiten. Da aber die Beschwerden bereits bestehen, impliziert das Eingestehen eigener Einflussmöglichkeiten das Erleben von Kontrollverlust und führt damit auch hier nicht selten zu Verbitterung und Depression.

Zusammenhänge zwischen Verhalten und Befindlichkeit.

Die **retrospektive Übernahme von Eigenverantwortung** verursacht zudem das Erleben einer Mitschuld an den Beschwerden und wird dadurch für den Patienten belastend.

Ein oft genutzter Abwehrmechanismus besteht darin, die **Körperwahrnehmung weitestgehend auszublenden** und zu versuchen, sich durch verstärkten Einsatz im bisherigen Verhaltensmuster (z.B. sehr leistungsbezogen) zu beweisen, dass es daran nicht gelegen hat (...»wissen Sie, die Belastung war schon extrem, aber es hat mir nichts ausgemacht, und Freude hatte ich auch daran ...«). An diesem Punkt hat die Krankengymnastik die Chance, dem Patienten durch das Vermitteln differenzierter Körperwahrnehmung und dem Erfahrbarmachen eigener Grenzen **Zusammenhänge zwischen eigenem Verhalten und körperlicher Befindlichkeit aufzuzeigen** und im therapeutischen Dialog den Wert eines sinnvollen Korrektivs hinsichtlich eigener Belastung zu zuweisen.

> **❗ Beachte**
> Die unmittelbar am eigenen Körper gemachte und mit dem Therapeuten besprochene Erfahrung gibt dem Patienten die Möglichkeit, bestehende Beschwerden im Sinne kognitiver Kontrolle zu relativieren. **Ein Weniger an belastender Leistung** ist nicht schlimm, sondern notwendig und angemessen.

Motivation

Stärkung von Eigenverantwortung und Kompetenz. Krankengymnastik und Bewegungstherapie können zentrale Elemente auf dem Weg einer Verhaltensänderung zugunsten eigener Gesundheit sein, wobei **Eigenverantwortung und Kompetenz das Ziel** sind. Doch wie motiviert man einen Patienten, Bewegungstherapie zu nutzen? Zu unterscheiden sind zwei Arten von Motivation:

- extrinsisch oder
- intrinsisch.

Bei der **extrinsischen Motivation** werden Gütemaßstäbe von außen gesetzt, beispielsweise durch den Therapeuten. Dieser formuliert, was es zu erreichen gilt, bewertet, lobt, gibt Anerkennung.

Bei der **intrinsischen Motivation** geht diese vom Patienten selbst und seinem Anliegen aus. Er ist von sich aus interessiert, sein Verhalten zu ändern und setzt sich seine Ziele selbst. Dies wäre wünschenswert, ist oft aber nicht der Fall. Daher sind häufig zu Beginn Unterstützung und Anstoß durch den Therapeuten notwendig. Gelingt es diesem, dem Patienten eigene Handlungsfähigkeit erfahrbar und eigenen Einfluss auf die Beschwerden spürbar zu machen, wäre dieses bereits die Grundlage einer intrinsischen Motivation.

Aufgabe des Therapeuten. Die **therapeutische Arbeit beginnt jedoch in der Regel extrinsisch motivierend:** Der Therapeut erfüllt dabei folgende Aufgaben:

- Er ermutigt den Patienten, Bewegungstherapie zu nutzen.
- Er leitet den Patienten gezielt an.
- Er führt den Patienten.
- Er vermittelt Vertrauen (zuerst in den Therapeuten, im Weiteren auch in die eigenen Fähigkeiten).

Dieses geschieht nicht nur verbal, sondern die körperliche Nähe, direkte Hilfestellung und Berührungen geben Vertrauen (Wilda-Kiesel 1999). Im Weiteren gilt es dann, **therapeutische Erfolge dem Patienten zuzuordnen** und ihm zu vermitteln, dass er selbst maßgeblich am Effekt beteiligt ist und nicht nur der Therapeut« ... ohne Ihre Hilfe hätte ich das nie geschafft«. So wird eigene Handlungsfähigkeit erfahren, eigenes Kompetenzerleben und Selbstvertrauen nehmen zu (Beck 1992). Dieser Prozess lässt sich unterstützen, indem der Therapeut vermehrt zu selbständiger Durchführung krankengymnastischer Übungen ermutigt und auf zunehmende Eigenständigkeit des Patienten drängt. Dieser notwendige **Ablösungsprozess in Richtung Eigenverantwortung** lässt sich durch Gruppenangebote zusätzlich fördern, die Nähe zum Therapeuten wird dadurch zwangsläufig geringer und Modelllerneffekte können genutzt werden. Gerade im Rahmen der Prävention sollte Letzteres nicht unterschätzt werden:

 Tipp

In **Gruppen** motivieren sich die Teilnehmer häufig gegenseitig, Verhaltensänderung im Sinne der Gesundheit wird zum erklärten Ziel aller.

Typische Beispiele finden sich im Bereich Gesundheitssport der Vereine, z.B.:

- Rückenschulen,
- Rückenschongymnastik,
- Koronarsport u.a.

Eine Verhaltensänderung bei **extrinsisch motivierten Patienten** kann nur von kurzer Dauer sein und erfordert einen steten Anstoß von außen.

 Beachte

Der Patient muss ermutigt werden, seine Gesundheit zur eigenen Sache zu machen, **er muss intrinsisch motiviert werden.**

Extrinsische und intrinsische Motivation.

Ablauf des therapeutischen Prozesses.

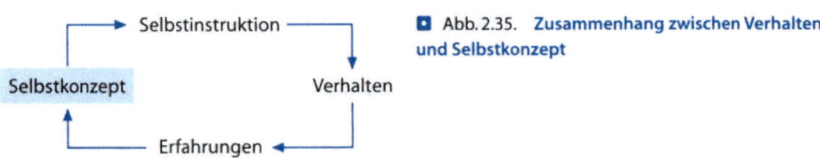

Abb. 2.35. Zusammenhang zwischen Verhalten und Selbstkonzept

Identität und Selbstbild

Veränderung des Selbst-
konzepts.

Identitätswechsel. Eine **Verhaltensänderung**, die Bestand haben soll, erfordert eine selbstkritische Betrachtung von Identität und Selbstbild und ggf. eine **Veränderung des Selbstkonzepts** (Mead 1934; Wicklund u. Gollwitzer 1982). Sehr leistungsbezogene Patienten werden in der Regel versuchen, entsprechend ihrer Werte- und Einstellungsmuster (wie man meint, sein zu müssen: stets leistungsfähig, hilfreich, edel und gut) durchzuhalten, bis zum endgültigen Zusammenbruch. Dann reichen eigene Durchhaltestrategien nicht mehr aus, und ein Selbstbild von **unbegrenzt belastbar** ist nicht mehr aufrechtzuerhalten. Findet keine Korrektur dieses Selbstbilds und des ihm zugrunde liegenden Wertemusters statt, kommt es nicht selten im Sinne eines »Alles oder Nichts« zu einem umfassenden Identitätswechsel in Richtung auf **in keiner Weise belastbar, schonungsbedürftig**, mit entsprechend verändertem Selbstbild und Verhalten. **Typische Folgen** sind ein Vermeiden jeglicher Belastungen, verbunden mit:

- allgemeinem sozialem Rückzug,
- umfassender Schonung,
- häufigen Arztbesuchen und
- der Forderung nach überwiegend passiven Therapiemaßnahmen.

Dieses Verhalten dient der Festigung einer neuen sicheren Identität von **nicht belastbar**, gleichzeitig reduziert sich das gesamte Leben auf die Beschwerden und deren Behandlung. Mit einer derartigen Verschiebung der Gewichtung von Lebensinhalten zugunsten der Beschwerden kann eine verstärkte Schmerzwahrnehmung einhergehen. Zunehmende Ängste vor den Beschwerden verführen zu mehr Schonung und ein angstbetontes Vermeidungsverhalten wird zum lebensbestimmenden Grundmuster.

Dieser **Identitätswechsel** bestimmt dann das weitere Leben des Patienten. In Situationen, die der Patient beispielsweise als leistungsthematisch erlebt, führt dies zu entsprechender Selbstinstruktion (»... das schaffst du sowieso nicht«) und zu daraus resultierendem Verhalten mit Umgehen der Leistungsanforderung. Gemäß seiner bisher gemachten Erfahrungen (keinen neuen!) wird das Selbstkonzept von **nicht belastbar** bestätigt und es folgen weiterer Rückzug und umfassende Schonung (**Abb. 2.35**).

Aufbrechen chronifizie-
rungsfördernder Teufels-
kreise.

Anpassung von Identität und Selbstbild. Durch **gezielt eingesetzte Krankengymnastik** lässt sich dieser chronifizierungsfördernde Teufelskreis durchbrechen. Der Einstieg für die Krankengymnastik bietet sich beim **Verhalten**. Durch aktive Übungen mit Einbeziehen des Patienten wird ihm seine eigene Leistungsfähigkeit vermittelt, er macht mit sich selbst zwangsläufig neue Erfahrungen, nämlich leistungsfähig zu sein, zumindest in begrenztem Maße. Das wiederum führt zu einer Änderung des Selbstkonzeptes, wieder mehr in Richtung **belastbar** und daraus erfolgenden veränderten Selbstinstruktionen.

> ❯ **Beispiel**
> Ein Beispiel hierfür sind Koronarsportgruppen (Halhuber 1981) mit dem Ziel, unter kontrollierten Bedingungen wieder eigene Leistungsfähigkeit zu erfahren und eine adäquate Anpassung von Identität und Selbstbild vorzunehmen. Sie bieten damit die Möglichkeit zur Restitution eines häufig stark erschütterten Vertrauens in die eigene körperliche Belastbarkeit.

Prävention

Erhalten von Gesundheit.

Salutogenetischer Ansatz. Gesundheit ist jedoch nicht nur unter pathogenetischer Sicht zu betrachten, also im Sinne von: »**Wie ist es zur Erkrankung gekommen und was kann man dagegen tun?**«, sondern auch unter dem salutogenetischen Aspekt: »**Wie ist es möglich, gesund zu bleiben?**« (Bengel et al. 1999).

! Beachte

Gymnastik und **Bewegungstherapie** sollten nicht nur kurativ, sondern vor allem präventiv genutzt werden.

Ziel ist das Erhalten von Gesundheit. Damit die »Noch-nicht-Patienten« ihr Verhalten rechtzeitig ändern können, bedarf es vieler Anregungen. Eine interdisziplinäre Zusammenarbeit ist notwendig zwischen:

- Physiotherapeuten,
- Gymnastiklehrern,
- Ärzten,
- Psychologen und
- Sportpädagogen.

> Exkurs

Die Münchener Verkehrsbetriebe setzten 1993 ein **salutogenetisches Gesundheitsprojekt** mit der Zielgruppe der Im-Fahrdienst-Tätigen beispielhaft mit **beachtlichem Erfolg** um (Schmid-Neuhaus 1998). Dabei wurde vor allem die Notwendigkeit der Zusammenarbeit unterschiedlicher Disziplinen deutlich. Dagegen zeigte eine Studie über ein Projekt an amerikanischen Postangestellten, in dem man sich im Wesentlichen auf Physiotherapie und Haltungsschulung beschränkte, dass diese **Reduktion auf den rein somatischen Bereich zu keiner durchgreifenden Verhaltensänderung führte** und deshalb auch nur wenig zur Prävention beitrug (Daltroy et al. 1997).

Salutogenetische Konzepte mit Blick auf die Gesunderhaltung sind bislang eher in der Wirtschaft als im Gesundheitswesen anzutreffen. Wie groß hier der Handlungsbedarf ist, wird deutlich, wenn man sich beispielsweise die Vorabdaten des Gesundheitssurveys zum Bereich Schmerz vor Augen führt (Bellach et al. 2000).

! Beachte

Gezielt eingesetzte Gymnastik und **Bewegungstraining** bieten die Chance, Eigenverantwortung und Kompetenz zu vermitteln, also grundlegende Eigenschaften einer Verhaltensänderung im Sinne der Gesundheit.

Aufgabe des Therapeuten. In diesem Zusammenhang sollte sich der Therapeut auch **selbstkritisch** in Bezug auf sein Verhalten dem Patienten gegenüber hinterfragen. Der Therapeut muss das Ziel haben, »**den Patienten mit ins Boot zu holen**«, also sich nicht entsprechend dessen Rollenzuweisung zu verhalten und ihm jegliche Eigenverantwortung für seine Gesundheit abzunehmen.

Selbstkritik des Therapeuten.

! Beachte

Der Patient sollte nicht nur behandelt, sondern zu eigenem Handeln ermutigt und befähigt werden.

Damit gibt der Therapeut auch Kompetenz ab, denn sobald sich der Patient selbst als verantwortlich für seine Gesundheit ansieht und dementsprechend zum Fachmann in eigener Sache wird, greift er weniger auf Hilfe durch Dritte zurück. Gleichzeitig verlieren Ärzte und Therapeuten an Bedeutung. Beim Patienten entwickelt sich eine Verhaltensänderung in Richtung »Gesunderhaltung«. Für das Gesundheitswesen ist das ein wichtiger, überdenkenswerter Gesichtspunkt.

Literatur

Beck A T (1992) Kognitive Therapie der Depression. Psychologie-Verlags-Union, Weinheim
Bellach B-M, Ellert U, Radoschewski M (2000) Epidemiologie des Schmerzes – Ergebnisse des Bundes-Gesundheitssurveys 1998. Bundesgesundheitsblatt 43:424–431
Bengel J, Strittmatter R, Willmann H (1999) Was erhält Menschen gesund. Forschung und Praxis der Gesundheitsförderung Bd 6. Bundeszentrale für gesundheitliche Aufklärung, Köln

Braukmann W, Filipp S-H (1981) Personale Kontrolle und die Bewältigung kritischer Lebensereignisse. In: Filipp S-H (Hrsg) Kritische Lebensereignisse. Urban und Schwarzenberg, München, S 233–251

Daltroy L, Iversen M, Larson M, Lew R, Wright E, Ryan J, Zwerling C, Fossel A, Liang M (1997) A controlled trial of an educationel program to prevent low back injuries. New Engl J Med 337:322–328

Halhuber C (1981) Ambulante Koronargruppen. Perimed, Erlangen

Mead G H (1934) Mind, Self and Society. University of Chicago Press, Chicago

Miltner W, Birbaumer N, Gerber W-D (1986) Verhaltensmedizin. Springer, Berlin Heidelberg

Osnabrügge G, Stahlberg D, Frey D (1985) Die Theorie der kognizierten Kontrolle. In: Frey D, Irle M (Hrsg) Theorien der Sozialpsychologie Bd 3, Motivations- und Informationsverarbeitungstheorien. Huber, Bern, S 127–172

Rogner O, Frey D, Havemann D (1987) Der Genesungsverlauf von Unfallpatienten aus kognitionspsychologischer Sicht. Z Klin Psych 16:11–28

Schmid-Neuhaus M (1998) Fahrdienstuntauglichkeit im öffentlichen Personennahverkehr – Lösungswege bei den Verkehrsbetrieben der Stadt München. In: Schüffel W, Brucks U, Johnen R, Köllner V, Lamprecht F, Schnyder U (Hrsg) Handbuch der Salutogenese. Ullstein Medical, Wiesbaden, S 183–192

Wicklund R, Gollwitzer PM (1982) Symbolic self-completion. Erlbaum, Hillsdale

Wilda-Kiesel A (1999) Psychotherapeutische Medizin. In: Wilda-Kiesel A (Hrsg) Neurologie/Psychiatrie / Psychotherapeutische Medizin. Ullstein Medical, Wiesbaden, S 386–425

2.3.6   Therapie- und Hilfsmittel in der Krankengymnastik

Chr. Gutenbrunner

Ziele des Hilfsmitteleinsatzes.

Einteilung der Hilfsmittel. In der Krankengymnastik und Physiotherapie werden zahlreiche zum Teil sehr unterschiedliche Therapie- und Hilfsmittel eingesetzt, die naturgemäß verschiedenen Therapiezielen dienen (Literaturübersicht s. Senn 1989a). Einige dieser Geräte (Pezziball, Therapiekreisel usw.) werden zur Durchführung von Übungen im Rahmen krankengymnastischer Therapieeinheiten eingesetzt (**Therapiemittel im eigentlichen Sinn**), zum Teil können sie auch vom Patienten zu Eigenübungen verwendet werden. Darüber hinaus gibt es **therapeutische Hilfsmittel**, deren Verwendung zwar vom Therapeuten angeleitet werden muss, die dann aber **ohne weitere therapeutische Betreuung** angewendet werden können (Ergometer, Motorschienen usw.). Schließlich gibt es **Hilfsmittel, die bestimmte eingeschränkte Körperfunktionen** (dauerhaft) **unterstützen sollen,** z. B. Orthesen und Schienen, die im Allgemeinen der Orthopädie (Orthesen; s. Aalam 1990a; Neff 1992; Ragnarsson 1993; Nawoczenski u. Epler 1997) oder der Ergotherapie (Schienen; s. Sipski 1993; Diday-Nolle 1997; Gutenbrunner 2001) zugeordnet werden und im Rahmen dieses Kapitels nur am Rande Erwähnung finden. Unberücksichtigt bleiben Hilfsmittel, die im Rahmen der Rehabilitation zur **Erleichterung von Alltagsfunktionen** dienen.

Funktionelle Wirkungen.

Obwohl viele Therapie- und Hilfsmittel mehrere Wirkungen haben können, ist es sinnvoll und entspricht der Gliederung dieses Buchabschnittes, sie nach ihren überwiegenden Wirkungen einzuteilen und zwar in:

- Therapie- und Hilfsmittel mit überwiegend **mechanisch be- oder entlastender Wirkung.**
- Therapie- und Hilfsmittel mit überwiegend **sensomotorisch unterstützenden (fazilitierenden) Wirkungen.**
- Therapie- und Hilfsmittel zum **sensomotorischen Training.**
- Therapie- und Hilfsmittel zur **Beübung von Gelenken** und zum **Training von Muskulatur, Herz-Kreislauf-System und Atmung.**
- Therapie- und Hilfsmittel zur **Unterstützung somatopsychischer Prozesse.**

Darüber hinaus gibt es in der Krankengymnastik komplexe Therapiekonzepte, die auf der Verwendung bestimmter Therapiemittel (Medizinische Trainingstherapie, s. ▶ Kap. 4.22, S. 383 ff, Bewegungsbäder, Laufbandtherapie u. a.) basieren.

Aus Platzgründen kann im Rahmen diese Kapitels nicht im Einzelnen auf die Indikationen und Kontraindikationen einzelner Therapie- und Hilfsmittel und ihre Anwendungsweise eingegangen werden. Diesbezüglich wird auf die einzelnen Methodenkapitel und die einschlägige therapeutische Literatur verwiesen (Ehrenberg u. Jückstock-Kaerger 1996; Haarer-Becker u. Schoer 1996; Werner et al. 1997).

Therapie- und Hilfsmittel mit überwiegend mechanisch be- und entlastender Wirkung

Zahlreiche krankengymnastische Therapie- und Hilfsmittel dienen zur **Dosierung bzw. Modifikation der auf das Bewegungssystem wirkenden Kräfte**, wobei die mechanischen Belastungen gesteigert (Hanteln, elastische Bänder usw.) oder vermindert (Rollenaufhängungen, Schlingentischaufhängungen) werden können (Senn 1989a).

Bei den Therapie- und Hilfsmitteln mit überwiegend mechanisch entlastender Wirkung besteht die unmittelbare Wirkung in einer **Abnahme des Gewichts bestimmter Körperteile**.

Mechanische Effekte.

Hilfsmittelanwendung ohne Aktivität des Patienten. Bei den Therapie- und Hilfsmitteln mit überwiegend mechanisch entlastender Wirkung handelt es sich zunächst um Therapiemittel, die keine Aktivität des Patienten erfordern, z. B. Lagerungshilfen und Aufhängungen (s. ▶ Kap. 4.25). Ihre unmittelbare Wirkung besteht in einer (partiellen) **Abnahme des Gewichts bestimmter Körperteile**, wobei bei den Aufhängungen auch Bewegungen unter mechanisch erleichterten Bedingungen möglich sind (**unterstütztes Bewegen**). Neben der direkten mechanischen Gelenkentlastung können Lagerungen aufgrund einer verminderten Aktivierung von Propriozeptoren in Gelenkkapseln und Ligamenten auch den Muskeltonus vermindern und spastikhemmend wirken (Ehrenberg u. Jückstock-Kaerger 1996; Werner et al. 1997; u.a.). Auch einige Schienenformen der Ergotherapie können zur Gruppe der mechanisch entlastenden Hilfsmittel gerechnet werden.

Die Anwendung von Hilfsmitteln mit überwiegend entlastender Wirkung, die auch außerhalb der eigentlichen Therapieeinheiten angewendet werden, muss geübt werden.

Passive Gewichtsentlastung.

Hilfsmittelanwendung unter Mitarbeit des Patienten. **Hilfsmittel mit überwiegend entlastender Wirkung**, die eine **aktive Mitarbeit des Patienten** erfordern und auch außerhalb der eigentlichen Therapieeinheiten angewendet werden, sind z. B. Unterarm- und Achselgehstöcke. Ihre Anwendung **muss im Bezug auf den Bewegungsablauf geübt** werden (wenn möglich bereits präoperativ!). Da das Körpergewicht beim entlastenden Gehstockgebrauch über die oberen Extremitäten getragen werden muss, ist hierfür ein Training der Muskulatur des Schultergürtels notwendig. Im Prinzip ist auch das **Bewegungsbad** ein mechanisch entlastendes Therapiemittel (Auftrieb; s. Abschn. »Bewegungsbad«, S. 145f), wobei hier aber auch trainierende und sensomotorisch übende Komponenten eine Rolle spielen (s. ▶ Kap. 2.1, S. 10ff).

Entlastung bei aktiven Bewegungen.

Trainierende Hilfsmittel und Geräte. Eine Zunahme der auf ein Bewegungssegment einwirkenden Kräfte wird z. B. durch die Verwendung von Hanteln und elastischen Bändern (Thera-Band usw.) angestrebt. Ziel ihrer Anwendung ist eine **Trainingswirkung auf Muskulatur und bradytrophe Gewebe** (Prinzip der Bewegung gegen Widerstand; s. ▶ Kap. 2.3.2, S. 102ff). Auch zahlreiche Geräte der Medizinischen Trainingstherapie arbeiten nach dem Prinzip der Verstärkung der bei einer Bewegung einwirkenden äußeren Kräfte. Nicht zuletzt können die Auftriebskörper im Bewegungsbad unter diesem Aspekt eingesetzt werden.

Hilfsmittel für das Training.

Therapie- und Hilfsmittel mit überwiegend sensomotorisch unterstützenden (fazilitierenden) Wirkungen

Bewegungsfazilitation. In dieser Gruppe finden sich Therapie- und Hilfsmittel, die sensomotorische Funktionen unterstützen, indem afferente sensorische und propriozeptive Systeme angeregt werden (Fazilitation). **Grundprinzip ihrer Wirkung ist die Verstärkung sensorischer Afferenzen**, wodurch die Funktion des sensomotorischen Systems verbessert werden kann. So kann z. B. über die Schaffung einer festen Verbindung der oberen Extremitäten mit dem Boden eine Verbesserung von Gleichgewichtsreaktionen ermöglicht werden.

Folgende Beispiele sollen die Nutzung dieses Prinzips während Therapieeinheiten verdeutlichen:

Unterstützung sensomotorischer Funktionen.

> **Beispiel**
> – Beim Festhalten an der **Sprossenwand** oder dem **Gehbarren** wird das sensomotorische Prinzip nicht durch die Haltekraft, sondern vielmehr durch den sensorischen Kontakt zum Fixpunkt realisiert (Bewegungsführung; Mucha 1995).

— Auch der vom Patienten selbst genutzte **Handgehstock** hat eine überwiegend sensomotorisch unterstützende Wirkung (Runge 1998), indem die Möglichkeit eines zusätzlichen Bodenkontakts mit Verbesserung des sensorischen Inputs geschaffen wird.

Aus der Neurophysiologie ist bekannt, dass bei Störungen der **Gleichgewichtsregulation diese durch zusätzliche sensorische Informationen verbessert** werden kann. Die Tatsache, dass durch Verwendung von Handgehstöcken eine längerfristige nennenswerte Gewichtsentlastung der Beine wegen der zu geringen Muskelquerschnitte der oberen Extremitäten nicht möglich ist, deutet darauf hin, dass es sich bei dem sensomotorischen Wirkprinzip um das dominierende handelt (Ragnarsson 1993; Haarer-Becker u. Schoer 1996; s. dagegen Beckers u. Deckers 1997).

Zusätzliche afferente Informationen.

Störungen sensomotorischer Funktionskreise. Veränderungen propriozeptiver Funktionen bei verletzten, entzündeten oder degenerativ veränderten Gelenken der unteren Extremität führen zu Missverhältnissen zwischen notwendiger und tatsächlichen Muskelanspannung zur Gelenkstabilisation, was sich häufig im Symptom des »**giving way**« äußert (Pap et al. 2000).

Ähnliches gilt für neurologische Erkrankungen, bei denen der afferente Schenkel, die zentralnervöse Verarbeitung wie auch der efferente Schenkel der Sensomotorik gestört sein kann (Fries et al. 1999). In solchen Fällen ist es sinnvoll, die Bewegungssicherheit durch einen zusätzlichen (kompensatorischen) Bodenkontakt zu erhöhen und die Sicherheit von Bewegungsabläufen zu verbessern.

Dynamische Orthesen.

Körpernahe Hilfsmittel. Nach neueren Untersuchungen wirken auch eine Reihe körpernaher Hilfsmittel (**dynamische Orthesen**) über die Anregung propriozeptiver Funktionen im Sinne einer Unterstützung senomotorischer Regelkreise (Jerosch 2000).

> **Beispiel**
> Für **Knieorthesen**, die einen infrapatellaren Druck ausüben, und **weiche Rückenbandagen** mit Druckausübung im Bereich des Os sacrum, ist es nachgewiesen, dass die jeweilig funktionell zugeordnete Muskulatur aktiviert wird, besonders bei plötzlichen (koordinativen) statischen Muskelanforderungen (Jerosch et al. 2000).

Therapie- und Hilfsmittel zum sensomotorischen Training

Hilfsmittel für Koordinationsübungen.

Instabile Übungsfelder. Therapie- und Hilfsmittel zum sensomotorischen Training werden (auch aus Sicherheitsgründen) überwiegend unter therapeutischer Überwachung eingesetzt. Es handelt sich um Therapiemittel, die ein **instabiles Übungsfeld** darstellen (Stehkreisel, Wippbrett, Pezziball u.a.) und sich zur **Durchführung der unterschiedlichsten koordinativen Übungen** eignen (Carrière 1999; Mucha 1995). Selbstverständlich kann eine Anwendung dieser sensomotorischen Therapiemittel auch zur **Kräftigung der Muskulatur** eingesetzt werden. Dabei können, besonders beim Pezziball, therapeutisch sehr unterschiedliche Ausgangsstellungen eingenommen und sehr unterschiedliche Trainings- bzw. Übungsschwerpunkte gesetzt werden (◻ **Abb. 2.36 a und b**) (Senn 1989a).

Eine Sonderform stellen die neueren technischen Geräte zur **sensomotorischen Schulung** (z.B. Posturomed®, vgl. S. 319) dar, die neben der Übungsfunktion über eine Aufzeichnung der Patientenbewegungen auch eine **sensomotorische Diagnostik** erlauben und für die eine sensomotorisch übende Funktion wissenschaftlich nachgewiesen werden konnte (Lohrer et al. 2000; u.a.).

Auch die **Bodenmodulationen** in der Gehschule (Gehschulgarten) dienen letztlich zum Training koordinativer Fähigkeiten.

Spielgeräte. Schließlich gehören auch die verschiedensten Spielgeräte (Bälle, Luftballons usw.) zu dieser Gruppe. Hierbei ist aber das Übungsziel im Hinblick auf definierte sensomotorische Defizite sehr viel schlechter einzugrenzen und die Bewegungen im einzelnen sehr schlecht zu dosieren und zu kontrollieren.

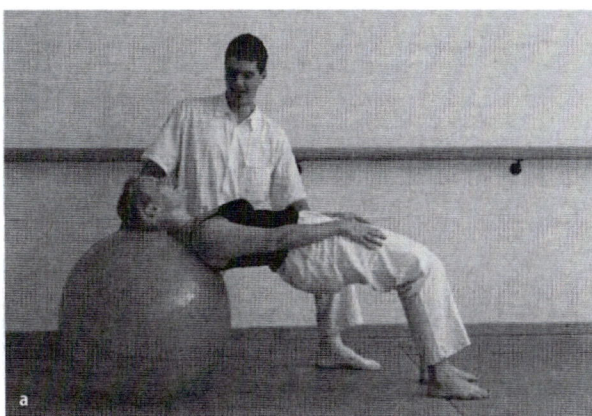

◻ Abb. 2.36a, b. **Beispiel**
für eine Übung auf dem
Pezziball. a In Rückenlage aus
sitzender Ausgangposition,
b in Bauchlage

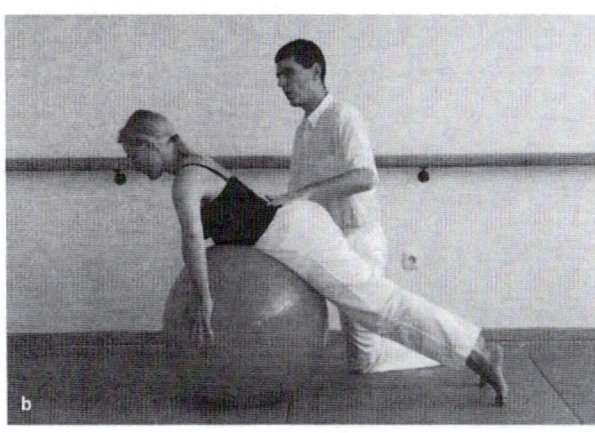

❶ Tipp

Bälle, Luftballons und Ähnliches eignen sich als Hilfsmittel nur zur Funktionsverbesserung **bei**
Patienten ohne schwere Nerven- und Gelenkerkrankungen.

Mischformen. Mischformen von Therapie- und Hilfsmitteln mit **sensomotorischer und**
zusätzlich muskeltrainiernden Wirkungen stellen Therapiegeräte wie das überwiegend in
der Gruppentherapie verwendete Gymnastiktuch und die Auftriebskörper im Bewegungsbad dar.

Therapie- und Hilfsmittel zur Beübung von Gelenken und zum Training von Muskulatur, Herz-Kreislauf-System und Atmung

Passive Bewegungs-Motor-Schienen. Hierbei handelt es sich um Therapiegeräte, die
spezielle Körperfunktionen in einer gut dosierbaren Weise auch ohne permanente Anwe-
senheit des Therapeuten üben bzw. trainieren können, wobei eine Einweisung des Patienten und eine kontinuierliche oder intermittierende Kontrolle von Bewegungsabläufen und Kreislauffunktion zur Vermeidung unerwünschter Nebenwirkungen unerlässlich
ist. Zur **Förderung der Gelenkbeweglichkeit** und zur **Kontrakturprophylaxe** dienen passive Bewegungs-Motor-Schienen (»continous passive motion«, CPM), die bei immobili-
sierten Patienten auch der **Thromboseprophylaxe** dienen (◻ **Abb. 2.37**) (Literaturübersicht s. O´Driscoll u. Giori 2000). Sie können mehrmals täglich jeweils über längere Zeiträume (Stunden) angewendet werden und lassen sich im Hinblick auf Bewegungsumfang (»range of motion«, ROM) und Bewegungsgeschwindigkeit sehr fein und individuell
dosieren. Ihre Wirksamkeit wurde mehrfach wissenschaftliche nachgewiesen (Worland et
al. 1998; Alfredson u. Lorentzon 1999; u.a.), durch neuere vergleichende Studien aber wieder in Frage gestellt (Chen et al. 2000; Sosin et al. 2000).

Passives Bewegen.

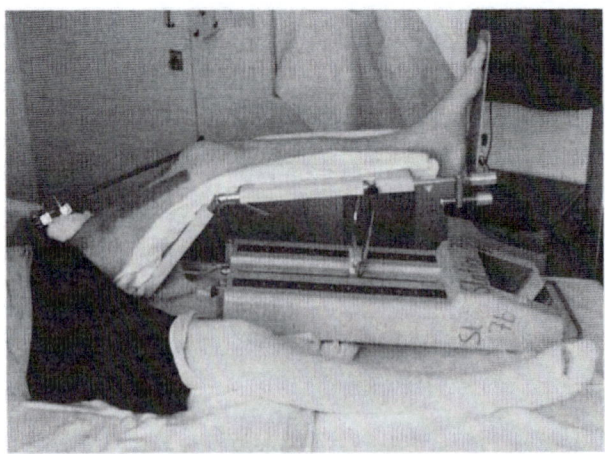

◘ Abb. 2.37. CPM-Motorschiene, eingestellt zur Beübung des Kniegelenks

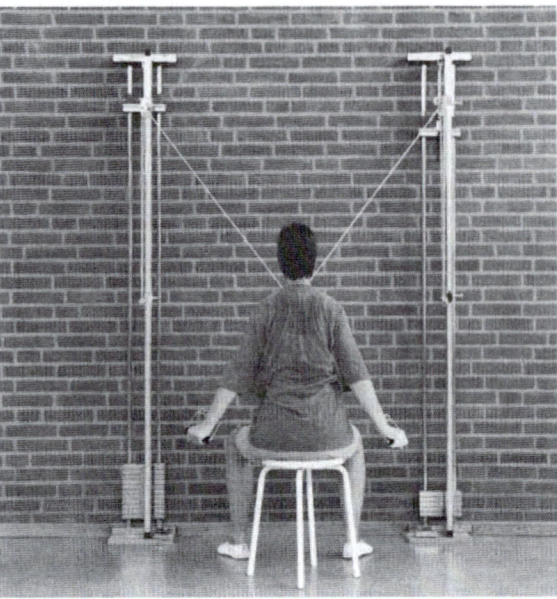

◘ Abb. 2.38. Übungen an Seilzuggeräten im Rahmen der Medizinischen Trainingstherapie

Geräte zum Training von Muskelkraft- und -ausdauer.

Seilzug- und Sequenztherapiegeräte. **Geräte zum Training von Muskelkraft- und -ausdauer** finden sich in zahlreichen Variationen in der Medizinischen Trainingstherapie (s. ► Kap. 4.22, S. 383 ff) (Werner et al. 1997) (Seilzuggeräte, ◘ **Abb. 2.38**; Sequenztherapiegeräte), wobei sich die **isokinetischen Trainingsgeräte** in der Regel auch zur Muskelfunktionsdiagnostik und Therapieverlaufskontrolle eignen. Auch diese Geräte lassen sich im Hinblick auf Bewegungsform und Übungswiderstand sehr individuell dosieren und eignen sich zum **gelenkschonenden Training praktisch aller Muskelgruppen** (Freiwald 1989; Senn 1989a; Horn u. Steinmann 1998; u.a.).

> ⓘ Beachte
> Haupteinsatzgebiet der Sequenztherapiegeräte und der isokinetischen Trainingsmaschinen ist die **Rehabilitation nach Verletzungen am Bewegungsapparat** (s. S. 296).

Geräte für das Herz-Kreislauf-Training.

Fahrrad- und Handkurbelergometer, motorisierte Laufbänder. Optimal für die Durchführung eines gut dosierten **Herz-Kreislauf-Trainings** sind Fahrrad- und Handkurbelergometer sowie motorisierte Laufbänder geeignet, wobei das **Laufband auch bei rollstuhlpflichtigen Patienten** verwendet werden kann.

Die drei **genannten Ergometerformen unterscheiden sich** vor allem im Hinblick auf:
— die Belastung bestimmter Gelenke und
— die Größe der eingesetzten Muskelgruppen.

Diese Parameter wirken sich auch auf die Trainingsantwort des Herz-Kreislaus-Systems aus (s. ► Kap. 2.3.3, S. 105).

Selbstverständlich kann bei Messung von Kreislauf- (Elektrokardiographie, Blutdruckmessung) und Stoffwechselparametern (Laktat) die Ergometrie auch zur **Kreislaufdiagnostik** und zur **Therapieverlaufskontrolle** eingesetzt werden (Literaturübersicht s. Börger 1987; Hollmann u. Hettinger 2000). Eine einfache Variante solcher Therapiegeräte sind (Treppen-)**Stufen** (sog. Stiegensteigen) (Literaturübersicht s. Rutenfranz u. Klimmer 1983).

Hilfsmittel zum Training respiratorischer Funktionen. In gewissem Umfang werden bei allen genannten Ergometrieformen auch respiratorische Funktionen trainiert. Spezielle Hilfsmittel zur **Beübung von Atemfunktionen** sind solche, die z.B. den Totraum der Atemwege vergrößern (Totraumvergrößerer nach Giebel u.a.) oder die Atemwiderstände modifizieren (Incentive Spirometer) (Literaturübersicht s. Kirchner 1996) (s. ► Kap. 4.2, S. 189ff und ► Kap. 5.4, S. 493ff).

(Randnotiz: Beübung von Atemfunktionen.)

Therapie- und Hilfsmittel zur Unterstützung somatopsychischer Prozesse

Auch im Rahmen bewegungstherapeutischer Konzepte mit überwiegend psychotherapeutischer Zielsetzung (s. ► Kap. 4.18, S. 345ff) werden häufig Hilfsmittel eingesetzt. Sie dienen zur **Stimulation sensorischer Funktionen**, die wegen ihres Erlebnischarakters im Zusammenhang mit dem Verbalisieren von Erlebnissen psychische Prozesse anstoßen können (Gräff 2000). Durch solche Therapiemittel können **die Oberflächen- und die Tiefensensibilität**, aber auch **olfaktorische und gustatorische Sensationen** ausgelöst werden. Der Auswahl solcher Therapiemittel sind im Prinzip keine Grenzen gesetzt, häufig angewendet werden:

(Randnotiz: Stimulation sensorischer Funktionen.)

— Sand- und Kastaniensäckchen,
— Tennisbälle,
— Seile,
— Stäbe,
— Aromafläschchen,
— Früchte usw.

Darüber hinaus werden in einigen körperorientierten Psychotherapiekonzepten verschiedenartige Gegenstände zur **Symbolisierung** (◘ Abb. 2.39) verwendet (Gräff 2000; Rother 2000).

(Randnotiz: Symbolisierung.)

Spiel- und Sportgeräte aus der Gymnastik. Nicht nur in der **körperorientierten Psychotherapie**, sondern auch in der **Gruppenkrankengymnastik** werden Hilfsmittel im Sinne von **Spielgeräten** auch zur Beeinflussung der Gruppendynamik und der Bewegungsaktivität der Patienten genutzt (Zuwerfen von Bällen usw.). Hierzu eignen sich im Prinzip alle aus der Gymnastik bekannten Sport- und Spielgeräte, die selbstverständlich bei antriebsgestörten Patienten auch in der Einzeltherapie zu Anwendung kommen können.

(Randnotiz: Gruppendynamik.)

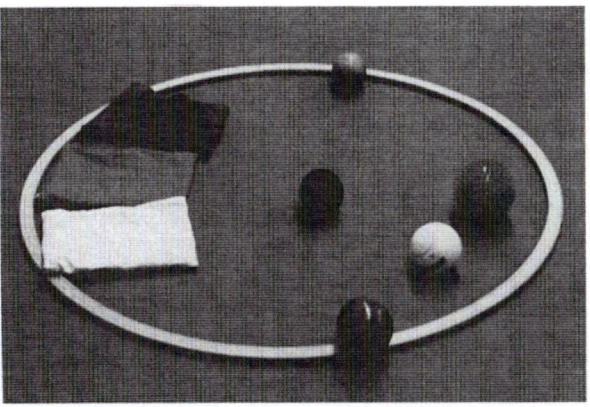

◘ Abb. 2.39. **Symbolisierung mit Gegenständen im Rahmen der Konzentrativen Bewegungstherapie.** Die einzelnen Gegenstände symbolisieren einzelnen Gruppenmitglieder, ihre Anordnung wird in der verbalen therapeutischen Aufarbeitung mit den Beziehungen der einzelnen Gruppenteilnehmer in Verbindung gebracht. (Aus Rother 2001)

Die gezielte spielerische Anregung von Bewegungen mittels Spielgeräten spielt auch in der **pädiatrischen Krankengymnastik** eine große Rolle.

Komplexe Therapiekonzepte, die auf der Verwendung bestimmter Therapiemittel basieren

Krankengymnastik am Gerät.

Therapiemittelbasierte Konzepte. Aus einzelnen Therapiemitteln bzw. Gruppen von Therapiemitteln haben sich eigenständige krankengymnastische Konzepte entwickelt, die aus Platzgründen hier allerdings nicht in extenso dargestellt werden können. Wie erwähnt, können viele aus der Gymnastik bekannten Therapiegeräte auch in der Krankengymnastik verwendet werden, deren Anwendung unter dem Begriff »**Krankengymnastik am Gerät**« zusammengefasst werden. Sie beinhaltet Übungen mit sehr unterschiedlichen Therapiezielen, die an dieser Stelle nicht weiter differenziert werden können (Ehrenberg u. Jückstock-Kaerger 1996).

Laufband mit gewichtsentlastender Aufhängung

Üben unter Körpergewichtsentlastung.

Einsatzgebiete. Eine relativ neue Entwicklung stellt die Therapie auf dem Laufband mit **gewichtsentlastender Aufhängung** dar (Hesse u. Mitarb. 1994; Hesse 1995). Diese Methode, deren Effektivität wissenschaftliche auch in vergleichenden Studien nachgewiesen ist, eignet sich zur **Behandlung neurologischer Defizite** und von **Zuständen nach Gelenktraumen und -operationen.** Für Patienten, die unter Belastung mit ihrem Körpergewicht nicht gehen können (Muskelschwächen) oder dürfen (Zustände nach alloplastischem Gelenkersatz der unteren Extremitäten) bieten sich folgende **Vorteile:**

- Die **motorischen Gehfunktionen können unmittelbar geübt werden.** Die Patienten können somit vom motorischen Ablauf **direkt auf die zukünftigen Beinfunktionen vorbereitet werden,** ein Vorgehen, das nachweislich effektiver ist als das indirekte (auch neurophysiologische) Üben.
- Ein weiterer Vorteil gegenüber dem Üben im Liegen oder Sitzen ist für die Patienten das **Üben in Orthostase,** wodurch einer späteren Kollapsneigung vorgebeugt werden kann.

Neuerdings wurden Gehgeräte mit Aufhängung entwickelt, die die natürlichen Bewegungsabläufe noch besser imitieren als das Laufband.

Rollstuhl

Rollstuhl als Fortbewegungsmittel.

Einsatzgebiete. Ein besonderes Therapie- und Hilfsmittel stellt der Rollstuhl dar (Literaturübersicht s. Aalam 1990b). Er diente ursprünglich zur (passiven) Beförderung von gehbehinderten Kranken und ist seit langem auch **aktives Fortbewegungsmittel** von Querschnittgelähmten und von Patienten mit anderen Gehbehinderungen.

Antriebsmittel. Die **wichtigsten Antriebsmittel für Rollstuhl-Selbstfahrer** sind:
- der Handantrieb über den Radreifen,
- über Handkurbeln oder
- über Elektromotoren.

Die beiden Handantriebsformen unterscheiden sich durch ihre Ergonomie und über die Wendigkeit, wobei der Handkurbelantrieb ökonomischer, der Antrieb über die Radreifen wendiger ist (Brundig et al. 1998). Letzterer muss allerdings unter therapeutischer Anleitung erlernt werden, wobei auch die über Gleichgewichtsverlagerung unschwer mögliche Überwindung von Stufen geübt wird.

Unterschiedliche Rollstuhltypen.

Rollstuhltypen. Durch technische Entwicklungen stehen heute eine Vielzahl **unterschiedlicher Rollstuhltypen** zur Verfügung. Sie unterscheiden vor allem in folgenden Eigenschaften:
- Gewicht,
- Radstellung,
- Schwerpunkte.

Für jeden Patienten müssen die individuellen Bewegungsanforderungen ausgesucht werden müssen (Aalam 1990b). Dabei stehen auch **Sportrollstühle** für spezielle sportliche Anforderungen zur Verfügung.

Auch die **Rollstuhlsitze** wurden in den letzten Jahren in vielfältiger Weise weiterentwickelt (Literaturübersicht s. Currie et al. 1993).

Neben der Fortbewegung und Sportausübung von Gehbehinderten können Rollstühle auch zu **vorübergehenden Entlastung der unteren Extremitäten** dienen, z.B.:
— bei Verletzungen,
— nach Operationen oder
— bei entzündlichen Gelenkerkrankungen.

> **! Tipp**
> Es ist zu berücksichtigen, dass die Benutzung von Rollstühlen für viele Menschen heute noch als **psychische Belastung** (Gefühl der Gelähmtseins) empfunden wird. Solche Vorurteile sollten – nicht nur im Interesse von dauerhaft auf den Rollstuhl angewiesenen Menschen – im therapeutischen Gespräch bearbeitet werden.

Bewegungsbad

Einsatzgebiete. Ein weit verbreitetes Therapiekonzept unter Einsatz bestimmter Therapiemittel stellt die Krankengymnastik im Bewegungsbad dar (Literaturübersicht s. Weber 1996), deren therapeutische Besonderheiten sich aus den physikalischen Eigenschaften des Wassers und den physiologischen Wirkungen der Ganzkörperimmersion ergeben:

Auftrieb und Viskosität sind Therapiefaktoren.

— Der **Auftrieb** bewirkt praktisch eine **vollständige Schwerelosigkeit** des Körpers im Wasser, so dass z.B. Bewegungen, die aufgrund von Muskelschäden im Trockenen nicht möglich sind, im Bewegungsbad ausgeführt werden können (Literaturübersicht s. Hildebrandt u. Gutenbrunner 1998). Darüber hinaus bewirkt der Auftrieb eine **Gelenkentlastung**, die neben ihren unmittelbaren mechanischen Wirkungen sich auch reflektorisch auf die Muskulatur auswirkt, da der Muskeltonus durch die Hemmung propriozeptiver Afferenzen vermindert wird.
— Die **gegenüber Luft höhere Viskosität** des Wassers führt dazu, dass die Reibungswiderstände im Wasser sehr viel höher liegen, wodurch aktive Bewegungen erschwert werden (Literaturübersicht s. Hildebrandt u. Gutenbrunner 1998). So nimmt der Bewegungswiderstand im Wasser mit dem Quadrat der Bewegungsgeschwindigkeit zu. Daher kann das Bewegungsbad zu **individuell dosierbaren isokinetischen Widerstandsübungen** genutzt werden.
— Der **hydrostatische Druck** des Wassers, der bei einer Eintauchtiefe von 1 m 76 mmHg erreicht, übersteigt den venösen Druck, so dass es bei Immersion des ganzen Körpers zu einer **Volumenverschiebung des Bluts in das intrathorakale Niederdrucksystem** kommt (Literaturübersicht s. Schnizer 1994; Hildebrandt u. Gutenbrunner 1998). Hieraus resultieren zahlreiche reflektorische Kreislaufumstellungen, die u.a. mit einem Blutdruckabfall, einer Zunahme des Schlagvolumens des Herzens bei gleichzeitiger Bradykardie und einer Steigerung der Diurese führt (**◻ Abb. 2.40**). Darüber hinaus wird durch ein passives Hochdrücken des Zwerchfells die Gasaustauschfläche der Lunge vermindert.

Hydrostatischer Druck als Belastungsfaktor.

Einsatzgebiete. Bewegungsbäder können je nach Situation der Patienten als **Einzel- oder Gruppentherapie** durchgeführt werden. Folgende spezifischen Wirkungen sind für den Einsatz entscheidend.

> **! Tipp**
> — Eine **mechanische Gewichtsentlastung** ist notwendig (z.B. Erkrankungen oder Schäden der großen Gelenke der unteren Extremitäten, lumbale Bandscheibenschäden).
> — **Tonushemmenden Wirkungen** des Auftriebs sind indiziert (Muskelverspannungen, Spastik).
> — **Spannungsfreie Lagerung** des Körpers bzw. der Extremitäten sind therapeutisch sinnvoll (z.B. Schulteraffektionen unterschiedlicher Genese).

Spezielle Wirkungen.

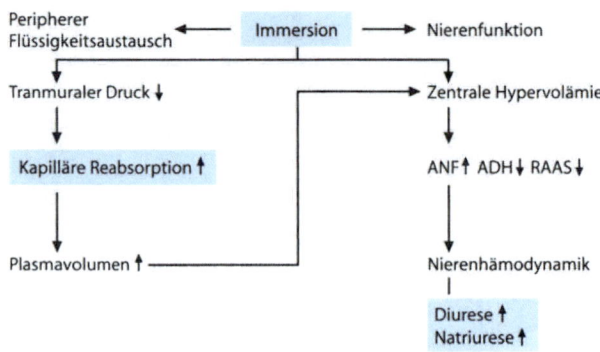

■ Abb. 2.40. Schematische Darstellung der durch den hydrostatischen Druck bei thermoneutraler Immersion ausgelösten Kreislaufwirkungen. (Nach Schnizer 1994)

Bewegungsübungen können nach therapeutischer Anleitung auch von den Patients selbständig durchgeführt werden, wozu z. B. **nach Bandscheibenschäden** auch das **therapeutische Rückenschwimmen** gehört. Im Bewegungsbad werden darüber hinaus die Bewegungsfreude und -aktivität gesteigert.

Temperatur. Die **Temperatur des Bewegungsbads** muss sich nach der Intensität der Übungen und dem Krankheitsbild der Patienten richten (höhere Temperaturen bei Muskelkrankheiten und der Fibromyalgie), in jedem Fall müssen sie aber unterhalb des Thermoneutralpunkts von 35–36 °C liegen (Senn 1989b; Weber 1996; Hildebrandt u. Gutenbrunner 1998).

Spezialmethoden im Bewegungsbad. Im Bereich der Bewegungstherapie im Wasser haben sich in jüngster Zeit Spezialmethoden etabliert, die zum Teil mit **speziellen Bewegungsabläufen, zusätzlichen Auftriebskörpern** und **Gewichten** arbeiten (Horn u. Steinmann 1998; s. auch Senn 1989b; u. a.).

Notwendige Belastbarkeit.   **Kontraindikationen.** Kontraindikationen für das Bewegungsbad ergeben sich aus den geschilderten Kreislaufbelastungen, wobei für die aktive Therapie im Bewegungsbad eine **fahrradergometrische Leistungsfähigkeit von mindestens 75 Watt gefordert** wird (Literaturübersicht s. Bühring 1990). Im Bewegungsbad dürfen Patienten mit folgenden Beschwerden **nicht** behandelt werden:
— vergrößertes Herzvolumen,
— eingeschränkte Ejektionsfraktion,
— Herzrhythmusstörungen nach Lown III und IV,
— starke restriktive Lungenfunktionsstörungen.
— Hautschäden unterschiedlicher Genese.

Bei **Krampfleiden** darf die Therapie im Bewegungsbad nur durchgeführt werden, wenn ein als Rettungsschwimmer ausgebildeter Therapeut sich selbst mit im Bad befindet.
Aus hygienischen Gründen verbietet sich das Bewegungsbad bei **Inkontinenz** höheren Grades.

Schlingentischtherapie und Medizinische Trainingstherapie

Die ebenfalls auf der Anwendung von Therapiegeräten aufbauenden Therapiekonzepte Schlingentischtherapie und Medizinische Trainingstherapie (MTT) werden in eigenen Kapiteln abgehandelt (► Kap. 4.22, S. 383ff und ► Kap. 4.25, S 413ff). Bezüglich der auf Geräteanwendung basierenden Alltagshilfen und die Schienenherstellung sei auf die einschlägigen Lehrbücher der Ergotherapie verwiesen.

Literatur

Aalam M (1990a) Orthopädie-Technik – Einführung. In: KF Schlegel, Aalam M (Hrsg) Physikalische Medizin. Bd 3: Massage, Orthopädie-Technik, Beschäftigungstherapie. Hippokrates, Stuttgart, S 65–68

Aalam M (1990b) Rollstuhlversorgung. In: Schlegel KF, Aalam M (Hrsg) Physikalische Medizin. Bd 3: Massage, Orthopädie-Technik, Beschäftigungstherapie. Hippokrates, Stuttgart, S 136–142

Alfredson H, Lorentzon R (1999) Superior results with continuous passive motion compared to achtive motion after periostal transplantation. A retrospective study of human patella crtilage defect treatment. Knee. Surg Sports Traumatol Arthrosc 7:232–238

Beckers D, Deckers J (1997) Ganganalyse und Gangschulung. Reihe Rehabilitation und Prävention Bd 38. Springer, Berlin Heidelberg New York

Börger HH (1987) EKG-Information. Steinkopff, Darmstadt

Brundig B, Oertel J, Henze W, Engel P (1998) Spiroergometrische Feldstudie des Rollstuhlfahrens mit verschiedenen Handantrieben. Phys Rehab Kur Med 8:145

Bühring M (1990) Grundlagen der Bäderbehandlung. In: Hildebrandt G (Hrsg) Physikalische Medizin, Bd 1, Physiologische Grundlagen, Thermo- und Hydrotherapie, Balneologie und medizinische Klimatologie. Hippokrates, Stuttgart, S 188–198

Carrière B (1999) Der große Ball in der Physiotherapie. Reihe Rehabilitation und Prävention Bd 50. Springer, Berlin Heidelberg New York

Chen B, Zimmermann JR, Soulen L, DeLisa JA (2000) Continuous passive motion after total knee arthroplasty: a prospective study. Am J Phys Med Rehabil 79:421–426

Cirrie DM, Hardwick K, Marburger RA, Britell CW (1993) Wheelchair Prescription and Adaptive Seating. In: DeLisa JA, Gans BM (eds) Rehabilitation Medicine. Lippincott Company, Philadelphia, pp 563–585

Diday-Nolle AP (1997) Behandlungsgrundlagen der Ergotherapie in der Handchirurgie. In: B. Waldner-Nilsson (Hrsg) Ergotherapie in der Handrehabilitation. Reihe Rehabilitation und Prävention Bd 36. Springer, Berlin Heidelberg New York, S 87–137

Ehrenberg H, Jückstock-Kaerger K (1996) Techniken der Physiotherapie. In: Hüter-Becker A, Schewe H, Heipertz W (Hrsg) Physiotherapie: Untersuchungs- und Behandlungtechniken. Thieme, Stuttgart New York, S 91–227

Freiwald J (1989) Prävention und Rehabilitation im Sport. Rowohlt Taschenbuch-Verlag, Reinbek

Fries W, Freivogel S, Beck B (1999) Rehabilitation von Störungen der Willkürmotorik. In: Frömmelt P, Grötzbach H (Hrsg) Neurorehabilitation. Blackwell Wissenschafts-Verlag, Berlin Wien, S 149–183

Gräff Ch (2000) Konzentrative Bewegungstherapie in der Praxis. Hippokrates, Stuttgart

Gutenbrunner Chr (2001) Physikalische Medizin. In: Zeidler H, Zacher J, Hiepe F (Hrsg) Interdisziplinäre klinische Rheumatologie. Springer, Berlin Heidelberg New York, S 378–394

Haarer-Becker R, Schoer D (1996) Checkliste Physiotherapie in Orthopädie und Traumatologie. Thieme, Stuttgart New York

Hesse S, Bertelt C, Schaffrin A, Malezic M, Mauritz KH (1994) Restoration of gait in nonambulatory hemiparetic patients by treadmill training with partial body-weight support. Arch Phys Med Rehabil 75:1087–1093

Hesse S (1995) Laufbandtraining mit partieller Entlastung des Körpergewichts zur Wiederherstellung der Gehfähigkeit hemiparetischer Patienten. In: Seidel EJ, Conradi E, Hübscher J, Scholle HChr (Hrsg) Konzepte der Bewegungstherapie nach Schlaganfall. Reihe Praktische Physiotherapie/Sporttherapie Bd 3. GFBB, Bad Kösen, S 113–115

Hildebrandt G, Gutenbrunner Chr (1998) Balneologie (Bäderheilkunde). In: Gutenbrunner Chr, Hildebrandt G (Hrsg) Handbuch der Balneologie und medizinischen Klimatologie. Springer, Berlin Heidelberg New York, S 187–476

Hollmann W, Hettinger Th (2000) Sportmedizin. Schattauer, Stuttgart New York

Horn H-G, Steinmann H-J (1998) Medizinisches Aufbautraining. Fischer, Stuttgart Jena Lübeck Ulm

Jerosch J (Hrsg) (2000) Sensomotorik 2000. ProSympos-Verlag, Essen

Jerosch J, Thorwesten L, Engels K (2000) Der Einfluß von Kniebandagen auf das Innervationsverhalten der kniegelenksstabilisierenden Muskulatur. In: Jerosch J (Hrsg) Sensomotorik 2000. ProSympos-Verlag, Essen, S 245–254

Kirchner P (1996) Physiotherapeutische Techniken der Atemtherapie. In: Hüter-Becker A, Schewe H, Heipertz W (Hrsg) Physiotherapie: Untersuchungs- und Behandlungtechniken. Thieme, Stuttgart New York, S 259–337

Lohrer H, Bruhn S, Gruber M, Alt W, Gollhofer A (2000) Sensomotorische Trainierbarkeit von knie- und sprunggelenkstabilisierenden Muskeln. In: Jerosch J (Hrsg) Sensomotorik 2000. ProSympos-Verlag, Essen, S 215–227

Mucha Chr (1995) Krankengymnastik. In: Schmidt KL, Drexel H, Jochheim KA (Hrsg) Lehrbuch der Physikalischen Medizin und Rehabilitation. Fischer, Stuttgart Jena New York, S 69–83

Nawoczenski DA, Epler ME (1997) Orthotics in the Functional Rehabilitation of the Lower Limb. Saunders, Philadelphia

Neff G (1992) Orthopädietechnische Versorgung. In: Jäger M, Wirth CJ (Hrsg) Praxis der Orthopädie. Thieme, Stuttgart New York, S 197–225

O'Driscoll SW, Giori NJ (2000) Continuous passive motion (CPM): theory and principles of clinical application. J Rehabil Res Dev 37:179–188

Pap G, Machner A, Awiszus F (2000) Kraft und willkürliche Aktivierbarkeit des Quadricepsmuskels bei unterschiedlichen Schweregraden der Varusgonarthrose. In: Jerosch J (Hrsg): Sensomotorik 2000. ProSympos-Verlag, Essen, S 233–244

Ragnarsson KT (1993) Lower Extremity Orthotics, Shoes, and Gait Aids. In: DeLisa JA, Gans BM (eds) Rehabilitation Medicine. Lippincott Company, Philadelphia, pp 492–506

Rother Chr (2000) Arbeit mit Symbolen in der Konzentrativen Bewegungstherapie. Z Krankengymnastik 52:1724–1729

Runge M (1998) Gehstörungen, Stürze, Hüftfrakturen. Steinkopff, Darmstadt 1998.

Rutenfranz J, Klimmer F (1983) Messung von Leistungsfähigkeit und Leistungsbereitschaft. In: Rohmert W, Rutenfranz J (Hrsg) Praktische Arbeitsphysiologie. Thieme, Stuttgart New York, S 104–113

Schnizer W (1994) In: Bühring M, Kemper FH (Hrsg) Naturheilverfahren und unkonventionelle Medizinische Richtungen. Springer, Loseblatt-Systeme Berlin Heidelberg New York, Absch. 02.04, S 1–19

Senn E (1989a) Hilfs- und Übungsgeräte. In: Weimann G (Hrsg) Physikalische Medizin. Bd 2 Krankengymnastik und Bewegungstherapie. Hippokrates, Stuttgart, S 46–57

Senn E (1989b) Konventionelle Krankengymnastik. In: Weimann G (Hrsg) Physikalische Medizin. Bd 2: Krankengymnastik und Bewegungstherapie. Hippokrates, Stuttgart, S 15–26

Sipski ML, Sipski ML, Tolchin RB (1993) Spinal and Upper Extremety Orthoses. In: DeLisa JA, Gans BM (eds) Rehabilitation Medicine. Lippincott Company, Philadelphia 1993, pp 477–491

Sosin P, Dutka J, Stabach M (2000) A comparison of kinesitherapy with and without continuous passive motion (CPM) after entire allograft surgery of the knee. Chir Narzadow Ruchu Ortop Pol 65:47–53

Weber H (1996) Bewegen im Wasser. In: Hüter-Becker A, Schewe H, Heipertz W (Hrsg) Physiotherapie: Untersuchungs- und Behandlungstechniken. Thieme, Stuttgart New York, S 337–354

Werner G, Klimczyk K, Rude J (1997) Checkliste Physikalische und Rehabilitative Medizin. Thieme, Stuttgart New York

Worland RL, Arredondo J, Angles F, Lopez-Jimenez F, Jessup DE (1998) Home continuous passive motion machine versus professional physical therapy following total knee replacement. J Arthroplasty 13:784–787

Wüthrich R, Künzle U (1978) Hippotherapie bei Multipler Sklerose. Therapiewoche 28:4630–4632

Klinischer Einsatz der Krankengymnastik

In den anderen Kapiteln dieses Buches werden die Wirkungen der Krankengymnastik auf die verschiedenen Organsysteme, die Übungstechniken und zahlreiche Methoden mit ihren Behandlungszielen dargestellt.

In diesem Abschnitt soll synoptisch und ergänzend auf die vielfach bekannten Grundsätze des klinischen Einsatzes der Krankengymnastik eingegangen werden. Bezüglich der Literatur sei auf Übersichten in den älteren und neueren Lehrbüchern verwiesen (Grober u. Stieve 1968, 1971; Cotta et al. 1983, 1985, 1986, 1990; Günther u. Jantsch 1986; Drexel et al. 1989, 1990, 1993; Wiedemann 1991; Schmidt et al. 1995). Langjährige eigene klinische Erfahrungen werden ebenfalls erwähnt.

Bedeutung und Indikationsspektrum der Krankengymnastik. In den einzelnen Kapiteln wird deutlich, welche **zentrale Bedeutung** und welches **breite Indikationsspektrum** die Krankengymnastik mit ihren vielfältigen Methoden in der Physikalischen Medizin bzw. Physiotherapie hat. Es handelt sich um Erkrankungen, die mit Bewegungsstörungen, Inaktivität und einer herabgesetzten Belastbarkeit einhergehen, sei es in der Akutphase, bei chronischen Leiden oder im Rahmen rehabilitativer bzw. präventiver Maßnahmen. Das **Ziel** ist stets, Funktionen verschiedener Organe oder Organsysteme zu verbessern bzw. zu erhalten. In vielen Fällen werden durch Training auch trophische Organveränderungen, bevorzugt an der Muskulatur und dem Gefäßsystem, angestrebt. Verbesserungen von Kraft, Ausdauer, Koordination und Flexibilität sind die häufigen Therapieziele, wobei ein Ausdauertraining besonders innere Organe beeinflusst wie:

- das Herz-Kreislauf-System,
- die Atmung und
- den Stoffwechsel.

Krankengymnastik und Bewegungstherapie bis zur sportlichen Betätigung können zudem bei psychisch induzierten funktionellen Störungen indiziert sein (◘ Tabelle 3.1).

Steigerung der Effektivität.   **Wirkung krankengymnastischer Übungen.** Die Wirkung krankengymnastischer Übungen, sei es als konventionelle oder spezielle Therapieform, lässt sich in der Regel durch vorbereitende, zeitlich unmittelbar vorausgehende andere Maßnahmen wie Massagen, Wärme- oder Kälteanwendungen und Elektrotherapie steigern. Derartige **Kombina-**

◘ **Tabelle 3.1.** **Wichtige Indikationen für Krankengymnastik und Bewegungstherapie**

Bewegungs- und Haltungsstörungen	Gelenk- und Wirbelsäulenerkrankungen Unfall- und Operationsfolgen Zentrale und periphere Nervenerkrankungen Myopathien Hereditäre Systemerkrankungen
Herz-Kreislaufstörungen	Herzerkrankungen (Koronare Herzkrankheit, nach Herzinfarkt, nach Herz-OP) Periphere Gefäßerkrankungen (hyper- und hypotone Reaktionen, arterielle Verschlusskrankheit Stad. 1 und 2, venöse Insuffizienz)
Lungen- und Bronchialerkrankungen	Obstruktive Störungen Restriktive Störungen
Stoffwechselkrankheiten	Adipositas Hyperlipidämien Diabetes mellitus
Geriatrie	
Frauenheilkunde	Gynäkologische Erkrankungen Geburtshilfe (Geburtvorbereitung, Wochenbett)
Funktionelle bzw. psychovegetative Syndrome	

tionsbehandlungen sind in den meisten Fällen effektiver als eine krankengymnastische Monotherapie und gehören deshalb zum Repertoire der Krankengymnastik bzw. Physiotherapie (Mucha 1987, Ehrenberg u. Haeusermann 1990). Das gilt auch für spezielle krankengymnastische Methoden, wie sie in diesem Buch dargestellt werden und die besondere Indikationen bei bestimmten Erkrankungen haben, bei denen sie konventionellen Verfahren überlegen sein sollen.

Aber auch mit der **konventionellen Krankengymnastik** kann man – richtig eingesetzt – bei den gleichen Erkrankungen viel erreichen und zum Behandlungsziel gelangen.

❶ Beachte

Gegen eine **sinnvolle Kombination** und die Aufnahme einzelner Elemente aus verschiedenen Methoden bestehen keine Bedenken. Sie zeugen oft von einer besonderen Erfahrung des Therapeuten und seiner Beherrschung dieser Verfahren.

Im Folgenden sollen die wichtigsten Gesichtspunkte, die für das Aufstellen und Durchführen von klinischen Behandlunggsplänen gelten und einige praktische Hinweise gegeben werden.

3.1 Behandlungspläne

G. Weimann

Arzt muss Behandlungs-
pläne festlegen und kon-
trollieren.

Rahmenbedingungen. Um das zu **definierende Behandlungsziel zu erreichen**, müssen geeignete Methoden in wirksamer Dosierung über eine genügend lange Zeitdauer eingesetzt werden. **Ärztlicherseits sind festzulegen:**
- Art der Anwendungen,
- Häufigkeit und
- Intensität.

Die Wirkung und die Verträglichkeit der jeweiligen Methode müssen kontrolliert werden. Unter klinisch-stationären Bedingungen sollen die Kontrollen am besten täglich, mindestens aber einmal wöchentlich erfolgen, in den ersten zwei Wochen allerdings abhängig von der jeweiligen Erkrankung und ihrem Schweregrad häufiger.

Zielgerichtete Funktions-
diagnostik.

Funktionsdiagnostik. Der Funktionszustand und die jeweilige Belastbarkeit des Kranken müssen bekannt sein und berücksichtigt werden. Eine entsprechende **Funktionsdiagnostik ist somit unentbehrlich und muss vorausgehen**. Mit Besserung der Funktionsstörungen und zunehmender Adaptation an die Anwendungen werden die Dosierung gesteigert und eventuell die Art der therapeutischen Maßnahmen geändert. Dieses gilt besonders auch für Intensität und Wahl krankengymnastischer Übungen.

3.1.1 Allgemeine Möglichkeiten

Kombinationsbehandlungen

Vorbereitende physikali-
sche Anwendungen.

Um Krankengymnastik unter möglichst günstigen Voraussetzungen durchzuführen, sind oft **vorbereitende physikalische Maßnahmen hilfreich**. Stets ist darauf zu achten, dass den krankengymnastischen Übungen keine Belastungen vorausgehen und der Patient erholt und entspannt ist. Krankengymnastik soll vorbereitend mit solchen physikalischen Anwendungen kombiniert werden, die **Wirkung auf folgende Muskelfunktionen** haben:
- die Innervation,
- den Tonus,
- die Durchblutung und
- den Stoffwechsel der zu beanspruchenden Muskulatur.

Die Übungen werden auf diese Weise optimiert. Folgende **Maßnahmen** eignen sich hierfür besonders:
- thermische Anwendungen,
- Massagen,
- Elektrotherapie,
- Entspannungsübungen.

Thermische Anwendungen

 Tipp

Allgemeingültige Regel: Krankengymnastik soll bei warmer Körpertemperatur in warmer Umgebung erfolgen.

Wärme gezielt auf die zu
behandelnde Region appli-
zieren.

Wärmeanwendungen. Wärmeanwendungen sind die am häufigsten eingesetzten vorbereitenden Maßnahmen. Wärme wird topographisch gezielt auf die bevorzugt zu behandelnde Region, z. B. Gelenke, appliziert. Sie entspannt die Muskulatur, verbessert die Elastizität von Gelenkstrukturen und Sehnen und **erleichtert so mobilisierende und dehnende Übungen**. Infolge der durch Wärme gesteigerten Durchblutung und des angeregten Stoffwechsels verbessert sich die Belastbarkeit der beanspruchten Muskulatur (Mucha 1987; Wiedemann 1991; Schnizer u. Schöps 1995). Derartige **lokale Wärmewirkungen** werden durch heiße oder warme Auflagen bzw. Packungen mit verschiedenen Wärmeträgern wie Heilerde oder Fango erzielt, aber auch durch warme Teilbäder. **Intensivere Tiefenwirkungen** werden mittels Hochfrequenz- oder Ultraschallapplikationen erreicht.

Kälteanwendungen. Kälteanwendungen (**Kryotherapie**) haben gleichfalls ihre Indikationen in der Vorbereitung zur Krankengymnastik. Kurzfristige Kältereize steigern die Muskelspindelaktivität und erhöhen so den Muskeltonus, reaktiv fördern sie die Hautdurchblutung. Sehr intensive (Kaltluft −180 °C) oder mehr als 10 min dauernde Kältemaßnahmen mindern dagegen die Muskelspindelaktivität und senken den Muskeltonus (Mucha 1987; Fricke 1990; Schnizer u. Schöps 1995).

> **!** Beachte
> Abhängig von der Dosierung können Kälteanwendungen den **Muskeltonus stimulieren** oder ihn **in der Vorbehandlung von spastischen Störungen herabsetzen.**

Die **Kälteapplikationen** erfolgen in Form von:
- lokalen Eisabreibungen,
- Eiswasser,
- Kältepackungen (−12° C) oder
- Kaltluft (gasförmiger Stickstoff).

Ein wichtiger Kälteeffekt ist zudem die **Analgesie**, die vorbereitend Bewegungen in schmerzhaften Regionen wie Gelenken ermöglicht. Besonders geeignet hierfür sind Kaltluftapplikationen.

Kälteanwendungen stimulieren oder mindern den Muskeltonus.

Massagen (s. auch ▶ Kap. 2.3.1, Abschn. »Massagetechniken«)

Der Krankengymnastik vorausgehende **klassische Muskelmassagen** wirken ähnlich wie vorausgehende thermische Anwendungen. Abhängig von der Grifftechnik haben sie folgende **Effekte**:
- Sie verbessern die Durchblutung.
- Sie verbessern den Stoffwechsel der Muskulatur.
- Sie lockern die Muskulatur und senken den Muskeltonus, können ihn aber auch steigern.

Klassische Muskelmassagen.

Zur **Tonussenkung** sind Vibrationsmassagen besonders geeignet, zur **Anregung und Muskeltonussteigerung** kräftige Griffe wie Knetungen und Klopfungen, besonders Reizgriffe (Kohlrausch u. Kohlrausch 1971; Wiedemann 1991; Rulffs 1995). Bei **neuromuskulären Erkrankungen** sind bestimmte durchblutungsfördernde und den Tonus anregende Massageformen Bestandteil der Therapie und werden vor bzw. zwischen den Übungen durchgeführt. Beispiele sind die »Klopf-Druck-Behandlung« im Rahmen isometrischer Übungen nach Teirich-Leube bei Myopathien und »Unterhauttechniken« bei neuralen und spinalen Muskelatrophien (Stiefel 1980).

Elektrotherapie

Galvanische Ströme.
Eine nutzbare analgesierende Wirkung und eine gesteigerte Muskeldurchblutung sind auch mittels galvanischer Ströme erzielbar, sei es mit Hilfe von Plattenelektroden oder als hydrogalvanische Bäder wie Mehrzellen- und Stanger-Bäder (Mucha 1987; Becker-Casademont 1993). **Längsdurchflutungen** sollen bei geeigneter Polung der Elektroden (»absteigend«: proximale Anode z. B. am Kopf, distale Kathode z. B. am Fuß) beruhigend und auf einen erhöhten Muskeltonus dämpfend wirken, eine **umgekehrte Polung und Stromrichtung** (»aufsteigend«) dagegen den Muskeltonus anregen (Wiedemann 1991).

Analgetische und durchblutungssteigernde Wirkungen.

Reizstromtherapie.
Darüber hinaus kann sowohl in Verbindung mit Bewegungsübungen als auch zeitlich unabhängig von der Krankengymnastik unterstützend eine **Reizstromtherapie** (sog. »Elektrogymnastik«) mit **elektrisch induzierten Muskelkontraktionen** eingesetzt werden. Sie ist dann besonders sinnvoll, wenn der Patient die zu behandelnden Muskeln aktiv noch nicht anzuspannen vermag und diese atrophiert sind (vor allem bei Kraftgraden 0 und 1, ◻ **Tabelle 3.2**). Reizstromtherapie kann mit nieder- oder auch mittelfrequenten Reizströmen durchgeführt werden (Senn 1990; Drexel et al. 1993).

Reizstromtherapie bei aktiv noch nicht anspannbaren Muskeln.

◻ Tabelle 3.2.   Einteilung der Kraftgrade

Kraftgrad	Funktion
Stufe 0	Keine Eigenaktivität
Stufe 1	Sichtbare Muskelkontraktion möglich, jedoch keine Bewegung
Stufe 2	Bewegung ohne Schwerkraft möglich
Stufe 3	Bewegung gegen Schwerkraft möglich
Stufe 4	Bewegung gegen mittleren Widerstand möglich
Stufe 5	Volle Kraft

❗ **Beachte**

Sobald der Patient in der Lage ist, seine Muskeln selbsttätig zu innervieren und genügend zu kontrahieren, wird Krankengymnastik der Reizstromtherapie überlegen sein und letztere eventuell entbehrlich werden.

Myofeedback-Verfahren. Eine weitere Hilfe, um geschwächte Muskeln selbsttätig zu trainieren, aber auch bei erhöhtem Tonus zu entspannen, sind Myofeedback-Verfahren. Über Oberflächen-EMG-Ableitungen der zu behandelnden Muskeln **erhält der Patient akustische oder optische Signale**, die ihren Spannungszustand anzeigen und so Selbstübungen erleichtern. Zudem können Myofeedback-Verfahren zusätzlich mit einer Elektrostimulation der zu beübenden Muskeln gekoppelt werden (Liebermeister 1993).

Entspannungsübungen

Erhöhter Muskeltonus.

Bei Zuständen, die mit einem **erhöhten Muskeltonus** einhergehen, können auch vorausgehende Entspannungsübungen wie das Autogene Training oder andere Verfahren hilfreich sein und den Muskeltonus senken. Sie haben den Vorteil, dass der Patient sie erlernen und selbstständig durchführen kann.

Krankengymnastische Methoden

Konventionelle Kranken-
gymnastik bietet vielfäl-
tige Möglichkeiten.

Konventionelle Krankengymnastik. Bereits die konventionelle Krankengymnastik bietet vielfältige Möglichkeiten, um unterschiedliche Behandlungsziele zu erreichen. Beispielsweise werden Bewegungen, die infolge hochgradiger Muskelschwäche gegen die Schwerkraft nicht oder kaum ausgeführt werden können (Kraftgrade 0–2), nicht nur mit manueller Unterstützung durch den Therapeuten, sondern auch in einer Schlingenaufhängung wie im Schlingentisch oder unter Herabsetzung der Schwerkraft im Bewegungsbad beübt (s. ► Kap. 4.25 und ► Kap. 2.3.1, Abschn. »Passive Techniken im Wasser«). **Zahlreiche Hilfsmittel in Form von Geräten** (s. ► Kap. 2.3.6, S. 138 ff) können nützlich sein und vom Physiotherapeuten je nach Eignung ausgewählt und eingesetzt werden wie beispielsweise Kipptische, Steh- und Gehhilfen, Balancegeräte, Kraftgeräte mit verschiedenen Widerständen, Ergometer und vieles mehr.

Hinzu kommen Verfahren wie das Ausnutzen geeigneter Ausgangsstellungen für bestimmte Übungen durch entsprechende Lagerungen, die Anwendung verschiedener Reizgriffe und die Verwendung verbaler Kommandos (Senn 1989).

Spezielle Methoden für
bestimmte Behandlungs-
ziele.

Spezielle krankengymnastische Konzepte. Um das Erreichen bestimmter Behandlungsziele zu optimieren, werden zahlreiche spezielle Methoden oder »Konzepte« Physiotherapeuten in Fortbildungskursen angeboten. Am verbreitetsten sind sog. »**neurophysiologische**« **Verfahren** wie:

- die Komplexbewegungen nach Kabat bzw. PNF-Technik (= propriozeptive neuromuskuläre Förderung bzw. Fazilitation) (s. ► Kap. 4.16, S. 323ff),
- die entwicklungsneurologische Behandlung nach Bobath (s. ► Kap. 4.3, S. 199ff) und
- die entwicklungskinesiologische Behandlung nach Vojta (s. ► Kap. 4.29, S. 451ff).

Die Bezeichnung »neurophysiologisch« ist allerdings irreführend, da letztlich sämtliche krankengymnastischen Übungen auf neurophysiologischen Vorgängen beruhen.

Wahl geeigneter Methoden. Abhängig vom jeweiligen Aufgabengebiet erlernen viele Physiotherapeuten einige dieser Methoden, wobei es bei ihrer Vielzahl nicht möglich ist, sie alle zu beherrschen. Allgemein gilt, dass alle diese speziellen Methoden, von denen die wichtigsten in diesem Buch vorgestellt werden, in der Regel auf Beobachtungen bestimmter pathophysiologischer Zusammenhänge beruhen, die dann mit besonders geeignet erscheinenden Verfahren therapeutisch angegangen werden. **Gegenüber konventionellen Techniken** handelt es sich um **Optimierungen,** nicht um einen Anspruch, bestimmte Krankheiten oder Störungen ausschließlich auf diese Weise behandeln zu können.

Beachtung pathophysiologischer Zusammenhänge optimiert die Therapie.

> **❶ Beachte**
> Abhängig von der jeweiligen Zielsetzung wird ein erfahrener Therapeut nicht streng und einseitig nur nach einer Methode behandeln, sondern verschiedene Möglichkeiten konventioneller Techniken und Elemente aus speziellen Verfahren einsetzen und ggf. kombinieren (Funke 1994: Bütefisch et al. 1995).

Kombinationen von Elementen verschiedener Methoden.

Einzel- oder Gruppenbehandlung
Krankengymnastik kann eingesetzt werden als:
    Einzelbehandlung oder
    Gruppenbehandlung.

Einzelbehandlung. Einzelbehandlungen sind in der Regel wirksamer, da der Physiotherapeut auf die individuellen Befunde genauer eingehen kann. Bei schwereren Funktionseinbußen sind sie meist unumgänglich.

Einzelbehandlungen sind besonders wirksam.

Gruppenbehandlung. Gruppenbehandlungen setzen Kollektive von Patienten mit zumeist gleichen Erkrankungen und gleichartigen bzw. ähnlich schweren Funktionsausfällen voraus (s. S. 464). **Vorteile der Gruppentherapie** sind neben den günstigeren ökonomisch-praktischen Faktoren vorwiegend psychologische Gesichtspunkte:

Gruppenbehandlungen bei gleichen Erkrankungen bzw. Funktionsstörungen.

- Soziale Situationen aktivieren die Patienten im Vergleich zum Alleinsein stärker.
- Die Motivation des Patienten wird durch das Üben in der Gruppe gesteigert.
- Die Begegnungen mit Schicksalsgefährten:
    - fördern einen Erfahrungsaustausch im Umgang mit der eigenen Krankheit,
    - geben hierfür Anregungen und
    - beruhigen oftmals.
- Übungen in der Gruppe disziplinieren.
- Übungen in der Gruppe sind eine wertvolle Vorbereitung für die häufig erforderlichen Selbstübungen zu Hause.

Diese soziale Stimulierung muss allerdings vom Patienten positiv erfahren werden.

> **❶ Beachte**
> Eine **Überforderungen der Patienten** kann zu Angst- und Versagenzuständen führen und demotivierend wirken.

Institutionen
Abhängig vom Schweregrad der Erkrankung und der Behinderung wird Krankengymnastik wie folgt eingesetzt:

Auswahl abhängig vom Schweregrad.

— klinisch-stationär,
— in Tageskliniken,
— im Rahmen von Kuren,
— ambulant und
— als häusliche Selbstübungen.

Diese verschiedenen Möglichkeiten erfordern auch **unterschiedliche Kontroll- und Überwachungsstrategien** und **Kommunikationsformen** zwischen den behandelnden Ärzten und Therapeuten, auf die in ▶ Kap. 3.1.3, Abschn. »Zusammenarbeit Arzt und Physiotherapeut«, eingegangen wird.

3.1.2   Behandlungsziele

Allgemeine Aufgaben

Behandlungsziel stets individuell festlegen.

Das **Behandlungsziel** muss **vom Arzt festgelegt** werden. Es ist abhängig von:
— der Art der Erkrankung,
— ihrer Prognose,
— dem aktuellen Stadium und
— dem Ausmaß der Behinderungen.

Das gilt gleichermaßen für kurative, rehabilitative und präventive Aufgaben. Oft, besonders in der Rehabilitation, müssen zeitlich überschaubare Teilziele definiert werden. Wenn sie erreicht sind, wird die Art und Intensität der Behandlung, vor allem auch der krankengymnastischen Übungen, verändert. Eine häufig vorkommende Aufgabe im Klinikbereich ist das **stufenweise Mobilisieren bettlägeriger Bewegungsbehinderter**. Im günstigsten Fall gelingt die Mobilisierung bis zur sportlichen Betätigung. In den meisten Fällen werden beim Festlegen des erreichbaren Behandlungsziels verbleibende Beeinträchtigungen zu berücksichtigen und in Kauf zu nehmen sein.

 Beachte
Sobald ein optimaler Funktionszustand erreicht ist, bleibt die Aufgabe einer **sekundären bzw. tertiären Prävention**, um dieses Funktionsoptimum zu erhalten.

Funktionszustand

Funktionszustand des Kranken bestimmt einzusetzende Verfahren.

Für die Auswahl der therapeutischen Verfahren und ihrer Dosierung ist immer der **Funktionszustand des Kranken** und erst danach die Art der Erkrankung maßgebend. Abhängig vom jeweiligen Krankheitsverlauf mit verschieden schweren Stadien und Funktionsstörungen wechseln die Teilziele während der Behandlung und mit ihnen die Methoden sowie die Intensität, Dauer und Häufigkeit der verordneten Maßnahmen.

Bei Bettlägerigen oder bei Patienten auf der Intensivstation sind zur Pneumonie-, Thrombose- und Dekubitusprophylaxe regelmäßig folgende Maßnahmen notwendig:
— Atemübungen,
— Beinbewegungen,
— Lagerungen und
— Hautpflege.
    Es folgen:
— Umlagerungs-, Sitz- und Stehübungen, später
— Gehübungen mit Unterstützung oder Hilfsmitteln usw. bis zur Entlassung aus der stationären Behandlung.

Diese Maßnahmen gelten für verschiedene Erkrankungen, u. a. für:
— posttraumatische Zustände (besonders nach Hirntraumen),
— Zustände nach schweren Operationen (besonders Beinamputationen),
— Herzinfarkte,

— lange Bettlägerigkeit alter Menschen,

— und anderes mehr.

Geläufige Beispiele für Erkrankungen, die mit verschiedenen Stadien, Funktionsstörungen und Schweregraden einhergehen und bei denen deshalb während ihres Verlaufs unterschiedliche krankengymnastische Maßnahmen erforderlich werden, sind:

— entzündliche rheumatische Leiden,

— Gefäßerkrankungen wie apoplektische Insulte mit ihren verschieden schweren Folgen,

— Herzinfarkt,

— periphere arterielle Verschlusskrankheit,

— Polytraumen und

— neurologische Leiden wie Polyneuropathien, Querschnittslähmungen und neuromuskuläre Erkrankungen.

Belastbarkeit

Aktuelle Belastbarkeit. Die **Dosierung**, d. h. Intensität, Dauer und Häufigkeit der therapeutischen Maßnahmen, richtet sich nach der **aktuellen Belastbarkeit**. Da sie nicht immer klinisch erkennbar ist, muss die Belastungsgrenze häufig mittels einer **einschlägigen Funktionsdiagnostik** ermittelt werden, z. B. ergometrisch bei kardiopulmonalen Erkrankungen.

Dosierung hängt von Belastbarkeit ab.

Maßnahmen bei fehlender Belastbarkeit. Einige wirksame Maßnahmen sind nahezu immer möglich: Zur **Thromboseprophylaxe, Durchblutungs- und Stoffwechselanregung bei Bettlägerigen und hochgradig Geschwächten** sind bereits kurze, wiederholte Anspannungsübungen mit Pausen hilfreich und effektiv, zur **Pneumonieprophylaxe** lediglich tiefes Durchatmen.

 Tipp
> Die Pulskontrolle ist eine wertvolle orientierende Dosierungshilfe, da eine stärker eingeschränkte Belastbarkeit in der Regel am Anstieg der Belastungsherzfrequenz erkennbar ist.

Übungen mit eingeschalteten Pausen, deren Dauer entsprechend zu wählen ist, bleiben dann oftmals durchführbar.

Entlastung durch Intervalle. **Intervallbehandlungen** mit intermittierenden Belastungs- und Erholungsphasen nutzen die sog. »**lohnende Pause**«. Sie ist der Anteil der Pause (das erste Viertel der Gesamtpausendauer), in den der größte Teil (etwa zwei Drittel) der Gesamterholung fällt. Trotz ihrer Kürze ist sie besonders wirksam und bei der krankengymnastischen Behandlung von Herzkranken und bei der peripheren arteriellen Verschlusskrankheit geläufig (von Ungern-Sternberg 1989; Ehrenberg u. Haeusermann 1990; Hollmann u. Hettinger 1990).

3.1.3   Besondere Stellung der Krankengymnastik

Eine Besonderheit besteht darin, dass Krankengymnastik und Bewegungsübungen jeglicher Art **oft die einzige Therapiemaßnahme sind, die den Patienten aktiv fordert**, während das Behandlungsspektrum aus Ruhigstellung, Schonung, Medikamenteneinnahme, operativen Eingriffen, Bestrahlungen usw. den Kranken passiv belässt. Es besteht die Gefahr, dass er in eine unnötige Schoneinstellung verfällt, ja aus dieser sogar einen sekundären Krankheitsgewinn zieht, der dann eine Rehabilitation erschwert. Bereits deshalb ist bei einer längeren Ruhigstellung und Schonung die **Verordnung aktiver Bewegungsübungen sinnvoll**, z. B. mit nicht schonungsbedürftigen Gliedmaßen. Sind Gliedmaßen ruhig zu stellen, sollen krankenmastische Übungen an den kontralateralen durchgeführt werden. Sie erfordern nicht nur eine aktive Mitarbeit des Kranken, sondern erhalten die Funktion der

Krankengymnastik fordert den Patienten aktiv.

nichtbetroffenen Extremitäten und steigern den Stoffwechsel, der wiederum die Durchblutung, das Herz-Kreislauf-System und die Atmung beeinflusst. Nicht zuletzt können aber auf diese Weise infolge einer Mitinnervation der kontralateralen ruhig gestellten Körperregion bzw. Extremität Reize vermittelt werden, die u. U. den Muskeltonus anzuheben vermögen, so dass der inaktivitätsbedingte Kraftverlust verzögert oder gemindert wird.

Zusammenarbeit Arzt und Physiotherapeut

Der Physiotherapeut muss informiert sein.

Diese Zusammenarbeit sollte selbstverständlich so eng wie möglich sein. Der **Physiotherapeut** muss über die Diagnose, Prognose, die wichtigsten Befunde, die Belastbarkeit und Risiken und vor allem das Behandlungsziel informiert sein.

Der **Arzt** muss den Behandlungsverlauf überwachen. Er soll die angewandten Methoden, eintretende Funktionsveränderungen und die Verträglichkeit der Maßnahmen kennen, d. h. er muss den Patienen in regelmäßigen Abständen untersuchen (■ Tabelle 3.3). Sowohl unter klinisch-stationären Bedingungen als auch in Tageskliniken ist das zwar einfach, darf aber nicht vernachlässigt werden.

❗ Beachte
Der behandelnde Arzt sollte seine Patienten auch bei den krankengymnastischen Übungen beobachten, um die funktionellen Probleme und Fortschritte zu erkennen.

Bei komplexeren rehabilitativen Aufgaben und **schwer behinderten Kranken** sind von Zeit zu Zeit **Konferenzen mit dem gesamten Behandlungsteam**, das zumeist aus dem Arzt, Physiotherapeuten, Ergotherapeuten, Masseur, der leitenden Stationspflegekraft, dem Psychologen, u. U. auch einem Sozialarbeiter, Logopäden und anderen besteht, notwendig, in denen gemeinsam erreichte Fortschritte, weitere Besserungschancen und die Behandlungsziele besprochen und abgesteckt werden.

❗ Beachte
Die **letzte Entscheidungsbefugnis und Verantwortung** liegen selbstverständlich beim Arzt.

Unter ambulanten Bedingungen sind die Voraussetzungen diesbezüglich allerdings ungünstig. Folgende Kriterien gilt es zu beachten:
- Der Arzt sollte seine Patienten regemäßig, etwa in Abständen von sechs krankengymnastischen Behandlungen sehen.
- Der überweisende Arzt sollte die behandelnden Physiotherapeuten persönlich kennen.
- Dem Arzt sollte die Ausbildung der behandelnden Physiotherapeuten in den verschiedenen speziellen Methoden bekannt sein.

■ Tabelle 3.3. Informationsinhalte und Austausch

Arzt	Physiotherapeut
Diagnose	Funktionsausfälle
Prognose	Angewandte Therapiemethoden
Behandlungsziel	Funktionelles Therapieziel
Belastbarkeit	Verträglichkeit
Besondere Befunde Risiken	Komplikationen
Veränderungen	Funktionsänderungen

Literatur

Becker-Casademont R (1993) Galvanische Anwendungen. In: Drexel H, Hildebrandt G, Schlegel KF, Weimann G (Hrsg) Physikalische Medizin Bd 4, 2. Aufl. Hippokrates, Stuttgart, S 87–96

Bütefisch C, Hummelsheim H, Denzler P, Mauritz KH (1995) Repetitive training of isolated movements improves the outcome of motor rehabilitation of the centrally paretic hand. J Neurol Sciences 130:59–68

Drexel H, Hildebrandt G, Schlegel KF, Weimann G (Hrsg) (1993) Physikalische Medizin Bd 4, 2. Aufl Drexel H, Becker Casademont R, Seichert N (Hrsg) Elektro- und Lichttherapie. Hippokrates, Stuttgart

Ehrenberg H, Haeusermann U (1990) Grundlagen der Krankengymnastik. In: Cotta H, Heipertz W, Hüter-Becker A, Rompe G (Hrsg) Krankengymnastik Bd 1, 3. Aufl. Thieme, Stuttgart New York, S 1–89

Fricke R (1990) Kryotherapie. In: Drexel H, Hildebrandt G, Schlegel KF, Weimann G (Hrsg) Physikalische Medizin Bd 1. Hippokrates, Stuttgart, S 157–164

Funke EM (Hrsg) (1994) Krankengymnastik bei Koxarthrose. Gustav Fischer, Stuttgart Jena New York

Hollmann W, Hettinger Th (1990) Sportmedizin 3. Aufl. Schattauer, Stuttgart New York

Kohlrausch W, Kohlrausch A (1971) Bewegungstherapie und Rehabilitation. In: Grober J, Stieve E (Hrsg) Handbuch der Physikalischen Therapie Bd II/1. Gustav Fischer, Stuttgart, S 1–175

Liebermeister RGA (1993) Myofeedback. In: Drexel H, Hildebrandt G, Schlegel KF, Weimann G (Hrsg) Physikalische Medizin Bd 4, 2. Aufl. Hippokrates, Stuttgart, S 155–161

Mucha C (1987) Sind physikalische Kombinationsbehandlungen sinnvoll? Therapiewoche 37:3460–3474

Rulffs W (1995) Massage. In: Schmidt KL, Drexel H, Jochheim KA (Hrsg) Lehrbuch der Physikalischen Medizin und Rehabilitation. Gustav Fischer, Stuttgart Jena New York, S 84–95

Schnizer W, Schöps P (1995) Thermo-, Hydro- und Kryotherapie. In: Schmidt KL, Drexel H, Jochheim KA (Hrsg) Lehrbuch der Physikalischen Medizin und Rehabilitation. Gustav Fischer, Stuttgart Jena New York, S 106–135

Senn E (1989) Konventionelle Krankengymnastik. In: Drexel H, Hildebrandt G, Schlegel KF, Weimann G (Hrsg) Physikalische Medizin Bd 2. Hippokrates, Stuttgart, S 15–26

Senn E (1990) Elektrotherapie. Thieme, Stuttgart New York

Stiefel M (1980) Krankengymnastik bei Muskelkrankheiten nach Dr. Teirich-Leube. Krankengymnastik 32:691–695

Ungern-Sternberg von A (1989) Arterielle und venöse Durchblutungsstörungen. In: Drexel H, Hildebrandt G, Schlegel KF, Weimann G (Hrsg) Physikalische Medizin Bd 2. Hippokrates, Stuttgart, S 263–270

Wiedemann E (1991) Taschenbuch physikalisch-therapeutischer Verordnungen. Gustav Fischer, Stuttgart Jena

3.2 Praktische Hinweise

G. Weimann

3.2.1   Belastbarkeit des Kranken

Allgemeine Kontraindikationen für Krankengymnastik sind relativ.

Kontraindikationen für Krankengymnastik. Als allgemeine Kontraindikationen für Krankengymnastik gelten:

— Schwere Schwächezustände, vor allem mit Herz-Kreislauf-Versagen oder respiratorischer Insuffizienz (z. B. hochfieberhafte Erkrankungen, Pneumonien, Endo-/ Myokartitiden, akuter Herzinfarkt).
— Erkrankungen, bei denen der zu beübende Körperteil ruhig gestellt werden muss (z. B. Frakturen, Phlebothrombosen, regionale entzündliche Prozesse).
— Bewusstseinsstörungen wie Koma, Verwirrtheitszustände, einige Psychosen.

Diese Kontarindikationen sind **relativ**. Sie betreffen krankengymnastische Übungen, die mit Belastungen einhergehen, die den Patienten gefährden können oder zu denen er nicht imstande ist bzw. die seine aktive Mitarbeit erfordern. Es ist aber z. B. sinnvoll, bei ruhig gestellten Extremitäten mit den kontralateralen zu üben.

Vorsichtige physiotherapeutische Maßnahmen sind stets möglich.

Fehlende und eingeschränkte Belastbarkeit. Bei fehlender Belastbarkeit wie völliger Bettlägerigkeit sind physiotherapeutische Maßnahmen dennoch möglich, denn folgende Techniken sind nahezu immer durchführbar:

— Lagerungen,
— Reizgriffe,
— Massagen,
— Atemübungen,
— vorsichtiges Muskelanspannen,
— geführtes Durchbewegen der Extremitäten.

Anspannungsübungen erfolgen bei besonders **geschwächten** und seitens der Herz-Kreislauf-Organe **gefährdeten (bettlägerigen) Patienten** unter Kontrolle der Herzfrequenz, die anfänglich nicht mehr als 20 Schläge in der Minute ansteigen soll. Mit zunehmender Mobilisierung ist die belastungsabhängige Überwachung der Herz-Kreislauf-Organe besonders wichtig.

Bei **weniger schwer Behinderten** sollten die Belastbarkeitsgrade funktionsdiagnostisch mittels Ergometrie bzw. anderer Methoden quantitativ festgelegt werden. Die so ermittelte Belastungsgrenze muss dann bei den Übungen berücksichtigt werden. Hierfür sind die ergometrisch festgelegten Wattstufen-Belastungen gut geeignet (◘ **Tabelle 3.4**). Auch Intervallbehandlungen und lohnende Pausen, in die der größte Erholungsanteil fällt, sind Möglichkeiten, die genutzt werden können.

Kardiale Belastung im Bewegungsbad. Die kardiale Belastung im Bewegungsbad ist abhängig von der Höhe des hydrostatischen Drucks. Liegen entsprechende kardiale

◘ Tabelle 3.4. **Belastungsgrade in Watt: Untersuchungen an über 50-jährigen Männern bei fahrradergometrischer Belastung im Sitzen.** (Nach Jungmann 1985)

Übung	Belastungsgrad in Watt
Gefäßgymnastik	50–75
Gehen 4 km/h	75
Rückenschwimmen 20 m/min	100
Freiübungen	100
Brustschwimmen 23 m/min	125
Schnelles Gehen 5,3 km/h	125
Dauerlauf 8 km/h	150

Gefährdungen vor, und ist eine Therapie im Wasser erforderlich, können Bewegungsübungen im Liegen z. B. in einem Schmetterlingsbad durchgeführt werden. Der hydrostatische Druck ist im Liegen gering und die kardiale Belastung unwesentlich (Bücking 1994).

3.2.2 Häufigkeit und Dauer der Behandlung

Anhaltende Therapieeffekte. Um anhaltende Therapieeffekte zu erzielen, müssen die Behandlungen **ausreichend häufig** und beispielsweise beim Ausdauertraining **genügend lang** sein. Die Behandlungen sollen **mindestens 3-mal wöchentlich, am besten täglich** erfolgen. Dabei müssen im Gesamtplan genügend Ruhepausen für Erholungs- und Regenerationsprozesse eingeplant werden.

Behandlungen müssen ausreichend häufig und genügend lang sein.

Funktionelle Adaptation bzw. Übungseffekte. Eine funktionelle Adaptation bzw. Übungseffekte, d. h. Funktions- und Leistungssteigerungen durch verbesserte Regulationen und Ökonomie, z. B. infolge einer besseren Organdurchblutung, der Koordinationsabläufe und eines muskulären Zusammenspiels von Agonisten und Antagonisten, benötigen **mehrere Wochen** (s. ▶ Kap. 2.1.6, S. 17f).

Trophisch-plastische Adaptation. Bei einer längeren Dauer und ausreichenden Intensität der Übungen folgt eine trophisch-plastische Adaptation, z. B. durch eine Hypertrophie der beanspruchten Muskelgruppen. Um trophische Effekte zu erzielen, braucht man **Monate**, mindestens aber 4 Wochen. Ein derart verbessertes Funktionsniveau kann nur gehalten werden, wenn weiterhin genügend geeignete Reize erfolgen, d. h. Bewegungs- oder Kraftübungen fortgeführt werden, am besten als regelmäßige Selbstübungen.

3.2.3 Kraft- und Ausdauertraining

Für die erforderlichen Reizintensitäten und ihre Dauer gibt es Erfahrungswerte, die im Folgenden beschrieben werden.

Krafttraining. Für ein isometrisches Krafttraining genügen Anspannungen der Muskeln mit Maximalkraft für 5–15 s mit täglich 5 Übungseinheiten, 3- bis 6-mal wöchentlich. Bei einem Krafttraining mit 50–70 % der Maximalkraft soll mit 30 % der maximalen Haltezeit geübt werden (s. ▶ Kap. 2.2.1, S. 26f; Hollmann u. Hettinger 1990). **Hilfsmittel sind:**
- Gewichte,
- Kraftmaschinen und
- Geräte, z. B. für ein dynamisches isokinetisches Muskeltraining.

Isometrisches Krafttraining durch Anspannungsübungen.

🛇 **Beachte**
Stark geschwächte Muskeln müssen zuerst durch ein Krafttraining aufgebaut werden, bevor sich intensive dynamische Übungen anschließen.

Ausdauertraining. Bei einem Ausdauertraining mit seiner komplexen Wirkung auf mehrere Organsysteme (◻ Tabelle 3.5) sollen bei der Dauerbelastung große Muskelgruppen (mehr als ein Siebtel der Muskulatur) einbezogen sein und 50 % der maximalen Sauerstoffaufnahme erreicht werden. Der **Belastungsgrad richtet sich nach der altersabhängigen Trainingsherzfrequenz.** Orientierende Richtwerte sind:
- bei **untrainierten unter 50-jährigen** 130 Schläge/Minute,
- bei **untrainierten über 50-jährigen** 180 Schläge/Minute minus Lebensalter.

Beim Ausdauertraining große Muskelgruppen einbeziehen.

Es müssen ggf. die Wirkungen frequenzbeeinflussender Medikamente berücksichtigt werden.
Bei Patienten mit Erkrankungen der Herz-Kreislauf- und Atmungsorgane und in Zweifelsfällen ist der Belastungsgrad funktionsdiagnostisch abzuklären und festzulegen (s. ▶ Kap. 2.3.3, S. 105ff).

◻ Tabelle 3.5. **Wichtige Langzeiteffekte des Ausdauertrainings**

Organsysteme	Trainingseffekt
Herz-Kreislauf-System	Ökonomisierung und Zunahme der Herzleistung (Frequenz ↓, Schlagvolumen ↑, Herzgewicht ↑, Leistungsreserven ↑) Blutdruckstabilisierung (erhöhter RR ↓, erniedrigter RR ↑) Verbesserte Kapillarisierung und Durchblutung (Herzarbeit ↓, O_2-Puls ↑, zerebrale Durchblutung ↑)
Atmung	Ökonomisierung, Zunahme von Atemvolumina und Atemreserven (VK ↑, Atemgrenzwert ↑, O_2-Aufnahme ↑)
Blut	Verbesserte O_2-Bindung und -Nutzung (Erythrozytenzahl ↑, Hb ↑, Blutvolumen ↑, AV-Differenz für O_2, ↑ Lactat ↓)
Stoffwechsel und Hormone	Lipidsenkung (Triglyzeride ↓; Cholesterin: VLDL ↓, LDL ↓, gefäßprotektives HDL2 ↑) Abnahme des Insulinbedarfs (Insulinresistenz ↓, Blutzucker ↓) Verbesserte Kortikoidwirksamkeit (Kortikoidreserven ↑, NNR-Hypertrophie)
Vegetatives System	Stabilisierung und parasympathikotone Einstellung

Die **Trainingsfrequenz** soll 10 min täglich nicht unterschreiten. Günstig sind Trainingseinheiten von 30–60 min etwa 3-mal wöchentlich. Besonders geeignet sind fahrradergometrische Belastungen, weil sie präzise dosierbar und gelenkschonend sind (Hollmann u. Hettinger 1990).

3.2.4 Wahl und Verordnung krankengymnastischer Methoden

Physiotherapeuten wählen geeignete Behandlungstechniken.

Es ist wenig sinnvoll, einen erfahrenen Physiotherapeuten bei der Verordnung auf bestimmte spezielle Techniken festzulegen. Viele Therapeuten haben nach ihrer Ausbildung zusätzliche, unterschiedliche Methoden erlernt und mit ihnen Erfahrung gesammelt. Um krankengymnastisch behandeln zu können, müssen sie zudem selbst ihre Befunde erheben bezüglich der:
— Schädigung einzelner Muskeln und Muskelgruppen,
— Leistungsfähigkeit einzelner Muskeln und Muskelgruppen,
— Bewegungsabläufe,
— Gelenkfunktionen,
— Koordination.

Funktionelles Behandlungsziel soll so präzise wie möglich ärztlicherseits gegeben werden.

Das **funktionelle Behandlungsziel, eventuell ein Stufenplan**, soll so präzise wie möglich **ärztlicherseits vorgegeben** sein. **Methodische Absprachen**, besonders der Einsatz von Hilfsmitteln, können und sollen zusätzlich erfolgen. Weniger erfahrene Physiotherapeuten sind nicht selten methodisch (die zahlreichen speziellen Methoden mit ihren verwirrend vielen Eigennamen vermag ein Arzt, aber auch der Therapeut nicht zu überblicken) einseitig festgelegt in der Überzeugung, nur die eine von ihnen erlernte spezielle Methode sei erfolgversprechend. Das ist zumeist nicht richtig, auch wenn sie gewisse Vorteile bietet.

 Tipp
Abhängig von der jeweiligen Funktionsstörung und der Belastbarkeit des Kranken ist es in vielen Fällen sinnvoll, **mit geeigneten Elementen verschiedener Methoden** zu arbeiten.

3.2.5 Kompensation und Einsatz von Hilfsmitteln

Ein **häufiges Problem ist der Zeitpunkt, zu dem Hilfsmittel einzusetzen sind**, um die Alltagsanforderungen (ADL = »activities of daily living«) zu bewältigen. Im Unterschied zum
Behandlungsziel, die Funktion des geschädigten Organs zu bessern oder zu normalisieren,
bedeutet der **Einsatz von kompensatorischen Hilfsmitteln** wie Rollstühle, Stützen, Orthesen, Geräte u.a.m. die Akzeptanz eines bleibenden Funktionsdefizits, das eben durch geeignete Hilfsmittel kompensiert wird, um den Alltagsanforderungen besser gerecht zu werden (Rehabilitation).

Physiotherapeuten neigen verständlicherweise nicht selten dazu, im Interesse einer
möglichen Wiedererlangung einer vollständigen Organfunktion, derartige Kompensationen zurückzustellen. Das ist besonders dann der Fall, wenn bestimmte Spezialmethoden
mit ihrer vorgeblichen Überlegenheit gegenüber anderen eine Restitution versprechen.

> ❗ **Beachte**
> Durch **zu späten Einsatz von Hilfsmitteln** kann viel Behandlungszeit vertan, die Behandlungs-
> dauer unnötig verlängert und der Kranke selbst entmutigt werden, da er im Alltag nicht so wie
> erhofft zurechtkommt.

Es gehört hierzu ärztliche Erfahrung, um – abhängig von der Prognose – den richtigen
Zeitpunkt für das Einsetzen geeigneter Hilfsmittel festzulegen, u. U. auf Dauer, d. h. die
Rehabilitation mittels Kompensationen zu optimieren.

> ❗ **Beachte**
> In der Regel ist dem Patienten mehr geholfen, wenn er seine **Alltagsanforderungen selbst-
> ständig bewältigen** kann, als wenn er in einer vagen Hoffnung, die geschädigten Organfunk-
> tionen doch noch zu bessern, über längere Dauer ohne erkennbare Fortschritte krankengym-
> nastisch behandelt wird.

3.2.6 Psychische Aspekte und Motivation

Zentrale Bedeutung der Motivation. Krankengymnastik als eine dem Patienten Aktivität abverlangende Maßnahme erfordert in besonderem Maße eine **gute Compliance**, also
eine **gute Motivation.** Diese ist dann besonders wichtig, wenn – wie das häufig der Fall ist
– die Übungen über einen langen Zeitraum auch daheim selbstständig durchgeführt werden sollen.

Zunächst, vor allem aber in der Rehabilitationsphase, ist es notwendig, dass der Kranke
in für ihn akzeptablen Zeitabständen Fortschritte bemerkt. Entsprechend sind **erreichbare
Teilziele zu setzen**, z. B. Aufsetzen → Aufstehen → Transfer Bett → Transfer Stuhl → Gehen
mit Gehhilfe → Gehen ohne Gehhilfe → Treppensteigen usw. Das Erlernte muss in den Alltag umgesetzt werden. Hierbei ist Ergotherapie hilfreich. Unrealistische, zu hohe Zielsetzungen und damit verbundene Enttäuschungen demotivieren und sind unbedingt zu vermeiden.

> ❗ **Beachte**
> Nichts motiviert mehr als der spürbare Erfolg!

Bezugsperson. Der Patient braucht eine Bezugsperson, zu der er besonderes Vertrauen
hat. Das kann durchaus der Physiotherapeut sein. Dabei ist unbedingt darauf zu achten,
dass Änderungen in den Behandlungszielen und in den therapeutischen Methoden mit
dem verantwortlichen Arzt vorher abgestimmt werden.

> ❗ **Beachte**
> Es schafft Vertrauen, wenn der Kranke sich dessen sicher ist, dass alle für sein Befinden Verant-
> wortlichen in dem Wege zu seiner Besserung übereinstimmen und am gleichen Strang ziehen.

Einsatz kompensatorischer Hilfsmittel.

*Krankengymnastik erfor-
dert eine gute Motivation.*

Gruppenbehandlungen.

Ambulante Betreuung. Als **Übergang zur ambulanten Langzeitbetreuung und zu Selbstübungen sind Gruppenbehandlungen günstig.** Erfahrungsgemäß wird unter ambulanten Bedingungen Krankengymnastik in der Gruppe regelmäßiger ausgeübt als Selbstübungen. Auflagen an den Patienten, über seine Selbstübungen bezüglich ihrer Häufigkeit, Art und Verträglichkeit Protokoll zu führen und dem behandelnden Arzt zu zeigen, sind hilfreich. Entsprechende Kontrollen mit einer interessierten ärztlichen Anteilnahme an ihnen sind erforderlich. Geeignete sportliche Betätigungen als Selbstübung heben die Motivation.

3.2.7 Wahl der Institution

Indikationen für stationäre oder ambulante Behandlungen.

Die Entscheidung, ob die Therapie stationär in einem Krankenhaus der Regelversorgung, einer Fachklinik oder Tagesklinik bzw. ambulant als Einzelbehandlung, im Rahmen einer Gruppentherapie oder als Selbstübungen erfolgt, wird in erster Linie von der **Schwere der Erkrankung** und den **Funktionseinbußen** und damit der **Pflegeintensität** abhängen.

Intensität, Vielfalt und Kontrolle der Behandlung durch besonders geschulte Therapeuten sind **in der Regel in Fachkliniken wie Rehabilitationskliniken am besten.** An ihre Stelle können bei genügender Mobilität und Selbständigkeit des Kranken **Tageskliniken** treten, sofern der An- und Abtransport zumutbar geregelt werden kann. Ambulante Therapie ist bei temporären Erkrankungen mit entsprechend guter Prognose und weitgehend erhaltener Selbstständigkeit indiziert, desgleichen als Dauertherapie bei chronischen und irreversiblen Leiden.

Gruppenbehandlungen und Selbstübungen sind oft Endphasen einer Rehabilitation und anschließend eine wichtige Maßnahme für eine sekundäre bzw. tertiäre Prävention.

 Tipp
Für **präventive Ziele** können ein- bis zweimal wöchentliche Gruppenbehandlungen oder Selbstübungen ausreichen.

Literatur

Becker-Casademont R (1993) Galvanische Anwendungen. In: Drexel H, Hildebrandt G, Schlegel KF, Weimann G (Hrsg) Physikalische Medizin Bd 4, 2. Aufl. Hippokrates, Stuttgart, S 87–96

Bücking J (1994) Volumen- und Druckmessungen am menschlichen Herzen bei aqualer Immersion unter besonderer Berücksichtigung der Myokardinfarktrehabilitation. Phys Rehab Kur Med 4:143

Bütefisch C, Hummelsheim H, Denzler P, Mauritz KH (1995) Repetitive training of isolated movements improves the outcome of motor rehabilitation of the centrally paretic hand. J Neurol Sciences 130:59–68

Cotta H, Heipertz W, Hüter-Becker A, Rompe G (Hrsg) (1983) Krankengymnastik Bd 9 Janzen RWC, Liebenstund I (Hrsg) Neurologie. Thieme, Stuttgart New York

Cotta H, Heipertz W, Hüter-Becker A, Rompe G (Hrsg) (1985) Krankengymnastik Bd 5 Cotta H, Heipertz W, Kersten H (Hrsg) Orthopädie. Thieme, Stuttgart New York

Cotta H, Heipertz W, Hüter-Becker A, Rompe G (Hrsg) (1986) Krankengymnastik Bd 3 Thom H (Hrsg) Grundlagen der Krankengymnastik III Praxis der Physiotherapie. Thieme, Stuttgart New York

Cotta H, Heipertz W, Hüter-Becker A, Rompe G (Hrsg) (1990) Krankengymnastik Bd 1 3. Aufl Thom H (Hrsg) Grundlagen, Techniken. Thieme, Stuttgart New York

Drexel H, Hildebrandt G, Schlegel KF, Weimann G (Hrsg) (1989) Physikalische Medizin Bd 2 Weimann G (Hrsg) Krankengymnastik und Bewegungstherapie. Hippokrates, Stuttgart

Drexel H, Hildebrandt G, Schlegel KF, Weimann G (Hrsg) (1990a) Physikalische Medizin Bd 1 Hildebrandt G (Hrsg) Physiologische Grundlagen, Thermo- und Hydrotherapie, Balneologie und medizinische Klimatologie. Hippokrates, Stuttgart

Drexel H, Hildebrandt G, Schlegel KF, Weimann G (Hrsg) (1990b) Physikalische Medizin Bd 3 Schlegel KF, Aalam M (Hrsg) Massage, Orthopädie-Technik, Beschäftigungstherapie. Hippokrates, Stuttgart

Drexel H, Hildebrandt G, Schlegel KF, Weimann G (Hrsg) (1993) Physikalische Medizin Bd4 2. Aufl Drexel H, Becker Casademont R, Seichert N (Hrsg) Elektro- und Lichttherapie. Hippokrates, Stuttgart

Ehrenberg H, Haeusermann U (1990) Grundlagen der Krankengymnastik. In: Cotta H, Heipertz W, Hüter-Becker A (Hrsg) Krankengymnastik Bd 1, 3. Aufl. Thieme, Stuttgart New York, S 1–89

Fricke R (1990) Kryotherapie. In: Drexel H, Hildebrandt G, Schlegel KF, Weimann G (Hrsg) Physikalische Medizin Bd 1. Hippokrates, Stuttgart, S 157–164

Funke EM (Hrsg) (1994) Krankengymnastik bei Koxarthrose. Gustav Fischer, Stuttgart Jena New York

Grober J, Stieve E (Hrsg) (1968) Handbuch der Physikalischen Therapie Bd IV. Gustav Fischer, Stuttgart

Grober J, Stieve E (Hrsg) (1971) Handbuch der Physikalischen Therapie Bd II/1. Gustav Fischer, Stuttgart

Günther R, Jantsch H (1986) Physikalische Medizin 2. Aufl. Springer, Berlin Heidelberg New York Tokyo

Hollmann W, Hettinger Th (1990) Sportmedizin 3. Aufl. Schattauer, Stuttgart New York

Jungmann H (1985) Naturgemäße Heilmethoden. Steinkopff, Darmstadt

Kohlrausch W, Kohlrausch A (1971) Bewegungstherapie und Rehabilitation. In: Grober J, Stieve E (Hrsg) Handbuch der Physikalischen Therapie Bd II/1. Gustav Fischer, Stuttgart, S 1–175

Liebermeister RGA (1993) Myofeedback. In: Drexel H, Hildebrandt G, Schlegel KF, Weimann G (Hrsg) Physikalische Medizin Bd 4, 2. Aufl. Hippokrates, Stuttgart, S 155–161

Mucha C (1987) Sind physikalische Kombinationsbehandlungen sinnvoll? Therapiewoche 37:3460–3474

Rulffs W (1995) Massage. In: Schmidt KL, Drexel H, Jochheim KA (Hrsg) Lehrbuch der Physikalischen Medizin und Rehabilitation. Gustav Fischer, Stuttgart Jena New York, S 84–95

Schmidt KL, Drexel H, Jochheim KA (Hrsg) (1995) Lehrbuch der Physikalischen Medizin und Rehabilitation. Gustav Fischer, Stuttgart Jena New York

Schnizer W, Schöps P (1995) Thermo-, Hydro- und Kryotherapie. In: Schmidt KL, Drexel H, Jochheim KA (Hrsg) Lehrbuch der Physikalischen Medizin und Rehabilitation. Gustav Fischer, Stuttgart Jena New York, S 106–135

Senn E (1989) Konventionelle Krankengymnastik. In: Drexel H, Hildebrandt G, Schlegel KF, Weimann G (Hrsg) Physikalische Medizin Bd 2. Hippokrates, Stuttgart, S 15–26

Senn E (1990) Elektrotherapie. Thieme, Stuttgart New York

Stiefel M (1980) Krankengymnastik bei Muskelkrankheiten nach Dr. Teirich-Leube. Krankengymnastik 32:691–695

Ungern-Sternberg von A (1989) Arterielle und venöse Durchblutungsstörungen. In: Drexel H, Hildebrandt G, Schlegel KF, Weimann G (Hrsg) Physikalische Medizin Bd 2. Hippokrates, Stuttgart, S 263–270

Wiedemann E (1991) Taschenbuch physikalisch-therapeutischer Verordnungen. Gustav Fischer, Stuttgart Jena

Krankengymnastische Methoden und Konzepte

4.1 Das Behandlungskonzept nach Affolter

W. Schlaegel

4.1.1   Funktionelle Grundlagen

Entstehung des Konzepts

Lernen als operatives Geschehen. Frau Dr. Félice Affolter arbeitete zunächst als Lehrerin für gehörlose und sprachgestörte Kinder, bevor sie ein Psychologiestudium mit dem Schwerpunkt Entwicklungspsychologie und später ein Studium zur Kinderaudiologin abschloss. Die Zusammenarbeit mit **Piaget** in Genf beeinflusste maßgeblich ihr Konzept. Seiner Theorie zufolge ist **Lernen kein rein additiver Prozess** (durch Gewohnheit), **sondern ein operatives Geschehen**, d. h. eine kognitive Entwicklung. Aufbauend auf den Entwicklungsstufen bei Kindern nach Piaget beobachtete Affolter systematisch Entwicklungsleistungen gehörloser und blinder Kinder und verglich diese mit Gesunden (Affolter 1992). Die Befunde zeigten, dass sich die Entwicklungsleistungen gehörloser und blinder Kinder bei erhaltenem taktil-kinästhetischem Sinn von sinnesgesunden Kindern nicht unterschieden. Verhaltensauffällige und sprachgestörte Kinder zeigten keine Beeinträchtigung der visuellen bzw. auditiven Leistung, wohl aber bei der taktil-kinästhetischen Informationsaufnahme und -verarbeitung. Daraus wurden folgende Schlussfolgerungen gezogen:

- **Kinder** lernen durch die Auseinandersetzung mit dem Alltag (Interaktion) und sind dabei auf eine funktionierende taktil-kinästhetische Informationsaufnahme angewiesen.
- **Schwer sprachgestörte Kinder** versagen durch eine mangelhafte Aufnahmefähigkeit von »Spürinformationen« in ihrer alltäglichen Interaktion und werden in ihrer Entwicklung auffällig.

Gespürte Informationsaufnahme. Das Wissen um die Frühentwicklung eines gesunden Kindes, welches sich ständig in der alltäglichen Interaktion mit der Umwelt seine gespürte Information holt und so lernt, wird im Behandlungskonzept nach Affolter auf den Patienten mit einer schweren erworbenen Hirnschädigung übertragen. Auch hier wird vermutet, dass weniger Störungen der visuellen bzw. auditiven Informationsaufnahme, sondern **Beeinträchtigungen der gespürten Informationsaufnahme entscheidend für das Verhalten** sind. Es wird der Schluss gezogen, dass sich auch die Symptome verringern, wenn es gelingt, bei einem Patienten die Spürerfahrung wieder zu verbessern bzw. sie ihm zurückzugeben.

Organisation der Wahrnehmung

Aufnahme und Verarbeitung von Informationen. Informationen werden aufgenommen und **über afferente Bahnen** (erstes sensorisches Neuron) **zu zentralen Zentren weitergeleitet.** Dort werden sie gefiltert (Abfilterung nicht integrierbarer, bzw. nicht integrierwürdiger Information) und intermodal verknüpft, d.h. eine visuelle oder auditive Information wird mit einer gespürten Erfahrung verbunden. Der Vergleich mit bereits Gesehenem, Gespürtem oder Gehörtem stellt das eigentliche Wiedererkennen dar. Im Laufe des Lebens erwirbt man sich auf diese Weise reichhaltige Erfahrungen. Auf solche **Erfahrungen muss zurückgegriffen werden können**, um aus dieser Erkenntnis eine ausführende Leistung machen zu können. Der gesamte Vorgang wird als »Organisation der Wahrnehmung« (**◘ Abb. 4.1**) bezeichnet.

Die **abgerufenen Informationen müssen stets aktuell sein** und bei einer erneuten Aktion bzw. bei einer Veränderung reaktualisiert werden. Dazu ist ein **ständiges Feedback zwischen ausführender Leistung** (»ich habe etwas verändert«) **und der Umwelt** (»wie ist die neue Situation?«) erforderlich:

- Informationsaufnahme der neuen Situation.
- Weiterleitung der Information.
- Verarbeitung der Information.

Bei der Verarbeitung werden Informationen mit bereits gespeicherter Information der gleichen oder anderer Sinnesmodalitäten verbunden. Diese Information führt dann zu einem »Erkennen«.

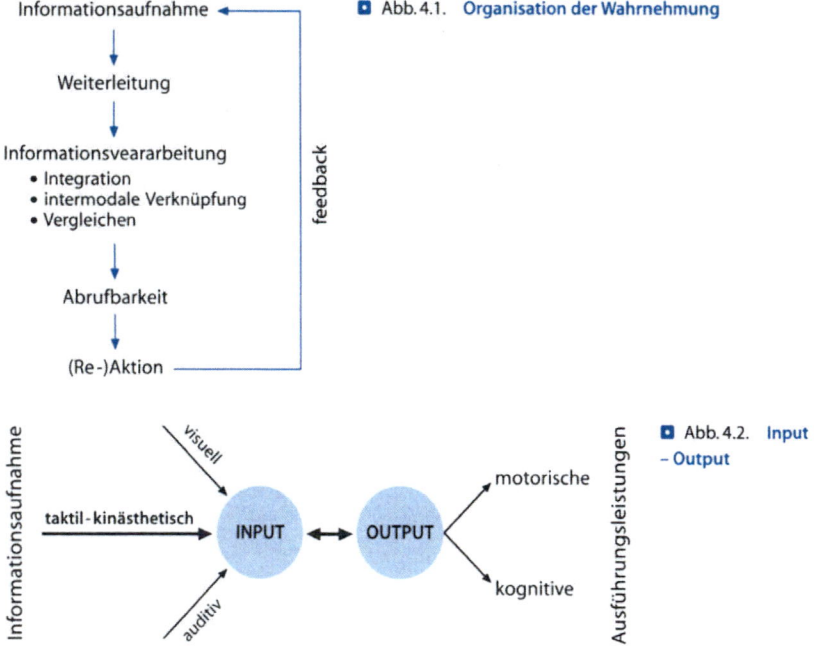

◻ Abb. 4.1.   **Organisation der Wahrnehmung**

◻ Abb. 4.2.   **Input – Output**

Input – Output. Motorisches Verhalten wird überwiegend als **Produkt eines efferenten Output-Systems** angesehen. Entsprechend ist auch die Behandlung auf die Ausführungsleistung (z. B. Gehen) abgerichtet. Der Stellenwert des afferenten, sensorischen Systems (**Input**) wird meist vernachlässigt. Die enge abhängige Verbindung von Input und Output ist eine fundamentale Annahme des Affolter-Konzepts (◻ **Abb. 4.2**).

Enge Verbindung von Input und Output.

> ❗ **Beachte**
> Alle ausführenden Leistungen sind nur so gut wie der abrufbare Input.

> ❯ **Beispiel**
> Wenn man durch einen Raum geht, muss man sehr genau die Beschaffenheit der Unterlage kennen, um so seine Aktionen entsprechend anzupassen. Wahrnehmungen müssen also stets auf den neuesten Stand gebracht werden. Wenn sich die Beschaffenheit der Unterlage ändert, wird sich auch das Verhalten bezüglich des Gehmusters ändern. Um eine Aktion ausführen zu können, muss man vorher Kenntnis von seiner Umgebung haben.

Bei einem **erwachsenen sinnesgesunden Menschen** kann eine solche Informationsaufnahme problemlos und schnell über das visuelle (und auditive) System erfasst werden. Entsprechende Eindrücke werden mit bereits gelernten verglichen und bei erfolgreichem »Wiedererkennen« kann entsprechend gehandelt werden.

> ❗ **Beachte**
> **Bewegung** ist nicht ein rein efferenter oder motorischer Output-Prozess, sondern auch ein afferenter sensorischer Input-Prozess.

Taktil-kinästhetische Wahrnehmung. Bisher wurde angenommen, dass die visuelle und auditive Informationsaufnahme die wichtigsten sind. Affolter (1992) beschreibt nun aufgrund von Forschungsergebnissen, dass die taktile Information die komplexeste, sowohl physiologisch, anatomisch, psychologisch und für die Organisation aller Sinnesmodalitäten die grundlegendste ist.

Taktile Information ist wichtigste komplexeste Sinnesmodalität.

Taktile Informationen sind prinzipiell über den ganzen Körper aufnehmbar. Nur durch das taktile System lässt sich die Umwelt verändern (durch Bewegen von Gegenständen), nicht durch Sehen oder Hören. Letztere sind also nur aktiv, nie aber interaktiv.

Bei der **Entwicklung eines Kindes** werden die ersten Informationen zu einem Geschehen überwiegend taktil-kinästhetisch aufgenommen und später mit visuellen und auditiven Informationen verknüpft. Daraus wird geschlossen, dass der hirngeschädigte Patient von der visuellen (durch Vormachen) und/oder auditiven (durch Erklären) Information wenig profitiert und der Zugang zur Speicherung dadurch nicht gelingt.

> **❶ Beachte**
> Die Ergebnisse von Affolter zeigen, dass für die **Wissensvermittlung** Hören und Sehen nicht privilegiert betrachtet werden können, wie traditionell angenommen.

Entwicklungsmodell

Lernen durch Interaktion.

Phasen der sensomotorische Interaktionserfahrung. Affolter (1992) folgerte aufgrund ihrer Beobachtungen, dass **Lernen** durch eine Auseinandersetzung (Interaktion) des Kindes mit der Umwelt entsteht. Dazu ist die Aufnahme und die Verarbeitung der aktuellen Situation ein wesentlicher Faktor. Die sensomotorische Interaktionserfahrung und somit das Lernen im Alltag beim gesunden Kind verläuft in mehreren Phasen:

- **0–3 Monate:** Das Kind berührt die Umwelt, es exploriert und bekommt erste Erkenntnisse über den Bezug seines Körpers zur Umwelt.
- **Ab 3 Monate:** Das Kind kann durch Berührung und Umfassen Gegenstände bewegen und bekommt erste Erkenntnisse über nachbarschaftliche Beziehungen.
- **Ab 6 Monate:** Das Kind beginnt, einen Gegenstand loszulassen bzw. zu transportieren.
- **Ab 10 Monate:** Das Kind setzt einen Gegenstand ein, um einen anderen zu berühren bzw. zu verändern.
- **Ab 15 Monate:** Das Kind lernt, räumliche Veränderungen einzusetzen und das Ziel auf andere Personen auszurichten.

Grundlegende Lernbereiche.

Aus diesem Entwicklungsmodell ergeben sich **zwei grundlegende Fragen bezüglich des Lernens:**

1. »Wo bin ich – wo ist meine Umwelt?« = Kenntnis bezüglich der eigenen Person in Bezug auf die Umgebung: **Position.**
2. Ursache – Wirkung = Kenntnis von Zusammenhängen: **Geschehnis.**

Lernen als Interaktionserfahrung.

Baumstruktur. Lernen kann als eine **wachsende gespürte Interaktionserfahrung mit der Umwelt** definiert werden und bildet somit die Grundlage all unserer erworbenen Fähigkeiten. Affolter (1992) **veranschaulichte dieses Entwicklungsmodell bildhaft in Form eines Baums (❏ Abb. 4.3):** Die Auseinandersetzung (Interaktion) mit der Lösung von Problemen, die im Alltag auftreten, bildet die Wurzel des Baums. Durch die gespürte Interaktion mit der Umwelt können die Wurzeln dem Boden Nahrung entziehen, ein Baum entsteht, ein Stamm mit Ästen, die für die verschiedenen Fähigkeiten stehen. Alles intelligente angepasste Verhalten, Sprache, Sozialverhalten und alle exekutiven Funktionen wurzeln in den Wahrnehmungserfahrungen tagtäglicher nichtsprachlicher Interaktionen. Der **Alltag** bietet für diese Art des Lernens die besten Gelegenheiten durch das Vorhandensein ständig verändernder Bedingungen mit unvorhersehbar auftauchenden Hindernissen und Problemen.

Handlungssequenzen als Interaktionseinheiten.

Schirmstrukturen. Gegenstände können berührt, umfasst, transportiert und wieder losgelassen werden. Diese einzelnen Handlungssequenzen werden im Affolter-Konzept **Interaktionseinheiten** genannt. In der Tat kommen diese Interaktionseinheiten in allen möglichen Zusammenhängen des täglichen Lebens immer wieder vor. Am Beispiel des Zähneputzens kann dies verdeutlicht werden:

> **❯ Beispiel**
> Zunächst berühren wir die Zahnpasta, umfassen diese, heben sie an, öffnen mit der anderen Hand den Verschluss, legen diesen beiseite, lassen ihn dabei wieder los, nehmen die Zahnbürste, führen diese an die Tube, belegen die Zahnbürste mit Zahncreme usw. Diese vielen einzelnen Interaktionen werden auf ein untergeordnetes Ziel ausgerichtet, z.B. das Öffnen der

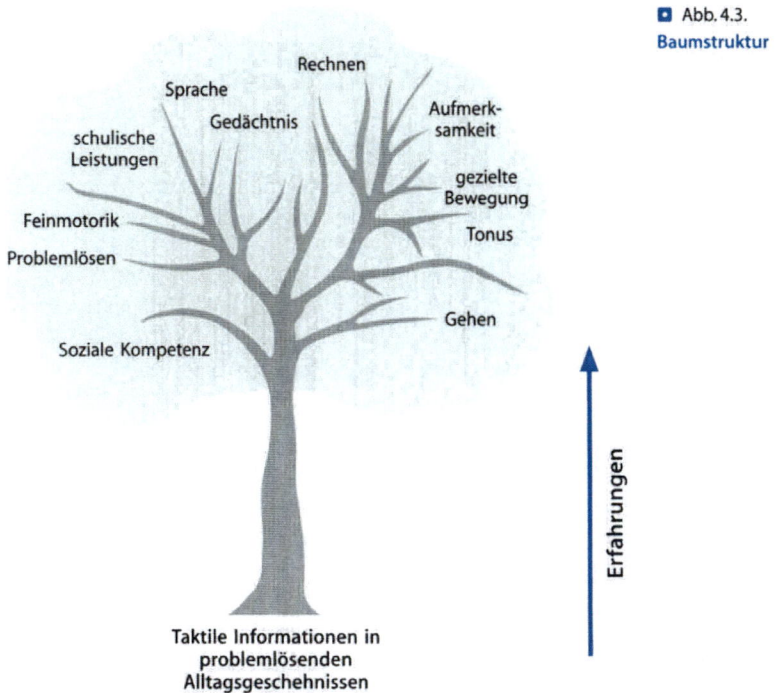

■ Abb. 4.3.
Baumstruktur

Zahnpasta mit dem Ziel des Zähneputzens, was wiederum eine Untereinheit (Unterziel) der Morgentoilette ist.

Affolter hat diese Zusammenhänge in Form einer Schirmstruktur veranschaulicht (Einzelheiten s. Affolter 1992).

Bedeutung des kindlichen Entwicklungsmodells für die Behandlung hirngeschädigter Patienten

Der Erwachsene mit einer erworbenen schweren Hirnschädigung hat bis zu dem Ereignis durch tägliches Auseinandersetzen mit seiner Umwelt unzählige Informationen gesammelt und gespeichert, um den Alltag mit seinen vielen unvorhersehbaren Hindernissen bewältigen zu können. **Durch das einschneidende Ereignis einer schweren Hirnschädigung funktioniert die bisherige Organisation der Wahrnehmung nicht mehr:**

- Gesehenes wird wegen der fehlenden intermodalen Verknüpfung nicht erkannt.
- Gespeicherte Information ist nicht abrufbar.
- Die Umgebung wird nicht oder nicht richtig wahrgenommen.

Hirnschädigungen stören Organisation der Wahrnehmung.

Zentraler Ansatz anstatt Üben von Fertigkeiten

Bei Patienten mit Hirnschäden können Schwierigkeiten in allen Aktivitäten des täglichen Lebens, seien es ausführende motorische Leistungen, das psychische Verhalten, die Sprache, und/oder Beeinträchtigungen der kognitiven Leistung in Form von Planungsstörungen und Gedächtnisproblemen beobachtet werden. Gemäß dem beschriebenen Entwicklungsmodell, veranschaulicht durch die Baumstruktur, muss die »Wurzel gestärkt« und nicht an den »Zweigen herumgeschnitten« werden. In der Praxis bedeutet dies:

 Tipp

Nicht Symptome behandeln, sondern die **Wahrnehmung**, vornehmlich die taktil-kinästhetische Informationsaufnahme als Wurzel **stärken**, um der Ausbildung der peripheren Zweige, sprich allen Ausführungsleistungen, »Saft« zu geben.

Wahrnehmung stärken.

> **❗ Beachte**
> Das Affolter-Konzept fordert, nicht Fertigkeiten zu üben, sondern bei den problemlösenden Alltagsgeschehnissen und der Informationsvermittlung einzusetzen.

Interdisziplinäre Aufgabe

Einheitliches ganzheitliches Konzept.

Da das Affolter-Behandlungskonzept den therapeutischen Ansatz an der »Wurzel« und nicht an den »Zweigen«, den Fertigkeiten (s. Abschn. »Baumstruktur«) fordert, handelt es sich um ein **einheitliches ganzheitliches Konzept** und keinesfalls um ein speziell krankengymnastisches, ergotherapeutisches, logopädisches oder neuropsychologisches.

> **❗ Beachte**
> Das Affolter-Behandlungsmodell bietet keinen Platz für eine traditionelle fachliche Rollenverteilung unter den therapeutischen Berufen.

So wäre es auch schädlich, wenn die Pflege, die im stationären Bereich die meiste Zeit des Tages abdeckt, nicht nach denselben Grundsätzen vorgeht, wie der »Affolter-Therapeut«, der vielleicht nur 1–2 Stunden täglich mit dem Patienten arbeitet. Ähnliches gilt für den Angehörigen, der als Co-Therapeut in die Problematik der Wahrnehmungsstörung eingeführt und in die Behandlung integriert werden sollte.

Stellenwert des Alltags

Alltagserfahrungen.

Vieles in unserem täglichen Leben ist zur Gewohnheit geworden und läuft vorhersehbar ab. Es gibt aber auch häufig Situationen, in denen ein plötzliches Problem oder Hindernis uns zu einer **Abweichung des gewohnheitsmäßigen Ablaufs** zwingt, wir müssen nach einer anderen Lösung suchen, Umwege machen.

> **▶ Exkurs**
> Affolter (1992) beschreibt solche Situationen folgendermaßen: »Ich möchte das Fenster öffnen – es klemmt. Ich nehme ein Ei aus dem Behälter, um es zu kochen – es hat einen Sprung. Ich nähe – da entgleitet die Nadel meinen Fingern«. Um von einer gespürten Erfahrung lernen zu können, muss diese also sinnvoll sein und sich auf problemlösende Alltagsgeschehnisse beziehen.

Alltägliche Geschehnisse treten im Leben immer wieder auf und bieten damit wiederholt die Gelegenheiten für ähnliche Erfahrungen.

> **❗ Beachte**
> Alltag besteht aus ständiger Auseinandersetzung mit der Umwelt und verlangt das Lösen von Problemen.

Dabei sind wechselnde Interaktionen zwischen der Person und der Umwelt in Form von Veränderungen der räumlich topologischer Beziehungen notwendig. Solche **Interaktionen sind verbunden mit** der aktiven Suche, Aufnahme und der Organisation gespürter Wahrnehmungsinformation.

Gespürte Ergebnisse.

Patienten nach Hirnschädigungen versagen in diesen einfachen bis komplexen Interaktionen im Alltag. In der Regel sind sie schon bei folgenden Handlungen auffällig:

– In der **elementaren Interaktionseinheit des Berührens** bei gegenständlichen Handlungen.
– Bei der **Organisation der Suche nach »Spürinformation«** mit dem dabei erforderlichen Wechsel von Informationsquellen.

Man nimmt an, dass die gespürten Ergebnisse alltäglicher problemlösender Geschehnisse diejenigen sind, die sich am besten auf eine organisierte Art und Weise im Gedächtnis speichern und hervorholen lassen.

Perzeptiv-kognitive
Behandlungsmethode.

> ❶ **Beachte**
> Das **Behandlungskonzept nach Affolter** ist eine **perzeptiv-kognitive Behandlungsmethode**, in der die Bewegung dem Wissen untergeordnet ist, das aus dem Ergebnis problemlösender Ereignisse gewonnen wurde.

Sie unterscheidet sich somit klar von Therapien, welche Bewegung als perzeptiv-kognitives System für das Erlangen wichtiger Informationen über die Welt ignorieren.

Neuroplastizität

Die 1861 von Broca und später von Brotmann modifizierten **Lokalisationsstudien zeigen das Hirn** mit klar abgegrenzten, nicht verformbaren Zentren mit festen unveränderbaren Verschaltungen ohne jegliche Regenerationsfähigkeit oder gegenseitige Kompensationsmöglichkeit. Durch Beobachtungen bei Patienten konnte jedoch nachgewiesen werden, dass ein Funktionsausfall durch Läsion einer bestimmten Hirnregion zumindest teilweise kompensiert werden kann. Das bedeutet, dass **das Gehirn die Fähigkeit hat, die eigene Struktur und Organisation zu verändern**, ein Prozess, den wir physiologischerweise bei jedem Lernvorgang, aber auch nach einer Läsion beobachten (s. ► Kap. 2.2.3, S. 45 ff).

> ❶ **Beachte**
> Neuroplastizität ist ein **kontinuierlicher dynamischer Anpassungsprozess.**

Kontinuierlicher dynamischer Anpassungsprozess.

Dieser **Anpassungsprozess** ist in folgenden Situationen zu beobachten:
— In der physiologischen kindlichen Entwicklung.
— In der Einstellung des Gehirns nach einer stattgehabten Schädigung.
   Bei Patienten läuft die Reorganisation über verschiedene **Repairmechanismen**, und zwar auf der Ebene von:
— Synapsen,
— Rezeptoren,
— Transmitter und
— nach neuen Erkenntnissen zufolge auch auf der Ebene echter Neubildung von Neuronen.

Die **Hirnorganisation** ist nicht schon, wie früher angenommen, früh im Leben verankert, sondern **ändert sich im Lauf des Lebens** bei jeder neu auftretenden Situation.

> ❶ **Beachte**
> **Neuroplastizität** ist die Anpassung des Gehirns auf eine veränderte Situation.

Affolters Annahme, dass sich die Reaktion des Nervensystems auf Input als Folge von Behandlung verändern kann, passt somit widerspruchslos in diese Definition.

4.1.2 Behandlungsziele

Problemorientiertes Arbeiten. In der **Neurorehabilitation** arbeitet man im Gegensatz zur Akutmedizin nicht diagnoseorientiert, sondern **problemorientiert**. Als Probleme bezeichnet man aus therapeutischer Sicht Auffälligkeiten bei Handlungsabläufen. Diese können beispielsweise durch klassische Bewegungsstörungen (Plegie, Parese, Spastik, Ataxie, Tremor), aber auch durch kognitive Störungen mit Beeinträchtigung der Planung, des Gedächtnisses oder der Aufmerksamkeit bzw. durch eine Kombination von beiden bedingt sein (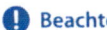 Tabelle 4.1).

Handlungsabläufe sind zielführend.

Vermitteln von »Spürinformationen. Dem Patienten wird die Situation klarer und vertrauter durch die **»Spürinformation«**, vermittelt durch das Führen (s. S. 182 f) und durch stabile Widerstände, wie z.B.:

Verbesserung des Situationsverständnisses

◘ Tabelle 4.1.   **Für hirngeschädigte Patienten typische Verhaltensweisen und entsprechende Interpretationen im Sinne des Affolter-Behandlungskonzepts**

Beobachtung	Interpretation
Aggressives Verhalten, Panik	Keine/ungenügende Spürinfomation über die aktuelle Situation
»Fehlende Motivation«	Kein klares Ziel erkennbar, abstrakter künstlicher Handlungsablauf ohne Alltagsrelevanz
Schlagen, Stoßen	»Wo bin ich – wo ist meine Umwelt?«
Sprachliche Störung	Fehlende semantische Grundlage für sprachliche Formen

— Unterlage (Boden, Tisch, usw.),
— stabile Seiten (z. B. Wand).

Dem Patienten wird die Situation klarer und vertrauter, er wirkt ruhiger, aufmerksamer und entspannter. **Zeichen für wachsendes Situationsverständnis** können sein:
— sinkender Tonus,
— Rumpfaufrichtung,
— Aufmerksamkeit,
— Konzentration auf das Geschehen,
— sprachliche Veränderungen.

Während der intensiven Aufnahme der »Spürinformation« sprechen Patienten in der Regel weniger, auch diejenigen, die ansonsten sehr viel sprechen. Bei **sprachsystematischen Störungen** ist zu beobachten, dass nach geführten Geschehnissen anschließend eine sprachliche Aufarbeitung des geführten Interaktionsgeschehnisses gelingt, die ohne das **»Führen«** nicht möglich gewesen wäre.

 Tipp
In einer Therapiesitzung können abgeschlossene geführte Geschehnisse mit Hilfe sprachlicher Formen dargestellt werden.

Langfristige Verhaltens-änderungen.

Lösen alltäglicher Probleme. Kurzfristig zu beobachtenden Veränderungen des Verhaltens der Patienten (Indikatoren für zunehmendes Situationsverständnis) sind nach einer gewissen Zeit immer häufiger zu beobachten und gehen in langfristige Veränderungen über. Sie sind dann im gesamten Alltag erkennbar, dem Patienten werden immer mehr Situationen vertraut, er reagiert angepasster und lernt, alltägliche Probleme zu lösen.

 Beachte
Ziel ist es, den Patienten dazu zu bringen, die perzeptiv-kognitiven Wirkungen von Interaktionen zu erfahren. Dadurch verbessert sich die gestörte Organisation der Wahrnehmungsaktivität im kognitiven Zusammenhang sinnvoller Geschehnisse.

Der Patient profitiert durch:
— **bessere taktil-kinaesthetische Informationen** über Hilfe beim Suchen nach Informationsquellen,
— den **Wechsel der Informationsquellen**, hin zu mehr taktiler Berührung der Umwelt,
— Informationen darüber, wo sich sein Körper und seine **stabile Umwelt** befindet,
— gespürte Information im **Zusammenhang von Ursache und Wirkung**,
— gespürte Information bei **Interaktionsgeschehnissen im Alltag**.

> ❗ **Beachte**
> **Therapieziel** ist: beobachtbare Symptome (motorische Störungen, Verhaltensstörungen, kognitive Defizite) durch Nutzung der organisierenden Prozesse. Das bedeutet, dass die aktuelle Wahrnehmung und die gespeicherte Erfahrung wieder verknüpfbar gemacht wird.

4.1.3   Behandlungsprinzipien und Art der Technik

Behandlungsprinzipien

Interaktion zwischen Person und Umwelt. Dem Affolter-Konzept liegt – wie erwähnt – die Erfahrung zugrunde, dass Patienten in ihren alltäglichen Handlungen versagen, weil diese eine gespürte Interaktion zwischen der betreffenden Person und ihrer Umwelt voraussetzen. Die Interaktion ist gestört, weil die **Patienten zu wenig wichtige gespürte Information aus der augenblicklichen Information der Umwelt entnehmen können.**

Arbeit mit alltäglichen Situationen. Das Affolter-Konzept beginnt in der **Frührehabilitation** mit überwiegend körperbezogenen pflegerischen Aktivitäten über Selbsthilfe (Waschen, Anziehen), Essenssituationen und Transfers, wobei der Radius der Interaktion auf die direkt erreichbare spürbare Umgebung eingeschränkt ist. **Im weiteren Verlauf** werden die Geschehnisse komplexer bis hin zur teilweisen Selbstversorgung im Tagesverlauf der weiterführenden Rehabilitation.

Körperbezogene pflegerische Aktivitäten.

Versagt der Patient dann plötzlich bei einer Aufgabe, die er in einer vorausgegangenen Situation ausführen konnte, muss man die Komplexität der neuen Situation überdenken. Folgende Gründe können vorliegen, dass der Patient die gerade stattfindende Veränderung der Beziehung zwischen Umwelt und Körper nicht beurteilen und somit die Aktion nicht angemessen ausführen konnte:

 Die **Situation** war zu kompliziert.
 Die **Stimulation** war nicht eindeutig.
 Das **Ziel** war unklar.
 Die **Informationen** waren verwirrend (zusätzliche visuelle und auditive Instruktionen).

> ❗ **Tipp**
> **Videoanalysen** und **Selbsterfahrungen** können für den Therapeuten hilfreich sein. Man wird versuchen, die **Situation zu vereinfachen** und damit für den Patienten klarer zu machen.

Sprachliche Anleitung und Aufarbeitung. Mit dem Patienten kann vor einer geführten Situation (kurze Erklärung) und nach der geführten Situation (sprachliche Aufarbeitung) gesprochen werden. Manche Patienten mit Sprachstörungen vermögen dann nach dem Eindruck eines gespürten Geschehens dieses zu versprachlichen, sofern sie durch die »Spürinformation« zu einem Verständnis gelangt sind.

Verknüpfung von Sprache und Erlebnis.

> ❗ **Beachte**
> Ein **gespürtes Geschehnis** ist wesentlich eindrücklicher als eine gesehene und/oder gehörte Situation.

Patienten können sich besser und leichter an Alltagsgeschehnisse erinnern und diese versprachlichen, die sie erspürt haben, als solche, die sie aufgrund auditiver Information ausgeführt haben.

Technik

Die **Grundsätze des Affolter-Behandlungskonzepts** kommen im Wesentlichen in vier Bereichen zur Anwendung:

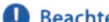 der **Lagerung** (= Gestaltung der Umwelt),
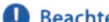 dem **pflegerisches Führen,**

— dem **einfachen (beiläufigen) Führen**,
— dem **intensiven Führen**.

Lagerung

Lagerung bedeutet, die Umwelt so zu gestalten, dass bei der Positionierung des Patienten die »Spürinformation« besonders berücksichtigt wird. Motorische **Unruhe im Bett** ist nach dem Affolter-Konzept ein mögliches Zeichen dafür, dass der Patient zu wenig Information über sich und seine Umwelt erhält. Folgende **Reaktionen** sind dabei zu beobachten:
— Er wälzt sich hin und her.
— Er schlägt mit den Armen.
— Er stößt mit den Beinen.
— Er sucht einen festen Widerstand, eine sichere Begrenzung.

Im Affolter-Konzept wird hierbei von einer **maximalen Widerstandsveränderung** gesprochen.

> 🛈 **Tipp**
>
> Eine weiche Matratze oder ein instabiles Bettgitter bietet keine solche zuverlässige Begrenzung. Um den **Anforderungen einer stabilen Umwelt** gerecht zu werden, kann der Patienten statt im Bett auf dem Boden gelagert werden. Die harte und somit für die Wahrnehmung günstigere Unterlage (Matratze ohne Bettfederung) kann zudem in eine Ecke gelegt werden, so dass **zumindest 2 feste seitliche Begrenzungen** garantiert sind und eine Art Nische entsteht. Ist dies nicht möglich, kann ein sog. Kastenbett mit hohen festen Holzwänden als Begrenzung benutzt werden. In beiden Fällen wird dem Patienten eine zusätzliche taktile Information durch das stabile Anbringen von Lagerungsmaterial (Packs) gegeben (◘ **Abb. 4.4**).

Die gleichen Grundsätze gelten selbstverständlich für jede Position des Patienten, vor allem auch für das Sitzen.

Pflegerisches Führen

Das pflegerische Führen verhilft dem Patienten zu »**Spürinformationen**« im Rahmen pflegerischer Geschehnisse. Dazu gehören:
— Umlagern,
— Transfer,

◘ Abb. 4.4.   **Lagerung am Boden**

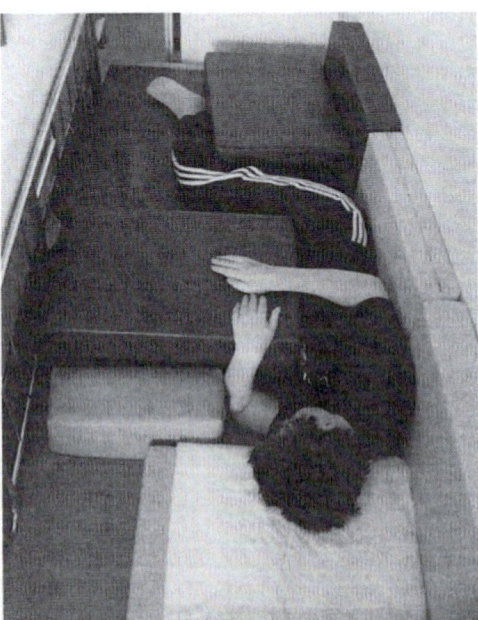

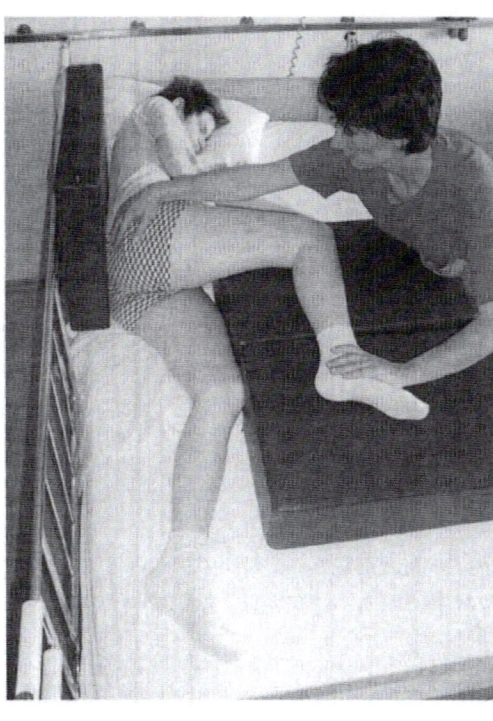

◻ Abb. 4.5.   **Pflegerisches Führen (beim Umlagern)**

- Körperhygiene,
- Anziehen usw.

Umlagerung. Bei der Umlagerung (◻ **Abb. 4.5**) wird eine Bewegung, z. B. eines Beins, geführt und anschließend durch leichten Druck und Bewegung dem Patienten verholfen, die Aufmerksamkeit auf die wichtigste taktile Informationsquelle auszurichten (**Informationssuche**). Dann kommt wieder eine Bewegung (**Aktion**) und wieder die Informationssuche (»wo befindet sich jetzt mein Bein, wo mein Körper«).

Transfer. Ähnlich wird beim Transfer vorgegangen. Werden hierbei die genannten Grundsätze vergessen und der Patient quasi »durch die Luft« transferiert, kann dies eine plötzliche Tonussteigerung oder eine Panik beim Patienten auslösen.

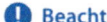 **Beachte**
Wenn der ganze Körper auf einmal die Unterlage verlässt, **fehlen** dem Patienten **stabile Referenzpunkte.**

Einfaches (beiläufiges) Führen

Im täglichen Leben stößt der Patient auf zahlreiche kleinere oder größere **Probleme, die er nicht selber lösen kann,** wie beispielsweise:
- Rollstuhlbremse betätigen,
- Türe öffnen,
- Aufzug bedienen.

Handlung als Problemlösung.

In vielen Fällen kommt es vor, dass der Therapeut, Pflegende oder Angehörige gedankenlos oder »der Einfachheit halber« diese Handlung übernimmt. Der Patient erlebt dadurch eine Auswirkung einer Handlung, die er nicht selbst geplant oder ausgeführt hat; man spricht hier von der »**Magie der Umwelt**«.

① **Tipp**
Die **Fingerspitzen des Therapeuten liegen auf den Fingerspitzen des Patienten,** die Innenfläche der rechten Hand des Therapeuten auf dem rechten Handrücken des Patienten, ebenso

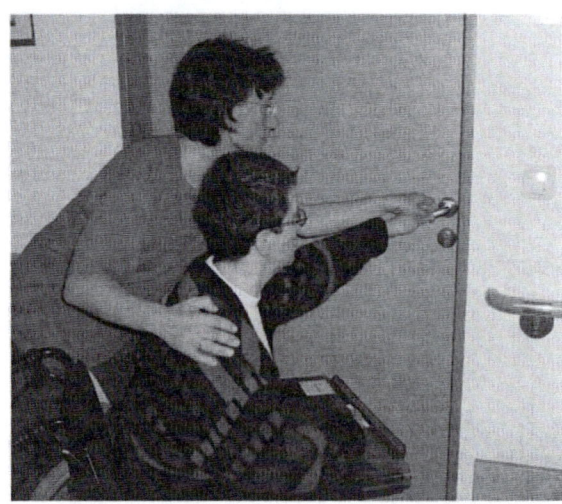

■ Abb. 4.6. Einfaches Führen
(Türe öffnen)

links. So ist es möglich, die Hände des Patienten zu führen und mit ihm gemeinsam das Geschehnis auszuführen wie z.B. Türe öffnen (■ Abb. 4.6), Bremse am Rollstuhl einlegen oder den Aufzug bedienen.
Der Therapeut steht hier günstigerweise **hinter dem Patienten** oder ausnahmsweise seitlich, um seinen Handlungsspielraum nicht einzuengen. Die Sequenzen des einfachen oder auch beiläufigen Führens sind meistens kurz und auf ein unmittelbares Ziel ausgerichtet. Anschließend kann der Patient weitere Handlungsschritte selbst übernehmen.

Intensives Führen

Intensives Führen besteht aus drei Phasen.

Das **intensive Führen besteht aus drei Phasen:**
— Aktion,
— Informationssuche,
— Bereitschaftsphase.

Aktion. Der Therapeut **bewegt die Hand des Patienten zu einem Gegenstand** hin. Dazu setzt er dieselbe Technik wie beim einfachen (beiläufigen) Führen beschrieben ein (s. S. 183). Der eingesetzte Gegenstand hat beim »intensiven Führen« die Funktion, ein bestimmtes Unterziel zu verfolgen. In dieser Phase steigt die Spannung, es gelangt mehrheitlich kinästhetische Information zum Gehirn.

Informationssuche. Der **Therapeut sucht mit seinen Fingerspitzen auf den Fingerspitzen des Patienten nach Information über Ursache und Wirkung** (z.B. Finger umfassen ein Marmeladeglas, welches fest und kalt ist). Dann wird die Informationssuche fortgesetzt, indem der Therapeut seinen Unterarm leicht auf den Unterarm des Patienten bewegt und dadurch die Unterlage (z.B. Tisch) spürbar wird. Auf diese Weise werden alle taktilen Informationsquellen am Tisch, Stuhl, Fußboden gesucht und Informationen über das »wo bin ich, wo ist meine Umwelt« gesammelt. Diese ankommende taktile »Spürinformation« bewirkt ein Nachlassen der Spannung, die auch vom Therapeuten zu spüren ist und häufig auch ein Beenden des Redeflusses, sofern vorhanden.

Bereitschaftsphase. Hat der Patient nun genügend Information über das »wo bin ich – wo ist meine Umwelt« und über »Ursache und Wirkung« erhalten, kann er nun den nächsten Schritt planen und **eine Hypothese aufstellen, was zu tun ist, um ans Ziel zu kommen.** In dieser Phase kann man eine steigende Konzentration beim Patienten beobachten, was sich in einigen Fällen in einer Fixation der Augen auf den Gegenstand hin zeigen kann. Anschließend kann wieder eine Aktion erfolgen. Einer Aktion mit dem rechten Arm bzw. der rechten Hand folgt nach der Informationssuche und Bereitschaftsphase eine Aktion mit der linken Körperseite. Taktile Information veranlasst dann den Patienten vielleicht, eine neue Hypothese aufzustellen, wenn er gespürt hat, dass die ursprüngliche nicht zum Ziel führt.

> ❗ **Tipp**
> Wie bei allen Arten des Führens soll auch beim intensiven Führen während der eigentlich geführten Sequenz **nicht gesprochen** werden.

> ❗ **Beachte**
> Beim **Führen** geht es nicht um eine Produktion, d. h. um die eigentliche Ausführungsleistung geht, sondern um das Lernen durch eine gespürte Interaktion.

4.1.4 Indikationen

Die **klassische Zielgruppe** des Behandlungskonzepts nach Affolter sind:

— Kinder mit Entwicklungsstörungen.

— Patienten mit erworbenen zerebralen Hirnschädigungen mit Wahrnehmungsstörungen.

Hauptindikationen.

Wahrnehmungsstörungen bedeuten im Rahmen dieses Konzepts den Zerfall der Organisation der Wahrnehmungsprozesse und kognitiven Prozesse mit Schwierigkeiten in der Informationsaufnahme und Informationsverarbeitung.

Auch für **komatöse Patienten** gelten dieselben therapeutischen Grundprinzipien des Affolter-Konzeptes. Je nach Schweregrad können sich diese auf Lagerung oder pflegerisches Führen beschränken.

Bei **Patienten in einer späten Remissionsphase** können Verhaltensauffälligkeiten und Planungsstörungen bei sonst ungestörter Motorik Ausdruck einer nichtfunktionierenden Wahrnehmungsorganisation sein. Dem hirnorganischen Psychosyndrom liegen häufiger Wahrnehmungsstörungen zugrunde als bisher angenommen.

4.1.5 Kontraindikationen

Absolute Kontraindikationen für das Behandlungskonzept nach Affolter **gibt es keine.** Extrazerebrale Läsionen des Nervensystems stellen keine Indikation dar.

Das **Führen** (vor allem das intensive Führen) **kann sich aber aus verschiedenen Gründen sehr schwierig gestalten,** z. B. wenn der Patient:

Keine absoluten Kontraindikationen.

— den Therapeuten nicht in seine Nähe kommen lässt (sich wehrt, schlägt, kratzt beißt),

— in einer geführten Situation in Panik gerät,

— sich gegen das Führen wehrt und eigene Bewegungen macht oder

— den Tisch umkippt und alle Gegenstände wegschiebt oder -wirft.

4.1.6 Klinische Erfahrungen und wissenschaftliche Untersuchungen

Für den praktisch tätigen Rehabilitationstherapeuten steht die Bedeutung von »Evidence Based Medicine« im Rahmen der optimalen Patientenbetreuung im Vordergrund. Die **Entscheidungsfindung**, welche Behandlungsmethode zum Einsatz kommt, soll auf der besten verfügbaren Evidenz beruhen. Im Gegensatz zu Kindern, wo bezüglich des Affolter-Behandlungskonzepts randomisierte, kontrollierten Studien vorliegen, fehlen diese bei Erwachsenen. Zur Verfügung stehen Fallkontrollstudien von Affolter u. Bischofberger (2000) und Forschern anderer Zentren. Die **Wirksamkeit der Affolter-Behandlung bei Erwachsenen** lässt sich derzeit **ausschließlich durch Verhaltensbeobachtungen** erbringen. Direkte Beweise für die Wirksamkeit der Behandlung liefert die systematische Dokumentation klinischer Beobachtungen des Verhaltens der Patienten im Alltag und während der Behandlung. Diese Beweise sind in folgenden Fällen stichhaltig:

Wirksamkeit der Affolter-Behandlung.

— Wenn sich das auffällige Verhalten eines Patienten während eines geführten Geschehnisses hin zu einem angepassteren Verhalten ändert.

— Wenn eine Situation so verändert werden kann, dass der Patient selbstständig angemesseneres Verhalten zeigt.

— Wenn ein Patient eine **reibungslose Rehabilitation ohne Auftreten von Problemen im Alltag** zeigt, besteht keine bzw. keine relevante zentrale Wahrnehmungsstörung. Solche Fälle bilden allerdings eher die Ausnahme. Ungleich häufiger kann beobachtet werden, dass Leistungen zerbrechen bzw. nicht in den Alltag übertragbar sind, Planungsstörungen vorliegen oder das Verhalten nicht angepasst ist.

> ❗ **Beachte**
> Fehlinterpretationen können dazu führen, das die Rehabilitation eingestellt wird (»Patient nicht rehabilitierbar«) oder ein psychiatrischer Behandlungsansatz gewählt wird.

> ❯ **Exkurs**
> Kritisch bleibt anzumerken, dass erst in Zukunft folgende wissenschaftliche Nachweise zu erwarten sind:
> — Die Übertragbarkeit der mit objektiven Testverfahren an Kindern gewonnenen Forschungsbefunde auf hirngeschädigte Erwachsene.
> — Evaluationsstudien zur Erfassung der Verhaltensänderungen und Lernleistungen nach systematischen Therapieinterventionen nach dem Affolter-Konzept.
>
> Voraussetzung dafür ist die **Entwicklung einer geeigneten Testbatterie zur Diagnostik taktiler Sensibilitäts- und Wahrnehmungsstörungen** – bis heute eine in der Neuropsychologie noch ausstehende Aufgabe.
> Studien mit dem »**Taktilen Formerkennungstest**« (TFE) von Affolter zur Erfassung von haptisch-taktilen Wahrnehmungsstörungen bei hirngeschädigten Erwachsenen weisen darauf hin, dass dieser Test nicht nur taktile Leistungen beurteilen kann, sondern auch zur Diagnostik einer exekutiven Dysfunktion (EDF) bei schwer hirngeschädigten Patienten beiträgt. Weitere Pilotstudien mit dem TFE haben gezeigt, dass Vergleiche von Testleistungen und Alltagshandlungen anhand gemeinsamer Kriterien in Zukunft therapeutisch nutzbare Schlussfolgerungen erwarten lassen.
> Wichtige Elemente in der klinischen Arbeit mit wahrnehmungsgestörten Patienten sind die **sorgfältige Beobachtung, die Selbsterfahrung (den Patienten »nachspielen«) und die videogestützte Dokumentation.** In der Videoanalyse wird sich zeigen, welche Probleme wann und unter welcher Bedingung auftreten. Lösungsansätze können hier gemeinsam im Team besprochen und Videosequenzen im Verlauf der Rehabilitationsbehandlung verglichen werden.

4.1.7   Ausbildungsmöglichkeiten

Frau Dr. Affolter gründete 1975 gemeinsam mit ihrem Mitarbeiter, Herr Dr. Walter Bischofberger, eine Arbeitsgemeinschaft für Probleme bei Wahrnehmungsstörungen (APW) mit den Schwerpunkten Forschung – Praxis – Fort- und Weiterbildung. **Ziel der APW** ist es, die Erkenntnisse der jahrelangen Forschungsarbeit von Frau Dr. F. Affolter und ihren Mitarbeitern und das daraus entstandene Entwicklungs- und Therapiemodell sowohl den direkt Betroffenen und ihren Angehörigen als auch dem Fachpersonal und mit diesen Problemen konfrontierten Institutionen im Erziehungs- und Gesundheitswesen zugänglich zu machen. Zu diesem Zweck werden verschiedene Kurse (einwöchig bis siebenwöchig) im In- und Ausland angeboten; konkrete Schulungsprogramme sind über das APW-Sekretariat (c/o Linda Maureen Weibel, Mühlenplatz 10, CH-3011 Bern) zu erfragen.

Literatur

Affolter F, Stricker E (1980) Perceptual processes as prerequisits for complex human Behavior. Hans Huber Publishers, Bern Stuttgart Vienna

Affolter F, Bischofberger W (1991) Lernen im Alltagsgeschehen. In: Fröhlich A (Hrsg) Pädagogik schwerster Behinderungen. Edition Marhold/Wissenschaftsverlag Volker Spieß, S 241–247

Affolter F (1992) Wahrnehmung, Wirklichkeit und Sprache. Neckar Verlag, Villingen-Schwenningen

Affolter F, Bischofberger W (1993) Die Organisation der Wahrnehmung, Aspekte der Entwicklung und des Abbaus. In: Affolter F, Bischofberger W (Hrsg) Wenn die Organisation des ZNS zerfällt und es an gespürter Information mangelt. Neckar Verlag, Villingen-Schwenningen, S 24–34

Affolter F, Bischofberger W (1996) Gespürte Interaktion im Alltag. In: Lipp B, Schlaegel W (Hrsg) Wege von Anfang an. Neckar Verlag, Villingen-Schwenningen, S 77–98

Affolter F, Bischofberger W (2000) Nonverbal Perceptual and Cognitive Processes in Children with language Disorders. Lawrence Erlbaum Associates Inc., NY/ USA 2000

Bischofberger W (1989) Aspekte der Entwicklung Taktil-Kinaesthetischer Wahrnehmung. Neckar Verlag, Villingen-Schwenningen

Caroll J, Gratz C, Strathoff S (1993) Aus therapeutischer und pflegerischer Sicht. In: Affolter F, Bischofberger W (Hrsg) Wenn die Organisation des ZNS zerfällt und es an gespürter Information mangelt. Neckar Verlag, Villingen-Schwenningen, S 78–93

Fischer L, Peschke V (2000) Kriterien zur Erfassung dysexekutiver Leistungen. In: Lipp B, Nielsen K, Schlaegel W, Sreubelt M (Hrsg) Gefangen im eigenen Körper. Neckar Verlag, Villingen-Schwenningen, S 153–189

Lipp B (1996) Frührehabilitation aus medizinischer Sicht. In: Lipp B, Schlaegel W (Hrsg) Wege von Anfang an. Neckar Verlag, Villingen-Schwenningen, S 40–59

Nielsen K (1993) Die Koordination zwischen Pflege und Therapie, sowie Mitarbeit der Angehörigen. In: Affolter F, Bischofberger W (Hrsg) Wenn die Organisation des ZNS zerfällt und es an gespürter Information mangelt. Neckar Verlag, Villingen-Schwenningen, S 63–70

Nielsen K (1996) Das interdisziplinäre Behandlungsteam aus der Sicht der Therapie. In: Lipp B, Schlaegel W (Hrsg) Wege von Anfang an. Neckar Verlag, Villingen-Schwenningen, S 68–76

Schlaegel W (1993) Was geschieht mit dem Patienten im Koma? In: Affolter F, Bischofberger W (Hrsg) Wenn die Organisation des ZNS zerfällt und es an gespürter Information mangelt. Neckar Verlag, Villingen-Schwenningen, S 71–77

Stockmann I (1996) Wo sind die Worte- Wie kommen wir zu unseren sprachlichen Begriffen? In: Lipp B, Schlaegel W (Hrsg) Wege von Anfang an. Neckar Verlag, Villingen-Schwenningen, S 244–259

Tobler G (2000) Wahrnehmung und Sprache. In: Lipp B, Nielsen K, Schlaegel W, Streubelt M (Hrsg) Gefangen im eigenen Körper. Neckar Verlag, Villingen-Schwenningen, S 125–132

4.2 Atemtherapie

G. Weimann

Atemfunktionen sollen gebessert oder normalisiert werden.

Unter dem Begriff **Atemtherapie** werden physikalische Behandlungsverfahren zusammengefasst, mit denen eine **beeinträchtigte Atmung gebessert oder normalisiert** werden soll (Edel u. Knauth 1984; Ehrenberg 1998). Von diesen Verfahren werden diejenigen besprochen, die der Krankengymnastik zugerechnet und in der Regel von Physiotherapeuten ausgeführt werden. Der Begriff der Atemtherapie wird heute zum Teil aber auch für körperpsychotherapeutische Verfahren angewendet, die primär mit der Atmung arbeiten (Middendorf 1984 u. a.). Diese Methoden bzw. Konzepte bleiben hier unberücksichtigt.

4.2.1   Funktionelle Grundlagen

Der Gasaustausch zwischen Außenluft und Blut erfolgt durch die Atempumpe und die Lunge. Da die Atempumpe, früher oft als »Atemapparat« bezeichnet, mittels Skelettmuskulatur betätigt wird, kann sie **willkürlich** innerviert und ihre Funktion gesteuert werden. Für die krankengymnastische Atemtherapie sind folgende funktionelle Gesichtspunkte wichtig:
— Atempumpe,
— Atemarbeit,
— alveolärer Gasaustausch.

Atempumpe

Sie ist die Voraussetzung für den Atemgastransport. Größe und Form des knöchernen Thorax einerseits, die Interkostalmuskulatur und das Zwerchfell andererseits bestimmen maßgebend das **Ventilationsvermögen** und die **Ventilationsgrößen**.

Optimum der Ventilation.

Die Inspiration erfolgt mittels Kontraktion der interkostalen Inspirationsmuskeln und des Zwerchfells. Mit der inspiratorischen Erweiterung des Thorax nimmt das Lungenvolumen zu und mit ihm die Durchmesser der Atemwege und der Bronchien, so dass der bronchiale Widerstand abnimmt (◻ **Abb. 4.7**). Ein **Optimum der Ventilation** entsteht bei einer synchronen Erweiterung des Brustkorbs mit dem Tiefertreten des Zwerchfells und umgekehrt bei der überwiegend passiv erfolgenden Exspiration. **Störungen der Atempumpe** können durch folgende Faktoren bedingt sein (Criée et al. 1987, 1991):
— fehlender Atemantrieb,
— ungenügende Innervation bzw. Schwäche oder Ermüdung der Atemmuskulatur,

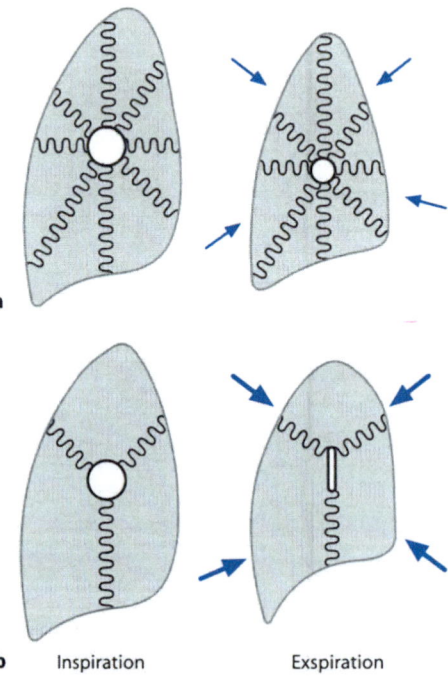

◻ **Abb. 4.7 a, b.   Bronchiallumina bei In- und Exspiration (schematisch). a** Bei normaler Lungenspannung inspiratorische Weit- und exspiratorische Engstellung der Bronchien. **b** Bei tracheobronchialer Instabilität mit verminderter Lungenspannung exspiratorischer Bronchialkollaps, besonders unter forcierter Exspiration und erhöhtem intrathorakalen Druck

b   Inspiration   Exspiration

— Thoraxdeformierungen, z.B. durch Skoliosen u. a. mit Übertragungsstörungen von
  Muskelkraft in Alveolardruck.

Atemarbeit

Physiologisch wird die Atemarbeit ökonomisch, d.h. gering gehalten durch **Anpassung von Atemtiefe und Atemfrequenz** an die gegebenen Erfordernisse. Eine Zunahme der Atemarbeit führt zu vermehrtem Sauerstoffbedarf und ab einem bestimmten Grad zu Dyspnoe. Unphysiologische Steigerungen werden vor allem durch extra- und intrapulmonale Widerstände hervorgerufen. **Extrapulmonale Widerstände** entstehen durch Verformungen und Starre des knöchernen Thorax, **intrapulmonale** durch eine Einschränkung der Lungendehnbarkeit infolge von Lungengerüsterkrankungen wie Fibrosen. Die häufigste Ursache sind jedoch **Erhöhungen des Strömungswiderstands** durch Obstruktionen der Luftwege, der Bronchien. Sie können volumenabhängig sein, d.h. infolge von Einengungen der Bronchiallumina durch Sekret oder Spastik, oder druckabhängig infolge von Tracheal- oder Bronchiallumeneinengungen bis zum Kollaps bei forcierter Exspiration mit starken intrathorakalen Drucksteigerungen. Bei **chronisch obstruktiven Lungenerkrankungen (COPD)** kann eine tracheobronchiale Instabilität der Atemwege entstehen, bei der starke exspiratorische Drucksteigerungen zu einem Bronchialkollaps führen (s. ◘ Abb. 4.7). In diesen Fällen entsteht eine Fesselluft, die prästenotisch aus den Alveolen und den unteren Luftwegen nicht entweichen kann, besonders auch dann nicht, wenn die Exspiration und damit die Atemarbeit zwar weiter gesteigert werden, aber frustran bleiben (Nolte 1994).

> Anpassung von Atemtiefe und Atemfrequenz.

Alveolärer Gasaustausch

Der alveoläre Gasaustausch ist einerseits abhängig von den **Diffusionsbedingungen in den Alveolen**, also der alveolären Gasaustauschfläche, die verkleinert oder wie bei Fibrosen qualitativ verändert sein kann (Diffusionsstörungen). Häufiger führt jedoch eine **ungenügende Belüftung der Alveolen bzw. ein gestörtes Verhältnis der alveolären Ventilation zur Durchblutung** der Alveolen zu Beeinträchtigungen des Gasaustausches. Beide sollen gleichmäßig und einander angepasst sein.

> Diffusion, Belüftung und Durchblutung der Alveolen bestimmen den Gasaustausch.

Bei einer ungleichmäßigen Belüftung verschiedener Lungenabschnitte, bei denen einige Bezirke z.B. infolge von Sekretstau hypoventiliert werden oder wie bei Atelektasen gänzlich unbelüftet sind, entsteht, sofern nicht auch die regionale Durchblutung gleichsinnig reflektorisch gedrosselt wird, eine arterielle Hypoxämie. Bei derartigen ventilatorischen Verteilungsstörungen werden in der Regel dann andere Lungenbezirke kompensatorisch hyperventiliert.

4.2.2   Behandlungsziele

Ziel der krankengymnastischen Atemtherapie ist stets, die jeweils bestehende Atemstörung, also die **Atemfunktion zu bessern**. Nicht die Grundkrankheit ist beeinflussbar, aber ihr Schweregrad, der gestörte Gasaustausch mit seinen Folgen und Beschwerden. Weitere Ziele sind eine **Prävention** gefährdeter Kranker durch Pneumonieprophylaxe und im Rahmen der **Rehabilitation** eine Steigerung der körperlichen Belastbarkeit und Ausdauer des Patienten. Die häufigsten Aufgaben sind das Normalisieren der alveolären Ventilation und damit der Blutgase sowie eine Minderung der zu leistenden Atemarbeit (Cegla 1990; Ehrenberg 1998; Lauber u. Lauber 1995; Petro 1991a; Siemon 1994).

> Atemfunktion verbessern.

Alveoläre Ventilation. Um die alveoläre Ventilation zu verbessern oder zu normalisieren, ist eine **gleichmäßige Belüftung und Durchblutung aller Lungenbezirke** anzustreben. Es sollen folgende Ziele erreicht werden:

> Gleichmäßige Belüftung und Durchblutung aller Lungenbezirke.

— Die **Atemwege sind von stenosierendem Bronchialsekret zu befreien**, beispielsweise mittels Drainagelagerungen oder geeigneter Atem- und Hustentechniken (Bronchialtoilette, mukoziliäre Clearance).
— In **minderbelüfteten Lungenabschnitten ist die Ventilation zu steigern**, vor allem durch eine vertiefte Atmung, aber auch geeignete Lagerungen und lokale Reize.

- Gleichzeitig sollen auch die **Lungenperfusion gesteigert** und das **Belüftungs-/Durchblutungsverhältnis angepasst** werden.
- Die **Brustkorb- und Zwerchfellatmung sollen optimiert und synchron betätigt** werden, um die verfügbaren Atemräume zu nutzen.

Atemarbeit soll ökonomisiert werden.

Atemarbeit. Damit die **Atemarbeit möglichst ökonomisch** verläuft, werden nachstehende Ziele verfolgt:
- Die **Atmung soll** bezüglich ihrer Tiefe, Frequenz und Exspirationsdauer den zu überwindenden Widerständen **rationell angepasst werden**.
- Die **Luftwege sollen gleichmäßig von der Atemluft durchströmt werden**, um hohe intrathorakale Drucke und Druckschwankungen, die einen Bronchialkollaps hervorrufen können, zu vermeiden, z.B. mittels Lippenbremse.
- Bei **Dyspnoe** infolge einer erhöhten Atemarbeit soll diese mittels entlastender Körperstellungen gemindert und die Atemhilfsmuskulatur sinnvoll genutzt werden.
- **Extrapulmonale thorakale Fehlformen und Fehlhaltungen** sollen soweit möglich korrigiert und der Thorax mobilisiert werden.

Kraft und Ausdauer geschwächter Inspirationsmuskeln.

Weitere Ziele. Die allgemeine körperliche Belastbarkeit wird durch folgende Maßnahmen gesteigert:
- **Kraft und Ausdauer** geschwächter Inspirationsmuskeln werden trainiert.
- Durch allgemeines körperliches Training wird die **Sauerstoffutilisation** verbessert und der **Sauerstoffbedarf** wird gemindert.

Fehlatmungsformen korrigieren.

Darüber hinaus hat Atemtherapie folgende Ziele:
- Störende **Fehlatmungsformen** ohne organische Ursachen durch Innervationsschulung und Atemkontrolle zu korrigieren.
- Bei organisch bedingter Dyspnoe mittels erleichternden Atemformen und Körperstellungen diese zu mindern und dadurch zusätzliche Angst zu reduzieren.

> ❶ **Beachte**
> Anleitung, Aufsicht und Patientenschulung dienen der Selbsthilfe des Patienten und einer besseren Bewältigung seiner Alltagsanforderungen.

4.2.3   Behandlungsprinzipien und Art der Technik

Abhängig von der Aufgabenstellung werden in der Atemtherapie verschiedene Techniken eingesetzt (Literatur Übersicht s. Ehrenberg 1998; Siemon 1994; Weimann 1989):
- Körperstellungen,
- Ventilationsübungen,
- Maßnahmen zur Erweiterung und Reinigung der Bronchien,
- Techniken mit verschiedenen Zielsetzungen.

Körperstellungen

Sekrettransport fördern.

Drainagelagerungen. Bei Drainagelagerungen, die den Abfluss von Bronchialsekret (mukoziliäre Clearance) fördern, erfolgt der **Sekrettransport** gemäß der Schwerkraft in Kopftieflage in Richtung von Trachea und Mund. Anstelle der wirksamen, aber den Patienten oft belastenden Quincke-Hängelage des Oberkörpers werden auch Bauchlagen, Seitenlagen und Umlagerungen eingesetzt. Um in den Bronchien haftendes Sekret zu lösen (s. auch ► Kap. 5.4.3, Abschn. »Passive Techniken«) werden die Lagerungstechniken in vielen Fällen unterstützt durch:
- manuelle Vibrationen,
- Klopfungen oder
- Kompressionen der betroffenen Thoraxpartien.

Horizontale Lagerungen. Horizontale Lagerungen wie Rückenlage, den Oberkörper leicht unterpolsternde Bauchlage oder auch Seitlage dienen einer **Aktivierung der Zwerchfellatmung**. In diesen Stellungen drücken die Bauchorgane das Zwerchfell in den Brustraum, also in die Ausatmungsstellung, die Ausgangsstellung für eine wirksame inspiratorische Zwerchfellkontraktion (Ehrenberg 1998).

Aktivierung der Zwerchfellatmung.

Dehn- und Drehlagerungen. Dehn- und Drehlagerungen, bei denen der Arm auf der zu dehnenden Thoraxseite auf den Kopf gelegt wird, sollen in Verbindung mit Atemübungen bei Pleuritiden **einer Schwartenbildung in diesem Bereich vorbeugen** (s. auch ► Kap. 2.3.1, Abschn. »Passive Atemtherapie«).

Vorbeugung einer Schwartenbildung.

Häufige Umlagerungen. Häufige Umlagerungen auf beide Seiten und den Rücken **verbessern die Lungenperfusion**. Hierfür gibt es Spezialbetten, die in der Intensivmedizin verwendet werden (Stiller 2000).

Verbesserte Lungenperfusion.

Erleichternde Körperstellungen. Körperstellungen, die die Atmung beispielsweise bei **asthmatischen Zuständen** erleichtern, sind das Aufstützen der Unterarme auf die Oberschenkel (»Kutschersitz«) oder auf eine Tischplatte bei vornübergeneigtem Oberkörper. Auf diese Weise wird der Schultergürtel fixiert und beim Betätigen der Atemhilfsmuskulatur entlastet. Gleichzeitig gelangt der Thorax in eine Inspirationsstellung, und die Atemmittellage wird erhöht.

Erleichterte Atmung.

Ventilationsübungen

Atemmuster. Atemmuster **wie Atemfrequenz und Atemtiefe** (Atemzugvolumen) **sind willkürlich steuerbar** und beeinflussen die Ökonomie der Atmung, die Atemarbeit. So sind bei **Obstruktionen der Atemwege** langsame und tiefe Atemzüge ökonomisch, da die intrabronchialen Widerstände weniger häufig überwunden werden müssen (Nolte 1994). Bei **Lungenfibrosen** oder **starrem Thorax** sind dagegen schnellere und flachere Atemzüge ökonomisch, da tiefe Atemzüge gegen den Gewebewiderstand erfolgen und die Atemarbeit inadäquat erhöhen. Bei **psychisch induzierten Fehlatmungsformen** ist eine ruhige, gleichmäßige und nicht zu tiefe Atmung zu schulen.

Atemmuster sind willkürlich steuerbar.

Kontaktatmung. Bei der Kontaktatmung gibt der Therapeut mit seiner auf den Brustkorb und/oder Bauch des Patienten gelegten Hand diesem ein Gefühl für seine Atmung und damit eine Kontrollmöglichkeit. Auf diese Weise kann eine **Synchronisierung von Brust- und Zwerchfellatmung** geschult und die Ventilation optimiert werden. Durch leichten Widerstand wird die Atmung zudem angeregt. Reizgriffe wie der Packegriff (s. ► Kap. 2.3.1, Abschn. »Passive Atemtherapie«) können eine regionale Stimulierung der Atmung unterstützen.

Manuelle Kontrolle der Atmung.

Erhöhung des Atemzugvolumens. Eine Erhöhung des Atemzugvolumens **verbessert die alveoläre Ventilation**. Das kann mittels einer sakkardierten Inspiration (sog. Schnüffeln), bei der sich mehrere kleine Luftmengen addieren, erfolgen. Besonders geeignet hierfür sind vorgeschaltete Totraumvergrößerer wie das Giebel-Rohr (Giebel 1969) oder Stenosen, die zudem eine Hyperventilation mit Hypokapnie vermeiden. Eine vertiefte Ein- und Ausatmung ist gleichzeitig ein Training der Inspirationsmuskeln, wobei die Inspirationsdrücke 40 % ihres Maximums nicht überschreiten sollen (Criée et al. 1991).

Verbesserte alveoläre Ventilation.

Gleichmäßige und verlangsamte Exspiration. Eine gleichmäßige und verlangsamte Exspiration wird auf die gleiche Weise bewirkt. Ein sakkardiertes oder geräuschhaftes, z. B. summendes Ausatmen bzw. eine Exspiration durch halbgeschlossene Lippen verlängern diese erheblich und **wirken einem Bronchialkollaps entgegen**.

Dosierte Lippenbremse. Bei der dosierten Lippenbremse oder »**pursed-lips-breathing**« wird durch leicht aufeinander liegende Lippen ausgeatmet. Dadurch wird der Ausatmungswiderstand zwar gesteigert, bei einer tracheobronchialen Instabilität mit einem

Vermeidung eines Tracheobronchialkollapses.

exspiratorischen Tracheobronchialkollaps jedoch gleichzeitig das Druckgefälle gemindert. Die Luftströmung verlangsamt sich und ein **Tracheobronchialkollaps wird vermieden** (Berger 1979). Vorgeschaltete apparative Widerstände wie eine PEP-Maske (»positive exspiratory pressure«) wirken gleichsinnig.

Maßnahmen zur Erweiterung und Reinigung der Bronchien

Erweiterung der Atemwege.   **Erhöhung der Atemmittellage.** Eine Erhöhung der Atemmittellage in Inspirationsstellung **erweitert die Bronchiallumina** und **senkt den Atemwegswiderstand.** Allerdings ist sie für die inspiratorischen Atemmuskeln eine funktionell ungünstige Ausgangsstellung.

Entspannungsübungen. Entspannungsübungen sollen die **Atemwege erweitern.** Besonders eine sog. Gähnatmung, bei der bei geschlossenen Lippen gähnend eingeatmet wird, erweitert den Rachen, senkt den intrabronchialen Widerstand und damit eine vermehrte Atemarbeit (Siemon et al. 1973).

Förderung des Mukus-transports.   **Mukustransport fördernde Techniken.** Es handelt sich – neben den Drainagelagerungen – um Maßnahmen, die **Bronchialkaliberschwankungen und eine unterschiedliche Flussgeschwindigkeit des Atemstroms bewirken** und die **Expektoration erleichtern** (Lauber u. Lauber 1995).

Geeignete Verfahren sind **manuelle** und **apparative Vibrationen.** Letztere werden in den meisten Fällen mit Hilfe des in ► Kap. 5.4.3, Abschn. »Selbsthilfetechniken« besprochenen VRP-1-Geräts (»vario-resistance-pressure« oder »Flutter«) durchgeführt, das als gleichzeitig vorgeschalteter Widerstand einen exspiratorischen Tracheobronchialkollaps verhindert (Lindemann 1992).

Sekrettransport.   **Autogene Drainage.** Die autogene Drainage ist eine besondere Atemtechnik, die **Kaliberschwankungen der Atemwege bewirkt** und den **Sekrettransport fördert.** Bei ihr erfolgt nach einer willkürlich tiefen Inspiration die Exspiration in zwei Phasen:
— zunächst rasch-passiv,
— dann behutsam-aktiv (s. ► Kap. 5.4.3, Abschn. »Selbsthilfetechniken«).

Bronchialreinigung.   **Hustentechniken.** Diese Techniken dienen:
— der **Bronchialreinigung,** mit einer möglichst wenig belastenden und effektiven Elimination von angesammeltem Schleim, z.B. das »Huffing«,
— der Dämpfung eines unproduktiven Reizhustens.

Zur Expektoration erfolgen mit geöffneter Stimmritze nur wenige verschieden intensive Hustenstöße aus unterschiedlichen Atemlagen, dabei sollen starke Druckschwankungen vermieden werden (Ehrenberg 1998; Hodgkin 1993). Sie sind erlernbar und eine wichtige Selbsthilfe.

Techniken mit verschiedenen Zielsetzungen

Korrektur von Fehl-haltungen.   **Oberkörpergymnastik.** Haltungsübungen, Dreh- und Schwungbewegungen haben folgende Aufgaben:
— Korrektur von Fehlhaltungen.
— Lockerung der Thoraxmuskulatur.
— Bessere Beweglichkeit des Brustkorbs.

Steigerung der Belastbar-keit und Ausdauer.   **Allgemeines körperliches Training.** Durch **MTT** (medizinische Trainingstherapie) sind bei Lungenkranken folgende Wirkungen erzielbar:
— Die **Belastbarkeit und Ausdauer** kann gesteigert werden.
— Die maximale **Sauerstoffaufnahme** kann erhöht werden.
— In manchen Fällen lässt sich die **Dyspnoe** erleichtern, allerdings ohne die spirometrischen Ventilationsgrößen und Lungenvolumina zu verändern (Literatur Übersicht s. Belman 1986; Criée et al. 1987; Petro 1994).

Einige Untersuchungen lassen auf eine Verbesserung des Ventilations-/Perfusions-
verhältnisses schließen (Degre et al. 1974; Fabel 1987).

Geburtsvorbereitung. Bei der Geburtsvorbereitung wird eine **rhythmische Bauch-Flan-
ken-Atmung in verschiedenen Körperstellungen** geschult und die Schwangere auf besondere Atemformen bei der Eröffnungs- und Austreibungsphase nach Read oder Lamaze
vorbereitet (Maas 1989) (s. ▸ Kap. 5.8, S. 533ff).

Geburt vorbereitende
Atemformen.

4.2.4 Indikationen

Krankengymnastische Atemtherapie ist bei zahlreichen Atemstörungen indiziert, jedoch
mit unterschiedlichen Zielsetzungen und Methoden. Einen Überblick über die wichtigsten
Indikationen und die hierbei einzusetzenden Techniken bietet ▢ **Tabelle 4.2.**

Hauptindikationen.

▢ Tabelle 4.2. Indikationen für die krankengymnastische Atemtherapie

Erkrankungen	Indizierte Atemtherapie
Obstruktive Atemwegserkrankungen	
Chronische Bronchitis und Emphysem (COPD)	Ventialtions- und Ausatemübungen, Lippenbremse, Stenoseatmung, Pressatmung meiden, Kontaktatmung, Gähnatmung, entlastende Körperstellungen. Bronchialtoilette: Drainagelagerungen, autogene Drainage, Vibrationen, VPR-1-Atmung, Hustentechniken. Inspirationsmuskel-training, Oberkörpergymnastik, MTT
Asthma bronchiale	Entspannungsübungen, rhythmisches Atmen, entlastende Körperstellungen, Bronchialtoilette, MTT
Bronchiektasen, Mukoviszidose	Drainagelagerungen, Bronchialtoilette s. chronische Bronchitis
Atelektasen	Ventilationsübungen, Stenoseatmung, Dehnlagerungen
Restriktive Lungenkrankheiten	
Lungengerüsterkrankungen	Ventilationsübungen: flache Atmung akzeptieren, Kontaktatmung zur Koordination von Brustkorb-Bauch-Atmung. Bronchialtoilette, sonst wie chronische Bronchitis
Thoraxverformungen und -starre	Oberkörpergymnastik, sonst wie chronische Bronchitis
Pleuraerkrankungen	Dehnlagerungen, Reizgriffe
Intensivmedizinische Therapie mit apparativer Beatmung und Intubation	Drainagelagerungen, regelmäßige Umlagerungen, Vibrationen, Absaugen
Funktionelle Atemstörungen wie Hyperventilationssyndrom und andere Fehlformen	Grundinnervation üben, rhythmisch ruhige Atmung. MTT
Polyneuritiden und Myopathien mit Beteiligung der Atemmuskulatur	Ventilationsübungen, Entlastung der Atemmuskeln durch temporäre Überdruckbeatmung, Inspirationsmuskeltraining. Gegebenenfalls Bronchialtoilette
Geburtsvorbereitung	Grundinnervation schulen: rhythmisches Atmen, Bauch-Flanken-Atmung in verschiedenen Körperstellungen. Eröffnungsphase: langsame und entspannte Bauchatmung. Austreibungsphase: Einatmen – Luft anhalten – Pressen, Hecheln
Prävention bei Bettlägerigen oder präoperativ	Ventilationsübungen mit Totraumvergrößerer oder Stenosen. Umlagerungen, Vibrationen, Bronchialtoilette
Rehabilitation	MTT, Gruppenbehandlung, Schulung zur Selbsthilfe wie Hustentechniken, entlastende Stellungen, Atemmuskeltraining, koordinierte Brust-Bauch-Atmung u. a.

4.2.5   Kontraindikationen

Allgemeine strenge Kontraindikationen gibt es nicht.

Da atemtherapeutische Maßnahmen wahlweise eingesetzt sowie vorsichtig und angepasst dosiert werden, gibt es **keine allgemeinen strengen Kontraindikationen**. Bei falschen Indikationsstellungen bleiben allenfalls die angestrebten Wirkungen aus. Gefährdung der Patienten sind vor allem bei zu hohen Anforderungen möglich.

Erhöhte Anforderungen an die Ventilation und Atemarbeit, z.B. bei Stenoseatmung, vorgeschaltetem Totraum oder Training (MTT), sind bei einer **Partialinsuffizienz** auf eine Zunahme der Hypoxämie zu kontrollieren. Diese Maßnahmen sind gegebenenfalls unter Sauerstoffzufuhr möglich (Belman 1986; Paa et al. 1987).

Bei einer **Globalinsuffizienz mit Hyperkapnie** sind in der Regel alle belastenden Maßnahmen kontraindiziert. In Zweifelsfällen ist eine Überwachung mittels Blutgasanalysen notwendig.

Bei **Kranken, die intubiert sind und apparativ beatmet werden,** ist bei atemtherapeutischen Maßnahmen mit Einbeziehung von Absaugen und manueller Beatmung besondere Vorsicht geboten, da bei ihnen während der Therapie der Sauerstoffbedarf stark ansteigt. Sie können u.U. reagieren mit: Tachykardien, Herzarrhythmien, Blutdruck- und Hirndrucksteigerungen (Stiller 2000).

4.2.6   Klinische Erfahrungen und wissenschaftliche Untersuchungen

Atemtherapie eine wichtige
Behandlungssäule.

Obstruktive Atemwegserkrankungen. Unter den Erkrankungen der Atmungsorgane sind die obstruktiven Atemwegserkrankungen die häufigsten. Sie werden medikamentös behandelt, so dass die **Pharmakotherapie bei ihnen ganz im Vordergrund des Interesses** und klinischer Studien steht. Dennoch ist bei ihnen auch die **Atemtherapie eine wichtige, wenn auch oft unterschätzte Säule** in ihrer Behandlung und Rehabilitation (Cegla 1991; Petro 1991a, 1994; Siemon 1987), zumal zahlreiche atemtherapeutische Verfahren hinsichtlich ihrer Wirksamkeit erwiesen sind (Literatur Übersicht s. Hodgkin 1993; Nolte 1994, Petro 1991b; Siemon 1994).

Erwiesene Wirkungen.

Durch Untersuchungen sind folgende therapeutisch nutzbare Effekte belegt:

- **Günstige Wirkungen der Drainagelagerung,** besonders in Verbindung mit Vibrationen (Cegla 1990; Petro 1991a, 1994), desgleichen der positive Einfluss der **Hustentechniken** und der apparativen Hilfen wie des **VRP 1** auf die mukoziliäre Clearance und Sekretelimination (Hodgkin 1993; Hüls et al. 1991; Lindemann 1992; Petro1991b).
- **Effektivität von Inspirationsstellungen** mit einem vergrößerten funktionellen Residualvolumen auf eine Minderung der Atemarbeit und des Atemwegswiderstands (Nolte 1994).
- **Einfluss der Gähnatmung** (Siemon et al. 1973) und der **Lippenbremse** auf die Atemarbeit (Berger 1979).

Auch spezielle Körperstellungen mit Abstützen der Arme bei Entlastung der Schultern und Vornüberneigen zur Erleichterung der Atmung und der Dyspnoe sind bei Asthmatikern geläufig (Siemon 1994). Allerdings handelt es sich dabei in der Regel nur um **kurzfristige Wirkungen** in der Art einer Funktionslenkung.

Anhaltende Wirkungen auf die allgemeine Belastbarkeit und Ausdauer lassen sich durch regelmäßiges Bewegungstraining (MTT) erzielen (Belman 1987; Petro 1994). Dabei kann auch die maximale Sauerstoffaufnahme besonders bei Asthmatikern zunehmen (Criée et al. 1987; Ram et al. 2001). Die positive Wirkung eines Krafttrainings auf nicht ermüdete Inspirationsmuskeln ist ebenfalls erwiesen.

Techniken ergänzen sich.

Die verschiedenen **Techniken stehen nicht in Konkurrenz zueinander, sondern ergänzen sich sinnvoll** wie bei der Bronchialtoilette: Atem- und Hustenmanöver mit Lagerungen, Vibrationen, Oszillationen und Inhalationen zur Sekretverflüssigung. Zahlreiche Atemtechniken können in Gruppen geübt und die Patienten geschult werden, sie bei Bedarf selbstständig einzusetzen.

> **⊘ Beachte**
> Erziehung zur Selbsthilfe ist ein Anliegen der Rehabilitation und Langzeitbehandlung.

Pneumologische Rehabilitationsverfahren führen nachweislich zu einem Rückgang der Arbeitsunfähigkeit und nach angloamerikanischem Schrifttum auch der Mortalität (Petro 1991b, 1994). Aufgrund der positiven Ergebnisse gehen derzeit die Bemühungen dahin, stationäre und ambulante Therapiegruppen zu schaffen und so die Selbsthilfefähigkeit zu fördern.

Restriktive Ventilationsstörungen. Bei restriktiven Ventilationsstörungen sind die atemtherapeutischen Möglichkeiten zwar geringer, aber Erleichterungen und Steigerungen der Belastbarkeit ebenfalls erreichbar. **Wichtige Aufgaben** sind:
- das Freihalten der Luftwege von Sekret und
- eine Kräftigung der Inspirationsmuskeln (Weimann 1989).

Prävention. In der **perioperativen Behandlung und bei Bettlägerigkeit** sind Ventilationsübungen und Lagerungen präventive Routinemaßnahmen, um Pneumonien vorzubeugen. Sie gehören zum Behandlungsstandard.

Perioperative Behandlung und Bettlägerigkeit.

In der **Intensivmedizin** sind bei intubierten und apparativ beatmeten Kranken Drainagelagerungen, Vibrationen und Klopfungen in Verbindung mit Absaugen des Sekrets und häufige Umlagerungen prophylaktisch wirksam (Stiller 2000).

Geburtsvorbereitung. In der Geburtsvorbereitung ist die Atemschulung ein zentrales Anliegen der Methoden nach Read oder Lamaze und wird in ambulanten Gruppen angeboten (s. ► Kap. 5.8, S. 533ff).

Neuromuskuläre Erkrankungen. Einen **begrenzten Stellenwert** hat die krankengymnastische Atemtherapie bei neuromuskulären Erkrankungen wie Myopathien mit Beteiligung der Atemmuskulatur u. a. Ventilationsübungen und Bronchialtoilette vermögen progredient verlaufende Atemstörungen und eine respiratorische Insuffizienz hinauszuzögern. Die geschwächen Inspirationsmuskeln benötigen aber oft eine Entlastung durch temporäre Überdruckbeatmung, die zu einer vorübergehenden Erholung führt. **Erfolgversprechender** ist ein Atemmuskeltraining **bei sich zurückbildenden Polyneuropathien**.

Stellenwert bei neuromuskulären Erkrankungen.

Psychische Fehlatmungsformen. Bei psychischen Fehlatmungsformen sind Atemübungen eine begleitende Hilfe und Anleitung. Im Vordergrund der Behandlung stehen in der Regel psychotherapeutische Verfahren und Entspannungsübungen.

Psychische Fehlatmungsformen.

Offene Fragen und Grenzen. Die Wirkungen der verschiedenen atemtherapeutischen Techniken sind nicht bei allen Indikationen gleich gut belegt. So sind die empfohlenen Möglichkeiten, verschiedene Lungenabschnitte regional besser zu belüften, offen. Offen ist auch, ob bestimmte Atemmuster über die Übungsphase hinaus verändert und konditioniert werden können. Vielfach sind atemgymnastische Maßnahmen bei leichten und mittelschweren Atemstörungen durchführbar und hilfreich, versagen aber bei schweren, mit einer ausgeprägten Hypoxämie oder auch Hyperkapnie (Globalinsuffizienz) einhergehenden, bei denen die zentrale Atemsteuerung alle verfügbaren Ventilationsmöglichkeiten bei hochgradiger Dyspnoe mobilisiert hat, so dass Sauerstoffgaben oder eine apparative Beatmung indiziert sind.

4.2.7 Ausbildungsmöglichkeiten

Atemtherapie gehört zum Ausbildungsinhalt der Lehranstalten für Physiotherapie. Eine zusätzliche besondere Qualifizierung und Zertifikation gibt es nicht. Es besteht jedoch im Deutschen Verband für Physiotherapie e.V. (Zentralverband der Physiotherapeuten/ Krankengymnasten = ZVK) eine Arbeitsgemeinschaft Atemtherapie.

Literatur

Belman MJ (1986) Exercise in chronic obstructive pulmonary disease. Clin Chest Med 7:585–597

Berger D (1979) Zur Effektivität des »Pursed-lips-breathing«. Atemw-Lungenkrkh 5:12–15

Cegla UH (1990) Physiotherapie bei obstruktiven Atemwegserkrankungen. Pneumologie 44:1161–1165

Cegla UH (1991) Bedeutung der Krankengymnastik bei bronchopulmonalen Funktionsstörungen und Erkrankungen. Atemw-Lungenkrkh 17:190–191

Criée C-P, Wilhelms E, Neuhaus KL (1987) Atemmuskulatur I und II. Atemw-Lungenkrkh 13:57–61 u. 121–127

Criée C-P, Laier-Groeneveld G, Hüttemann U (1991) Die Atempumpe. Atemw-Lungenkrkh 17:94–101

Degre S, Sergysels R, Messin R, Vandermoten P, Salhadin P, Denolin H, de Coster A (1974) Hemodynamic responses to physical training in patients with chronic lung disease. Amer Rev Resp Dis 110:395–402

Edel H, Knauth H (1984) Grundzüge der Atemtherapie 4. Aufl. Müller & Steinicke, München

Ehrenberg H (1998) Atemtherapie in der Physiotherapie/Krankengymnastik. Pflaum, München

Fabel H (1987) Gasaustausch bei bronchopulmonalen Erkrankungen unter körperlicher Belastung. Atemw-Lungenkrkh 13:278–283

Giebel O (1969) Ventilation, Gasaustausch und Kreislauf unter künstlicher Totraumvergrößerung. Springer, Berlin Heidelberg New York

Hodgkin JE (1993) Nonexercise aspects of pulmonary rehabilitation. Seminars Resp Med 14:148–166

Hüls G, Boldt A, Kieselmann R, Lindemann H (1991) Vergleichende Untersuchungen zur Physiotherapie: Flutter VRP 1 versus autogene Drainage. Atemw-Lungenkrkh 17:414

Lauber B, Lauber J (1995) Erkrankungen der Atmungsorgane. In: Schmidt KL, Drexel H, Jochheim KA (Hrsg) Lehrbuch der Physikalischen Medizin und Rehabilitation. Gustav Fischer, Stuttgart Jena New York, S 402–414

Lindemann H (1992) Zum Stellenwert der Physiotherapie mit dem VRP 1-Desitin ("Flutter"). Pneumologie 46: 626–630

Maas DHA (1989) Gynäkologische Erkrankungen und Geburtshilfe. In: Drexel H, Hildebrandt G, Schlegel KF et al. (Hrsg) Physikalische Medizin Bd 2, Weimann G (Hrsg) Krankengymnastik und Bewegungstherapie. Hippokrates, Stuttgart, S 296–306

Middendorf I. (1984) Der erfahrbare Atem. Junfermann-Verlag, Paderborn 1984

Nolte D (1994) Physikalische Therapie Pathophysiologische Grundlagen. In: Petro W (Hrsg) Pneumologische Prävention und Rehabilitation. Springer, Berlin Heidelberg New York, S 379–387

Paa W, Röder W, Krieger E (1987) Körperliches Training bei chronisch obstruktiven Lungenerkrankungen mit Hypoxie und Hyperkapnie unter Sauerstoffzufuhr. In: Rieckert H (Hrsg) Sportmedizin-Kursbestimmung. Springer, Berlin Heidelberg, S 896–898

Petro W (1991a) Physikalische Therapie und Sauerstofflangzeittherapie bei Erkrankungen der Atmungsorgane. Dtsch med Wschr 116: 1763–1769

Petro W (1991b) Pneumologische Rehabilitation – was ist gesichert? Atemw-Lungenkrkh 17:43–50

Petro W (1994) Effekte der Rehabilitation Wirkungen der Einzelmaßnahmen anhand objektiver Erfolgskriterien. In: Petro W (Hrsg) Pneumologische Prävention und Rehabilitation. Springer, Berlin Heidelberg New York, S 601–610

Ram FSF, Robinson SM, Black PN (2001) Physical training for asthma (Cochrane Review). In: The Cochrane Library Issue 1. Oxford: Update Software

Siemon G, Ehrenberg H, Thoma R (1973) Die Beeinflussung des bronchialen Strömungswiderstandes durch physikalische Atemtherapie. Proceedings 6 Internat Congr Phys Med Barcelona 1972 Bd II, S 26–31

Siemon G (1987) Fortschritte der Physiotherapie in der Behandlung chronischer bronchopulmonaler Erkrankungen. Med Welt 38:547–549

Siemon G (1994) Physikalische Therapie Inhalt und Erfolge. In: Petro W (Hrsg) Pneumologische Prävention und Rehabilitation. Springer, Berlin Heidelberg, S 387–395

Stiller K (2000) Physiotherapie in intensiv care. Chest 118: 1801–1813

Weimann G (1989) Atemstörungen. In: Drexel H, Hildebrandt G, Schlegel KF, Weimann G (Hrsg) Physikalische Medizin Bd 2, Weimann G (Hrsg) Krankengymnastik und Bewegungstherapie. Hippokrates, Stuttgart, S 271–284

4.3 Das entwicklungsneurologische Konzept nach Bobath

M. Feldkamp

4.3.1   Funktionelle Grundlagen

Patienten ganzheitlich verstehen.

Die Behandlungen nach Bobath oder Vojta gelten als die vordergründigen neurophysiologischen Behandlungskonzepte der Zerebralparese. Den beiden Techniken ist gemeinsam, dass sie den **Patienten ganzheitlich verstehen**, also nicht nur an einer bestimmten Körperregion ansetzen.

Kinder, die an frühkindlich erworbenen Zerebralparesen leiden, zeigen als junge Säuglinge zunächst in den meisten Fällen folgende **unspezifische, prognostisch nicht deutbare Bilder** (Bobath u. Bobath 1998):

Unspezifische Krankheitsbilder.

- Schlaffheit und Bewegungsarmut herrschen oft vor.
- Sie sind unzufrieden und schwer zu trösten.
- Trinkschwierigkeiten sind häufig.
- Aufgenommen und getragen fehlt das kindliche Anschmiegen.

Erst nach Wochen, oft nach Monaten stellt sich die Spastik ein. Athetotische Züge entwickeln sich häufig erst im zweiten Lebensjahr, zuvor beherrscht allgemeine Schlaffheit das Bild.

 Beachte
Für alle Formen ist die **verzögerte, vorzeitig stagnierende Bewegungsentwicklung** charakteristisch.

Spastik ist immer Teil tonischer Muster.

Spastik. **Spastik ist immer Teil tonischer Muster.** Diese verlaufen ausschließlich in gekoppelten, massenhaften Beuge-Streck-Schablonen, so dass das schwer betroffene Kind weder seitwärts gerichtete noch drehende oder diagonale Bewegungen durchführen kann, und feine Bewegungen einzelner Gelenke sind nicht möglich. In leichteren Fällen gelingen solche Bewegungen erschwert. Den **Kindern fehlt es somit an ausreichender Bewegungserfahrung**, und manche Bewegungen sind ihnen so unbekannt wie dem Gesunden die Tricks der Zauberer. Hinzu kommt die manchmal übersehene Tatsache, dass die spastische Verkrampfung der Muskeln nicht zur Entfaltung von Kräften taugt, so dass Widerstände nicht überwunden werden können. Die Muskeln der Haltearbeit werden dabei immer unterinnerviert und geschwächt gefunden. Eine tonische Streckung des Beins beim Spastiker oder Athetotiker kann also kein Gewicht fortstoßen. Das eigene Gewicht kann nicht auf einem Bein getragen werden, sondern nur, wenn beide Beine im Stütz erstarrt sind.

Fehlende Bewegungserfahrung.

Da die Muster nur wenige (phasisch bestimmte) Muskeln einbeziehen, kommt es im Verlaufe von Jahren zu **bindegewebigen Einsteifungen**, den gefürchteten Kontrakturen (Feldkamp u. Matthiaß 1988; Feldkamp 1996; Michaelis u. Niemann 1995).

Kontrakturen.

 Tipp
Kontrakturen können zu Sekundärproblemen werden und müssen deshalb in der Frühbehandlung mitberücksichtigt werden.

Spastizität ist ein sensomotorisches Problem.

Entwicklung des Konzepts. Die aus Berlin stammende Gymnastiklehrerin und spätere Krankengymnastin Berta Bobath (1907–1991) erprobte nach ihrer Emigrierung nach London in den 40er Jahren des vorigen Jahrhunderts eigene Wege in der Behandlung von Spastikern. Sie erkannte, dass **Spastizität ein sensomotorisches Problem** ist, und versuchte mit überraschendem Erfolg eine Spastikhemmung und eine Anbahnung spannungsfreier Gelenkausschläge. Ihr aus Prag stammender Mann Karel Bobath (1906–1991) vertiefte sich als Arzt gleichzeitig in Zusammenarbeit mit seiner Frau intensiv in neurophysiologische Studien über gehirnbedingte Bewegungssteuerungen (Arentsschild 1991; Köng 1991; Vereinigung der Bobaththerapeuten 1991).

Schwierigkeiten des Zerebralparetikers.

Im **Bobath-Konzept** (Bernard 1999b; Bobath 1990; Ohrt 1999; Paeth-Rohlfs 1999; Schwarzbach 2000; Treml-Sieder 1989) sind die **wesentlichen Schwierigkeiten des Zerebralparetikers:**

- Sensomotorische Erfahrung fehlt.
- Abweichungen des Haltetonus in der Auseinandersetzung mit der Schwerkraft.
- Entwicklungsentgleisung in tonische Muster.

Daraus resultiert oft eine sekundäre Bewegungsunlust.

Sensomotorische Erfahrung. Sie kennzeichnet einen **Reflexbogen**, der vom sensorischen Einstrom, dem Input, über zahlreiche Zwischenschritte zur motorischen Äußerung, dem Output, führt.

Sensomotorische Erfahrung als Reflexbogen.

Motorik. Sie ist die **einzige Form, in der das Gehirn sich »äußern« kann.** Jede noch so tief reichende Erlebnis- oder Gedankenstruktur würde in sich selbst im Nichts kreisen, wenn sie nicht durch Körperbewegungen, Gesten, Sprache, Schrift geäußert würde. Doch die Äußerungen können verzögert werden, indem die vom Input angeregte Gehirnaktivation gespeichert wird. Anderseits ist Sensorik, also der Einstrom über die Sinneskanäle, die einzige Quelle für Körperbewegung. Jede noch so plötzlich und **intuitiv einsetzende Bewegung** hat einen Sinnesursprung, wenn dieser und die daran geknüpften Erfahrungen auch lange, jahrelang, zurückliegen können. Dabei scheinen den Gefühlsreizen vorrangige Bedeutung zuzukommen (Bernard 1999a; Rausch et al.1998).

Intuitive Bewegung.

> **Exkurs**
>
> Der Weg dieses Reflexbogens lässt sich ungefähr so beschreiben: Die von den Sinnesorganen aufgenommenen **Gefühls-, Seh- und Hörreize werden identifiziert.** Das Gesehene, Gehörte ist beispielsweise die Mutter, das Gefühlte ist die Berührung, die Wärme ihrer Hand, des Fläschchens.
>
> Es folgt die **Verarbeitung:** Das identifizierte Sinnesgut wird mit gespeicherten Erfahrungen und Erkenntnissen verglichen: Mutter ist da, sie tut mir gut, ebenso wie früher. Es ist nicht die Therapeutin, die berührt mich anders, sieht anders aus. Aber Mutter fasst mich diesmal viel fester an als sonst. Die **Verarbeitung beinhaltet also das Vergleichen, Abschätzen und Einordnen von Sinneserlebnissen.**
>
> Nach Bedarf wird nun die **motorische Antwort vorbereitet:** Mutter sagt, ich soll aufstehen. Wie muss ich das machen? Vorher lief es falsch. Ich, mein ganzer Körper, möchte aufstehen und zu meinem Spielzeug kommen. Als das Bein weh tat, ging das schlecht. Heute ist es besser. Und Mutter hilft.
>
> Nun würden die **zweckmäßigen motorischen Abläufe** einsetzen (s. Affolter 1995).

Psychische Einstimmung. Ein wichtiger Einfluss ist auch die **psychische Einstimmung.** Eine motorische Handlung, die dem Kind Freude macht, sein Interesse weckt, ein Erfolgserlebnis bringt, wird besonders leicht und abgerundet gebahnt.

Störungen im Reflexbogen der Wahrnehmungsverarbeitung. Derartige Störungen zeigen sich nicht nur in **Lerndefiziten.** Sie können sich auch äußern als Auffälligkeiten des **Verhaltens,** z. B.:
- Überaktivität,
- Ablenkbarkeit,
- Aggressivität,
- autistische Züge.

Verhaltensauffälligkeiten.

Ein mangelhaftes Körperempfinden kann für die **Motorik** bedeuten:
- Koordinations- und Gleichgewichtsprobleme,
- Dyspraxien (= Schwierigkeit der Handlungsplanung, Verlorensein im Raum),
- taktile Abwehr, oft an Kopf, Händen und Füßen.

Möglich sind auch Störungen in den **Sprachkonzepten** mit starker Behinderung des Sprechenlernens (Müller 1991; Reichl 1999; Welling 1999).

Mobile Stabilität. Der **Haltetonus** gewährt dem Körper und den Gliedmaßen mobile Stabilität. Der Gesunde hebt seinen Arm, kann ihn frei in der Luft halten und dennoch locker bewegen. Er steht frei auf seinen Füßen und widersteht scheinbar mühelos einem Stoß zur Seite. Die Körperkette wird aufrecht gehalten ohne zu erstarren. Zugrunde liegt die **nor-**

Störungen der Haltetonus.

male Regelung der reziproken Innervation, d.h. der angepassten Spannung antagonistischer Muskeln. Bei Zerebralparetikern findet man stets **Störungen** darin:

— Beim einen erstarren große Teile des Körpers in Fixation.
— Beim anderen können die schlaffen Muskeln nur mühsam oder gar nicht der Schwerkraft widerstehen.

Gelegentlich findet man beide Störungen gleichzeitig im fluktuierenden Tonus einiger Athetoseformen.

 Beachte
Bei Zerebralparetikern ist die mobile Stabilität immer beeinträchtigt.

Der Haltetonus der Muskulatur kann in Ruhe auch vermindert oder rigorartig erhöht sein. Es können dabei Symptome entstehen, die einer schlaffen Lähmung einerseits und einer experimentellen Dezerebrationsstarre anderseits ähneln.

Gleichgewichtsleistungen. **Stell- und Gleichgewichtsreaktionen.** Beim gesunden Kind entwickelt sich der Haltetonus schon von Geburt an in der Form der **Stellreflexe**, die die harmonische Einrichtung der Körperhaltung im Raum regeln und ab dem 4. Monat vor allem die Dreh- und Umwendebewegungen in flüssiger Weise ermöglichen. Ab dem 6. Monat kommen **Gleichgewichtsleistungen** hinzu. Sie sichern:

— zunächst die Bauchlage,
— dann das Sitzen und
— später den Stand.

Die Gleichgewichtsleistungen vervollkommnen sich weiter bis zum Ende der Schulzeit und bewirken, dass bei jedem Abweichen des Schwerelots von der Unterstützungsfläche sofort Kompensationsbewegungen einsetzen. Das zerebral dyskoordinierte Kind erwirbt alle diese Möglichkeiten stark verzögert und unvollkommen, deshalb sind Aufrichtung und Fortbewegung immer erschwert.

 Beachte
Die defekten Stell- und Gleichgewichtsreaktionen verhindern die Entwicklung mobiler Stabilität.

Die mobile Stabilität mißrät zu tonischer Reflexmotorik und einer zunehmend beeinträchtigenden Spastik.

Phylogenetisch geprägte Koordinationsebene. **Primitiv-tonische Reflexmuster.** Die primitiv-tonischen Reflexmuster (Bobath 1986) bedeuten das Zurückgreifen der Entwicklung auf **phylogenetisch geprägte niedere Koordinationsebenen**. Tonische Verspannungen verlaufen massenhaft und im **Beuge-Streck-Sinne**, wobei das Streckmuster der **Beine** mit **Adduktions-Innenrotations-Starre** gekoppelt ist, im Bereich der **Arme** hat die **tonische Beugestellung** Vorrang.

Assoziierte Reaktionen.   Das weitaus am häufigsten angetroffene Muster ist das der **assoziierten Reaktionen**, das Kind verfällt bei angestrengten Bewegungsversuchen, aber auch bei psychischer Erregung, in die skizzierten typischen Muster. Die **überschießende Stützreaktion** erzwingt im Stand das Streckmuster der Beine, die sich dann manchmal im Reflexschreiten vorsetzen. Der **tonische Labyrinthreflex** beeinflusst Körper und Gliedmaßen in Abhängigkeit von der Lage des Kopfes im Raum. In der Rückenlage wird der Streckertonus aktiviert, bei zu Boden gewandtem Gesicht tendiert der Körper zur totalen Beugung. Auch die **tonischen Hals-Nacken-Reflexe** führen zu tonischen Beugungen und Streckungen von Rumpf und Gliedmaßen.

 Beachte
Bei allen tonischen Mechanismen geht das Streckmuster des Rückens und des Beins einher mit erhöhter Spastik, die sich in der Bewegungsumkehr mindert.

4.3.2   Behandlungsziele

Motorisches Lernen. Die neurologisch begründete Krankengymnastik vermittelt **motorisches Lernen**, wobei in aller Regel das Entwicklungsprinzip zugrunde liegt. Es wird versucht, durch **Verbesserung der zentralen Kontrolle** zum Aufbau von Bewegungskomplexen zu verhelfen. Die Tatsache, dass es sich um die Vermittlung von Lernprogrammen handelt, macht auch deutlich, dass ein wesentliches Moment der neurophysiologischen Konzepte die **Aktivität des Patienten** ist, während die Aufgabe des Therapeuten in der Motivation, der Stimulation, der Bewegungsleitung und Kontrolle – eben im Input – liegt (Ritter 1998).

Verbesserung der zentralen Bewegungskontrolle.

 Tipp

In dem Maße, wie der Patient Funktionen erwirbt, nimmt sich der Therapeut zurück.

Erarbeiten physiologischer Bewegungsabläufe. Eine weitere Herausforderung ist es, das bereits **bestehende, aber fehlerhafte Bewegen des Patienten** – soweit möglich – zu hemmen bzw. in physiologische Formen überzuleiten. Dies erfordert sehr diffizile Kenntnisse der Steuerung und des Ablaufs normaler Bewegung, damit die pathologische Intuition schon vor der Ausführung erkannt und zugunsten korrekter Bahnung gehemmt werden kann. Dazu ist ein **intensives Einfühlen** in die besonderen Bedingungen des individuellen Patienten erforderlich, wie auch die Berücksichtigung seiner **Kompensationsmöglichkeiten**.

Bestehende fehlerhafte Bewegen hemmen.

Letzteres gilt besonders für den Herangewachsenen, wenn der Erwerb oder Wiedererwerb des erwünschten physiologischen Bewegungsvermögens nicht erreichbar ist. In diesen Fällen sind nicht selten Kompromisse erforderlich.

 Beachte

Ziel des Bobath-Konzepts ist der **Gewinn von größtmöglicher Alltagsselbstständigkeit** durch kindgerechte Motivation mit der Vermittlung normaler sensomotorischer Erfahrungen.

Gewinn von größtmöglicher Alltagsselbstständigkeit.

Das erfordert in Anpassung an die Persönlichkeit des Kindes das Erarbeiten von geeigneten Entwicklungsschritten in der Motorik, der psychointelligenten Verarbeitungsfähigkeit, der Sprache und auch der sozial-emotionalen Situation. Dazu gehören vorausplanende Maßnahmen, um motorische und nichtmotorische Sekundärschäden zu vermeiden.

Förderung nichtmotorischer Funktionen. Der bestimmende Einfluss menschlichen Bewegens auf verschiedenste Störungen, auch nichtmotorischer Art, ist heute hinlänglich bekannt. Durch M. Frostig wurden die Verbesserungen rein psychointellektueller Wahrnehmungsmöglichkeiten herausgestellt, was sie in die Kurzform fasste: »Bewegung heilt!« In den Förderungsansätzen des Zerebralparetikers haben deshalb auch auf nichtmotorischen Gebieten **Bewegungsstimulationen** einen bevorzugten Platz.

Bewegungsstimulationen.

4.3.3   Behandlungsprinzipien und Art der Technik

Behandlungsprinzipien

Entwicklungsprinzip. Durch Beobachten und Versuche hatte Frau Bobath erkannt, dass **Spastizität ein sensomotorisches Problem ist, welches normales Bewegen hemmt,** so dass dieses unter Hemmung der Spastik angebahnt werden muss. Zunächst geschah das aus reflexhemmenden Positionen heraus, es waren im Wesentlichen Beugestellungen der Beine und Streckstellung der Arme und Hände. Auch stellte sie fest, dass Bewegungen aus Schulter- oder Beckengürtel die Tonisierung und Haltungstendenz der Arme und Beine veränderten. Dieses Konzept erfuhr später Abänderungen und Differenzierungen, vor allem wurden die **reflexhemmenden Ausgangsstellungen** (RIP = »reflex inhibiting posture«) verlassen und das **Entwicklungsprinzip** eingeführt. Damit verlagerte sich das Schwergewicht auf die möglichst frühzeitige Behandlung von Kindern.

Spastik als sensomotorisches Problem.

Muskelhemmende
Handgriffe.

»Handling« Hervorstechendes Merkmal des **entwicklungsneurologischen Konzepts** ist, dass es sich nicht auf stundenweise Übungsprogramme beschränkt, sondern das **Kind ganzheitlich in seinem Alltag erfasst und betreut**. Sprachtherapie, Ergotherapie, Frühförderung, Sonderaktivitäten wie Sport oder Musik werden einbezogen, besonders wird die häusliche Betreuung berücksichtigt, dazu gehören spannungsloses Liegen und Sitzen, Haltungen und Bewegungsabläufe beim Kleiden und beim Füttern, im Bad und auf der Toilette. Diese **musterhemmenden Handgriffe des Alltags** haben sich unter dem Begriff **»Handling«** eingebürgert (Bobath u. Bobath 1988; Ritter 1998; Wittenmeier 1996).

Mitarbeit der häuslichen
Umgebung.

Die Notwendigkeit, das Kind »rund um die Uhr« fördernd zu betreuen, macht die **Mitarbeit der häuslichen Umgebung** unentbehrlich, fast immer sind es die Eltern, meistens die Mutter. Die Krankengymnastik leitet also nicht nur die gezielte Aktivitätsphase, die täglich mindestens 45 min beanspruchen sollte, sondern führt auch ein in das Handling.

Techniken

Ausgangsbefund.

Befunderhebung. Vor Beginn der Behandlung ist ein **Ausgangsbefund** zu erheben. Dazu gehören:

- die **Beobachtung** des Kindes,
- die **Befragung** der Eltern und
- gezielte **Bewegungsstimulationen** (Bobath 1998; Bobath u. Bobath 1988; Ritter 1999).

Spontanes Bewegen und
Verhalten.

Beobachtung und Befragung. Zunächst wird das Kind weitgehend ohne nahen Kontakt mit dem Therapeuten in seinem spontanen Bewegen und seinem Verhalten beobachtet. Es mag sich von vorhandenen oder angebotenen Materialien bedienen. Die **Atmosphäre muss entspannt sein**, sehr viele Kinder sind ängstlich an die Mutter geklammert, manche schreien und weinen, hier braucht es Geduld. Musik oder Gesang können unterstützen. In einem lockeren Gespräch wird die Mutter oder Begleitperson befragt nach:

- Entwicklungsdaten,
- Spiel- und Verhaltensgewohnheiten,
- den bereits durchlaufenen ärztlichen und therapeutischen Maßnahmen.

Auch die Mutter ist »Patient«, sie ist durch ihr Kind belastet und braucht Verständnis, oft mehr noch als fachmännische Unterstützung.

 Tipp

Beobachtung und Befragung füllt die ersten Behandlungsphasen. Erst anschließend sind gezielte Bewegungstests möglich.

Bewegungstests. Das Kind wird mittels Beobachtung getestet:

- Wie bewegt es sich fort?
- Kann es überrollen?
- Kann es sich aufsetzen?
- Wie sitzt es?
- Wie überwindet es Stufen?
- Wie weit kann es aufstehen?
- Welche Strategien wendet es an?
- Wie sind die Bewegungen der Beine, der Arme, des Rumpfes?
- Wie ist die Haltung des Körpers?
- Woran scheitert flüssiges Bewegen?
- Welche Kompensationsmöglichkeiten werden verwendet?
  Vor allem sollte die obere Leistungsgrenze erfasst werden. Dabei wird auch beachtet:
- Wie verhält sich das Kind?
- Wie arrangiert es eine bestimmte Situation?
- Wie ist sein Interesse?
- Welche Findigkeiten entwickelt es?
- Wie ist seine Kontaktfähigkeit ausgeprägt?

In der Endphase des Befunds sollte das Kind ausgezogen sein, denn es müssen folgende Fehlstellungen und Funktionen erkennbar sein:

- Asymmetrien im Hüft-Becken-Bereich und der Wirbelsäule,
- Fehlstellungen der Füße und anderer Gelenke,
- das Muskelspiel bei Bewegung.

❗ Beachte

In den Behandlungen kann Bekleidung toleriert werden. In der Befundung wäre dies ein Fehler.

Behandlungsprinzipien. Die **Behandlungsprinzipien im Bobath-Konzept** stehen immer im Dienst des ganzen Kindes, seiner Persönlichkeit, seiner Eigenarten. Es sind:

- Vermittlung der Wahrnehmung (Perzeption) von Körper und Umgebung und ihr Einbringen in die Motorik.
- Anbahnung von Stellreflexen und Gleichgewichtsreaktionen mit Aufbau von Haltetonus.
- Hemmung musterhafter Bewegungsentgleisungen.

Wichtige Behandlungsprinzipien.

Diese Vorstellungen greifen in der Behandlungssituation wie auch im Handling eng ineinander.

Zeitpunkt des Therapiebeginns. Die physiotherapeutische Betreuung sollte frühest möglich einsetzen, beim Säugling wird die Bestätigung einer Verdachtsdiagnose nicht abgewartet. Es gilt, die **Empfindungs- und Wahrnehmungsfähigkeit** des Kindes für seinen Körper anzuregen durch:

Empfindungs- und Wahrnehmungsfähigkeit.

- Hautkontakte vielfältiger Art,
- Führen und Stimulieren von Bewegungen in physiologischen Bahnen.

Das **Handling** hat dabei einen besonders wichtigen Platz. Das Kind erfährt so seinen Körper im spannungsfreien Bewegen. Die Mutter bzw. der engste Betreuer wird immer miteinbezogen, das Kind wird auch gerne auf dem Schoß der Mutter behandelt.

❗ Beachte

Die Atmosphäre sollte als liebevolle Zuwendung empfunden werden.

Aufbau des Haltetonus. Haltetonus wird durch Einbringen von Stellreaktionen und Gleichgewichtsanforderungen, zunächst des Kopfes, aufgebaut. Von Beginn an können diagonale Überrollbewegungen des Rumpfes angebahnt werden, in Verbindung mit Körperaufrichtung und Stützübungen der Gliedmaßen (**◘ Abb. 4.8–4.10**).

❗ Beachte

Es werden immer **ganzheitliche Haltungsübergänge** angebahnt. Das Abgleiten in tonische Muster wird manuell gehemmt.

Die **Bewegungsleitung** geschieht durch Berührungs- und Bewegungsreize, bevorzugt von Schlüsselregionen im Bereich der Gürtel aus, von proximal nach distal. Bei **Hypertonus** werden Hemmungen und Bahnungen, bei **Schlaffheit** vermehrte Stimulation und Bahnung gleichzeitig eingesetzt.

Bewegungsleitung.

❗ Beachte

Das **Kind erlebt seinen eigenen Körper** in der Haltung der Gliedmaßen zueinander und in seiner Bewegung im Raum.

Das Anstreben der **Körpersymmetrie** bedeutet nicht Bewegung in der Sagittalebene, sondern spiegelbildliche Gewichtsverlagerungen in wechselnde Richtungen. Dabei verbes-

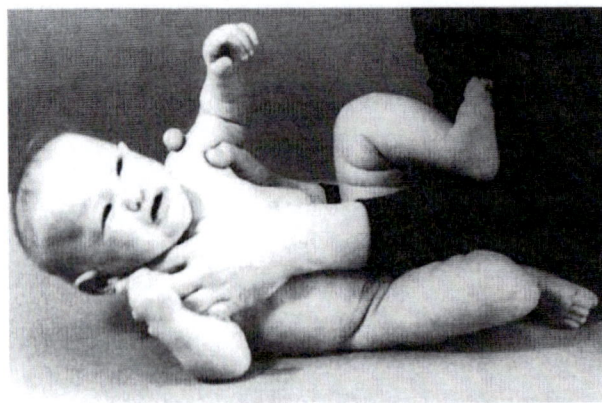

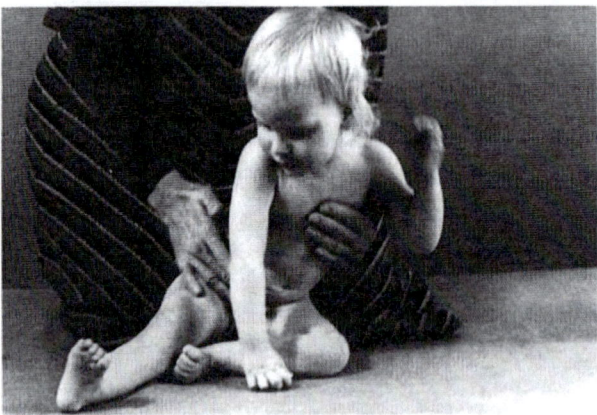

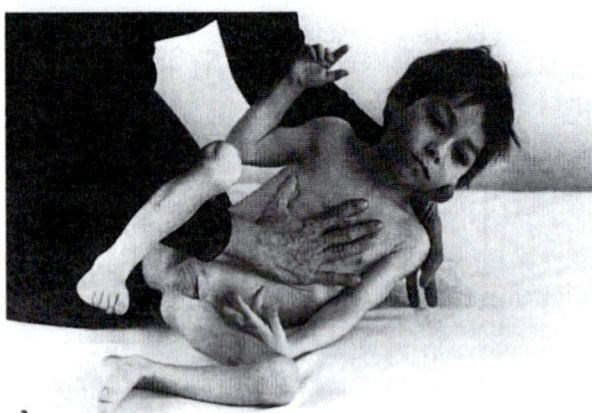

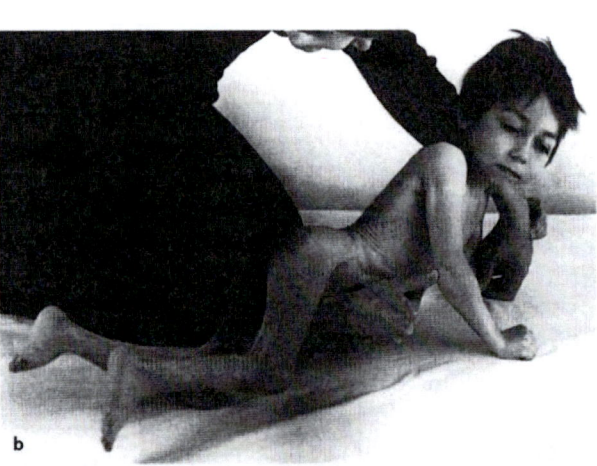

Abb. 4.8. Überrollen mit Anbahnen des Stützes auf den rechten Ellbogen, Rumpfinkurvation und Führen des linken Arms von der Schulterregion, Spreizhaltung der Beine. Die Kopfkontrolle muss noch unterstützt werden.

Abb. 4.9. Haltungsübergang vom Sitz zum Vierfüßlerstand. Gewichtsverlagerung auf den linken Schenkel mit Rumpfrotation und Fazilitation des Armstütz von der Axilla aus, Halten der rechten Leiste gegen die Strecktendenz.

Abb. 4.10. a Überrollübung mit schwerst behindertem Kind, Einfluss des ATNR (Asymmetrischer tonischer Nackenreflex), eingesteiftes Beugemuster. Druck auf den Brustkorb erleichtert Vorführen der Schultern. b Unterstützen der Kopfkontrolle, Fazilitation des Armstütz. Versuch der Anbahnung einer Rumpfrotation, Hemmung der Hüftadduktoren

a

b

sern die Streckung/Aufrichtung der belasteten Rumpfseite, das Aufstützen der Extremitäten und den Haltetonus.

Entwicklungsgerechte Anforderungen – vom Überrollen bis zum Stand – werden im Laufe der Behandlung verfolgt. Dabei hält man sich nicht stur an die Normtabellen, sondern orientiert sich an dem, wozu das Kind gerade in der Lage scheint, nimmt, soweit irgend machbar, vertraute Alltagssituationen zum Ausgang. Dadurch erlebt es alle Anteile eines Bewegungsablaufs, die ihm schon möglich sind, als eigene Aktivität.

Atmosphäre der Umgebung. Je jünger und rückständiger das Kind, desto weniger kann mit verbalen Motivationen gearbeitet werden, diese sind erst beim älteren Kind oder Erwachsenen anwendbar. Der **Patient** wird **als Partner** angesprochen, Bewegungsziele vorgeschlagen, keinesfalls sollen Kommandos an einzelne Körperteile gerichtet sein.

Patient als Partner.

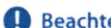 **Beachte**

Die **Atmosphäre der Umgebung** ist in allen Fällen wichtig. Sie sollte sein:
- patientengerecht,
- lustbetont und
- motivierend.

 Tipp

Eiserne Strenge wird vom Patienten bald mit Überdruss beantwortet. Das behindert das Üben dauerhaft.

Behandlungsverlauf und Aufgaben. **Stete Wiederholungen** begünstigen Erfolgserlebnisse, damit die Wahrnehmung des Patienten, und erleichtern die Einprägung als Lernbesitz. Die Hände des Therapeuten werden in dem Maße zurückgenommen, wie der Patient selbstständig ausführen kann. Augenmerk hat sich aber auch auf die **Verhütung von Kontrakturen** zu richten. Die stets notwendige Hemmung darf nicht wegfallen. Sie geschieht nicht nur durch die anleitenden Therapeutenhände, sondern wird auch schon durch die physiologischen Bewegungsabläufe erreicht.

Stete Wiederholungen.

Alltagstüchtigkeit und Alltagshilfen. Das Behandlungsziel ist immer die **größtmögliche sozial orientierte Selbstzufriedenheit und Alltagstüchtigkeit des Patienten**, sowohl hinsichtlich seines Bewegens wie auch der Umweltbewältigung. Dazu gehört nicht nur die Durchführung des täglichen Übungsprogramms, sondern auch die Anpassung und Ausstattung der Umgebung. Hier haben **Ergotherapie** und **Sprachtherapie** ihren Platz, die in Zusammenarbeit mit der Physiotherapie die Kommunikationsfähigkeit, das Essen und Trinken, das tägliche Waschen und Pflegen, die Toilette und das Kleiden, bestmögliches Sitzen und Liegen betreuend fördern. Auch die Ausrüstung mit **Hilfsmitteln** wie Schienen, Gehhilfen und Rollstühlen sowie mit Alltagshilfen gehören dazu (Crickmay 1990; Holtz 1997; Köng 1990; Mosthaf 2000).

Behandlungsprogramm.

4.3.4 Indikationen

Die Hauptindikation sind **Zerebralparesen**, besonders die infantilen. Das Konzept bei Hemiplegien Erwachsener wird gesondert besprochen (s. ► Kap. 4.4, S. 211ff). Das Verfahren nach Bobath ist aber nicht nur bei Zerebralparesen geeignet, sondern kann auch bei anderen **neurologisch bedingten Leiden** angewendet werden, so bei Multipler Sklerose, Parkinson-Erkrankungen oder Zuständen bei und nach hirnorganischen Prozessen. Aber auch Entwicklungsretardierungen und **Symptomenbilder, die mit Schwierigkeiten der motorischen Steuerung einhergehen,** wie Querschnittsläsionen, orthopädische Fehlstellungen oder Bewegungseinbußen variabler Genese können profitieren.

Hauptindikationen.

4.3.5   Kontraindikationen

Kontraindikationen nicht bekannt.

Kontraindikationen sind mit Ausnahme schwerer akuter, vor allem infektiöser Erkrankungen **nicht bekannt**. Die Frage, wann einer anderen Methode, wie der nach Vojta, der Vorzug zu geben ist, wird dort (s. ▶ Kap. 4.29, S. 451ff) diskutiert.

4.3.6   Klinische Erfahrungen und wissenschaftliche Untersuchungen

Das Bobath-Konzept ist aufgrund der vielfältigen positiven Erfahrungen und Beobachtungen außerordentlich verbreitet und schlechthin die Methode, Kinder mit zerebralen Paresen zu behandeln. Nicht zuletzt werden dabei die Fortschritte in der kindlichen Entwicklung von der Qualität der Betreuung der Kinder im Alltag, vom Handling und damit von den Angehörigen stark beeinflusst. Die mit dem Bobath-Konzept gemachten Erfahrungen vergleichsweise zu denen mit der Methode nach Vojta werden im Rahmen der letzteren (s. ▶ Kap. 4.29, S. 451ff) eingehend besprochen.

Erfolgskontrollen sind kaum zuverlässig durchführbar.

Erfolgskontrollen. Leider sind **Erfolgskontrollen** auch heute noch kaum zuverlässig durchführbar (Karch 1989; Wechselberg 1988). Wiederholungen einer Bewegungsausführung sind beim Zerebralparetiker niemals identisch, deshalb ist schon die Festlegung eines Basisbefunds schwierig. Mit dem Gehirnschaden gehen zahlreiche nichtmotorische Probleme einher, wie die reduzierte körperliche Belastbarkeit, Frustrationsintoleranz, die Störungen der Vigilanz und des Lernvermögens, Stimmungslabilität, Schwankungen der Tages- und Tageszeitkondition, die Reduktion des Wahrnehmungs- und Verarbeitungsvermögens. Testsituationen werden somit nur schwer toleriert. Skepsis ist deshalb angebracht bei Untersuchungen, die einen Bewegungsbefund vor und nach einer Maßnahme dokumentieren. Therapieversuche, die den unbehandelten Status erst nachträglich erfassen, würden die Fragwürdigkeit der Erfolgsbefunde offenbaren, da die Probanden sich während der Tests entspannen und nach etlichen Wiederholungen bessere Leistungen erbringen.

4.3.7   Ausbildungsmöglichkeiten

Für eine Zusatzausbildung nach Bobath bestehen folgende Mindestvoraussetzungen:
- Abgeschlossene Ausbildung als ErgotherapeutIn, KrankengymnastIn oder LogopädIn.
- 3 Jahre Berufspraxis, davon mindestens ein Jahr in der Behandlung von Kindern.
- Nachweis einer Tätigkeit zwischen den Kursteilen und nach Kursabschluss mit entsprechend Behinderten.
- Bei Ärzten sind Erfahrungen in Pädiatrie oder Orthopädie erforderlich.

Die Kursdauer beträgt 10–12 Wochen, meistens mehrteilig. Die Kurse werden von IBITA (International Bobath Instructors/Tutors Association)-Instruktoren geleitet und zertifiziert.

Die meisten deutschen Bobath-Kurszentren sind der Zentralen Bewerberregistrierung Bobath angeschlossen. Interessenten können Termine und Kosten erfragen sowie Bewerbungsunterlagen anfordern bei: ZBK-Bobath, Rudolf-Breitscheid-Straße 7a, D-99817 Eisenach.

Literatur

Affolter F (1995) Wahrnehmung, Wirklichkeit und Sprache, 7. Aufl. Neckar Verlag, Villingen Schwenningen
Arentsschild R v (1991) In Erinnerung an Dr. h.c. Berta Bobath und Dr. med. Karel Bobath. Info-Blatt 21 Vereinigung der Bobath-Therapeuten Deutschlands e.V.
Bobath B (1986) Abnorme Haltungsreflexe bei Gehirnschäden, 4. Aufl. Thieme, Stuttgart New York

Bobath K, Bobath B (1988) The neuro-developmental treatment. In: Scrutton D (Hrsg) Management of the motor disorders of children with cerebral palsy. Lippincott, Philadelphia, S 6–18

Bobath K (1990) Das Bobath-Konzept. der kinderarzt 21:863–870

Bobath B (1998) Die Hemiplegie Erwachsener. Befundaufnahme, Beurteilung und Behandlung, 6. Aufl. Thieme, Stuttgart New York

Bobath B, Bobath K (1998) Die motorische Entwicklung bei Zerebralparesen. Thieme, Stuttgart New York

Bernard K (1999a) Das Kind lernt in der Auseinandersetzung mit seinem Umfeld. Krankengymnastik 51:434–436

Bernard K (1999b) Bobath-Konzept. In: Hüter-Becker A, Schewe H, Heipertz W (Hrsg) Physiotherapie, Bd 12 Pädiatrie. Thieme, Stuttgart New York, S 27–42

Crickmay M (1990) Sprachtherapie bei Kindern mit zerebralen Bewegungsstörungen auf der Grundlage der Behandlung nach Bobath. Marhold, Berlin

Feldkamp M, Matthiaß HH (1988) Diagnose der infantilen Zerebralparese im Säuglings- und Kindesalter, 2. Aufl. Thieme, Stuttgart New York

Feldkamp M (1989) Krankengymnastische Behandlung der Infantilen Zerebralparese, 4. Aufl. Pflaum, München

Feldkamp M (1996) Das zerebralparetische Kind, Konzepte therapeutischer Förderung. Pflaum, München

Holtz R (1997) Therapie und Alltagshilfen für zerebralparetische Kinder. Pflaum, München

Karch D (1989) Ergebnisse der Frühbehandlung infantiler Zerebralparesen. In: Karch D, Michaelis R, Rennen-Allhof B et al. (Hrsg) Normale und gestörte Entwicklung. Springer, Berlin Heidelberg, S 117–126

Köng E (1990) Therapieerfolge bei späterem Therapiebeginn von CP-Kindern. der kinderarzt 21:1569–1570

Köng E (1991) Geschichte und Entwicklung des Bobath-Konzepts. der kinderarzt 22:705–709

Michaelis R, Niemann G (1995) Entwicklungsneurologie und Neuropädiatrie. Grundlagen und diagnostische Strategien. Thieme, Stuttgart New York

Mosthaf U (2000) Was heißt eigentlich Qualität in der interdisziplinären Zusammenarbeit? Krankengymnastik 52:258–267

Müller HA (1991) Bobath-Konzept und Sprachtherapie (zum 70. Geburtstag von Dr. Köng). Schweizerisches Mitteilungsblatt 30:38–45

Ohrt B (1999) Die Wurzeln des Bobath-Konzepts. Krankengymnastik 51:395–402

Paeth-Rohlfs B (1999) Erfahrungen mit dem Bobath-Konzept. Thieme, Stuttgart New York

Rausch M, Spengler F, Eysel UT (1998) Proprioception acts as the main source of input in human sensory integration activation experiments. Neuro Report 9:2865–2868

Reichl G (1999) Bobath-Therapieaspekte von normaler Bewegung und Konsequenzen für die Behandlung bei Störungen des motorischen Verhaltens. Krankengymnastik 51:462–468

Ritter G (1998) Bewegung als Handlung deuten – ein Weg zum Verständnis von Bewegung im Bobath-Konzept. Bewegung und Entwicklung 30:31–40

Ritter G (1999) Eine moderne Methode der Befundaufnahme und Behandlungsplanung im Bobath-Konzept am Beispiel der Behandlung von Kindern. Krankengymnastik 51:416–433

Schwarzbach B (2000) Tritt im neuzeitlichen Bobath-Konzept die »verstehende Diagnostik« an die Stelle des praktischen Handelns? Krankengymnastik 52:668–674

Treml-Sieder H (1989) Das Bobath-Konzept – eine Herausforderung. Persönliche Erfahrungen aus 25 Jahren. Beschäftigungstherapie und Rehabilitation Nr. 4

Vereinigung der Bobath-Therapeuten Deutschlands e.V. (1991) Zum Gedenken an Dr. h. c. Berta Bobath und Dr. med. Karel Bobath Nr. 21

Wechselberg K (1988) Früherkennung und Frühbehandlung zerebraler Bewegungsstörungen im Kindesalter; Längsschnittuntersuchungen an 58 Kindern mit entwicklungsneurologischer Behandlung nach Bobath. Schindele, Heidelberg

Welling A (1999) Bewegung verstehen und Sprachgebrauch gestalten. Bobath-Therapie interdisziplinär weiterentwickeln. Krankengymnastik 51:41–50

Wittenmeier S (1996) Motorische Entwicklungsförderung des Säuglings durch gezielte Handhabung (Handling). Krankengymnastik 48:1576–1578

4.4 Hemiplegiebehandlung nach Bobath

G. Weimann

Aufbauend auf ihrer entwicklungsneurologischen Behandlung spastischer Kinder (s. ▶ Kap. 4.3, S. 199 ff) hat Frau Berta Bobath später ein Therapiekonzept für erwachsene Hemiplegiker erarbeitet. Die von ihr gegebenen therapeutischen Zielsetzungen und Methoden haben eine große Resonanz und Verbreitung gefunden, so dass vielfach krankengymnastische Behandlungen von Hemiplegikern ausschließlich nach dem Bobath-Konzept gefordert und entsprechend verordnet werden. Wichtige Elemente ihrer Methoden gehen in die Ausbildung von Physiotherapeuten und damit in die Behandlung von Patienten mit Hemiplegien ein.

4.4.1   Funktionelle Grundlagen

Abnorme Haltungs- und Bewegungsmuster.

Frau Bobath (Bobath 1993) betont und stellt heraus, dass bei Patienten mit Hemiplegien infolge verschiedener zerebraler Erkrankungen (Ischämie, Blutung, Trauma u. a.) folgende Störungen in verschiedenen Kombinationen bestehen und in der Therapie zu berücksichtigen sind:
- Spastik,
- beeinträchtigte Haltungsreflexmechanismen,
- Empfindungs- und Wahrnehmungsstörungen.

Spastik. Die Spastik, die Frau Bobath auf eine Enthemmung des Gamma-Systems, gelegentlich auch des Alpha-Systems zurückführte, ist aus heutiger Sicht ein komplexes Geschehen. Sie manifestiert sich klinisch in charakteristischen **abnormen Haltungs- und Bewegungsmustern**, an denen große Muskelgruppen komplex beteiligt sind. Haltung und Bewegung werden dadurch gebunden und erfolgen – wenn überhaupt möglich – in Stereotypien. **Selektive Bewegungen**, die eine hohe Koordination erfordern, sind dadurch nicht möglich oder beeinträchtigt.

Folgen beeinträchtigter Haltungsreflexmechanismen.

Haltungsreflexmechanismen. Maßgebliche Bedeutung für normale Bewegungen haben Haltungsreflexmechanismen, z. B.:
- Stellreflexe,
- Gleichgewichtsreaktionen,
- automatische Adaptation der Muskeln bei Haltungsänderungen und
- reziproke Innervation der Antagonisten.

Diese **Haltungsreflextätigkeit** ist beim hemiplegischen Patienten auf der betroffenen Seite, bei schweren Störungen mitunter auch beidseitig gestört, besonders die Koordination. Statt der normalen adaptierten und selektiven Bewegungen, die kontrolliert werden, kann es bei **Willkürinnervationen** zu unerwünschten **übermäßigen Kokontraktionen von Muskeln** bzw. zu **assoziierten Reaktionen** wie unerwünschten grobmotorischen synchronen Mitbewegungen auch entfernter Muskelgruppen, die die Bewegungen zusätzlich beeinträchtigen, kommen. Bei Spastikern können **enthemmte tonische Reflexe**, z. B. der asymmetrische tonische Nackenreflex und die positive Stützreaktion, den Tonus und die Haltung der Extremitäten beeinflussen. Bei dem **asymmetrischen tonischen Nackenreflex** nimmt bei Drehung des Kopfes zu einer Seite der Strecktonus des gesichtsseitigen Arms zu, am hinterkopfseitigen Arm nimmt er dagegen ab und der Beugetonus zu. Bei der **positiven Stützreaktion** kann ein plötzlicher Druck auf den Fußballen statt einer normalerweise kurzen Streckung des Beins zusätzlich eine Kokontraktion der Antagonisten auslösen und dadurch eine Gelenkfixierung bewirken.

Gestörte Empfindung und Wahrnehmung.

Empfindungs- und Wahrnehmungsstörungen. Schließlich können Empfindungs- und Wahrnehmungsstörungen die Bewegungsabläufe erschweren und hemmen. **Homonyme Hemianopsien und Neglecte der betroffenen Seite** sowie **Störungen bis zum Verlust der Oberflächen- und Tiefensensibilität** sind zu erkennen und zu berücksichtigen, da sie die Bewegungsabläufe ebenfalls beeinträchtigen. Für die Therapie sind außerdem Hörstörungen und Aphasien mit gestörtem Sprachverständnis von Bedeutung.

4.4.2   Behandlungsziele

Das **Ziel der Therapie nach Bobath** ist die sensorisch-motorische Wiederherstellung der gestörten Funktionen, der Haltung und der Bewegung (Bobath 1993; Davies 1996). Der Haltungstonus soll normalisiert werden und dadurch der gesamte Muskeltonus, wobei der erhöhte gesenkt, der schlaffe erhöht wird. Der Patient soll »die Potentiale der betroffenen Seite voll nutzen«. Dazu werden:

— **pathologische Bewegungsmuster** gehemmt,
— **assoziierte Reaktionen** vermieden,
— **Gleichgewichts- und Stellreaktionen** gefördert,
— **physiologische Bewegungsabläufe** gebahnt.

> ❶ Tipp
>
> Um physiologische Bewegungsabläufe zu bahnen, wird ein **selbstständiges Verrichten von Alltagsfunktionen** (ADL-Funktionen) unter Einbeziehen der geschädigten Seite angestrebt. Die dafür geeigneten Haltungen und Bewegungen werden in die Ergotherapie eingebaut (Eggers 1997; Geisseler 1996).

Haltung und Bewegung normalisieren.

Selbstständiges Verrichten von Alltagsfunktionen.

Auf diese Weise soll die Qualität der Bewegung gebessert werden. Kompensationen durch die intakte Seite und eine frühzeitige Verwendung von Hilfsmitteln werden zugunsten der Bewegungsqualität und auf Kosten einer schnellst möglichen Selbstständigkeit vermieden, da dadurch pathologische Haltungs- und Bewegungsmuster, z.B. eine kompensatorisch einseitige Körperhaltung, verstärkt und fixiert werden. Das gilt auch für Sensibilitäts- und Wahrnehmungsdefizite.

4.4.3   Behandlungsprinzipien und Art der Technik

Sensorisch-motorische Wiederherstellung

Die sensorisch-motorische Wiederherstellung beginnt mit der **Förderung der gestörten Wahrnehmung bzw. Empfindung durch regelmäßige geeignete Reize**, z.B. Liegen auf der betroffenen Seite, die wahrgenommen werden soll. Pflege und Ansprechen erfolgen ebenfalls von der betroffenen Seite aus. Deshalb wird hier auch der Nachttisch aufgestellt. Diese Aufgaben werden übernommen von:

— den Therapeuten,
— den Mitarbeitern des Pflegedienstes und
— den Angehörigen.

Förderung der Wahrnehmung.

Hemmung pathologischer Haltungs- und Bewegungsmuster

Inhibitorische Lagerungen. Mit einer **Inhibition pathologischer Haltungs- und Bewegungsmuster** wird gleich nach dem Eintritt der zerebralen Schädigung begonnen, wenn sie sich auszubilden beginnen oder zu erwarten sind. Wichtig sind **geeignete wechselnde Lagerungen**, die folgende Effekte aufweisen:

— Sie wirken den pathologischen spastischen Mustern entgegen.
— Sie fördern die Körpersymmetrie.
— Sie berücksichtigen den Einfluss tonischer Reflexe.

Inhibition pathologischer Haltungs- und Bewegungsmuster.

> ❷ Beispiel
>
> In Rückenlage wird der betroffene Arm gestreckt und abduziert, das betroffene Bein leicht gebeugt, die betroffene Beckenseite unterlagert und leicht angehoben. Der Einfluss tonischer Reflexe wird ebenfalls genutzt, indem das Gesicht des Patienten zur betroffenen Seite liegt und dadurch eine Streckung des betroffenen Arms unterstützt wird (asymmetrischer tonischer Nackenreflex). Um eine überschießende positive Stützreaktion mit einer unerwünschten Fixierung des Beins zu vermeiden, wird zur Spitzfußprophylaxe kein Widerstand wie beispielsweise ein Bettkasten verwendet (❑ **Abb. 4.11**). Im Bedarfsfall kann ein die Fußstellung korrigierender, im Fachhandel erhältlicher Stabilisationsschuh getragen werden.

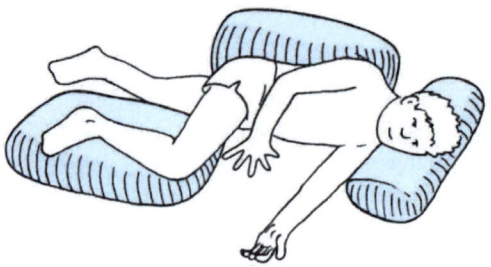

■ Abb. 4.11. **Lagerung auf der betroffenen Seite:** Die betroffene linke Körperhälfte wird infolge ihrer Belastung und durch den Kontakt mit der Unterlage wahrgenommen; das Gesicht wird zum betroffenen gestreckten Arm gewendet; die Schulter ist gelenkschonend gelagert; die Rücken- und Beinunterstützung dienen einer Entspannung und Stabilisierung der Haltung

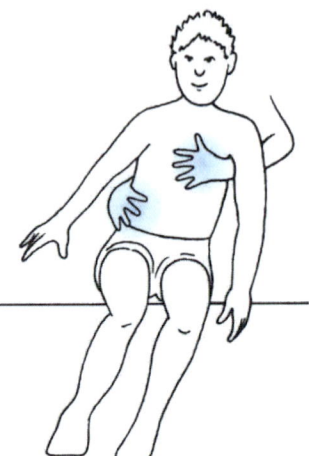

■ Abb. 4.12. **Schulung von Haltungs- und Gleichgewichtsreaktionen:** Die Kontrolle durch den Therapeuten erfolgt von proximalen »Schlüsselpunkten« am Rumpf des Patienten

Senkung des Muskeltonus.

Detonisierende Maßnahmen. Dieses bei zerebral-paretischen Kindern bekannte Reflexverhalten ist nach neueren Beobachtungen beim erwachsenen Hemiplegiker jedoch nur wenig wirksam und kaum effektiv (Hummelsheim u. Mauritz 1993). Um den **Tonus spastischer Muskelgruppen zu senken**, werden deshalb abhängig von der individuellen Symptomatik differenzierte Maßnahmen durchgeführt, z. B.:
— Dehnungsübungen,
— manuelle Muskelmobilisation,
— Sensibilitäts- und Wahrnehmungstraining.

Eine so geförderte Harmonisierung der Muskeltonusdysbalance erleichtert eine Bewegungskontrolle und das Bahnen von physiologischen Bewegungsabläufen. Entsprechend werden Haltungs- und Gleichgewichtsreaktionen in Verbindung mit aktiven Bewegungen geschult und durch den Therapeuten von proximalen »Schlüsselpunkten« vom Rumpf des Patienten aus kontrolliert (■ **Abb. 4.12**).

Dieses Vorgehen wird auch in der Ergotherapie und bei den Alltagsverrichtungen berücksichtigt und eingebaut.

Bahnung physiologischer Bewegungsabläufe

Normalisierter Haltungstonus im Rumpf.

Übungsgrundsätze. Wichtig ist ein **normalisierter Haltungstonus im Rumpf**, aus dem heraus die Bewegungen der betroffenen Extremitäten geübt werden. **Selektive Bewegungen**, z. B. der Hand und der Finger, und entsprechende Koordinationsübungen werden erst mit nachlassendem spastischem Muster möglich. Das gleiche gilt für die Beinbewegungen und das Gehen. Die Übungen erfolgen vorsichtig. Der Therapeut kontrolliert, dass Kokontraktionen und assoziierten Reaktionen vermieden werden. Kompensation durch die nichtbetroffene Seite bzw. die nichtbetroffenen Extremitäten und Hilfsmittel wie Stützen und Orthesen werden weitgehend gemieden. Bei Armübungen und beim Aufstehen werden physiologische Bewegungsabläufe durch gleichzeitiges symmetrisches Einbeziehen der gesunden Extremitäten (z. B. Vorstrecken der Arme mit gefalteten Händen) unterstützt (■ **Abb. 4.13**).

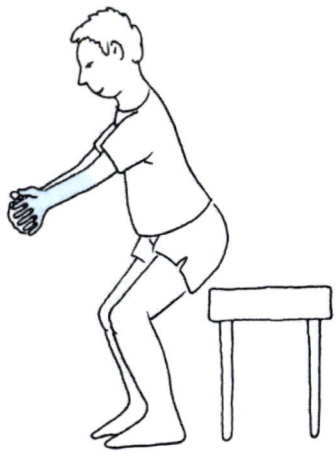

Abb. 4.13.   **Übungen mit dem betroffenen Arm und
Aufstehen:** Die Körpersymmetrie und physiologische
Bewegungsabläufe am Arm werden mittels Führen des
betroffenen durch den gesunden Arm unterstützt

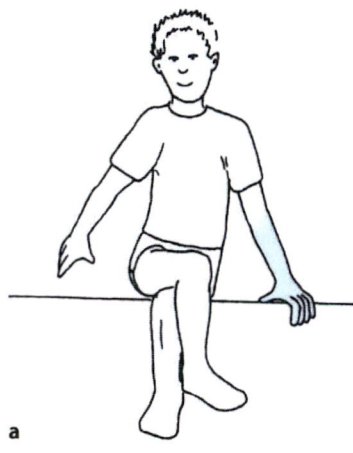

a

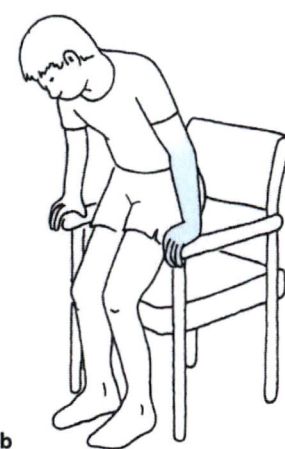

b

Abb. 4.14 a, b.   **Fazilitation und Inhibition des betroffenen Arms: a** Der linke betroffene Arm ist gestreckt
und stützt den labilisierten Körper nach links ab. **b** Strecken und Abstützen des betroffenen linken Arms in
Verbindung mit dem gesunden bei Alltagsverrichtungen wie beim Aufstehen

Bewegungsförderung. Um **Bewegungen zu fördern,** werden zunehmend verschiedene **propriozeptive und exterozeptive Fazilitationen** eingesetzt, sei es als repetitiv phasische Dehnung des gewünschten Muskels oder mittels Bestreichen und Beklopfen der Haut über dem zu beeinflussenden Muskel (Hummelsheim u. Mauritz 1993). Beim Stehen und Gehen wird eine Gewichtsübernahme auf das betroffene Bein, am Arm der Druck auf ihn mittels seines gestreckten Aufstützens genutzt (◘ **Abb. 4.14**). In der schlaffen Lähmungsphase wird durch Stimulationstechniken (z.B. frühzeitiges Stehen) der Tonus erhöht. Ein Bahnen physiologischer Bewegungsabläufe wird auch mittels Ergotherapie verfolgt und soll später in die Alltagsverrichtungen, das sog. »Handling«, eingehen (Eggers 1997; Geisseler 1996).

Propriozeptive und exterozeptive Fazilitationen.

4.4.4   Indikationen

Sämtliche erworbenen, besonders zerebrale spastische Hemiplegien.

Hauptindikationen.

4.4.5   Kontraindikationen

Es sind keine Kontraindikationen bekannt.

Keine Kontraindikationen.

4.4.6   Klinische Erfahrungen und wissenschaftliche Untersuchungen

Bobath-Konzept ist einleuchtend und überzeugend.

Bobath-Behandlung als konventionelle Therapie. Das **Bobath-Konzept ist einleuchtend** und wirkt mit seiner Zielsetzung, die Spastizität und die dadurch bedingten pathologischen Haltungs- und Bewegungsmuster zu inhibieren, überzeugend. Es ist derart verbreitet, dass in der Regel zahlreiche Elemente desselben in die routinemäßige Ausbildung von Physiotherapeuten eingegangen sind und an den Ausbildungsstätten vermittelt werden. Sie fließen in die konventionelle Behandlung ein, mitunter gilt das Bobath-Konzept bereits als **konventionelle Therapie bei zentralen Hemiplegien** (Basmajian et al. 1987; Bütefisch et al. 1995; Nakayama et al. 1994; Sunderland et al. 1992).

Defektsyndrome bleiben bestehen.

Voraussetzungen und Grenzen des Konzepts. Allgemein wird unterstellt, dass das Bobath-Konzept sich in besonderem Maße dazu eignet, die Qualität der gestörten Bewegungen bei Hemiplegikern zu bessern und – soweit möglich – zu normalisieren. Dazu ist der sofortige Beginn einer entsprechenden Therapie angezeigt und ein im weiteren Verlauf beträchtlicher Zeitaufwand erforderlich. Den können nicht allein die ausgebildeten Therapeuten erbringen. Gefordert sind auch entsprechend geschultes Pflegepersonal und Angehörige. Eine Überlegenheit gegenüber anderen Behandlungsmethoden bezüglich der Bewegungsqualität ist schwer zu überprüfen, da die üblichen Bewertungsskalen hierfür zu grob sind. Es hat sich gezeigt, dass durch eine Bobath-Therapie die Ausbildung einer Hemispastik nicht zuverlässig verhindert werden kann. In vielen Fällen ist es auch nicht möglich, die spastischen Haltungs- und Bewegungsmuster in dem gewünschten Ausmaß zu beseitigen. Die bekannten **Defektsyndrome** bleiben bei zahlreichen Patienten bestehen, allerdings häufig auf einer **qualitativ besseren Stufe.**

Bewältigung von Alltagsverrichtungen.

Kompensationsmöglichkeiten. Klinische Beobachtungen und einige vergleichende Untersuchungen (Dickstein et al. 1986, Logigian et al. 1983; Lord u. Hall 1986; Wagenaar et al. 1990) haben allerdings ergeben, dass mittels der Bobath-Methode ein schnelleres und besseres Erlernen der Alltagsverrichtungen (ADL-Funktionen = »Activities of daily living«) **nicht** erreicht wird.

 Beachte
Ein möglichst **selbstständiges Bewältigen von Alltagsverrichtungen** ist das vordringliche Ziel jeder Rehabilitation und eine entscheidende Lebenshilfe für die Betroffenen.

Um dieses Ziel zu erreichen, sind neben der funktionsfördernden Behandlung der betroffenen Körperregion und dem Einüben möglichst physiologischer Bewegungsabläufe vielfach **Kompensationen** erforderlich (Nakayama et al. 1994), z. B. mittels:
- der gesunden Extremität, bevorzugt Arm/Hand,
- Orthesen,
- orthopädischer Schuhe,
- Gehhilfen und
- anderer Hilfsmittel.
  Diese **Kompensationsmöglichkeiten sind in folgenden Fällen wichtig:**
- Es liegen sehr schwere Funktionsdefizite wie Plegien vor.
- Die pathologischen Muster bestehen trotz adäquater Therapie fort.
- Eine ausreichende Selbsthilfefähigkeit wird nicht erreicht.
- Bei alten und wenig lernfähigen Kranken.
- Bei vorbestehenden zusätzlichen Behinderungen (Verletzungsfolgen, Arthrosen u. a.), die physiologische Bewegungsabläufe nicht erlauben.

Verbesserung von Funktionsstörungen.

Ergänzende Therapiemaßnahmen. Besserungen der Bewegungs- und ADL-Funktionen können bei Hemiplegikern auch mit anderen krankengymnastischen Methoden und Übungen erzielt werden. Vergleichende Untersuchungen verschiedener Methoden mit dem Bobath-Konzept haben diesbezüglich **keine Überlegenheit der Therapie nach Bobath** erkennen lassen (Basmajian et al. 1987; Bütefisch et al. 1995; Dickstein et al. 1986;

Hummelsheim u. Mauritz 1993; Logigian et al. 1983; Lord u. Hall1986; Sunderland et al. 1992; Wagenaar et al. 1990; Literatur Übersicht s. Mucha u. Scholler 1998). Allerdings sind durch zusätzliche intensivere übende repetitive Therapiemaßnahmen **bessere funktionelle Ergebnisse**, besonders der Arm/Hand-Funktion, beobachtet worden (Bütefisch et al. 1995). Das Bobath-Konzept, das zunächst vielfach streng unter Ablehnung anderer Methoden angewandt wurde, ist dann durch ihre Schüler ergänzt, erweitert und in den Alltag integriert worden (Davies 1995, 1996; Eggers 1997; Paeth-Rohlfs 1999). Diese Entwicklung dürfte noch nicht abgeschlossen sein. Es ist sinnvoll und möglich, die **Bobath-Methode durch weitere Maßnahmen zu ergänzen**, z. B. durch:

- eine verstärkte Fazilitation,
- einen vermehrten Einsatz beeinträchtigter Muskelgruppen,
- übende Bewegungen, z. B. durch repetitives Üben wie Sequenz- oder Laufbandtraining.

Abhängig von Art und Ausmaß der Beeinträchtigungen ist es auch möglich, geeignete Elemente der Bobath-Methode mit anderen Übungen und Verfahren zu kombinieren.

4.4.7   Ausbildungsmöglichkeiten

Physiotherapeuten können eine besondere Qualifikation als »Bobath-Therapeut« erwerben. Sie wird von der IBITA (International Bobath Instructors for the Treatment of Adult Patients) verliehen. Zur Erlangung des Diploms müssen Grundkurse von mindestens 15 Schulungstagen (= 3 Wochen) absolviert werden, die von der Arbeitsgemeinschaft der Bobath-Instruktoren in verschiedenen Kliniken und Institutionen angeboten werden. Es gibt zur Weiterbildung Aufbaukurse und eine eingehendere Ausbildung zum Bobath-Instruktor, die von der IBITA zertifiziert sind.

Literatur

Basmajian JV, Gowland CA, Finlayson MAJ, Hall AL, Swanson LR, Stratford PW, Trotter JE, Brandstater ME (1987) Stroke treatment: Comparison of integrated behavioral-physical therapie vs traditional physical therapy programs. Arch Phys Med Rehabil 68: 267–272

Bobath B (1993) Die Hemiplegie Erwachsener 5. Aufl. Thieme, Stuttgart New York

Bütefisch C, Hummelsheim H, Denzler P, Mauritz KH (1995) Repetitive training of isolated movements improves the outcome of motor rehabilitation of the centrally paretic hand. J Neurol Sciences 130: 59–68

Davies PM (1995) Wieder Aufstehen. Springer, Berlin Heidelberg New York

Davies PM (1996) Hemiplegie 1. Aufl, 9. Nachdruck. Springer, Berlin Heidelberg New York

Dickstein R, Hocherman S, Pillar T, Shaham R (1986) Stroke rehabilitation. Three exercise approaches. Phys Ther 66:1233–1238

Eggers O (1997) Ergotherapie bei Hemiplegie 2. Aufl, 7. Nachdruck. Springer, Berlin Heidelberg New York

Geisseler T (1996) Halbseitenlähmung 2. Aufl 2. Nachdruck. Springer, Berlin Heidelberg New York

Hummelsheim H, Mauritz KH (1993) Neurophysiologische Grundlagen krankengymnastischer Übungsbehandlung bei Patienten mit zentralen Hemiparesen. Fortschr Neurol Psychiat 61:208–216

Logigian MK, Samuels MA, Falconer J, Zagar R (1983) Clinical exercise trial for stroke patients. Arch Phys Med Rehab 64:364–367

Lord JP, Hall K (1986) Neuromuscular reeducation versus traditional programs for stroke rehabilitation. Arch Phys Med Rehab 67:88–91

Mucha C, Scholler M (1998) Das Bobath-Konzept. Eine Literaturanalyse zum Wirkungsnachweis. Physikalische Therapie 19:660–666

Nakayama H, Jorgensen HS, Raaschou HO, Olsen TS (1994) Compensation in recovery of upper extremity function after stroke: The Copenhagen stroke study. Arch Phys Med Rehab 75:852–857

Paeth-Rohlfs B (1999) Erfahrungen mit dem Bobath-Konzept. Thieme, Stuttgart New York

Sunderland A, Tinson DJ, Bradley EL, Fletcher D, Langton Hewer R, Wade DT (1992) Enhanced physical therapy improves recovery of arm function after stroke. A randomised controlled trial. J Neurol Neurosurg Psych 55: 530–535

Wagenaar RC, Meijer OG, van Wieringen PCW, Kuik DJ, Hazenberg GJ, Lindeboom J, Wichers F, Rijswijk H (1990) The functional recovery after stroke: A comparison between neuro-developmental treatment and the Brunnstrom method. Scand J Rehab Med 22:1–8

4.5 Brügger-Konzept

R. Dehler

4.5.1 Funktionelle Grundlagen

Arbeit an zentralen Bewegungsprogrammen.

Das **Brügger-Konzept** ist in seinen Grundlagen eng mit der Frage der Steuerung, der funktionalen Adaptation und der situativen Modifikation menschlicher Bewegung verbunden. Brügger stellte aufgrund klinischer Beobachtungen schon Mitte der 50er Jahre des letzten Jahrhunderts weitreichende Überlegungen zur Funktion der Motorik an, die an Aktualität bis heute nichts eingebüßt haben (Brügger 1958, 1960, 1962a, 1962b). Er formulierte die Hypothese des **nozizeptiven somatomotorischen Blockierungseffekts (NSB)**, ein Modulationsprogramm des Bewegungssystems, dessen physiologische und pathophysiologische Auswirkungen nicht nur die Arbeitsweise der Muskulatur, sondern auch alle infrastrukturellen Zuliefersysteme miteinschließen (Brügger 1985). Das Brügger-Konzept beschäftigt sich letztlich mit dem Komplex einer **biologischen Kybernetik**. Deshalb ist es wichtig, sich bei allen folgenden theoretischen Überlegungen vor Augen zu führen, dass Brügger-Therapeuten über periphere Techniken an den zentralen Bewegungsprogrammen arbeiten.

Nozizeptiver somatomotorischer Blockierungseffekt (NSB)

Bedürfnis- und zielorientierter Ablauf komplexer Bewegungsprogramme.

Der Mensch steht wie alle anderen Lebewesen im Gesamtzusammenhang der Evolution. Unabhängig von allen zivilisatorischen oder gesellschaftlichen Entwicklungen bleibt die menschliche Bewegung abgestimmt auf **evolutorische Grundfunktionen** wie:

- Erhalt des Individuums und
- Erhalt der Art.

Nahrungsaufnahme zur Energiezufuhr oder Fluchtreaktionen führen über Hunger oder Angsterlebnisse zu **bedürfnis- und zielorientiertem Ablauf komplexer Bewegungsprogramme**, gesteuert vom Gehirn. Menschliche Erlebniswelten und Bedürfnisse gehen aber weit über Hunger und Angst hinaus, was an den physiologischen Grundabläufen jedoch nichts verändert.

Schadensverhütung oder Schadensbegrenzung.

Schutz- und Schonmechanismen. Die Integrität des Systems ist Basis des Erhalts des Individuums. Es gibt im Organismus vielfältige Schutz- und Schonmechanismen, die der **Schadensverhütung oder Schadensbegrenzung** dienen. Einfache Beispiele hierzu sind:

- Lidschlussreflex,
- Hustenreflex,
- Würgereflex.

Dabei ist die Funktion »Lidschluss« motorisch noch einfach, komplexere motorische Programme laufen aber schon beim Würgen oder Husten ab. Auch das motorische Zurückziehen der Hand von einer heißen Herdplatte oder die Modifikation des Gesamtbewegungsmusters Gang zum Hinken bei einer Verletzung der unteren Extremität dient der Schadensbegrenzung durch Auslösung oder Abwandlung von Bewegungsmustern. Solche Phänomene sind in vielfältiger Weise als Funktionsstörungen des Bewegungssystems, als Ausweichbewegungen oder Schonhaltungen, etwa im Sinne des Hochziehens der Schulter bei einer Elevationsbehinderung oder der massiven Schonskoliose bei einem Bandscheibenvorfall, beteiligt.

 Beachte
Die **Schutz- und Schonmechanismen** dienen neben der Schadensbegrenzung dem Funktionserhalt trotz vorhandenem Schaden.

Die genannten Bilder sind klinischer Alltag, wobei der Patient erst durch ein Ereignis oder Erlebnis zum Behandler getrieben wird – durch das Phänomen Schmerz.

Beachte
Schmerz ist die **höchste Warninstanz** des Organismus und fordert unmittelbare bewusste Schonung.

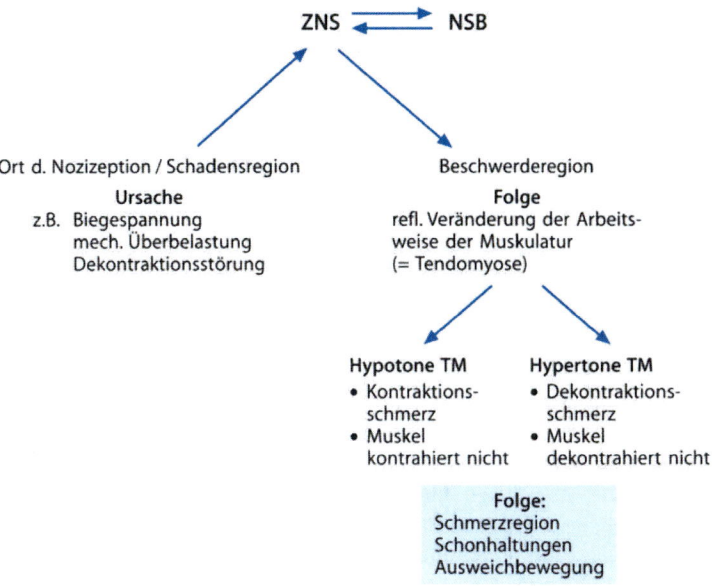

ZNS ⇌ NSB

Ort d. Nozizeption / Schadensregion

Ursache
z.B. Biegespannung
mech. Überbelastung
Dekontraktionsstörung

Beschwerderegion

Folge
refl. Veränderung der Arbeitsweise der Muskulatur
(= Tendomyose)

Hypotone TM
• Kontraktions-
  schmerz
• Muskel
  kontrahiert nicht

Hypertone TM
• Dekontraktions-
  schmerz
• Muskel
  dekontrahiert nicht

Folge:
Schmerzregion
Schonhaltungen
Ausweichbewegung

Abb. 4.15. Schematische Darstellung des nozizeptiven somatomotrischen Blockierungseffekts nach Brügger

Lokale Nozizeption. Über die Beobachtung solcher klinischer Symptomatologien als schmerzhafte Funktionsstörungen des Bewegungssytems erarbeitete Brügger ein über- aus interessantes und im therapeutischen Alltag bestens funktionierendes pathoneuro- physiologisches Modell, den **nozizeptiven somatomotorischen Blockierungseffekt** (NSB) (**Abb. 4.15**). Ausgangspunkt ist die durch einen Schaden am Bewegungssystem ausge- löste **lokale Nozizeption.** Ihre zentrale Verarbeitung führt zu muskulären Schonprogram- men, deren Lokalisation wiederum häufig fernab des eigentlichen Schadensorts liegt. Brügger bezeichnet den Schadensort als **Afferenz**, die Lokalisation der Schonprogramme als **Efferenz**. So können z.B. durch eine Narbe nach einem Bauchhöhleneingriff Schulter- schmerzen entstehen.

Lokale Nozizeption als Initiator komplexer muskulärer Schon- programme.

Verarbeitung nozizeptiver Signale. Nozizeptoren sind ubiquitär im Organismus vor- handen, mit Ausnahme des Gehirns und des hyalinen Knorpels. Die nozizeptiven Sig- nale gelangen über mehrere periphere, spinale und supraspinale Kontroll- und Verrech- nungsstationen zur zentralen Verarbeitung. Hierbei ist beispielsweise die Interaktion mit der mechanorezeptiven Aktivität ein interessanter Faktor (»Gate-Control«, Käser 1988; Melzack 1973; Melzack u. Wall 1962, 1965; Nathan 1976; Wall 1978; Wall u. Melzack 1984; Zieglgänsberger 1986), die regulativen Charakter auf die zentrale Weiterleitung nozizepti- ven Inputs hat. Man denke nur an das »Die Zähne zusammenbeißen« bei Schmerz oder das heftige Schütteln der Hand nach einem versehentlichem Hammerschlag auf den Daumen. Auch diese Mechanismen sind pathoneurophysiologische Induktionen von Bewegungs- mustern, die sich mit dem Modell des NSB nachvollziehbar erklären lassen: Die zentrale, supraspinale Verarbeitung der eintreffenden nozizeptiven Signale führt im ersten Schritt zur, für das Individuum nicht bewusst werdenden, **Modifikation des Bewegungspro- gramms**. Wird dadurch noch kein ausreichender Schutz erreicht, was gleichbedeutend ist mit einem – trotz ablaufender Programmmodifikation – hohen nozizeptiven Input, kommt es zur **kortikalen Wahrnehmung von Schmerz**, der höchsten Schon- und Schutzinstanz.

»Gate-Control-Theorie«.

❗ Beachte

Der **nozizeptive somatomotorische Blockierungseffekt** (NSB) ist keiner anatomischen Struk- tur zuordenbar. Es handelt sich vielmehr um ein komplexes neuronales Funktionsgeflecht der motorischen Steuerung.

Veränderung der Arbeitsweise der Muskulatur.

Periphere Auswirkungen des NSB. Die periphere Auswirkung der Funktion des NSB ist die **Veränderung der Arbeitsweise der Muskulatur.** Im Rahmen dieses Kapitels lassen sich nicht alle Details der pathoneurophysiologischen Wirkungsweise darstellen. Es soll jedoch deutlich werden, dass in einer Veränderung der Arbeitsweise der Muskulatur deren **infrastrukturelle Zuliefersysteme** eng eingebunden sind. Muskuläre Mehr- oder Minderarbeit führt immer zur Steigerung oder Drosselung der Stoffwechselfunktion, bis hin zur situativen Anpassung von Herz-Kreislauf-Funktion und/oder Atemfunktion.

> **Beachte**
> Die **Veränderung der Arbeitsweise der Muskulatur** drückt sich in einer funktionsgruppenbezogenen höheren oder verminderten Muskelaktivität aus.

Muskelgruppen werden entweder hoch gesteuert oder herunter reguliert.

Die Muskelfunktionsgruppen, die durch gesteigerte Aktivität einen zunehmenden Schaden vermeiden, werden in ihrer Aktivität **hoch gesteuert (hypertone Tendomyose)**, die Muskeln, deren Aktivität den Schaden vergrößern würden entsprechend in der neuronalen Ansteuerung **herunter reguliert (hypotone Tendomyose)**. Dies kann zu völligen Bewegungsblockierung, wie im Fall der massiven prolapsinduzierten Schonskoliose oder zu gänzlichem »Abschalten« von Funktionen führen, wie sie im Fall einer Chassaignac-Läsion bei der Luxation des Radiusköpfchens beim Kind oder bei der sog. Pseudoplegie des Arms bei einer akuten Ruptur der Supraspinatussehne auftreten (Chassaignac 1856).

> **Beispiel**
> Nach operativen Eingriffen am Kniegelenk ist bei vielen Patienten in den ersten postoperativen Tagen zu beobachten, dass sie nicht in der Lage sind, die Quadrizepsmuskulatur anzuspannen. Es entsteht das Bild eines Innervationsdefizits. Dieses klinische Bild hat seine Ursache ebenfalls in der Wirkungsweise des nozizeptiven somatomotorischen Blockierungseffekt. Die über die kapsuläre, operativ induzierte Nozizeption am Kniegelenk verursachte hypoton tendomyotische Funktionsveränderung der Quadrizepsmuskulatur ist die pathoneurophysiologische Erklärung des Phänomens.

Muskuläre Störfaktoren als Auslöser der Nozizeption

Auslöser nozizeptiver Signale.

Muskulär induzierte Funktionsstörungen. Die bisherigen Beispiele beziehen sich zur plastischeren Darstellung des Grundprinzips der NSB auf morphologisch nachweisbare Schädigungen oder Verletzungen. Als nozizeptiv induziertes Protektionssytem arbeitet der NSB auch bei Nozizeption, die durch morphologische Schädigungen ausgelöst wurde. In erheblich größerem Umfang zeigen sich im klinischen Alltag aber multilokuläre muskuläre Funktionsstörungen und mechanische Überlastungen von muskulotendinösen Systemen als **Auslöser nozizeptiver Signale.** Sie führen zu vielfältigen, oft polytopen Schmerzsymptomen und -syndromen des Bewegungssystems. Diese muskulär induzierten Funktionsstörungen prägen die klinischen Bilder der Patienten, besonders aus dem »degenerativen Formenkreis« primär viel stärker als bisher in die kausalen Überlegungen einbezogen. Konkret handelt es sich bei den zahlenmäßig häufigsten Auslösern nozizeptiven Inputs um Verkürzung von Muskelsystemen im Sinne der Dekontraktionsstörung und mechanischen Überlastungen, die zu Ödemen in Muskelansatzregionen und im Muskelbauch führen. Die Entstehung dieser Störfaktoren, also Afferenzen im Sinne des NSB-Modells, ist wiederum eng verknüpft mit den weit verbreiteten, zivilisatorisch geprägten, biomechanisch ungünstigen Bewegungsverhaltensweisen der Menschen im Alltag.

Verlust an Dekontraktionsfähigkeit.

Verkürzte Muskelsysteme. Die überwiegende Zeit des Tages bewegt sich der zivilisierte Mensch in tendentiell krümmenden, sternosymphysal angenäherten Bewegungsmustern. Selbst bei Menschen, die den allgemeinen Bewegungsmangel durch Ausgleichssport zu kompensieren versuchen, wird dadurch nie oder in zeitlich zu geringem Umfang die maximale Dekontraktionsmöglichkeit des Muskelsystems genutzt.

> **Beachte**
> **Verkürzte Muskelsysteme** sind in ihrer biomechanischen und funktionellen Arbeitsökonomie erheblich gestört, Eumetrie wird zur Dysmetrie.

Der **Verlust der Dekontraktionsfähigkeit** wird zentral registriert. Überschreitet das Individuum in seiner Alltagsbewegung dann doch die Grenze der Dekontraktionsfähigkeit, wird aus den betroffenen Muskelgruppen unmittelbar Nozizeption ausgelöst. Alle Bewegungsabläufe, die die betroffene Muskulatur in ihrer Dekontraktionsfähigkeit überfordern, werden im Sinne der Ausweichbewegung modifiziert oder als tendomyotische Schmerzreaktion gebremst. Die Lokalisation des empfundenen Schmerzes, das klinische Symptom, entsteht am Ort der Tendomyose, der Efferenz des NSB-Modells. Verkürzte Muskelsysteme neigen weiterhin zu Überlastungsreaktionen an ihren Ansatzregionen bei plötzlicher relativ starker Belastung, dies deutlich früher als ein voll funktionsfähiges System.

Das Prinzip der Multilokalität und der Polytopie

Multilokalität. Das Verständnis der Auswirkung **multilokaler Störfaktoren** (Afferenzen) und der Entstehung **polytoper Schmerzsyndrome** als klinische Bilder (Efferenzen) hat entscheidenden Einfluss auf die Symptombewertung und Entwicklung einer Therapiestrategie nach dem Brügger-Konzept. Multilokalität bedeutet dabei zunächst, dass im Rahmen der biomechanisch ungünstigen sternosymphysalen Alltagsbewegungsmuster in der Regel gleichzeitig an unterschiedlichen Orten muskuläre Dekontraktionsstörungen und Ödeme entstehen. Von besonderer klinischer Relevanz ist aber die weitergehende Bedeutung des Begriffs: Störfaktoren unterschiedlicher Lokalisationen führen häufig zu identischen klinischen Symptomen, zu Schon- und Schutzprogrammen oder Schmerzen am gleichen Ort. Ein alltagsbezogenes Beispiel soll dies verdeutlichen.

Multilokale Störfaktoren.

> **Beispiel**
> - Die Betrachtung gilt einer Sekretärin, die den überwiegenden Teil ihres Arbeitsalltages am PC schreibend, gelegentlich telefonierend verbringt. Dies in typischer gekrümmter Körperhaltung mit häufig übereinandergeschlagenen Beinen. Sie beklagt Schmerzen in der rechten Schulterregion, besonders im Haushalt beim Wäscheaufhängen und beim Griff in die oberen Küchenschrankregale, aber auch wenn sie im Büro Akten in Regale über Kopfhöhe stellt (Abb. 4.16a, b). In diesem Fall entwickelte sich durch die überwiegend sitzende Tätigkeit eine Dekontraktionsstörung der Bauchmuskulatur (Afferenz), die während der Elevation des Arms und die damit im Bewegungsmuster gekoppelte Thoraxhebung unter Zug gerät. Zug an einer dekontraktionsgestörten Muskulatur bedeutet einen drohenden Schaden. Die dadurch in der Bauchmuskulatur ausgelöste Nozizeption wird zentral registriert und löst mittels NSB Schonprogramme aus. Alle an der Bewegung durch konzentrische Kontraktion beteiligten Muskeln werden zu hypotonen Tendomyosen. So auch die Armelevatoren und -abduktoren, die dann unmittelbar bei der Armhebung mit dem typischen Kontraktionsschmerz reagieren. Die Patientin empfindet Schulterschmerz.
> - Die Kollegin der Patientin klagt ebenso über Schulterschmerzen rechts. Sie erlebt diese aber im Sitzen, wenn sie sich nach vorne beugt, um Papiere in die Ablage zu legen, die sich in Kopfhöhe im Regal vor Ihrem Schreibtisch befindet (Abb. 4.17a, b). Auch sie sitzt überwiegend gekrümmt, doch entwickelt sich bei ihr eine Dekontraktionsstörung der Glutealmuskulatur, die beim Vornbeugen vermehrt unter Zug gerät. Entsprechend entsteht erhöhte Nozizeption aus der Glutealmuskulatur. Da auch hier durch das Bewegungsziel des »Nach-vorn-Oben-Greifens«, die Elevation des Arms der Initiator der Bewegung ist, die den vermehrten Zug an der Glutealmuskulatur auslöst, entsteht über den NSB eine hypoton tendomyotische Schaltung der Elevatoren der rechten Schulter.

Beide Patientinnen empfinden Schulterschmerzen am Ort der Efferenz, der tendomyotischen Muskulatur. In beiden Fällen handelt es sich um den Kontraktionsschmerz der hypotonen Tendomyose.

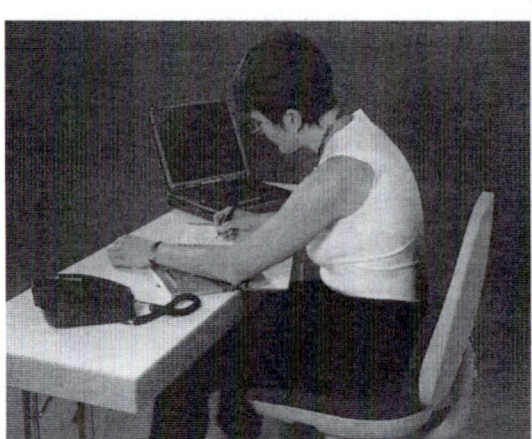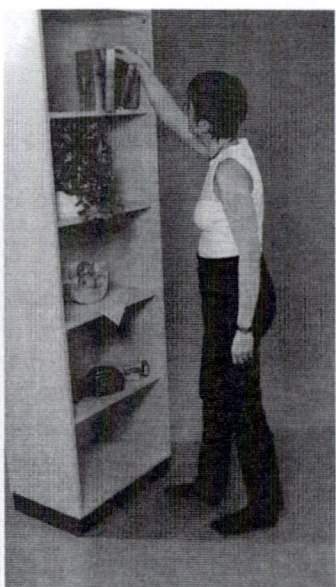

◻ Abb. 4.16a,b.   **Dekontraktionsstörung der Bauchmuskulatur**

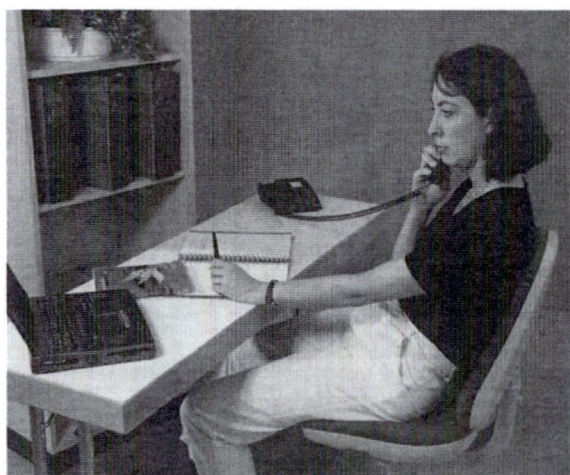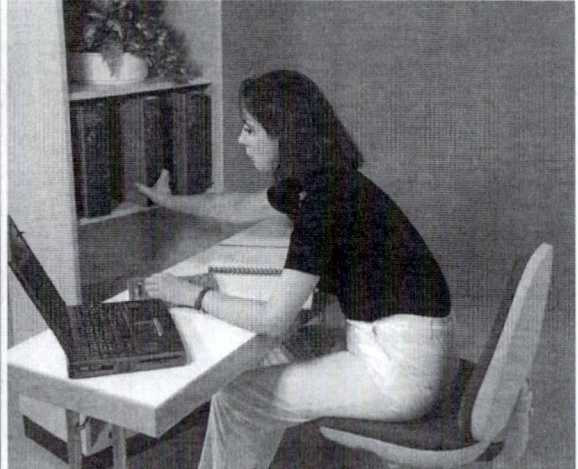

◻ Abb. 4.17a,b.   **Gekrümmte Körperhaltung**

Lokalisationen der
Störfaktoren finden.

❶ **Beachte**

Das **Prinzip der Multilokalität** bedeutet identische klinische Symptome aufgrund unterschiedlich lokalisierter Störfaktoren. Dies ist intra- und interindividuell möglich.

❶ **Tipp**

Für die Therapie ist entscheidend, die **richtigen Lokalisationen der Störfaktoren** (Afferenzen)
zu **finden**.

Polytope Schmerz-
syndrome.

Polytopie. Denkbar und auch häufig klinische Realität sind Rückenschmerzen bei einer
Dekontraktionsstörung der Bauchmuskulatur im Zusammenhang mit einer Reklination
des Rumpfes oder bewusst initiierter Aufrichtung. Die Aktion des gesamten Errector-
trunci-Systems löst über den vermehrten Zug an der Bauchmuskulatur an dieser Stelle

eine erhöhte Nozizeption aus. Das über den NSB organisierte Schonprogramm leitet eine hypoton tendomyotische Schaltung der Rückenmuskulatur ein. Dort nimmt der Patient das Symptom Schmerz wahr (Efferenz). Afferenz, also Ort der Ursache, ist die Bauchmuskulatur. Hier wird auch das Prinzip der Polytopie deutlich.

> ❗ Beachte
> Eine **Afferenz**, z.B. Bauchmuskulatur, kann unterschiedliche klinische Symptomatologien verursachen.

Der Grund dafür liegt in der effektiven Anpassung der tendomyotischen Programme an die jeweilige Situation. Die Efferenzen liegen in der Regel in den Muskelgruppen, die zielgerichtet im Sinne der aktuellen Bewegungsidee Motoren der Hauptbewegungsrichtung sind.

Globales aufrechtes Bewegungsmuster

Oberflächliche Betrachtungsweisen führten zur unzutreffenden Reduktion des Brügger-Konzepts auf den Begriff Haltung. Die Betonung des globalen aufrechten Bewegungsmusters, dessen Beschreibung und dessen biomechanische Argumentation gründen auf der Erkenntnis der Pathogenität weitverbreiteter zivilisatorisch geprägter krümmender Bewegungsverhaltensweisen, die wiederum ursächlich in direktem Zusammenhang mit der Entstehung muskulärer Störfaktoren stehen. Die **dauerhafte Aufhebung biomechanisch ungünstiger Bewegungsprogramme** ist somit ein wichtiges therapeutisches Vehikel.

Wiederherstellung schmerzfreier uneingeschränkter Bewegungsfunktion.

4.5.2 Behandlungsziele

Umfassend formuliert zielt das Brügger-Konzept auf eine **Herstellung oder Wiederherstellung schmerzfreier uneingeschränkter Funktion** des Bewegungssystems in die physiologisch möglichen Freiheitsgrade der Bewegung ab, soweit individuell erreichbar. Im Einzelnen bedeutet dies:

Vorgehensweise.

- **Diagnostik:** Genaue Lokalisation der muskulären Störfaktoren (Afferenzen) und deren Differenzierung als Dekontraktionsstörung oder muskuläres Ödem im Sinne einer Brügger-spezifischen funktionsanalytischen Diagnostik.
- **Behandlung der Störfaktoren:** Behandlung der individuellen Störfaktoren mittels adäquater physiotherapeutischer und ärztlicher Techniken.
- **Physiologische Bewegungsmuster:** Aufbau, Training und Automatisation biomechanisch günstiger, physiologischer und globaler Alltagsbewegungsmuster mit dem Ziel, das Wiederauftreten bereits behobener Störfaktoren zu verhindern und den Aufbau bewegungsverhaltensbedingter neuer Störfaktoren zu vermeiden.
- **Bewegungsbewusstsein:** Motivation das Bewegungsbewusstsein als wesentliches Element der Gesundheitsförderung im individuellen Lebensablauf zu verankern.

> ❗ Beachte
> Das Brügger-Konzept beinhaltet neben dem therapeutischen Aspekt eine klar **langfristig präventive Strategie**.

4.5.3 Behandlungsprinzipien und Art der Technik

Funktionsanalyse

Basis der Behandlung ist die **Brügger-spezifische Funktionsanalyse des Bewegungssystems** (Kubalck-Schröder u. Dehler, im Druck), die ihren Ausgangspunkt in einer ausführlichen Anamnese nimmt (◻ **Übersicht 4.1**). Das Prinzip der Funktionsanalyse ist eine dynamische Verknüpfung von therapeutischer Maßnahme in Bezug auf den erhobenen Befund (= Kontrollbefund) im Sinne der fortlaufenden Erfolgskontrolle und -bewertung. Die Bewertung der applizierten therapeutischen Maßnahme fließt unmittelbar wieder in die

Prinzip der Funktionsanalyse.

◻ **Übersicht 4.1.**
Ablaufschema der Funktionsanalyse

1. Anamnese
- Schmerzanamnese
- Allgemeine Anamnese

2. Inspektion
- Abweichung einzelner Körperabschnitte
- Mechanische Ödeme durch Überlastung
- Körperhülle

3. Arbeitshypothese
- Art des Störfaktors
- Ort des Störfaktors

4. Auffinden von gestörten Funktionen/Kontrollbefunden
- Schmerzen
- Bewegungseinschränkungen usw.

5. Diagnostische Maßnahmen
- Diagnostische Dekontraktionen
- Heiße Rolle
- Manuelle Dekontraktionen usw.

6. Bewertung der Ergebnisse
- Verbesserung des Befunds → Behandlungsansatz gefunden, diagnostische Maßnahme korrekt und wird in der Therapie eingesetzt
- Verschlechterung des Befunds → Diagnostische Maßnahme hat am Schutz angesetzt, wird nicht in die Therapie übernommen
- Gleichbleibender Befund → Diagnostische Maßnahme kann in der Therapie eingesetzt werden

Therapiesteuerung ein. So wird die zu Beginn der Behandlung formulierte Arbeitshypothese konsequent überprüft und gegebenenfalls korrigiert. Auf diesem Weg wird es möglich, die Lokalisation und die Art der Störfaktoren vor dem Hintergrund des NSB herauszuarbeiten.

Behandlungstechniken

Am Ort der Nozizeption behandeln.

Gundsätzlich lassen sich viele physiotherapeutischen Behandlungstechniken in das Brügger-Konzept integrieren. Entscheidend ist es, **am richtigen Ort**, dem Ort der Nozizeption, der Afferenz unter Berücksichtigung des NSB (s. S. 220) zu behandeln. Empirisch haben sich einige Behandlungstechniken im Hinblick auf die Art des Störfaktors als besonders effektiv erwiesen. Es lassen sich im wesentlichen drei Arten von häufig auftretenden Störfaktoren differenzieren:
- Biegespannung,
- muskuläre Dekontraktionsstörungen,
- mechanisch induzierte Ödeme am Muskelansatz oder im Muskelbauch und an kleinen Gelenken (Francillon 1946; Nathan 1976).

Biegungsspannung löst Nozizeption aus.

Biegespannung. Biegespannung ist ein mechanisches Problem der Belastung der Wirbelsäule, das immer dann auftritt, wenn das Individuum die globalen aufrechten Bewegungsmuster des Rumpfes hin zu einer sternosymphysalen Annäherung verlässt. Somit geht die mit der Aufrichtung des Systems verbundene axiale Belastung der Wirbelsäule in eine inhomogene Querschnittsbelastung der Wirbelkörper, Zwischenwirbelregionen und aller segmentalen Strukturen über. Dadurch werden regressive Gewebsprozesse initiiert, die auf Dauer degenerative morphologische Veränderungen zur Folge haben, und zwar als Ergebnis formativer Bildungsreize. Bei Auftreten von Biegespannung wird **unmittelbar Nozizeption ausgelöst**, die über den Weg der arthrotendomyotischen Reaktion zu klinischen Symptomen individuell und situativ unterschiedlicher Ausprägung führt.

In der **Funktionsanalyse** ist der Störfaktor Biegespannung an der klar positiven Beeinflussung der Kontrollbefunde allein durch die Einnahme global aufrichtender Bewegungsmuster zu erkennen. Die Therapie wird in diesen Fällen sehr schnell **dynamisch aufrichtend** mit globaler Bewegungsmusterarbeit aufgebaut. ADL-Training (»Activities of daily living«) (s. S. 228) und zügiger Übergang zu allgemeinen sportlichem Ausgleich bilden einen frühzeitigen Schwerpunkt der Behandlung in der Kaskade 1 der ◻ **Abb. 4.18**.

Therapie ist dynamisch aufrichtend.

Muskuläre Dekontraktionsstörungen. Bei muskulären Dekontraktionsstörungen bestimmt der Grad der Dekontraktionsstörung die Art der anzuwendenden Technik. Der Therapeut wird über die Funktionsanalyse geleitet. **Leichtere Dekontraktionsstörungen** lassen sich durch sog. **globale Dekontraktionsmaßnahmen** beheben. Zur positiven Beeinflussungen der erhobenen Kontrollbefunde führen:

Globale Dekontraktionsmaßnahmen.

— der therapeutische Gang,
— das therapeutische Joggen,
— die Becken- bzw. Rumpfrotation im Stand oder
— globale Therabandübungen.

Dabei entfällt es für den Therapeuten, die nozizeptiv wirksamen Störfaktoren exakt zu lokalisieren (s. ◻ **Abb. 4.18**, Kaskade 1). Stärker ausgeprägte Dekontraktionsstörungen sind globalen Maßnahmen in der Regel nicht zugänglich. Sie bedürfen **höhere Dekontraktionsimpulse**. Hierzu dienen spezifische Dekontraktionsmaßnahmen. Spezifisch bedeutet eine muskelfunktionsgruppenbezogene Anwendung. Unter Anwendung des Sherrington-Prinzips der Antagonistenhemmung lässt sich eine genaue Topodiagnostik der Störfaktoren erreichen. Zur Diagnostik werden diese Techniken in der Regel unter exzentrischer Muskelarbeit eingesetzt, therapeutisch meist eher konzentrisch, selten isometrisch. Führen diese Techniken zur positiven Beeinflussung der erhobenen Kontrollbefunde, so führt der Therapieaufbau in die Kaskade 2 (s. ◻ **Abb. 4.18**).

Höhere Dekontraktionsimpulse.

Neben den globalen und spezifischen Dekontraktionen spielt **Wärme** als thermischer Reiz zur Tonussenkung und Förderung der Durchblutungssituation eine wichtige Rolle. Auch Wärme kann global über Bäder oder Sauna, oder spezifisch durch Wärmepacks oder Fangopackungen über den Lokalisationen der Störfaktoren appliziert werden.

Wärme.

Mechanisch induzierte Ödeme. Liegt ein mechanisch induziertes Ödem als Afferenz dem klinischen Bild zugrunde, so führt neben anamnestischen Hinweisen die Entwicklung der Funktionsanalyse zu der Arbeitshypothese des Vorliegens eines solchen induzierten Ödems am Muskelansatz oder im Muskelbauch (s. ◻ **Abb. 4.18**; Kaskade 3). Ödeme induzieren einen hohen nozizeptiven Input mit meist ausgeprägten tendomyotischen Reaktionen, was zu einer starken Einschränkung der Dynamik in der Therapie führt. Mittel der Wahl in der Hand des Physiotherapeuten zur Ödembehandlung ist die **heiße Rolle**. Der thermische Reiz **Hitze** als Kurzzeitanwendung fördert über den Axonreflex die lokalen infrastrukturellen Abläufe. Die dem mechanischen Ödem zugrunde liegenden biochemischen Veränderungen werden aufgehoben und u. a. der lymphytische Abfluss beschleunigt und somit makromolekulare interstitiell abgelagerte Zellabbauprodukte schneller abtransportiert (Obolenskaja u. Goljanitzki 1927).

Ödembehandlung.

Eine exakte Topodiagnostik ist für die richtige Lokalisation der Anwendung der heißen Rolle wichtig. Gleiches gilt für die **infiltrative Behandlung des Ödems,** die in der Hand des Arztes eine sehr effektive Therapie dieser Art des Störfaktors darstellt. Zur Infiltration eignen sich besonders gut Scandicain 1% oder Carbostesin 0,5%. Der entscheidende therapeutische Effekt wird über die sympathikolytische Wirkung des Lokalanästhetikums erzielt. Weitere Behandlungstechniken des Ödems stellen **manuelle Ausknetungen** der betroffenen Muskelgruppen dar.

Infiltrative Behandlung des Ödems.

1. Anamnese
2. Inspektion
3. Aufnahme von Kontrollbefunden (KB)
4. Diagnostische Maßnahmen

AKH / Globale Dekontraktionen

KB++

KB 0 / – / – – / (+)

Unterbrechung FA

Spezifische Dekontraktionen

KB+

KB–

Unterbrechung FA

Palpationen / „heiße Rolle"

I.

II.

III.

Globale Dekontraktions-maßnahmen:
- 4 globale Übungen
- global aufrichtende Übungen
- globale Lagerungen

ADL-Training
- frühzeitig
- hochdosiert
- global

Patienteninformation
- Haltungsproblem
- viel Bewegung und Sport

Spezifische Dekontrak-tionsmaßnahmen:
- spezifische Therap. Dekontraktionsmaßnahme
- Spezifische Dekontraktionsübungen
- spezifische Lagerungen

Wärmeapplikationen

ADL-Training
- afferenzspezifisch
- Ausgleichsübungen

Patienteninformation
Muskellängenstörung

Manuelle Ödembehandlung
Manuelle Ausknetungen

Ärztliche Infiltrationen

Hitzeanwendungen

ADL-Training
Entlastungsstrategien

Patienteninformation
- Überlastungsödem
- Ruhe / Entlastung

Repitierende Minimalbewegungen

Therapeutische Lagerungen

◻ Abb. 4.18.   **Behandlungsaufbau bei den häufigsten Störfaktoren.** Kaskade 1: Biegespannung und leichte muskuläre Dekontraktionsstörungen; Kaskade 2: muskuläre Dekontraktionsstörungen; Kaskade 3: mechanische Überlastungsödeme

ADL (»activities of daily living«)

Veränderung bzw.
Schulung der alltäglichen
Bewegungsabläufe.

Aspekte des ADL-Trainings. Das ADL-Training ist ein wesentliches Behandlungsprinzip des Brügger-Konzepts. Es beinhaltet die **Veränderung bzw. Schulung der alltäglichen Bewegungsabläufe** des Patienten in Beruf und Freizeit. Im Vergleich der klassischen Rückenschulbewegung, die im Sinne der Prävention und Rehabilitation von überwiegend Wirbelsäulenerkrankungen arbeitet (s. ► Kap. 5.6, S. 513ff), umfasst das ADL in der Brügger-Therapie weitere wichtige Aspekte. Die Wechselwirkung zwischen den Extremitäten und der Wirbelsäule nimmt durch die Beachtung der gesamten globalen Bewegungmuster einen wichtigen Platz ein. Da durch die Einnahme der aufrechten Körperhaltung (AKH) die Strukturen des gesamten Bewegungssystems ihren Möglichkeiten entsprechend schonend belastet werden, stellt das Training von Bewegungen in dieser Haltung eine Prävention und auch Therapie möglicher Fehl- bzw. Überlastungen der knöchern-knorpeligen und auch muskulären Strukturen dar.

Steigerung der ADL-Effektivität. Zur Steigerung der Effektivität des ADL fließen **wichtige Aspekte des »Motorlearning«** in die Therapiegestaltung ein (Götting 2001). Beispielhaft seien hier nur einige Komponenten genannt:

— Eine möglichst realitätsbezogene Gestaltung der Übungssituation.
— Der richtige Einsatz von taktilen, akustischen oder visuellen Reizen.
— Die lerntechnisch günstige Zusammensetzung von Wiederholungzahl der Übungen.
— Variabilität der Übungsblöcke.

Wichtige Aspekte des »Motorlearning«.

4.5.4 Indikationen

Alle Funktionsstörungen des Bewegungssystems, gleich welcher Genese, stellen eine Indikation zur Therapie im Brügger-Konzept dar. Übertragen auf die klassische Zuordnung von Diagnosen und Krankheitsbildern sind vor allem das orthopädische Fachgebiet, aber auch die Neurologie und Spezialgebiete wie Segmente der Neurootologie, Inneren Medizin usw. Arbeitsfelder des Brügger-Therapeuten.

Hauptindikationen.

Grundsätzlich können sich aber auch Erkrankungen anderer medizinischer Fachgebiete am Bewegungssystem über muskulär vermittelte Schonprogramme auswirken und dort zu sekundären Störherden führen, die der Brügger-Therapie sehr gut zugänglich sind. Der Brügger-Therapeut ist aufgrund des zentralen Funktionsprinzips des NSB und dessen Auswirkungen auf das Bewegungssystem in der krankengymnastischen Praxis ebenso zu finden wie auf der Intensivstation, auf der Probleme der Lagerung oder atemtherapeutische Überlegungen aus dem Brügger-Konzept zum Tragen kommen.

Im Einzelnen stellen **folgende Krankheitsbilder Indikationen für die Behandlung nach dem Brügger-Konzept** dar:

— Muskulär induzierte Funktionskrankheiten des Bewegungssystems.
— Gesamtheit der Schmerz- und Funktionssyndrome der klassischen konservativen Orthopädie (Zervikal-, Zervikobrachial-, Thorakal- und Lumbalsyndrome, Impingementsyndrome, Epikonylopathien, Peripelvipathien, peripatelläre Syndrome, Arthrosen und im Rahmen der postoperative Rehabilitation).
— Nervenengpasssyndrome.
— Komplexe polytope Schmerzsyndrome (z. B. Formenkreis der Fibromyalgie).
— Konservative Therapie des Kopf-Hals-Beschleunigungstraumas und dessen multisensorische Auswirkungen.
— Chronisch idiopathischer Tinnitus.

Die Zuordnung ist im Grunde unscharf und die eben getroffene Aufstellung der Indikationen ein Versuch, auf allgemeine gebräuchliche Gebietsabgrenzungen zu projezieren.

4.5.5 Kontraindikationen

Bei Erkrankungen, die einer krankengymnastischen Behandlung nicht zugeführt werden dürfen, besteht auch Kontraindikation zur Brügger-Therapie (vgl. S. 159, 164). Die Behandlung im Brügger-Konzept wird aber immer individuell sehr fein dosiert abgestimmt, so dass z. B. auch bei einer eingeschränkten kardiovaskulären und/oder kardiopulmonalen Leistungsfähigkeit eine sehr **breite Anwendungsmöglichkeit** besteht. Die individuelle Abstimmung mit dem behandelnden Arzt ist unumgänglich.

Breite Anwendungsmöglichkeit.

Kontraindikationen für spezielle Techniken.

Kontraindikationen können sich auch auf spezielle Techniken beziehen, die auch im Brügger-Konzept Anwendung finden, im Grunde aber allgemein gebräuchliche physiotherapeutische bzw. ärztliche Maßnahmen sind:

- **Heiße Rolle:** Variköse Regionen, Thrombophlebitis, Phlebothrombose, offene Wundbezirke und Hautregionen sowie entzündliche Hautbezirke.
- **Manuelle Dekontraktionen und Ausknetungen:** s. unter »Heiße Rolle«. Bei bestehender Gravidität dürfen **keine** manuellen Maßnahmen unter Widerstand an der Bauchmuskulatur und im Bereich des Gesäßes (Bindegewebszone des Uterus) durchgeführt werden.
- **Infiltrationen:** Bekannte Allergie oder Unverträglichkeit gegen Lokalanästhetika. Bei Infiltrationen sind selbstverständlich die allgemeine Regeln der Aufklärung des Patienten und der Durchführung von Infiltrationen zu beachten.

4.5.6   Klinische Erfahrungen und wissenschaftliche Untersuchungen

Der Erfolg der Anwendung des Brügger-Konzepts steht und fällt mit der Konsequenz des Handelns. Die permanente Analyse der therapeutischen Schritte in Hinblick auf das Funktionssystem des NSB erfordert Konzentration und Behandlungsplanung. Bleibt der Behandler aber auf dem konzeptionellen Weg, betritt er therapeutisches Terrain, das ohne Kentniss des NSB verschlossen bliebe, verbunden mit weitgehenden Behandlungserfolgen.

Klinischer Alltag: Brügger-Therapie bestätigt sich.

Im klinischen Alltag bestätigt sich die Brügger-Therapie als erfolgreiches Konzept, dessen letztliches Ziel der Verhaltensveränderung des Menschen sicher in Grenzbereiche führt, die sich der direkten Beeinflussungsmöglichkeit des Krankengymnasten allein entzieht. Um diesen letzten Schritt zu gehen, bedarf es einer Einbindung in interdisziplinäre integrative Behandlungskonzepte, wie sie in der modernen stationären Rehabilitation eingesetzt werden.

Die meisten Konzepte physiotherapeutischer Ausprägung sind auf dem Boden der Empirie gewachsen. Darauf lässt sich im Grunde alles medizinische Handeln zurückführen. Vor dem Hintergrund schwindener wirtschaftlicher Ressourcen des Gesundheitssystems werden die Forderungen der Effektivitätsnachweise berechtigterweise lauter. Die mit Begriffen wie »Evidence based Medcine« oder »Outcome-Analysen« und mit der Einführung neuer Vergütungssysteme verbundene politische Diskussion zwingt zum Handeln.

Probleme wissenschaftlicher Untersuchungen.

Viele methodischen Probleme tun sich bei wissenschaftlichen Untersuchungen im physiotherapeutischen-rehabilitativem Bereich auf. Brügger selbst hat es, obwohl er viel publizierte (Brügger 1958, 1960, 1962a, 1962b, 1967a, 1967b, 1967c, 1968, 1971a, 1971b, 1980, 1984, 1985, 2000) wie viele andere Begründer solcher Behandlungskonzepte **versäumt, frühzeitig seine empirisch gesicherten Erfolge mit wissenschaftlichen Instrumenten systematisch aufzuarbeiten** und zu untermauern. Auch seine zuletzt veröffentlichte Monographie lässt dies vermissen. Arbeiten, die im Rahmen der systematisierten Behandlung von Tinnituspatienten im Brügger-Konzept entstanden sind, zeigen über die Beeinflussung vestibulär evozierter Hirnpotentiale die Veränderung zentraler Funktionsphänomene des Gehirns (Claussen et al. 1995; Dehler u. Dehler 2000; Dehler et al. 2000). Daran wird weiter gearbeitet.

4.5.7   Ausbildungsmöglichkeiten

Das Forschungs- und Schulungszentrum für Brügger-Therapie im Murnauer-Konzept (Adresse: Nordsee Reha-Klinik II, Wohldweg 7, D-25826 St. Peter-Ording) bietet bundesweit die Ausbildung zum Brügger-Therapeuten für Physiotherapeuten und Ärzte an. Darüber hinaus gibt es aber weitere Ausbilder, zu dessen Qualität mangel einheitlicher Qualitätskontrolle keine verbindliche Aussage getroffen werden kann.

Literatur

Brügger A (1958) Über die Tendomyose. Dtsch Med Wschr 83:1048

Brügger A (1960) Vertbrale Syndrome. Documenta geigy, Acta rheum 18

Brügger A (1962a) Pseudoradikuläre Syndrome. Documenta Geigy, Acta rheum 19

Brügger A (1962b) Arthrogene reflektorische Muskelschmerzen als Ausdruck der Functio laesa dolent geworde-ner Gelenke. Ars Medici 52:853

Brügger A (1967a) Über die neurologieschen Gesetzmässigkeiten der Schmerzzustände des Bewegungsappara-tes. Therapie über das Nervensystem. Hippokrates, Stuttgart 7:294

Brügger A (1967b) Zur Frage der Differentialdiagnose radikulärer und pseudoradikulärer Brügger A Syndrome und deren Therapie. Hippokrates, 38:357

Brügger A (1967c) Pseudoradikuläre Zervikalsyndrome. Phys Med Rehab 8

Brügger A (1968) Präarthrosen. Ars Medici 58:392

Brügger A (1971a) Das sternale Syndrome. Huber, Bern Stuttgart Wien

Brügger A (1971b) Analyse der vertebralen und verbragenen Schmerzen. Die Wirbelsäule in Forschung und Pra-xis, Hippokrates, Stuttgart 52:47

Brügger A (1980) Die Erkrankungen des Bewegungsapparates und seines Nervensystems, 2. Aufl. Fischer, Stutt-gart New York

Brügger A (1984) Neurologische und morphologische Grundlagen der sogenannten rheumatischen Schmerzen – ein Beitrag zum Verständnis der Funktionskrankheiten. In: Schmerzstudien, Bd. 6. Fischer, Stuttgart New York

Brügger A (1985) Weichteil- und degenerativer Rheumatismus und Lymphgefässsystem. Therapiewoche 35: 2436–2446

Brügger A (2000) Lehrbuch der funktionellen Störungen des Bewegungssystems. Brügger-Verlag GmbH, Zolli-kon und Benglen

Chassaignac ChME (1856) De La paralysie douloureuse des jeunes enfants. Arch Gén Méd 5, ser. I 653

Claussen CF, Schneider D und Kolckev Ch (1995) On the functional state of central vestibular structures in mono-aural symptomatic tinnitus patients (BEAM- VestEP study). International Tinnitus Journal, 1, 1, 5–12

Dehler F, Dehler R (2000) Kompetitiv-kinästhetische Interaktionstherapie – Ein Klinisch rehabilitationswissen-schaftliches Projekt. Krankengymnastik Zschr f Physiotherapeuten (Pflaum-Verlag, München), 8:1329–1345

Dehler R, Dehler F et al. (2000): Competitive Kinesthetic Interaction Therapie. Int Tinn J 6, 1:29–35

Francillon MR (1946) Reflektorische Hypotonien bei Tendovaginitis serosa und bei Tendovaginitis stenosans. Schweiz Med Wschr 76:52

Götting C (2001) Aspekte des Motorlearning im Konzept der Brügger-Therapie. Krankengymnastik Zschr f Physi-otherapeuten (Pflaum-Verlag, München) 11:1944–1953

Kubalck-Schröder S und Dehler F (im Druck) Funktionsabhängige Beschwerdebilder der Bewegungssystem, Springer, Berlin Heidelberg New York, im Druck

Käser L (1988) Die »Gate control-Theorie« und die Tendomysosen. Funktionskrankheiten des Bewegungsappara-tes: Zeitschrift für interdisziplinäre Diagnostik und Therapie, Bd 2, Heft 1/2, S 1–10

Melzack R (1973) The puzzle of pain. Harnmondsworth, England: Penguin Education

Melzack R, Wall PD (1962) On the nature of cutaneous sensory mechanisms. Brain 85:331–356

Melzack R, Wall PD (1965) Pain mechanisms: A new theory. Science 150:971–979

Nathan PW (1976) The gate control theory of pain. A critical review. Brain 99:123–158

Obolenskaja AJ, Goljanitzki JA (1927) Die seröse Tendovaginitis in der Klinik und im Experiment. Dtsch Z Chir 201: 388

Schneider D, Kolchev Ch et al. (1966) Vestibular evoked potentials (VestEP) and brain electrical mapping – a test of vestibular funtion – a review (1990–1996). International Tinnitus Journal 2, 1:27–43

Wall PD (1978) The gate control theory of pain mechanisms. A re-examination and restatement. Brain 101:1–18

Wall PD, Melzack R (1984) Textbook of pain. Churchill Livingstone

Zieglgänsberger W (1986) Central control of nociception. Chapter 11, 581–645. In : Handbook of physiologie – The nervous system, Williams & Wilkins Comp, Baltimor

4.6 Hemiplegiebehandlung nach Brunnstrøm

W. Schmidt-Kessen

4.6.1   Funktionelle Grundlagen

Die aus Skandinavien stammende Krankengymnastin Signe Brunnstrøm arbeitete seit 1951 in New York an der Entwicklung ihrer Methode. Ziel ist es, bei Kranken mit Zerebralparesen subkortikale Reaktionen zu stimulieren, sie umzuformen und willentlicher Kontrolle zu unterwerfen. Dazu verwendete sie vor allem die tonischen Flexions- und Extensionssynergien der Extremitäten (Brunnstrøm 1970, 1980).

Motorische
Fehlsteuerungen.

Veränderungen der Motorik. Neben den Paresen der Extremitäten und der Spastik bestehen bei Kranken mit Zerebralparesen wichtige Veränderungen der Motorik wie beispielsweise:
— eine pathologische Haltungsreflexionstätigkeit,
— das Auftreten von Synergien und Massenbewegungen und
— ein Fehlen oder Störungen von Stellreflexen und Gleichgewichtsreaktionen.

Restitutionsstadien
motorischer Ausfälle.

Restitutionsstadien. Brunnstrøm (1980) unterscheidet bei diesen Kranken nach eingetretenem Insult **sechs Restitutionsstadien motorischer Ausfälle**, die der Patient bei einer Rückbildung oder Wiederherstellung normaler Funktionen oft durchläuft:
I   schlaffe Lähmung,
II   reflektorische spastische Synergien,
III willentliche unkontrollierte Massenbewegungen,
IV   mögliche isolierte Bewegung mit Spastik,
V   isolierte Bewegung ohne Synergie,
VI   kombinierte Bewegung ohne Spastik.

Basissynergien bestimmen
die Bewegungsmöglichkeit.

Basissynergien. Brunnstrøm geht zudem von Hauptsynergien, die sie als Basissynergien bezeichnet, aus: Zwei für die oberen (◘ **Übersicht 4.2** und **4.3**) und zwei für die unteren Extremitäten (◘ **Übersicht 4.4** und **4.5**). Der Patient vermag im Rahmen dieser Basissynergien sich zu bewegen und gezielte Tätigkeiten auszuführen, ist aber zu von ihnen abweichenden oder kombinierten Bewegungskombinationen nicht in der Lage (Alt 1994).

4.6.2   Behandlungsziele

Subkortikale Reaktionen
stimulieren und verändern.

Das primäre Ziel der Methode ist es, **mittels zentraler Bahnung subkortikale Reaktionen zu stimulieren und zu verändern**. Brunnstrøm bezeichnete diesen Vorgang als subkortikal, was sicher zu einengend ist. Ihr Ziel war, auf diese Weise erwünschte Bewegungsabläufe der beeinträchtigten Extremitäten zu fördern und zu unterstützen. Erwünscht ist eine Bewältigung von Alltagsanforderungen wie Selbsthilfe bei entsprechenden Verrichtungen. Genutzt werden zentrale und später auch periphere Fazilitationstechniken (s. ▶ Kap. 4.16, S. 323 ff). Abhängig von jeweiligen funktionellen Stadien werden deren Möglichkeiten ausgeschöpft bis das nächstfolgende erreicht wird.

Zentrale Bahnung.

Eine **zentrale Bahnung soll mittels Fazilitationstechniken erfolgen**, die über physiologische und strukturell vorgegebene intra- und interhemisphärische Verbindungen, wie auch

---

◘ Übersicht 4.2.
Flexorensynergie der oberen Extremität

— Flexion im Ellbogen
— Vollständige Supination des Unterarms
— Abduktion der Schulter bis 90 °
— Außenrotation der Schulter
— Retraktion und/oder Elevation des Schultergürtels

> ◘ **Übersicht 4.3.**
> **Extensorensynergie der oberen Extremität**
>
> ▬ Vollständige Extension im Ellbogen
> ▬ Vollständige Pronation des Unterarms
> ▬ Adduktion des Arms vor dem Körper
> ▬ Innenrotation des Armes
> ▬ Protraktion des Schultergürtels

> ◘ **Übersicht 4.4.**
> **Flexorensynergie der unteren Extremität**
>
> ▬ Dorsalflexion der Zehen
> ▬ Dorsalflexion und Inversion des Fußes
> ▬ Knieflexion bis 90 °
> ▬ Abduktion und Außenrotation der Hüfte

> ◘ **Übersicht 4.5.**
> **Extensorensynergie der unteren Extremität**
>
> ▬ Plantarflexion der Zehen (inkonstant, Großzehe kann extendiert sein)
> ▬ Plantarflexion und Inversion des Fußes
> ▬ Knieextension
> ▬ Hüftextension
> ▬ Abduktion und Innenrotation der Hüfte

bilaterale Schaltkreise wirken (Hummelsheim u. Mauritz 1993). Genutzt werden neben tonischen Flexions- und Extensionssynergien der Extremitäten auch tonische Nacken-, Labyrinth- und Lumbalreflexe. Bei sich zurückbildenden Paresen werden periphere Fazilitationen mit exterozeptiven Stimuli eingesetzt, z.B. mechanische Hautreizung über dem sich kontrahierenden Muskel (Tapping) oder propriozeptive Stimuli wie Widerstand, Zug und Druck.

4.6.3   Behandlungsprinzipien und Art der Technik

Therapieverlauf. Im Unterschied zum Bobath-Konzept, bei dem den pathologischen spastischen Bewegungsmustern von vornherein entgegengewirkt wird (s. ► Kap. 4.4, S. 219ff), werden nach Brunnstrøm grobe synergistische Massenbewegungen der betroffenen Gliedmaßen entsprechend den Basissynergien gefördert und für Alltagsverrichtungen eingesetzt. Hierfür erweisen sich die zentrale Fazilitationen, die vielfach nicht über die betroffene, sondern auch die kontralaterale Extremität eingeleitet werden, als besonders geeignet. Das Erregbarkeitsniveau wird somit gesteigert, und eine nicht erwünschte Verstärkung der Spastik und assoziierte Reaktionen werden in Kauf genommen. Abhängig vom Stadium der Erkrankung wird in den Basissynergien geübt bzw. diese nach und nach modifiziert. Im Therapieverlauf wird dann zunächst eine Verstärkung von Einzelkomponenten der Basissynergien und weiter eine Überwindung der synergistischen Bewegungsabläufe angestrebt, indem so bald wie möglich abweichende Bewegungen geübt werden (Alt 1994, Hummelsheim u. Mauritz 1993).

Unterschiede zum Bobath-Konzept.

Willkürliche Bewegungen.

Zentrale Fazilitationen. Sie wirken über induzierte **Irridiationseffekte bzw. Overflow-Innervationen.** Diese werden durch **willkürliche Bewegungen** der betroffenen Extremitäten oder/und der kontralateralen Muskelgruppen, gegebenenfalls gegen mechanischen Widerstand, erzielt. Hierfür bestehen mehrere Möglichkeiten (Alt 1994):

— Der Kranke wird aufgefordert, die betroffene Gliedmaße zu bewegen. Gleichzeitig innerviert er die kontralaterale symmetrisch gegen Widerstand. Auf diese Weise werden Massenbewegungen im Sinne der Basissynergien der gelähmten Gliedmaße ausgelöst bzw. gefördert.

— Der Kranke bewegt die kontralaterale Gliedmaße ohne mechanischen Widerstand. Auch hierbei werden in den betroffenen Extremitäten Massenbewegungen ausgelöst. Allerdings ist die Wirkung vergleichsweise zur vorigen geringer.

— Der Kranke wird aufgefordert, die betroffene Gliedmaße proximal zu bewegen, so dass eine Overflow-Innervation über ipsilaterale Muskeln erfolgt. Sie kann durch manuellen Widerstand verstärkt werden.

— Halte- und Stellreaktionen vermögen die zentrale Bahnung zu unterstützen.

> **Beispiel**
>
> Bei einem Schlaganfallkranken mit einer Extensorensynergie der oberen Extremität besteht eine Protraktion des Schultergürtels, Innenrotation und Adduktion des Arms, Extension im Ellbogen und Pronation des Unterarms (s. ▫ **Übersicht 4.3**). Diese Basissynergie wird durch kräftigen Druck der Faust des betroffenen ausgestreckten Arms nach kontralateral und unten in die Hand des Therapeuten ausgelöst bzw. gefördert. Unterstützend können wirken:
>
> — der tonische Nackenreflex mit Kopfwendung zur kranken Seite,
>
> — der tonische Lumbalreflex bei Rumpfdrehung von der paretischen Seite weg und
>
> — der tonischen Labyrinthreflex bei Rückenlage.
>
> Die Latenzzeit der Reaktionen kann bis zu einer halben Minute betragen. Bei Erfolg wird die Übung häufiger wiederholt, wobei sich die Latenzzeit vermindert. Gleichzeitig wird das Fazilitieren mehr und mehr reduziert (Schmidt-Kessen u. Zwiebel 1993).

Bewegungen in verschiedenen Teilkomponenten.

Überwinden und Auflösen der Bewegungssynergien. Sobald der Patient **Bewegungen in verschiedenen Teilkomponenten** und aus verschiedenen Ausgangsstellungen willkürlich durchführen kann, werden die Synergien modifiziert. Sie können kombiniert oder einzeln eingesetzt werden. Dabei wird angestrebt, Synergien zu überwinden und abweichende Bewegungen zu üben. Gleichzeitig werden für die Fazilitation zunehmend periphere propriozeptive und exterozeptive Stimulationen eingesetzt, um die Wirkung auf bestimmte Muskelgruppen zu fokussieren und die Innervation dieser Muskeln zu erleichtern.

Der Patient soll seine Aufmerksamkeit auf die zu bewegenden Muskeln und Muskelgruppen richten. Übungen der Feinmotorik werden mit lokalisierten phasischen Haut- und Muskelreizen fazilitiert und sinnvoll unterstützt. Sämtliche Übungen dienen dazu, Alltagsfunktionen zu ermöglichen (Alt 1994, Hummelsheim u. Mauritz 1993).

4.6.4   Indikationen

Hauptindikation.

Hauptindikation der Methode ist die Behandlung nach erworbenen, besonders mit Hemiparesen einhergehenden Hirnschäden, unabhängig von deren Genese. Der Einsatz der Methode beginnt, sofern das möglich ist, bereits in den ersten Tagen nach dem Krankheitsereignis und wird während der Frührehabilitation (6 Monate) intensiv weitergeführt und im weiteren Therapieverlauf beibehalten.

4.6.5   Kontraindikationen

Spezielle **Kontraindikationen sind nicht bekannt**. Allerdings muss der Patient in der Lage sein, Aufforderungen zum Bewegen seiner Gliedmaße zu verstehen und sie umzusetzen. Selbstverständlich gelten die allgemeinen Kontraindikationen für Krankengymnastik (s. ► Kap. 3.2.1, S. 164).

Keine Kontraindikationen.

4.6.6   Klinische Erfahrungen und wissenschaftliche Untersuchungen

In der Therapie von Zerebralparesen ist die fazilitierende Behandlung nach Brunnstrøm eine etablierte und verbreitete Methode. Obwohl sie gleichwertig neben anderen krankengymnastischen Verfahren bei Schlaganfallpatienten eingesetzt werden kann (Stern et al. 1970, Wagenaar et al. 1990), hat sie im deutschsprachigen Raum kaum Fuß gefasst und wird hier nur wenig angewendet.

Brunnstrøm versus Bobath-Therapie bei Zerebralparesen. Das Hauptziel bei der Behandlung von Schlaganfallfolgen ist eine Wiederherstellung beeinträchtigter Funktionen, besonders der Störungen der betroffenen Extremitäten. Das **gilt für alle modernen Therapiemethoden**. Das Konzept von Bobath, bei dem eine Inhibition spastischer Haltungs- und Bewegungsmuster ein zentrales Anliegen ist, hat sich hier weitgehend durchgesetzt. Übungen, die spastische Synergismen verstärken, sind bei der Bobath-Therapie untersagt (s. ► Kap. 4.4, S. 211ff). Daraus wird verständlich, dass Methoden, die mittels zentraler Bahnungen spastische Massenbewegungen fördern und damit ein verbreitetes Verbot missachten, mit Zurückhaltung begegnet wird. Ob eine derartige Zurückhaltung berechtigt ist, erscheint in Anbetracht neuerer positiver Erkenntnisse, bei denen die betroffene Extremität bewusst forciert eingesetzt wird, fraglich (Bütefisch et al. 1995).

Keine Überlegenheit einer bestimmten Methode.

Vor- und Nachteile der Methode. Die Effektivität der Brunnstrøm-Methode ist vergleichsweise mit konventionellen krankengymnastischen Techniken (Stern et al. 1970) und einem modifizierten Bobath-Konzept (Wagenaar et al. 1990) an Schlaganfallpatienten untersucht worden. Dabei wurden **keine deutlichen Unterschiede** bei den im Behandlungsverlauf erzielten funktionellen Fortschritten beobachtet.

Diese Ergebnisse werfen die Frage auf, ob und wieweit sich Vorteile zentraler Bahnung aktiver Bewegungen und Nachteile einer durch sie hervorgerufenen Verstärkung spastischer Bewegungsmuster in der Behandlung und Rehabilitation von Schlaganfallpatienten aufheben. Während der Phase einer schlaffen Lähmung bestehen derartige Bedenken kaum. Hier überwiegen zweifellos die Vorteile.

Den **Nachteilen** zentral gebahnter Massenbewegungen kann durch ergänzende Maßnahmen begegnet werden:

Vermeidung unerwünschter Massenbewegungen.

- Während der Übung können **spastische Haltungs- und Bewegungsmuster inhibierende Stellungen** eingenommen werden.
- Eine Behandlung im **thermoneutralen Wasser** hemmt bei den meisten Patienten Spastik und Massenbewegungen (Schmidt-Kessen 1986).
- Um unerwünschte assoziierte Reaktionen zu vermeiden bzw. gering zu halten, sollte man zentrale Fazilitationen bald auf **Muskeln, die bei groben Synergien nicht aktiviert** werden, reduzieren, z. B. Hand- und Fingerextensoren (Hummelsheim u. Mauritz 1993).
- Die Feinmotorik, für deren Wiederherstellng die Bahnung von Massenbewegungen wenig wirksam ist, kann mit anderen Methoden geübt werden.

Ein Vorteil der Methode ist vor allem darin zu sehen, dass sie für verschiedene Fazilitationstechniken und eine Kombination mit anderen krankengymnastischen Verfahren offen ist sowie frühzeitig das Bewältigen von Alltagsanforderungen einbezieht.

4.6.7 Ausbildungsmöglichkeiten

Spezielle Kurse für die Hemiplegiebehandlung nach Brunnstrøm werden in Deutschland zur Zeit nicht angeboten.

Literatur

Alt B (1994) Krankengymnastik nach Brunnstrøm in der Schlaganfallrehabilitation. Poster 99. Kongress der Dtsch Ges f Phys Med u Rehab, Nürnberg 29.9.-1.10.1994

Brunnstrøm S (1970) Movement therapy in hemiplegia, a neurophysiological approach. Harper and Row, New York

Brunnstrøm S (1980) Clinical kinesiology, 3. Aufl. Davies Co. Philadelphia

Bütefisch C, Hummelsheim H, Denzler P, Mauritz K-H (1995) Repetitive training of isolated movements improves the outcome of motor rehabilitation of the centrally paretic hand. J Neurol Sciences 130:59-68

Hummelsheim H, Mauritz K-H (1993) Neurophysiologische Grundlagen krankengymnastischer Übungsbehandlungen bei Patienten mit zentralen Hemiparesen. Fortschr Neurol Psychiat 61:208-216

Schmidt-Kessen W (1986) Grundlagen der Bewegungstherapie im Wasser. In: Bühring M, Saller R (Hrsg) Wirkprinzipien der physikalischen Therapie. Fischer, Heidelberg, S 197-207

Schmidt-Kessen W, Zwiebel Ph (1993) Zur Hemiplegiebehandlung nach Brunnstrøm. In: Conradi E, Brenke R (Hrsg) Bewegungstherapie. Ullstein-Mosby, Berlin, S. 178-180

Wagenaar RC, Meijer OG, van Wieringen PCW, Kuik DJ, Hazenberg GJ, Lindeboom J, Wichers F, Rijswijk H (1990) The functional recovery of stroke: A comparison between neuro-developemental treatment and the Brunnstrøm method. Scand J Rehab Med 22:1-8

4.7 Stemmfuhrung nach Brunkow

E Senn

Reaktionen in entfernt gelegenen Körperstrukturen.

Die Entwicklung der krankengymnastischen Technik der Stemmführungen nach Brunkow wurde von zwei Quellen gespeist: zum einen von den exakten Beobachtungen des
regelhaften Verhaltens der Muskelaktivitäten von orthopädisch-neurologischen Patienten
während der Arbeit an der Aufrichtung und zum anderen vom Erlebnis von Frau Brunkow beim Sich-Hochstemmen aus dem eigenen Rollstuhl. Die zündende Beobachtung entspricht einem Grundprinzip der Physikalischen Medizin: Belastungen im Gesunden provozieren über das Nervensystem **Reaktionen in der entfernt gelegenen, betroffenen Kör-
perstruktur.**

Die Technik wurde erst von Schülerinnen von Frau Brunkow begrifflich gefasst, geordnet und für die Lehre bzw. Instruktion aufgearbeitet, nachdem Frau Brunkow im Juni 1975
mitten in ihrem Arbeitsleben verstarb (Bold et al. 1989).

4.7.1   Funktionelle Grundlagen

Lösen blockierter Bewe-
gungsmuster durch peri-
phere Reize.

Bahnung blockierter Bewegungsmuster. Die erst sekundär entstandenen Vorstellungen zur Deutung der beobachteten Beziehungen zwischen dem primären – passiven
oder willkürlichen – Geschehen innerhalb der Hände und Füße bzw. Hand- und Fußgelenke und den Reaktionen der Rumpfmuskulatur basieren stark auf Extrapolationen, die
von der phylogenetischen (»amphibische Reaktion«; Bärengang) und der normalen ontogenetischen motorischen Entwicklung ausgehen: Die normalen Haltungs-, Stellungs- und
Aktivitätsmuster zugunsten der Aufrichtung werden bei jedem Menschen – ob gesund
oder motorisch verändert – im Hirnstamm gespeichert, also als vorhanden gedacht, wobei
deren **Entfaltung unter pathologischen Verhältnissen blockiert** werden kann. Es geht in der
krankengymnastischen Arbeit nach Brunkow darum, systematisch und gezielt die prinzipiell vorhandenen, für die Aufrichtung und das anschließende Gehen grundlegenden Mus-
kelaktivitätsschablonen mittels **peripherer** Reize wie Gelenkstellungen, akralen kokon-
traktorischen Muskelaktivitäten und zusätzlichen Haut- und Druckreizen zu befreien, zu
bahnen bzw. zu konditionieren. Das entwicklungsgeschichtlich An- und Freigelegte stellt
die Voraussetzung und den Antrieb für die weitere Entwicklung der handelnden Willkür-
lichmotorik dar.

Ausgangspunkte: Hand-
und Fußwurzeln.

Stemmreaktion. Innerhalb dieser krankengymnastisch nachzuvollziehenden Entwicklung spielen die Handwurzeln und die Fersen als Repräsentanten der Fußwurzeln eine
ganz entscheidende Rolle als Ausgangspunkt des postulierten und beobachtbaren Mus-
kelaktivitätsflusses. Die **Hand- und Fußwurzeln können auf zwei verschiedene Arten ner-
vös aktiviert, »gereizt« werden:**

1. Im Sinne des natürlichen Einsatzes als Ort der Gewichtsübertragung auf die Unter-
    stützungsfläche.
2. Durch die willkürlich kokontraktorisch gehaltene Dorsalflexionsstellung von Hand-
    und Sprunggelenk.

Für die Auslösung der sog. Stemmreaktionen spielt die muskuläre Fixation der maximalen Dorsalflexionsstellung von Hand- und Sprunggelenk auch bei fehlendem Widerstand
die Hauptrolle. Von diesen beiden Fixpunkten (»punctum fixum«) aus entwickelt sich die
Muskelaktivität entlang der Extremitäten zum Rumpf und von diesem wieder zurück zur
Extremitätenwurzel im Sinne einer Stemmreaktion gegen einen realen oder gedachten
Widerstand. Damit wird die notwendige, physiologische Rumpfaktivität zur Aufrichtung
und Stabilisierung von den Enden der Extremitäten her induziert und gesteuert.

Schultergelenk als
Schlüsselgelenk.

Verteilung der Muskelaktivität. Bei der **Ausbreitung der Muskelaktivität** von den
Armen auf den Rumpf üben die Schultergelenke als sog. Schlüsselgelenke einen **modifizierenden Einfluss auf die Verteilung des Muskeltonus** aus: Die Innenrotation ist mit der
schwerpunktmäßigen Tonisation der ventralen und die Außenrotation mit derjenigen der
dorsalen Rumpfmuskulatur verbunden.

Kokontraktorische Verankerung von Hand und Fuß. Im Gegensatz zu vielen anderen krankengymnastischen Vorgehensweisen ist die kokontraktorische Verankerung von Hand und Fuß im Raum bzw. auf einer realen Unterlage als Punctum fixum Ausgangspunkt der reflektorischen Aktivitäten und nicht die Wirbelsäule wie bei den tonischen Halsreflexen oder den Halsstellreflexen. In diesem Punkt besteht eine unmittelbare Berührung zur Vojta-Therapie.

Reflektorischen Aktivitäten.

Einbeziehung von Lernvorgängen. Die Brunkow-Technik ergänzt die geschilderte Basis des unbedingt Reflektorischen, d.h. das befreite genetisch Verankerte mit einer willkürlichen Verstärkung durch Konditionierungsvorgänge unter Mitbenutzung von Lernvorgängen, die des Spürens und der Lenkung der Aufmerksamkeit nicht auf den betroffenen Rumpf, sondern auf die Extremitätenwurzeln bedürfen.

Für das Verständnis der Brunkow-Stemmführungen der Extremitäten ist die Einsicht wichtig, dass es sich bei den **reflektorischen Bein- und Rumpfreaktionen** nicht um eine einfache animale Streckreaktion handelt, sondern um eine anthropologische Haltungsreaktion, die sich vor allem beim Gehen als Semiflexion von Knie- und Ellenbogengelenk manifestiert. Die Ausgangsstellungen zu den gehaltenen Stemmreaktionen gehen deshalb immer von leicht gebeugten Knie- und Ellenbogengelenken aus. Die Dominanz der Armaktivität für die Rumpfreaktionen über diejenige der Beine trotz üblicher Befreiung der Arme von den Unterstützungsfunktionen des Rumpfes ist ein weiteres anthropologisches Merkmal, das ganz aus der Empirie heraus erkannt wurde.

Anthropologische Haltungsreaktion.

4.7.2   Behandlungsziele

Durch ein Befreien und Bahnen von entwicklungsgeschichtlich angelegten Muskelaktivitäten sollen mittels geeigneter Reize die **Haltung**, das **Aufrichten** und anschließend das **Gehen** gefördert und normalisiert werden.

Haltung, Aufrichten, Gehen.

Analog zur Vojta-Technik lässt sich die Stemmführung nach Brunkow nicht durch ihre Indikationen eingrenzen oder einordnen. Als krankengymnastisches Basiskonzept gehört sie zu den **Aktivierungs- und reflektorischen Bahnungstechniken**, wobei die anthropologische Aufrichtung im Sinne einer ausgewogenen, dynamischen Kontraktion der Bauch- wie auch der Rückenmuskulatur verstanden werden muss. Damit geht es nicht um eine Förderung der Antigravitationsmuskulatur im engeren Sinne.

Aktivierungs- und Bahnungstechnik.

4.7.3   Behandlungsprinzipien und Art der Technik

Prinzipielle Elemente der Technik

Für die Technik gelten die im Folgenden beschriebenen Übungselemente. Ein einzelner Zyklus des Aufbaus einer Stemmführung, der Aufrechterhaltung der maximalen Stemmreaktion und des sorgfältigen sukzessiven Abbaus sollte zu Beginn nicht mehr als 5-mal wiederholt werden. Mit einsetzender Konditionierung und zunehmendem Trainingszustand kann das Stemmführen bis auf 20 min ausgedehnt werden.

Aufbau der Stemmführung.

Einstellung der Hand. Maximale Dorsalflexion im Handgelenk; entspannte, leichte Flexion der Metakarpophalangeal- und Interphalangealgelenke; Abduktion aller Strahlen, besonders von Daumen und Kleinfinger, die Hohlhand zur Kuppel formend; Betonung der Ulnarabduktion; isometrische Tonisation der Supinatoren.

Grundeinstellungen.

Passive Vorgabe der Handstellung bei Spastikern. Aktiver Zugang notfalls über einen Faustschluss in Dorsalflexion und anschließender willkürlicher Tonusreduktion der Finger bei gleichzeitig gehaltener Dorsalflexion im Handgelenk.

Einstellung des Fußes. Maximale Dorsalflexion im Fußgelenk und entspannte leichte Flexionsstellung aller Zehen; Zugang allenfalls über ein vorausgehendes Krallen der Zehen.

Einstellung von Ellenbogen- und Kniegelenk. Leichte Beugehaltung.

Einstellung des Schultergelenks. Eine leichte Innenrotation ist mit der Aktivierung mehr der Bauch- und eine entsprechende Außenrotation mit der Aktivierung mehr der Rückenmuskulatur verbunden.

Stemmführung der Arme. Dies kann in einer leichten Retroversion (Langsitz) parallel zum Rumpf und in verschiedenen Graden der Anteversion erfolgen. In Bauchlage liegen die Arme nach vorne ausgestreckt neben dem Kopf.

Einstellung beider Beine. In einer Mittelstellung zwischen Innen- und Außenrotation werden Knie- und Hüftgelenke wenig angewinkelt.

Stellung des Kopfes. Er wird **in Neutralposition** oder leicht flektiert, nie in Retroversion gehalten. Wenn möglich, beobachten die Augen die Hände, zumindest diejenige des stemmenden Arms.

Extero- und propriozeptive Reize.

»Manuelle Hilfen«. Extero- und propriozeptive Reize unterstützen die Muskelaktivierungen entlang der Extremitäten. Die Spannungsentwicklung, die von den Vorderarmextensoren über die Dorsalseite proximalwärts – M. triceps, M. deltoides – bis zum Schultergürtel ausgeht, wird mittels des sog. Hautwischens und/oder des tiefen Streichens, und die distal gerichtete auf der Ventralseite – Mm. pectorales, M. biceps brachii, Flexoren des Vorderarmes – mittels der Hautstreichungen unterstützt. Entsprechendes gilt für die Beine. Über dem Hand- und Fußgelenk können zusätzliche Druck-Stauchungs-Impulse gegeben werden.

Arbeit in den Diagonalen. Die Fortsetzung der proximalgerichteten Spannungsentwicklung des einen Arms quer über den Rücken zur Dorsalseite des kontralateralen Beins und andererseits von der ventralen nach proximal gerichteten Muskelaktivitätsfolge des einen Beins quer über die Bauchdecke und Brustkorbmuskulatur in die sog. Ventral-palmar-Seite des Gegenarms erlaubt ein **Arbeiten in Diagonalen** vom Arm zum Gegenbein und umgekehrt.

Varianten der Stemmübungen

Ausgangstellungen.

Stemmübungen sind aus allen möglichen Ausgangsstellungen möglich; die Rückenlage und der Sitz werden im klinischen Alltag am häufigsten benutzt:
- Stemmübung in Bauchlage,
- Stemmübung in Rückenlage,
- Stemmübung in der Seitlage,
- Stemmübung im Vierfüßlerstand,
- Stemmübung im Sitz,
- Stemmübung im Stand,
- Stemmübung zum Wechsel der Ausgangsstellung.

Stemmübungen in Bauchlage
- Während beide **Beine in Hüftbreite parallel nebeneinander** auf der Unterlage ruhen bleiben, können die beiden **Arme**, die neben dem auf der Stirn ruhenden Kopf ausgestreckt liegen, **nach kranial gestemmt** werden. Gestemmt werden kann im Wechsel zwischen der dorsalextendierten Faust und der maximal dorsalflektierten, kuppelförmig entfalteten Hand.
- Das **symmetrische Stemmen** mit seitlich neben dem Kopf aufgestellten Armen erlaubt ein leichtes Abheben des Oberkörpers und eine Streckung der Halswirbelsäule und damit eine unmittelbare, unbewusste Einflussnahme auf die Schulter- und Nackenmuskulatur.
- Das **asymmetrische Stemmen** der Arme – auf der einen Seite nach kranial, auf der anderen neben dem Kopf abgestützt – ermöglicht nicht nur ein leichtes Abheben des Kopfes, sondern auch ein Anziehen und Abheben des Beins von der Unterlage

auf der Seite des seitlich abgestützten Arms. Das abgehobene Bein kann dadurch in der Diagonale zum kontralateral ausgestreckten Arm nach kaudal gestemmt werden.

Stemmübungen in Rückenlage

- Die **abgehobenen Arme** können symmetrisch in verschiedenen Winkeln nach kaudal bzw. in vertikaler Richtung, aber auch im Ellenbogen angewinkelt gestemmt werden, so dass die Hände neben den Kopf zu liegen kommen.
- Die **Stemmführungen der Arme** können mit verschiedenen Formen symmetrischer Stemmführungen der Beine kombiniert werden: Normale Ausgangsstellung der Beine; die zum rechten Winkel angebeugten Beine erlauben ein Stemmen der Fersen in die Unterlage; rechtwinklig ab- und angehobene Beine.
- Der Oberkörper kann bei **symmetrischem Stemmen der Arme** wenig abgehoben und zur einen oder anderen Seite leicht rotiert werden.
- Das **stemmende Abstützen des Oberkörpers** auf die seitlich aufgelegten Unterarme erlaubt das Stemmen des einen abgehobenen Beins in einer betonten Flexionsstellung im Knie- und Hüftgelenk samt Abduktion und Außenrotation, so dass die stemmende Ferse neben das gegenseitige Knie zu liegen kommt.
- **Diagonale Formen des Stemmens** mit einer Kombination von angewinkeltem auf der einen und eher gestrecktem Arm auf der Gegenseite mit der gekreuzten Kombination der Beinstellungen.

Stemmübungen in der Seitlage

- Der **unterlagenseitige Arm** wird angewinkelt unter den Kopf gelegt, damit die Hand das Hinterhaupt umfasst; der **oben liegende Arm** wird auf Schulterhöhe vor dem Körper abgestützt, wobei die Finger nach kranial zeigen.
- Das **abgehobene Bein** kann wie üblich nach kaudal gestemmt werden oder aber mit dem Fuß vor das **unten liegende Knie** abgestellt werden. Letzteres leitet eine dosierte, gehaltene Rotationsaktivität zwischen Lenden- und Brustwirbelsäule ein.

Stemmübungen im Vierfüßlerstand

- Der Vierfüßlerstand erlaubt das **gekreuzte Abheben** des einen Arms und des Gegenbeins und deren Stemmführung nach kranial (Arm) bzw. kaudal (Bein).
- Der Fuß des einen Beins kann aber auch durch **maximale Hüftflexion** neben die Hände aufgesetzt und in die Unterlage gestemmt werden. Diese Ausgangsstellung kann den Übergang zum Einbeinkniestand und damit zum Aufstehen einleiten.

Stemmübungen im Sitz

- **Stemmführungen der Beine im Langsitz** mit seitlich oder hinter dem Gesäß abgestützten Armen.
- Das **Abstützen auf die Unterarme** erlaubt das einseitige Abheben des einen Beins und dessen Stemmen aus der Flexionsposition in die normale Stemmführungsstellung.
- Das **Sitzen mit aufgestellten Beinen** erlaubt die Kombination mit allen symmetrischen und asymmetrischen Stemmführungen der Arme.
- Das **Sitzen auf der Kante einer Liege ohne aufgestellte Beine** ermöglicht Seitneigungen und Rotationen des Rumpfes mit seitlichem Abstützen der Arme neben dem Rumpf. Diese Ausgangsstellung kann mit dem Stemmen des abduzierten einen Beins in die Horizontalebene kombiniert werden.

Stemmübungen im Stand

- Das **symmetrische Stehen** erlaubt die Stemmführungen der Arme in alle Richtungen.
- Der **Einbeinstand** ermöglicht die Kombination verschiedener Stemmpositionen des abgehobenen Beins auch mit angewinkeltem Knie zusammen mit asymmetrischen Stemmführungen der mehr angewinkelten oder gestreckten Arme.

Stemmführungen zum Wechsel der Ausgangsstellungen

- **Aus der Bauchlage** führt das seitliche Abstützen des Arms neben dem Kopf und das Anziehen des gleichseitigen Beins zur Seitlage und von dieser durch symmetrisches Abstützen der Arme neben dem Kopf zum Kniestand, anschließend weiter zum Einbeinkniestand.
- Der **Einbeinkniestand** ermöglicht den Übergang in die Ausgangsstellung zum Bärengang, wobei an Ort einmal von der Handwurzel zur Ferse und umgekehrt gestemmt wird, ohne aber je die Hände und Füße von der Unterlage abzuheben.
- **Aus der Rückenlage** gelingt das Aufstehen mittels der Stemmführungen über den Langsitz, anschließend über die eine Seite in den Vierfüßlerstand, weiter über die Hocke mit zwischen den Füßen aufgestellten Händen bis zum Stand.

4.7.4   Indikationen

Hauptindikationen.

Folgende Erkrankungsbilder stellen besonders geeignete Indikationen dar:
- Akute vertebrale Syndrome zur vorsichtigen Dynamisierung des Muskeltonus und damit der schmerzreflektorisch fixierten Fehlhaltung.
- Aufbau einer Muskelkompetenz des Rumpfes nach krankheits-, operativ- oder unfallbedingten Haltungsinsuffizienzen bzw. Haltungsfehlern, gut geeignet auch beim zusätzlichen Vorliegen qualitativer vertebrosegmentaler Instabilitäten.
- Eutonierung der Rumpfmuskulatur im Rahmen weichteilrheumatischer Schmerzerkrankungen.
- Muskelaktivierung als Einstieg zu einem Haltungstraining bei Skoliosen.
- Haltungstraining bei im weitesten Sinne neurologisch bedingten Muskelschwächen.

4.7.5   Kontraindikationen

Kontraindikationen und Grenzen der Methode.

Wie bei allen krankengymnastischen Verfahren sind schwere akute Erkrankungen und fortgeschrittene Leiden, die eine strenge Schonung erfordern, kontraindiziert. Wenig geeignet ist die Methode für Therapien schwerer Zustände zentralnervöser motorischer Erkrankungen wie Spastizitäten, Rigor, Athetosen.

4.7.6   Klinische Erfahrungen und wissenschaftliche Untersuchungen

Praktische Vorteile.

Stemmführungen als Eigentherapie. Die Stemmführung nach Brunkow bietet bei ihrem Einsatz etliche **Vorteile**, die die praktische Arbeit erleichtern. Die einfacheren Stemmführungen sind leicht erlernbar und können damit auch im Rahmen der ärztlichen Tätigkeit instruiert werden. Besonders geeignet sind die Stemmübungen für die Eigentherapie und damit für das täglich mehrmals mögliche Training. Die notwendigen Bewegungen sind langsam und gehalten und schließen ausfahrende, unkontrollierte Bewegungsausschläge aus. Die Durchführung der Übungen lenkt vom schmerzhaften Rumpf zu den zu stemmenden Extremitäten ab. Der Patient hat alle Aktivitäten und Bewegungen unter Kontrolle; es wird ihm von außen nichts Schmerzhaftes aufgezwungen. Die Rumpfmuskulatur wird in äußerst vielfältiger Weise aktiviert.

Keine rhythmisch dynamische Muskelaktivität.

Nachteile und Grenzen der Methode. Zu berücksichtigen ist, dass das **rhythmische** wie auch das **dynamische Element der Muskeltätigkeit im Hintergrund** stehen. Auf die Haltungsform wird ebenfalls wenig geachtet. Schließlich bedürfen die eher als »unnatürlich« erlebbaren Bewegungen und Haltungen einer Einsicht in das Prinzip und erfordern eine Konzentrationsleistung. Die Übungen werden bald als anstrengend empfunden.

Ihre Grenzen findet die Methode bei der Behandlung von schweren Zuständen zentralnervöser motorischer Erkrankungen wie Spastizitäten, Rigor, Athetosen, für die sie wenig geeignet ist.

Eine wissenschaftliche Evaluation der Methode wurde bisher nicht durchgeführt.

4.7.7 Ausbildungsmöglichkeiten

Für Krankengymnasten werden von der Arbeitsgemeinschaft Brunkow im Zentralverband der Krankengymnasten (ZVK) und anderen Institutionen Weiterbildungskurse angeboten. Sie bestehen aus dem Grundkurs A-Teil und B-Teil mit jeweils 25 Unterrichtseinheiten und einem ihm folgenden C-Aufbaukurs mit ebenfalls 25 Unterrichtseinheiten. Darüber hinaus gibt es fakultativ einen zusätzlichen »Ganganalysekurs« mit 20 Unterrichtseinheiten.

Brunkow-Kurse können erfragt werden (Stand 2002) unter: AG Brunkow, Frau Maria Braun, c/o Neurologische Universitätsklinik Mainz, Langenbeckstraße 1, D-55101 Mainz.

Literatur

Bold RM, Grossmann A, Block R (1989) Stemmführung nach R. Brunkow; eine krankengymnastische Behandlungsmethode bei neuromuskulären Störungen. 5. Aufl. Enke, Stuttgart

4.8 Chiro-Gymnastik – Funktionelle Wirbelsäulen- gymnastik nach Laabs

W.A. Laabs, G. Laabs

Therapieansatz bei chronischen Rückenschmerzen.

Während der Nachkriegsjahre begann W. Laabs sen. aktive Übungen zu entwickeln, die ihm Linderung bei den Folgen seiner rheumatoiden Arthritis verschaffen sollten. Hierbei vermied er bewusst die isolierte Behandlung der betroffenen Gelenke und bezog stattdessen den gesamten Bewegungsapparat in seine therapeutischen Übungen ein. Diese baute er im Laufe der Jahre systematisch nach der grundsätzlichen Überlegung aus, Schmerz zu vermeiden und dabei die Funktion verbessern. Er nannte diesen Therapieansatz 1954 Chiro-Gymnastik (CG). Hierbei spielt das Wort »Chiro« auf die Hand des Therapeuten an, die die aktiv übenden Patienten unterstützt wie die Hilfestellung bei Turnübungen.

Inzwischen wird CG mit Erfolg bei chronischen Rückenschmerzen (Dorsopathien) und muskulären Dysbalancen angewandt. Chiro-Gymnastik unterscheidet sich dabei deutlich von anderen Therapieansätzen wie Massage, gezielten Mobilisations- und Weichteiltechniken sowie aktiven und passiven physiotherapeutischen Behandlungsverfahren, weshalb CG heute »**ein fester Bestandteil der modernen Physiotherapie**« ist (Rosemmeyer u. Jopp 1999).

4.8.1 Funktionelle Grundlagen

Kausalfaktoren bei Rückenschmerzen.

Ursachen chronischer Rückenschmerzen. Das Entstehen chronischer Rückenschmerzen ist auf das Zusammentreffen mehrerer Faktoren zurückzuführen, die im Laufe von Jahren den Nährboden für Schädigungen des Bewegungsapparats bilden (s. auch ► Kap. 5.6, S. 513ff). Dazu gehören zum einen **monotone Belastungen** und Körperhaltungen in Beruf oder Freizeit, wie z. B. »unphysiologisches« Sitzen, Heben und Tragen von schweren Lasten. Auch Zeit- und Leistungsdruck fördern das Entstehen von Rückenschmerzen. Ebenso werden während der Schlafphasen die Bandscheiben und Gelenke durch »**pathogene Liegepositionen**« (PLP) maximalen Belastungen ausgesetzt, was sich nach Jahren in manifesten Beschwerden äußert. Diese pathogenen Liegepositionen bestehen z. B. in der Bauchlage mit einseitig angezogenem Bein, wobei durch die seitliche Kippung des Beckens die gesamte Wirbelsäule torquiert und eine ausreichende Entlastung und Versorgung der Zwischenwirbelscheiben und Gelenkknorpel mit Nährstoffen beeinträchtigt wird. In Seitenlage wird bei bestehender Bursitis trochanterica, oft bedingt durch eine qualitativ minderwertige oder nicht gewichtsadaptierte Matratze, das Becken samt Lendenwirbelsäule gegenüber dem feststehenden Thorax verdreht, um die Körperlast von der entzündeten Bursa zu nehmen. Dies führt ebenfalls zu einer Rotation der Wirbelsäule, der nach Jahren die Zerstörung des feingeweblichen Gefüges der betroffenen Zwischenwirbelscheiben und Gelenkoberflächen folgen kann.

 Beachte
Pathogene Liegepositionen (PLP) erzeugen Gelenkflächenkompressionen und Gelenkkapseldehnungen. Diese führen zu Schmerzen in der dort lokalisierten Rückenmuskulatur.

Folgen von Überbelastung.

Irreversible Veränderungen. Insgesamt kommt es durch diese Überbelastung zu **nachhaltigen irreversiblen Veränderungen** vornehmlich des bradytrophen, kollagenreichen Gewebes folgender Körperteile:
- Gelenkflächen,
- Gelenkkapseln,
- Sehnen,
- Sehnenscheiden und
- Faszien.

Dem individuell ausgeprägten Verlust an Elastizität in kollagenfaserreichen Strukturen der Bewegungsorgane folgt ein reduziertes Potential an Relaxation und Dehnfähigkeit in statischen und dynamischen Muskeln. Das Koordinationsvermögen ihrer zu Funktionskreisen verbundenen Muskelketten wird verschlechtert. Es kommt zu chronischen Fehlbelastungen aller Bewegungssegmente der Wirbelsäule, die zu **irreversiblen Veränderungen** führen können, z. B.:

- Spondylarthrosen,
- Interspinalligamentosen ohne und mit radiologisch nachweisbarem Morbus Baastrup,
- Verschmälerungen der Foramina intervertebralia und
- Schädigungen der Zwischenwirbelscheiben.
  Diese Entwicklung wird beschleunigt durch:
- schmerzbedingten Bewegungsmangel,
- Inaktivitätsatrophie und
- eine reduzierte funktionelle Leistungsfähigkeit.

Irreversible Veränderungen.

> **Exkurs**
>
> »Der lipomatös-sklerotische Umbau der Muskulatur mit mehr oder weniger starker Vakatwucherung des Fettgewebes (lipomatöse Ersatzwucherung) ist ein unspezifisches Symptom des chronisch fortschreitenden Muskelschwundes«, der » bei den spinalen progressiven Muskelatrophien als auch bei chronisch myogenen Atrophien auf degenerativer oder entzündlicher Basis« auftritt (Sandritter et al. 1977).

4.8.2   Behandlungsziele

Das Ziel der Chiro-Gymnastik ist darauf gerichtet, den dargestellten pathophysiologischen Prozess nachhaltig zu verlangsamen. Die CG strebt nicht nur an, das Syndrom chronischer Rückenschmerz, mit oder ohne begleitende Beschwerden in den großen Körpergelenken, zu beeinflussen, sondern zielt mit ihrer Behandlungsstrategie maßgeblich auf Prävention und nachhaltige Rezidivprophylaxe.

Normalisierung pathologischer Prozesse. Die CG verfolgt den Zweck der bestmöglichen **Wiederherstellung der Funktion der Bewegungsorgane** und deren komplexen dynamischen Systeme, besonders unter den als Einheit zu begreifenden Belastungen des Alltags, des Berufslebens und der Freizeitaktivitäten. Die Aufgabe von Arzt und Therapeut liegt zunächst in der **Erhebung einer ausführlichen Anamnese**, um diese für chronische Rückenschmerzen prädisponierende Faktoren aufzuspüren und aus dem Alltag des Patienten zu verbannen. Mit ihren funktionell aktivierenden, verfahrenstypischen Übungsfolgen ermöglicht die CG eine dosierte **Kräftigung, Stabilisierung und Koordinierung von Muskelketten**, auch sollen bewegungsinsuffiziente Bewegungsorgane und muskuläre Ungleichgewichte des Rumpfes und der großen Körpergelenke wieder normalisiert werden. Dabei besteht die Vorstellung, dass durch die sich langsam unter den fortgeleiteten Bewegungsimpulsen erneut mitbewegende Gelenkinnenhaut eine Resynovialisierung initiiert wird, bei der Synovialflüssigkeit wieder in die Gelenkhöhle filtriert werden kann. Auf diese Weise soll sie es den arthrotischen Gelenkpartnern ermöglichen, erneut gleitfähiger zu werden und schmerzfreier zu artikulieren. Es wird davon ausgegangen, dass sich die Produktion von Knorpeldetritus reduziert und die jeweils bei übermäßiger Detritusproduktion aktivierte Phagozytose mit ihrer Produktion von Schmerzmediatoren und knorpelabbauenden Proteasen weitgehend ausbleibt. Gleichzeitig sollen bereits die geringen, fortgeleiteten Bewegungsimpulse die Zwischenwirbelscheiben zu einer Rehydratation anregen, was zu einer neu beginnenden Flüssigkeitsaufnahme führen kann.

Wiederherstellung der Funktion.

Eigenaktivität des Patienten. Der Bewegungskranke beteiligt sich selbst an der Behandlung und wird so in seinen Genesungsprozess aktiv eingegliedert. Er fühlt sich für die Therapie mitverantwortlich, wodurch sich die Motivation stark verbessert. Die erreichten Therapieerfolge werden durch die **CG-Selbstübungsprogramme** und gleichzeitige intermittierende Langzeitbehandlung (ILZB) erhalten.

Selbstübungsprogramme.

> **Beachte**
>
> **Kontrollierte Eigenaktivität** und in regelmäßigen Abständen durchgeführte Folgebehandlungen im Rahmen der **intermittierende Langzeitbehandlung** (ILZB) sollen sozial relevante Folgen verhindern:

- chronischen Medikamentenabusus,
- kostenintensive Krankheitsphasen und
- lange Zeiten der Arbeitsunfähigkeit durch Ausbleiben von Rezidivbildungen.

4.8.3 Behandlungsprinzipien und Art der Technik

Behandlungsprinzipien

Die Übungen der Chiro-Gymnastik basieren alle auf Grundvoraussetzungen, auf deren Einhaltung der Therapeut streng achten muss, um den Erfolg der Methode zu gewährleisten.

Lagerung und Wirbelsäulentherapiegeräte.

Lagerung und Wirbelsäulentherapiegeräte. Alle Übungen werden in **Rückenlage** auf der sehr stabilen Chiro-Gymnastikbank ausgeführt. Dadurch wird die statische Muskulatur der Wirbelsäule entlastet und die Trainierbarkeit der dynamischen Muskeln optimiert. Die schmerzfreie und bequeme Lagerung, die besonders bei akuten Schmerzen sichergestellt sein muss, gibt selbst adipösen oder unbeholfenen Patienten genügend Sicherheit beim Ausführen der gymnastischen Übung. Die **Flachlagerung** führt zu einer äußerst geringen Belastung des kardiovaskulären Systems. Auch der Bandscheibeninnendruck reduziert sich auf etwa ein Zehntel der durchschnittlichen Belastung im Sitzen. Die Übungen werden **assistiv-aktiv** ohne Verwendung von Wirbelsäulentherapiegeräten beziehungsweise **resistiv-aktiv** (dynamisch-konzentrisch und dynamisch-exzentrisch) mit Hilfe von **Wirbelsäulentherapiegeräten** ausgeführt. Hierzu zählen:

Assistiv-aktive oder resistiv-aktive Ausführung.

- Kopfhalter,
- Beinhänger,
- Kopf-Bein-Zuggerät,
- mobiles Kopfteil mit medialer Gleitführung und
- Stufenlagerungsgerät. (Sie dienen der individuell unterstützenden Lagerung der Hals- und Lendenwirbelsäule.)

Außerdem erweitern und intensivieren die Übungen mit den Wirbelsäulentherapiegeräten die therapeutischen Möglichkeiten der CG bei Patienten mit z. B. Adipositas per magna, bei Pyknikern oder sehr großen und sehr muskulösen Menschen. Zu diesem Zweck kann der Behandler zusätzlich die pneumatische Rücken- und Nackenstütze (Heine 1989; Bredehorn 1992; Franz 1992; Tabbach 1998) oder das Kyphosekissen auswählen.

Prinzip der Übungen.

Übungen. Der Patient führt alle Übungen aktiv und rhythmisch in Form von Flexion, Extension, Rotation, Lateralisation und deren Kombination in absoluter Schmerzfreiheit aus. Auftretende Schmerzen bedingen eine umgehende Änderung des therapeutischen Vorgehens. Im Rahmen der Übungen wird mit den schmerzfernen Wirbelsäulenabschnitten, den ihnen zugeordneten Extremitäten und Rumpfregionen, begonnen.

Durch die im Rahmen der Übung abnehmende Beschwerdesymptomatik findet so ein zeitversetzter, fließender Übergang von Übung zu Training statt.

> ❶ Beachte
> Die Übungen basieren wie andere Formen aktiver Bewegungstherapien auf der **Roux-Regel**, nach der zu geringe Reize sinnlos, zu große Reize schädlich und nur Reize mittlerer Stärke nutzbringend seien (Stegemann 1991).

Drei aufeinander aufbauende Phasen.

Die **Übungsfolgen** der Chiro-Gymnastik sind in **drei aufeinander aufbauende Phasen untergliedert**, die abgestimmt auf das spezifische Beschwerdeprofil des Patienten durchgeführt werden (s. Abschn. »Art der Technik«). Zuvor muss der Patient über die Ursachen seiner schmerzhaften Erkrankung aufgeklärt worden und zur aktiven Mitarbeit motiviert sein.

> **!** **Tipp**
> Der Patient muss **nicht** das ganze Spektrum der chirogymnastischen Übungen ausführen. Wichtig ist die **indikationsspezifische Auswahl geeigneter Übungen** und deren **korrekte Durchführung**.

> **›** **Beispiel**
> Bei **Rückenschmerzen im lumbosakralen Übergang** werden zuerst Übungen für die Halswirbelsäule und die oberen Extremitäten durchgeführt. Die Belastung nimmt im Laufe einer Übungsfolge zu, indem der Patient mit einer Extremität beginnt, anschließend die andere einsetzt und abschließend beide Extremitäten gleichzeitig beübt. Dabei wird jeweils mit gebeugten Extremitäten begonnen, bei Beschwerdefreiheit kann die Übung dann mit gestreckten Extremitäten wiederholt werden, was die muskuläre Forderung steigert.

Technik

Die Übungen werden in folgende Phasen untergliedert:
- Entlastungsphase,
- Gymnastikphase,
- Ruhephase.

Entlastungsphase (EP)

Durchführung. Ziel der Entlastungsphase ist die **Vorbereitung des Bewegungsapparats auf die nach ihr folgende Gymnastikphase.**

Vorbereitung auf die nachfolgende Gymnastikphase.

> **›** **Exkurs**
> Der Patient wird in Bauchlage so auf dem Kyphosekissen gelagert, dass die Lendenwirbelsäulenlordose aufgehoben ist. Der höchste Punkt des Kissens liegt dabei zwischen der Verbindungslinie der Spina iliaca anterior superior und dem Bauchnabel. Kopf- und Fußteil der Chirogymnastik-Bank sind während der großbogig kyphosierten Lagerung der gesamten Wirbelsäule entsprechend dem Wohlbefinden des Patienten abzusenken, um eine Dehnungskette der Weichgewebe vom Hals bis zu den Füßen aufbauen zu können. Diese Lagerung hebt die HWS- und LWS-Lordose in einer muskelentspannenden, also detonisierenden Streckhaltung auf (Für Asthmatiker und übermäßig adipöse Patienten sollten bei Bedarf andere entlastende Lagerungen aus dem Chirogymnastik-Programm gewählt werden; aus Laabs 1977). Die korrekte Lage auf dem Kyphosekissen

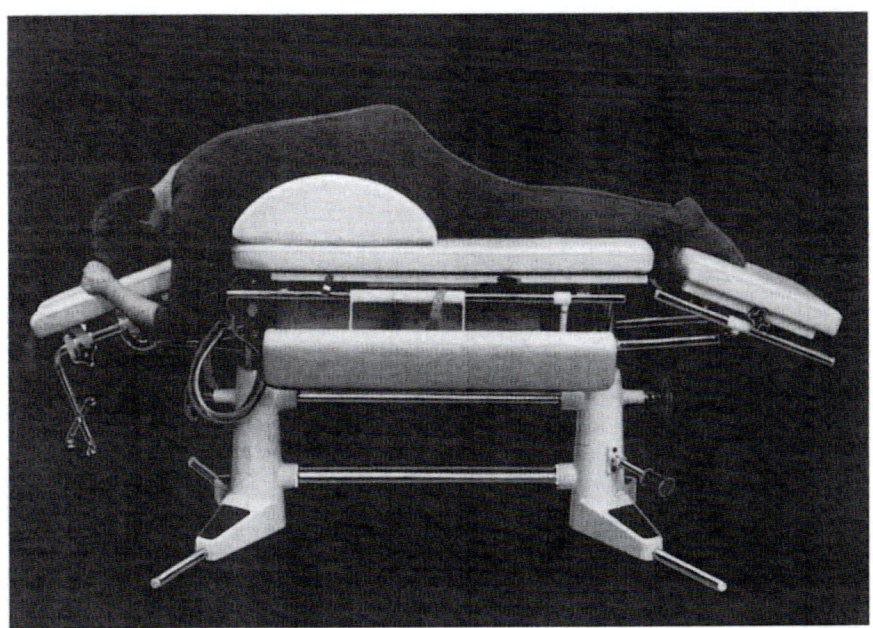

◻ Abb. 4.19.   **Lagerung auf dem Kyphosekissen** (Einzelheiten s. Text). (Aus Laabs 1977)

verhindert die schmerzintensivierende Hohlkreuzbildung, die z. B. bei Flachlagerung in Form einer verstärkten lumbalen Lordose auftreten kann.

Entlastende Liegeposition.

Wirkungen. Diese **Liegeposition** ermöglicht schmerzfreie, moderate Dehneffekte, sog. Autoextension, auf die gesamte Rückenmuskulatur, besonders auf den zervikothorakalen und lumbosakralen Übergang. Die Rückenmuskeln und die dorsalen Anteile der Bewegungssegmente wie Gelenkfacetten werden entlastet, die Zwischenwirbel- und Interspinalräume und die Foramina intervertebralia werden erweitert. Der Dehnungszustand, der ohne Hilfe von Traktionsgeräten erreicht wird, bewirkt eine problemlos zu beeinflussende Erhöhung der Muskelelastizität und -entspannungsfähigkeit. In eingeschränktem Maße gelingt dieses bei den gelenkstabilisierenden Strukturen von Sehnen, Bänder und Gelenkkapseln. **Nach bereits 10- bis 15-minütiger derart entlastender Lagerung werden schmerzhafte Muskelverspannungen erfahrungsgemäß reduziert** und die Beweglichkeit der Muskulatur gesteigert. Einsingbach et al. (1992) und Weineck (1994) berichten, dass durch »Dehnen die Verletzungsgefahr verringert und die Regenerationsfähigkeit verbessert wird«, zudem komme es durch das Dehnen der Antagonisten zu einem verringerten Widerstand bei der Durchführung von Bewegungen und somit zu einer Reduzierung des Kraftaufwands. Dies habe auch eine Verbesserung der Koordinierung, potentiell größere Ausholbewegungen und damit eine höhere Kraftentwicklung zur Folge.

> **Exkurs**
>
> Freiwald u. Engelhardt (1994) beschreiben, dass »die Beeinflussung bindegewebiger Strukturen und der Wachtumsreiz für die Sarkomere um so effektiver zu sein scheint, je länger die Dehndauer ist oder je häufiger eine Dehnung erfolgt«. Gefahren einer Dehntechnik, die zur Vergrößerung der Flexibilität eingesetzt wird, bestehen nach Hollmann u. Hettinger (2000) dann, wenn diese mit hohen Bewegungsgeschwindigkeiten durchgeführt wird, nicht aber bei statischen Dehnprogrammen. Nach Wydra (1993) wird das Längenwachstum der Muskulatur durch Sarkomeranbau bei täglicher Dehnung von 30 min intensiv stimuliert.

Ergänzende Therapieformen.

Physikalische Maßnahmen. Die vorbereitende Wirkung der Dehnungsphase für die folgende Gymnastikphase wird verstärkt durch durchblutungsfördernde und den Muskeltonus senkende und die Dehnfähigkeit auch von Sehnen und Bändern fördernde **physikalische Maßnahmen** wie:
- lokale Wärmeanwendungen und
- Massagen (s. ▶ Kap. 2.3.1, S. 92ff).

Nachemson u. Jonson (2001), die wissenschaftliche Veröffentlichungen zum Thema Rückenschmerzen seit über 20 Jahren mit mehreren Tausend Arbeiten überblicken, weisen allerdings darauf hin, dass diverse passive physikalisch-therapeutische Verfahren nicht überzeugen, chronische Rückenschmerzen zu behandeln. Erfolgreich seien aktive Übungsverfahren:

> **Beachte**
>
> Vieles weist darauf hin, dass Training eine effektive Behandlung bei chronischen tiefen Rückenschmerzen ist.

Gymnastikphase (GP)

Übungen aus Entlastung.

Durchführung. Diese Phase ist für die Wirkung der CG und für den Behandlungserfolg bestimmend. **Kleinste Bewegungsimpulse,** die aus Rückenlage im Rahmen der aktiven Übungen enstanden und mit einer gedämpften Schwingung vergleichbar sind, erreichen alle an der Bewegung beteiligten Komponenten des Bewegungsapparats. Für den Patienten geschieht das unbemerkt und ohne jegliche Fremdeinwirkung. Die durch die Übung entstehenden, **schmerzfreien fortgeleiteten Bewegungen** ermöglichen es, die ehemals schmerzhaften Segmente zunehmend in die Bewegungskette einzugliedern.

❗ **Beachte**

In den **chirogymnastischen Übungen** werden nie einzelne, schmerzbetroffene Gelenke isoliert behandelt, sondern stets der **gesamte, eine Einheit bildende Bewegungsapparat eingesetzt.**

Schmerzfreie fortgeleitete Bewegungen.

Ausgehend von den noch schmerzfreien Anteilen werden die betroffenen Segmente kontinuierlich in die Bewegung miteinbezogen. Die biomechanischen Grundlagen gelten dabei gleichermaßen für die gesunde und krankhaft veränderte Wirbelsäule (Lob 1954).

Wirkungen. In der Gymnastikphase wirken im Unterschied zur Entlastungsphase mit passiven Dehnungen nunmehr im Rahmen der Übung **aktiv-dynamische Dehnungsimpulse** auf geschrumpftes, kontraktes Muskelgewebe, Sehnen und Gelenkkapseln, die alle durch eingeschränkte Dehnbarkeit gekennzeichnet sind.

Aktiv-dynamische Dehnungsimpulse.

▶ **Beispiel**

Ein chronisch schmerzhafter Rücken, als Folge eingeschränkter muskulärer Elastizität durch Myogelosen oder als Folge »struktureller Muskelverkürzungen« (Freiwald u. Engelhardt 1994), kann nach dem CG-Prinzip in all seinen Abschnitten schmerzfrei aktiv mit minimalen Dehnreizen für die Muskulatur beübt werden. Die Dehnung soll dabei zur **Optimierung der Beweglichkeit** zwischen den myogenen Strukturen und dem kollagenen Bindegewebe beitragen (Harff 1963). Durch kurzzeitig wiederholtes rhythmisches Anspannen und Entlasten der Bauch- und Hüftbeugemuskeln werden auch die antagonistischen Rückenmuskeln angespannt, gedehnt und nachfolgend im Sinne einer postisometrischen Relaxation entspannt.

CG-Übungen, die vom Patienten aktiv ausgeführt werden, bewirken langsam zunehmend ein **Wiedererlernen vergessener Grundzüge ganzkörperlicher komplexer Bewegungen.** Das gestattet dem Patienten, die schmerzbedingt funktionsgestörten Bewegungssegmente unbemerkt in fortschreitend **schmerzfreie Funktionsmuster ganzer Muskelketten** zu integrieren. Die Übungen ermöglichen ein aktives, planmäßig zu absolvierendes, therapeutisch geleitetes Muskelaufbautraining zur Vermehrung der Muskelmasse und **Steigerung der Kraft** von untrainierten, atrophischen Muskelgruppen. Dabei findet ein permanenter Wechsel zwischen Be- und Entlastung einzelner Muskeln statt, was die Durchblutung der Muskeln um ein Vielfaches mehr als alleinige Massagen steigert. Aber auch die mit der Muskelarbeit verbundene Be- und Entlastung von Zwischenwirbelscheiben und Gelenken verbessert die Stoffwechselsituation in diesen Strukturen. Nach den aktiven Übungselementen kehren die Patienten in die gemäß Beschwerdemuster selbst gewählte Semiflektionslage zwischen entlastender Kyphose- und belastender Lordosehaltung zurück.

Wiedererlernen komplexer Bewegungen.

Ruhephase (RP)

Durchführung. Vergleichbar mit der Entlastungsphase wird nach der Gymnastikphase eine **passive Dehntechnik** eingesetzt, zu denen sich der Patient wieder in Bauchlage begibt, ohne aufzustehen, um die statische Muskulatur nicht einsetzen zu müssen. Die Lagerung auf dem Kyphosekissen wird neu angepasst. In dieser Phase werden die analgesierenden Eigenschaften des **dynamischen Interferenzstroms** genutzt (90–100 Hz, motorisch nicht erregend) und der Patient mit einer **wärmenden Decke** zugedeckt. Bis zum Abschluss der Elektrotherapie ruht der Patient in dieser entspannenden, passiv dehnenden Position für etwa 15 min.

Entspannung.

4.8.4 Indikationen

Nachhaltige Behandlungserfolge erzielt die CG bei unfall- oder verschleißbedingten, belastungsabhängigen akuten und chronischen Schmerzzuständen des Rückens und der großen Körpergelenke, bei denen sie zur Kräftigung, Koordinierung und Stabilisierung des gestörten muskulären Gleichgewichtes eingesetzt wird. Als **klassische Indikationen** für die CG gelten:

Hauptindikationen.

— das sog. Lumbalsyndrom,
— das sog. Zervikobrachialsyndrom und
— die Koxarthrose.

4.8.5   Kontraindikation

Kontraindikationen gegen
aktive Bewegungsübungen.

Die CG darf nicht bei **Erkrankungen** eingesetzt werden, **bei denen aktive Bewegung kontraindiziert** ist. Dies gilt für alle Entzündungen, Infektionen, maligne Tumoren, Metastasen, aber auch für akute Krankheitsbilder wie frische Frakturen, akute neurologische Ausfallserscheinungen mit ungeklärter Ursache oder frische Bandscheibenvorfälle beziehungsweise innerhalb des ersten Jahres nach Bandscheibenoperation. Weiterhin ist sie bei einigen Systemerkrankungen, hochgradiger Zerebralsklerose, aber auch bei uneinsichtigen, therapieunwilligen Patienten kontraindiziert.

4.8.6   Klinische Erfahrungen und wissenschaftliche Untersuchungen

Das Hauptanliegen der CG besteht in der Behandlung von chronischen Rückenschmerzen und muskulären Dysbalancen des Rumpfes. Von Bedeutung ist nicht nur die erfolgreiche aktuelle Behandlungsstrategie, sondern ebenso ein Konzept, das langfristig Rezidivfreiheit ermöglicht. Dies wird mit »herkömmlichen« Behandlungsmethoden oft nicht erreicht, da häufig rein symptomorientierte Behandlungen im Vordergrund stehen und keine langfristigen Therapieprogramme angewendet werden.

Therapieschema. Nach Pfingsten et al. (2000) ist das Vorgehen in der Behandlung des Rückenschmerzes bisher wenig standardisiert. Nach der **Algesiephase**, in der der Patient 3–5 ärztlich verordnete chirogymnastische Behandlungen pro Woche bei einem qualifizierten CG-Therapeuten, am besten als Komplexbehandlung mit Wärmeanwendungen, Massagen und Elektrotherapie (dynamischer Interferenzstrom), erhält, wird auch in der darauf folgenden **Phase der Besserung (Rekonvaleszenz)** in festgelegten Abständen **unverändert weiter behandelt**. In der anschließenden sog. **Rehabilitationsphase** lernt der Patient seine neuen, individuellen Leistungsgrenzen kennen. Schmerzen treten unter dieser Prämisse erfahrungsgemäß nicht oder nur noch selten auf.

Verlauf.

Meist gibt der Patient nach etwa einer Woche mit 3–5 CG-Behandlungen einen **Rückgang seiner Schmerzen** an. Die aktuelle Behandlung bis zur weitgehenden Beschwerdefreiheit dauert in der Regel nicht länger als etwa 4 Wochen. Der Verlauf wird von Anbeginn vom CG-Therapeuten in einem subjektiven **Schmerzdiagramm** festgehalten. Dadurch kann kurzfristig auf Änderungen im Alltagsverhalten des Patienten oder mit modifizierter therapeutischer Intensität reagiert werden.

Gestaffelte Kontrollen.

Kontrollmöglichkeiten. Das chirogymnastische Selbstübungsprogramm (Laabs 1988) und die bedarfsgerechte intermittierende Langzeitbehandlung (ILZB) geben dem Patienten die **Möglichkeit zur Eigenkontrolle**, dem CG-Therapeuten etwa 2- bis 4-mal monatlich die Chance zur Funktionskontrolle, während der **behandelnde Arzt** einmal pro Quartal Gelegenheit hat, die Leistungen des Therapeuten und Patienten kritisch zu beurteilen.

❗ **Tipp**
Bei Bedarf kann das **Therapieschema modifiziert** werden, um die Therapie in Bezug auf die Anforderungen des Patienten zu optimieren.

❗ **Beachte**
Der **langfristig angelegte Kontakt zwischen Patient, Arzt und Therapeut** fördert die Compliance des Patienten, da er sich trotz Beschwerdefreiheit mit seinem Krankheitsbild konfrontiert sieht.

Dies bedingt, dass die anamnestisch erhobenen Ursachen der chronischen Rückenschmerzen systematisch aus dem Alltag des Patienten verbannt bleiben.

Verbesserung weiterer gestörter Organfunktionen. Während der Behandlung mit CG berichten Patienten häufig über Funktionsverbesserungen von vorher gestört gewesenen Organfunktionen wie der Atmung, Verdauung oder des Kreislaufes. Derartige Verläufe sind als gewünschte Begleiterscheinungen anzusehen, können jedoch die weitere fachärztliche Diagnostik und Therapie nicht ersetzen.

Therapeutische Langzeitstrategie. Die oft vernachlässigte **therapeutische Langzeitstrategie ist ein zentrales Anliegen und Prinzip der Chiro-Gymnastik.** Sie ist auf den **Erhalt der positiven Therapieergebnisse** auf lange Zeit ausgerichtet.

Erhalt positiver Therapieergebnisse.

Erfahrungsberichte. Die langjährigen klinischen Erfahrungen mit CG bei chronischen Rückenschmerzen zeigen, dass mit diesem Konzept die Arbeitsunfähigkeitsfälle sehr deutlich reduziert werden können. Die **klinischen Erfahrungen** stützen sich auf Behandlungsergebnisse aus fünf Jahrzehnten. In diesem Zeitraum konnten einige tausend physiotherapeutische Behandler und Ärzte aus dem In- und Ausland in der Bewegungstherapie mit CG aus- und fortgebildet werden. Die mit den CG-Therapeuten zusammenarbeitenden Ärzte in Deutschland überschauen seither ein hohes Maß an Patientenzahlen und Behandlungsverläufen. So sind an größeren Patientenkollektiven gute Therapieergebnisse bei einer Anzahl von Erkrankungen mitgeteilt worden:

Klinische Erfahrungen.

— Degenerativ-rheumatische Veränderungen des Bewegungsapparats.
— Degenerative Wirbelsäulenerkrankungen (Koch u. Lynn 1982) und Kranke mit einer ankylosierenden Spondylitis.
— Frakturen der Brust- und Lendenwirbelsäule ohne eine Querschnittssymptomatik in der Endphase ab der 12. Woche nach Fraktur (Laabs 1985).

Zudem verfügen die Autoren über eine Sammlung nicht publizierter positiver Erfahrungsberichte. Kontrollierte Studien mit Therapievergleichen liegen bisher allerdings nicht vor.

4.8.7 Ausbildungsmöglichkeiten

Die CG-Ausbildung steht staatlich geprüften Krankengymnasten, Physiotherapeuten, Masseuren offen, ebenso Ärzten und Medizinstudenten im klinischen Studienabschnitt. Sie wird in jährlichen, ärztlich geleiteten, Lehrgängen durchgeführt. Die Ausbildungsmodalitäten sind im Detail in der Ausbildungs- und Prüfungsordnung für CG festgelegt. Der Unterricht legt das Hauptaugenmerk auf die praktische Tätigkeit beim Erlernen der CG-Übungen unter fachkundiger Anleitung von Ärzten und praxiserfahrenen Chirogymnasten.

Die CG-Ausbildung steht unter **staatlicher Aufsicht.** Die jeweilige Medizinalperson zertifiziert zusammen mit dem Ärztlichen Ausbildungsleiter sowie den Ärzten und CG-Therapeuten der Prüfungskommission den erfolgreichen Abschluss der CG-Ausbildung. Gemäß den Heilmittelrichtlinien ist die CG ein **anerkanntes Heilmittel** und wird in Deutschland von **allen Kostenträgern honoriert.**

Detaillierte Auskünfte erteilen: Sekretariat der Schule für Chiro-Gymnastik, D-32631 Lemgo, Postfach 606.

Literatur

Bredenhorn F (1992) Untersuchung des dynamischen Verhaltens eines Stützkissens im Kraftfahrzeug. Diplomarbeit Fachhochschule Wilhelmshaven
Einsingbach T, Klümper A, Biedermann L (1992) Sportphysiotherapie und Rehabilitation 2. Aufl. Thieme, Stuttgart New York
Franz A (1992) Integration eines Stützkissens in Kfz-Sitze. Diplomarbeit Fachhochschule Wilhelmshaven

Freiwald J, Engelhardt M (1994) Beweglichkeit und ihre Einschränkungen. Vor Training und Therapie Faktoren genau analysieren! TW Sport u. Medizin 6:327–335

Harff J (1963) Grundlagen der Krankengymnastik. In: Lindemann K, Teirich-Leube H, Heipertz W (Hrsg) Lehrbuch der Krankengymnastik Bd I: Grundlagen der Krankengymnastik 2. Aufl. Thieme, Stuttgart, S 35 ff

Heine K (1989) Medizinisches Luftpolsterkissen, BEMA, Syst. Dr. Laabs, Beschreibung, Eigenschaften, Beurteilung aus physikalischer Sicht. Eigene Mitteilung, Wilhelmshaven

Hollmann W, Hettinger Th (2000) Sportmedizin. Schattauer, Stuttgart New York

Koch W, Lynn A (1982) Krankengymnastische Behandlung degenerativer Wirbelsäulenerkrankungen. Orthopädische Praxis 18:690–695

Laabs W (1988) Kleiner Leitfaden zur Selbstbehandlung bei Rückenschmerzen 25. Aufl. Haug, Heidelberg

Laabs WA (1977) Atlas der Bewegungstherapie mit Chiro-Gymnastik, 3. Aufl. Haug, Heidelberg

Laabs WA (1984) Funktionelle Therapie nach Kompressionsfrakturen der Wirbelsäule. In: Schultz K-P (Hrsg) Die Wirbelsäule in Forschung und Praxis Bd 97, Weimann G, Willert H-G (Hrsg) Physikalische Therapie bei Erkrankungen der Lendenwirbelsäule. Hippokrates, Stuttgart, S 45–47

Laabs WA (1991) Atlas der Bewegungstherapie Chiro-Gymnastik Bd 1, Funktionelle Wirbelsäulengymnastik nach Laabs 5. Aufl. Haug, Heidelberg

Laabs WA (1993) Atlas der Bewegungstherapie Chiro-Gymnastik, Bd 2, Funktionelle Wirbelsäulengymnastik nach Laabs, 3. Aufl. Haug, Heidelberg

Lob A (1954) Die Wirbelsäulenverletzungen und ihre Ausheilungen. Thieme, Stuttgart

Nachemson A, Jonson E (2001) Back Pain – A Scientific Enigma in the New Millenium. Phys Med Rehab Kuror 11: 2–8

Pfingsten M, Strube J, Seeger D (2000) Wandel in der Behandlung von Rückenschmerzen. Deutsches Ärzteblatt 97:B2110–B2111

Rosemeyer B, Jopp KE (1999) Praktisches Kursbuch Rücken. Weltbild Verlag GmbH, Augsburg

Sandritter W, Thomas C, Böhm N, Freudenberg N, Hagedorn M, Riede UN, Salfelder K (1977) Histopathologie, Lehrbuch und Atlas für Studierende und Ärzte, 7. Aufl. Schattauer, Stuttgart New York

Stegemann J (1991) Leistungsphysiologie, Physiologische Grundlagen der Arbeit und des Sports, 4. Aufl. Thieme, Stuttgart New York

Tabbach S (1998) Individuelle lagerungsbedingte Druckprofile über Knochenprominenzen des Beckengürtels und ihre Bedeutung bei der Prävention von Dekubitus und Bursitis trochanterica. Diplomarbeit Fachhochschule Wilhelmshaven

Weineck J (1994) Optimales Training 8. Aufl. perimed-spitta, Erlangen

Wydra G (1993) Muskeldehnung – aktueller Stand der Forschung. Dtsch Z Sportmed 44:104–111

Zimmermann K (1996) Trainingslehre. In: Hüter-Becker A, Schewe H, Heipertz W (Hrsg) Physiotherapie Bd 2. Thieme, Stuttgart New York, S 313

4.9 Methode von Cyriax

H. Heers

4.9.1 Funktionelle Grundlagen

In der Nachfolge von J. Mennell als Leiter der Physikalischen Therapie des St. Thomas Hospital in London hat der Engländer James Henry Cyriax (1904–1985) die **Funktionsuntersuchung des Haltungs- und Bewegungsapparats** soweit systematisiert, dass die Diagnose von sog. Weichteilerkrankungen nicht nur präziser, sondern auch einfacher geworden ist. Seine methodische Untersuchungstechnik beruht vor allem auf der detaillierten Kenntnis der funktionellen Anatomie.

Schadensherd als
Schmerzursache.

Grundprinzip der Cyriax-Methode. Die Cyriax-Methode, die ausführlich im Textbook of Orthopaedic Medicine (Cyriax 1988) dargestellt ist, basiert darauf, dass jeder Schmerz im Bereich des Haltungs- und Bewegungsapparats seine Ursache in einem **Schadensherd** hat. Dieser Schmerz kann nun durch eine oder mehrere Bewegungen ausgelöst oder verstärkt werden. Eine primär palpatorische Information ist oft irreführend, da Schadensherd und Schmerzlokalisation im Sinne des fortgeleiteten Schmerzes häufig divergieren (»referred pain«).

Kompression und
Dehnung.

Untersuchung auf Schmerzhaftigkeit. Man kann die verschiedenen Gewebsstrukturen auf Schmerzhaftigkeit untersuchen, sei es durch **Kompression** wie bei einem Schleimbeutel oder durch **Dehnung** wie bei den Sehnen, den Muskeln, der Kapseln und auch der Dura mater. Muskeln und Sehnen zählen zu den kontraktilen Gewebsstrukturen. Sie werden durch passive Dehnung und durch isometrische Kontraktionen – »resisted movements« – getestet. Kapseln, Bänder und Schleimbeutel zählen dagegen zu den nicht kontraktilen Gewebsstrukturen und werden durch passive Dehnung wie auch durch Kompression geprüft.

Aktive, passive und
isometrische Bewegungs-
prüfung.

Bewegungsprüfung. Eine akurate und ausgewogene aktive, passive und isometrische Bewegungsprüfung liefert genaue Informationen über die artikulären und periartikulären Gewebsstrukturen. Die Prüfung beschränkt sich dabei auf diagnostisch relevante Bewegungen und vernachlässigt solche, die eine zu geringe oder zu vielschichtige Interpretationen ermöglichen. Das Prinzip dieser Untersuchungen wurde unter dem Begriff »Examination by selected tissue tension« von Hirschfeld (1962) publiziert.

Charakteristische
Bewegungsmuster.

Analyse kausaler Zusammenhänge. Aus der Analyse einer großen Anzahl von Patienten mit Erkrankungen des Haltungs- und Bewegungsapparats hat sich gezeigt, dass sich **jede Schädigung** in einem **charakteristischen Muster** von normalen oder krankhaften Bewegungen dokumentiert. Deshalb sind eingeschränkte, schmerzhafte und schwache Bewegungen ebenso bedeutsam wie volle, schmerzlose und kräftige. Ein Komplex schmerzhafter Bewegungen wird systematisch gegliedert und jede Komponente erneut auf ihren Kausalitätswert hin untersucht. So können fast mathematisch exakt die funktionellen Zusammenhänge der untersuchten Gewebsstrukturen analysiert werden.

Grundphänomene patholo-
gischer Reaktionen.

Ätiologische Phänomene. Die Art der Läsion kann auf einer Vielzahl von Affektionen unterschiedlicher Ätiologie beruhen. Dabei sind **zwei Phänomene zu beobachten:**
- Das Bindegewebe hat die Eigenschaft, auf eine relativ geringfügige Läsion über Jahre hinaus mit einem schmerzhaften posttraumatischen **Entzündungs- und Reizzustand** zu reagieren »self perpetuating inflammation«, z. B. die laterale Epicondylitis humeri.
- Dem zweiten Phänomen liegt ein »dérangement interne« zugrunde. Verursacht wird dieses Phänomen durch ein intraartikulär luxiertes oder **loses Fragment aus Knorpel oder Knochen.** Einige Gelenkbewegungen sind dabei eingeschränkt, andere jedoch frei. Das bekannteste Beispiel ist ein luxiertes Meniskusfragment im Kniegelenk. Corpora libera wurden von Cyriax vor Jahren schon auch im Bereiche der Ellenbogen-, Hüft-, Knie- und Sprunggelenke beschrieben.

Die exakte **klinische Analyse von Funktionsstörungen** des Haltungs- und Bewegungsapparats nach der Cyriax-Methode induziert **therapeutische Konsequenzen.** Eine genau abzugrenzende Läsion verlangt demnach eine zielgerechte lokale Behandlung. Eine tiefe Quermassage wirkt z.B. nur dann, wenn sie exakt auch am Ort der Läsion appliziert wird. Ein Corpus librum lässt sich nur dann reponieren, wenn die manuelle Mobilisation bzw. Manipulation nach ganz bestimmten von Cyriax erarbeiteten Behandlungskriterien durchgeführt wird.

4.9.2 Behandlungsziele

Die Ziele der Methode von Cyriax werden auf der Grundlage einer sorgfältigen Diagnostik und Analyse der Schädigungsart und ihrer Lokalisation festgelegt.

Vorrangige Ziele.

 Beachte
Vorrangiges Ziel ist ein Wiederherstellen der normalen Funktionen mit Schmerzreduktion und Mobilisation von Bewegungen, die aufgrund verletzter oder geschädigter Gelenkstrukturen, Ligamente, Sehnen und Muskeln beeinträchtigt sind.

Angestrebt wird die Korrektur pathologischer wie traumatisierter Strukturen, z.B. durch:
— mechanische Entlastung,
— Lösen von Adhäsionen,
— Anregung der Kollagen- und Matrixsynthese des Bindegewebes durch aktive und passive Bewegungen, tiefe Friktionsmassagen, manuelle Behandlungstechniken wie Manipulationen und Traktionen.

4.9.3 Behandlungsprinzipien und Art der Technik

Klinische Untersuchung

Neben der Anamnese und der Inspektion betont die Cyriax-Methode vor allem die **Funktionsuntersuchung** des Haltungs- und Bewegungsapparats. Diese umfasst folgende Schwerpunkte:
— aktive Bewegungsuntersuchung,
— passive Bewegungsuntersuchung,
— Widerstandstests (»resited movements«).

Funktionsuntersuchung.

Bei unklaren und diffizilen Krankheitsbildern sind ggf. zusätzliche diagnostische Tests erforderlich z.B. Labordiagnostik, bildgebende Verfahren usw.

Aktive Bewegungsuntersuchung. Sie gibt Aufschluss über die Fähigkeit und den Willen des Patienten, die gewünschten Bewegungen durchzuführen. Die Untersuchung zeigt aber auch den möglichen Bewegungsumfang und die Muskelkraft.

Fähigkeit des Patienten, Bewegungen durchzuführen.

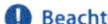 **Beachte**
Durch die aktive Bewegungsuntersuchung lassen sich **Symptome regional und gewebsbezogen zuordnen**.

Die Untersuchung kann **unterschiedliche Bwegungsradius** aufweisen:
— normal,
— eingeschränkt oder
— übermäßig.

Die Einschränkung kann total oder partiell sein oder nur eine Bewegungsrichtung betreffen. Gelegentlich beobachtet man bei der aktiven Bewegungsuntersuchung ein Phänomen, das Cyriax als »painful arc« d.h. als **schmerzhaften Bogen** bezeichnet hat. Es ist ein Schmerz bzw. eine schmerzhafte Ausweichbewegung, die inmitten eines Bewegungsradius auftritt und bei Fortführung dieser Bewegung in die eine oder andere Richtung wieder abklingt. Die Bewegung selber ist nicht schmerzhaft eingeschränkt.

»Painful arc«: Schmerzhafter Bogen.

> **❶ Beachte**
> Ein schmerzhafter Bogen beruht auf der Einklemmung sensibler Gewebsstrukturen zwischen knöchernen Gelenkflächen.

Die Interpretation eines solchen Befunds erlaubt unter Berücksichtigung der funktionellen Anatomie eine genaue Lokalisation der gestörten Struktur (»lokalising sign«).

Zustand des nicht kontraktilen Gewebes.

Passive Bewegungsuntersuchung. Die passive Bewegungsuntersuchung erlaubt Rückschlüsse über den Zustand des nichtkontraktilen Gewebes. Eventuell auftretende Schmerzen oder Bewegungseinschränkungen sind sorgfältig zu registrieren. Der Untersucher muss zusammenhängend beurteilen:
- das Endgefühl des Bewegungsausschlags,
- den Schmerzbeginn und
- den Bewegungsumfang.

Kapsuläre und nichtkapsuläre Bewegungseinschränkung.

Kapselmuster. Jede Bewegungseinschränkung ist auf ihre Proportionen hin zu überprüfen. Auf diese Weise lässt sich eine **kapsuläre** von einer **nichtkapsulären** Bewegungseinschränkung unterscheiden. Schrumpft die bindegewebige Manschette der Gelenkkapsel im Rahmen einer Arthritis oder Arthrose, so geschieht dies in charakteristischen Proportionen die Cyriax als **Kapselmuster** (»capsular pattern«) bezeichnet hat.

> **❶ Beachte**
> Das Kapselmuster variiert von Gelenk zu Gelenk.

So unterscheidet sich das Kapselmuster des Hüftgelenks von dem des Schultergelenks. Der Schweregrad dieser Einschränkung kann dabei sehr unterschiedlich sein und ist letztlich abhängig vom Aktualitätsstadium des jeweiligen Krankheitsbilds. Eine nichtkapsuläre Bewegungseinschränkung schließt eine Arthritis oder Arthrose aus und kommt vor:
- bei ligamentären Adhäsionen,
- intraartikulären Blockierungen und
- extraartikulären Affektionen.

Endgefühl. Bei der passiven Gelenkuntersuchung hat das Endgefühl am Ende eines Bewegungsausschlags (»end-feel«) große **diagnostische und auch therapeutische Bedeutung** für die Indikations- bzw. Kontraindikationsstellung für Mobilisationen oder Manipulationen.

Cyriax unterscheidet ein physiologisches von einem pathologischem Endgefühl:

Physiologisches und pathologisches Endgefühl.

- **Physiologisch:** Knochen hart, kapsulär fest und weich durch sog. »tissue approximation«.
- **Pathologisch:** muskuläre Abwehrspannung, federnde Blockierung und sog. Leeregefühl.

Test für Sehnen und Muskeln.

Widerstandstest. Durch die Widerstandstests (»resisted movements«) werden die **Sehnen und Muskeln** getestet. Bei dieser Prüfung bleibt das Gelenk in Mittellage. Es ändert sich alleine die Spannung innerhalb des Muskels, wobei entweder Schmerzen und/oder Schwächen auftreten können.

> **❶ Tipp**
> Durch die Basisuntersuchung mit den genannten Tests gelingt es in der Regel, Funktionsstörungen des Haltungs- und Bewegungsapparats differentialdiagnostisch abzuklären. Nur in seltenen Fällen sind zusätzliche Tests erforderlich.

Behandlungsprinzipien

Läsionen des Haltungs- und Bewegungsapparats, vor allem der Sehnen, der Muskeln wie auch der Bandstrukturen werden verursacht durch:

- **Exogene Faktoren:** Verletzungen durch Traumata, die vom Körper nicht adaptiert werden können.
- **Endogene Faktoren** wie:
    - zu lange oder zu hohe Belastungen,
    - zu raschen Aufbau der Belastung oder
    - Ermüdung und Herabsetzung der Reaktionsfähigkeit.

Reparationsprozesse. Auf eine Störung der Gewebstrukturen reagiert der Körper sofort mit einem Reparationsprozess. Dieser hängt von den mechanischen Kräften ab, die auf den Heilungsprozess einwirken. Das neu gebildete Bindegewebe muss sich der Funktion der verletzten Struktur anpassen. Dass man diesen Heilungsprozess und das sich neu bildende Gewebe beeinflussen kann, wurde erstmalig 1940 von Stearns beschrieben (Stearns 1940). Sie beobachtete, dass die **extrinsischen mechanischen Faktoren** für die Organisation der Fibroblasten verantwortlich sind und nicht das interzelluläre Medium. Diese Beobachtungen wurden später von Burri (1973) bestätigt. Sie bilden das Grundprinzip der Cyriax-Behandlung von Muskel-, Sehnen- und Bandverletzungen:

> Mechanische Faktoren beeinflussen Fibroblasten.

- **Mobilisation der verletzten Gewebsstruktur**, vor allem am Ort der Läsion selber.
- **Wiederherstellung der Funktion**, zum einen durch eine aktive Bewegungstherapie, sei sie nun isometrisch, isotonisch oder isokinetisch, oder durch eine passive Bewegungstherapie im Sinne der tiefen Quermassage, durch Mobilisation oder gar Manipulation.

Techniken

Tiefe Friktionsmassage (»deep friction massage«)

Grundlegende Technik. Die von Cyriax inaugurierte **tiefe Friktionsmassage** ist eine präzise und wirkungsvolle Massageart der Sehnen, Bänder und Muskeln. Die Friktion wird quer zum Faserverlauf der kranken Struktur durchgeführt. Dies entsprang der Vorstellung, dass die Mobilität in der Querrichtung auf diese Art und Weise wiederhergestellt wird, während die Mobilität in der Längsrichtung durch die normalen Bewegungen aufrechterhalten wird. Cyriax glaubt, dass in der frühen Heilungsphase dadurch die Entstehung von Cross-Links (Querverbindungen) zwischen neu synthetischen und bereits vorhandenen kollagenen Fasern vermieden wird.

> Mobilisation von Adhäsionen.

Wirkungen. Durch die tiefe Friktionsmassage können folgende Wirkungen erzielt werden:

- **Mechanische Effekte** im Sinne der Mobilisation von Adhäsionen.
- **Hyperämie** mit reflektorischer Analgesie, z. B. Vorbereitung zur manipulativen Lösung von adhäsiven Prozessen bei Sehnen- und Bänderläsionen.
- **Lokal biochemische Wirkungen** im Sinne einer Supprimierung lokaler Entzündungsreaktionen durch das Freisetzen chemischer Stoffe wie Histamin oder Serotonin aus zerstörten Mastzellen.

> Mechanische, reflektorische und biochemische Wirkungen.

🛈 **Beachte**
Die tiefe Quermassage wirkt nur dann, wenn sie auch exakt am Ort der Lokalisation appliziert wird.

🛈 **Tipp**
Die **tiefe Quermassage** darf unangenehm, aber nicht schmerzhaft sein.

Ausführung. Während der Behandlung wird der Druck gesteigert, sobald der Patient angibt, dass der Schmerz nachlässt. Die Arbeitsgemeinschaft für Orthopädische Medizin (AOM) hat für die Ausführung der Querfriktion folgende **Regeln** ausgearbeitet:

> Ausführungsregeln.

- Genaue Lokalisation der Läsion.
- Behandelnden Finger und Haut des Patienten bewegen sich als Ganzes (▫ Abb. 4.20). (Reiben führt zur Blasenbildung!).
- Korrekte Handhaltung in Abhängigkeit von der Art des betroffenen Gewebes, dabei in zwei Phasen kräftesparend arbeiten (Spannen und Entspannen; mit der ganzen oberen Extremität mitgehen).

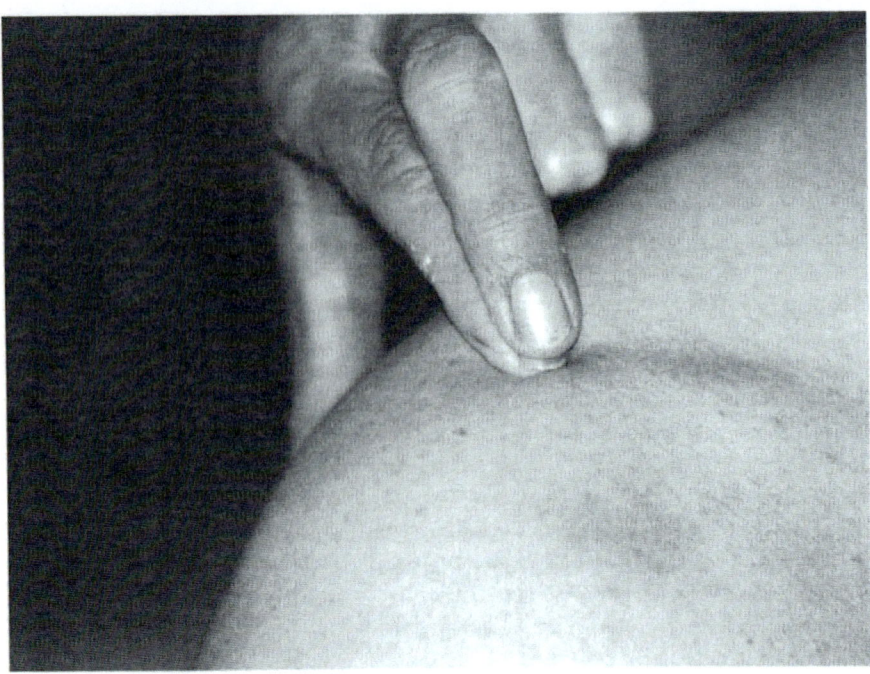

 Abb. 4.20. **Tiefe Friktionsmassage** (»deep friction massage«)

— Behandlung immer quer zum Faserverlauf.
— Ausreichende Friktionsbreite und Friktionstiefe.
— Gute Ausgangshaltung. Dabei muss das betroffene Gewebe dem Finger zugänglich sein.
  Für die **Behandlung von Läsionen** muss außerdem beachtet werden:
— **Läsionen im Muskelbauch**: bei entspanntem Muskel.
— **Läsion der Sehne und/oder Sehnenscheide**: bei gedehnter Sehne und/oder Sehnenscheide.
— **Läsion im Bandapparat**: in gedehntem Zustand der Ligamente.

Behandlungsdauer. Für die Behandlungsdauer gelten folgende Richtlinien: Abgesehen von frischen Läsionen wird jede Verletzung ungefähr 10–15 min lang friktioniert. Auch wenn der Schmerz nach einigen Minuten nachlässt, wird die Friktionsbehandlung fortgesetzt.

> ❶ Beachte
> Die **Behandlung ist abgeschlossen**, wenn die funktionelle Untersuchung keinen pathologischen Befund mehr ergibt.

Noch vorhandene Druckempfindlichkeit kann weitere 2 Wochen lang anhalten.
  Nach 6 erfolglosen Behandlungen wird die Therapie abgebrochen. Diagnose, Behandlungstechnik und Lokalisation der Läsion werden erneut überprüft und die Behandlungsart eventuell geändert.

Automobilisation.   **Behandlungsbeginn.** Nach einem Trauma wird im Allgemeinen empfohlen, am **4. Tag** mit der Querfriktion zu beginnen. Erst nach dieser Zeit kann von einer Wiederherstellung der kollagenen Synthese die Rede sein kann. Erfahrungsgemäß hat der Patient von der ersten Friktionsbehandlung an in der Regel weniger Schmerzen und kann die verletzte Struktur wieder selber bewegen (**Automobilisation**): Die Automobilisation kann zwar eine Anregung der Kollagen- und Matrixsynthese bewirken, stellt aber keinen Anreiz für die richtige Faserorientierung dar. Deshalb ist es wichtig, die Ausrichtung der Faser durch physiologische Bewegungen zu optimieren. Dies geschieht mit leichten aktiven Kontraktionen oder Dehnung.

Kombination mit Mobilisationstechniken. **Zerrung und partielle Rupturen der Sehnen** werden mittels täglichen tiefen Quermassagen, unterstützt durch aktive Muskelkontraktionen und vorsichtige Dehnung, behandelt. Bei Zerrungen und partielle Rupturen von Ligamenten mit **frischem Trauma** werden sofort tiefe Quermassagen zur Verhinderung von Adhäsionsbildungen durchgeführt, gefolgt von aktiven und passiven Mobilisationen. Bei **altem Trauma** stehen nach vorbereitender tiefer Quermassage die manipulative Lösung vorhandener Adhäsionen und selbsttätige aktive Übungen im Vordergrund. **Ausnahmen** sind die dorsalen und kollateralen Ligamente des Handgelenks, die meniskotibialen Ligamente des Kniegelenks und das Lig. deltoideum am Fußgelenk.

Manuelle Behandlungstechniken

Bei den manuellen Mobilisationen wird versucht, die **Funktion und Belastbarkeit des Bewegungsapparats über Stimulation des nozizeptiven Systems zu verbessern.** Die Cyriax-Schule erlaubt nach entsprechender Ausbildung neben den Ärzten auch Physiotherapeuten, Mobilisationen und Manipulationen im Bereiche der peripheren Gelenke und der Wirbelsäule durchzuführen.

Funktionsverbesserung des Bewegungsapparats.

In der manuellen Therapie werden im Allgemeinen vier Techniken unterschieden:
- Traktion,
- Translation,
- Mobilisation,
- Manipulation.

Die Arbeitsgemeinschaft für Orthopädische Medizin (AOM) versteht unter dem Begriff **Translation** Mobilisation unter Traktion und gibt dem Begriff der Mobilisation eine viel umfassendere Bedeutung. Sie differenziert zwischen einer unspezifischen Mobilisation, d. h. Mobilisation aus der Ruhestellung eines Gelenks, und einer spezifischen Mobilisation, d. h. Mobilisation aus der aktuellen Gelenkposition heraus.

Unspezifische Mobilisation. Die **unspezifische Mobilisation** setzt sich aus der **Traktion** und der **Mobilisation unter gleichzeitiger Traktion** zusammen. Die **Traktion** wird in die folgenden drei Grade unterteilt:
- **Traktion ersten Grades:** Aufhebung einer möglichen Gelenkkompression zur Schmerzlinderung. Keine Kapseldehnung.
- **Traktion zweiten Grades:** Dehnung der Gelenkkapsel bis zum spürbaren Widerstand, dadurch Schmerzreduktion und Mobilisation im geringen Umfang.
- **Traktion dritten Grades:** Mobilisation des Gelenkes durch stärkere Kapseldehnung. Keine Schmerzprovokation.

Traktion und Mobilisation bei gleichzeitiger Traktion.

Die **Mobilisation unter Traktion** erfolgt aus der Ruhestellung des Gelenks in Richtung der Bewegungseinschränkung, und zwar bei möglichst paralleler Gelenkstellung. Dabei wird der kraniale Gelenkpartner manuell oder mittels Hilfsmittel fixiert. Die neue Endstellung des Gelenks muss einige Zeit gehalten werden. Danach geht man unter Beibehaltung der Traktion 1. Grades wieder in die Ruhestellung zurück.

Spezifische Mobilisation. Die spezifische Mobilisation wird aus der **Haltung, in der der Patient die geringsten Schmerzen empfindet** heraus ausgeführt (**Schonhaltung**). Hierbei gilt der Grundsatz, dass die Therapie nicht schmerzhaft sein darf. Diese Behandlungsform wird in der Regel an der Wirbelsäule durchgeführt beim Vorliegen eines sog. »dérangement interne«. Bei erreichter Schmerzfreiheit kann auch die Traktion aus der Ruhestellung heraus ausgeführt werden. Bei der Mobilisation unter Traktion werden aus der aktuellen Gelenkposition die Gelenkflächen parallel gegeneinander mobilisiert.

Haltung, in der der Patient die geringsten Schmerzen empfindet.

> ❗ **Beachte**
> Cyriax versteht unter einer Manipulation eine sehr schnell ausgeführte Mobilisation mit geringem Bewegungsausschlag mit dem Ziel, eine gestörte Gelenkbeweglichkeit wiederherzustellen.

Alle manipulativen Eingriffe an der Wirbelsäule werden nach der Methode von Cyriax unter gleichzeitiger Traktion durchgeführt. Im Gegensatz zu den von der Deutschen Gesellschaft für Manuelle Medizin (DGMM) bevorzugten segmentalen Rotationstechniken, gehören die von Cyriax beschriebenen Repositionsmanöver zu den sog. Ganzkörpertechniken.

Manipulationstechniken.

Manipulation. Bei **Manipulationstechniken** wird aus der aktuellen Gelenkstellung heraus eine **kurze schnelle Bewegung in Richtung der jeweiligen Blockierung** durchgeführt (Mobilisation mit Impuls). Der Bewegungsausschlag dabei ist gering. Durch solche manipulativen Handgrifftechniken wird versucht, eine gestörte Gelenkmechanik aufzuheben und subluxierte oder luxierte Fragmente zu reponieren, seien sie nun durch einen Meniskusfragment, durch ein Corpus librum oder durch eine Diskusproblematik verursacht.

Dauertraktionen

Extensionsbehandlung.

Die **Extensionsbehandlung** ist eine der ältesten Behandlungsmethoden in der Medizin. Sie wirkt am effektivsten als kontinuierliche Dauertraktion, vor allem bei vertebragenen lumbalen diskogenen Problemen. Wie epidurographische Untersuchungen von Matthews (1986) bestätigten, führen die gestrafften Anulusfasern zu einer Reposition der Protrusion. Lagerung und Extension bewirken eine Vergrößerung des Foramen intervertebrale. Dadurch kann das begleitende Stauungsödem abfließen und sich die Wurzelkompression reduzieren. Allerdings gelingt es nicht, durch eine Extensionsbehandlung ein prolabiertes Bandscheibengewebe zu reponieren. Andererseits wird aber durch die Straffung der Anulusfasern die Diffusionsernährung des prolabierten Bandscheibengewebes verschlechtert, so dass das hernierte Material vertrocknet und schrumpft. Die Kompressionswirkung verschwindet, und es kommt zur klinischen Heilung.

4.9.4 Indikationen

Hauptindikationen.

Hauptindikationen der Behandlung nach Cyriax sind vor allem:
— nicht primär bzw. bakteriell entzündliche Erkrankungen des muskuloskelettalen Systems und
— Verletzungen von Muskeln, Sehnen und Bändern (Cyriax 1988).

Für die besprochenen einzelnen Techniken gibt es abhängig von Stadium und Schweregrad der Erkrankung besondere Indikationen bzw. Schwerpunkte.

Tiefe Friktionsmassage. Die tiefe Friktionsmassage wird eingesetzt bei Erkrankungen und Läsionen folgender Strukturen:
— Muskelbauch,
— Muskel-Sehnen-Übergang,
— Sehne,
— Sehnenscheide,
— Sehnen-Knochen-Übergang,
— Ligamente.

Empirische Erfahrungen in der orthopädischen Medizin haben gezeigt, dass die Läsionen in der Regel nie größer sind als ein Gebiet von 1 cm². Andere manuelle Techniken als die Querfriktion haben sich bei diesen geringfügigen Läsionen als uneffektiv herausgestellt (Cyriax 1988). Zudem können tief liegende Strukturen wie z. B. der Ursprung des M. rectus femoris mit der tiefen Quermassage leicht erreicht werden.

Manipulationen. Manipulationen sind vor allem bei Rückenschmerzen, die überwiegend durch Bandscheibenprobleme ausgelöst werden, indiziert. Die Behandlung bandscheibenbedingter Beschwerden hat eine lange Tradition, wobei die konservative Behandlung – sei sie medikamentös oder physiotherapeutisch – einen hohen Stellenwert einnimmt. Die jeweilige Klinik bestimmt dabei die Behandlungsform. Jeder Physiotherapeut muss deshalb in der Lage sein, das jeweilige Befundmuster adäquat zu interpretieren:

— In welcher Höhe liegt die schmerzhafte Läsion?
— Wie dokumentiert sich die Bewegungseinschränkung (artikuläres oder kapsuläres Befundmuster?)
— Besteht eine Kompression der Nervenwurzel, der Dura mater oder gar des Myelons?
  Indikationsschwerpunkte sind:
— die akute Lumbago (sog. Hexenschuss, lumbales Verhebetrauma) und
— der vertebragene »painful arc«.
  Unwirksam dagegen ist die Manipulationsbehandlung bei:
— hochakuter Lumbago,
— ausgeprägten Bandscheibenprotrusion mit zunehmenden neurologischen Defiziten,
— Protrusion mit länger als 6 Monaten bestehendem Wurzelschmerz,
— progrediente Schmerzsyptomatik im Sinne einer weichen Bandscheibenprotrusion und
— bei degenerativen Wirbelsäulenkompressionssyndromen wie dem Mushroom-Phänomen oder der sog. »self reducing protrusion«.

Dauerkontraktionen. Dauerkontraktionen sind gemäß den Richtlinien der Arbeitsgemeinschaft für orthopädische Medizin (AOM) **am effektivsten bei:**

— belastungsabhängiger progredienter Lumbago mit peripherer Schmerzfortleitung im Sinne von Brachialgien bzw. Ischialgien,
— sog. primär posterolaterale Bandscheibenprotrusion mit Brachialgien bzw. Ischialgien ohne neurologische Defizite und
— auf manipulative Behandlungen nicht oder nur schlecht reagierende Lumbago (Winkel 1981).

Unwirksam ist die Traktion bei länger bestehenden neurologischen Defiziten, wenn die radikulären Symptome seit über 6 Monaten persistieren oder der Patient das 60. Lebensjahr überschritten hat.

4.9.5   Kontraindikationen

Die einzelnen Techniken haben folgende Kontraindikationen:
— **Tiefe Friktionsmassage:**
  – Bakterielle Entzündungen,
  – Kalzifikationen von Weichteilen (Myositis ossificans),
  – rheumatoide Formen der Arthritis oder Tendinitis,
  – Bursitiden,
  – Erkrankungen der Nervenstrukturen.
— **Manipulationen:**
  – Hochakute Lumbago mit einschießenden Schmerzen (sog. Twinges),
  – beginnende Kaudasymptomatik im Sinne einer Kompression der S4-Nervenwurzel,
  – Gravidität,
  – Claudicatio spinalis,
  – Antikoagulantientherapie,
  – Zustand nach operativen Eingriffen an den großen Bauch- und Beinarterien (z.B. Aortenprothese),
  – Zustand nach Totalendoprothese der Hüftgelenke.
— **Dauerkontraktionen:**
  – Akute Lumbago mit einschießenden Schmerzen (sog. Twinges),

Besondere Kontraindikationen.

- hartnäckige Wurzelschmerzen mit sog. homologer Schmerzskoliose,
- Zunahme vertebragener oder radikulärer Schmerzen während der Traktion,
- direkt nach einer erfolglos durchgeführten Manipulation,
- bei Patienten mit eingeschränkter Herz- und Lungenfunktion.

4.9.6   Klinische Erfahrungen und wissenschaftliche Untersuchungen

Wirksamkeit der
Behandlung.

Die **Wirksamkeit einer konservativen Behandlung** von Funktionsstörungen an der Wirbelsäule nach der Methode von James Cyriax wurde bereits 1962 von Hirschfeld in einer Studie an 354 Wirbelsäulenpatienten nachgewiesen (Hirschfeld 1962). In über 80 % der Fälle konnte eine Beschwerdefreiheit nach durchschnittlich 6,3 Behandlungen erreicht werden. 3,4 % waren gebessert. In 12,4 % der Fälle musste ein operativer Eingriff an der Wirbelsäule durchgeführt werden. Studien der niederländischen Sektion der Arbeitsgemeinschaft für Orthopädische Medizin und der Internationalen Arbeitsgemeinschaft für Orthopädische Medizin gelangten zu ähnlich günstigen Resultaten (persönliche Mitteilung der Nederlandse Akademie voor Orthopedische Geneesekunde, Delft 2000).

4.9.7   Ausbildungsmöglichkeiten

Im Mai 1979 wurde auf die Initiative von Dr. Hirschfeld in Bremen die Arbeitsgemeinschaft für Orthopädische Medizin (AOM) gegründet mit dem Ziel, die von dem Engländer Dr. Cyriax inaugurierten Prinzipien der Diagnostik und Therapie von Funktionsstörungen des Haltungs- und Bewegungsapparats gemeinsam Ärzten und Krankengymnasten zu vermitteln. In der Zwischenzeit existiert eine Internationale Gesellschaft für Orthopädische Medizin, die vor allem im niederländischem Bereich sehr stark mit den regionalen Universitäten zusammenarbeitet. Regelmäßige Kurse werden von der Gesellschaft in vielen Ländern Europas, mittlerweile auch in den Vereinigten Staaten, angeboten.

Literatur

Burri Ch (1973) Rehabilitation of Knee Ligament Injuries. Springer, Berlin New York
Cyriax JH (1988) Textbook of Orthopaedic Medicine, Volume I and II, 8th Edition. Baillière Tindall, London
Hirschfeld P (1962) Die Konservative Behandlung des lumbalen Bandscheibenvorfalls nach der Methode von Cyriax. Med Wschr 87:299–304
Mattews JA (1968) Dynamic discography: a study of lumbar traction. Ann Phys Med 7:275–281
Stearns ML (1949) Studies on development of connective tissue in transparent chamber in rabbit´s ear. Am J Anat 67:55–59
Winkel D, Fischer S (1981) Schematisches Handbuch der Untersuchung und Behandlung von Erkrankungen des Bewegungsapparats. Nederlandse Akademie voor Orthopedische Geneesekunde, Delft

4.10 Die Methode nach Feldenkrais

M. Bühring und M. Essers

Körperorientierte Psycho-
therapien.

Viele Autoren rechnen die Methode nach Feldenkrais zu den **körperorientierten Psychotherapien**. In einer vergleichenden Übersicht zählt Müller-Braunschweig (1996) noch folgende Methoden zu dieser Gruppe krankengymnastischer oder pädagogischer Arbeit:

— funktionelle Entspannung nach Marianne Fuchs,
— konzentrative Bewegungstherapie nach J. Meyer, H. Stolze, M. Goldberg, (s. ► Kap. 4.18, S. 345ff),
— »Bioenergetik« nach W. Reich,
— »strukturelle Integration« nach Ida Rolf und
— Gestalttherapie.

Schwertfeger u. Koch (1995) erweitern diese Gruppe um die systemische Körpertherapie, die »posturale Integration«, die »Eutonie« und einige weniger bekannte Verfahren. Wir selbst würden auch die Atemtherapie in diesem Zusammenhang nennen (Seifert u. Waiblinger 1993).

Andere Autoren sehen in dieser Methode das Besondere einer aktiven Entspannung, hier wird sie mit der Alexander-Technik und dem Rolfing verglichen (Gilman u. Yaruss 2000). Bei Moss u. Shane (1999) ist sie gemeinsam mit den Körperarbeiten nach W. Reich, Gerda Alexander und Ida Rolf sowie der Gestalttherapie auch ein Instrument der Humanistischen Psychologie.

Damit ist eine Vielzahl ähnlicher und ähnlich wirksamer Therapieformen genannt, an denen die Methode von Feldenkrais definiert und von welchen sie abgegrenzt werden muss.

4.10.1 Funktionelle Grundlagen

Erklärungsmodelle der
Methode.

Theoretisches Konzept. Im Vergleich zu den erwähnten Methoden liegt das Besondere in der Arbeit von Moshe Feldenkrais (1904–1984) in den umfangreichen und sehr verschiedenen wissenschaftlichen Grundlagen, auf denen er seine Methode aufbaut und verständlich zu machen versucht. In seinen theoretischen Konzepten und Erklärungsmodellen schöpft er aus Ergebnissen:

— der Evolutions-, der Verhaltens- und der Kognitionsforschung,
— der Anthropologie und der Medizin,
— der Psychologie,
— der Pädagogik,
— der Systemforschung und
— vor allem der Kybernetik.

Alles dieses findet sich gebündelt und geordnet in seinen Gedanken zum »aufrechten Gang«, in der »Bewusstheit durch Bewegung« und in der »Entdeckung des Selbstverständlichen« wieder (Feldenkrais 1985, 1987).

Bewusstmachung von Deformierungen. Das überwiegende Interesse von Moshe Feldenkrais gilt den motorischen Funktionen und Verhaltensweisen des Menschen. Im Verlauf seiner körperlichen und seelischen Entwicklung können diese **durch biographische Belastungen oder soziale Verhältnisse deformiert** werden und das weitere Wahrnehmen, Fühlen, Denken und Handeln mitbeeinflussen.

❶ Beachte
Ziel der Feldenkrais-Therapie ist es, dem Betroffenen Deformierungen bewusst zu machen und diese zu korrigieren.

Verbesserung von Gesund-
heit, Gemütsverfassung
und Können.

Dabei beschäftigt ihn weniger die medizinische Problematik eines körperlich Kranken als vielmehr die Aufgabe, leidende Menschen im weitesten Sinne zu befähigen und zu ertüchtigen.

Feldenkrais selbst wendet seine Methode an, um **»Gesundheit, Gemütsverfassung und Können«** derer zu verbessern, die Hilfe suchend zu ihm kommen; er will sie besser befä-

higen, »ihre Schmerzen, ihre Angst, ihre Schwierigkeiten überhaupt zu meistern und los-
zuwerden«. Er strebt nach einer Entfaltung des »biologischen« und des »physiologischen«
Potentials. Damit sind die allgemeinen Indikationen und das Ziel seiner Methode zunächst
ausreichend definiert, seine wichtigsten Methoden bezeichnet er als **»Funktionale Integration«** und als **»Bewusstheit durch Bewegung«** (Feldenkrais 1987).

Terminologie

Phasenmodell. Der Körper, seine Bewegungsmuster und die Selbstwahrnehmung sind
die **zentralen Inhalte und Begriffe seines pädagogischen Umlern- und Therapieverfahrens.** An einigen Stellen entwickelt er eine eigene Nomenklatur (Klawitter 1997). Hierbei
interpretiert Feldenkrais »Gesundheit« sehr breit und anspruchsvoll: sie beinhaltet neben
gesunden körperlichen Zuständen vor allem eine ausdauernde Funktion aller lebenswich-
tigen Organ- und Regelsysteme. Diese Sichtweise beinhaltet eine Abkehr vom medizinischen Modell von Gesundheit als Abwesenheit von Krankheit und Gebrechen. Eine Störung oder Dysfunktion des Organismus oder eine Veränderung der Homöostase bedeute
einen »Schock« für diesen. In seinem Phasenmodell von Gesundheit und unvermeidbaren
schockartigen Veränderungen ist für Feldenkrais derjenige gesünder, der – im Sinne einer
Regeneration – wieder leichter zu seiner üblichen Funktions- und Lebensweise zurückfin-
det (Czetczok 1992).

Zentrale Inhalte des päd-
agogischen Umlern- und
Therapieverfahrens.

Bewusstheit. Bewusstheit (»awareness«) ist für Feldenkrais eine zentrale menschliche Funktion. Selbstwahrnehmung und Selbsterkenntnis, Wachstum und Weiterentwicklung sind Konnotationen dieser »Bewusstheit«. Er glaubt, dass die menschlichen Denk-
und Wahrnehmungsfunktionen überwiegend auf der **Erfahrung von Bewegung** beruhen (Czetczok 1992). Zwei vielzitierte **Sinnsprüche von Feldenkrais** lauten entsprechend:
»Bewegung ist Leben. Ohne Bewegung ist Leben nicht denkbar«. Und weiter: »Erst wenn
Du merkst, was Du tust, kannst Du tun, was Du willst« (nach Czetczok 1992).

Bewegungserfahrung.

Somatisches Selbstbild. Das **»somatische Selbstbild« ist ein Begriffskonstrukt,** mit dem
er die Gesamtheit aller sensomotorischen Afferenzen und neurophysiologischen Prozesse zusammenfasst, die sich aus der Propriozeption als »6. Wahrnehmungssinn« ergeben. Durch eine systematische Verbesserung der Propriozeption soll sich das »somatische
Selbstbild« und damit das »Körperbild«, das »Körperschema« oder das »Körper-Ich« verbessern lassen.

Sensomotorische
Afferenzen.

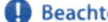 **Beachte**

Aus dem somatischen Selbstbild leiten sich die meisten Indikationen für eine Feldenkrais-
Behandlung ab (s. ► Kap. 4.10.4; Olberich et al. 1998).

Theoretische Grundlagen

Dysfunktionelle Bewegungsmuster. Die theoretischen Grundlagen körperorientierter
Psychotherapie ergeben sich aus der Beobachtung von tonischen und motorischen Störungen sowie von Unsicherheiten und Fehlleistungen, die gleichzeitig auf einer körperlichen
und seelischen Ebene auftreten. **Bewegung** analysiert Moshe Feldenkrais als ein komplexes Geschehen mit kinästhetischen Rückkoppelungsvorgängen zwischen Strukturen des
Nervensystems und des Bewegungsapparats. In diesem motorischen System sollen **dysfunktionelle Bewegungsmuster erkannt und bewusst gemacht werden.** Sie sollen auf kortikaler Ebene modifiziert und in neuer Form wieder gelernt werden (s. o., Abschn. »Phasenmodell«; Czetczok 1992).

Kinästhetische Rück-
koppelungsvorgänge.

Nach Feldenkrais finden ungünstige Einstellungen, (Fehl-)Haltungen, Spannungen,
Verkrampfungen, Ungeschick, aber auch Schmerz gleichzeitig auf **einer körperlichen und
einer seelischen Ebene** statt. Auf der ersteren können sie objektiv wahrgenommen und
metrisch erfasst werden (z. B. durch Palpation und Muskelfunktionsteste), auf der zweiten Ebene sind sie bevorzugt einer künstlerischen oder emotionalen Wahrnehmung des
Patienten und seiner Probleme zugänglich. Am häufigsten können sie an der Körperhal-

tung und der Motorik, an der Gestik und Mimik sowie an Phänomenen der Atmung, der Stimme und der Sprache abgelesen werden.

Psychische Wirkungen der Bewegung.

Zugang über den Körper. Der Zugang über den Körper entspricht dem Vorgehen der klassischen medizinischen Methoden wie der Physikalischen Therapie und der Krankengymnastik. Psychische Wirkungen solcher Maßnahmen sind hinlänglich bekannt, wenn sie auch bei weitem noch nicht erschöpfend untersucht worden sind (Essers 2001). Ein überwiegend seelischer Zugang ist mit Methoden anderer Nachbardisziplinen vergleichbar, von verschiedenen meditativen, visualisierenden und autosuggestiven Verfahren ist in diesem Zusammenhang das Autogene Training nach J. H. Schultz wohl am bekanntesten. Inzwischen setzen sich auch verschiedene Formen und Methoden einer Mind-Body-Medizin aus dem angelsächsischen Sprachraum durch (Sobel 2000).

Lernen durch Motorik und Propriozeption.

Organisches Lernen. Die **Bedeutung der Motorik und Propiozeption als Lern- und Entwicklungspotential des Menschen** findet sich in vergleichbarer Konzeption auch bei den Entwicklungspsychologen (hier vor allem bei Piaget) und den Kybernetikern (Bernstein). »Organisches Lernen« beinhaltet hier jeweils die Reproduktion und Wiedererfahrung frühkindlicher Bewegungsmuster und infantiler Reflexe, die pädagogisch und therapeutisch genutzt werden sollen. Auch hier lautet die Grundannahme, dass in früheren Entwicklungsphasen dysfunktionale Bewegungsmuster angelegt worden sind, die einer Revision und Korrektur bedürfen (nach Czetczok 1992 und Doron-Doroftei 2000).

Lernen ohne Leistungs-druck.

»Lernen« im Sinne von Feldenkrais. Das »Lernen« im Sinne von Feldenkrais vollzieht sich **ohne Leistungsdruck und direktive Einflussnahme,** auch banales mechanisches Repetieren der gleichen Bewegungsmuster entspricht nicht seiner Absicht. Die primäre pädagogische Intention seiner Methode wird auch dadurch deutlich, dass er von »Lehrer« und »Schüler« und nicht von »Therapeut« und »Patient« spricht. Czetczok (1993) definiert die Feldenkrais-Methode als ein **bewegungspädagogisches Konzept** zur Verbesserung kognitiv-neuronaler Funktionen, bei dem die Fähigkeit des menschlichen Lernens im Vordergrund steht.

 Exkurs

Feldenkrais versteht seine Methode erst sekundär als psychotherapeutisches Verfahren. In der therapeutischen Praxis werde am Soma gearbeitet, über Körperwahrnehmungsveränderungen und vor allem über Imaginationen wird auch das psychische Erleben beeinflusst. R. Strauch bemerkt zur Feldenkrais-Übungsmethode, dass sie eine besondere Form der neuromuskulären Umerziehung eines Menschen ist, die durch sanfte Bewegungen und gelenkte Aufmerksamkeit seine Selbstbewusstheit erhöht (Czetczok 1992).

»Organisches Lernen«.

Aktivierung frühkindlicher Lernfähigkeit. Doron-Doroftei (2000) betont das »funktionale Verständnis des Menschen« und das »organische Lernen« in der Feldenkrais-Therapie. Sie **aktiviere frühkindliche Lernfähigkeiten** des Nervensystems im Erwachsenen, organmorphologisches Korrelat könnten nach moderner Neurophysiologie zerstörte oder dysfunktionale Nervenzellen sein, die durch die Mobilisierung von inaktiven Reservezellen zumindest teilweise ersetzbar sind. Hier drängt sich der Vergleich zur modernen Behandlung von zerebralen Insulten und infantiler Zerebralparese auf (Bobath- und Vojta-Methode; s. ► Kap. 4.3, S. 199ff und ► Kap. 4.29, S. 451ff).

4.10.2 Behandlungsziele

Selbstbewusstheit intensivieren.

Zunächst geht es um die Aufgabe, mit ausgewählten Bewegungen und gelenkter Aufmerksamkeit die **Selbstbewusstheit eines Klienten zu intensivieren.** An anderer Stelle spricht Feldenkrais von vier Komponenten eines Selbstbilds (nach Bender u. Kreck 1996):
- der motorischen Komponente (der Bewegung an sich),
- der kinästhetischen Komponente (der Sinnesempfindung während einer Handlung),

— der emotionalen Komponente (der gefühlsmäßigen Erfahrung mit der eine Handlung verbunden ist) und
— der kognitiven Komponente (den Gedanken und Vorstellungen zu einer Handlung).

Diese Komponenten können durch gesellschaftliche Zwänge (z.B. Erziehung) und durch ständige soziokulturelle Einflüsse deformiert werden, es wurde schon darauf hingewiesen, dass solche Deformitäten die gesamte Persönlichkeit und die Emotionalität beeinflussen können. Für Feldenkrais ergibt sich das Ziel, nach einer Wahrnehmung solcher **Deformitäten diese mit Selbsthilfe und Selbsterziehung zu regulieren.** Damit kommt es zu einem Ausgleich emotionaler Dysbalancen und erfahrener Störungen der Befindlichkeit. Feldenkrais argumentiert hierzu mit der inzwischen gut belegten »Plastizität« des zentralen Nervensystems, d. h. durch einen neuen Gebrauch und einen neuen Einsatz neuronaler Strukturen passen sich diese den neuen Aufgaben an (s. ► Kap. 2.2.3, S. 45ff).

4.10.3 Behandlungsprinzipien und Art der Technik

Zwei parallele Arbeitsformen werden bei der Feldenkrais-Methode unterschieden:
— die Einzelarbeit (»**Funktionale Integration**«),
— die Gruppenarbeit (»**Bewusstheit durch Bewegung**«).

Einzel- und Gruppenarbeit.

»Funktionale Integration«

Einzelarbeit. Die Einzelarbeit ist durch eine **nonverbale, taktile, kinästhetische Kommunikation** zwischen Lehrer und Schüler charakterisiert. Der Behandler erfährt durch eine **direkte sanfte Berührung** die individuelle körperliche Organisation und durch seine **visuelle Wahrnehmung** die motorischen Bewegungsmuster des Schülers (Schneider 1997).

Nonverbale, taktile, kinästhetische Kommunikation.

Zunächst wird die **Aufmerksamkeit gelenkt auf:**
— die Haltungs- und Bewegungsstereotypien,
— den Muskeltonus,
— den Atem- und Stimmrhythmus.

Später, im Verlauf der Behandlung, werden vom Feldenkrais-Lehrer **alternative Bewegungsmuster** angeboten, die im Sinne der »funktionalen Integration« assimiliert werden sollen. In der Diktion von M. Feldenkrais offenbart sich die Mehrdimensionalität seiner Einzelarbeit:

Alternative Bewegungsmuster.

> ❯ **Exkurs**
> »Funktionale Integration wendet sich an die ältesten Teile unseres sensoriellen Systems: Die auf Berührung reagieren, auf die Empfindungen von Zug und Druck, auf die Wärme der Hand und ihre Streichelbewegung. Die im wörtlichen Sinne »behandelte« Person spürt zunehmend den sich verringernden Muskeltonus, das Tieferwerden ihres Atems und seine Regelmäßigkeit, Wohlbehagen im Unterleib, den besseren Kreislauf in der sich weitenden Haut und sie wird von diesem Empfinden eingenommen. Sie empfindet ihre primitivsten, d. h. entwicklungsgeschichtlich ursprünglichen, vom Bewußtsein vergessenen Verhaltensschemata und erinnert sich des Wohlgefühls eines heranwachsenden Kindes« (Feldenkrais 1985).

»Bewusstheit durch Bewegung«

Körperorientierte Gruppenarbeit. In der körperorientierten Gruppenarbeit verbessert der »Schüler« seine **körperliche Wahrnehmungsfähigkeit.** Durch **wiederholte einfache Bewegungen** – in Rückenlage beginnend – spürt er zunächst die Schwerkraft, er lernt die Variationsmöglichkeiten von Lage, Muskeltonus und Bewegung kennen und fokussiert besonders durch Körpertast- und -bewegungsarbeit seine eingefahrenen oder ihn behindernden Muster. Nach Anleitung durch den Feldenkrais-Lehrer werden bestimmte somatopsychische Explorationen in verschiedene funktionale Bewegungssegmente unternommen, der Schüler soll zu einer maximalen Sensitivität für funktional-motorische und vegetativ-emotionale Empfindungen befähigt werden.

Verbesserung der körperlichen Wahrnehmungsfähigkeit.

Beachte
Die Übungen sind einfach, werden stetig wiederholt und bedürfen keiner besonderen Vor-
kenntnisse bei den Schülern (Czetczok 1992; Schneider 1997).

Verbesserung senso-
motorischer Fähigkeiten.

Mentales Training. Ergänzt werden diese Bewegungsübungen durch ein mentales Training. Neuromuskuläre Prozesse werden nach entsprechender Übungszeit und Verbesserung sensomotorischer Fähigkeiten kognitiv neu gesteuert (ideomotorische Reaktion),
körperliche und geistige Abläufe werden quasi neu synchronisiert; auch propriozeptive
Modalitäten werden neu gestaltet. In der Sportpädagogik, besonders im Leistungssport
werden diese Methoden schon lange mit Erfolg angewandt (Czetczok 1992).

4.10.4   Indikationen

Hauptindikationen.

Psychische Indikationen. Als Hauptindikationen gelten folgende **psychiatrische und
psychosomatische Grunderkrankungen:**
- Angstneurosen,
- Depressionen,
- chronifizierte Schmerzsyndrome.

Somatische Indikationen. Im Bereich der **somatischen Medizin** sind vor allem zu nennen:
- myofunktionelle Störungen,
- chronische Haltungs- und Bewegungsstörungen mit konsekutiven muskuloskeletalen
  Beschwerden,
- psychomotorische Entwicklungsretardierungen (Czetczok 1992).

Ergänzung durch
Gesprächsführung.

Klinische Praxis. In der klinischen Praxis, besonders in der psychosomatischen Rehabilitation (Olbrich et al. 1998), wird die Feldenkrais-Methode durch die **verbale Thematisie-
rung des Körpererlebens im Sinne eines psychotherapeutischen Durcharbeitens** ergänzt.
Die Gesprächsführung erfolgt nicht selten nach den Grundregeln von C. Rogers. Haupt-
funktion dieser Gespräche ist:
- eine Verstärkung der körpertherapeutischen Selbsterfahrungen,
- körpersprachliche Signale sollen verbalisiert und mit Hilfe des Gesprächstherapeu-
  ten erkannt und gedeutet und in inhaltliche Beziehung zu früheren emotionalen und
  motorischen Verhaltensweisen gesetzt werden (Schneider 1997).

Im therapeutischen Setting einer stationären psychosomatischen Behandlung werden in
neueren Arbeiten eine verbesserte Körperwahrnehmung und Beweglichkeit, eine effizien-
tere Bewegungsökonomie und die Entwicklung von Bewegungsalternativen bei verbesserter Selbstwahrnehmung als therapeutische Ziele formuliert (Olberich et al. 1998; Schneider 1997).

4.10.5   Kontraindikationen

Keine Kontraindikationen.

Kontraindikationen wurden für die Feldenkrais-Methode bisher nicht beschrieben.

4.10.6   Klinische Erfahrungen und wissenschaftliche Untersuchungen

Wenige Studien.

Subjektive Erfahrungsberichte. Zur medizinisch-therapeutischen Wirksamkeit der
Feldenkrais-Methode liegen bislang nur **wenige Studien** vor (Schmidt 1992). In der Literatur überwiegen subjektive Erfahrungsberichte und zum Teil eindrucksvolle Kasuistiken
(»single-subject-design«), eine systematische Evaluation oder kontrollierte Therapiestudien mit adäquatem Studiendesign liegen bis dato nur in Ansätzen vor.

Neuere empirische Ergebnisse. Sie deuten auf eine positive Beeinflusssung psychischer Befindlichkeiten bei **MS-Patienten** hin (Huntley u. Ernst 2000), besonders eine Reduktion von Angst und depressiven Stimmungen wurden bei diesem Klientel von verschiedenen Autoren beschrieben (Huntley u. Ernst 2000; Johnson et al. 1999; Kolt u. McConville 2000). Auch **essgestörte Patienten** profitieren bezüglich ihres Körperempfindes und ihrer psychosomatischen Symptome von der Feldenkrais-Methode (Laumer et al. 1997).

Bei **chronischen Rückenleiden** und **Schmerzpatienten** werden ebenfalls positive Effekte der Feldenkrais-Methode beschrieben (Dehm 2000; Ives u. Shelley; Lundblad et al. 1999).

Positive Beeinflussung psychischer Symptome.

> ❗ **Beachte**
> Von der Feldenkrais-Methode **profitieren** vor allem Patienten, die für andere bewegungstherapeutische Methoden nicht offen bzw. körperlich und seelisch schwer gestört oder traumatisiert sind (Olbrich et al. 1998).

Aufgaben der Forschung. Es gilt, jenseits der philosophischen und erkenntnistheoretischen Grundlagen die **Wirksamkeit der Methode** zu belegen. Für diese Fragestellung wäre es wünschenswert, folgende Rahmenbedingungen erfüllen zu können:

Adäquate Wissenschaftsmethodik.

- Randomisierte ein- oder mehrarmige Therapiestudien mit ausreichend langem Follow-up bzw. Katamnesezeitraum.
- Homogenes Klientel.
- Ausreichende Fallzahl.

Für die **methodenspezifischen Therapieeffekte** müssten geeignete Erhebungsinstrumente (Fragebögen usw.) entwickelt werden, z.B. zur Operationalisierung eines theoretischen Konstruktes wie das der »Bewusstheit« (Schmidt 1992). Nicht zuletzt aus kostenrelevanten Gesichtspunkten sollte die Feldenkrais-Methode im Hinblick auf ihre Effektivität und Effizienz mit anderen Körper- oder Bewegungstherapien evaluiert und verglichen werden (Schmidt 1992; Sobel 2000).

Klinische Bewertung. Obwohl die Feldenkrais-Methode ihrem Selbstverständnis nach kein psychotherapeutisches Verfahren ist, schließen auch wir uns der am häufigsten vertretenen Interpretation der Feldenkrais-Methode als körperorientierte Psychotherapie an (Uexküll et al. 1997).

Die Feldenkrais-Methode als körperorientiertes Behandlungsverfahren.

Die Feldenkrais-Methode und vergleichbare körperorientierte Behandlungsverfahren zeigen, dass **körperliche und seelische Veränderungen nie oder nur selten unabhängig voneinander geschehen.** Entweder sind diese körperlichen oder seelischen Veränderungen Ausdruck oder Ergebnis einer gemeinsamen, höher gelegenen Störung mit gleichzeitig körperlichen und seelischen Wirkungen, oder sie kommen durch ungünstige gegenseitige Beeinflussungen auf der Ebene leib-seelischer Beziehungen zustande. Im ersteren Fall wird ein monistisches Menschenbild zugrunde gelegt, Körper und »Seele« werden vor dem dualistischen Sündenfall noch als identisch vorgestellt. Im zweiten Fall mögen das eine Mal körperliche Ursachen im Vordergrund der Pathogenese stehen (z. B. einseitige muskuläre Belastungen am Arbeitsplatz), das andere Mal mögen seelische Belastungen die primär auslösende Ursache sein.

> ▶ **Exkurs**
> Das eigentlich Neue moderner Formen einer körperorientierten Psychotherapie beruht mehr in einer neuen Philosophie und einem neuen Menschenbild als in einer neuen Methode: Es wird wieder eine Einheit und eine Kongruenz von körperlichen, seelischen und geistigen Anteilen der menschlichen Existenz zugrunde gelegt und kultiviert. »**Ganzheitlich**« meint an dieser Stelle, dass der Mensch wieder »ganz« ist, dass sämtliche Anteile des Menschen gleichzeitig betrachtet, diagnostiziert und behandelt werden sollen. Damit finden die mehr am Somatischen und die mehr an der Psyche orientierten Richtungen zu einer humanen Medizin wieder zusammen. Eine dermaßen verstandene Ganzheit umfasst sehr viel mehr als das heute gepflegte bio-psycho-soziale Modell moderner Psychologie und Soziologie. Nur diese jetzt vorgestellte Ganzheit bedeutet eine eigentliche Überwindung des dualistischen Weltbilds, sie

ist eine wichtige Voraussetzung für das Verständnis der meisten körperorientierten Psychotherapien.

Auswirkungen auf die klinische und wissenschaftliche Arbeit. Für die klinische und die wissenschaftliche Arbeit ergibt sich die Notwendigkeit, neben den exakt messenden Methoden – man könnte sie die physischen oder die physikalischen Methoden nennen – auch wieder Seelisches und seelische Veränderungen wahrzunehmen und richtig zu werten. Hierzu müssen **neue Formen der Anschauung und der Darstellung zugelassen und ausgebaut** werden, teilweise liegen sie bereits vor (Bühring 1997). Solche Anschauungen könnten leicht für medizinische Fragestellungen adaptiert werden. Zur Zeit werden sie aber noch stark vernachlässigt.

4.10.7   Ausbildungsmöglichkeiten

Die Ausbildung zum Feldenkrais-Therapeuten erstreckt sich über einen Zeitraum von 4 Jahren mit insgesamt 160 Unterrrichtstagen und wird von der Feldenkrais-Gilde e.V. (Jägerwirthstr. 3, D-81373 München) beaufsichtigt. Die Durchführung der Ausbildung obliegt Ausbildungsinstituten, die von der Feldenkrais-Gilde anerkannt sind. Die Ausbildung an diesen Instituten entspricht den internationalen Richtlinien und wird dementsprechend weltweit anerkannt. Eine staatliche Anerkennung genießt die Feldenkrais-Methode in Deutschland bislang nicht.

Literatur

Bender C, Kreck C (1996) Feldenkrais-Methode. Internistische Praxis 36:807–814

Bühring M (1997) Naturheilkunde. Grundlagen, Anwendungen Ziele. Beck, München

Czetczok HE (1992) Die Feldenkrais-Methode. In: Bühring M F Kemper (Hrsg) Naturheilverfahren und unkonventionelle medizinische Richtungen. Lose-Blatt-Werk. Springer, Heidelberg, ab 1992, S 9.6.1–24

Dehm M (2000) Evaluation einer Knieschule. Krankengymnastik 52:408–420

Doron-Doroftei P (2000) Die Feldenkrais-Methode – ein Weg, die Absicht zu befreien. Krankengymnastik 52:1144–1162

Essers M (2001) Psychische Wirkungen und therapeutische Möglichkeiten der Hydrotherapie. Psychomed Zeitschrift für Psychologie und Medizin 13:78–82

Feldenkrais M (1985) Die Entdeckung des Selbstverständlichen. Insel, Frankfurt/M

Feldenkrais M (1987) Bewußtheit durch Bewegung. Suhrkamp, Frankfurt/M

Gilman M, Yaruss JS (2000) Stuttering and relaxation: Applications for somatic Education in Stuttering Treatment. Journal of Fluency Disorders 25:59–76

Huntley A, Ernst E (2000) Complementary and alternative Therapies for treating Multiple Sclerosis Symptoms: a systematic Review. In: Complementary Therapies in Medicine 8:97–105

Ives JC, Shelley GA (1998) The Feldenkrais Method in Rehabilitation: a Review Work 11:75–90

Johnson SK et al. (1999) A Controlled Investigation of Bodywork in Multiple Sclerosis. Journal Of Alternative And Complementary Medicine 5:237–244

Klawitter U (1997) Vom Tun zum Sein – Entwicklung der "Klawitter-Kreis-Arbeit" in ihrer Beziehung zur Physiotherapie und zur Feldenkrais-Methode. Krankengymnastik 49:959–964

Kolt GS, McConville JC (2000) The Effects of a Feldenkrais Awareness Through Movement Program on State Anxiety. Journal of Bodywork and Movement Therapies 4/3:216–220

Laumer U, Bauer M, Fichter M, Milz H (1997) Therapeutische Effekte der Feldenkrais-Methode "Bewußtheit durch Bewegung« bei Patienten mit Essstörungen. Psychotherapie, Psychosomatik, Medizinische Psychologie 47:170–180

Lundblad I, Elert J, Gerdler B (1999) Randomized Controlled Trial of Physiotherapy and Feldenkrais Interventions in female Workers with Neck-Shoulder Complaints. Journal of Occupational Rehabilitation 9/3:179–194

Moss D, Shane P (1999) Body Therapies in Humanistic Psychology. in: Moss, D. Humanistic and Transpersonal Psychology: A historical and biographical Sourcebook. Greenwood Press, S 85–99

Müller-Braunschweig H (1996) Körperorientierte Psychotherapie. In: Uexküll Th von (Hrsg) Psychosomatische Medizin, 5. Aufl. Urban & Schwarzenberg, München, S 464–476

Olbrich D, Kern R, Cickolas B, Hupfer J, Strotkoetter W (1998) Stellenwert der Feldenkrais-Methode und anderer bewegungstherapeutischer Verfahren in der stationären psychosomatischen Rehabilitation. In: Merholz J et al. (Hrsg) Psychosomatik der Bewegungsorgane – Motivation der Patienten – differentielle Therapieindikation. Fachtagung der Stiftung Psychosomatik der Wirbelsäule 5. Frankfurt/M, Peter Lang Verlag, S 179–188

Schmidt J (1992) Gutachten zum Stand des Nachweises der Feldenkrais-Methode. In: Bühring M, Kemper F (Hrsg) Naturheilverfahren und unkonventionelle medizinische Richtungen. Lose-Blatt-Werk, Springer, Heidelberg ab 1992

Schneider C (1997) Schmerzbewältigung durch psychophysische Intervention am Beispiel der Feldenkrais-Methode. Krankengymnastik 49:1912–1917

Schwertfeger B, Koch K (1995) Der Therapieführer. Die wichtigsten Formen und Methoden. Ein Leitfaden. Heyne, München

Seifert T, Waiblinger A (Hrsg) (1993) Die 50 wichtigsten Methoden der Psychotherapie, Körpertherapie, Selbsterfahrung und des geistigen Trainings. Kreuz, Stuttgart

Sobel D (2000) The Cost-Effectiveness of Mind-Body Medicine Interventions. In: Mayer EA, Saber CB (eds) The Biological Basis for Mind Body interactions, Progress in Brain Research. Amsterdam, the Netherlands: Elsevier Science 122:393–412

Uexküll Th von, Fuchs M, Müller-Braunschweig H, Johnen R (1997) Subjektive Anatomie. Theorie und Praxis körperbezogener Psychotherapie. 2. Aufl. Schattauer, Stuttgart

4.11 Entwicklungskinesiologie (E-Technik) nach Hanke

U. Piso

Verbesserung der senso-
motorischen Steuerungs-
mechanismen.

Die Entwicklungskinesiologie (E-Technik) ist eine krankengymnastische Behandlungsmethode auf neurophysiologischer Grundlage, die 1970 von Peter Hanke entwickelt wurde.
Angestrebt wird eine grundsätzliche **Verbesserung der sensomotorischen Steuerungsmechanismen**, die in einer nachhaltigen Aktivierung physiologischer Bewegungsabläufe
resultiert. Dabei werden die Steuerungsvorgänge über das Abrufen genetisch kodierter
fundamentaler Bewegungsmuster (Kriechen und Drehen) »umprogrammiert«. Hankes
Auffassung über die frühkindliche Entwicklung stimmt mit den Inhalten der Entwicklungskinesiologie nach Vojta überein (s. ▶ Kap. 4.29, S. 451ff).

4.11.1 Funktionelle Grundlagen

Motorische Entwicklung
des Säuglings.

Motorische Entwicklung. In der **motorischen Entwicklung des Säuglings** werden sog.
Meilensteine (symmetrischer Ellenbogenstütz und Drehen) definiert, die den Sprung zu
einer qualitativ höheren Stufe und gleichzeitig zur Integration primitiver (frühkindlicher) Reflexe beitragen. Über den symmetrischen Ellenbogenstütz wird die **Kopfkontrolle**
erworben und der palmare Greifreflex im ZNS integriert. Hat das Kind den oberen Rumpf
gegen die Dynamik der Beine ausreichend gesichert (»sternale Lastsicherung«), kann das
geordnete Drehen beginnen. Beim sicheren **Drehen** sind weitere Reflexe wie der symmetrische bzw. asymmetrische tonische Nackenreflex erloschen, das Kind nutzt ab jetzt ontogenetische Bewegungsmuster und entwickelt sich schnell weiter. Aus der Bauchlage entwickelt sich das Krabbeln, dann der Vierfüßlerstand, der Seitsitz mit einhändigem Abstützen
und schließlich der **freie Sitz**. Das Drehen stellt die grundsätzliche Vorbereitung für das
spätere Gehen dar, Krabbeln ist kein obligatorischer Zwischenschritt.

Angeborenes motorisches Basismuster. Diese Entwicklung ist über die angeborenen
motorischen Basismuster (Kriech- und Drehmuster) vorprogrammiert. Dabei übt das Kind
solange auf einem Lernplateau, bis es das Bewegungsverhalten entsprechend seiner Entwick-
lungsstufe so weit verfeinert hat, dass der nächste Entwicklungsschritt gebahnt worden ist.

Einsatz »motorischer Basismuster« auch beim
Erwachsenen.

Abgerufenes Basismuster. Diese entwicklungskinesiologischen Grundlagen werden in
der E-Technik zu therapeutischen Zwecken nicht nur beim Kind eingesetzt, vielmehr werden die **»motorischen Basismuster« auch beim Erwachsenen genutzt**, und zwar unter der
Vorstellung, dass sie auch später abgerufen werden und physiologische Bewegungsabläufe
programmieren können. Die **subkortikal gesteuerte Fehlmotorik** soll beim Abrufen der
Basismuster wie bei einem Neustart des Computers zu **physiologischen, ökonomischen
Bewegungsabläufen umprogrammiert werden**. Analog der kindlichen Entwicklung strebt
die E-Technik das Erreichen einer funktionellen Basis an, die dem Patienten problemlos
den qualitativen Sprung zur nächsten Stufe ermöglicht.

Ist-/ Soll-Wert-Ausgleich.

Soll- und Ist-Wert. Beide motorische Basismuster basieren auf nichtvariablen, genetisch
kodierten kinesiologischen Inhalten, die als **Soll-Wert** bezeichnet werden. Beim Abrufen
der Basismuster wird der zentral gemeldete aktuelle kinesiologische Wert (**Ist-Wert**) stets
mit dem Soll-Wert **verglichen** und diesem angeglichen. Dabei reicht das Erarbeiten eines
Ausschnitts aus dem Gesamtablauf der Bewegung, nämlich der **Ausgangsstellung oder
Startposition**. Mit der **Startbewegung wird die Komplexbewegung des Musters gebahnt**,
dabei wird eine maximale Summation physiologischer Afferenzen und Efferenzen erreicht.
Kontinuierliche Maximalraten physiologischer Afferenzen und Efferenzen und der kontinuierliche Ist-/Soll-Wert Abgleich »ergeben höchstmögliche Effektivität einer Behandlung
auf neurophysiologischer Basis« (Lindenau u. Berger 2000).

Reaktivierung physiologi-
scher, ökonomischer
Haltungs- und Bewegungs-
möglichkeiten.

4.11.2 Behandlungsziele

Die Zielstellung der E-Technik ist die **Reaktivierung physiologischer, ökonomischer Hal-
tungs- und Bewegungsmöglichkeiten**. Das ist nur über eine »Umprogrammierung« patho-

logischer Steuerungen des Bewegungsablaufes, sich aus der Fixation pathologischer Bewegungen ergebend, möglich. Kontinuierliche Afferenzen falscher Bewegungsabläufe führen zu sich fixierenden pathologischen Efferenzen und schließen somit einen Fehlkreis ein, dessen Unterbrechung unumgänglich ist, um physiologische Bewegungsvorgänge zu bahnen.

4.11.3 Behandlungsprinzipien und Art der Technik

Nutzung motorischer Basisprogramme. Da die **motorischen Basisprogramme** (Kriech- und Drehmuster) den neuromuskulären Soll-Wert für physiologische, komplexe Fortbewegung kodieren und die für die Bewegungssteuerung zuständige ZNS-Etagen erreichen, werden sie für das Bahnen einer ökonomischen neuromuskulären Steuerung eingesetzt. Denn das Erreichen eines physiologischen Ist-Wertes durch die Therapie, führt über physiologische Afferenzen zur dauerhaften zentralen Rekonstruktion physiologischer Bewegungsvorgänge. Die motorischen Basismuster werden im Rahmen anatomischer als auch kinesiologischer Definitionen genau beschrieben. Die **anatomische Definition** ist für die genaue Befunderhebung und für die Schulung ökonomischer Bewegungsabläufe von Bedeutung. Die **kinesiologische Definition** ermöglicht das Erkennen der Fortbewegung, des Antigravitationspotentials und der raumwirkenden Aktion der Basismuster.

Ökonomische neuromuskuläre Steuerung.

Optimale Ausgangsstellung. Die optimale **Ausgangsstellung (ASTE)**, als die **Startposition** (»zum Zeitpunkt der Umkehr des Musters«) definiert, ist die »halbe Therapie« (Lindenau u. Berger 2000). Über die Startposition der Basismuster wird der **Ist-Soll-Wert Ausgleich »abgerufen«**, denn die Ausgangsposition als repräsentativer Ausschnitt (s. ► Kap. 4.11.1, »Soll- und Ist-Wert«) des komplexen Fortbewegungsmusters, stellt das dazugehörige »Kennwort« dar. Somit wird nicht der Bewegungsablauf erarbeitet, sondern die aus neurophysiologischer Sicht günstige Ausgangssituation. Dabei wird die »erzielte motorische Angleichung an die Mustervorgabe« (Lindenau 1998) als **Endstellung (ESTE)** bezeichnet wird.

Startposition der Basismuster.

Aktionsverstärker. Der Therapeut kann die **Ist-Soll-Ausgleichsreaktion** über **Aktionsverstärker (AV)** fazilitieren. Über Muskeldehnungsimpulse, als »Führungskontakte« mit weicher und mit leichter Drehung durchgeführt, werden zusätzliche Afferenzen gesetzt. Der Ist-Wert wird von kranial nach kaudal und von proximal nach distal fazilitiert mit einem dem Muster entsprechenden chronologischen und kinesiologischen Aufbau. Die regionale Beeinflussung des Zielgebietes verändert die Steuerung für das gesamte Muster. Die AV können einzeln oder in Kombination (**räumliche Summation**) bzw. richtungsweisend oder mit erforderlicher Dauer (**zeitliche Kombination**) eingesetzt werden. Wird ein Körperteil im Timing des Musterablaufs vor- oder zurückgestellt, wird von einer **negativen** oder **positiven Zeitverschiebung** gesprochen.

Fazilitien der Ist-Soll-Ausgleichsreaktion.

Tiltposition. Zusätzlich kann die ASTE (s. o.) in der günstigen neuromuskulären Afferenzlage der **Tiltposition** (auf einem Tilttable) erarbeitet werden, die eine Verbindung zwischen der frühkindlichen Entwicklung und dem aufrecht stehenden Menschen darstellt. In dieser Position ist der Patient »weder am Anfang, noch am Ziel, er ist auf dem Weg« (Lindenau u. Berger 2000).

Arbeiten gegen Widerstand. Das Arbeiten gegen Widerstand **verbietet sich**, da das natürliche Gleichgewicht des Körpers negativ beeinflusst werden kann. Die Agonisten würden über die erhöhte Rekrutierung motorischer Einheiten und die somit erfolgte zentrale Rückkoppelung eine Zurückschaltung der Antagonisten bewirken. Die veränderte Rückkoppelung steht nicht im Einklang mit der physiologischen neuromuskulären Steuerung.

Schrittweises Vorgehen. In der E-Technik wird stets das Erreichen einer funktionellen Basis angestrebt, die »dem Patienten ermöglicht, mühelos den nächsten Schritt zu machen. Während der Therapie wird deutlich, dass die Basis noch nicht ausreichend vorbereitet war, wenn der nächste Schritt oder die Steigerung zu anstrengend oder schmerzhaft ist« (Lindenau u. Berger 2000).

Umprogrammierung pathologischer Bewegungs-muster.

Zielsetzungen. Die Umprogrammierung pathologischer Bewegungsmuster und die Bahnung physiologischer Bewegungsabläufe stellt das **Hauptziel** des Konzeptes dar. Damit verbunden ist auch das Erreichen weiterer Ziele, wie der Analgesie und des über eine ökonomischere muskuläre Zentrierung verbesserten artikulären Joint-play. Das Konzept strebt **eine Korrektur der muskulären Dysbalancen** an. Darüber hinaus setzt es Prioritäten in der Koordinations- und Innervationsschulung sowie in der Verbesserung der sensomotorischen Steuerung.

Weitere indikationsbezogene Zielstellungen sind im ► Kap. 4.11.4 und in ► Kap. 4.11.6 zu finden.

4.11.4   Indikationen

Hauptindikationen.

Die Indikationen beziehen sich auf die im Folgenden beschriebenen orthopädischen und neurologischen Erkrankungsbilder (Hanke 1991).

Skoliosen oder skoliotische Fehlhaltungen

Die E-Technik kann bei Skoliosen sowohl zur konservativen Behandlung als auch zur präoperativen Vorbereitung und postoperativen Nachversorgung eingesetzt werden.
Zielsetzungen:
- strukturelle Korrektur während des Wachstums,
- funktionelle Verbesserung und
- verbesserte Haltung und Koordination.

Tortikollis (»muskulärer Schiefhals«) im Kindesalter
Zielsetzungen:
- Analgesie,
- Korrektur der Fehlstellung,
- Erarbeiten der Kopfhaltung,
- Vorbereitung der bereits gesicherten Kopfposition für Alltagsaktivitäten.
  (Für die Behandlung im Säuglingsalter wird das Konzept nach Vojta empfohlen).

»Schulter-Arm Probleme« (»Periarthritis humeroscapularis«)
Zielsetzungen:
- Analgesie,
- Korrektur der Fehlhaltung und Verhinderung von Ausweichbewegungen,
- Ausgleich muskulärer Dysbalancen,
- Verbesserung der Steuerung.

Zervikalsyndrome
Zielsetzungen: s. Abschn. »Tortikollis«.

Lumbalsyndrome
Zielsetzungen:
- Analgesie,
- muskuläre Stabilisierung,
- Korrektur der Fehlhaltung,
- Vorbereitung für Alltagsaktivitäten.

Zielstellung in der postoperativen Nachversorgung von Bandscheibenvorfällen:
— muskuläre Stabilisierung unter segmentalen Entlastung im operierten Abschnitt,
— Vorbereitung für Alltagsaktivitäten.

Kontrakturbehandlung

Besonders der Hüften, Knie und Schulter.
Zielsetzungen:
— aktive Mobilisierung unter Einsatz von Komplextechniken,
— Vorbereitung der Alltagsmotorik,
— Verhinderung von Ausweichbewegungen,
— Verbesserung der Steuerung.

Periphere Paresen

Unabhängig von der Lokalisation.
Zielsetzungen:
— Bahnung von Halte- und Stützreaktionen,
— Vorbereitung der Alltagsaktivitäten.

Hemi-, Di- und Tetraparesen (-plegien)

Zielsetzungen:
— Fazilitation der Willkürmotorik und Tonusregulierung,
— Bahnung von Halte- und Stützreaktionen,
— Vorbereitung der Alltagsaktivitäten,
weniger:
— Erarbeiten von Kompensationsmechanismen,
— Training der Atem- und Kreislauffunktion.

Ataxie

Siehe Lindenau u. Berger (2000).

Athetose

Siehe Lindenau u. Berger (2000).

Osteoporose

Siehe Oldhafer et al. (1994).
Zielstellungen:
— Analgesie,
— Kräftigung unter Entlastung am Bewegungsapparat.

4.11.5 Kontraindikationen

Kontraindikationen werden von den Beschreibern der Methode nicht genannt. Allgemeine Kontraindikationen einer krankengymnastischen Behandlung sollten allerdings auch bei dieser Technik berücksichtigt werden.

4.11.6 Klinische Erfahrungen und wissenschaftliche Untersuchungen

Die **klinischen Erfahrungen** mit dieser Therapie werden als gut bezeichnet (Hanke 1991). Dabei wurden zwischen 1973 und 1988 mehr als 100 Skoliosepatienten wirksam behandelt. Nähere Angaben über die erhobenen Parameter und deren Outcome Werte werden allerdings nicht gemacht. Die »Schulterpatienten« eignen sich einen »ökonomischeren Umgang« mit »den seit Jahren bestehenden Problemen« an (Hanke 1991).

Analog wurden in einer **Osteoporose-Ambulanz** gute Erfahrungen mit dieser Technik berichtet (Oldhafer et al. 1994).

Klinische Erfahrungen.

Beachte

Die therapeutischen Erfolge der E-Technik beruhen auf einer langen klinischen Erfahrung: »Nur die eigene Erfahrung über Jahre sichert eine vernünftige Behandlung, die sich nicht am theoretisch Möglichen orientiert, sondern das Machbare erfüllt!« (Hanke 1991).

Wissenschaftliche Untersuchungen fehlen.

Eine Recherche der Datenbanken Medline, Embase und des DIMDI ergab **keine wissenschaftliche Untersuchungen** zu dieser Technik.

4.11.7   Ausbildungsmöglichkeiten

Der Grundkurs dauert 4 Tage, die Aufbaukurse (A–D) jeweils 2 Tage (der Kurs D: 2–3 Tage). Die Gesamtausbildung umfasst 125 Unterrichtseinheiten.

Literatur

Hanke P (1991) Krankengymnastische Behandlung auf Entwicklungskinesiologischer Grundlage in der Orthopädie/Neurologie, E-Technik. Kursskript, Köln

Lindenau M (1998) Entwicklungskinesiologie (E-Technik). In: Kolster B, Ebelt-Paprotny G (Hrsg) Leitfaden Physiotherapie, Gustav Fischer, Lübeck Stuttgart Jena Ulm, S 117–121

Lindenau M, Berger H (2000) Entwicklungskinesiologie (E-Technik). Das Peter Hanke Konzept. Verlag für Vitaltherapien, Schwartbuck in Schleswig Holstein

Oldhafer M, Otto A, Zager A (1994) Krankengymnastische Behandlung der Osteoporose. Gustav Thieme, Stuttgart New York, S 61, 64–69, 104–105

4.12 Hippotherapie

D. Riede

Neurophysiologische
Behandlung mit dem
»Übungsgerät« Pferd.

Hippotherapie ist eine ärztlich verordnete und kontrollierte, von ausgebildeten Physiotherapeuten durchgeführte Behandlung auf **neurophysiologischer Grundlage mit dem »Übungsgerät« Pferd**. Sie ergänzt und erweitert im Rahmen eines ganzheitlichen neurologischen Therapiekonzepts die bekannten krankengymnastischen Übungsbehandlungen auf neurophysiologischer Grundlage, z.B. nach Bobath (s. ▶ Kap. 4.3, S. 199ff). Die Hippotherapie wurde auf internationalen Kongressen definiert und ihre Zielstellungen abgegrenzt.

4.12.1 Funktionelle Grundlagen

Hinweise auf den gesundheitsfördernden und gesunderhaltenden Wert des Reitens in der Medizingeschichte lassen sich bis in das Mittelalter zurückverfolgen: »Le mouvement du cheval est fort salutaire – Die Bewegung des Pferdes ist sehr heilsam«. Der eigentliche Beginn der Hippotherapie in Deutschland ist mit der Arbeit von Druschky (1961) »Gymnastik zu Pferde – ein Weg zur Heilung« zu finden. Heute steht der Terminus Hippotherapie als **spezielle Verwendung des Pferds in der Physiotherapie** und fordert **folgende Bedingungen**:

Hippotherapie ist an
definierte Bedingungen
geknüpft.

- — Ein Patient mit zentralen Bewegungsstörungen.
- — Ein Pferd mit der Gangart Schritt.
- — Eine ärztliche Verordnung.
- — Ein Physiotherapeut mit Zusatzausbildung, der die Bewegungen des Pferds vor und während der Behandlung analysieren und Hinweise für die optimale Übertragung der Bewegung des Pferderückens auf den Patienten gibt.
- — Der Patient sitzt auf dem Pferd.
- — Der Patient reagiert auf die Bewegungen des Pferds, beeinflusst sie aber nicht.
- — Der Pferdeführer lenkt nach den Anweisungen des Therapeuten das Pferd.

Psychotherapeutischer
Effekt und hoher Aufforderungscharakter.

Rolle und Ausstrahlung des Pferds. Die besondere Rolle und Ausstrahlung des Pferds mit seinem **psychotherapeutischen Effekt und hohem Aufforderungscharakter** wird immer wieder herausgestellt. Das Pferd ist, wie kaum ein anderes Tier, geeignet, tatsächlich oder eingebildet Eigenschaften oder Verhaltensweisen, Bedürfnisse und Wunschvorstellungen des Menschen zu transportieren und zu symbolisieren. Dies wird durch folgenden Anspruch verdeutlicht: »Er sitzt auf dem Pferd wie ein kleiner Held.«

Gleichgewichts- und
Koordinationsschulung.

Bewegungsantwort. Die funktionelle Grundlage der Hippotherapie ist die **Bewegungsantwort des Rumpfes des Patienten** auf die dreidimensionalen Schwingungsimpulse des Pferderückens in der **Gangart »Schritt«** mit Gleichgewichts- und Koordinationsschulung. Die Übertragung der dreidimensionalen Bewegung des Pferderückens führt bei dem Patienten zum reaktiven Aufbau eines Koordinationskomplexes, der mit dem bipedalen identisch, also gangtypisch ist. Dem Patienten wird eine korrigierte Situation seines gestörten Bewegungsverhaltens angeboten, die primär die Rumpfkoordination verbessert und sekundäre Auswirkungen auf die Extremitäten zeigt.

Erhöhung der Reflexbereitschaft.

Störungsfreie Übertragung. Der Kernpunkt der Hippotherapie ist die störungsfreie **Übertragung der Bewegung des Pferderückens auf den Patienten**. Dazu ist die manipulative und verbale Hilfe der Physiotherapeuten unerlässlich. Es darf zu keinem Wackelkontakt zwischen Patient und Pferd kommen. Das Geheimnis ist die **dynamisch unbemerkte Stabilisierung** – das Widerlager. Durch die Summation von Labyrinthreflexen, durch die Gewichtsverlagerung, durch propriozeptive Gelenkreflexe der Halswirbelsäule und Dehnungsreflexe der Muskulatur erhöht sich die Reflexbereitschaft und ermöglicht eine optimale Trainingswirkung.

Schwingungen des
Pferderückens.

Gangtypische Bewegungsimpulse. Die **Schwingung des Pferderückens** ist gangtypisch (▢ Abb. 4.21) und besteht in der Gangart »Schritt« aus fast metronomisch einwirkenden 100 Schwingungsimpulsen/min. Die **Schwingung des Pferderückens** konnte in alle drei Richtungen des auf den Reiter bezogenen Koordinatensystems aufgezeichnet werden

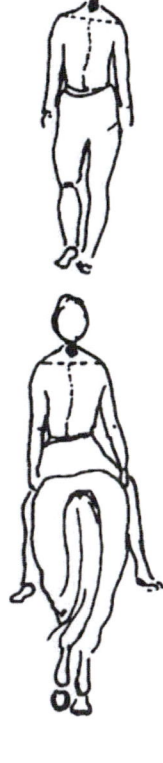

◄

◻ Abb. 4.21.   Die Beckenbewegung beim Gehen wird von kompensierenden Gegenbewegungen der Wirbelsäule und des Schultergürtels beantwortet. Dabei kommt es zur entgegengesetzten Drehung von Schultergürtel und Becken. Die Bewegung des Pferderückens fordert dem Patienten gangtypische aktive Ausgleichsbewegungen des Rumpfes ab. (Nach Schulte u. Arndt 1982)

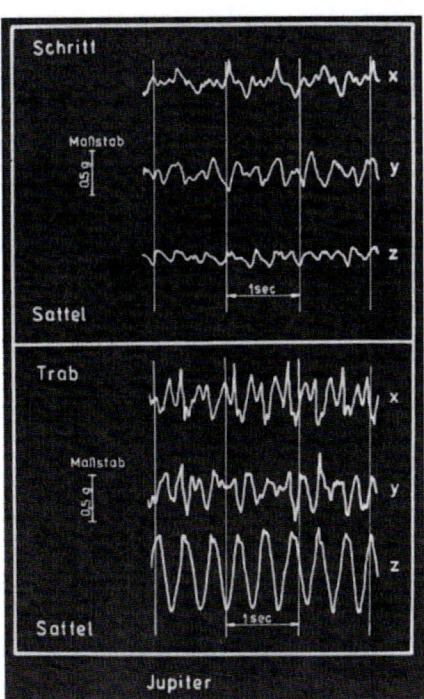

▲

◻ Abb. 4.22.   Die dreidimensionale Schwingung des Pferderückens im Schritt und Trab. Die Synchronität der Maxima und der einer Sinuskurve sehr nahe kommende Schwingungsverlauf in z-Richtung im Trab sind deutlich erkennbar. x Aufwärts- und Abwärtsbewegung, y Seitwärtsbewegung, z Vorwärts- und Rückwärtsbewegung

(Riede 1986, ◻ Abb. 4.22). Bei den gleichzeitigen Beschleunigungsmessungen am Kreuzbein und am zervikothorakalen Übergang wird in der x-Achse im Schritt und im Trab eine Gegenläufigkeit der Belastungsspitzen festgestellt, die durch die Trägheit und durch die Hebelwirkung des Rumpfes erklärt werden kann. Die Vorwärtsbewegung des Beckens in der x-Achse wird mit einer Rückwärtsbewegung des Schultergürtels beantwortet. Dies ist die Grundlage für die schon erwähnte Stabilisierung – das Widerlager.

Dehnungsmessungen. Be- und Entlastung im Zwischenwirbelabschnitt ergaben im Bereich der Brust- und Lendenwirbelsäule während der Gangart »Trab« eine Längenänderung, die im gemessenen Abstand von C 7 bis S 1 beim ausgesessenen Trab 15,7 mm und beim Leichttraben 15 mm betrug (Riede 1986). Mit diesen Messungen konnte der Wechsel zwischen Be- und Entlastung im Zwischenwirbelabschnitt nach dem Rhythmus des Leichttrabens gezeigt werden und es ist anzunehmen, dass dieser Pumpmechanismus den von Krämer (1978) beschriebenen **druckabhängigen Flüssigkeitsaustausch im Zwischenwirbelabschnitt** beeinflusst. Bisher wurden aber keine Untersuchungen über den Zeitablauf der Flüssigkeitsverschiebung durchgeführt. Unklar bleibt, ob die Frequenz von etwa 1 Hz beim Leichttraben für den Flüssigkeitsaustausch ausreicht.

Flüssigkeitsaustausch in den Zwischenwirbelscheiben.

Bewegung von Becken und Lendenwirbelsäule. Insgesamt kommt es bei der Bewegung des Pferderückens zu einem seitlichen Absinken des Beckens um 5 cm, zu einer Rotation des Beckens nach rechts und links um je 5 °, zu einer Rotation der Lendenwirbelsäule um 19 °, zu einer Seitneigung der Lendenwirbelsäule um 16 ° und zu einem seitlichen Abweichen des Beckens nach rechts und links um 7–8 cm (◻ Abb. 4.23). Durch EMG-**Untersuchungen** wurde die gangtypische Bewegung des Pferderückens bestätigt.

Positive Verstärkung der Muskelaktivitäten.

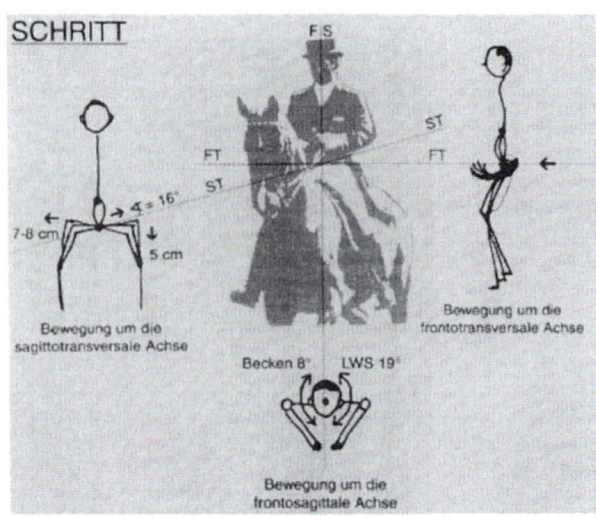

☐ Abb. 4.23. Die Bewegungsausschläge in verschiedenen Achsen bei der Übertragung der Bewegung des Pferderückens auf den Rumpf des Reiters

Die Muskelaktivitäten während der Hippotherapie zeigen darüber hinaus gegenüber der Bewegung beim Gehen Abweichungen im Sinne einer positiven Verstärkung der Muskelaktivität im Gangrhythmus (Schirm 1999).

Neurophysiologische Bewegungsanbahnung.

Behandlungsziel. Das Behandlungsziel ist die Besserung der Bewegungsstörungen über eine **neurophysiologische Bewegungsanbahnung**. Die Wirkungen der Stimulation auf dem Pferderücken sind:
- Tonusregulierung,
- Gleichgewichtsschulung,
- Symmetrie,
- Aufrichtung,
- Gangschulung und
- Mobilisation von Gelenken.

Psychomotorischer Ansatz.

Zusätzlich muss bei der Hippotherapie der sensomotorische und **psychomotorische Ansatz** berücksichtigt werden. Die Körperwahrnehmung, das Raumlagebewusstsein und die Tiefensensibilität werden geschult. Für den psychomotorischen Ansatz ist vor allen Dingen der Abbau von Bewegungsangst und die hohe Motivation hervorzuheben. Die unmittelbare psychophysische Verbundenheit im Bewegungserlebnis und Bewegungsfluss lässt sich auf dem Pferderücken ideal herstellen. Bei allen Reflexen, die über die Großhirnrinde ablaufen, ist die **Motivation** außerordentlich wichtig. Sie ist abhängig von der Aktivität des Bewegungsangebots, erlebnisorientierten Bewegungssituationen, interessanten Materialien und freundlicher Atmosphäre. Die Motivation (Eigensteuerung) kann noch mit der Motivierung (Fremdsteuerung) ergänzt werden.

Abbau der Bewegungsangst.

Angsthemmung. Bei vielen Patienten mit zentralen Bewegungsstörungen ist eine Angsthemmung zu beobachten, die sie weit unter ihren Fähigkeiten bleiben lässt. Der **Abbau von Bewegungsangst** ist daher eine wesentliche Voraussetzung für das motorische Lernen. Auch dazu ist die Hippotherapie geeignet.

Schulung der posturalen Kontrolle.

Spastikerbehandlung. In der Spastikerbehandlung ist es in der jüngsten Zeit zu einem Paradigmenwechsel gekommen. Es werden ein aktives Problemlösen, ein motorisches Wiedererlernen und eine Kompensation gefordert. Die Hemiplegie wird toleriert und das zentrale Nervensystem soll adaptive Phänomene entwickeln. Der Therapeut muss den Schwerpunkt des Patienten aktivieren und seine **posturale Kontrolle** schulen (s. ▶ Kap. 5.5, S. 501ff). In dieses Behandlungskonzept fügt sich die Hippotherapie mit ihrer ersatzlosen Bewegungsstimulation als erlebte Bewegung mühelos ein. Sie erfüllt folgende Forderungen an moderne Bewegungstherapieverfahren:

- Der **Einstrom der propriozeptiven, taktilen und vestibulären Reize** aus der Peripherie wird vergrößert.
- Die **Aktivierung des motorischen Steuerkreises**: Peripherie – Kleinhirn – Parietalhirn – Frontalhirn – Peripherie wird verbessert.

Indem Muskeln durch nicht gewohnheitsmäßige Bewegungen stimuliert werden, wird das Gehirn mit bisher unbekannten Bewegungsmustern konfrontiert.

4.12.2 Behandlungsziele

Die Bewegungsstimulation durch die mehrdimensionalen raschen **Schwingungsimpulse im Rhythmus der Pferdebewegung** wirkt sich auf den Tonus der Muskulatur aus:

- **Vermehrte Spannung** (Spastik) wird fühlbar und messbar vermindert, idealerweise sogar normalisiert.
- **Verminderte Spannung** (Hypotonie) lässt sich tonisieren.

Normalisierung des Muskeltonus.

Das permanente Halten des Gleichgewichts gegen Schwer-, Schub- und Bremskraft, Zentrifugal- und Zentripetalkraft in der Vorwärtsbewegung unter der Einwirkung der rhythmischen Schwingungsimpulse hat folgende Wirkung:

- Die **Reaktionsfähigkeit** und **Koordinationsleistung** des ganzen Bewegungsapparats wird geschult.
- **Gleichgewichtsorgane** werden intensiv stimuliert.
  Weitere **eigenständige Behandlungsziele** der Hippotherapie sind (Strauß 2000):
- Schulung von Rumpfbalance und Sitzpositur,
- Gangschulung,
- Rhythmusschulung,
- Körperwahrnehmung,
- Raumlage,
- Bewusstsein,
- Tiefensensibilität,
- Körpervertrauen,
- Persönlichkeitsentwicklung,
- Beziehungsfähigkeit.

Koordinations- und Gleichgewichtsschulung.

4.12.3 Behandlungsprinzipien und Art der Technik

Voraussetzungen. Voraussetzungen für die Durchführung der Hippotherapie sind:
- eine ärztliche Verordnung,
- ein Behandlungsteam, bestehend aus:
  - Physiotherapeut mit Zusatzausbildung »Pferdeführer«,
  - eventuell noch einem zusätzlichen Helfer,
- einem Therapiepferd mit entsprechender Ausrüstung.

Ärztliche Verordnung.

🛈 **Beachte**
Über die Ausrüstung, vor allem über die Benutzung eines Therapiegurts oder eines Sattels, entscheidet die Physiotherapeutin.

Behandlungskonzept. Das Behandlungskonzept und das anzustrebende Behandlungsziel sind das Ergebnis einer physiotherapeutischen Befunderhebung. Danach werden die Behandlungsziele auf der Grundlage der Einwirkungsmöglichkeiten der Hippotherapie festgelegt, z. B.:
- Rumpfaufrichtung,
- Kopfhaltekontrolle,
- Symmetrie der Bewegung,

Physiotherapeutische Befunderhebung.

- Gewichtübernahme mit der schlechteren Seite,
- Beckenmobilität,
- Hüftgelenksbeweglichkeit,
- Ausgleich von Fehlhaltungen der Wirbelsäule,
- Funktionsverbesserung des Schultergürtels,
- Aufbau reaktiver Mitbewegungen des Armpendels oder der Beine,
- Koordination verbessern,
- Geschicklichkeit trainieren und
- tempogewünschte Bewegungen.

> ❗ **Beachte**
> Hippotherapie ist eine **Ergänzung und Erweiterung** der Behandlungen auf neurophysiologischer Grundlage.

Dauer der Einzel-behandlung.

Dosierung. Die **Dauer der Einzelbehandlung** beträgt 10–45 min. Die **Behandlungsfrequenzen** liegen bei ein- bis zweimal wöchentlich, unter stationären Bedingungen auch täglich. Spastische Lähmungen können ab dem 4. Lebensjahr behandelt werden, Patienten mit Wirbelsäulenerkrankungen ab dem 8. Lebensjahr.

> ❗ **Tipp**
> **Behandlung der zentralen Bewegungsstörungen** ist grundsätzlich eine **Einzelbehandlung** mit geführtem Pferd an der Longe oder am Langzügel.

Aufgabe des Physiotherapeuten.

Methodik. Methodisches Grundprinzip ist eine dauernde Übereinstimmung der Bewegungen von Pferd und Patient. **Aufgabe des Physiotherapeuten** ist es, verbal und manipulativ dem Patienten in jeder Situation bei der richtigen Bewegungsantwort auf die Schwingungen des Pferderückens zu helfen (Künzle 1982).

> ❗ **Beachte**
> Von dem Physiotherapeuten wird erwartet:
> - **individuelles Mitdenken,**
> - **dauernde Kreativität.**

Der vom Pferd ausgehende Bewegungsimpuls soll den Patienten ungehindert durchlaufen und darf keine Fehlstimulation auslösen (Strauß 1980). Jede gymnastische Übung muss mit den Schwingungsimpulsen des Pferds in Übereinstimmung gebracht werden.

> ❗ **Tipp**
> Die Erfahrung zeigt, dass weniger mit dem Patienten als vielmehr mit dem Pferd gearbeitet werden sollte.

> ❯ **Exkurs**
> Daraus ergibt sich die Forderung, dass für einen optimalen Therapieverlauf unterschiedliche Pferde mit verschiedenen Schwingungsmustern eingesetzt werden. Der Physiotherapeut muss erkennen, ob der Schwingungsrhythmus des Pferds das Behandlungsziel (losgelassener freier Sitz, harmonische Mitbewegung der Arme und Beine und vollständige Balance des Rumpfes) ermöglicht. Der bewegungsbehinderte Patient muss in seinem optimalen Haltungs- und Tonuszustand dauernd auf den vom Pferd ausgehenden Schwingungsrhythmus reagieren. Wenn auf dem Weg zum Behandlungsziel Schwierigkeiten auftreten, z. B. das Durchlaufen der Bewegung im Becken blockiert wird, ist in den meisten Fällen die Zielsetzung zu hoch. Durch Einbeziehung anderer, auch pferdeunabhängiger Methoden (Übung auf der Matte, auf dem Ball, auf dem Hocker, Quer- und Rücklage auf dem Pferd), kann **über Umwege das Behandlungsziel erreicht werden.**

Verbesserter Selbstantrieb.

Psychische Effekte. Bei der Hippotherapie mit spastisch gelähmten Kindern ist der psychische Effekt besonders eindrucksvoll. Wenn bis zum 4. Lebensjahr kein freies Gehen und

Stehen erreicht wird, bedarf es starker Reize für die Motivation. Das Kind leidet unter seiner Behinderung und hat den Glauben an einen Behandlungserfolg verloren.

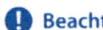 **Beachte**

Bei spastisch gelähmten Kindern besteht in vielen Fällen eine Mattenmüdigkeit und Behandlungsverdrossenheit.

Bei dieser Therapiemüdigkeit ist die Hippotherapie in der Behandlung optimal. Der **Selbstantrieb verbessert sich**, wenn durch Fremdantrieb ein funktioneller Zuwachs erreicht wird. »Der Wert der Motivation für die motorischen, ebenso wie der nichtmotorischen Fähigkeiten ist bei der Hippotherapie so hoch zu veranschlagen, dass es schwerfällt, eine vergleichbare Tätigkeit zu finden« (Feldkamp 1979).

Vertrauensverhältnis. Für die Übungsbehandlung einer spastischen Lähmung im Kindesalter ist ein besonders gutes Vertrauensverhältnis zum Physiotherapeuten (**Eisbrecherfunktion**) wichtig.

»Eisbrecherfunktion«.

 Tipp

Ein Physiotherapeut, der **gleichzeitig** die Hippotherapie und die Übungen auf der Matte durchführt, hat sich die Herzen der kleinen Patienten und damit den Schlüssel zu ihrer Motorik erobert.

Wenn nötig, muss der Physiotherapeut **anfangs** hinter dem Kind auf dem Pferd sitzen und die Haltung von Kopf, Rumpf und Extremitäten verbessern. Die ständige Haltungsanpassung an die rhythmisch einwirkende Bewegung ist stark ermüdend. Die Behandlungszeit hat auf diese Ermüdung Rücksicht zu nehmen.

Gleichgewichtsreaktionen werden zusätzlich geübt durch:
– Reiten auf gebogenen Linien,
– Tempowechsel,
– Anhalten,
– Anreiten.

Optimaler Sitz und Haltung. Der **breite Sitz auf dem Pferderücken** ist nicht unbedingt eine reflexhemmende Ausgangsstellung. Starke Adduktion, fehlende Hüftstreckung und Flexionsstellung des Rumpfes können ein pathologisches Bewegungsmuster erzeugen und müssen sofort zum richtigen Sitz verbessert werden (Tauffkirchen 1983). Das Ziel ist ein möglichst schnelles Loskommen vom Anklammern an den Gurt oder Haltegriff. Die **Hände werden dann auf die Oberschenkel** gelegt. So wird eine ausgezeichnete Stabilisierung des Rumpfes erreicht.

Breiter Sitz auf dem Pferderücken.

Als nächster Schritt kann eine **Belastung und Gleichgewichtsschulung der Beine durch Stehen in den Steigbügeln** geübt werden. Die **Einbeziehung der Atmung** in die rhythmischen Bewegungen ist ein oft vernachlässigtes, aber erfolgreiches Hilfsmittel, einen ökonomischen Spannungszustand der Muskulatur zu erreichen.

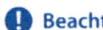 **Tipp**

Anhalten und Anreiten sollten immer durch ein Kommando des kleinen Patienten erfolgen.

Übungsgeräte wie Reifen, Stab und Ball können verwendet werden.

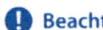 **Beachte**

Nur ein Kind, das Greifen kann, kann auch begreifen.

Haltungskorrekturen müssen für das Kind selbst sofort die Erfahrung liefern, dass es so besser im Gleichgewicht sitzt.

4.12.4   Indikationen

Neurologische Bewegungs-
störungen.

Die Hauptindikationen der Hippotherapie sind **neurologische Bewegungsstörungen**. Durch die Hippotherapie werden andere physiotherapeutische Behandlungsmethoden auf neurophysiologischer Grundlage synergistisch ergänzt bzw. potenziert. Mit Hippotherapie können behandelt werden:

— alle Erscheinungsformen neurologischer Bewegungsstörungen wie Spastik mit Tonus-erhöhung der Muskulatur,
— Ataxie mit Störung von Koordination und Gleichgewicht,
— Dystonien und
— Hypotonien.

Diese neurologischen Funktionsstörungen treten häufig in Mischformen auf. **Klassische Indikationen** für die Hippotherapie sind:

— infantile Zerebralparesen,
— Multiple Sklerose,
— Zustände nach Schädel-Hirn-Trauma und nach Schlaganfall,
— Torticollis spasmodicus,
— Querschnittslähmungen,
— entwicklungsbedingte, posttraumatische, postentzündliche und degenerative Nerven-erkrankungen.

Orthopädischen
Erkrankungen.

Indikationen für die Hippotherapie bei **orthopädischen Erkrankungen** sind:

— Haltungsschwächen,
— Haltungsschäden,
— Skoliosen I. Grades bis zu einem Skoliosewinkel nach Cobb von 25°.

Die Behandlungsziele sind hier die unwillkürliche Haltungsstabilität im Gleichge-wicht über dem Schwerpunkt mit Koordinationsschulung, Balanceschulung und Neuauf-bau eines Haltungsstereotyps.

 Beachte

Jede Behandlung von Haltungsstörungen beginnt mit der Korrektur der Beckenstellung.

In der Skoliosebehandlung kann das System Lehnert-Schroth (1981) (▶ Kap. 4.26, S. 421ff) als Basisbehandlung benutzt und in der Kombination mit der Hippotherapie eine Verbes-serung des Haltungsgefühls und eine Schulung des Muskelgleichgewichts erreicht wer-den.

4.12.5   Kontraindikationen

Spezielle Kontra-
indikationen.

Kontraindikationen können sich ergeben aus:

— neuromotorischen, orthopädischen und mentalen Befunden des Krankheitsbilds,
— altersbedingt oder
— einer Zweiterkrankung.

Die **wichtigsten Kontraindikationen** für die Hippotherapie sind:

— ein Lebensalter von unter 3 Jahren,
— eine extreme Minderbegabung,
— eine fehlende Motivation,
— hoch stehende Hüftluxation,
— Skoliosen über 25°,
— Angst,
— akute Wirbelsäulenerkrankungen,
— Pferdehaarallergie,
— Mongoloismus mit Denspseudarthrose,
— dekompensierte Herz-Kreislauf-Erkrankungen.

Unzureichend eingestellte Anfallsleiden und ein anfallsfreies Zeitintervall noch unter einem Jahr sind vor allem bei Erwachsenen eine Kontraindikation der Hippotherapie.

4.12.6 Klinische Erfahrungen und wissenschaftliche Untersuchungen

Für die Hippotherapie liegen seit mehr als 30 Jahren Behandlungsergebnisse mit klinischen Erfahrungen vor. Patienten berichten über:
- Verbesserung der Bewegung,
- Rückläufigkeit des Behinderungsgrades,
- Nachlassen der Muskelverkrampfungen und
- Funktionsverbesserung.

Diese Patientenberichte werden durch Fremdberichte von Angehörigen ergänzt. Arztberichte mit Kontrolluntersuchungen belegen mit dem jeweiligen Befundstatus über eine längere Zeit die positiven Behandlungsergebnisse (Strauß 2000).

Bestätigt werden die Behandlungsergebnisse durch Verlaufsdokumentationen von Physiotherapeuten mit zahlreichen Parametern, z.B.
- Zunahme der Schrittlänge,
- Rhythmisierung der Schrittspur,
- Veränderung eines breitbeinigen Gangmusters zur besser balancierten Schmalspur,
- zeitlich raschere Schrittfolgen,
- raschere Koordinationsabläufe der Geschicklichkeit beim Handhaben von Bällen,
- messbare Zunahme der Balancierfähigkeit im Stand mit geschlossenen Augen und im Einbeinstand.

Durch Verlaufskontrollen in der Videodokumentation sind ebenfalls klinische Behandlungsergebnisse objektiv darstellbar. In wissenschaftlichen Arbeiten wurde die länger anhaltende Verminderung der Spastik objektiviert und die gangtypische Bewegung des Pferderückens im Schritt bewiesen (Riede 1986; Zahrádka 1993).

> Videodokumentation.

In zahlreichen experimentellen Arbeiten, die sich mit Messungen der vom Pferd ausgehenden Bewegungsimpulse sowie Muskeltonusveränderungen und Koordinationsverbesserung beim Patienten befassen, wurde die **Effektivität der Hippotherapie wissenschaftlich** belegt (Weber et al. 1993; Strauß 2000). Bei klinischen Verlaufsbeobachtungen konnte die positive Wirkung der Hippotherapie beobachtet, dokumentiert und die beobachteten Behandlungserfolge der Patienten bestätigt werden (Zahrádka 1993). Es gibt wenige physiotherapeutische Methoden, die eine derartige Fülle klinischer und wissenschaftlicher Studien nachweisen (Strauß 2000). Unterstützt wird dieser Sachstand durch Expertenaussagen.

> Effektivität der Hippotherapie ist wissenschaftlich belegt.

4.12.7 Ausbildungsmöglichkeiten

Zusatzausbildungen für die Hippotherapie werden durchgeführt vom Deutschen Kuratorium für Therapeutisches Reiten e.V. Gemeinnütziger Verein (DKThR) (Kontaktadresse: Bundesgeschäftsstelle, Freiherr-von-Langen-Str. 13, D-48231 Warendorf). Die Ausbildung erfolgt gemäß der Ausbildungs- und Prüfungsordnung der Deutschen Reiterlichen Vereinigung e.V. (FN) Ausgabe Januar 2000, Abschnitt H »Fachkräfte im Therapeutischen Reiten«. Die Lehrgangsdauer für Physiotherapeuten in der Hippotherapie beträgt 15 Lehrgangstage in zwei Teilen. Die **Lehrgangsinhalte** sind hippologisch-reiterliche Ausbildung, Theorie und Praxis. Medizinisch-physiotherapeutische Ausbildung in Hippotherapie, Theorie und Praxis. **Voraussetzungen zur Zulassung** sind:
- der Nachweis der staatlichen Anerkennung als Physiotherapeut,
- mindestens 2 Jahre praktische Berufserfahrung nach der Vollapprobation,
- der Nachweis einer mindestens 40 Stunden umfassenden Tätigkeit als Therapeut in der Hippotherapie unter entsprechend qualifizierter Anleitung und Aufsicht,

- eigene reiterliche Fähigkeiten entsprechend dem Deutschen Reiterabzeichen Stufe III,
- der Nachweis der Teilnahme an einem vom Deutschen Kuratorium für Therapeutisches Reiten (DKThR) organisierten alle Bereiche des Therapeutischen Reitens berücksichtigenden Informationswochenende, das eine reiterliche Sichtung einschließt.

Die Ausbildung wird mit einer Prüfung abgeschlossen.

Literatur

Druschky E (1961) Gymnastik zu Pferde – ein Weg zur Heilung. Reiter Revue International 4:246–247

Feldkamp M (1979) Motorische Zielsetzungen beim therapeutischen Reiten mit cerebralparetischen Kindern. Rehabilitation 18:56–61

Krämer J (1978) Bandscheibenbedingte Erkrankungen, 1. Aufl. Thieme, Stuttgart

Künzle U (1982) Koordinationsschulung durch Hippotherapie bei zerebralen Bewegungsstörungen. Kongressband Hamburg. Kuratorium für Therapeutisches Reiten, Warendorf, S 186–192

Lehnert-Schroth Ch (1981) Die dreidimensionale Skoliosebehandlung. 2. Aufl. Fischer, Stuttgart

Riede D (1986) Therapeutisches Reiten in der Krankengymnastik. Pflaum, München

Schirm A (1999) Elektromyographische Messungen am Rumpf während der Hippotherapie. Therapeutisches Reiten 26:6–11

Schulte A, Arndt G (1982) Rumpfbewegungen während der Hippotherapie. Therapeutisches Reiten 10:9–11

Strauß I (1980) Methodik der Hippotherapie. Therapeutisches Reiten 7:2–5

Strauß I (1993) Eigenständiges Wirkprinzipien der Hippotherapie im Vergleich zu Konventioneller Krankengymnastik. Therapeutisches Reiten 4:11–13

Strauß I (2000) Hippotherapie. Neurophysiologische Behandlung mit und auf dem Pferd, 3. Aufl. Hippokrates, Stuttgart

Tauffkirchen E (1983) Integration der Hippotherapie in die konventionelle Krankengymnastik. Krankengymnastik 35:28

Weber A, Pfotenhauser M, David E (1993) Hippotherapie bei Multiple-Sklerose-Kranken – Ansehen und Wirksamkeit einer Behandlungsmethode – eine empirische Untersuchung. In: DKThR (Hrsg) Sonderheft Hippotherapie, S 24–43

Zahrádka L (1993) Versuche zur Objektivierung von Hippotherapieerfolgen bei infantilen Cerebralparetikern. Therapeutisches Reiten 1:9–11

4.13 Isokinetisches Muskeltraining

H. Heinze

Perrine stellte 1967 eine neue Form des Muskelkrafttrainings vor, das isokinetische Muskeltraining. Dabei handelt es sich um eine **Sonderform der Muskelkontraktion** und des **Muskelkrafttrainings** (Jerosch 1989; Kolster 1994).

4.13.1 Funktionelle Grundlagen

Funktionelle Faktoren.

Dem isokinetischen Muskeltraining liegen folgende funktionelle Faktoren zugrunde:
- konstante Bewegungsgeschwindigkeit,
- sich anpassender Widerstand,
- funktionelle Geschwindigkeiten.

Isokinetische Muskelkontraktionen.

Konstante Bewegungsgeschwindigkeit. Bei der isokinetischen Muskelkontraktion entwickelt sich die **Muskelspannung bei einer gleichbleibenden Bewegungsgeschwindigkeit.** Das isokinetische Muskelkrafttraining zeichnet sich dementsprechend durch eine **Bewegungsgeschwindigkeit** aus, die über den gesamten Bewegungsbereich konstant gehalten wird (Davis 1985; Heinze u. Brüggemann 1992; Jerosch 1989). Dadurch werden Brems- und Beschleunigungskräfte, die eine Gefährdung des Patienten beim Krafttraining bedeuten können, vermieden bzw. minimiert (Mayer et al. 1994; Stoboy 1988). Die vorgegebene Bewegungsgeschwindigkeit wird durch ein **mechanisch-hydraulisch-elektronisches Regelsystem** konstant gehalten (Goebel et al. 1983).

Patient steuert Widerstand.

Sich anpassender Widerstand. Ein zweites Charakteristikum der Isokinetik ist der »sich anpassende Widerstand«. Das bedeutet, dass sich der Widerstand, den das isokinetische Gerät vorgibt, an die individuell vom Patienten erbrachte Muskelkraft anpasst.

 Beachte
Der Widerstand wird vom Patienten selber erzeugt und über eine mechanische Einrichtung (Dynamometer) widergespiegelt.

Das hat den Vorteil, dass bei Abnahme der Muskelkraft durch Schmerz oder Ermüdung der Widerstand an die aktuelle Kraftentfaltung angepasst und entsprechend reduziert wird. Die Gefahr einer Überlastung oder gar Schädigung der beübten Gelenkstrukturen wird dadurch reduziert und ein weitgehend schmerzfreies und sicheres Üben gewährleistet (Davis 1985; Eggli 1988; Kolster 1994).

Neben der Anpassung des Widerstands an Schmerz und Ermüdung erfolgt auch eine **Anpassung an die veränderte Hebelkraft im Muskel-Skelett-System.** Bekanntermaßen ist die Größe der Kraftentfaltung abhängig von der jeweiligen Gelenkstellung. Bei den herkömmlichen dynamischen Krafttrainingsformen muss das Gewicht (Widerstand) an den schwächsten Punkt im Bewegungsablauf angepasst sein. Das hat zur Folge, dass ein optimaler Trainingsreiz nur für einen Teilbereich der Gelenkbewegung resultiert.

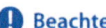 **Beachte**
Beim isokinetischen Muskelkrafttraining wird der **Widerstand nicht konstant** gehalten, sondern an die Kraftentwicklung in der jeweiligen Gelenkposition angepasst.

Diese Anpassung bewirkt, dass ein optimaler Trainingsreiz über den gesamten Bewegungsbereich gegeben ist (Güßbacher 1988; Jerosch 1989; Kolster 1994).

Bewegungsgeschwindigkeit einstellbar.

Funktionelle Geschwindigkeiten. Das isokinetische Muskelkrafttraining erlaubt im Gegensatz zu anderen dynamischen Trainingsformen das Üben mit funktionellen Geschwindigkeiten (Heinze u. Brüggemann 1992; Kolster 1994). Die isokinetische Bewegungsgeschwindigkeit ist daher einstellbar zwischen Winkelgeschwindigkeiten von 30 °/s bis zu 300 °/s und mehr.

Kritische Anmerkungen

Einschränkend zu den dargestellten funktionellen Grundlagen der Isokinetik müssen jedoch folgende kritische Anmerkungen gemacht werden:

Unphysiologische Bewegungsabläufe. Eine **Muskelkontraktion mit gleichbleibender Bewegungsgeschwindigkeit** existiert physiologisch nicht, so dass die isokinetische Muskelkontraktion als unfunktionell im Hinblick auf Alltagsanforderungen zu sehen ist. Ebenso findet beim isokinetischen Muskeltraining eine Bewegung statt, die aus dem Zusammenhang komplexer Bewegungsmuster des Alltags isoliert ist. Dabei arbeiten die isokinetischen Geräte im Sinne einer geführten Bewegung mit starrer Drehachse, im Gegensatz beispielsweise zum Kniegelenk mit seinem wandernden Drehpunkt beim »Roll-Gleiten« (Kugler 1998; Müller u. Hille 1998). Als Folge tritt am Kniegelenk ein Tibiashift im Sinne eines Schubladenphänomens auf.

Einschränkungen der Methode.

Keine komplexen Bewegungen.

Begrenzte Effektivität. Der **sich anpassende Widerstand** erlaubt in der Praxis zwar ein schonendes und sicheres Krafttraining, das besonders für die Rehabilitation geeignet ist, ein effektiveres Krafttraining im Vergleich mit herkömmlichen dynamischen Trainingsformen ist aber nicht möglich (Stoboy 1988).

Kein effektiveres Krafttraining.

Nachteil hoher Winkelgeschwindigkeiten. Ein **isokinetisches Muskelkrafttraining mit höheren, funktionellen Winkelgeschwindigkeiten** ist in der Praxis nicht selten problematisch. Bei Winkelgeschwindigkeiten von mehr als 180 °/s treten vermehrt Brems- und Beschleunigungskräfte auf (Mayer et al. 1994). Besonders in der Rehabilitation ist dann häufig eine **stabile muskuläre Gelenkführung nicht mehr gegeben**. Einschränkend muss erwähnt werden, dass selbst mit isokinetischen Systemen sportarttypische Winkelgeschwindigkeiten (z.B. beim Sprint 1100 °/s, bei Wurf-/Schlagbewegungen mehr als 2000 °/s) nicht realisiert werden können (Jerosch 1989).

Keine stabile Gelenkführung.

4.13.2 Behandlungsziele

Ziel des isokinetischen Muskeltrainings ist eine **schonende, effektive Kraftzunahme definierter Muskelgruppen** auf dem Boden ihrer reproduzierbaren Kraftanalyse durch Testungen. Die Muskeltestungen erlauben neben einer subtilen Dosierung der Übungen zuverlässige, graphisch dokumentierte Verlaufskontrollen. Die Geräte ermöglichen nicht nur ein **isokinetisches** Muskeltraining, das die Kraft für aktive Muskelbewegungen gegen die Schwerkraft (Kraftgrad 3) (s. ▶ Tab. 3.2, S. 156) voraussetzt, sondern auch das Beüben stärker geschwächter Muskeln, sei es **kontrolliert passiv, aktiv assistiv** oder **isometrisch**. Agonisten und Antagonisten sind zudem gleichermaßen dosiert belastbar. Neben der Kraftzunahme werden auch Koordination und Ausdauer der Muskelgruppen trainiert und gebessert.

Schonende, effektive Kraftzunahme definierter Muskelgruppen.

> ❗ **Beachte**
> Das isokinetische Training dient der isolierten Kräftigung einzelner Muskelgruppen im Rahmen der medizinischen Trainingsbehandlung und Rehabilitation wie auch im Freizeit-, Leistungs- und Hochleistungssport.

In der **Krankenhausbehandlung** und **Rehabilitation** stellt die Methode aber nur eine Ergänzung anderer muskelkräftigender Maßnahmen, z.B. der Krankengymnastik, dar.

4.13.3 Behandlungsprinzipien und Art der Technik

Isokinetische Geräte. Die isokinetischen Geräte (□ Abb. 4.24) sind einerseits als **Trainingssystem** zum Muskelkrafttraining einzusetzen, andererseits auch als **Testsystem** zur Muskelkraftdiagnostik für alle großen Gelenke und die Wirbelsäule. Die Geräte können

Trainingssystem und Testsystem.

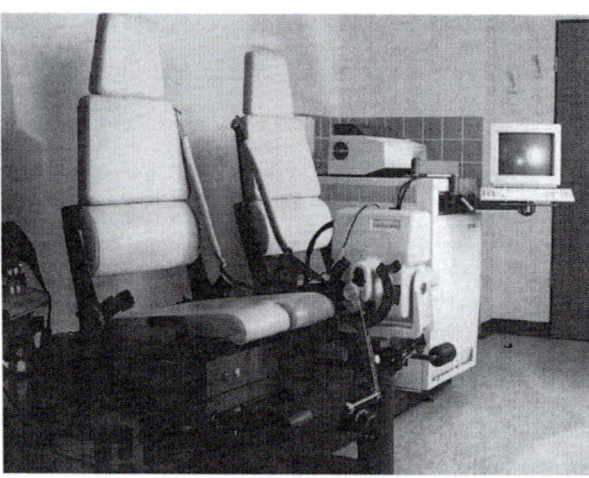

◘ Abb. 4.24. **Cybex 340
mit Trainingsstühlen,
Dynamometer mit Hebelarm
sowie Computer mit
Bildschirm und Drucker**

außerdem als Multifunktionsgeräte für die großen Gelenke genutzt werden, denn sie bieten neben dem isokinetischen Arbeitsmodus weitere Möglichkeiten (Kugler 1998):

- isokinetische Muskelkräftigung,
- kontrollierte passive Bewegung,
- aktiv assistive Bewegung,
- isometrische Muskelkräftigung.

Isokinetische Muskelkräftigung. Isokinetische Systeme erlauben eine **konzentrische** und eine **exzentrische** Arbeitsweise. Dabei werden beide Muskelgruppen Agonist und Antagonist konzentrisch bzw. exzentrisch belastet. Im Gegensatz dazu folgt beim auxotonischen Krafttraining der konzentrischen Belastung des Agonisten eine exzentrische des Antagonisten.

Das isokinetische Muskelkrafttraining ist erst ab einem **Kraftgrad der Muskulatur von mindestens 3** möglich (Kolster 1994). Das exzentrische isokinetische Muskeltraining führt zu einer größeren Spannungsentwicklung der Muskulatur; die Gefahr der intramuskulären Mikroverletzung ist dabei größer als beim konzentrischen Muskeltraining.

Konzentrische und exzentrische Arbeitsweise.

Kontrollierte passive Bewegung. Isokinetische Geräte ermöglichen kontrollierte passive Bewegungen der großen Gelenke in verschiedenen Bewegungsmustern wie im Sinne einer Bewegungsschiene zur kontinuierlichen passiven Durchbewegung (Kugler 1998).

Passive und assistive Bewegungen.

Aktiv assistive Bewegung. Eine konzentrisch passive Bewegung mit aktiv assistiver Unterstützung kann durch den Patienten genutzt werden. Dabei unterstützt der Patient die passive Bewegung durch seine eigene Muskelkraft. Der Anteil »der eigenen Kraft« wird am Bildschirm als Feedback dargestellt. Dieser Arbeitsmodus macht ein Muskelkrafttraining mit dem isokinetischen Gerät auch bei **Muskelkraftgraden von 3 oder kleiner** möglich.

Isometrische Muskelkräftigung. Isokinetische Geräte können zur isometrischen Muskelkräftigung in verschiedenen Gelenkstellungen eingesetzt werden. Das isometrische Krafttraining führt zu einer Verbesserung der intramuskulären Koordination und wird besonders in der Frühphase der Rehabilitation eingesetzt.

Isometrisches Krafttraining.

Isokinetische Testung der Muskelkraft

Der isokinetische Muskeltest erlaubt eine **qualitative** und **quantitative** Beurteilung der Muskelkraft einzelner Muskelgruppen in ihren unterschiedlichen Eigenschaften. Es handelt sich dabei um einen objektivierbaren und reproduzierbaren Muskeltest (Horstmann et al. 1998; Ludwig 1998; Müller u. Hille 1998).

Reproduzierbarer Muskeltest.

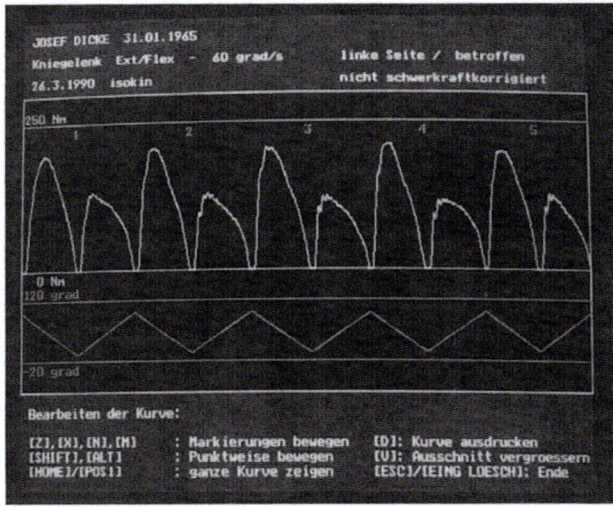

◻ Abb. 4.25. **Kurven verlauf bei Streckung und Beugung des gesunden Kniegelenkes.** Oben: Darstellung der Kraftentwicklung, unten: Winkelstellung des Gelenkes

Wenn der Patient versucht, die vom Dynamometer vorgegebene Winkelgeschwindigkeit durch Beschleunigung zu vergrößern, wird ihm systembedingt ein größerer Widerstand entgegengesetzt. Dieser wird als Kraftänderung pro Zeiteinheit in Form von zwei Kraftkurven unterschiedlicher Höhe für die agonistische und die antagonistische Muskelgruppe aufgezeichnet (Horstmann et al. 1999; Maier et al. 1988). Die entsprechende Winkelposition des Gelenks wird ebenfalls als Kurvenverlauf registriert (◻ **Abb. 4.25**).

Qualitative Beurteilung

Die aufgezeichneten Kraftkurven werden qualitativ ausgewertet im Hinblick auf:
- **Kurvenverlauf** mit Anstieg und Abfall der Kraftentwicklung,
- **Kurvendeformierungen** mit Krafteinbrüchen und Plateaubildungen.

Qualitative und quantitative Auswertung der Kraftkurven.

> **❶ Tipp**
> Der Kraftkurvenverlauf lässt eine differentialdiagnostische Beurteilung unterschiedlicher Krankheitsbilder wegen der fehlenden Spezifität **nicht** zu.

Quantitative Beurteilung

Bei der quantitativen Beurteilung wird anhand der Kraftkurven eine Vielzahl von Parametern bestimmt. Die wichtigsten Parameter sollen nachfolgend betrachtet werden (Jerosch 1989; Mayer et al. 1994):
- maximales Drehmoment,
- Verhältnis Agonist/Antagonist,
- Aggravation.

Zusatzinformationen wie eine Bestimmung der Arbeit und Leistung, der Beschleunigungsenergie und der lokalen Muskelausdauer sind für ein durchzuführendes Training von untergeordneter Bedeutung.

Maximales Drehmoment. Das maximale Drehmoment (Nm) stellt den höchsten Kraftausschlag einer Muskelgruppe dar und lässt sich **für alle Bewegungsgeschwindigkeiten und Arbeitsweisen des Muskels bestimmen**. Es wird in Newtonmeter (Nm) gemessen und ist abhängig von der Winkelgeschwindigkeit, gleichzeitig wird die Winkelstellung des Gelenks erfasst.

> **❶ Beachte**
> Das maximale Drehmoment gilt als verlässlicher Parameter zur Beurteilung der Muskelkraft im Routinebetrieb.

Muskuläre Balance.

Verhältnis Agonist/Antagonist. Das Verhältnis der Drehmomentmaxima von Agonist und Antagonist einer Bewegung, angegeben in Prozent, ist ein **Maß für die muskuläre Balance der beiden Muskelgruppen** und von folgenden Faktoren abhängig:

- von der Winkelgeschwindigkeit,
- vom individuellen Trainingszustand,
- vom funktionellen Gleichgewicht der jeweiligen Muskelgruppen.

Willentliche submaximale Leistungserbringung.

Aggravation. Bei einer **willentlichen, submaximalen Leistungserbringung** durch den Patienten, beispielsweise bei Aggravation, sind die jeweiligen Kraftkurven nicht exakt reproduzierbar. Im Gegensatz dazu erhält man bei einer schmerzbedingten Hemmung der Kraftentwicklung bei allen Versuchen gleiche Kraftkurvenverläufe.

Die Software der isokinetischen Geräte kann solche Auffälligkeiten darstellen, indem sie mehrere Kraftkurven übereinander lagert.

Interpretation der Messdaten

Normwert Tabellen.

Vergleichsdaten und -parameter. Die Interpretation der gewonnenen Messdaten kann erfolgen:

- im Vergleich mit Norm- und Referenzwerten,
- im Seitenvergleich.

Intraindividueller Seitenvergleich.

Allerdings ist ein **Vergleich mit Norm- und Referenzwerten schwierig,** da die Ergebnisse methoden- und gerätespezifisch und auch abhängig von Alter, Geschlecht und Trainingszustand sind. In der Literatur werden **Normwert Tabellen** für das Knie-, Schulter- und Sprunggelenk angegeben (Horstmann et al. 1998; Mayer et al. 1994). Deshalb werden die erhobenen Parameter üblicherweise im **Vergleich zur kontralateralen gesunden Seite** bewertet, wobei eine Seitendifferenz von unter 10 % als methodische Fehlergröße anzusehen ist. Weil die Körpergröße und das Körpergewicht am Kniegelenk, nicht jedoch am Schultergelenk, einen Einfluss auf die Kraftentwicklung haben, wird diesem Aspekt bei der quantitativen Auswertung Rechnung getragen und das maximale Drehmoment pro kg Körpergewicht berechnet. Wissenschaftliche Untersuchungen konnten zeigen, dass die Variabilität der Messwerte für das Schulter-, Hüft- und Sprunggelenk größer ist als für das Kniegelenk (Kugler 1998).

Interpretation der Messergebnisse.

Motivation des Patienten. Bei der **Interpretation der Messergebnisse** müssen auch die Motivation des Patienten und die Instruktion des Therapeuten beachtet werden. Die Motivation der Patienten lässt sich u. a. durch verbale und auch visuelle Unterstützung beim Muskeltest steigern. Hilfreich ist auch die direkte Rückmeldung der Kraftentwicklung an den Patienten über das Monitorbild: Bei der Bewertung ist weiterhin zu berücksichtigen, dass sich der Patient an das Gerät gewöhnen muss. Schon nach wenigen Wiederholungen verbessert sich die intramuskuläre Koordination und führt zu einer Kraftzunahme bei wiederholter Testung auch ohne Training (Jerosch 1989; Stoboy 1988).

 Beachte

Standardisierte isokinetische Kraftmessungen erlauben eine objektive und reproduzierbare Analyse der muskulären Kräfte.

Muskeldefizite und -dysbalancen einzelner Muskelgruppen können bei einer aus dem Bewegungszusammenhang isolierten Bewegung aufgedeckt werden. Entsprechend dürfen die gewonnenen Testergebnisse nicht ohne weiteres auf physiologische oder sportartspezifische Bewegungsmuster übertragen werden. Vielmehr stellt der isokinetische Muskeltest eine sinnvolle Ergänzung zur klinischen Kraftdiagnostik dar.

Isokinetisches Muskelkrafttraining

Individuelles isokinetisches Trainingsprogramm.

Vor- und Nachteile. Auf der Grundlage der isokinetischen Testergebnisse lässt sich ein **individuelles isokinetisches Trainingsprogramm** für den Patienten erstellen. Die **Vorteile** des Trainings sind:

- Eine exakte, individuelle Trainingsdosierung.
- Eine gute und schnelle Trainingswirkung.
- Eine exzellente Trainingssteuerung und -kontrolle.

Mit Hilfe regelmäßiger isokinetischer Zwischentestungen ist eine Verlaufsbeurteilung therapeutischer und trainingsmethodischer Maßnahmen möglich, ebenso wird mit einem Abschlusstest der Therapieerfolg dokumentiert.

Wesentliche **Nachteile** der isokinetischen Geräte sind:
- hohe Anschaffungskosten,
- aufwändige personelle Patientenbetreuung.

Bei regelmäßigem Gebrauch ist eine **halbjährige Kalibrierung des Geräts** zu fordern. Der therapeutische Einsatz isokinetischer Geräte sollte auch kritisch und nach exakter Indikationsstellung erfolgen und zwar unter Anleitung eines kompetenten und mit der Methode vertrauten Anwenders.

Ablauf des isokinetischen Muskeltests. In der Regel wird folgender Ablauf eingehalten: Der **Patient wärmt sich** vor einem isokinetischen Muskeltest zunächst auf dem isokinetischen Ergometer für die oberen bzw. unteren Extremitäten auf. Anschließend dehnt er selbst die zu testende Muskulatur. Wichtig für die Reproduzierbarkeit der Testergebnisse ist eine exakte und standardisierte Positionierung und Fixierung des Patienten, letzteres, um Ausweichbewegungen zu reduzieren. Die stabile Fixierung des Patienten ist besonders schwierig bei Gelenken mit mehr als einer Bewegungsachse, z. B. dem Hüft- und Schultergelenk (Horstmann et al. 1998; Mayer et al. 1994). Damit sich der Patient an das Gerät und die Winkelgeschwindigkeit gewöhnen kann, sollte vor dem eigentlichen Muskeltest ein »Probetest« durchgeführt werden. Diese Vorgehensweise gewährleistet verlässliche Ergebnisse.

Durchführung des isokinetischen Muskeltests.

 Tipp
Für den Patienten sind **klare** und ihm **verständliche Anweisungen** durch den Therapeuten wichtig.

Nach dem isokinetischen Test sollte der Patient ein aktives »Cool-Down« mit erneuter Muskeldehnung der getesteten Muskelgruppen durchführen.

Modalitäten des isokinetischen Tests. Die Modalitäten sind für einzelne Gelenke und die Wirbelsäule standardisiert festgelegt.

Standardisierte isokinetische Tests.

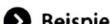 **Beispiel**
Am Kniegelenk wird ein Test zur Messung der Maximalkraft bei einer Winkelgeschwindigkeit von 60 °/s mit 5 Bewegungszyklen durchgeführt, ein zweiter Test bei 180 °/s mit 15 Bewegungszyklen zur Bestimmung der Kraftausdauer.

Erstellen eines individuellen Trainingsprogramms. Nach dem Ergebnis des Muskeltests wird ein individuelles Trainingsprogramm erstellt. Dabei werden folgende **Trainingsparameter** berücksichtigt:
- Winkelgeschwindigkeit,
- Wiederholungszahl,
- Pausenlänge,
- Serienzahl,
- Belastung der einzelnen Muskelgruppen.

Trainingsparameter.

Muskuläre Dysbalance. Die getrennte Wahl der Muskelbelastung für die Agonisten bzw. Antagonisten erlaubt das gezielte Training einer muskulären Dysbalance. So wird bei einer Dysbalance zuungunsten der Kniestrecker für die Streckmuskulatur ein optimaler Belastungsreiz von 60–80 % der Maximalkraft gewählt, für die in Relation zu starken Kniebeuger ein Reiz von nur 30–40 % der Maximalkraft.

Winkelgeschwindigkeit und
Wiederholungszahl.

Auswahl der Winkelgeschwindigkeiten. Bei der Auswahl der Winkelgeschwindigkeiten müssen folgende Aspekte berücksichtigt werden. Die maximale Drehmomententwicklung nimmt mit **steigender Winkelgeschwindigkeit** ab (Stoboy1988). Entsprechend ermöglichen niedrige Geschwindigkeiten eine hohe Kraftentwicklung des Muskels, bewirken aber gleichzeitig einen hohen intraartikulären Druck. Bei **höheren Winkelgeschwindigkeiten** sinkt die Druckbelastung des Gelenks und die maximale Kraftentwicklung.

> ❗ **Beachte**
> Die **Wiederholungszahl** wird bei niedrigen Geschwindigkeiten kleiner und bei höheren Geschwindigkeiten größer gewählt.

Zur **Verbesserung der lokalen Muskelausdauer** trainiert der Patient mit **hohen Geschwindigkeiten** von 180 °/s und mehr mit entsprechend größeren Wiederholungszahlen (Kolster 1994; Mayer et al. 1994). Größere Winkelgeschwindigkeiten bedeuten aber erhöhte Anforderungen an die intermuskuläre Koordination, so dass die muskuläre Führung und Sicherung des Gelenks häufig nicht mehr gewährleistet ist (Froböse et al. 1990). Es muss berücksichtigt werden, dass bei Geschwindigkeiten über 180 °/s die Beeinflussung durch Brems- und Beschleunigungskräfte deutlich zunimmt und bei Geschwindigkeiten von mehr als 300 °/s die reelle isokinetische Phase sehr kurz wird. Aus diesen Gründen und zur Verbesserung der Maximalkraft, die in der Regel im Vordergrund der therapeutischen Zielsetzung steht, wird in der Rehabilitation überwiegend mit Geschwindigkeiten zwischen 30 und 120 °/s im konzentrischen Arbeitsmodus trainiert (Heinze u. Brüggemann 1992; Mayer et al. 1994).

Schmerzfreies Training.

Schmerzen beim Training. Das isokinetische Training sollte **immer schmerzfrei** möglich sein. Bei **Beschwerden** kann es sinnvoll sein, beim Training den Bewegungsbereich des Gelenks durch Stopper einzugrenzen, um schmerzhafte Bereiche auszusparen. Auch die Wahl einer höheren Bewegungsgeschwindigkeit mit entsprechender Reduktion des intraartikulären Drucks kann ein schmerzfreies isokinetisches Training ermöglichen.

Tagesformtest.

Ablauf des isokinetischen Trainings. Beim isokinetischen Muskelkrafttraining wird zunächst immer nach vorherigem Aufwärmen und Dehnen ein **Tagesformtest** für die jeweilige Trainingsgeschwindigkeit durchgeführt. Aus der aktuell erreichten Muskelkraft wird dann die **Kraftkurve** errechnet, die der gewählten Trainingsbelastung der jeweiligen Muskelgruppe entspricht. Die Trainingskurve wird auf dem Monitor graphisch dargestellt und der Patient hat die Aufgabe, sie durch seine Muskelkraftentfaltung exakt nachzuzeichnen (◻ **Abb. 4.26**). Auf diesem Wege ist eine exzellente Trainingssteuerung und -kontrolle möglich; denn sowohl der Patient als auch der Therapeut können das Training optisch kontrollieren.

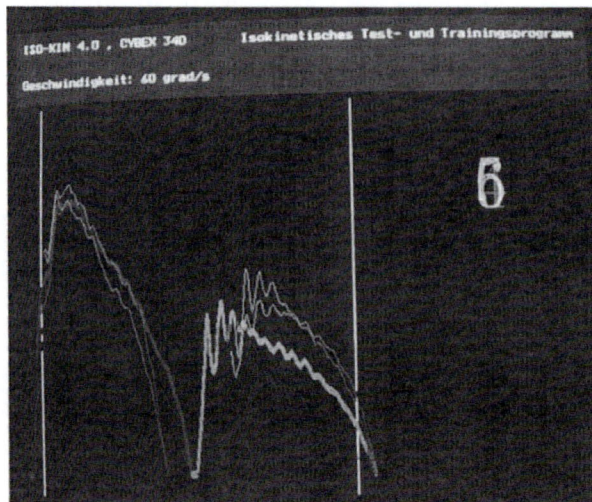

◻ Abb. 4.26. **Vorgegebene Trainingskurve** (kräftig gezeichnet) und vom Trainierenden nachgezeichnete Kraftkurve (schwächer gezeichnet)

! **Beachte**
Für den Patienten bedeutet das visuelle Feedback eine erhebliche Motivationssteigerung.

Der Therapeut kann zusätzlich über die Software einen genauen Soll-Ist-Vergleich abrufen und das Training, z.B. bei Unter- oder Überforderung, entsprechend anpassen. Der **Trainingsfortschritt** wird mittels wöchentlicher Zwischentests kontrolliert und die jeweiligen Messwerte in einen Kraftentwicklungsbogen eingetragen. Der aufgezeichnete Verlauf der Kraftentwicklung dient nochmals der Überprüfung und gegebenenfalls der Anpassung des Trainingsprogramms. Gleichzeitig wirkt ein positiver Kraftverlauf motivierend auf den Patienten. Auch nach dem Training sollte ein aktives »Cool-Down« mit Nachdehnen der beübten Muskulatur erfolgen. Bei Auftreten von Reizzuständen ist eine lokale Kryotherapie hilfreich. Die Trainingshäufigkeit sollte 3-mal wöchentlich nicht unterschreiten.

Zwischentests.

4.13.4 Indikationen

Die Isokinetik hat in folgenden Bereichen eine **diagnostische Indikation**:
— In der ergänzenden Muskelkraftanalyse der großen Gelenke und der Wirbelsäule (Jerosch 1989; Mayer et al. 1994).
— Bei akuten und chronischen Beschwerdezuständen des Bewegungsapparats.
— Bei medizinischen und rehabilitativen Therapiemaßnahmen mit einer Verlaufsbeurteilung der Therapie und Dokumentation des Therapieerfolgs.
— Im Rahmen des sportlichen Trainings zur Trainings- und Wettkampfplanung sowie -überwachung.
— Im Rahmen wissenschaftlicher Untersuchungen.

Diagnostische Indikationen.

Therapeutisch ist die Isokinetik indiziert als Ergänzung der krankengymnastischen und Sporttherapie zur isolierten Kräftigung einzelner Muskelgruppen, z.B. bei Muskeldefiziten und -dysbalancen, besonders bei orthopädischen und neurologischen Erkrankungen und nach Verletzungen und Operationen des Bewegungsapparats (Froböse et al. 1990; Kolster 1994). Darüber hinaus wird sie eingesetzt in der Vorbereitung für komplexere und sportspezifische Therapien.

Therapeutische Indikationen.

4.13.5 Kontraindikationen

Absolute Kontraindikationen sind:
— instabile Frakturen,
— frische Kapselbandverletzungen,
— aktivierte Arthrosen,
— schwere Herzkreislaufstörungen.
Hinzu kommen relative **Kontraindikationen**:
— Reizzustände der Gelenke oder Weichteile,
— Schmerzen nach Test oder Training,
— mittelschwere Herz-Kreislauf-Störungen.

Absolute und relative Kontraindikationen.

! **Tipp**
Bei **Patienten mit Herz-Kreislauf-Störungen** sollte eine Puls- und Blutdruckkontrolle während des Tests und Trainings erfolgen und besonders darauf geachtet werden, dass keine Pressatmung auftritt.

Besteht ein Reizzustand des Gelenks oder der Weichteile, kann ein isokinetisches Muskelkrafttraining mit einem entsprechend ausgewählten Therapieprogramm (z.B. geringere Belastung, höhere Winkelgeschwindigkeiten) und anschließender lokaler Kryotherapie versucht werden, gleiches gilt bei Auftreten von Schmerzen nach dem isokinetischen Test.

4.13.6 Klinische Erfahrungen und wissenschaftliche Untersuchungen

Baustein eines komplexen Muskeltrainings.

Die Isokinetik ist seit mehr als 15 Jahren in der Weserbergland-Klinik Höxter ein fester Bestandteil der medizinischen Diagnostik sowie der Therapie und Rehabilitation. Sie wird dabei als **ein Baustein eines komplexen Muskeltrainings** neben der gezielten Krankengymnastik, dem Sequenztraining und anderen physikalischen Therapiemaßnahmen eingesetzt. Dabei hat sich gezeigt, dass die Isokinetik ein schonendes und effektives Verfahren zur Muskelkräftigung darstellt, welches gefahrlos in der Rehabilitation genutzt werden kann, vorzugsweise bei Erkrankungen folgender Gelenke:

— Kniegelenk,
— Hüft- und Sprunggelenk,
— Gelenke der oberen Extremität.

Kniegelenk. Das Beüben des Kniegelenks steht zahlenmäßig im Vordergrund und wird eingesetzt:

— nach operativen Eingriffen und Verletzungen,
— bei Erkrankungen, z.B. der Chondropathia patellae und der Gonarthrose.

Wissenschaftliche Studien.

Die **Wirksamkeit des isokinetischen Muskeltrainings ist für das Kniegelenk** vielfach untersucht und bestätigt worden (Froböse et al. 1990; Heinze et al. 1992; Ludwig 1998; Scharf et al. 1988). Bei **Kreuzbandverletzungen** muss immer ein Tibiakopfrückhaltemechanismus (Anti-Shear-Pad) benutzt werden, um eine Belastung der Kreuzbänder durch den beschriebenen Tibiashift zu vermeiden. Ein isokinetisches Muskeltraining sollte bei Kreuzbandverletzungen nicht vor der 10.–12. postoperativen Woche eingesetzt werden (Haller et al. 1988; Stoboy 1988; Weinhart u. Bernett 1992).

Hüft- und Sprunggelenke. An der unteren Extremität treten das Hüft- und die Sprunggelenke von der Bedeutung her in den Hintergrund, auch bei Durchsicht der Literatur (Horstmann et al. 1999; Mayer et al. 1994; Steininger et al. 1988). Am **Hüftgelenk** wird die Indikation aus technischen Gründen eingeschränkt. Das Hüftgelenk testen und trainieren wir in zwei Bewegungsrichtungen (Flexion/Extension, Abduktion/Adduktion). Indikationen sind Muskeldefizite nach Verletzungen und Operationen in der Becken-, Hüft- und Oberschenkelregion.

 Beachte
Die Indikation bei **Hüfttotalendoprothesen** sollte kritisch gestellt werden, besonders in zeitlicher Nähe zum operativen Eingriff.

Das Beüben des **oberen und unteren Sprunggelenks** bei Muskeldefiziten der Unterschenkelmuskulatur ist technisch ohne größere Probleme möglich und hat sich in der Praxis bewährt, ist jedoch klinisch seltener indiziert.

Gelenke der oberen Extremität. An den oberen Extremitäten wird die Isokinetik gelegentlich am Schultergelenk eingesetzt. Erfahrungen für das Ellenbogen- und Handgelenk liegen kaum vor. In der Weserbergland-Klinik benutzen wir am Schultergelenk ein komplexes Bewegungsmuster, vergleichbar einer diagonalen PNF-Bewegung zur allgemeinen Kräftigung der Armmuskulatur. In der Literatur wird vereinzelt ein Beüben der Schulter in den drei bekannten Bewegungsrichtungen beschrieben (Haaker et al. 1997; Habermeyer et al. 1988). Nach eigenen Erfahrungen stehen dem jedoch häufig schmerzhafte Funktionsstörungen entgegen.

Wirbelsäule. Für die Wirbelsäule benutzen wir ein isokinetisches System (Lidolift), mit dem sich das rückengerechte Anheben, Absetzen und Umsetzen von Gewichten analysieren und auch trainieren lässt. Es existieren auch isokinetische Geräte zur Kräftigung der Rumpfmuskulatur in Extension/Flexion und Rotation.

4.13.7   Ausbildungsmöglichkeiten

Ausbildungsmöglichkeiten in der Isokinetik werden von den Firmen angeboten, die isokinetische Systeme (Cybex®, Loredan®, Biodex®, Kin-com®) herstellen und/oder vertreiben. Eine Zertifikation gibt es nicht.

Literatur

Davis G-J (1985) A compendium of isokinetics in clinical usage. S + S Publishers, La Crosse

Eggli D (1988) Befundung und Training mit isokinetischen Systemen bei Arthrosepatienten. In: Puhl W, Noack W, Scharf H-P et al. (Hrsg) Isokinetisches Muskeltraining in Sport und Rehabilitation. Perimed, Erlangen, S 82–90

Froböse I, Duesberg F, Verdonck A, Buck H (1990) Steuerung des postoperativ durchgeführten isokinetischen Aufbautrainings nach Sportverletzungen. Orthop Praxis 26:189–192

Froböse I, Duesberg F, Verdonck A, Gödeken C (1992) Muskuläre Adaptationen eines submaximalen isokinetischen Trainings nach vorderer Kreuzbandruptur. Orthop Praxis 28:341–345

Goebel R, Küssel R, Schneider P-G, Hollmann W (1983) Über den Effekt eines isokinetischen Krafttrainings im Vergleich zu einem statischen Krafttraining. Dtsch Z Sportmed 34:205–218

Güßbacher A (1988) Muskelaufbautraining zur aktiven Gelenkstabilisation bei Knieinstabilitäten. In: Puhl W, Noack W, Scharf H-P et al. (Hrsg) Isokinetisches Muskeltraining in Sport und Rehabilitation. Perimed, Erlangen, S 75–81

Haaker R, Eickhoff U, Willburger R (1997) Isokinetisch kontrollierte Rehabilitation nach transarthroskopischen schulterstabilisierenden Eingriffen. Orthop Praxis 33:664–668

Habermeyer P, Eggert C, Knappe M, Wiedemann E (1988) EMG-Analyse und Cybex II: Biomechanische Analysen der gesunden Schulter. In: Puhl W, Noack W, Scharf H-P et al. (Hrsg) Isokinetisches Muskeltraining in Sport und Rehabilitation. Perimed, Erlangen, S 55–66

Haller W, Gradinger R, Flock K (1988) Cybex-II-kontrollierte 3-Phasenrehabilitation nach vorderen Kreuzbandplastiken des Kniegelenkes. Orthop Praxis 24:630–632

Heinze H, Brüggemann G (1992) Isokinetik in der Rehabilitation. Phys Rehab Kur Med 2:161–163

Heinze H, Brüggemann G, Krosta J (1992) Eine vergleichende Studie zum Muskeltraining des M. quadriceps femoris mit Elektrostimulation (Wymoton) und mit isokinetischer Therapie (Cybex 340). In: Kongressband XIth World Congress of the International Federation of Physical Medicine and Rehabilitation, Dresden, S 265

Horstmann T, Mayer F, Heitkamp H-C, Dickhuth H-H (1998) Biokinetische Messungen bei Arthrosepatienten. Dtsch Z Sportmed (S) 49:187–191

Horstmann T, Venter C, Axmann D, Mayer F, Dickhuth H-H (1999) Reproduzierbarkeit von isokinetischen Kraftmessungen und EMG-Signalen der hüftgelenksumgreifenden Muskulatur. Dtsch Z Sportmed 50:17–22

Jerosch J (1989) Isokinetische Trainingssysteme – Möglichkeiten und Probleme. Krankengymnastik 41:868–874

Kolster B (1994) Medizinische Trainingstherapie. In: Kolster B, Ebelt-Paprotny G, Hirsch M (Hrsg) Leitfaden Physiotherapie. Jungjohann, Neckarsulm, S 627–630

Kugler T (1998) Über den Sinn und Unsinn der »Isokinetik« in der Therapie. Physikalische Therapie 19:402–404

Ludwig M (1998) Trainingssteuerung des rehabilitativen Krafttrainings: Eine Funktionsanalyse während einer Trainingseinheit und ihre Konsequenzen. Dtsch Z Sportmed (S) 49:255–261

Maier P, Scharf H-P, Noack W (1988) Möglichkeiten und Grenzen bei der Interpretation unterschiedlicher Krankheitsbilder und Trainingszustände mit isokinetischen Systemen. In: Puhl W, Noack W, Scharf H-P et al. (Hrsg) Isokinetisches Muskeltraining in Sport und Rehabilitation. Perimed, Erlangen, S 43–48

Mayer F, Horstmann T, Küsswetter W, Dickhuth H-H (1994) Isokinetik – Eine Standortbestimmung. Dtsch Z Sportmed 45:272–287

Müller G, Hille E (1998) Biokinetische Meßverfahren – Übersicht. Dtsch Z Sportmed (S) 49:192–198

Scharf H-P, Noack W, Stuber B (1988) Rehabilitationskontrolle von Kreuzbandverletzungen mit isokinetischen Systemen. In: Puhl W, Noack W, Scharf H-P et al. (Hrsg) Isokinetisches Muskeltraining in Sport und Rehabilitation. Perimed, Erlangen, S 67–74

Steininger K, Eisenlauer H-G, Stuber B (1988) Möglichkeiten isokinetischer Kraftmessung am oberen Sprunggelenk. In: Puhl W, Noack W, Scharf H-P et al. (Hrsg) Isokinetisches Muskeltraining in Sport und Rehabilitation. Perimed, Erlangen, S 49–54

Stoboy H (1988) Das Muskeltraining und seine Bedeutung für den atrophierten und normalen Muskel. In: Puhl W, Noack W, Scharf H-P et al. (Hrsg) Isokinetisches Muskeltraining in Sport und Rehabilitation. Perimed, Erlangen, S 7–22

Weinhart H, Bernett P (1992) Rehabilitationssport in Gruppen nach Verletzungen des vorderen Kreuzbandes. Dtsch Z Sportmed 43:148–159

4.14 Progressive Muskelentspannung nach Jacobson

E. Senn

Wahrnehmung der lokalen Muskelspannungen.

Die untrennbare Einheit des Menschen aus Körper und Seele, auch als Leib bezeichnet, zeigt sich auffällig deutlich in der Parallelität von innerer und muskulärer Anspannung, die sich gegenseitig bedingen. Das Problem der Entspannung kann damit von beiden Seiten angegangen werden: von der psychologischen und der körperlichen. Der Internist Edmund Jacobson (1885–1976) entwickelte eine von ihm als **progressive Relaxation** bezeichnete Entspannungsmethode, die streng nur von der zu erlernenden körperlichen Wahrnehmung der lokalen Muskelspannungen ausgeht. Sie wurde von ihm und später von vielen anderen Verhaltensforschern und Physiologen untersucht und bereits ab 1909 an der Harvard-Universität gelehrt.

4.14.1   Funktionelle Grundlagen

Für das Verständnis der progressiven Muskelentspannung sind die im Folgenden genannten funktionellen Beziehungen relevant.

Bewusstes Wahrnehmen der Körperempfindungen.

Die Entspannung der Sprechmuskulatur und das allmähliche Verstummen der inneren Sprache. In vielen Situationen nervlicher Anspannung kommt es zu einem mens der Körperempfindungen aus dem Bewegungsapparat: Zu Beginn gilt es, die Empfindung der Muskelspannung von derjenigen der Muskeldehnung der Antagonisten und der Gelenkbelastung infolge Betonung der Endstellungen zu unterscheiden. Nur derjenige, der die einzelnen verspannten Muskeln zu lokalisieren lernt, wird sie auch – wilkürlich und bewusst – entspannen können. Das Training entspricht einem Lernvorgang.

Willkürlich verstärkte Muskelspannung.

Die Willkürlichkeit der Muskelspannung. Vor der Möglichkeit zur Entspannung steht das Erlebnis, dass der **Grad der aktiven Spannung** grundsätzlich und mindestens zum Teil der Willkür untersteht und nichts Unbeeinflussbares ist. Als Einstieg in die Entspannungstechnik ist deshalb das Erlebnis der bewusstwillkürlich verstärkbaren Muskelspannung leichter erreichbar als der Abbau der Spannung. Die bewusst erlebbare Anspannung dient gleichzeitig dem Erlernen der Lokalisierung.

Innere Entspannung.

Gegenseitige Förderung von psychischer und muskulärer Spannung. Bei vielen Entspannungstechniken stellt die **innere Beruhigung bzw. Entspannung** den Ausgangspunkt dar, der sich sekundär auf den Muskeltonus auswirkt. Deshalb wird in vielen Fällen mit bestimmten Vorstellungen wie Intensitätsveränderungen von Farben oder mit suggestionswirksamen Wortfolgen gearbeitet. Die progressive Muskelrelaxation beginnt und bleibt ganz bewusst und unzweideutig bei der Wahrnehmung tatsächlich vorhandener, messbarer Muskelspannungen, die sich nach ihrer Lösung zwangsläufig auf den inneren Spannungszustand bzw. auf den Aktivitätszustand der inneren Organe auswirken. Jacobson warnt immer wieder vor suggestiv wirksamen Praktiken wie der Entleerung des Geistes oder dem Sich-Bemühen um Glauben an einen Erfolg.

Sukzessive Ausbreitung.

Die Ausbreitung bzw. Irradiation von Spannung und Entspannung. Jeder **willkürlich-bewusste Spannungs- und Entspannungszustand** dehnt sich mit zunehmendem Grad auf benachbarte Muskeln aus. Obwohl sich die bewusste Willkür sukzessive immer nur auf eine einzelne Muskelgruppe nach der anderen richten kann, vermag diese lokale Muskelreaktion stets den bereits vorgängig erreichten Entspannungszustand der benachbarten Muskelgruppe zu erhalten bzw. sogar zu vertiefen.

Schließen der Augen.

Die Bedeutung der Spannung der Augenmuskeln. Dem Schließen der Augen, der **bewussten Wahrnehmung** der Spannung der Augenmuskeln beim gerichteten Sehen hinter geschlossenen Lidern und dem Abbau dieser Spannung wird vor allem im Hinblick auf die geistige Entspannung großer Wert beigemessen.

Entspannung der Sprechmuskulatur.

Die Entspannung der Sprechmuskulatur und das allmähliche Verstummen der inneren Sprache. In vielen Situationen nervlicher Anspannung kommt es zu einem inneren Sprechen im Sinne der Rechtfertigung bzw. Verteidigung. Dieses Ringen um innerliche Formulierungen geht mit Spannungen der Zunge, des Mundbodens, der Lippen, des Kehlkopfes und der Kiefermuskeln einher. Der Patient muss lernen, die Sprechmuskulatur durch immer leiseres Zählen auf 10 wahrzunehmen und zu lösen.

Die berechtigte Skepsis. Arzt und Therapeut dürfen dem Patienten weder Versprechungen machen noch etwas einreden. Sie sollten ihn zur kritischen Selbsterfahrung erziehen; Skepsis der Methode gegenüber ist erlaubt.

Die Entspannung als Gegenteil der Anstrengung und der Bewegung. Die Bewegung der Hand- und anderer isolierter Gelenke dient nur dem Erlernen der Wahrnehmung lokaler Spannungszustände und **nicht** der Entspannung. Die Entspannung selbst geht mit einem Loslassen der Spannung ohne jegliche Anstrengung während einer vollständigen Bewegungslosigkeit einher. Die sich später in die Technik eingeschlichene und populär gewordene postisometrische Relaxation mit der abrupten Lösung der maximalen Anspannung widerspricht der Grundidee von Jacobson.

> Erlernen der Wahrnehmung.

Die Muskelempfindungen als Störfaktoren der höheren Hirnleistungen. Die Vorstellungen von Jacobson gehen davon aus, dass die Informationen aus der verspannten Muskulatur Wesentliches zur Störung der höheren Hirnleistungen wie Konzentrationsfähigkeit oder Denken beitragen. Je besser die Entspannung gelingt, desto mehr **verblassen die Empfindungen aus der Muskulatur**, die als Nervosität interpretiert werden. Dieses Verblassen des Muskelsinns hat nichts mit einem Loslösen des Geistes vom Körper oder anderen mehr esoterischen Empfindungen zu tun.

> Verblassen des Muskeltonus.

4.14.2 Behandlungsziele

Die **progressive Muskelrelaxation** ist primär eine medizinisch-ärztliche Behandlung; sie verhilft aber auch Gesunden zu einer effektiveren Nutzung ihrer Energie. Mittels einer erlernten, d.h. erspürten Muskelentspannung sollen Verspannungen von Muskeln sukzessive abgebaut werden. Dadurch können psychische, aber auch somatische Befindlichkeitsstörungen und Erkrankungen beeinflusst, gemindert bzw. behoben werden.

> Abbau der Muskelverspannung.

4.14.3 Behandlungsprinzipien und Art der Technik

Prinzipielle Elemente der Technik

Die Technik der progressiven Muskelrelaxation setzt sich aus wenigen, recht rationalen, ganzkörperlich orientierten Elementen zusammen:

Kennenlernen des Spannungsgefühls. Jede Bewegung wird baldmöglichst und konsequent vermieden. **Zu Beginn** des Übens dient die Bewegung dem Erlernen der Wahrnehmung der lokalisierbaren Muskelspannungen. Bewegt und anschließend **länger tonisiert** gehalten werden als Einstieg nur die wesentlichsten Muskelgruppen der Arme und Beine, der beiden Extremitätengürtel, des Rumpfes und der Halsregion, um die Empfindung der Muskelspannung spüren bzw. lokalisieren und sie von der Empfindung der Muskeldehnung (Antagonisten) und des Gelenkdrucks (in den Endstellungen) unterscheiden zu lernen. Diese zu Beginn des Trainings bzw. des Erlernens notwendigen Bewegungen werden sukzessive halbiert, bis auch die nur noch gedachte Bewegung als minimale Spannungszunahme erlebt werden kann. Als **letzter Zwischenschritt** vor der nur noch gedachten Bewegung kann das betroffene Gelenk auch über ca. eine halbe Minute versteift werden.

> Jede Bewegung wird vermieden.

Erspüren von Muskelspannungen. Ein aktives Vorgehen zur **Ent-Spannung** kann es nicht geben, weil der Vorgang der Entspannung einem Nichts-Tun, d.h. dem Gegenteil einer Aktivität, entspricht. Die **lokalisierbare Empfindung der verschiedenen Muskelgrup-**

> Lokalisierbare Empfindung der Muskelgruppen.

pen genügt, um die Spannung bewusst und willkürlich loslassen zu können. Das Erspüren von Muskelspannungen ist eine differenzierte, nach dem Erlernen spontan auftretende Empfindung, die mit einem verkrampften Suchen nichts gemeinsam hat. Mit zunehmender Entspannung verblasst diese Muskelempfindung, ohne dass dabei ein Gefühl des Loslösens des Geistes vom Körper auftreten darf.

Regungsloses Daliegen.

Entspannung durch regungsloses Liegen. Das **regungslose Daliegen** auf dem Rücken mit geschlossenen Augen ohne jede willkürliche Anspannung füllt die zweite Hälfte jeder Übungsstunde aus und ist in jeder 3. Entspannungsstunde das einzige Element. Bewegungen – das Anspannen – dienen nie der Entspannung.

Entspannung von Augen- und Sprechmuskulatur.

Entspannung der Gesichtsmuskulatur. Das Gesicht mit den Augen und der Sprechmuskulatur für das Sprechen stellt für die progressive Muskelrelaxation das **schwierigste**, bezüglich feinster Spannungsunterschiede **differenzierteste**, für die geistige Entspannung aber auch **entscheidendste** Körpergebiet dar. Das Auge, das Sehen, verbindet den Menschen mit den Umwelteinflüssen, so dass die Aktivität, die Anspannungen der Augen- und Gesichtsmuskeln, ein Induktor und Gradmesser zugleich für die »gespannte« Aufmerksamkeit und damit Tonuslage des ganzen Menschen darstellen. Analoges gilt für die Kommunikation mit den Mitmenschen bzw. für die Kiefer- und Schlundmuskulatur. Das Empfindenlernen der feinen und feinsten Spannungszustände in diesen Muskeln entwickelt sich wiederum während anfänglich tatsächlicher, später nur noch vorgestellter Augenbewegungen hinter fallengelassenen Augenlidern bzw. während des Zählens. Mit fortschreitender Erfahrung können geringste Spannungen empfunden werden, wenn man sich bewegte oder später unbewegte Situationen oder Unterlagen vorstellt, visualisiert.

Praktisches Vorgehen

Ideal ist das Erlernen der progressiven Muskelrelaxation in Begleitung eines der Methoden kundigen Arztes. Dabei wird auf die Vermittlung einer Erwartungshaltung, auf suggestiv wirksame Vorstellungen und Sätze und auf Erfolgsversprechen strikt verzichtet.

 Beachte
Der Lernende soll **nur** auf den eigenen Erfahrungen aufbauen.

Der Patient soll selbstständig üben.

Da die Technik bzw. die Vorgehensweise ganz einfach ist, soll der **Patient** im Prinzip **für sich selber üben**, in den ersten Wochen und Monaten täglich eine Stunde lang. Folgende Grundsätze der praktischen Durchführung sollen beachtet werden:

Übungsraum. Der Übungsraum sollte eine Stunde ohne jegliche Störung belegt werden können.

Unterlage. Als Unterlage dienen am idealsten ein Bett oder eine Couch, die so breit sind, dass in Rückenlage die Arme neben dem Körper abgelegt werden können, ohne den Rumpf zu berühren, und so hoch, dass der im Knie gebeugte Unterschenkel frei herunterhängen kann.

Ausgangslage. Die Rückenlage ist die **empfehlenswerteste Ausgangslage**, obwohl letztlich aus jeder Ausgangsstellung entspannt werden kann. Ein dünnes Kissen soll den Nacken und – wenn notwendig – die Kniegelenke unterstützen. Das ruhige, praktisch unbewegte Liegen muss während der gesamten Stunde bequem bleiben.

Behandlungsdauer. Das Erlernen der Technik dauert je nach Chronizität und Art der Beschwerden bzw. Probleme Wochen, Monate oder gar Jahre.

Ablauf einer Übungsstunde. Jede Übungsstunde beginnt mit einer rund 10-minütigen Ruhephase, in der die Augen allmählich geschlossen werden. Nur während der Lernphase des Spürens der regionalen Spannungszustände folgt dieser Ruheperiode das leichte

Anspannen einer Muskelgruppe mit immer weniger Bewegung über rund 3 min mit anschließendem Loslassen der Spannung und einer rund 8-minütigen Ruhephase. Dieses Spannen und Entspannen wird 3-mal wiederholt, dann folgt die obligate halbe Stunde des vollständigen Entspanntseins bzw. der vollständigen Bewegungslosigkeit.

 Tipp

Innerhalb einer Übungsstunde soll man sich auf nicht mehr als 3 große Muskelgruppen konzentrieren, anfangs nur auf eine.

Die ersten 7 Übungsstunden. Der Ablauf der **ersten sieben Übungsstunden** ist mehr oder weniger festgelegt. **Später** entscheidet die bereits erlernte Fähigkeit über die zeitliche Abfolge der bewussten und gezielten Integration weiterer Körperregionen in das Erlernen des Spürens.

Die ersten 7 systematisierten Übungsstunden dienen dem Spürenlernen der Muskelspannungen im linken Arm in der Reihenfolge Dorsal-, dann Palmarflexoren des Unterarms, anschließend Flexoren und Extensoren des Ellenbogens. Die **3. und 6. Übungsstunde** bleiben dem alleinigen ruhend-entspannenden Liegen vorbehalten, die **7. Übungsstunde** dient der Versteifung des gesamten Arms ohne jegliche Bewegung.

Weiterer Übungsablauf. Anschließend an diese ersten 7 Übungsstunden folgt das Erlernen der Spannungszustände im rechten Arm und Bein, im Rumpf samt Atmungsmuskulatur, in der Schulter- und anschließend in der Halsregion.

Abschluss. Den Abschluss bildet die sog. geistige Entspannung mit dem erwähnten Erspürenlernen der Muskelspannungen der Augen, des Gesichts und des Schlunds.

Üben des bewegungslosen Entspannens. Sobald das Aufspüren der Spannungszustände grundsätzlich beherrscht wird, muss anschließend die Entspannung in den einzelnen Körperregionen ohne jede Bewegung geübt werden. Dabei werden im Minimum für jeden Arm 6 und für jedes Bein 9 Stunden bzw. Tage, für den Rumpf 3, den Hals 2 und die verschiedenen Muskelgruppen des Kopfes bzw. Gesichtes zwischen 1 und 3 Stunden vorgeschlagen.

Alternative Ausgangsposition. Sobald die Entspannung in Rückenlage beherrscht wird, kann in analoger Weise wie im Liegen mit der **Entspannung im Sitzen** begonnen werden. Es sollte aber parallel dazu täglich das Entspannen in Rückenlage fortgesetzt wird.

Im Sitzen geht es um eine sog. **gezielte Entspannung**, die eine minimale Anspannung der für die Haltung notwendigen Muskeln und eine vollständige Entspannung aller übrigen Muskeln zum Ziel hat.

4.14.4   Indikationen

Die Muskelrelaxation nach Jacobson findet bei den folgenden Hauptindikationen Anwendung:

- Aufrechterhaltung der Gelassenheit bzw. inneren Ruhe auch in belastenden Situationen.
- Steigerungen künstlerischer Höchstleistungen, z. B. bei Sängern.
- Schlafstörungen.
- Spannungskopfschmerzen.
- Angstzustände.
- Begleitbehandlungen bei psychosomatischen Erkrankungen wie Asthma bronchiale, Colitis ulcerosa, Magenulcera, funktionelle Herz- und Magen-Darm-Beschwerden.
- Zusatztherapie bei der Hypertonie.

Hauptindikationen und -ziele.

4.14.5   Kontraindikationen

Keine Kontraindikationen.

Kontraindikationen sind nicht bekannt.

4.14.6   Klinische Erfahrungen und wissenschaftliche Untersuchungen

Erfahren des Nichts-Tuns.

Die ursprüngliche Muskelrelaxation nach Jacobson ist gerade wegen ihrer Wissenschaftlichkeit und ihres reinen Körperbezuges für den Lernenden anspruchsvoll. Es geht um ein Erlernen, nicht um die Anwendung von Techniken. Im **körperhaften Erfahren des Nichts-Tun** liegt der Schlüssel.

Kombination mit anderen Entspannungsverfahren. Das **autogene Training** mit den Techniken des Sich-Vorstellens und der Suggestion von zu erwartenden Empfindungen stellt eine gegensätzliche Methode dar. Man ist immer wieder versucht, die Methoden zu kombinieren bzw. zu verwischen. Die Zweckmäßigkeit solcher Kombinationen ist **nicht** untersucht worden.

Anforderungen an die Lernenden. Eine große Anforderung an den Lernenden stellt im Zeitalter des Aktivismus die zu akzeptierende Erkenntnis dar, dass die Entspannung nach dem erlernten Erspüren im Nichts-Tun besteht; dies erfordert viel Zeit und Geduld, die heuzutage schwierig aufzubringen sind.

Verwässerung der Technik.

Das nahe liegende Bedürfnis, das Erlernen der Methode zeitlich zu raffen und mit einer Eigenaktivität zu kombinieren, hat zur weitverbreiteten Verwässerung und Verfälschung der Technik durch das Element der **postisometrischen Relaxation**, d.h. ein abruptes Fallenlassen der Willkürkontraktion am Ende einer Maximalspannung, geführt (Literaturübersicht s. Hamm 1993). Der Erfolg dieser sehr populären Vorgehensweise ist nicht erwiesen, wohl auch fraglich. Man darf nicht übersehen, dass sich Jacobson um eine strenge Wissenschaftlichkeit bemühte.

Keine Gefahr, abnorme psychische Zustände zu provozieren.

Im Gegensatz zum autogenen Training birgt die progressive Muskelrelaxation keine Gefahr in sich, abnorme psychische Zustände zu provozieren bzw. aufzudecken.

Grenzen der Methode. Das Erlernen der progressiven Muskelentspannung nach Jacobson verlangt vom Übenden ein rechtes **Maß an Fähigkeiten**, bewegungslos über längere Zeit liegen zu können und zur eigenen Körperlichkeit eine positiv-annehmende Beziehung aufzubauen.

Voraussetzungen.

Für viele Schmerzpatienten ist die Rückenlage eine unnatürliche, schmerzhafte Ausgangslage, wodurch der Anwendbarkeit der progressiven Relaxation Grenzen gesetzt sind.

Wissenschaftliche Untersuchungen.

Untersuchung zur Wirksamkeit. Zur Wirksamkeit der Methode gibt es eine Anzahl an mitgeteilten Beobachtungen und Studien, in denen die Effekte der progressiven Relaxation auch mit anderen Entspannungsverfahren verglichen wurden und deren Ergebnisse teilweise widersprüchlich sind. Von den aufgeführten Indikationen soll die progressive Muskelentspannung vor allem beim **Spannungskopfschmerz** in ihrer Wirksamkeit anderen Entspannungsverfahren überlegen sein (Literatur Übersicht s. Hamm 1993).

4.14.7   Ausbildungsmöglichkeiten

Kurse für aktive Entspannungstechniken wie die Progressive Muskelentspannung werden von verschiedenen Institutionen angeboten, so auch vom Zentralverband der Physiotherapeuten/Krankengymnasten e.V. (ZVK). Ein Curriculum bzw. zeitliche Vorgaben bestehen nicht, desgleichen keine Zertifikationen.

Literatur

Hamm A (1993) Progressive Muskelentspannung. In: Vaitl D, Petermann F (Hrsg) Handbuch der Entspannungsver-
   fahren Bd 1 Grundlagen und Methoden. Psychologie Verlags Union, Weinheim, S 245–271
Jacobson E (1929/1938) Progressive relaxation. University of Chicago Press, Chicago IL
Jacobson E (1970) Modern treatment of tense patients. Charles C Thomas Publishers, Springfield IL

4.15 Sensomotorische Fazilitation nach Janda

U.C. Smolenski

4.15.1   Funktionelle Grundlagen

Proprziozeptive Information.

Kybernetisches Modell der Bewegung. Das therapeutisches Verständnis der muskulären Aktivität und damit der Bewegung hat sich in der geschichtlichen Entwicklung gewandelt: das motorische System ist kein isolierter Effektorprozess, sondern ein **kybernetisches Aktivierungsprogramm des Bewegungssystems.** Sinnvolle Bewegungsmuster der evolutionären Entwicklung sind als genetischer Pool vorhanden, die individuelle Entwicklung formt unter Nutzung dieses Pools einen persönlichen Stereotyp. Ein solches System arbeitet nur effizient, wenn afferente Signale auf unterschiedlichen zentralen Ebenen verarbeitet werden und die Ausführung über efferente Systeme realisiert wird. Autoren wie Kabat (Kabat 1950) und Bobath (Bobath u. Bobath 1964) erkannten die Bedeutung der propriozeptiven Information für die muskuläre Koordination, das motorische Regelsystem und die motorische Programmierung.

Funktionsstörungen induzieren adaptive Mechanismen.

Propriozeptive Stimulation. Der Begriff der »Propriozeptiven Stimulation« wird zunehmend besser verstanden und umgesetzt. 1907 wurde er erstmals von Sherrington für das Empfinden von Lage, Spannung und Bewegung eingesetzt. Über die Physiologie hinaus werden bei Schädigungen und Funktionsstörungen des peripheren motorischen Systems **adaptive Mechanismen des zentralen Nervensystems** induziert, der umgekehrte Weg ist ebenfalls möglich (Freeman u. Wyke 1964; Freeman et al. 1965, 1967). Ein solches Funktionssystem der wechselseitigen Beeinflussung wurde von Kurtz u. Freeman (Kurtz 1939) in klinischer Beobachtung beschrieben: der Zusammenhang zwischen Verletzungen der Fußgelenke und nachfolgenden Muskelkoordinationsstörungen des Unterschenkels (Skoland 1956; Wyke 1967). Seit 1970 wird von Janda die systematische Untersuchung dieser Prozesse vorangetrieben, beschrieben als »sensory motor stimulation« (Janda et al. 1990, 1996).

Sensomotorische Stimulation der Peripherie.

Die **sensomotorische Stimulation** wird auf **zwei Stufen des motorischen Lernens** realisiert:
1. Zunächst wird eine neue Bewegungsvorstellung, die ihre Grundlage im genetischen Pool hat, erarbeitet.
2. Daraus resultiert ein motorisches Programm (Guyton 1987).

Optimierungen dieses Prozesses im Sinne einer **Ökonomisierung** und **Verminderung der Störanfälligkeit** (Burton 1986) benötigen in dieser Phase das Einbeziehen kortikaler Strukturen. Durch zunehmendes Automatisieren und Lösen von der unmittelbaren kortikalen Kontrolle und durch Einbeziehung des Kleinhirns wird das System weniger ermüdbar und schneller. Das Ergebnis sind stabile Bewegungsabläufe für den sicheren Alltag (Bullock-Saxton et al. 1993). Die klassische physiologische Zuordnung zu pyramidalen bzw. extrapyramidalen Systemen ist schematisch und beschreibt keinesfalls die Komplexität dieser Systeme (Herveòu u. Me'sseàn 1976).

Konsequenzen für die Therapie. Es ist schwer, diese festgelegten motorischen Programme zu beeinflussen. Sie lassen sich kaum verändern, sinnvoller ist die Optimierung vorhandener Muster (Schildt-Rudloff 1995). Das betrifft besonders **pathologische Muster als Folge** von:
— Erkrankungen,
— Fehlbelastungen oder
— Schmerzen (Meid 1995).

Zugangsareale.

Suffiziente muskuläre Aktivierung führt nicht nur zur Bewegung, sie stabilisiert und schützt die Gelenkfunktion. Sensomotorische Stimulation der Peripherie beeinflusst über vorhandene motorische Muster posturale Spannung und Gleichgewicht. **Wichtige Zugangsareale** für dieses Therapiekonzept sind:
— die Fußsohle,
— das Kniegelenk,
— die iliosakrale Region,
— die Kopfgelenks- und Nackenregion (Hinoki u. Ushino 1975; Abrahams 1977).

Stimulation der Hautrezeptoren – noch effektiver der »intrinsic-Muskulatur« des Fußes ohne Einbeziehung der Extensoren – führt zum klassischen Kontraktionsmuster, dem von Janda beschriebenen »Kurzen Fuß« (Janda u. Varova 1990).

»Der kurze Fuß«.

Das **Prinzip** der sensomotrischen Fazilitation ist nicht starr und beinhaltet Elemente anderer krankengymnastischer Konzepte wie Bobath (s. ▶ Kap. 4.3, S. 199ff) oder PNF (s. ▶ Kap. 4.16, S. 323ff). Der **Aufbau** ist systematisch und steigerbar, damit können die **Schwierigkeitsgrade an die Therapieziele angepasst** werden. Die Behandlung kann nach Erlernen auch als **Selbstbehandlung** durch- und fortgeführt werden. **Zusatzgeräte** erweitern die Möglichkeiten (Bizzini et al. 1991).

4.15.2   Behandlungsziele

Afferenzverstärkung. Ziel der sensomotorischen Fazilitation ist die **Verstärkung des afferenten Zuflusses zum ZNS** und **schnellere Umschaltungen auf efferente Reize**. Dadurch wird die Automatisierung, d.h. Nutzung vorhandener stabiler Bewegungsmuster der unter der Übung korrigierten Haltungs- und Bewegungsabläufe, erleichtert. Diese **Afferenzverstärkung** kommt aus:

Erleichterte Automatisierung.

— der fest aufliegenden Fußsohle,
— der stärker gespannten Fußbinnenmuskulatur,
— der in leichter Kniebeuge, im Gleichgewicht zwischen innerem und äußerem Zügel, zwischen Beugern, Streckern und Rotatoren isometrisch aktivierten Beinmuskulatur und
— den aktivierten Rumpfmuskeln.

Der Afferenzstrom zu den Koordinationszentren wird durch Gleichgewichtsverlagerung verstärkt.

4.15.3   Behandlungsprinzipien und Art der Technik

Voraussetzung für die Übungen. **Vor der Übung** muss der Patient den Fuß schmerzfrei aufstellen können. **Vor der Therapie** müssen Funktionsstörungen des Fußes und der benachbarten Gelenke beseitigt oder kompensiert werden. Im »Denkmodell« von Funktionsketten werden Störungen der Wirbelsäule und des Beins auf Gelenk- und Muskulaturebene untersucht und behandelt. Dabei wird besonders geachtet auf:

Funktionsstörungen des Fußes beseitigen.

— gestörte Muskelketten,
— Triggerpunkte,
— Schmerzprojektionen,
— Fehlstereotype der Bewegung.

Ziel der vorzubereitenden Behandlung. Von Bedeutung sind ist besonders die Optimierung der Sensomotorik, speziell der Rezeptorfunktion und der peripheren Afferenz.

Vorbereitung. Zur **Behandlungsvorbereitung** werden:

— Triggerpunkte in der Fußmuskulatur, in der Unterschenkelmuskulatur und in der Muskulatur von Oberschenkel und Becken gelöscht.
— Blockierungen der Fibulaköpfchen oder Sakroiliakalgelenke gelöst.
— Muskelverkürzungen des M. quadratus plantae, M. trizeps surae, und der Hüftmuskulatur behandelt.

Die Übung erfolgt in einer **ruhigen und angenehmen Atmosphäre**. Der Patient stellt seine Füße **barfuß** auf einem textilen Belag, um die Ansprechbarkeit der Rezeptoren zu erhöhen. Alle Übungen werden langsam, ruhig und genau aufgebaut und trainiert. Die Übungen beginnen im Sitzen, wobei auf die Position von Kniegelenken, Becken, Rumpf, Kopf und Schultergürtel zu achten ist. Der Übungsablauf wird dem Patienten zunächst erklärt,

Ruhige und angenehme Atmosphäre.

danach erfolgt ein stufenweises Umsetzen der einzelnen Übungselemente und durch den Therapeuten eine Korrektur.

> **Tipp**
> — Die **Übungen** sollen **nicht zu lange** dauern.
> — **Pausen** einlegen.

Erst wenn ein Übungselement beherrscht wird, kann zum nächsten übergegangen werden. Die Behandlungselemente sind dem Patienten und dem motorischen Können anzupassen; eventuell kann auch auf einzelne Behandlungselemente verzichtet werden.

Durchführung. Der **Übungsaufbau ohne Geräte** kann auf unterschiedliche Weise durchgeführt werden:
— im Sitz oder
— im Stand.

Sitz

Schrittweiser Aufbau der Übungen.

Sitzen auf dem vorderen Drittel des Hockers, hüftbreites Aufsetzen der Füße, senkrechtes Stellen der Unterschenkel. Die Unterschenkel sollen so hoch sein, dass die Oberschenkel waagrecht oder leicht nach unten gerichtet sind, die Fersen stehen unterhalb der Knie. Die Arme hängen locker an der Seite herab, der Blick ist geradeaus gerichtet (◘ **Abb. 4.27**). Aus dieser Grundposition beginnt man schrittweise die Grundübung aufzubauen, die im Folgenden exemplarisch vorgestellt wird.

Aufbau der Grundübung. Das konkrete Erlernen erfordert die Anleitung und Supervision durch erfahrene Therapeuten. Der Bewegungsablauf beinhaltet:
— Zehen strecken – Streckung ca. 10 s halten – lösen.
— Zehen strecken, öffnen, ansaugen – Druck ca. 20 s halten – lösen.

> **Tipp**
> Unter Ansaugen versteht man den Druck der Metatarsalköpfchen auf den Boden. Die Zehen sollen flach aufliegen. Überaktivität ist deutlich an den gespannten Strecksehnen sichtbar. Die Großzehe soll möglichst abduziert werden (◘ **Abb. 4.28**).

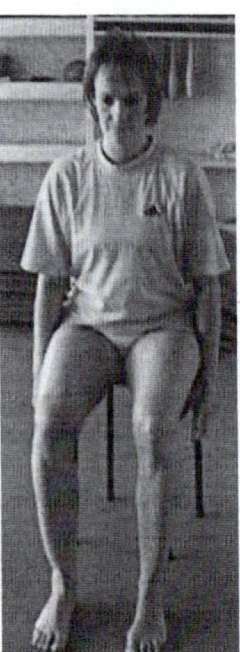

◘ Abb. 4.27. **Grundposition** (Einzelheiten s. Text)

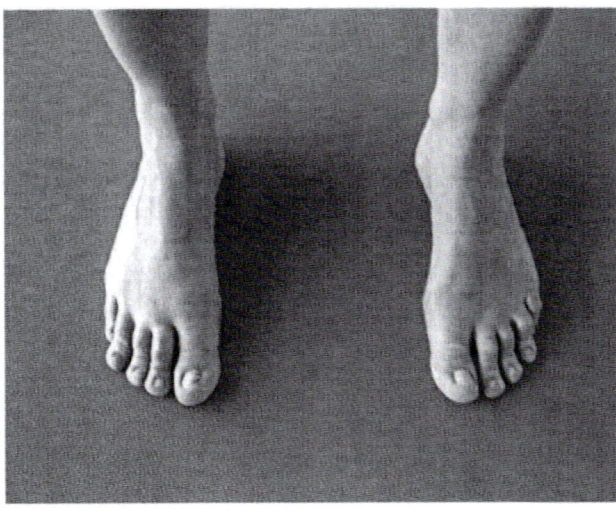

◘ Abb. 4.28. **Fußstellung** (Einzelheiten s. Text)

— Zehen strecken, öffnen, ansaugen – Ferse in den Boden stemmen, halten –lösen.

❶ Tipp
Die Fersen sollen nach unten und in Richtung Großzehenballen gedrückt werden. Dadurch verkürzt sich der Fuß (»Kurzfuß-Methode« nach Janda). Anfänglich kann der Patient auch mit der Hand einen leichten Druck auf die Knie in Richtung Ferse geben. Kontrolle des Ablaufs durch den Therapeuten! Ist dies verstanden und wird richtig ausgeführt erfolgt die gesamte Übung im Sitzen.

— Zehen strecken, spreizen, ansaugen – Ferse in den Boden stemmen, Knie leicht nach außen drücken, halten – lösen.

❶ Tipp
Das Öffnen der Oberschenkel wird durch das Anlegen der Therapeutenfinger an die Knieaußenseite spürbar.

Kurzfassung eines Übungsaufbaus. Die Kommandos können später vereinfacht werden: »Ansaugen – Drücken – Öffnen«. Die Ausgangshaltung muss kontinuierlich überprüft, aber nicht immer verbal korrigiert werden. Bei gutem Sitz und beherrschter Übung folgt das Kommando »Blick geradeaus«, damit wird die Blickkontrolle der Bewegung vermieden. Das würde »Fehlstereotype« an die der Patient gewöhnt ist, provozieren und vom »Kurzen Fuß« ablenken, der die Bewegungsschulung beeinflussen soll.

Nach jeder Bewegung wird gefragt, wo die Bewegung bzw. Spannung gespürt wird, z. B. Beckenregion, Wirbelsäule.

Stand und Fortbewegung

Stand. Erst wenn der Patient die Bewegungsabfolge im Sitzen automatisch und korrekt ausführen kann, wird auf die Übungen im Stand übergegangen. Die Standübungen werden mit gleicher Belastung beider Beine begonnen. Die Füße stehen hüftbreit, der Oberkörper ist aufgerichtet und der Blick geradeaus gerichtet. Nach dem Ansaugen der Mittelfußköpfchen werden die Kniegelenke vom Gesäß nach vorne verlagert mit der Zielstellung einer 30°-Beugung und einer Knieöffnung zur Aktivierung der Mm. glutei (◘ **Abb. 4.29**).

Gewichtsverlagerung. Erst wenn der Stand korrekt und sicher ausgeführt werden kann, wird zur Gewichtsverlagerung, zur Halbschritt- und Schrittstellung, übergegangen. Aus der Gewichtsverlagerung zur Seite oder der Schrittstellung nach ventral oder dorsal erfolgt der Übergang zum Einbeinstand. Dabei ist die Knieflexion geringer als bei der Standübung (10°).

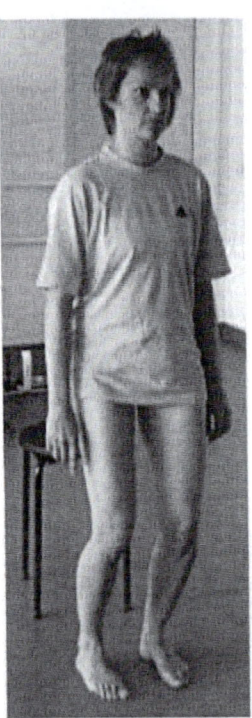

■ Abb. 4.29. **Stand** (Einzelheiten s. Text)

❗ **Beachte**
Die Gewichtsverlagerung ist eine **Vorbereitung** für die Fortbewegung.

Der Körperschwerpunkt wird langsam zum Rand der Unterstützungsfläche verschoben, die Verlagerung kommt aus dem Becken und nicht aus dem Oberkörper. Vor Beenden der einzelnen Übungselemente Rückführung der Körperposition in den Zweibeinstand, Kontrolle von Fußbelastung und Kniespannung, erst dann vollständiges Lösen der Spannung.

Spontanschritt. Beim Spontanschritt wird das Spielbein gelöst und ein kleiner Schritt nach vorne mit weichem Aufsetzen und sofortigem Ansaugen durchgeführt. Der Schritt entsteht, wenn der Körperschwerpunkt den Rand der Unterstützungsfläche überschreitet.

❗ **Beachte**
Der Spontanschritt ist die **Grundvoraussetzung** für die Fortbewegungen.

Weitere Steigerungen. Sie können über Gewichtsverlagerung bis zum Ausfallschritt erreicht werden. Das vorgehende Bein soll nach Bodenkontakt sofort in den Grundübungsaufbau münden. Der wird Schritt stufenweise vergrößert, dann erfolgt der Übergang zum Sprung mit beiden Beinen und zum Einbeinsprung. Dieser Aufbau der Schrittfolge wird als Grundlage für das Gehen angesehen.

❗ **Tipp**
— Die **Schwierigkeit der Übungen** darf erst dann gesteigert werden, wenn das einfachere Element sicher und ruhig ausgeführt wird. Immer nachfragen, wie die Übung empfunden wird.
— Jedes erlernte Element als **häusliche Übung** dem Patienten zur Festigung mitgeben.
— **Weitere Steigerung einbauen**, z. B. Hüpfen mit beiden Beinen vor- oder rückwärts und Hüpfen auf einem Bein.

Übungserweiterung

Widerstand. Schon im Basisstand sollen Widerstände gegeben werden. Diese beginnen fein dosiert am Becken, Wirbelsäule und Schulter, sie werden zunehmend in schnelle unerwartete Impulse verschiedener Richtungen umgewandelt. Eine Steigerung der Schwierigkeit ist durch Schließen der Augen möglich (allerdings nur, wenn keine größere sensomotorische Störung vorliegt).

Armbewegungen. Als weitere Übungsvarianten kommen Armbewegungen hinzu. Damit wird der Patient nicht nur abgelenkt, sondern auch sein Körpergefühl verbessert.

Ballspiele. Sie führen z. B. zur unbewussten Gewichtsverlagerung.

Bodenbeschaffenheit. Veränderung der Fußauflagefläche mit unterschiedlichen Materialien (Tuch, Brett) verändert den propriozeptiven Input.

Labile Unterstützungsflächen. Mit zunehmender Sicherheit kann auf labile Unterstützungsflächen übergegangen werden.

Hilfsmittel. Als Hilfsmittel können eingesetzt werden:
- halbrunde Walzen und Kegel,
- Wipp- und Schaukelbretter,
- Kreisel,
- Balancebretter/Balanceschuh,
- Pezziball,
- Propriomed (▪ **Abb. 4.30**),
- Weichbodenmatte/Ballkissen,
- Fitter (Wippe auf Rollbrett),
- Twister,
- Trampolin.

Hilfsmittel als Erweiterung der Übungen.

🛈 **Tipp**

Grundregeln der Methode nach Janda:
- In der Übungsstunde immer **barfuß!**
- Alle Übungen sollen **langsam, ruhig und genau aufgebaut** und trainiert werden!
- Übungsaufbau durch die **Kommandofolge** wiederholen und abrufen, damit die Spannung halten bzw. erneuern!
- Kurze Übungszeiten mit **Pausen**, um Ermüdung vorzubeugen!

Grundregeln für die alle Übungen.

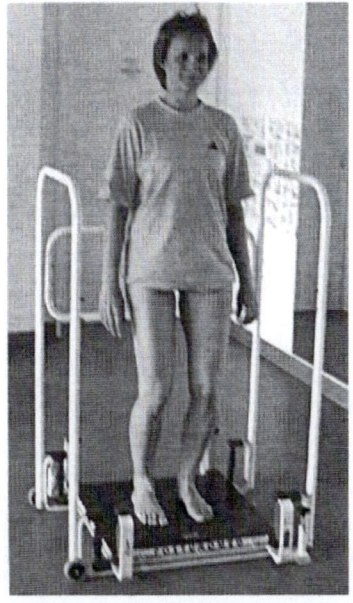

▪ Abb. 4.30. **Hilfsmittel** (Einzelheiten s. Text)

— **Logischer Aufbau der Übungsfolge** erst nach vollständigem Erlernen der vorangegangenem Übung. Sachliche und kritische Bewertung der erreichten Automatisierung!

— **Tägliches Üben** zu Hause mehrfach am Tag mit kurzen Übungseinheiten (2 min), in Alltagssituationen auch mit Fußbekleidung möglich!

— **Ausgangssituation beachten**: Erlernen der Afferenzverstärkung hängt von der Ökonomie der Sensomotorik ab! Keine Überforderung!

4.15.4   Indikationen

Hauptindikationen.

Indikationen für die Sensomotorische Fazilitation nach Janda sind:
— instabiles Knie- oder Sprunggelenk,
— Zustände nach Traumen,
— idiopathische Skoliose,
— vertebragene Schmerzen,
— muskuläre Insuffizienzen und Inkoordination,
— leichte Formen der Ataxie,
— Zustände nach zentralen Hirnläsionen.

4.15.5   Kontraindikationen

Absolute Kontraindikationen.

Als Kontraindikationen der Methode gelten:
— spastische Lähmungen,
— Ataxien (relative Kontraindikation),
— nicht kooperative Patienten.

4.15.6   Klinische Erfahrungen und wissenschaftliche Untersuchungen

Physiologisch begründetes thoretisches Modell.

Die sensomotorische Fazilitation ist ein Übungskonzept, das auf der posturalen Sicherung beruht, aber in sich statokinetisch aufgebaut ist. Dem muss sich der Therapeut bewusst sein und dies in seinem Aufbau dem Patienten vermitteln, so dass dieser bereit ist, Grundelemente in seinen persönlichen Tagesablauf zu übernehmen. Sie ist ein **physiologisch begründetes thoretisches Modell. Kontrollierte klinische** Studien über seine krankheitsspezifische Wirksamkeit liegen nicht vor.

4.15.7   Ausbildungsmöglichkeiten

Techniken der Sensomototischen Fazilitation werden im Rahmen der Weiterbildung Manuelle Medizin (Chirotherapie) bei der Wissenschaftlichen Fachgesellschaft Deutsche Gesellschft für Manuelle Medizin (DGMM) gelehrt (s. S. 374). Sonderkurse »Sensomotorik« werden angeboten von der wissenschaftlichen Fachgesellschaft DGMM und den therapeutischen Berufsverbänden (Verband Physikalische Therapie, Zentralverband der Krankengymnasten u. a.)

Literatur

Abrahams VC (1977) The physiology of neck muscles. Their role in head movement and maintenance of posture. Can J Physiol Pharmacol 55:332

Bobath K, Bobath B (1964) The facilitation of normal postural reactions and movement in treatment of cerebral palsy. Physiotherapy 50:246

Bizzini, M, Mathieu N, Steens J-C (1991) Propriozeptives Training der unteren Extremität auf instabilen Ebenen. Manuelle Medizin 29:14–20

Burton AK (1986) Trunk muscle activity induced by three sizes of wobble (balance) boards. J Orthop Sports Ther 8:70

Bullock-Saxton JE, Janda V, Bullock MI (1993) Reflex activation of gluteal muscles in walking. Spine 18:704

Freeman MAR, Wyke BD (1964) Articular contributions to limb muscle reflexes. J Physiol 20P:171

Freeman MAR, Dean MRE, Hanham IWF (1965) The etiology and prevention of functional instability of the foot. J Bone Joint Surg 47:678

Freeman MAR, Wyke BD (1967) Articular reflexes at the ankle joint. An elctromyogrphic study of normal and abnormal influences of ankle joint mechanoreceptors upon reflex activity in leg muscles. Br J Surg 54:990

Guyton AC (1987) Basic Neuroscience. Physiladelphia. WB Saunders

Herveòu C. Me`sseàn L (1976) Technique de reeducation et de education proprioceptive. Paris Maloin

Hinoki M, Ushio N (1975) Lumbosacral prorpioceptive reflexes in body equilibrium. Acta Otolaryngol 330:197

Janda V, Vavrova M (1990) Sensory Motor Stimulation: A video. Presented by JE Bullock-Saxton. Brishbane, Australia, Body Control Systems

Janda V, Vavrova M (1996) Sensory Motor Stimulation. In: Liebenson C: Rehabilitation of the Spine. Williams and Wilkins, Baltimore, S 319–328

Kabat H (1950) Central mechanism for recovery of neuromuskular function. Sience 112:23

Kurtz AD (1939) Chronic sprained ankle. Am J Sur 44:158

Meid M (1995) Funktionelle Pathologie des Bewegungssystems (1) Muskuläre Dysfunktion und ihre Auswirkung auf die Entstehung von Schmerzen am Bewegungssystem. Krankengymnastik 47:698–704

Schildt-Rudloff K (1995) Manuelle Medizin und Krankengymnastik. Manuelle Medizin 33:176–181

Sherrington CS (1907) On reciprocal innervation of antagonistic muscles. Proc R Soc Lond (Biol) 79B :337

Skoland S: Anatomical and physiological studies of knee joint innervation in the cat. Act Physiol Scan 36 (1956) 1

Wyke BD (1967) The neurology of joints. Ann R Coll Surg Engl 41:25

4.16 Komplexbewegungen nach Kabat (PNF)

P.-M. Pfennig

4.16.1 Funktionelle Grundlagen

Zu den am weitesten verbreiteten krankengymnastischen Behandlungsmethoden auf neurophysiologischer Grundlage gehören die Komplexbewegungen nach Kabat. Der klinische Neurophysiologe Dr. Herman Kabat entwickelte ab 1946 eine **mehrdimensionale Krankengymnastik,** die auf den am Tiermodell von Sherrington durchgeführten neurophysiologischen Arbeiten basiert (Kabat 1950, 1952, 1955, 1960, 1961).

Diagonal-spiraliges Verhaltensmuster.

Durch Beobachtung von Gesunden und Sportlern fiel ihm auf, dass die Gebrauchsbewegungen ein **diagonal-spiraliges Verhaltensmuster** aufwiesen. Zusammen mit der Krankengymnastin Margaret Knott analysierte er die damals üblichen eindimensionalen, geraden Bewegungsrichtungen der Krankengymnastik. Dem stellten sie eine **Analyse der zielgerichteten Komplexbewegungen im Alltag** gegenüber und betrachteten sie nach neurophysiologischen Gesichtspunkten (Kabat u. Knott 1953; Kabat et al. 1959b).

Grundlage der empirisch entwickelten therapeutischen Elemente.

Eigenreflex. Die Grundlage der empirisch entwickelten therapeutischen Elemente bildet der Eigenreflex. Die **Muskelspindel als Rezeptor** bewirkt durch die schnelle Dehnung über ein Motoneuron eine reflektorische Verkürzung des zugehörigen Muskels als Effektor. Über die Gamma-Innervation in der Muskelspindel wird einerseits die Geschwindigkeitsempfindlichkeit dieses Längenfühlers, andererseits der Ruhetonus der Arbeitsmuskelfasern reguliert. Am Übergang zwischen Muskel und Sehne befinden sich die blütendoldenartigen **Golgi-Sehnenorgane.** Sie reagieren auf die Spannung und bewirken bei zunehmender Muskelkontraktion eine autogene Hemmung, wirken somit einer Überlastung entgegen.

Propriorezeptoren. Muskelspindeln und Golgi-Sehnenorgane gehören zu den Propriorezeptoren (Eigenfühlern). Für die Tiefensensibilität sind weitere Propriorezeptoren in den verschiedenen Schichten der Gelenkkapsel und Bänder gelegen. Sie vermitteln Informationen über die Stellung im Raum, Art und Geschwindigkeit einer Bewegung.

 Beachte
Die gezielte Ansprache der Propriorezeptoren ist ein zentrales Element der neu entwickelten krankengymnastischen Methode, die **zunächst propriozeptive Fazilitation genannt** wurde.

Fazilitation: Förderung oder Bahnung.

Propriozeptive neuromuskuläre Fazilitation. Der Begriff **Fazilitation** leitet sich vom lateinischen »Facilitas« ab und wird am besten mit Förderung oder Bahnung übersetzt. In der Fachsprache wird er auch als **Plus** bezeichnet. Wechselseitige Bahnung und Hemmung ermöglichen durch Modulation auf spinaler und supraspinaler Ebene die reziproke antagonistische Innervation, die z.B. ein flüssiges Gehen ermöglicht oder den harmonischen Wechsel zwischen Ein- und Ausatmung steuert.

Verknüpfung propriozeptiver Afferenzen.

 Beachte
Die Verknüpfung der propriozeptiven Afferenzen über die efferenten Motoneuronen mit den Muskeln ist als neuromuskuläres Bindeglied Bestandteil des Namens, unter dem sich die krankengymnastische Methode weltweit durchgesetzt hat: **Propriozeptive neuromuskuläre Fazilitation** oder abgekürzt **PNF**.

Vorwärts- und Rückwärtshemmung.

Reziproke Innervation. Sherrington (1961) beschrieb das **Prinzip der Vorwärtshemmung bzw. reziproken Innervation,** bei dem durch Anspannung der Agonisten die Antagonisten nachgeben müssen. Bei der **Rückwärtshemmung** wird nach intensiver Anspannung der Agonist selbst durch Aktivierung der Renshaw-Zellen mit der nachfolgenden Hemmung des Alpha-Motoneurons abgeschwächt. Ein für die PNF-Methode zentraler Mechanismus ist die **sukzessive Induktion,** die auch im Sport große Bedeutung hat.

 Tipp
Ein Muskel kann sich leichter kontrahieren, nachdem er sich durch kräftige Arbeit des Antagonisten optimal entspannt hat.

Durch Dehnung (Stretch) wird der Muskeleigenreflex benutzt, damit sich der so vorbereitete Muskel mit größerer Kraft kontrahieren kann.

Muster. Muster sind Bewegungssynergien, die automatisiert ablaufen. Man hat im Tierexperiment supraspinal »central pattern generators« gefunden. Nach dem **hierarchischen Modell** kontrollieren höhere motorische Zentren nachgeordnete Zentren. Nach dem **Systemmodell** arbeitet das Gehirn aufgabenorientiert. Es weiß nichts von einzelnen Muskelaktionen, sondern kennt nur Bewegungen, die unbewusst innerviert und willkürlich gesteuert werden können. Das Gehirn kann für funktionelle Aufgaben trainiert werden.

Automatische Bewegungssynergien.

Motorische Repräsentation im Gehirn. Die motorische Repräsentation im Gehirn ist unscharf. Wie Teile eines Orchesters ergänzen sich der primär motorische Kortex, der prämotorische Kortex und die supplementär motorische Area. Dies und das neuroplastische Potential durch Aussprossen von Dendriten und Synapsen (»sprouting«) durch biochemische Prozesse mit Veränderungen im Zellgenom (»genetic engineering«) sind neue Denkansätze für die Begründung der Wirksamkeit einer Krankengymnastik auf neurophysiologischer Grundlage wie PNF.

Wirkungen serieller Übungen. Durch drillartige Wiederholung der Übungselemente (»repetitions of pattern«) wird der Widerstand in den Synapsen vermindert. **Serielle Therapie** hat folgende Auswirkungen:
— Die Motoneuronen im Vorderhorn sprechen leichter an.
— Die Sensoren in den Muskeln reagieren empfindlicher.
— Die Erregbarkeit in der Synapsen nimmt zu.

4.16.2 Behandlungsziele

Kräftigung der Muskulatur. Ziel der Behandlung nach Kabat ist es, bei Erkrankungen, die mit motorischen Defiziten einhergehen, die **Muskulatur so effektiv wie möglich zu kräftigen**. Die motorischen Eigenschaften wie Koordination und Ausdauer sollen durch Ausnutzung zahlreicher neurophysiologischer Mechanismen verbessert werden. Dabei werden besonders die Propriorezeptoren zusammen mit der Zentralmotorik des Patienten in die Therapie einbezogen. Bei einer derartigen Summation der Reize haben **propriozeptive Stimuli** wie Muskeldehnungen (»stretch«), Traktionen und Approximationen am Gelenk sowie der methodisch besonders wichtige angepasste Widerstand große Bedeutung. Ebenso werden **exterozeptive** taktile, visuelle, vestibuläre und verbale Stimuli als Reize in der Behandlung genutzt. Entsprechend den im Alltag benötigten Funktionen werden **diagonale Bewegungen in komplexen Mustern** (»pattern«), bei denen Muskelketten aktiviert werden, rhythmisch und repetitiv gefördert und beübt.

Training von Kraft, Ausdauer und Koordination.

Irradiation. Die Reizsummation und die Komplexbewegungen können zu einer Irradiation (»overflow«) führen, bei der bislang nicht oder nur wenig aktivierte Muskeln wirksam stimuliert und dadurch an der Bewegung stärker beteiligt werden. Dabei nimmt der Patient auch eine aktive Rolle ein, indem er zunehmend ein Körpergefühl entwickelt und durch die Fortschritte motiviert wird, das Erlernte in die Alltagsbewegungen umzusetzen.

Stimulation bislang nicht aktivierter Muskeln.

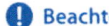 **Beachte**
Mit Hilfe der Komplexbewegungen werden **wirksamere und schnellere Besserungen der Bewegungsfunktionen** und ihre Anpassung an die Alltagsanforderungen erreicht als mit konventionellen Behandlungsformen (Hedin-Andén 1994; Sullivan et al. 1985 ; Voss et al. 1988).

4.16.3   Behandlungsprinzipien und Art der Technik

Nach Hedin-Andén (1994) ist PNF ein Behandlungskonzept von physischen Funktionsstörungen. Man soll den **Patienten als eine funktionelle Einheit** erkennen. »PNF ist eine bestimmte Art zu denken, zu beobachten und zu agieren.«

Behandlungsprinzipien

Das Prinzip der Methode besteht in einer zeitlichen und räumlichen **Summation der Reize**, die defizitäre Muskelfunktionen verbessern sollen. Eingesetzt werden neben proriozeptiven auch exterozeptive Reize (■ Übersicht 4.6).

Exterozeptive Reize

Exterozeptive Hautreize.

Taktiler Stimulus. Exterozeptiv wird der richtige Hautreiz (»manual contact«) für die zu kräftigende Muskulatur durch den **lumbrikalen Griff** des Therapeuten bewirkt. Dieser Grundgriff (Flexion in den MCP-Gelenken, Extension in den PIP- und DIP-Gelenken der Hand) ermöglicht einen optimalen Widerstand gegen die Rotation und erlaubt die **kontrollierte diagonale Führung** der behandelten Extremität.

Ansprechen des Raumgefühls.

Visueller und vestibulärer Stimulus. Durch Nachfolgebewegungen mit den Augen **(visueller Stimulus)** und Rotation des Kopfes **(vestibulärer Stimulus)** erfährt der Patient durch **Ansprechen des Raumgefühls** und durch Stell- und Gleichgewichtsreaktionen eine wichtige Rückmeldung (»feedback«) für das Ausmaß und die Richtung der Übung.

Akustische Reize.

Verbaler Stimulus. Der **akustische Reiz** (»command«) soll durch präzise und klare Anweisungen dem Patienten ein Rhythmusgefühl für die maximalen willkürlichen Muskelaktionen vermitteln, aber auch die aktive Entspannung unterstützen.

Propriozeptive Reize

Vordehnung.

Stretch. Propriozeptiv werden die Muskeln durch **Vordehnung** (»stretch«) für eine optimale Kontraktion vorbereitet. **Kurze Dehnungen** verbessern die Koordination und Reaktionsbereitschaft. **Lange Dehnungen** und nach wiederholten Kontraktionen durchgeführte Dehnungen werden zur Kontrakturbehandlung eingesetzt. Bei der Dehnung werden zwei Komponenten wirksam:
— die Vordehnung der Muskelfasern im Sarkomer,
— die reflektorische Aktivierung der Muskelspindeln.

■ Übersicht 4.6.
Übersicht der 7 Grundprinzipien der PNF, die zusammen eine Summation der Reize ergeben und zu einer Irradiation führen können. (Nach Hedin-Andén 1994)

Exterozeptive Stimuli: 1–3
1. Taktiler Stimulus (»manual contact«)
2. Visueller/vestibulärer Stimulus
3. Verbaler Stimulus (»command«)

Propriozeptive Stimuli: 4–6
4. Dehnstimuli: Dehnreiz (»stretch«)
5. Gelenkstimuli: Traktion und Approximation
6. Angepasster Widerstand

+ 7. **Bewegungsdiagonalen**

= **Summation der Reize**

Irradiation/Overflow

Traktion und Approximation. Die Gelenkrezeptoren reagieren auf die Bewegung im Raum und die Art und Geschwindigkeit des Bewegungsausmaßes. Der Zug wird vorwiegend bei Bewegungen gegen die Schwerkraft ausgeführt. Durch die **Traktion** sollen Schmerzen gemindert und die Beweglichkeit gefördert werden. Druck erfolgt überwiegend bei Bewegungen mit der Schwerkraft. Die **Approximation** der Gelenke soll die Stabilität fördern und **posturale Reflexe stimulieren** (fazilitieren).

Stimulation der Gelenkrezeptoren.

Widerstand. Der auf die dem Patienten optimal mögliche Muskelkraft **angepasste Widerstand** des Therapeuten benutzt die Regelung der Kraft durch die Muskelspindeln. **Geringer Widerstand** fördert die **Koordination und Feinmotorik** der Bewegung. **Größerer Widerstand** fördert **Kraft und Ausdauer** der Muskelarbeit. Statische Muskelarbeit soll die Haltekraft des Patienten nicht durchbrechen. Dynamische Muskelarbeit soll bei vollem Bewegungsausmass weich und flüssig sein.

Therapeut dosiert Widerstand.

> ❶ **Tipp**
> Die dynamische Muskelarbeit kann bei zunehmender Verkürzung (konzentrisch) und bei Verlängerung des Muskels (exzentrisch) zur Verbesserung von Kraft, Ausdauer und Koordination eingesetzt werden.

Techniken

Rhythmische Bewegungseinleitung. Zu Beginn der Therapie soll durch rhythmische Bewegungseinleitung, zunächst **passiv** vom Therapeuten ausgeführt, das Körpergefühl des Patienten geschult werden.

Passive Bewegungen.

Wiederholte Bewegungsabläufe. **Wiederholte Bewegungsabläufe** (»repetitions of pattern«) erleichtern das zentrale motorische Lernen. **Wiederholte Dehnreize** vergrößern das Bewegungsausmaß, verzögern die Muskelermüdung und beugen Verletzungen vor.

Wiederholungen.

Statische Kontraktionen. Kontraktionen mit statischer Komponente (Halt) sollen durch Irradiation von kräftigeren Muskelanteilen die schwächeren fördern.

Muskelanspannungen.

Antagonistische Bewegungsumkehr. Die **sukzessive Induktion** bewirkt nach Sherrington (1961), dass die Kontraktion des Agonisten optimal durch Kontraktion und Entspannung des Antagonisten gefördert wird. Dies macht sich die **antagonistische Bewegungsumkehr** zunutze.

Sukzessive Induktion.

Dynamische Umkehr. Als dynamische Umkehr wird die antagonistische Umkehr mit Tempovariationen, z.B. bei Sportverletzungen, zur Schulung von Kraft, Koordination und Schnelligkeit eingesetzt.

Statische Umkehr. Bei der rhythmischen Stabilisation (statische Umkehr) werden Agonisten und Antagonisten in Kokontraktion zur Gelenk- und Körperstabilisierung eingesetzt. Das erfordert aber die kognitive Fähigkeit des Patienten zur Mitarbeit.

Rhythmische Stabilisation.

Durchführung

Eingehen auf den Patienten. Für die Behandlung von Patienten sind **nicht** die Diagnosen, sondern die **Symptomatik** und die **funktionellen Defizite** von Bedeutung. Dazu gehört ein Eingehen des Therapeuten auf den Patienten und seine Situation:

Symptomatik und Funktion sind führend.

- Den prämorbiden Status.
- Die Beschwerden des Patienten.
- Die Motivation des Patienten.
- Die häuslichen Erfordernisse.

Der Patient soll für die in seinem Alltag benötigten Bewegungsabläufe trainiert werden durch:

— Mögliche Behandlungsziele aufzeigen.
— Schlummernde Reserven mobilisieren.
— Stufenweiser Bewegungsaufbau, der dem Verlauf von Muskelschlingen folgt.

Diagonale Bewegungs-
muster.

PNF-Pattern. PNF wird in **diagonalen Bewegungsmustern** (»pattern«) durchgeführt. Für jeden Hauptteil des Körpers unterscheidet man zwei Bewegungsdiagonalen. **Hauptteile** sind:
— Kopf,
— oberer Rumpf,
— unterer Rumpf,
— Arme und
— Beine.

Widerstands- und Halte-
übungen.

Jede **Diagonale** besteht aus zwei antagonistischen Bewegungsmustern mit den Hauptkomponenten Flexion und Extension und geht durch ein großes Gelenk, wie in ◻ **Abb. 4.31** veranschaulicht ist.

> **❶ Tipp**
> Die Bewegung der Extremität erfolgt in Richtung der Diagonalen und ihrer Parallelen. Der Kopf bewegt sich in den entsprechenden Diagonalen mit.

Durch Vordehnung (»stretch«) werden die Muskeln für eine optimale Kontraktion vorbereitet. Wiederholte Dehnungen nach erneuter Muskelkontraktion können zur Kontrakturbehandlung und zur weiteren Verbesserung der Muskelarbeit eingesetzt werden.

Bewegungsübungen werden vom Therapeuten je nach der Symptomatik des Patienten mit **Widerstands- und Halteübungen** kombiniert. Schwache und schlecht koordinierte Aktivitäten werden gefördert.

> **❶ Tipp**
> Ein zu hoher Muskeltonus wird durch den vom Therapeuten ausgeübten Führungswiderstand so gehemmt, dass der Patient eine zeitlich etwas verzögerte eben noch flüssige Bewegung durchführen kann.

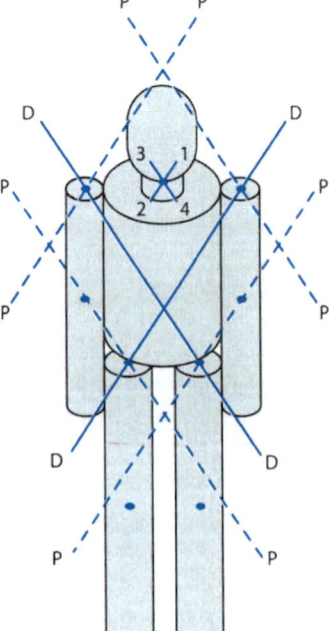

◻ **Abb. 4.31.   Bewegungsrichtungen der Übungen**
(Einzelheiten s. Text). *D* Diagonale, *P* Parallele). (Nach Reichel, unveröffentlicht)

Obere Extremität

*Extension–Adduktion–Innenrotation mit Flexion des
Ellenbogens*

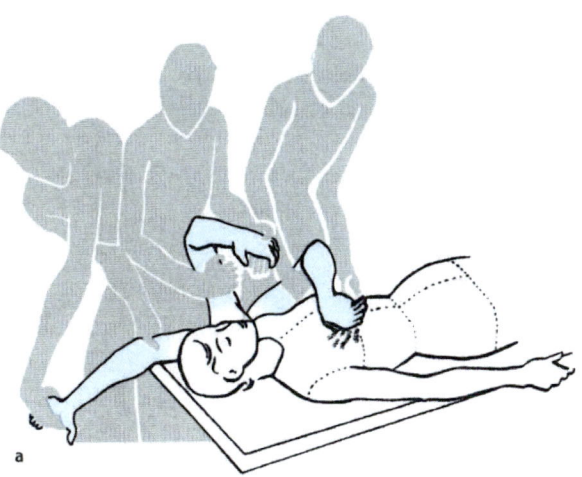

a

Untere Extremität

Extension–Adduktion–Außenrotation (D2 Ex)

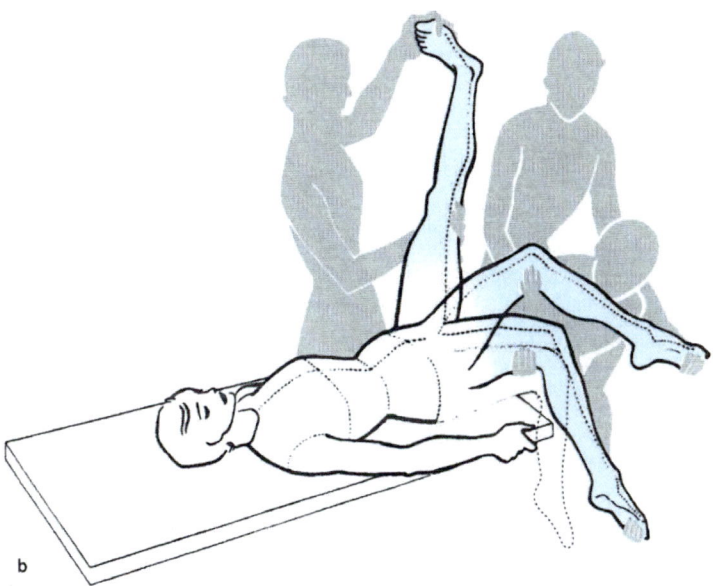

b

▪ Abb. 4.32. **a** Behandlung der oberen Extremität, **b** Behandlung der unteren Extremität (Einzelheiten s. Text).
(Nach Voss et al. 1988)

Behandlungsausschnitte sind in ▪ **Abb. 4.32 a** für die obere Extremität und in
▪ **Abb. 4.32 b** für die untere Extremität dargestellt.

> ❶ **Tipp**
> Für die **Behandlung der oberen Extremität** gilt folgendes Kommando: Ziehe! Drücke meine
> Hand! Drehe sie! Beuge deinen Ellenbogen! Zieh die Hand zu deiner Brust hinunter! Die Aktion
> verläuft von distal nach proximal an den Fingern beginnend über das Handgelenk den Ellen-
> bogen zur Skapula und Klavikula (Voss et al. 1988).
> Für die **Behandlung der unteren Extremität** wird folgendes Kommando eingesetzt: Stoße dei-
> nen Fuß hinunter und herein! Von der Hüfte aus hinunterstoßen, von mir weg! Der Funktions-

ablauf zieht von distal nach proximal. Er beginnt an den Zehen, verläuft dann über den Fuß, das Sprunggelenk über das Knie zur Hüfte (Voss et al. 1988).

Die Methode ist vom ursprünglichen Banktraining durch Komponenten wie Mattentraining, Gangschulung und Aktivitäten des täglichen Lebens weiterentwickelt worden.

Zusätzliche physikalische Therapien.

Zusätzliche Behandlungselemente. In der **physikalischen Therapie** werden folgende zusätzliche Behandlungselemente eingesetzt:
— Kälte,
— elektrische Stimulation,
— mechanische Vibration.

Bei der Hemiplegiebehandlung dominiert allerdings das Bobath-Konzept (s. ► Kap. 4.3, S. 199ff). Bei Funktionsstörungen, bei denen die **Gelenkmobilisation** im Vordergrund steht, werden u. a. zusätzlich zur PNF Elemente aus der manuellen Therapie und aus dem Maitland-Konzept verwendet (► Kap. 4.19, S. 357ff). PNF-Anteile findet man auch in der **Ergotherapie** beim Training der Aktivitäten des täglichen Lebens **(ADL)** und der **Sportphysiotherapie (Stretching)** (► Kap. 4.27, S. 431ff) wieder.

4.16.4   Indikationen

Hauptindikationen.

Aus den Anfängen der PNF-Behandlungen und den weiteren Entwicklungen haben sich hauptsächlich Erkrankungen aus dem neurologischen und orthopädischen Fachgebiet als besonders gut behandelbar erwiesen. Große Erfahrungen wurden Anfang der 50er Jahre mit Poliomyelitispatienten gewonnen (Kabat 1950, 1952; Kabat u. Knott 1953). Weitere Indikationen zur Behandlung mit PNF bei neurologischen Erkrankungen sind:
— Multiple Sklerose (Kabat et al. 1959a),
— zerebelläre Ataxien (Kabat 1955),
— kortikospinale Läsionen (Kabat et al. 1959b),
— Morbus Parkinson (Knott 1957),
— infantile Zerebralparese (Stotz 1959),
— geriatrische eingesteifte Patienten (Hedin-Andén 1994),
— Behandlung von Schlaganfallfolgen (Kabat 1960; Stern et al. 1970; Dickstein et. al 1986; Kraft et al. 1992; Hummelsheim u. Mauritz 1993).

Senn (1989) betont allerdings, dass bei zerebral bedingter Spastik gegenüber der alleinigen Anwendung der PNF-Technik Vorsicht geboten ist.

 Cave
Die PNF-Technik bei zerebral bedingter Spastik nur für Teilaufgaben einsetzen.

Häufige Indikationen, vor allem in der Orthopädie und Traumatologie, sind:
— HWS-Schleudertraumata (Knott u. Barufaldi 1961),
— degenerative Wirbelsäulenveränderungen (Knott u. Voss 1970) mit und ohne Fehlhaltung,
— Zustände nach Wirbelsäulenoperationen (Hedin–Andén 1994),
— degenerative Gelenkerkrankungen (Hedin-Andén 1994),
— muskuläre Verletzungen und Defizite (Hedin-Andén 1994),
— Gelenksteife (Etnyre u. Abraham 1986; Cornelius et al. 1992, Hedin-Andén 1994),
— rheumatoide Arthritis (Knott 1964),
— Z.n. Amputationen und operativem Gelenkersatz (Knott u. Mead 1956; Hedin-Andén 1994).

Überall, wo neuromuskuläre Dysfunktionen mit Atrophie, Kraftminderung und Koordinationsstörungen sowie Defizite der Stütz- und Zielmotorik als Symptom auftreten, können die Komplexbewegungen nach Kabat mit Gewinn eingesetzt werden.

4.16.5   Kontraindikationen

Akute entzündliche oder **postoperative Zustände** und **Gipsfixationen** sind Kontraindikationen für das direkte Arbeiten an den betreffenden Wirbelsäulen- oder Extremitätenabschnitten. In diesen Fällen kann man kontralateral an benachbarten oder in der Diagonale liegenden Extremitäten behandeln, um konsensuelle Effekte zu erzielen.

Wichtige Kontraindikationen.

> **Beispiel**
> Man kann nach dem Einsetzen einer Knieendoprothese rechts am linken Bein oder dem linken Arm arbeiten und die Irradiation **(Overflow)** auf das rechte Bein nutzen, um einer Atrophie durch Inaktivität vorzubeugen (Sullivan et al. 1985; Markos 1979).

Weitere Kontraindikationen sind:
— alle Erkrankungen, die mit einer erheblichen Beeinträchtigung des Patienten einhergehen (hohes Fieber, akuter Herzinfarkt, akute Pneumonie, akuter Schlaganfall u. a.),
— kognitive Defizite (Verwirrtheit, Demenz, Geisteskrankheiten, viele psychiatrische Erkrankungen usw.),
— akuter Schwindel,
— Morbus Menière und
— benigner paroxysmaler Lagerungsschwindel.

4.16.6   Klinische Erfahrungen und wissenschaftliche Untersuchungen

Stellung der PNF in der Krankengymnastik. Die Komplexbewegungen nach Kabat (PNF) sind durch die Zusammenarbeit eines Arztes und Neurophysiologen mit Krankengymnasten empirisch entwickelt worden. In den 50er–70er Jahren wurden Arbeiten zum Wirkungsnachweis an Patienten mit neurologischen und orthopädischen Erkrankungen und Funktionsstörungen veröffentlicht (Kabat 1950, 1952, 1955, 1960, 1961; Kabat et al. 1953, 1959a; Knott 1957, 1964; Knott et al. 1956, 1961, 1970). Die Methode ist unter den krankengymnastischen Verfahren auf neurophysiologischer Grundlage die am häufigsten angewendete Behandlungsmethode. Inzwischen ist sie Bestandteil der Lehrpläne der Lehranstalten für Physiotherapeuten.

Empirische Entwicklung.

Untersuchungen zur Wirksamkeit. Ärzte und Physiotherapeuten gehen vielfach davon aus, dass PNF anderen, besonders konventionellen krankengymnastischen Behandlungsformen in der Wirkung überlegen ist. Dies erweist sich erfahrungsgemäß vor allem hinsichtlich der Kraftentwicklung, der Beweglichkeit, der Koordination und der Stabilität, also all der neuromuskulären Funktionen, die für die Alltagsverrichtungen benötigt werden. Leider sind trotz der großen Verbreitung der Methode, ihrer vielseitigen Einsatzmöglichkeiten und der Vielzahl der in ihr ausgebildeten Therapeuten **entsprechende kontrollierte Untersuchungen bzw. klinische Studien kaum durchgeführt** worden. Die Frage, ob die PNF-Dehntechniken vergleichsweise zu anderen Dehnmethoden wirksamer seien, ist mehrfach mit nicht einheitlichen Ergebnissen geprüft worden. Eine Überlegenheit der PNF-Dehntechniken fanden an Gesunden die Autoren Cornelius et al. (1992), Etnyre u. Abraham (1986) und Sady et al.(1982).

Wenig kontrollierte Untersuchungen bzw. klinische Studien.

Methodenvergleiche an Patienten mit zentralen Hemiparesen. Vergleichende klinische Untersuchungen sind uns nur an Patienten mit zentralen Hemiparesen bekannt (Dickstein et al. 1986; Stern et al. 1970). In beiden Untersuchungen wurde **keine Überlegenheit der PNF-Methode gegenüber einer konventionellen krankengymnastischen Behandlung** beobachtet. Auch im Vergleich zu Elektrostimulationsverfahren des betroffenen Handgelenks war PNF nicht wirksamer (Kraft et al. 1992). Hummelsheim u. Mauritz (1993) nahmen in einer Übersichtsarbeit zu krankengymnastischen Behandlungsformen bei Hemiparesepatienten aufgrund der unterschiedlichen methodischen Ansätze an, dass sich eine Verbesserung von Kraft und Ausdauer einzelner Muskelgruppen durch PNF am effek-

Keine Überlegenheit der PNF-Methode bei Hemiparesen.

tivsten erzielen lasse. Als nachteilig werteten sie das Auftreten unerwünschter assoziierter Reaktionen und eine Zunahme der Spastik bei diesen Kranken. Eine Effizienz der Verwendung von Muskelketten für die Irradiation von Aktivierungseffekten halten sie durch EMG-Untersuchungen für belegt.

Untersuchungen an dieser umschriebenen Krankengruppe, für die weitere Behandlungskonzepte bestehen (s. ▶ Kap. 2.3.4, S. 114ff), erlauben allerdings keine Rückschlüsse auf den Wert einer PNF-Behandlung bei anderen Indikationen. Eine Prüfung der Frage, ob und inwieweit die PNF-Methode bei bestimmten Erkrankungen oder Funktionsstörungen anderen krankengymnastischen Verfahren überlegen ist, steht noch aus und wäre durch vergleichende, kontrollierte klinische Studien dringend wünschenswert.

4.16.7 Ausbildungsmöglichkeiten

Das Zentrum der PNF-Ausbildung liegt in Vallejo, Kalifornien, im Kaiser Foundation Rehabilitation Center. In Deutschland gibt es u. a. im Deutschen Verband für Physiotherapie-Zentralverband der Physiotherapeuten/Krankengymnasten (ZVK) e.V. die Arbeitsgemeinschaft PNF (Arbeitsgemeinschaft PNF im ZVK Kitty Hartmann, In den Nussgärten 21, D-61231 Bad Nauheim).

Ärzte, Physiotherapeuten/Krankengymnasten, Logopäden und Ergotherapeuten können an den das ganze Jahr über angebotenen Kursen teilnehmen. Masseure und med. Bademeister werden zu den Kursen nicht zugelassen. Nach einem Grundkurs mit 100 Unterrichtseinheiten je 45 min erfolgt eine Prüfung und Zertifikation durch akkreditierte Instruktoren. Nach bestandener Prüfung wird die Erlaubnis zur Anwendung der PNF-Methode erteilt und die erbrachte Leistung kann z.B. den Krankenkassen in Rechnung gestellt werden. Nach einer mindestens einjährigen beruflichen Anwendung der PNF-Methode schließen sich Aufbaukurse mit 50 Unterrichtsstunden und Sonderkurse an.

Literatur

Cornelius WL, Ebrahim K, Watson J, Hill DW (1992) The effects of cold application and modified PNF stretching techniques on hip joint flexibility in college males. Res Q Exerc Sport, 63, S 311–314

Dickstein R, Hocherman S, Pillar T, Shaham R (1986) Stroke rehabilitation. Three exercise therapy approaches. Phys Ther, 66, S 1233–1238

Etnyre BR, Abraham LD (1986) Gains in range of ankle dorsiflexion using three popular stretching techniques. Am J Phys Med, 65, S 189–196

Hedin-Andén S (1994) PNF – Grundverfahren und funktionelles Training Bank- und Mattentraining, Gangschulung. Gustav Fischer, Stuttgart Jena New York

Hummelsheim H, Mauritz KH (1993) Neurophysiologische Grundlagen krankengymnastischer Übungsbehandlung bei Patienten mit zentralen Hemiparesen. Fortschr Neurol Psychiatr, 61, S 208–216

Kabat H (1950) Studies on neuromuscular dysfunction XII: New concepts and techniques of neuromuscular reeducation for paralysis. Perm Found Med Bull, 8, S 121–143

Kabat H (1952) Studies on neuromuscular dysfunction. Arch Phys Med, 33, S 521–533

Kabat H, Knott M (1953) Proprioceptive facilitation technics for treatment of paralysis. Phys Ther Rev, 33, S 53–64

Kabat H (1955) Analysis and therapy of cerebellar ataxia and asynergia. Arch Neurol Psychiatry, 74, S 375–382

Kabat H, McLeod M, Holt C (1959a) The practical application of proprioceptive neuromuscular facilitation. Physiotherapy 45, S 87–92

Kabat H, McLeod M, Holt C (1959b) Neuromuscular dysfunction and treatment of corticospinal lesions. Physiotherapy 45, S 251–257

Kabat H (1960) Central mechanisms for recovery of neuromuscular function. Science, 112, S 23–24

Kabat H (1961) Proprioceptive facilitation in therapeutic exercise. In: Licht S, Johnson, EW (Hrsg) Therapeutic Exercise, 2. Aufl Waverly Press Inc., Baltimore

Knott M, Mead S (1956) Facilitation techniques in lower extremity amputations. Phys Ther Rev, 40, S 587–589

Knott M (1957) Report of a case of Parkinsonism treated with proprioceptive facilitation technics. Phys Ther Rev, 37, S 229

Knott M, Barufaldi D (1961) Treatment of whiplash injuries. Phys Ther Rev, 41, S 573–577

Knott M (1964) Neuromuscular facilitation in the treatment of rheumatoid arthritis. AM Phys Ther Ass, 44, S 737–739

Knott M, Voss DE (1970) Komplexbewegungen, Bewegungsbahnung nach Dr. Kabat 2. Aufl. Gustav Fischer, Stuttgart

Kraft GH, Fitts SS, Hammond MC (1992) Techniques to improve function of the arm and hand in chronic hemiplegia. Arch Phys Med Rehabil, 73, S 220–227

Markos PD (1979) Ipsilateral and contralateral effects of proprioceptive neuromuscular facilitation techniques on hip motion and electromyographic activity. Phys Ther, 59, S 1366–1373

Sady SP, Wortman M, Blanke D (1982) Flexibility training: ballistic, static or proprioceptive neuromuscular facilitation? Arch Phys Med Rehabil, 63, S 261–263

Senn E (1989) Komplexbewegungen nach Kabat (sog. PNF-Technik) In: Drexel H, Hildebrandt G, Schlegel KF et al. (Hrsg) Physikalische Medizin Bd 2, Weimann G (Hrsg) Krankengymnastik und Bewegungstherapie, Hippokrates, Stuttgart, S 38–45

Sherrington C (1961) The Integrative Action of the Nervous System. Yale University Press, New Haven, (1909), repr. Ed.

Stern PH, McDowell F, Miller JM, Robinson M (1970) Effects of facilitation exercise techniques in stroke rehabilitation. Arch Phys Med Rehabil, 51, S 526–531

Stotz S (1959) Form- und Funktionsstörungen der Bewegungsorgane im Säuglings- und Kindesalter, insbesondere bei Zerebralparesen. In: Schmidt KL, Drexel H, Jochheim KA (Hrsg) Lehrbuch der Physikalischen Medizin und Rehabilitation, Gustav Fischer Stuttgart Jena New York, S 456–457

Sullivan PE, Portney LG (1980) Electromyographic activity of shoulder muscles during unilateral upper extremity proprioceptive neuromuscular facilitation patterns. Phys Ther, 60, S 283–288

Sullivan PE, Markos PD, Minor MAD (1985) PNF – Ein Weg zum therapeutischen Üben Propriozeptive neuromuskuläre Fazilitation: Therapie und klinische Anwendung. Gustav Fischer Stuttgart New York

Voss DE, Ionta MK, Myers BJ (1988) Propriozeptive Neuromuskuläre Fazilitation Bewegungsmuster und Techniken. 4. deutsche Auflage, Gustav Fischer, Stuttgart New York

4.17 Funktionelle Bewegungslehre nach Klein-Vogelbach

C. Mucha

4.17.1   Funktionelle Grundlagen

Leitbild eines normalen
Bewegungsverhaltens.

Grundlage der Funktionellen Bewegungslehre nach Klein-Vogelbach ist das **Leitbild eines normalen Bewegungsverhaltens des gesunden Menschen**, der sich »natürlich bewegt« und seine Bewegungen als etwas Selbstverständliches und Angenehmes empfindet. Dem Betrachter erscheint diese Bewegung harmonisch und schön. Umgekehrt werden Fehlbewegungen als abweichend vom Normalen und als etwas Störendes wahrgenommen, unabhängig von der auslösenden Ursache.

Gesunde Wahrnehmung
und Orientierung.

Voraussetzungen einer normalen Bewegung. Als Voraussetzung für eine normale Bewegung wird eine **gesunde Wahrnehmung** des Individuums und seine **Orientierung** angesehen. Diese ist dreigeteilt: Die **Orientierung am eigenen Körper** ist eine Leistung der kinästhetischen Wahrnehmung. Sie vermittelt in ihrer statischen Qualität Orts-, Abstands- und Distanzempfindung. In ihrer dynamischen Qualität vermittelt sie Abstands- und Distanzveränderungen und Empfindungen der Richtung einer Bewegung.

Die **Orientierung im Raum** ist durch die Schwerkraft geprägt und schafft das Bezugssystem oben und unten. Durch sie stellt der Mensch seine Beziehung zur Umwelt her, indem er sein Gewicht an den Kontaktstellen mit der Umwelt erlebt.

Die **Orientierung vom eigenen Körper** aus wird durch das Gesichtsfeld bestimmt, indem der Raum durch die Horizontalen gegliedert wird. Es entsteht das Bezugssystem vorne – hinten – rechts – links (Klein-Vogelbach 2000).

Dreidimensionales Koordi-
natensystem.

Wichtige Orientierungslinien. Für die Orientierung des Therapeuten am Patienten dient u. a. das **dreidimensionale Koordinatensystem aus der Neutral-0-Methode** mit Transversal-, Frontal- und Sagittalebene.

Zudem werden die **Körperdiagonalen** als Verbindungslinien des Mittelpunkts eines Hüftgelenks mit dem Mittelpunkt des gegenseitigen Schultergelenks und der Schnittpunkt der beiden Körperdiagonalen als »funktioneller« Körpermittelpunkt beobachtet.

Weitere wichtige Orientierungslinien stellen die **Körperlängsachse** als Schnittlinie von Symmetrieebene und mittlerer Frontalebene und damit -achse mit frontosagittaler Ausdehnung dar. Sie verläuft in enger Beziehung zur Wirbelsäule und kann in aufrechter Haltung als Kennzeichnung der normalen Haltung dienen.

Die **Durchmesser des Brustkorbs** in frontotransversaler- und sagittotransversaler Ebene dienen ebenfalls als Orientierungslinien, mit deren Hilfe Lageveränderungen des Körpers bzw. Haltungsabweichungen gekennzeichnet werden können.

Eigene Nomenklatur.

Beschreibung der Bewegungen im System. Da Bewegungen als Lageveränderung einzelner Körperteile zueinander definiert werden, die sich in den Gelenken vollziehen, werden solche Bewegungen als Stellungsänderung von »Hebeln«, »Zeigern« und »Verschiebekörpern« durch Distanzveränderung zwischen körpereigenen Punkten wahrnehmbar. Im Gegensatz zur anatomischen Nomenklatur wird deshalb in eigener Nomenklatur von **Drehpunkt, Schaltstelle der Bewegung** und **Bewegungsniveau** gesprochen. Letzteres gilt besonders für die Funktionsabschnitte der Wirbelsäule. Das dreidimensionale Koordinatensystem dient als Bewegungsachse für Wirbelsäule-, Kopf- und proximale Extremitätengelenke.

Einteilung in vier
Abschnitte.

Funktionelle Körperabschnitte. Die Bewegung stellt eine in der Zeit verlaufende Veränderung der Gelenkstellung innerhalb des Körpers und als Ortsveränderung des Körpers im Raum dar. Der **Körper wird in funktionelle Körperabschnitte (KA) eingeteilt**, deren Bewegungsverhalten in einer Analyse als funktionelle Einheit betrachtet wird. Dabei gelten folgende funktionelle Körperabschnitte:

- KA-Kopf,
- KA-Brustkorb,
- KA-Becken,
- KA-Extremitäten.

Die **Stabilisation der Brustwirbelsäule** in ihrer Null-Stellung wird als eine zentrale Aufgabe der Haltung angesehen. Diese Stabilisation ist eine dynamische, da die ständig ankommenden Bewegungsimpulse durch antagonistische Aktivitäten aufgefangen, aufgehalten und weitergegeben werden. Außer den Bewegungsimpulsen der Extremitäten ist es die Lageveränderung der Körperlängsachse im Raum und die kostale Atembewegung der Rippen, die die Stabilisation der Brustwirbelsäule in ihrer Null-Stellung einer ständigen tonischen Veränderung unterwirft. Durch die Beweglichkeit des Körperabschnitts Brustkorb ist eine ökonomische Haltung gewährleistet.

Aktivitätszustände der Muskulatur. Muskeln werden als Effektor von Haltung und Bewegung, als Beweger von Gewichten, als Heber von Gewichten, als Bremser fallender Gewichte oder als Verhinderer des Falls von Gewichten interpretiert und die Bewegung entsprechend dieser Funktionsaufgaben analysiert.

12 Aktivitätszustände.

Die Vielfalt von Haltungs- und Bewegungsmöglichkeiten und ihrer Lage im Raum unter der Einwirkung der Schwerkraft fordert der Muskulatur verschiedene Aktivitätszustände und -arten ab. Diese werden definiert, um sie dann bei der Analyse von Haltung und Bewegung zu identifizieren, auf bestimmte Körperabschnitte zu beziehen und zu benennen bzw. in der Therapie hervorzurufen. Es werden **12 Aktivitätszustände** definiert:

- ökonomische Aktivität,
- Parkierfunktion,
- Stabilisation,
- potentielle Beweglichkeit,
- Unterstützungsfläche,
- Stützfunktion,
- Druckaktivität,
- Abstützaktivität,
- Spielfunktion,
- Hängeaktivität,
- Brückenaktivität,
- Abdruckaktivität.

Zu den **Kriterien der Aktivitätsarten**, die wichtig für die Analyse der Bewegungsabläufe sind, gehören:

Aktivitätsarten.

- **Die weiterlaufende Bewegung**: wenn sich ein Bewegungsimpuls auf die benachbarten Schaltstellen der Bewegung in Bezug auf Richtung, Intensität und Tempo gleichsinnig fortpflanzt.
- **Die Widerlagerung der weiterlaufenden Bewegung**: Begrenzung der weiterlaufenden Bewegung.
- **Die Ausweichbewegung**: unökonomische, unzweckmäßige, nicht gewollte weiterlaufende Bewegung.

Ausweichbewegungen sind **unökonomische, unerwünschte, aus der Bewegungsrichtung abweichende weiterlaufende** Bewegungen zur Widerlagerung oder Veränderung der Unterstützungsfläche. Solche Ausweichbewegungen imponieren wie Gleichgewichtsreaktionen. Deshalb werden sie auch als Ausweichmechanismen bezeichnet; wenn sie den Gang betreffen, als Hinkmechanismen (Klein-Vogelbach 2000).

Ausweichbewegungen.

»Mobile« und »Stabile«. Potentielle Beweglichkeit ist die Reaktionsbereitschaft oder Bewegungsbereitschaft alerter Effektoren. Damit ist sie ein Charakteristikum der natürlichen, aufrechten Haltung und Bewegung. Körperabschnitte, bei denen die potentielle Beweglichkeit vorherrscht, werden »Mobile« (KA-Becken, -Arme, -Beine, -Kopf) und solche, bei denen die Stabilisation vorherrscht, »Stabile« (KA-Brustkorb) genannt. Der Brustkorb als »Stabile« erlaubt dem Becken, mit der Lendenwirbelsäule als »Mobile« zu funktionieren. Ohne diese Voraussetzung ist weder potentielle noch effektive Beweglichkeit der Hüftgelenke und der Lendenwirbelsäule möglich.

Potentielle Beweglichkeit.

Beachte

Bei guter Haltung sind die »Mobile« und »Stabile« funktionell harmonisch aufeinander abgestimmt.

Definition von Erscheinungsmerkmalen.

Bewegungsanalysen. Um funktionelle Körperabschnitte, Widerlagerung und weiterlaufende Bewegung in die Bewegungsanalyse und die Konzeption einer funktionellen Therapie zu integrieren, werden in der Funktionellen Bewegungslehre nach Klein-Vogelbach **Erscheinungsmerkmale der Stabilisation, der Stützfunktion, der Spielfunktion** und der **Parkierfunktion** definiert und benutzt.

Die Informationen durch Orientierungs-Punkte/Linien/Achsen, die durch Beobachtungen (ggf. Messungen) von Haltung und Bewegung erhoben werden, werden benutzt zur:

- Analyse von Konstitution, Kondition, Statik, Beweglichkeit und Bewegungsverhalten eines Patienten und
- Definition differenzierter Bewegungsinstruktionen.

Beobachtungskriterien.

Beobachtung pathologischer Bewegungsmuster. Durch die unmittelbare Beobachtung auf der Grundlage allgemeiner Gesetze von Statik und Bewegung des menschlichen Körpers (hypothetische Normen) sollen pathologische Abweichungen wahrgenommen, analysiert, interpretiert und für therapeutische Übungen geordnet werden. **Für die Beobachtungskriterien werden u. a. herangezogen:**

- Gesichtspunkte der funktionellen Anatomie (Klein-Vogelbach 1964).
- Grundlagen der Neutral-o-Methode.
- Anthropometrische Ergebnisse von Kollmann (zit. n. Bronner 1984).

Manche Aspekte der Funktionellen Bewegungslehre nach Klein-Vogelbach **erinnern an die hypothetischen physiologischen Grundlagen der Entwicklungskinesiologie von Vojta** (1981) (s. ► Kap. 4.29, S. 451ff), wie beispielsweise:

- qualitative und quantitative Abweichungen von der Idealität (Normalität),
- die Stabilisierung als Grundlage für phasische Bewegungsfähigkeit,
- Bewegungslernen als Resultat von Sinneswahrnehmung der Umwelt,
- reflektorische Bewegungsmuster als Reaktionsübungen für therapeutische Beeinflussung gestörter Bewegungsgrundlage und
- ihre Abhängigkeit von zentralen Bewegungsprogrammen.

4.17.2   Behandlungsziele

Didaktische Bewegungsschulung.

Die Funktionelle Bewegungslehre soll dem Therapeuten ein **lernbares Verfahren** an die Hand geben, mit dem er ausschließlich durch Beobachten und Betasten charakteristische Merkmale in der Vielfalt eines Bewegungsablaufs herausfinden kann. Indem er sich am Leitbild des normalen Bewegungsverhaltens eines gesunden Menschen orientiert, soll er erkennen, wann und warum sich »Abweichungen« ergeben. Anhand des analysierten funktionalen Problems werden durch Behandlung und/oder didaktische Bewegungsschulung notwendige Veränderungen im Bewegungsverhalten des Patienten angestrebt. Dabei sollen Übungen und **Behandlungstechniken** an jeden Patienten **individuell angepasst** werden, um an Krankheitsbildern orientierte, schematische Behandlungen zu vermeiden.

 Tipp

Mit Hilfe von **Phantasiebildern** werden bei Patienten erwünschte Bewegungsabläufe hervorgerufen. Sie sind auch ein geeignetes Mittel für den Patienten, ohne Therapeuten weiterzuarbeiten.

Die funktionelle Bewegungsanalyse soll als Denkarbeit verstanden werden, aus der die Konsequenz für therapeutische Maßnahmen resultiert. Dabei strebt der Therapeut als

Leitbild das normale Bewegungsverhalten an, wenn die Schädigung des Bewegungsverhaltens reversibel ist, und den optimalen Kompromiss, wenn diese irreversibel ist.

4.17.3 Behandlungsprinzipien und Art der Techniken

Die analytischen Kriterien der Funktionellen Bewegungslehre nach Klein-Vogelbach weisen den Weg zu einer funktionellen Bewegungstherapie. Diese besteht einerseits in der Anwendung **manueller Techniken** und andererseits in **didaktischer Bewegungserziehung** und **Funktionsschulung**.

Techniken einer funktionellen Bewegungserziehung.

In der Therapie wird versucht, den **früheren Bewegungszustand wiederherzustellen**.

Manuelle Behandlungstechniken

In der Therapie wird versucht, einen vorhandenen Defekt innerhalb der normalen Bewegungsentwicklung und des normalen Bewegungsverhaltens zu integrieren, um den früheren Bewegungszustand wiederherzustellen. Der Therapeut mit seinem gesunden ZNS und Leitbild des normalen Bewegungsverhaltens soll zum Bewegungsplaner des Patienten werden.

Die Techniken sind **manuelle Überbrückungsmanöver**, die die gestörte Funktion der Übung zugänglich machen. Durch die manuellen Techniken versucht man, beim Patienten bestimmte Reaktionen hervorzurufen. Dabei wird die **einfühlend vorgenommene Manipulation** als kinästhetisch-taktile Wahrnehmungsschulung für den Patienten angesehen, durch die reflektorische Bewegungsreaktionen bei ihm initiiert werden sollen, die er wegen seiner Behinderung selbst nicht mehr hervorrufen kann. Auf diese Weise soll dem Körper eine Chance gegeben werden, Funktionen zurückzugewinnen. Vielleicht werden es nur Ersatzfunktionen sein können, die durch Schulung ungenützter Reserven im ZNS herangebildet werden. Sie sollen aber im Rahmen der bleibenden Läsion die Behinderung verkleinern.

Einfühlend vorgenommene Manipulation.

Zu den manuellen Techniken gehören:
— manuelle Bearbeitung des Gewebes,
— Geben von Widerstand,
— Geben von Unterstützung,
— Stellungsänderung des Patienten in Bezug auf die Lage seiner Bewegungsachsen zur Schwerkraft.

Didaktik

Bewegungsinstruktion soll auf der reaktiven Ebene erfolgen.

Verständigungsmittel zwischen Therapeuten und Patienten ist die **Sprache**. Bewegungsaufträge können jedoch nur befolgt werden, wenn sie eine Anregung sind, um einen bekannten, oft genutzten Bewegungsablauf in Gang zu setzen. Letzteres kann aber nur selten vorausgesetzt werden. Darüber hinaus entzieht sich normales Bewegungsverhalten weitgehend der Steuerung durch das Bewusstsein. Schließlich erzeugt die bewusste Steuerung Hyperaktivität und führt mit der Zeit zu verkrampfter Haltung und Bewegung. Daher sollte die Bewegungsinstruktion auf der reaktiven Ebene erfolgen und beim Patienten diejenigen Meldesysteme ansprechen, die den Kontakt mit der Außenwelt herstellen.

Verbale Bewegungsinstruktionen.

Meldesysteme. Hierfür dient das:
— Sichtbare,
— Riechbare,
— Tastbare,
— Hörbare.

Orientierung am eigenen Körper.

Besonders hilfreich ist die Phantasie, der Trieb zum Agieren, Nachahmen, Darstellen und zum Übertreiben. Dabei sollen die angeborenen und erworbenen Fähigkeiten des Individuums eingesetzt werden, **sich am eigenen Körper, vom eigenen Körper aus und im Raum**

zu orientieren. Dem Therapeuten stehen für die Instruktion von Bewegungsaufträgen mehrere Möglichkeiten zur Verfügung:

- Die Bezeichnung von zwei Punkten am Körper des Patienten, deren Abstand vergrößert oder verkleinert werden soll.
- Die Bezeichnung topographisch umschriebener Hautzonen, in denen der Patient die Haut entspannen oder in Falten legen soll.
- Durch Bezeichnung von:
  - fixen oder mobilen Punkten, die der Umwelt des Patienten angehören,
  - Richtungen, die sich auf die Einwirkung der Schwerkraft beziehen (oben, unten),
  - Richtungen, die sich auf die Körperhaltung des Patienten beziehen (vorne, hinten, rechts, links),
  - Punkten am Körper des Patienten, die sich annähern oder voneinander entfernen, die sich in einer bestimmten Richtung bewegen oder stillstehen, während andere Punkte sich bewegen.

Bewegungsrichtung. Die **wichtigste Information für den Patienten** bei der Instruktion einer Bewegung ist die Bewegungsrichtung. Sie kann am besten befolgt werden, wenn sie geradlinig ist und horizontal oder vertikal verläuft. Für eine richtige reaktive Bewegung müssen so viele Konditionen gestellt werden, dass der Patient keine abweichenden Interpretationsmöglichkeiten hat. Dies ist besonders wichtig bei der Behandlung von Ersatz- und Ausweichmechanismen.

Übungsablauf.

Aktio-Reaktio-Conditio-Limitatio-Prinzip. Die therapeutischen Übungen folgen einem Aktio-Reaktio-Conditio-Limitatio-Prinzip. **Aktio** vollzieht sich in Form einer Primärbewegung, die **Reaktio** in Form aktivierter passiver Widerlagerung oder in Form von Veränderungen der Unterstützungsfläche. Aktio kann auch in Form von beschleunigenden Gewichten auftreten, genauso wie Reaktio in Form von bremsenden Gewichten auftreten kann. Die **Conditio** tritt auf in Form von gleich bleibenden Abständen am Körper des Patienten, die **Limitatio** in Form von Stabilisation und aktiver Widerlagerung. Conditio erfolgt durch absolute und/oder relative räumliche Fixpunkte; Limitatio durch Begrenzung der Primärbewegung einer aktivierten passiven Widerlagerung und einer Veränderung der Unterstützungsfläche. Die Conditio bestimmt das Bewegungstempo, die Limitatio die ökonomische Aktivität durch Finden des Idealtempos.

Therapeutische Übungen

Geplante Bewegungsabläufe.

Therapeutische Übungen sind zweckmäßig erdachte und **geplante Bewegungsabläufe** oder Aktivitätsveränderungen. Sie grenzen ein analysiertes funktionelles Defizit im Bewegungsverhalten so ab, dass Ausweichmechanismen vermieden werden und die angestrebte Funktion eindeutig stimuliert in Erscheinung tritt.

Alle Übungen orientieren sich an dem Ziel reaktiver Bewegungsschulung zum Ausgleich von analysierten und definierten, individuellen Funktionsdefiziten, um so ein möglichst optimales Bewegungsverhalten zu erarbeiten.

Ökonomie. Grundlage der Bewegungsübungen sollen Ökonomie durch **Hubarmut** und **dynamische Stabilisation** sein. Die Übungen müssen an den Patienten angepasst werden in Bezug auf:

- Kondition,
- Konstitution,
- Beweglichkeit und
- Statik.

Koordination und Konstitution.

Da die **Kondition** eines Patienten sich im Behandlungsverlauf verändert, gilt es, entsprechende Anpassungen vorzunehmen. Demgegenüber ist die **Konstitution** eine Konstante. Die **Beweglichkeit** ist von der Konstitution und auch von der Kondition abhängig. Die **Statik** des Patienten zeigt in ihrer Abweichung von der Norm das behandlungsbedürftige funktionelle Defizit. Kondition, Statik und konditionell bedingte Beweglichkeit bzw. Bewegungseinschränkung bestimmen die Dosierung und die Teilziele der therapeutischen Übung. Daran sollten sich auch Auswahl, manipulierende und didaktische Hilfen ausrichten.

Grundübungen. Einige **Modelle therapeutischer Übungen**, die durch Variation an Kondition und Konstitution des Patienten angepasst und für definierte Bewegungsprobleme herangezogen werden können, sind:

Modelle therapeutischer Übungen.

— die sog. »Frösche« als funktionelles Bauchmuskeltraining,
— die »Vierfüßler« als funktionelles Rückenmuskeltraining,
— das »funktionelle Rotationstraining« um die Körperlängsachse und um die Oberschenkellängsachsen,
— das »funktionelle Atemtraining«,
— die »funktionelle Behandlung statisch bedingter Wirbelsäulensyndrome«, z. B. unter hubfreier/-armer Mobilisation der Wirbelsäule bzw. der Hüftgelenke, wobei auch die sog. »mobilisierende Massage« zum Einsatz kommt (Klein-Vogelbach 1992).

Hubfreie Mobilisation bedeutet, dass die Bewegungsachse, um die die Mobilisation erfolgt, vertikal steht. Diejenige Muskulatur, die die Bewegung ausführt, hat dann das Gewicht des bewegten Hebelarms weder zu heben noch zu senken, sie muss nur den Reibungswiderstand gegen die Unterlage überwinden.

Gleichgewichtsreaktionen. Für Gleichgewichtsreaktionen, besonders auch im Bereich der Wirbelsäule, werden eine Reihe von **Übungen mit dem Ball** empfohlen, da durch die Gefährdung der Balance auf diesem Übungsmittel bei relativ großer Unterstützungsfläche gezielte Gleichgewichtsreaktionen provoziert werden können, ohne den Patienten zu gefährden. Bewusste Bewegungen können dadurch auf ein Minimum beschränkt werden (Klein-Vogelbach 1990).

Übungen mit dem Ball.

Gangschulung. Das gleiche Prinzip gilt auch für die Gangschulung. Für sie wurden **8 Beobachtungskriterien** aufgestellt:

Beobachtungskriterien.

— Vorwärtstransport von Brustkorb und Kopf in frontotransversaler Achse zur Fortbewegungsrichtung,
— Gangtempo,
— Spurbreite,
— Schrittlänge,
— Erhaltung und Ausdehnung der Körperlängsachse und ihrer vertikalen Ausdehnung,
— Erhaltung der Fußachse und die räumliche Einstellung in Fortbewegungsrichtung,
— Gehbewegungen von Becken und Beinen,
— gangtypische Bewegung von Armen in Reaktion auf Becken und Beinbewegung.

Sie beziehen sich auf Teilaspekte des Gangablaufs und wurden mit entsprechenden »Modellübungen« ausgestattet (Klein-Vogelbach 1995).

4.17.4 Indikationen

Da sich die Funktionelle Bewegungslehre nach Klein-Vogelbach nicht auf Krankheitsbilder bezieht, sondern ein **krankheitsbedingtes »Abweichen« vom gesunden Bewegungsverhalten** therapieren will, existieren **keine** einzelnen Krankheiten zugeordnete Indikationskriterien.

Abweichungen vom gesunden Bewegungsverhalten.

> ❗ Beachte
> Die Funktionelle Bewegungslehre ist ein **Mittel des didaktischen Umgangs** in der Problemlösung für den Therapeuten und zwischen Therapeuten und Patienten.

Hier bietet sie besonders Möglichkeiten, wahrnehmungsgestörtes Bewegungsverhalten reaktiv zu therapieren. Deshalb können **statisch bedingte Fehlhaltungen** u. a. bei degenerativen Erkrankungen der Wirbelsäule und der Gelenke der unteren Extremitäten ebenso wie **funktionelle Atemstörungen** als indiziert angesehen werden. Das gilt gleichermaßen für **Gangstörungen**, die unabhängig von ihrer Ursache therapiert werden können.

Ungeachtet dessen dürften Elemente der Funktionellen Bewegungslehre auch in viele **krankheitsspezifische Behandlungspläne** einfließen, vor allem, wenn reflektorische Bewegungsreaktionen zur Einübung von Ersatzfunktionen bei Behinderung sinnvoll und notwendig sind. Das kann auch für die Behandlung behinderter Kinder gelten. Da eine gestörte Wahrnehmung, ungeachtet ihrer Ursache (Schmerz, Bewegungseinschränkung, Funktionsausfall, psychische Faktoren oder nur schlechte Gewohnheit), zu unökonomischen Ausweichbewegungen führt, kann hierfür die reaktive Bewegungsschulung angezeigt sein.

4.17.5   Kontraindikationen

Kontraindikationen sind relativiert.

Sie sind wegen der Prämisse einer individuellen Therapieanpassung relativiert und bisher nicht bekannt. In Zukunft dürften diese eher aus noch ausstehenden Therapievergleichen mit alternativen, vorwiegend krankheitsspezifischen Übungsmethoden resultieren.

4.17.6   Klinische Erfahrungen und wissenschaftliche Untersuchungen

Therapievergleich.

Eine aufwendige Recherche in den repräsentativen Datenbanken der Medizinischen Zentralbibliothek hat **keine Veröffentlichungen** zur klinischen Erfahrung, Therapievergleichen und -ergebnissen gebracht. Für die überwiegend krankengymnastischen Veröffentlichungen bilden die vier Lehrbücher von Frau Klein-Vogelbach die Grundlage. Sie beziehen sich auf Teildarstellungen von funktionellen Befunden und Übungsbeispielen nach der Funktionellen Bewegungslehre; z.B. bei Schulter- (Bürge 1984), Hüft- (Bronner 1984), Gang- (Klein-Vogelbach 1974) und Wirbelsäulenbehandlungen (Schmitt 1984). Für diese werden in der Regel einige **Anwendungsbeispiele** dargestellt. Zum Teil werden zwar Empfehlungen zur Therapie des spastischen Gangs (Künzle 1997), zur Wirbelsäulentherapie bei Berufsmusikern (Klein-Vogelbach 1997), bei degenerativen Wirbelsäulensyndromen (Bronner 1986) und Haltungsschäden (Stüvermann 1995) gegeben, ohne jedoch in den Artikeln auf eigene Ergebnisse hinzuweisen oder diese klar zu dokumentieren.

Ein Beitrag von Meier u. Berner-Kaldenhoff (1995) über Diagnose und Therapie der Gangunsicherheit enthält **marginale Vergleichsergebnisse** nach der dort durchgeführten »Stufentherapie«, die sich durch positive Ergebnisse auszeichnet, für die aber nur einzelne Elemente der Funktionellen Bewegungslehre nach Klein-Vogelbach in Kombination mit anderen Verfahren eingesetzt wurden.

Deshalb kann derzeit nicht einmal eine Tendenz aus systematischen Beobachtungen bzw. Erfahrungsstudien resümiert werden. Therapeutische Vergleichsstudien scheinen **nicht** zu existieren.

4.17.7   Ausbildungsmöglichkeiten

Die Arbeitsgemeinschaft »Funktionelle Bewegungslehre Klein-Vogelbach im Zentralverband Krankengymnastik« bietet für die Funktionelle Bewegungslehre (FBL) Fortbildungskurse an. Diese bestehen aus 2 Teilen mit je 40 Unterrichtsstunden in insgesamt 8 Tagen. Im ersten Teil werden »Lernen und Lehren« und im zweiten Teil das Therapiekonzept schwerpunktmäßig abgehandelt.

Für Physiotherapeuten, die beide Kurse absolviert haben, gibt es eine Therapeuten-Prüfung mit folgendem Prüfungsinhalt:
- Erheben eines funktionellen Status und Formulieren des funktionellen Problems.
- Problembezogenes Anwenden der Behandlungstechniken und therapeutischen Übungen bzw. Ballübungen der FBL.
- Anpassen und Instruieren einer therapeutischen Übung.

Nachdem die Prüfung bestanden ist, können die Therapeuten regionale Übungsgruppen leiten und an speziellen, von der Internationellen Arbeitsgemeinschaft der FBL-Instruktoren organisierten Fortbildungen für FBL-Klein-Vogelbach-Therapeuten teilnehmen.

Regionale Übungsgruppen, Seminare und Workshops mit speziellen Fortbildungsthemen werden zahlreich angeboten. Die FBL-Klein-Vogelbach scheint derzeit noch nicht verbindlicher Bestandteil aller Schulen für Physiotherapie zu sein. Teil des Lehrplans ist es an der Schule für Physiotherapie des Kantonspitals Basel, an der Frau Klein-Vogelbach unterrichtete und ihr Konzept erarbeitet hat.

Literatur

Bronner O (1984) Die krankengymnastische Behandlung des Hüftgelenks aus der Sicht der Funktionellen Bewegungslehre. Krankengymnastik 36:283–289

Bronner O (1986) Der lumbale Schmerz – Interpretation und Behandlung aus der Sicht der Funktionellen Bewegungslehre nach Klein-Vogelbach. Krankengymnastik 38:81–83

Bürge E (1984) Einführung in die Funktionelle Bewegungslehre am Beispiel der Schulterbehandlung. Krankengymnastik 36:434–441

Klein-Vogelbach S (1964) Krankengymnastische Probleme der funktionellen Anatomie: Ganganalyse vom Standpunkt der zeitlichen Koordination der Gelenkbewegungen. Krankengymnastik 10:273–275

Klein-Vogelbach S (1974) Gangtypische Bewegungsabläufe und didaktische Hinweise zur krankengymnastischen Behandlung. Krankengymnastik 4:118–119

Klein-Vogelbach S (1977) Funktionelle Bewegungslehre. 2. Aufl, Springer, Berlin Heidelberg New York

Klein-Vogelbach S (1990) Ballgymnastik zur Funktionellen Bewegungslehre – Analysen und Rezepte. 3. Aufl., Springer, Berlin Heidelberg New York

Klein-Vogelbach S (1992) Therapeutische Übungen zur Funktionellen Bewegungslehre – Analyse und Instruktion individuell anpassbarer Übungen. 3. Aufl., Springer, Berlin Heidelberg New York

Klein-Vogelbach S (1995) Gangschulung zur Funktionellen Bewegungslehre. 1. Aufl. Springer, Berlin Heidelberg New York

Klein-Vogelbach S, Staehelin-Schlimm S (1997) Basis-Körperschulung für alle Musiker. Krankengymnastik 4:572–576

Klein-Vogelbach S (2000) Funktionelle Bewegungslehre. 5. Aufl. Springer, Berlin Heidelberg New York

Künzle U (1997) Funktionelle Gangschulung bei Spastik. Krankengymnastik 49:588–596

Meier RK, Berner-Kaldenhoff N (1995) Integration von praxisnaher Funktionsdiagnostik und moderner krankengymnastischer Therapie – Stufendiagnostik und Therapie von Gangunsicherheiten. Krankengymnastik 47: 783–794

Schmitt W (1984) Die idiopathische Skoliose aus der Sicht der Funktionellen Bewegungslehre. Krankengymnastik 36:2–10

Stüvermann R (1995) Der Brustkorb als Stabile im funktionellen Zusammenspiel mit den angrenzenden mobilen Körperabschnitten. Krankengymnastik 47:636–652

Vojta V (1981) Die zerebralen Bewegungsstörungen im Säuglingsalter. Enke, Stuttgart

4.18 Konzentrative Bewegungstherapie

H. Becker

4.18.1   Psychosomatische Grundlagen

Leib-seelische Zusammen-
hänge.

Äußere und innere Reize. Die Konzentrative Bewegungstherapie ist eine **psychosomatische Behandlungsmethode.** Sie basiert auf unserem Wissen über **leib-seelische
Zusammenhänge** sowohl im Sinne eines Korrelats als auch einer Wechselwirkung. Aus
entwicklungspsychologischer Sicht ist das **Ich** zunächst in der Säuglingsphase vor allem
ein körperliches (Freud 1923). Die Vorstellung vom eigenen Körper und deren psychischen Repräsentanzen geht über Spannung-Entspannung, Lust-Unlust durch innere und
äußere (vom Säugling nur teilweise zu unterscheidende) Reize. Die **äußeren Reize** werden vorwiegend zunächst von der Mutter oder einer anderen engen Beziehungsperson
gesetzt, die **inneren Reize** vorwiegend von dieser befriedigt. So wird es verständlich, dass
dem Umgang mit dem Säugling in dieser Zeit eine elementare Bedeutung zukommt. Hier
wird die Basis für eine individuell notwendige Körperbesetzung und für einen ausreichenden Körper-Narzissmus gesetzt, was für seine gute weitere Entwicklung wichtig ist.
Erst eine befriedigende libidinöse Besetzung der Körperlichkeit des Kindes durch seine
Umgebung ermöglicht im Sinne des primären Narzissmus eine befriedigende Zuwendung zur Objektwelt.

Bedeutung der eigenen Körperbesetzung. In schweren pathologischen Zuständen,
wie dem von Spitz (1969) beschriebenen Hospitalismus wird deutlich, wie über mangelnde
konstante Zuwendung, also auch fehlenden Außenreiz eine eigene Vorstellung des Körpers
nur unzureichend entstehen kann.

 Beachte
Die eigene Vorstellung des Körpers ist die **eigentliche Basis für eine möglichst** symptomfreie
Weiterentwicklung.

Folgen bei mangelnder
Zuwendung und fehlender
Außenreizen.

An den Symptomen des Hospitalismus kann man beobachten, wie elementar wichtig die
eigene Körperbesetzung für das leibliche wie psychische Überleben ist. So sind gerade
Krankheitssymptome und Schmerz, wenn auch in narzisstisch eingeengter Weise, Ausdruck einer verstärkten Körperbesetzung, d.h. das Symptom selbst hat eine rettende Funktion und kann gleichzeitig eine neue Basis der Gesundung sein. Diese klinische Erfahrung,
die eine Art Grundlagenforschung der Entwicklung darstellt, lehrt, dass es in der Therapie
nicht lediglich um eine Symptombeseitigung gehen darf. Das Symptom des Schaukelns mit
dem Kopf (Jactatio capitis) beim Säugling und Kleinkind im Rahmen des Hospitalismus
stellt einen solchen Rettungs- und Gesundungsversuch dar. Das Kind versucht, die notwendigen Außenreize selbst zu setzen, um sich über erneute Körperbesetzung, an der es
mangelt, vor einer Fragmentierung zu schützen. Selbstverletzungen, die bei Patienten mit
sog. Borderline-Störungen nicht selten beobachtet werden, sind oft weniger ein Ausdruck
suizidaler Tendenzen als vielmehr ein Rettungsversuch vor einer psychischen Fragmentierung durch Verstärkung der Körperbesetzung (Becker 1997).

Psychosomatische
Symptome.

Vorsprachliche Lebensphase. Zahlreiche **körperliche** (Psychosomatosen, Konversio-
nen, funktionelle Beschwerden) und **seelische Symptome** (Neurosen mit einer Symptomatik wie Ängste, Depressionen, Kontaktstörungen usw.) sind Ausdruck einer meist **chronischen Traumatisierung** im Rahmen der Entwicklung auf dem Hintergrund eines daraus folgenden unbewussten Konflikts. Vergleichende Studien (Marty et al. 1963; Sifneos
1973; Stephanos 1979) haben zeigen können, dass Patienten, die zu vorwiegend körperlicher Symptombildung neigen, im Vergleich zu Patienten mit neurotischer Symptombildung weniger Zugang zu den dahinterstehenden Affekten haben. Man muss davon ausgehen, dass bei Patienten mit vorwiegend körperlichen Symptomen die Affekte folglich einer
ausgeprägten psychischen Abwehr unterliegen.

Gerade psychosomatische Symptome basieren nicht selten auf einer Traumatisierung
in den ersten Entwicklungsjahren. In dieser Phase ist die Ausbildung eines Urvertrauens
und notwendigen primären Narzissmus abhängig von der jeweiligen libidinösen Körperbesetzung durch primäre Beziehungspersonen. Dieses Stadium ist der sog. vorsprachliche

Bereich, an den die Konzentrative Bewegungstherapie vor allem therapeutisch anknüpfen kann.

 Beachte
Bei der konzentrativen Bewegungstherapie geht es um die Wahrnehmung bzw. Konzentration auf den eigenen Körper in Ruhe und Bewegung, auch im Kontakt mit anderen Personen und Gegenständen.

Die Gegenstände können sowohl als **Übergangsobjekt** als auch in ihrem **Symbolcharakter** therapeutisch nutzbar gemacht werden. Es handelt sich bei dieser Methode nicht um ein sog. »Entspannungsverfahren«, sondern u. a. um eine gesteigerte Aktionsbereitschaft durch Intensivierung des Körperraumbilds (Meyer 1961). Danach kommt es im Rahmen der Konzentrativen Bewegungstherapie über Konzentration und Zuwendung auf den eigenen Körper zu einer Steigerung der Eigenreflexe und einer »Tonisierung«, d. h. überschwelligen Aktivierung der Motoneurone des Rückenmarks.

Steigerung der Aktionsbereitschaft. Intensivierung des Körperraumbilds.

4.18.2 Behandlungsziele

Bewusstwerdungsprozess. Auf der psychischen Ebene konnten Studien an der Freiburger Universitätsklinik zeigen, dass im Rahmen einer psychoanalytisch orientierten stationären Psychotherapie der Bewusstwerdungsprozess in der Konzentrativen Bewegungstherapie dem bei mehr verbalen Therapien zeitlich vorausgeht, d. h. Therapeut und Patient haben über diese Körperpsychotherapie **früher Zugang zu unbewussten Konflikten** als im Rahmen sonst üblicher, mehr sprachlich orientierter Psychotherapieverfahren. Dies entspricht den klinischen Erfahrungen vieler Jahrzehnte und hat bis heute fundamentalen Einfluss auf die Indikation. Die Methode der Konzentrativen Bewegungstherapie hat aufgrund der Erkenntnisse aus der Entwicklungspsychologie zum Ziel, vor allem über Körpererinnerungsspuren im präverbalen Bereich, Traumata und hinter der Symptomatik stehende inter- und intraindividuelle Konflikte bewusst zu machen.

Zugang zu unbewussten Konflikten.

Die Methode nutzt die Erkenntnis, dass der **nonverbale und besonders präverbale Bereich** häufig:
- mehr affektiv besetzt ist,
- dem unbewussten Primärprozesshaften näher zu sein scheint,
- weniger der Zensur unterliegt.

Nonverbaler Bereich.

Nonverbaler Zugang zur Störung. Darüber hinaus führen unterschiedliche soziale Schichtzugehörigkeiten zwischen Mitpatienten oder zwischen Patienten und Therapeut im präverbalen und averbalen Bereich gerade in der Anfangsphase einer Therapie zu deutlich weniger Kommunikationsschwierigkeiten als in vorwiegend verbalen Therapien. Patienten mit einer ausgeprägten Körperschemastörung unterschiedlicher Genese finden über die Konzentrative Bewegungstherapie auch erstmals Zugang zu ihrer Störung. Neben Erinnern über einen **Bewusstwerdungsprozess** und eine **Bearbeitung des bisher unbewusst gebliebenen Konflikts** ist ein weiterer Schwerpunkt, die **emotional korrigierende Neuerfahrung** im therapeutischen Prozess.

Emotional korrigierende Neuerfahrung.

Beachte
Eine therapeutische Beziehung zwischen Patient und Therapeut und Mitpatienten im Rahmen eines Übertragungsprozesses ist Voraussetzung für eine erfolgreiche Therapie.

4.18.3 Behandlungsprinzipien

Geschichtlicher Hintergrund der Konzentrativen Bewegungstherapie. Um die Behandlungsprinzipien und Therapietechniken zu verstehen, ist eine kurze Erläuterung zur Geschichte der Konzentrativen Bewegungstherapie notwendig.

Exkurs

Die Wurzeln der heutigen Therapiemethode gehen auf die Tänzerin Elsa Gindler, die aus der deutschen Gymnastikbewegung kam, zurück. Sie entwickelte ihre Methode im Berlin der 20er Jahre des vorigen Jahrhunderts. Sie kam bei ihrer Arbeit immer mehr vom reinen Erlernen und Üben bestimmter Bewegungen ab und ließ ihre Klienten über Konzentration individuell ihre Übungen finden. Bei ihrem Ansatz kann man bereits von freier Körperassoziation sprechen. Körperhemmungen und Anspannungen betrachtete sie in einem somatopsychischen Zusammenhang. Das Angehen körperlicher Hemmungen und Anspannungen sollte eine Auswirkung auch im seelischen Bereich haben. Stolze (1958, 1989) berichtet, dass Gindler alles in Frage gestellt hatte, was an »schöner«, »richtiger« und »gekonnter« Bewegung die Ziele der damaligen Gymnastikschulen war. Ziel war es, dass jeder seine individuelle Bewegung finden sollte. Sie verstand ihre Methode noch nicht als Psychotherapieverfahren. Erst Gertrud Heller führte in ihrem Exil in Schottland die Methode in die Behandlung von Neurotikern und vor allem psychotischen Patienten ein. Helmut Stolze, ein Schüler Heller's gab der Methode ihren heutigen Namen und er verband sie erstmals mit anthropologischen und tiefenpsychologischen Wissenschaftstheorien (Stolze 1958, 1989).

Konfliktaufdeckende Behandlungsmethode.

Konzentrative Bewegungstherapie als konfliktaufdeckende Behandlungsmethode. Die Konzentrative Bewegungstherapie ist eine **konfliktaufdeckende Behandlungsmethode**, die gleichzeitig eine **emotional korrigierende Erfahrung** ermöglicht. Sie nutzt in besonderem Maße unser Wissen über die Bedeutung prä- und averbaler, d.h. sensomotorischer Anteile in der frühkindlichen Entwicklung. Durch »Konzentration« auf das Körperselbst wird eine Intensivierung des Körperraumbilds erreicht. Objekthaftes Körpererleben wird zu Subjekthaftem, d.h. es wird der Versuch gemacht, eigene Körperentfremdung aufzuheben mit dem Ziel einer größtmöglichen Autonomie auch im übertragenen Sinne (ein Ausspüren des eigenen Körpers und seiner Funktionen).

Konkretes Wahrnehmen.

Wahrnehmung der Objektwelt als therapeutischer Prozess. Ein weiterer Aspekt ist die Auseinandersetzung, besser das Wahrnehmen der belebten und unbelebten Objektwelt. Dies gilt als Grundvoraussetzung zur gesunden Entwicklung eines Selbst und der Entwicklung einer Bezogenheit zur Umwelt. Man lernt **konkretes Wahrnehmen** über taktile, manuelle, visuelle und motorische Erforschung des Raums und seiner Gegenstände in »Konzentration« konfrontieren mit:
- den eigenen Körpergrenzen,
- Einssein und Getrenntsein,
- Abgegrenztsein von der Umgebung,
- Geben und Nehmen,
- Beherrschen und Beherrschtwerden,
- Eindringen in den Raum,
- Erforschen,
- Durchdrungenwerden,
- Zuwendung zu Gegenständen und Personen.

❶ Beachte

Über konkretes Erforschen und Wahrnehmen der Objektwelt werden Prozesse des Internalisierens, der Symbolisierung und der Realitätsprüfung angestoßen.

Kommunikation.

Darüber hinaus geht es um die **Kommunikation im Sinne der sozialen Bezogenheit zu Gruppenmitgliedern** und den Therapeuten. Nähe, Distanz, eigene Bedürfnisse, Bedürfnisse anderer, Anlehnung, Mittragen anderer, Fühlen, Gefühlt-werden und gemeinsame Verantwortlichkeit sollen nur verdeutlichen, wie über konkretes Handeln im psychodynamischen Feld folgende Prozesse angestoßen und bearbeitbar gemacht werden:
- Imitation,
- Identifikation,
- soziales Lernen,
- Realitätsprüfung.

Gerade der Bereich der Zuwendung zur Umwelt und Kommunikation lassen einen Vergleich zu einer Kinderanalyse im Sinne einer Spieltherapie für Erwachsene zu (Becker 1997).

Einsatzmöglichkeiten der konzentrativen Bewegungstherapie. Diese Therapiemethode wird sowohl im ambulanten wie im stationären, als Gruppentherapie und Einzeltherapie angeboten. Sie ist einerseits eine selbstständige Therapieform, kann jedoch andererseits parallel zu mehr verbalen Therapieverfahren Anwendung finden. Hier ist sie gerade in der Initialphase eines psychotherapeutisch-psychoanalytischen Prozesses oft die einzige Möglichkeit, Zugang zum Krankheitsgeschehen zu bekommen.

Gruppen- und Einzeltherapie.

Psychotherapeutische Selbsterfahrung des Therapeuten. Der Therapeut selbst benötigt eine psychotherapeutische Selbsterfahrung, d.h. Aufarbeitung der eigenen neurotischen Konflikte.

Aufarbeitung eigener neurotischer Konflikte.

> **Beachte**
> Nur wenn sich der Therapeut dem Prozess der psychotherapeutischen Selbsterfahrung ausgesetzt hat, kann er bei seinen Patienten ihr Erleben adäquat einfühlen und abschätzen, z.B.:
> - Raum- und Zeiterleben,
> - Intensität der Wahrnehmung,
> - Auseinandersetzung mit Anregungen des Therapeuten,
> - auftretende Ängste und damit Belastungsfähigkeit und Schutzbedürfnis.

> **Beispiel**
> **Bedeutung des Nichtsehens.** Nehmen wir die zunächst einfach erscheinende Situation des Augenschließens, ein Element mit dem in der Konzentrativen Bewegungstherapie häufig gearbeitet wird. Das Augenschließen ermöglicht dem Patienten in der Konzentrativen Bewegungstherapie einen gewissen Schutz im Sinne des Sich-Verbergen-Könnens vor den anderen und der Anonymität. Durch das Ausschalten des Wahrnehmungsbereichs des Sehens werden andere Wahrnehmungsbereiche intensiviert, die Phantasiefähigkeit wird gefördert, auf der anderen Seite mobilisiert es nicht selten eine Fülle von Ängsten. Ähnlich dem oft beobachteten psychodynamischen Hintergrund bei Einschlafstörungen und auch bei manchen Phobien, verbinden viele Patienten das Augenschließen mit plötzlichem Alleinsein, einer Objektverlustangst, Todesangst, dem Gefühl, der Umgebung oder den eigenen Phantasien ausgeliefert zu sein. Nähe und Distanz zum anderen, Abgrenzung, Zerfließen der Grenzen, Raum und Zeit können durch den Kontrollverlust im Bereich des Sehens eine neue, mehr phantasienahe und aus der Lebensgeschichte des Patienten heraus verstehbare, oft ängstigende Dimensionen bekommen. Man kann sich vorstellen, dass gerade Patienten, die beispielsweise zu einer paranoiden Verarbeitung neigen, hier besonders konfrontiert und gefordert werden.

Dieses Beispiel soll zeigen, mit welchen Situationen ein Therapeut konfrontiert wird. Ein Therapeut, der keine Selbsterfahrung hat, kann die Wahrnehmungs- und Erlebnismöglichkeiten, aber auch die damit verbundenen Grenzen der Belastbarkeit und Ängste nur aus theoretischen Annahmen oder aus den Situationen ermessen, bei denen er selbst normalerweise die Augen schließt, z.B. beim Einschlafen und evtl. noch in Situationen der Konzentration, aber wohl vorwiegend in vertrauter gesicherter Atmosphäre. In Situationen des Unvorhersehbaren, der Fremdheit und der Angst wird er die Augen offen haben, um sich durch den Wahrnehmungsbereich des Sehens abzusichern.

Ein Therapeut kann nur adäquat eingreifen, wenn er über Selbsterfahrung lernte, sich in die Bedeutung des Nichtsehens und die daraus folgenden potentiellen Erlebnisweisen einzufühlen.

Auf den Wahrnehmungsbereich Sehen in der therapeutischen Situation zu verzichten, kann die Bereitschaft in anderen Wahrnehmungsbereichen wie Hören, Fühlen, Riechen, aber auch eine Phantasietätigkeit erhöhen. Hier zeigt sich auch eine gewisse Ähnlichkeit mit der Situation des Analysanden auf der Couch, wenn auch nur vorwiegend im assoziationsfördernden Sinne (Becker 1997).

Theoretische Kenntnisse.

Theoretische Kenntnisse des Therapeuten. Der Therapeut sollte ausreichend theoretische Kenntnisse haben über:
— die Krankheitslehre von Neurosen und psychosomatischen Erkrankungen und deren Grenzbereich (z.B. Psychosen),
— psychoanalytische Theorie (Übertragung, Gegenübertragung, Widerstand, Abwehrmechanismen, Regression).

Individualdiagnostisch sollte er etwas über die Lebensgeschichte, den Grundkonflikt, die Auslösesituation der Symptomatik des Patienten wissen. Je nach Schwere der Störung des Patienten sieht der Therapeut ihn über ein bis zwei Jahre meist einmal wöchentlich zu einer zweistündigen Therapiesitzung.

4.18.4   Indikationen

Hauptindikationen.

Die Konzentrative Bewegungstherapie ist indiziert bei Patienten mit sog. **Frühen Störungsanteilen,** vor allem bei:
— Ausgeprägtem Abwehrverhalten, Intellektualisieren, Agieren, Symptomfixierung und Alexithymie (Unfähigkeit, Gefühle zu verbalisieren).
— Psychosomatischem und funktionellem Beschwerdebild (besonders Eßstörungen wie Anorexie und Bulimie).
— Phobien.
— Symptomen einer Körperschemastörung.
— Missbrauch in der Lebensgeschichte.
— Schweren Traumata, z.B. Folter.

Die detaillierte Erläuterung der einzelnen Indikationsbereiche muss den einschlägigen Publikationen zur Methode überlassen bleiben (Becker 1997). Die Liste zeigt jedoch den **spezifischen Zugang der Methode** zu den einzelnen Krankheitsbildern. Die Indikationsstellung wird geleitet durch das klinische Wissen, dass man zu Traumatisierungen in den ersten Entwicklungsjahren des Patienten, also im vorwiegend präverbalen Bereich einen entsprechend hervorragenden Zugang über eine präverbale Methode hat. Darüber hinaus findet die Methode oft als einzige Zugang bei Patienten, denen sich den hinter den körperlichen Symptomen stehenden psychischen Konflikte kein Zugang eröffnet. Dies betrifft nicht selten Patienten mit psychosomatischen Symptomen aus der sog. Unterschicht, bei denen man sozialisationsbedingt strenge Über-Ich-Strukturen und eine rigide soziale Anpassung beobachten kann. Patientinnen mit ausgeprägten Essstörungen, wie beispielsweise der Anorexia nervosa, fehlt nicht selten ein der Symptomatik entsprechender Leidensdruck mit einer rigiden Form der Abwehr. Auch hier hat sich gezeigt, dass mehr non-verbale Psychotherapieverfahren oft einen ersten Zugang zu ihrer Körperschemastörung und Triebabwehr bieten. Die in Deutschland eingerichteten Zentren zur Betreuung von Folteropfern arbeiten oft sehr zentriert mit körperpsychotherapeutischen Verfahren, wobei es hierbei über körperliches Annehmen und sehr geschützte Konfrontationen um eine leib-seelische Wiederherstellung (soweit dies überhaupt möglich ist) der Würde der Gesamtpersönlichkeit geht (Karcher 2000).

Erweiterter Indikationsbereich.

Einsatz in Unterricht und Weiterbildung. Darüber hinaus besteht ein **erweiterter Indikationsbereich** im:
— studentischen Unterricht,
— der medizinischen Weiterbildung und
— der Krankengymnastik.

Arzt-Patient-Beziehung. Mit der Einführung von medizinischer Psychologie, medizinischer Soziologie, Psychosomatik und Psychotherapie über die Approbationsordnung von 1970 muss über eine Wissensvermittlung des Kenntnisstands über die Arzt-Patienten-Beziehung hinaus der zukünftige Arzt lernen, sich als Subjekt zu erfahren und sich auch in

Frage zu stellen. Durch Einführung der Konzentrativen Bewegungstherapie in den **studentischen Unterricht** und die Weiterbildung für Ärzte kommt es zu einer unmittelbar erlebten beschränkten Einnahme der Patientenrolle und es gelingt hier durch Abbau der störenden Distanz zwischen Arzt und Patient eine Förderung der Empathiefähigkeit. Phänomene von Übertragung und Gegenübertragung, Abwehrmechanismen, die Qualität von psychischen Konflikten und ihrer Symptomatik werden über das Theoretische hinaus unmittelbar erlebbar vermittelt. Hier kann ein erster Zugang zur eigenen »Verrücktheit«, besser Konflikthaftigkeit erstmals gelingen, eigene psychophysische Reaktionen werden oft erstmals wahrgenommen.

Krankengymnast-Patient-Beziehung. Wie in der gesamten Medizin auch, kann man Methodik und Auftrag der Krankengymnastik aus der positivistisch-naturwissenschaftlichen Perspektive betrachten i. S. eines umschriebenen »Reparaturversuchs« behinderter Funktionsabläufe. Dies entspricht auch heute noch, zumindest quantitativ, dem Lehrplan **krankengymnastischer Ausbildung.** Entsprechend dem Medizinstudium verbindet sich der psychologische Aspekt meist sehr laienhaft mit dem Vorhandensein oder Nicht-Vorhandensein von allgemeiner Beziehungsfähigkeit, Freundlichkeit und exaktem Rollenverhalten. Die bisherigen Forschungsergebnisse und -erkenntnisse über die Bedeutung der Arzt-Patient-Beziehung, d.h. auch der Beziehung zwischen Krankengymnasten und Patient als Therapeutikum werden nur wenig rezipiert, obwohl man heute z.B. über die Compliance-Forschung sehr genau weiß, dass eine nicht ausreichend tragende Beziehung zwischen medizinischem Personal und Patient die Noncompliance-Rate enorm erhöht, d.h. Patienten, den vom medizinischen Personal empfohlenen therapeutischen Weg nicht annehmen.

Situation des Patienten nachempfinden und erleben.

Einem Krankengymnasten sollte es möglich sein, die individuelle psychologische Bedeutung seiner Maßnahmen für die Beziehung zwischen ihm und dem Patienten zu erkennen, und er sollte die Fähigkeit entwickeln, sich, neben der vorgegebenen Rolle als Funktionsträger, partiell in die Situation des Patienten hineinzuversetzen, als Grundvoraussetzung für eine tragende Beziehung. Jeder Krankengymnast kennt aus der klinischen Erfahrung die Situation, dass ein Patient, der sonst vielleicht wenig emotional zugänglich erscheint, mit der Behandlung, dem »Anfassen« und der Bewegung ins Reden kommt, Dinge mitteilt, die dem Arzt oder auch den Angehörigen bisher verborgen blieben. Dies kommt zustande, weil durch die Beschäftigung mit dem Körper, der Bewegung und »Berührung« einmal die Emotionalität parallel zur Körperarbeit angesprochen wird und andererseits ein regressiver Zustand, also eine Anlehnung an frühkindliche Situationen mobilisiert wird.

> ● **Beispiel**
> Wenn ein Patient zur Mobilisierung über den Gang der Station geführt wird, kann das für den Patienten in der Interaktion sehr Unterschiedliches bedeuten. Die unterschiedliche Position zu führen oder geführt zu werden weckt, wenn man bereit ist, sich in die Situation des anderen hineinzubegeben, sehr unterschiedliche Empfindungen und Erinnerungen. Der eine empfindet beim Geführtwerden eine enorme Einschränkung seiner Autonomie oder ist sehr misstrauisch, Funktionen abzugeben oder sich ganz anzuvertrauen. Der andere gibt sich der Situation vertrauensvoll hin, übernimmt Teilfunktionen oder sieht sich in einer völlig regressiv-passiver Haltung. In der Position des Führenden, also in diesem Fall des Krankengymnasten, kommt nicht selten eine extreme Helferhaltung zum Ausdruck, oder es kommt zu Ängsten, die Funktion des Führenden zu übernehmen, oder es entwickelt sich in gegenseitiger Wahrnehmungsbereitschaft eine partnerschaftliche Funktionsübernahme.

Dieses Beispiel macht deutlich, dass die einzelnen Funktionen nicht einfach mechanisch erlernbar sind, sondern sich mit der Persönlichkeit und der Lebensgeschichte des Patienten, aber auch des medizinisch Tätigen verbinden und führt nur zu mehr Wissen und Kompetenz über die, wenn auch zeitlich begrenzten Einnahme der Patientenrolle, also über eine Selbsterfahrung. Einige, wenn auch wenige Krankengymnastikschulen haben inzwischen die Konzentrative Bewegungstherapie auf ihren Lehrplan gesetzt.

4.18.5   Kontraindikationen

Klassische Kontra-
indikationen.

Zu den klassischen Kontraindikationen gehören **Psychosen**. Psychodynamisch geht man bei Patienten mit einer psychotischen Symptomatik davon aus, dass ihr psychisches Abwehrsystem nur mangelhaft ausgebildet ist. Es kommt nicht selten zu Körperbildern der Fragmentierung und der mangelnden Abgrenzung zur Umwelt.

 Tipp

Das Schließen der Augen bei der Konzentrativen Bewegungstherapie kann aufgrund eines paranoiden Hintergrundes zu erheblichen **Ängsten** führen.

Die Kontraindikation »Psychose« gilt jedoch mit der Einschränkung, dass die Konzentrative Bewegungstherapie in vielen psychiatrischen Einrichtungen ihre Anwendung findet, allerdings mit modifizierter Technik. Es kommt hier häufig zu einer Indikation als Einzeltherapie, um eine Konfrontation im schützenden Rahmen zu halten. Dem Therapeuten kommt hier die Aufgabe zu, immer wieder als Hilfs-Ich zu fungieren, Realität einzuführen, d.h. psychische Abwehr zu stabilisieren, wo eine Dekompensation droht.

4.18.6   Klinische Erfahrung und wissenschaftliche Untersuchungen

Therapeutischer Zugang zu
unbewussten Konflikten.

Klinische Erfahrungen

Der im Bereich Psychotherapie und Psychosomatik klinisch tätige Arzt oder Psychologe macht die Erfahrung, dass er eine Vielzahl von Patienten, vor allem in der Initialphase in Diagnostik und Therapie, im rein verbalen Bereich nicht erreicht. Dies betrifft besonders eine Vielzahl von Patienten:

- aus der sog. Unterschicht aufgrund ihrer Sozialisation,
- die ausschließlich einen Leidensdruck haben, der sich auf ein körperliches Symptom reduziert,
- mit Traumata aus frühen Entwicklungsphasen (s. ► Kap. 4.18.4).

Zwei Krankengeschichten sollen dies illustrieren:

> **Beispiel**
>
> **Beispiel 1:** Frau K., eine 33-jährige Studentin, kommt mit ständig wechselnden körperlichen Beschwerden wie Harndrang, Herzrasen, erhöhten Blutdruck und chronischen Infekten in unsere Klinik. Sie war seit Jahren von einem Arzt zum anderen gegangen, ohne ein für sie befriedigendes Ergebnis. Wir stellten die Diagnose einer Herzphobie, diffuse Ängste bei vorwiegend hysterischer Neurosenstruktur und Verdacht auf Borderline-Syndrom, d.h. eine psychosenahe Störung. Sie war zunächst ein Jahr lang auf der Suche nach einer Psychotherapie ohne Erfolg, da sie einerseits voller Misstrauen die Therapie entwertete und andererseits die jeweiligen Therapeuten immer wieder Abstand nahmen, da die Patientin in sehr anklagender Form i. S. von Projektionen die Vorgespräche boykottierte. Alles Böse kam von außen, jeder Gesprächspartner schien ihr Feind zu sein. Das mangelnde Vertrauen wurde aus der Lebensgeschichte verständlich: Als sie zwei Jahre alt war, trennten sich die Eltern, die Mutter fing an zu studieren und sie, die Patientin, schien nach eigenen Aussagen für die Mutter immer schon eine Last zu sein. Sie wurde von ständig wechselnden Beziehungspersonen versorgt, kam vom 6.–10. Lebensjahr in ein Heim und anschließend zu mehreren Pflegefamilien. Sie berichtete, häufig geschlagen worden zu sein, sie sei schon als Kleinkind zur Strafe in den Keller gesperrt worden, und es kommen in der Therapie immer wieder Vorstellungen lebendig begraben zu sein, also insgesamt Vorstellungen von extremer Bedrohung. Im Rahmen der mehr verbalen analytischen Psychotherapie, die parallel zur Konzentrativen Bewegungstherapie lief, schien sie zunächst alles zu boykottieren, kam zu den Stunden zu spät oder unterbrach die Therapiesitzungen frühzeitig. Sie hatte sich nach kurzer Zeit das behandelnde Team und alle Mitpatienten zum Feind gemacht, was sie sichtbar stabilisierte. Jedes Aufzeigen oder Verständnis in der mehr verbalen Therapie wurde von ihr wütend zerschlagen. Lediglich in der mehr non-verbalen Therapie, der Konzentrativen Bewegungstherapie schien ein Zugang zu ihrer abgewehr-

ten Seite möglich. Als sie erstmals einen Ball bekam, brach sie ganz plötzlich in Tränen aus. Sie habe erstmals das Gefühl gehabt, etwas ohne Gegenleistung haben und bekommen zu dürfen. Dies sei ein ganz neues Gefühl, gleichzeitig fühle sie sich aber jetzt wie ein aufgebrochenes Ei. In einer weiteren Sitzung, in der es um das Anspüren des eigenen Körpers ging, betastete sie ihre Füße, nahm sie in ihre Hände und äußerte dazu: Sie fühle sich wie ein kleines Kind, das erstmals seinen Körper entdeckt. Sie wundere sich, dass dies ein so warmes schönes Gefühl sei, ganz in sich ruhend, wo sie doch sonst immer friere. In einer anderen therapeutischen Situation, in der es um Führen und Geführtwerden ging, ließ sie sich sehr gerne und hingebungsvoll führen, ganz entgegen ihres sonstigen Verhaltens. Als sie später selbst eine Mitpatientin führt, bemerkt sie bei der Nachbesprechung: Wenn sie gewusst hätte, was man alles machen kann beim Führen eines anderen, hätte sie sich nie führen lassen. Sie wolle nie wieder passiv sein. In den darauffolgenden Stunden, den mehr verbalen Therapiesitzungen, brachte die Patientin regelmäßig eine Decke mit, was sie rational mit ihrer Anfälligkeit für Erkältungen begründete, was jedoch als Kompromißbildung i. S. eines Übergangsobjekts zwischen ihrer Sehnsucht nach einem Objekt, einer Beziehung und ihrem Unabhängigkeitsstreben anzusehen ist(Becker 1997).

Beispiel 2: Herr E., ein Patient aus der sog. unteren Mittelschicht bzw. Unterschicht, wurde auf Anraten des behandelnden Hausarztes von seiner Familie in die Ambulanz unserer Klinik gebracht. Er litt unter einem persistierenden Ohrgeräusch (Tinnitus), das aufgetreten war, nachdem er gegen den ausdrücklichen Willen des Vaters – er sollte wie gewohnt im kleinen landwirtschaftlichen Betrieb des Vaters mithelfen – eine Reise angetreten hatte, zu der der Vater bemerkte: »Da kommst du kalt zurück«. In der Folgezeit provozierte Herr E. mit Erfolg zahlreiche Ärzte zu aktiven diagnostisch-therapeutischen Eingriffen, die zuletzt im Rahmen einer Stellatumblockade zu einer für ihn lebensbedrohlichen Nachblutung mit der Konsequenz einer Tracheotomie führten und den behandelnden Neurologen zu der Diagnose Alzheimer-Erkrankung (mit den Worten des Patienten: »Hirnschwund«) brachten. Bis zum Beginn der Psychotherapie war er bereits seit einem 3/4 Jahr arbeitsunfähig, aufgrund seiner zunehmenden Suizidalität und ausgeprägten Ängstlichkeit schien er zu Hause für die Familie nicht mehr tragbar. Im diagnostischen Gespräch war er auf sein Körpersymptom völlig fixiert, machte vorwiegend exogene Faktoren für seine Krankheit verantwortlich, schien nicht einmal im Ansatz konfliktfähig und zeigte alle Zeichen eines rigiden Über-Ichs mit extremer Triebfeindlichkeit. Sexualität bestand für ihn vorwiegend aus quälenden mechanistischen Onanieritualen, mehr zur Entspannungabfuhr, verbunden mit religiös motivierten Schuld- und Bußvorstellungen. Aggressivität fand ihren Ausdruck in teilweise grotesken, rechtsradikalen, militaristisch-szenischen Ausbrüchen unter Alkoholeinfluss, die mit vom affektiven Erleben abgespaltenen Vorstellungen von Hinrichtungsszenen und Massenvernichtung begleitet waren. Adressat seiner destruktiv-aggressiven Durchbrüche waren vor allem Frauen und sog. Taugenichtse und dies zur Abwehr eigener Triebhaftigkeit. In der Lebensgeschichte war von Bedeutung, dass der Patient als erstes Kind, kurz nach der Entlassung des Vaters aus russischer Kriegsgefangenschaft, zur Welt kam. Die Eltern berichteten beide, dass sie sich damals mehr oder weniger überfordert fühlten und der Vater, körperlich sehr geschwächt, noch ganz unter den Kriegseindrücken stand. Die Mutter, bis zur Bigotterie religiös, habe den Sohn – mehr oder weniger sprachlos – eng an sich gebunden, dabei dem Vater hörig. Für ihn bestand nach Aussagen des Patienten lediglich eine Beziehung über sich ständig wiederholende Kriegsberichte, die schon in früher Kindheit von Militärspielen und Dressur begleitet waren. Der Patient salutierte beispielsweise, während der Vater mit dem Traktor an ihm vorüberfuhr. Im Beruf zeigte sich der Patient überangepasst, autoritätsgläubig, machte unbezahlte Überstunden und war als Finanzangestellter allgemein anerkannt, besonders bei den Vorgesetzten, wobei er jedoch seinen Untergebenen gegenüber eine rigide Strenge zeigte. Der Patient, der in völliger sozialer Isolation gelebt und auch bisher keinerlei sexuellen Kontakt gehabt hatte, erlebte zunächst beobachtend in der Konzentrativen Bewegungstherapie, wie andere Gruppenmitglieder und die Therapeutin eigene Körperwahrnehmungen und kommunikative Elemente untereinander und deren begleitende Gefühle verbalisierten. Im nächsten Schritt erlebte er selbst, körperlich von anderen berührt und angenommen zu werden. Er konnte erleben, wie intra- und interindividuelle Konflikte, vor allem auch aggressives Empfinden wahrgenommen und ausgesprochen wurden, ohne Abbruch der Kommunikation oder Einführung von Dressaten. Er selbst berichtete, allerdings erst 1 1/2 Jahre später, in der ambulanten analytischen Einzeltherapie, dass für ihn der Augenblick, in dem ein Mitpatient ihm riet, seinem Körpersymptom, dem Ohrgeräusch, einmal nachzugeben, sich körperlich hineinzuversetzen, anstatt es wie sonst willentlich abzustoßen, den wesentlichen therapeutischen Durchbruch bedeutet habe. Mitentscheidend war wohl hier, dass Herr E. außerhalb autoritärer Strukturen bezeichnenderweise auch nicht über den Therapeuten einen Weg gefunden hat, seine Körperlichkeit und damit Triebhaftigkeit in einem ersten Ansatz zu integrieren.

Präverbaler erlebnisbereich und unbewusste Konflikte.

Erfahrene Kliniker wie Ferenczi, Reich, De Boor, Mitscherlich und Moser haben sich zu den hier beschriebenen klinischen Erfahrungen geäußert. Ferenczi (1921) hat darauf hingewiesen, dass es **unbewusste pathogene Seeleninhalte** vor allem aus der frühen Kindheit gibt, die nicht »erinnert, sondern nur durch Wiederbelebung i. S. der Wiederholung reproduziert werden«. Reich (1933) kam zu der Erkenntnis, dass sich unbewusste Konflikte und Charakterpanzerungen nicht nur über Sprache, sondern auch im Körperlichen und Handeln ausdrücken und oftmals nur im prä- und averbalen Bereich kommunikationsfähig und daher therapeutisch angehbar werden. DeBoor u. Mitscherlich (1973) berichten, dass nach ihrer klinischen Erfahrung bis zu 40 % der psychosomatisch Kranken aufgrund **mangelnder Kommunikationsmöglichkeiten zwischen Arzt und Patient** zu keiner adäquaten psychotherapeutischen Behandlung in der Lage sind. Sie vermuten, dass unsere schon so langwierigen analytischen Behandlungen immer noch nicht weit genug in den non- und präverbalen Erlebnisbereich vorgedrungen sind. Bei diesen Patienten bleibe das Abgewehrte sprachlos. Moser (1987) stellt in seiner sehr verdienstvollen Durchsicht mehr oder weniger gescheiterter »verbaler Psychotherapien« das Monopol der Worte als einzigen Zugang zum »Unbewussten« in Frage. Es gelte, »die somatische und interaktionelle Basis des Phantasierens und Symbolisierens zu reparieren, bevor man mit dem kostbaren Instrument der Analyse kommen kann«.

Forschung zur Konzentrativen Bewegungstherapie

Psychoneurophysiologische Basis.

Zunächst sei festgehalten, dass es sich bei der Konzentrativen Bewegungstherapie **nicht** um ein übendes Verfahren mit kollektivem Übungsziel, wie beispielsweise beim Autogenen Training (das in Deutschland übrigens meist verschriebene Psychotherapeutikum), handelt.

 Beachte

Es geht vorwiegend um eine **freie Körperausdrucksassoziation** in Wahrnehmung und Bewegung.

Dieser Sachverhalt soll die Grundlage des Forschungsobjektss Konzentrative Bewegungstherapie sein und macht folglich eine Prozessforschung recht schwierig. Meyer (1961) hat in einer Studie die **psychoneurophysiologische Basis** der Methode beschrieben, wobei deutlich wird, dass es sich vorwiegend nicht um eine Entspannungsmethode, sondern vielmehr um eine **Aktivierung der Wahrnehmung** handelt. Übereinstimmend mit klinischen Erfahrungen hat eine Freiburger Forschergruppe (Carl et al. 1989) zeigen können, dass der Bewusstwerdungsprozess im therapeutischen Geschehen in der Konzentrativen Bewegungstherapie den mehr verbalen Psychotherapieformen vorausgeht. Katamnestische Studien machen deutlich, dass Patienten die Konzentrative Bewegungstherapie als besonders **hilfreich zur Wahrnehmung ihrer Konflikte** einschätzen. Immerhin ein Drittel der Patienten schätzen die Konzentrative Bewegungstherapie als hilfreicher ein als das mehr verbale Psychotherapieangebot (Becker u. Senf 1988; Tammen 1988). In zwei empirischen Untersuchungen wurde der Anwendungsbereich und die Ausbildung in Konzentrativer Bewegungstherapie untersucht (Goll 1994), in einer weiteren empirischen Untersuchung ihre Wirkungsweise (Völz 1992). Weiterhin liegt eine Evaluation der Methode in Selbsterfahrungsgruppen vor (Kehde 1994).

Über den sog. Stuttgarter Bogen wurde das Selbsterleben der Gruppenarbeit in der Konzentrativen Bewegungstherapie untersucht (Badura-McLean u. Stolze 1981). Gerade im

Vergleich zu anderen Psychotherapiemethoden wie psychoanalytische Gruppentherapie und Psychodrama brachten die Ergebnisse methodenadäquate Befunde.

4.18.7 Ausbildungsmöglichkeiten

Der 1977 gegründete Deutsche Arbeitskreis für Konzentrative Bewegungstherapie (DAKBT) (Geschäftsstelle: Heerstr. 95, D-72793 Pfullingen, Tel.: 07121/798757, Fax: 07121/798758) hat ein umfangreiches Curriculum zur Weiterbildung erarbeitet. Voraussetzung zur Zulassung ist das Mindestalter von 25 Jahren und ein Grundberuf im medizinischen Bereich, allgemein im Gesundheitswesen, in der Pädagogik und Psychologie. Es werden zwei Jahre im Grundberuf vorausgesetzt und vor der Zulassung eine Selbsterfahrung in einem psychoanalytischen oder tiefenpsychologischen Verfahren (100 Einzel- oder 200 Gruppenstunden) und darüber hinaus ebenfalls vor der Zulassung eine Erfahrung in Konzentrativer Bewegungstherapie (50 Einzel- oder 100 Gruppenstunden). Im Rahmen eines ausführlichen Curriculums von Theorie und Selbsterfahrung kann man sich hier zur Therapeutin für Konzentrative Bewegungstherapie weiterbilden lassen. Ärzte und Psychologen, die eine Richtlinienweiterbildung in Psychotherapie absolvieren, können über einen selbstverständlich geringeren Stundenaufwand die Konzentrative Bewegungstherapie als zusätzliches Verfahren anerkannt bekommen. Pädagogen, Krankengymnastinnen und andere Berufsgruppen können im Rahmen durch DAKBT sehr nutzbringend Selbsterfahrung mitnehmen, auch wenn sie, oder gerade wenn sie in ihrem Grundberuf weiter tätig sind.

Literatur

Badura-McLean E, Stolze H (1981) Der Stuttgarter Bogen in der Konzentrativen Bewegungstherapie – Evaluation und Anwendung. Gruppendynamik 17:96–109

Becker H, Senf W (1988) Praxis der stationären Psychotherapie. Thieme, Stuttgart New York

Becker H (1997) Konzentrative Bewegungstherapie. Integrationsversuch von Körperlichkeit und Handeln in den psychoanalytischen Prozeß, 3. Aufl. Psychosozial Verlag, Gießen

Carl A, Fischer-Antze J, Goedtke A, Hoffmann SO, Wendler W (1989) Vergleichende Darstellung gruppendynamischer Prozesse bei Konzentrativer Bewegungstherapie und Analytischer Gruppentherapie. In: Stolze H (Hrsg) Konzentrative Bewegungstherapie. 2. Aufl. Springer, Berlin Heidelberg New York, S 167–186

DeBoor C, Mitscherlich A (1973) Verstehende Psychosomatik: Ein Stiefkind der Medizin. Psyche 27:1–20

Ferenczi S (1921) Weiterer Aufbau der »aktiven Technik« in der Psychoanalyse. Schriften zur Psychoanalyse. Bd II. Fischer, Frankfurt/M

Freud S (1923) Das Ich und das Es. Ges. Werke XIII. Fischer, Frankfurt/M

Goll A (1994) Anwendungsbereich und Ausbildung der KBT: Zwei empirische Unternehmungen. Diplomarbeit, Univ. Heidelberg. KBT-Zeitschrift 23:48–99

Karcher S (2000) Körpererleben und Beziehungserleben – Konzentrative Bewegungstherapie mit Überlebenden von Foltern. Psychotherapie im Dialog 1:28–37

Kehde S (1994) Evaluation von KBT in Selbsterfahrungsgruppen. Diplomarbeit, Universität Bielefeld

Marty P, de M'uzan M, David C (1963) L'investigations psychosomatique. Presse universitaires, Paris

Meyer JE (1961) Konzentrative Entspannungsübungen nach Elsa Gindler und ihre Grundlagen. Z Psychother Med Psychol 11:116–127

Moser T (1987) Psychoanalytiker als sprechende Attrappe. Eine Streitschrift. Suhrkamp, Frankfurt

Reich W (1933) Charakteranalyse. Selbstverlag, Wien

Seidler KP (1995) Das Gruppenerleben in der Konzentrativen Bewegungstherapie. Gruppenpsychother. Gruppendynamik 31:159–174

Sifneos PE (1973) The prevalence of »alexithymic« characteristics in psychosomatic patients. Psychother Psychosom 22:255–262

Spitz R (1969) Vom Säugling zum Kleinkind. Klett, Stuttgart

Stephanos S (1979) Das Konzept der »'pensée opératoire« und »das psychosomatische Phänomen«. In: Uexküll Th von Lehrbuch der psychosomatischen Medizin. Urban & Schwarzenberg, München, S 217–242

Stolze H (1958) Psychotherapeutische Aspekte einer Konzentrativen Bewegungstherapie. In: Stolze H (Hrsg) Kritische Psychotherapie. Lehmanns, München

Stolze H (1989a) Zur Bedeutung von Erspüren und Bewegen für die Psychotherapie. In: Stolze H (1989) Die Konzentrative Bewegungstherapie. Springer, Berlin Heidelberg New York, S 28–38

Stolze H (1989b) Vorbemerkung zu: Gindler E (1926) Die Gymnastik der Berufsmenschen. In: Stolze H Die Konzentrative Bewegungstherapie, Springer, Berlin Heidelberg New York, S 227

Tammen H (1988) Katamnestische Untersuchungen von stationär oder ambulant behandelten Patienten mit Ulcus duodeni und/oder ventriculi in der Psychosomatischen Klinik Heidelberg. Dissertation, Heidelberg

Völz H (1992) Zur Wirkungsweise der Konzentrativen Bewegungstherapie – eine empirische Untersuchung. Dipl.-Arbeit, Universität Bielefeld

4.19 Manuelle Therapie nach dem Maitland-Konzept

G.T. Werner

4.19.1 Funktionelle Grundlagen

Konzept gehört zur manuellen Medizin.

Entwicklung der Methode. Das von dem Australier Geoffrey Maitland entwickelte Konzept **gehört zur manuellen Medizin** (s. ▶ Kap. 4.20, S. 365ff). Diese lässt sich definieren als jahrhundertealte »Handgrifftechnik« (lateinisch manus = Hand) auf der Grundlage von Biomechanik und Reflexlehre zur Behandlung von Funktionsstörungen des Bewegungsapparats, besonders der Gelenke (Schmerz, Hypo- und Hypermobilität, Weichteilaffektionen).

Manualtherapeutischer Techniken bzw. Schulen. Es gibt eine Reihe manualtherapeutischer Techniken bzw. Schulen, die diese Techniken lehren. Die einzelnen Richtungen sind zum Teil auseinander hervorgegangen oder haben sich gegenseitig beeinflusst:
- In **Großbritannien** die »Orthopädische Medizin und manuelle Therapie« nach Cyriax (s. ▶ Kap. 4.9, S. 257ff).
- In den **Niederlanden** und **Norwegen** die »Orthopädische manuelle Therapie« (OMT) von Kaltenborn und Evjenth (s. ▶ Kap. 4.27, S. 341ff).
- In **Neuseeland** die Bandscheibendiagnostik und -therapie nach McKenzie.
- In der **Schweiz** die »Manipulativmassage« nach Terrier.
- In den **USA** die »Osteopathie« nach Mitchell.

Passive Mobilisation und Manipulation.

Kennzeichen des Maitland-Konzepts. Das Konzept des Australiers Geoffrey D. Maitland ist gekennzeichnet durch eine **passive Mobilisation und Manipulation peripherer Gelenke und der Wirbelsäule** sowie einer **Manipulation neuraler Strukturen**. Dabei wird auf eine einfühlsame Kommunikation von Therapeut und Patient besonderer Wert gelegt. Ein weiteres zentrales Elemet des Maitland-Konzepts ist die Untersuchung des Patienten einschließlich der Beurteilung und Bewertung der durch die Anwendung der therapeutischen Techniken eingetretenen Veränderungen (Maitland 1996).

Weitere physikalische Maßnahmen.

Das Konzept ist bei akuten wie bei chronischen Beschwerden des Bewegungssystems anwendbar. Zur Unterstützung werden bei Bedarf andere **physikalische Maßnahmen** wie Thermo-, Kryo- und Elektrotherapie eingesetzt. Je nach klinischem Bild werden auch die allgemeine Haltungsschulung und Ratschläge für die Gestaltung des Arbeitsplatzes integriert.

4.19.2 Behandlungsziele

Beseitigung von Funktionsstörungen in Bewegungssystemen.

Wie andere Methoden der Manuellen Medizin, zielt auch das Maitland-Konzept darauf ab, Funktionsstörungen im Bewegungssystem zu beseitigen. So sollen Gelenk- und Muskelfunktionen normalisiert und Schmerzen reduziert werden.

4.19.3 Behandlungsprinzipien und Art der Technik

Grundprinzipien.

Für folgende Schritte wurden Grundprinzipien entwickelt (◻ Abb. 4.33):
- die Anamnese und Untersuchung,
- ein dosiertes Reproduzieren der Beschwerden,
- die Behandlung
- die Beurteilung.

Denkprozess auf 2 Ebenen.

Der Denkprozess des Maitland-Konzepts erfolgt auf zwei Ebenen: einer theoretischen und einer klinischen. Daraus resultieren Folgerungen für die Behandlung: Veränderungen während der Behandlung werden beurteilt, und es wird eine fortlaufende Prognose erstellt.

Kriterien der Anamnese.

Ausführliche Anamnese und Untersuchung. Zunächst erfolgt eine ausführliche **Anamnese und Untersuchung**, um die Frage zu klären, welche Struktur verursacht den Schmerz? Der Therapeut erfragt und beurteilt die Beschwerden des Patienten im Tagesverlauf nach den folgenden Kriterien:

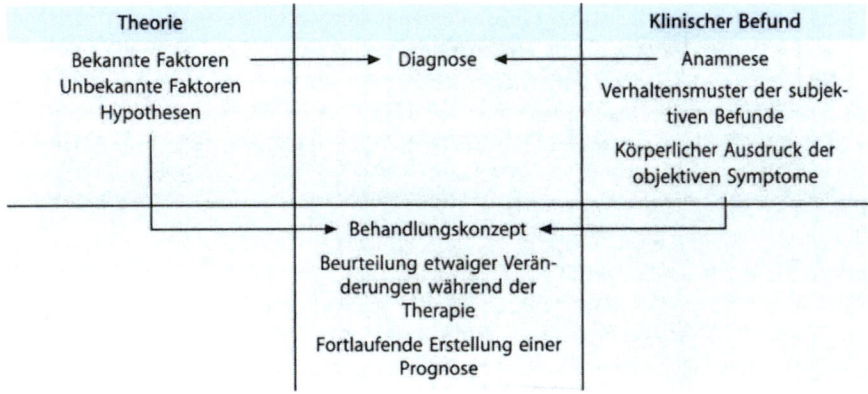

Theorie		Klinischer Befund
Bekannte Faktoren Unbekannte Faktoren Hypothesen	→ Diagnose ←	Anamnese Verhaltensmuster der subjek- tiven Befunde Körperlicher Ausdruck der objektiven Symptome
	→ Behandlungskonzept ← Beurteilung etwaiger Verän- derungen während der Therapie Fortlaufende Erstellung einer Prognose	

◻ Abb. 4.33. **Denkprozess des Maitland-Konzepts**

- Art der Beschwerden (Schmerz, Steifigkeit, Parästhesien).
- Zeitpunkt, wann die Beschwerden auftreten.
- Genaue Lokalisation des Schmerzes.
- Qualität der Schmerzen (oberflächlich, tiefsitzend, dumpf, hell, brennend).
- Intensität des Schmerzes.
- Welche Faktoren lösen den Schmerz aus (Körperstellung, Haltung)?

Die Symptomatik wird in einem Körperschema eingezeichnet, entsprechend der Lokalisation. Es wird eine hypothetische Vorstellung erarbeitet über die Strukturen, die für die Beschwerden verantwortlich sind.

Dosiertes Reproduzieren der Beschwerden. Als **weiteres diagnostisches Mittel** erfolgt ein dosiertes Reproduzieren der Beschwerden durch **Bewegungstests**. Dabei sollten die problematischen Bewegungsrichtungen und die Qualität des Schmerzes größtmögliche Übereinstimmung mit den vom Patienten beschriebenen Beschwerden aufweisen. Durch aktive und passive Testbewegungen wird versucht, die beschriebenen Symptome zu reproduzieren. Die **passive Untersuchung** umfasst die physiologischen Bewegungsrichtungen (Flexion/Extension, Abduktion/Adduktion, Innenrotation/Außenrotation) und Zusatzbewegungen (posteriore-anteriore Bewegungen, transversale/longituinale Rotationsbewegungen). Im gesamten Bewegungsweg werden vier **Grade der Bewegung** unterschieden:

Bewegungstests.

- **Grad I:**   Kleine Amplitude am Beginn der Bewegung.
- **Grad II:** Große Amplitude am Beginn der Bewegung.
- **Grad III:** Große Amplitude am Bewegungsende.
- **Grad IV:** Kleine Amplitude am Bewegungsende.

Befunddarstellung in Bewegungsdiagrammen. Die Testbewegungen werden analysiert und mit der anfänglich aufgestellten Hypothese und dem gesamten Beschwerdebild verglichen. Zur Verbesserung der Kommunikation zwischen den Therapeuten und als Lehrmittel besitzt das Maitland-Konzept eine eigen Befunddarstellungsweise in einem sog. **Bewegungsdiagramm**, bei dem Bewegungsausmaß und Schmerzintensität in einem zweidimensionalen Diagramm abgebildet werden (Maitland 1996, 2001). Wenn sich die anamnestischen Angaben mit den erhobenen Untersuchungsbefunden in Einklang bringen lassen wird daraus eine Diagnose erstellt.

Dokumentation der Befunde.

Behandlung. Zur Behandlung werden **mobilisierende Techniken** eingesetzt.
- Bei Schmerzen im Gelenk erfolgt die Behandlung des Gelenks mit feinen Zusatzbewegungen von kleiner Amplitude, die absolut ohne Schmerz toleriert werden. Sie werden sehr langsam und sanft am Beginn des Bewegungsweges ausgeführt (Grad I).

Mobilisierende Techniken.

— Bei Steifigkeit und dadurch bedingter Bewegungseinschränkung erfolgt eine Behandlung des Gelenks mit Zusatzbewegungen und physiologischen Bewegungen (Druck und Zug) am Ende der verfügbaren Behandlungsmöglichkeit (Grad III und IV). Dabei wird jeweils die Schmerzreaktion des Patienten berücksichtigt.

Die verwendeten Techniken erlauben in den meisten Fällen eine feine Abstimmung in der Dosierung und in der Wahl der Bewegungsrichtung. Manipulationen sind nur in wenigen Fällen notwendig.

Neue Testbewegungen.

Beurteilung. Im Anschluss an jede Behandlung erfolgen zur Beurteilung **neue Testbewegungen,** um den Behandlungserfolg sicherzustellen:
— Konnte ein gewünschter Effekt auf den Schmerz erzielt werden?
— Besteht nach wie vor Steifigkeit?
— Finden sich reflektorisch gesteuerte Schutzmechanismen?

Damit wird eine ständige Anpassung der Behandlungstechnik an Veränderungen der Gelenkproblematik ermöglicht (s. ◨ **Abb. 4.33**).

❯ Beispiel
— **Anamnese.** Nach einer ausführlichen Anamnese erfolgt Prüfung der Flexion im Stehen; dabei wird ein »Überdruck« angewendet (◨ **Abb. 4.34**).
— **Prüfung der Extension** und **Rotation** im Stehen.
— **Prüfung von Kombinationsbewegungen** (z.B. Extension und Rotation im Stehen), Seitwärtsbewegungen.
— **Palpation:** Dabei werden die Weichteilgewebe, die knöchernen Strukturen, die Schweißbildung und die Temperatur untersucht.
— **Prüfung der Beweglichkeit im Liegen,** wobei die Intervertebralbewegung vom thorakolumbalen Übergang bis zum Os sacrum erfasst wird.
— Sogenannter **Slump-Test im Sitzen:** Der Patient beugt die Brust- und Lendenwirbelsäule so weit als möglich. Der Therapeut übt dann auf die flektierte Wirbelsäule von den Schultern her einen Druck aus. Während die Wirbelsäule in Flexion mit Überdruck gehalten wird, streckt der Patient das Knie so weit als möglich und führt eine aktive Dorsalflexion des Fußes durch (◨ **Abb. 4.35 a, b**).
— **Passive Mobilisation.** Wenn ermittelt wurde, welche Struktur für den Schmerz verantwortlich ist, erfolgt eine passive Mobilisation der betreffenden Bereiche. Im Falle degenerativer Veränderungen im oberen Bereich der LWS mit Schmerzen, die gleichzeitig ausstrahlen, kann ein zentraler posterior-anteriorer vertebraler Druck erfolgen. In anderen Fällen wird die passive Mobilisation mit einer Rotation des liegenden Patienten oder eine Flexion des sitzenden Patienten kombiniert.

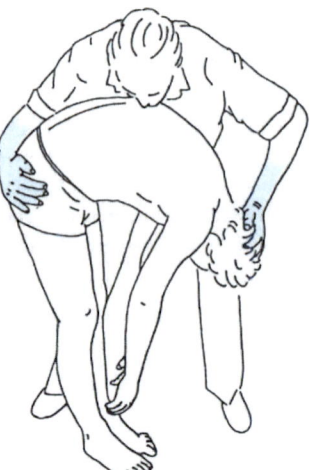

◨ Abb. 4.34. **Prüfung der LWS-Flexion im Stehen.** Dabei wird ein »Überdruck« angewendet

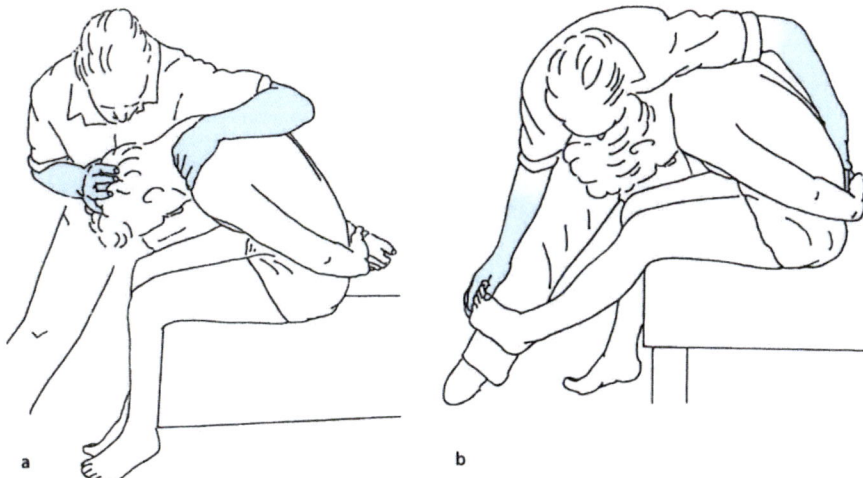

◘ Abb. 4.35 a, b. **Sogenannter Slump-Test:** a Maximale Flexion der LWS, b vollständige Flexion der LWS; zusätzliche Streckung des Knies und Dorsalflexion des Knies

4.19.4   Indikationen

Folgende Krankheiten und Funktionsstörungen gelten als Indikationen für die Therapie nach dem Maitland-Konzept:

— Funktionsstörungen des Stütz- und Bewegungsapparats.
— Funktionseinschränkungen der Gelenkbeweglichkeit.
— Akute und chronische Reizzustände von Gelenken und Wirbelsäule.
— Irritation neuromeningealer Strukturen.

Hauptindikationen.

4.19.5   Kontraindikationen

Relative Kontraindikationen. Hierzu zählen:
— Osteoporose der Wirbelsäule,
— Eine mangelnde Kooperationsfähigkeit des Patienten,
— Psychosomatische Gelenk- und Wirbelsäulenbeschwerden,
— Unklare Schmerzsyndrome.

Absolute Kontraindikationen. Als absolute Kontraindikationen gelten:
— Instabilitäten der Wirbelsäule,
— Frische Frakturen,
— Diskusprolaps mit radikulären Erscheinungen.
— Stenose des Spinalkanals.
— Entzündliche Erkrankungen der Wirbelsäule oder Gelenke (bakterielle Infektionen).
— Rheumatoide Arthritis.
— Aktiver Morbus-Bechterew.
— Osteomyelitis.
— Behandlung mit gerinnungshemmenden Medikamenten.

4.19.6   Klinische Erfahrungen und wissenschaftliche Untersuchungen

Besonderheiten des Konzepts. Die manuelle Therapie nach Maitland bewährt sich bei **Funktionsstörungen der Wirbelsäule und peripherer Gelenke.** Im Zeitalter der Apparatemedizin und der Überbewertung und Gläubigkeit an technische Untersuchungen wird

Kommunikation zwischen Therapeut und Patient.

herausgestellt, was durch eine ausführliche Anamnese und eine subtile manuelle Diagnostik erfasst werden kann.

> ❶ **Beachte**
> Die Maitland-Therapie ist durch eine ausgesprochen »sanfte« und vorsichtige Behandlung der diagnostizierten Funktionsstörung gekennzeichnet.

Gegenüber anderen Schulen der Manuellen Medizin besteht eine Besonderheit des Maitland-Konzepts in der speziellen Beachtung der **Kommunikationsstrukturen zwischen Therapeut und Patient**, wobei das Konzept eine spezielle Denkweise für sich beansprucht (Maitland 1996). Die Festlegung auf bestimmte Standardbehandlungstechniken wird von Maitland abgelehnt, vielmehr seien die Techniken im Hinblick auf die vorhandene Bewegungs- und Schmerzsituation stets zu adaptieren und zu verändern (Maitland 1996).

Wissenschaftliche Untersuchungen. In Publikationen zum Maitland-Konzept finden sich neben Beschreibungen der Methode (Literatur Übersicht s. Maitland 1977, 1991) überwiegend **Einzelfalldarstellungen** (Case-Reports) mit positiven Ergebnissen bei:
- Lumbalsyndromen (Beattie 1992; Kuory u. Scapelli 1994),
- De Quervain-Tenosynovitis (Anderson u. Tichenor 1994) und
- Knieinstabilität (Maitland et al. 1999).

Vergleichende klinische Untersuchungen.

Die letztgenannte Arbeit enthält auch EMG-Kontrollen des Therapieerfolgs.

    Vergleichende klinische Untersuchungen bei Patienten mit sog. Unspezifischen Rückenschmerzen (»low back pain«) haben gezeigt, dass bei ambulanten Patienten nach Mobilisationsbehandlung im Vergleich zu der Kontrollgruppe eine signifikante Besserung eintrat (Sims-Williams et al. 1978), ein Effekt der im stationären Setting allerdings nicht nachweisbar war (Sims-Williams et al. 1979). Die günstigen Wirkungen der Mobilisations- und Manipulationsbehandlung nach dem Maitland-Konzept konnten in einer großen prospektiven kontrollierten Multicenterstudie mit 741 Patienten mit »low back pain« bestätigt werden (Meade et al. 1990). Auch für die Aussagekraft der diagnostischen Maßnahmen des Maitland-Konzepts liegen vergleichende Studien vor: So konnte zwischen klinischen und radiologischen Befunden in Bezug auf die Diagnose »Bandscheibenvorfall« bei 69 % der Patienten eine Übereinstimmung festgestellt werden, die Sensitivität lag bei 83 %, die Spezifität bei 55 % (Stankovic et al. 1999).

4.19.7   Ausbildungsmöglichkeiten

Während in Australien ein Studiengang »Graduate Diploma in Advanced Manipulative Therapy« existiert, gibt es in Deutschland keine spezielle Weiterbildung für Ärzte für die Therapie nach Maitland. Für Krankengymnasten bietet der Deutsche Verband für Manuele Therapie (Maitland-Konzept) e.V. (Winterfeldstr. 51, D-10781 Berlin) Weiterbildungkurse für die Maitlandtherapie an.

Literatur

Anderson M, Tichenor CJ (1994) A Patient with de Quervain's Tenosynovitis: A Case Report using an Australian Appoach to Manuel Therapy Phys Ther 74:314–326
Beattie P (1992) The use of an electic approach of low back pain: A Case study Phys Ther 72:923–928
Cyriax J (1980) Textbook of Orthopaedic Medicine Vol 1, 7th Ed., Balliere Tindall, London 1978; Vol. 2, 10th Ed. Balliere Tindall, London
Frisch H (1995) Die programmierte Therapie am Bewegungsapparat. Springer, Heidelberg, Berlin, New York
Koury MJ, Scarpell E (1994) A manual approach to evaluation and treatment of a patient with a chronic lumbar nerve irritation. Phys Ther 74 548–560

McKenzie R, Donelsen R (1996) Mechanical diagnosis and therapy für Low Back Pain. In: The Lumbar Spine (Ed. S. Wiesel et al.), 2 Ed., Volume 2, W: B. Saunders, Philadelphia, London, Toronto, Montreal, Sydney, Tokyo; pp 1012

Maitland GD (1986) Vertebral Manipulation, 5. Aufl. Butterworth & Co. Ltd. London

Maitland GD (1994) Manipulation der Wirbelsäule (2. Aufl.)(dtsch. Übersetzung von K. Buckup): Rehabilitation und Prävention Band 24; Springer-Verlag Berlin, Heidelberg, New York

Maitland GD (1996) Manipulation der peripheren Gelenke (2.Aufl.)(engl. Originalausgbe: Peripheral Manipulation, Butterworth, London 1977); Reihe Rehabilitation und Prävention Band 20; Springer-Verlag, Heidelberg, Berlin, New York

Maitland ME, Ajemian SV, Suter E (1999) Quadriceps femoris and hamstring muscle function in a person with an unstable knee. Phys Ther 79 66–75

Maitland G, Hengeveld E, Banks K, English K (2001) Maitland´s Vertebral Manipulation (Sixth Edition). Butterworth-Heinemann, Oxford Auckland Boston Johannesburg Melburne New Dehli

MeadeTW, Dyer S, Browne W, Townsend J, Frank AO (1990) Low back pain of mechanical origin: randomised comparison of chiropractic and hospital outpatient treatment. Brit Med J 300:1431–1437

Senn E (1999) Analgetisch wirksame Physiotherapieverfahren bei entzündlich rheumatischen Erkrankungen. Z. Ärztl Fortbildung Qualitätssich 93 316–321

Sims-Wiliams H. et al (1978) (zit. n. Sims-Williams et al. 1979)

Sims-Williams H, Jayson MLV, Young SMS, Baddeley H, Collins E (1979) Conrolled trial of mobilisation and manipulation for low back pain: hospital patients. Brit Med J 2:1318–1320

Stankovic R, Johnell O, Maly P, Willner S (1995) Use of extension, slump test, physical and neurolocial examination in the evaluation of patiens with suspected herniated nucleus pulposus. A prospektive clinical study. Manual Therapy 4 25–32

U.C. Smolenski

4.20 Manuelle Medizin (Chirotherapie)

U.C. Smolenski

4.20.1 Funktionelle Grundlagen

Diagnostik und Therapie
der Funktionskrankheiten
des Bewegungssystems.

Definition. Die Manuelle Medizin definiert sich als die Lehre von **Diagnostik und Therapie der Funktionskrankheiten des Bewegungssystems** (Baumgartner et al. 1993). Nozizeption führt zu kompensatorischen Reaktionen mit Schutz- bzw. Adaptationsfunktion an eine Pathologie oder eine Veränderung der Umwelt.

Geschichte. Die Wurzeln der Manuellen Medizin in der abendländischen Kultur gehen zurück bis zu Hippokrates, der in der »Rhachiotherapie« einen Grundstein der Medizin in der Kenntnis der Wirbelsäule sah, da viele Erkrankungen nach seiner Meinung mit der Wirbelsäule in Zusammenhang stehen und diese Kenntnis für das Heilen dieser Leiden notwendig ist. Bereits vor 4000 Jahren wurden in Thailand und den Kulturen der Chinesen, Ägypter, Babylonier und der Inkas Manipulationen an Wirbelsäule und Extremitäten beschrieben. Schon damals wurde funktionelles Denken und Strukturkrankheit verbunden. In den folgenden Jahrhunderten war die Kunst des »Knochensetzens« Bestandteil der Volksmedizin und lag in den Händen von Laien. Nur sehr zögernd gelangte sie wieder in die Hände der Ärzte.

Modelle der Ausbildung.

Die Wurzeln der heutigen Manuellen Medizin, die sich in den letzten 60 Jahren entwickelt hat und auf eine wissenschaftliche Ebene gebracht wurde, sind die **osteopathische Medizin** und die **Chiropraktik**. Sie haben eine Vielzahl von Inauguratoren in unterschiedlichen Ländern (Cramer et al. 1990). Manualmedizinische aber auch ostepathische Schulen finden sich u. a. in den USA, Frankreich, Belgien, England und Deutschland und sind mit Namen verbunden wie Mitchell, Still, Palmer, Menell, Cyriax, Stoddard, Jiroud, Lewit, Janda, Gutmann, Wolff und Sachse. Organisatorisch werden unterschiedliche Modelle der Ausbildung und der Qualifikation weltweit angeboten: **amerikanische** osteopathische Universitäten vermitteln eine medizingleiche Ausbildung mit ganzheitlicher Philosophie. In **Deutschland** ist die Manuelle Medizin eine Weiterbildung nach abgeschlossener Medizinausbildung. Darüber hinaus gibt es differente Ausbildungsmöglichkeiten für Physiotherapeuten und Osteopathen ohne ärztliche Grundausbildung. Die Berufsbezeichnung »Osteopath« ist nicht geschützt. Wesentlich bekannter sind die »Chiropraktiker« (Baumgartner et al. 1993), deren Begründer David Palmer kein Mediziner war und deren therapeutisches Konzept im Wesentlichen durch Manipulationstechniken charakterisiert ist.

Zentrales Problem. Die unterschiedlichen Schulen zeigen auch das historisch sich unterschiedlich entwickelte Herangehen und die Deutung des zentralen Problems der Manuellen Medizin, der **reversiblen Gelenkfunktionsstörung**. Exemplarisch sind Entstehungstheorien wie die der »Subluxationstheorie« bis zur »Störung der nervös-reflektorischen Steuerung« (s. S. 368f).

4.20.2 Behandlungsziele

Reversible Funktions-
störungen.

Laut FIMM (Féderation Internationale de Médicine Manuelle)-Glossar (Baumgartner et al. 1993) befasst sich die Manuelle Medizin im Rahmen der üblichen diagnostischen und therapeutischen Verfahren mit **reversiblen Funktionsstörungen am Haltungs- und Bewegungssystem**. Sie benutzt dazu manuelle diagnostische und therapeutische Techniken, die an der Wirbelsäule und an den Extremitäten zur Auffindung und Behandlung dieser Störungen dienen. Damit schließt die Manuelle Medizin eine Lücke in der klinischen Untersuchung des muskuloskelettalen Systems. Sie prüft stets unter der Prämisse einer Funktionseinheit von Muskulatur und Gelenk (sensomotorische Einheit) die Normalfunktion, um Fehlfunktion zu finden.

Gegenstand der Manuellen Medizin

Manuelle Diagnostik und
Manuelle Therapie.

Grundlagen. Die **Manuelle Medizin** besteht aus **Manueller Diagnostik** und **Manueller Therapie**. Synonyma sind die Bezeichnungen:

— Chirotherapie, Chirodiagnostik,
— Funktionspathologie des Bewegungssystems,
— muskuloskelettale Medizin,
— funktionelle Neuroorthopädie.

Die Manuelle Diagnostik definiert sich als **komplexe Funktionsanalyse** (Bischoff 1994) an den Strukturen des Bewegungssystems mit dem Ziel, Ort und Art der Funktionsstörung zu beschreiben. Eingeschlossen sind die klassischen Elemente der klinischen Untersuchung wie:
— Anamnese,
— Inspektion,
— Palpation,
— Beurteilung des Bewegungsverhaltens und
— Prüfung der Muskelfunktion, einschließlich diagnostischer Hilfsbefunde (Neumann 1985; Groot Landeweer 1992).

Wichtige Begriffe. Grundlage für das Verständnis manualmedizinischer Inhalte sind Kenntnisse in funktioneller Anatomie, Biomechanik, Physiologie und Neurophysiologie. Dabei können artikuläre segmentale Dysfunktionen erfasst und quantifiziert werden:
— **Artikuläre Dysfunktion** ist die Abweichung von der normalen Gelenkfunktion (Bland 1994; Atchison et al. 1995) im Sinne der Hypo- oder Hypermobilität.
— **Hypomobilität** ist die eingeschränkte Beweglichkeit durch strukturelle und/oder funktionelle Veränderung am Gelenk oder im Weichteilmantel.
— **Hypermobilität** ist die vermehrte Beweglichkeit durch angeborene konstitutionelle oder strukturelle funktionelle Veränderung am Gelenk oder Weichteilmantel (lokal/regional/generalisiert).
— **Gelenkinstabilität** ist ein pathologisch vermehrtes Gelenkspiel mit Insuffizienz des Bewegungsleitsystems durch Minderung der Belastungs- und Bewegungsstabilität durch Strukturerkrankung tragender oder die Bewegung sichernder Strukturen.
— **Lockerung** ist eine erworbene höhere Beweglichkeit im Bewegungssegment als Folge von Trauma oder Destruktion (Sachse 2000).

Artikuläre Dysfunktion.

Nozireaktion. **Bewegungsfunktionsstörung und Schmerz** sind meist kombiniert (Baumgartner 1998). Es ist zu unterscheiden zwischen Nozizeption, Schadensmeldung und Schmerz (Wolff 1988). **Nozizeption** ist Wahrnehmung drohender oder eingetretener Beschädigung (mechanisch, thermisch, chemisch) durch Schmerzrezeptoren, Weiterleitung und Verarbeitung (Bland 1994). Ebenen der Verarbeitung sind die Peripherie, das Rückenmark und das Großhirn. Das Erlebnis **Schmerz** (van Deursen 1999) entsteht in kortikalen Zentren als Informationsverarbeitung der Nozizeption und Informationen aus Dermatom, Myotom, Sklerotom, Arthrotom, Neurotom, Viscerotom, Vasotom und Lymphotom (Chan 1998). Ergebnis dieses komplexen Informationsverarbeitungsprozesses ist die Segmentale Dysfunktion mit reflektorisch algetischen Zeichen (Lewit 1987) (◘ **Abb. 4.36**). Die als Nozireaktion bezeichnete Symptomatik zeigt Befunde im Gelenk, an der Muskulatur, in den vegetativen Funktionen und der Haut (Gottlieb 1993; Galm 1998; Grimshaw 2001).

Bewegungsfunktions-störung, Schmerz, segmentale Dysfunktion.

Reversible Gelenkdysfunktion. Gegenstand der Manuellen Medizin ist es, die **reversible artikuläre und segmentale Dysfunktion zu erkennen und zu therapieren.** Synonyme dafür sind Begriffe wie:
— »somatomotorischer Blockierungseffekt« (Brügger; s. ► Kap. 4.5, S. 219 ff),
— »spondylogenes Reflexsyndrom« (Sutter),
— »Somatic Dysfunction«,
— »artikuläre Dysfunktion«,
— »Facet Joint Dysfunction«,
— »Functional Vertebral Disturbances«,
— »Arthromuskuläres Dysreflexiesyndrom«,
— »Nozireaktion«.

Reversible artikuläre und segmentale Dysfunktion.

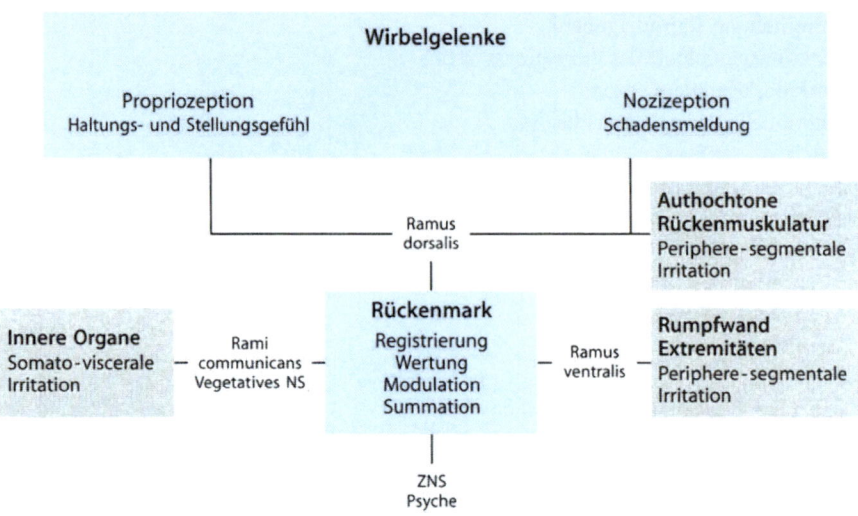

■ Abb. 4.36. **Nervös-reflektorischer Funktionskreis**

Aber auch **Fehlinterpretationen** sind gebräulich wie:
— »Subluxation von Wirbeln« oder
— »Wirbelverrenkung«.

Definition der Blockierung

Bewegungseinschränkung.

Blockierung. Die **Blockierung** ist in der Manuellen Medizin wie folgt definiert (Sachse 2000):
— Ein Zustand reversibel gestörter Funktion eines Gelenks im Sinne der Bewegungseinschränkung. Das Gelenk kann in jedem Punkt der physiologischen Bewegungsbahn verharren, die Beweglichkeit ist in ein oder mehreren Richtungen eingeschränkt.
— Die zum Gelenk gehörende Muskulatur ist auf neurophysiologischem Wege entsprechend der Richtung der Bewegungsrichtung verspannt.
— Die Funktion der dem Gelenk segmental zugeordneten Gewebe und inneren Organe kann beeinträchtigt sein.

Joint Play.

Gelenkspiel. Bewegungseinschränkung bedeutet dabei ein gestörtes Gelenkspiel (»Joint Play«) (Edmont 1993). Gegenüber der Funktionsbewegung eines Gelenks ist das Gelenkspiel nur **passiv** ausführbar (■ **Abb. 4.37**), es werden »paraphysiologische« Bewegungen und keine Winkelbewegungen erfasst, eine Federung als Endbeweglichkeit ist tastbar und ein Winkel nicht messbar. **Untersuchbar und damit klinisch feststellbar sind:**
— das eingeschränkte Bewegungsausmaß,
— die gestörte Endspannung und
— der mögliche Schmerz (Sachse 2001).

Theorien zum »Substrat der Blockierung«

Sensomotorische Betrachtungsweise.

Die Entwicklung unterschiedlicher Theorien zur Erklärung der reversiblen Gelenkfunktionsstörung gibt einen Einblick in den Erkenntnisgewinn der Medizin und den Paradigmenwechsel von strukturbezogenem biomechanischem Denken zu funktioneller **sensomotorischer Betrachtungsweise.**

Zur Erklärung des **Phänomens der Blockierung** werden heute sehr unterschiedliche Theorien herangezogen. Die wichtigsten sind:
— Störung der Zirkulation von Gelenkflüssigkeit (Still 1908).
— Subluxation (Palmer 1933).
— Nerveneinklemmung (Palmer 1933).
— Mensikuseinklemmung (Zuckschwerdt 1960; Dörr 1962).
— Verklemmung von Bandscheibengewebe (Cyriax 1969; Wolf 1969).

Richtungen des Gelenkspiels:

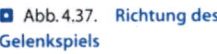
◻ Abb. 4.37.   **Richtung des Gelenkspiels**

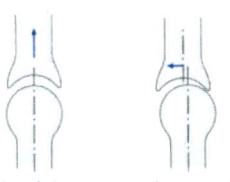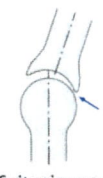

Distraktion   anterio-posteriore,   Seitneigung   Rotation
              latero-laterale
              Verschiebung

— Störung der Gleitfähigkeit der Gelenkoberfläche (Wolf 1969).
— Störung der nervös-reflektorischen Steuerung (Dvorak 1983; Wolf 1983).

Das eingeschränkte Gelenkspiel kann als Basisstörung des Gelenks angesehen werden. Diagnostisch und therapeutisch wird die Differenzierung in der Regel von artikulären und muskulären Faktoren verursacht.

Pathogenese der Blockierung

Ursachen für Blockierungen treten vorwiegend im Leistungsalter zwischen 30 und 50 Jahren auf. Die eigentliche Pathogenese der Mechanismus der **Entstehung einer Blockierung** ist nicht nachgewiesen (Lewit 1987, Frisch 2001). Eine Meniskustheorie ist mechanistisch, es fehlt der In-situ-Beweis.

Entstehung einer Blockierung.

> ❗ Beachte
> Häufigster Auslöser einer Blockierung ist ein Missverhältnis zwischen Belastung und Belastbarkeit des Bewegungssystems.

Zu unterscheiden sind die **statischen Fehlbelastung** (Fehlhaltung, einseitige Arbeits- oder Freizeitbelastung) und **dynamischen Fehlbewegung** (»Motor Pattern«).

Im angloamerikanischen Spachgebrauch erfolgt eine Beschreibung als »newuse« (Neugebrauch), »misuse« (Fehlgebrauch), »overuse« (Übergebrauch) und »abuse« (Missgebrauch).

Als **weitere Auslöser** kommen Bagatelltraumen und die »ungeschickte Bewegung« in Frage bis hin zu Unfallereignissen einschließlich Folgen von Ruhigstellung und Fixation. **Strukturelle Erkrankungen** wie Entzündung und Degeration können zu Funktionsstörungen in benachbarten Segmenten und im Bereich der Schlüsselregionen (Eder u. Tilscher 1990) führen.

Weitere Auslöser.

Schon **unter der Geburt** können Funktionsstörungen der Wirbelsäule auftreten und damit die weitere sensomotorische Entwicklung beeinflussen. Schließlich können auch **reflektorische Vorgänge** Blockierungen verursachen. So führen die inneren Organe durch anatomischen Verschaltungen zu typischen Störmustern im Bewegungssystem (Winkel et al. 2000).

> ❗ Beachte
> — **Norm**: Bewegung führt zu Spannung und Entspannung von Kapseln, Bändern und Muskeln, adäquates Funktionsmuster.
> — **Blockierung**: Pathologische Spannung mit Nozizeption, reflektorisch gestörtes Funktionsmuster, Hypomobilität.
> — **Manuelle Therapie**: Eingriff in die Kette der gestörten Funktion, Schmerztherapie.

4.20.3   Behandlungsprinzipien und Art der Technik

Der Behandlung geht die **Untersuchung der Gelenkfunktion** voraus, da nur die klinische Beurteilung und Feststellung der Blockierung die Indikation zur Manuellen Therapie dar-

Untersuchung der Gelenkfunktion.

Inspektion
Gelenk
Gewebebefund
Muskulatur

Aktive Bewegungsuntersuchung
maximales Bewegungsmaß
Seitendifferenz
"painfull arc"/ Kapselmuster

Passive Bewegungsuntersuchung
quantitativer Ausschlag
qualitative Prüfung des Bewegungsendes
Schmerz

Isokinetische Spannungsprüfung
lokale Zuordnung
Morphologie?

Untersuchung Muskelfunktion
Neurologie
Spannung
reflektorische Veränderungen
Bewegungsstereotyp

Prüfung des Gelenkspiels
Traktion
ap - latero/lateral - Verschiebung
Seitneigungsfedern
Rotation

◻ Abb. 4.38. Untersuchungsablauf in der Manuellen Medizin

stellt. Die Untersuchung folgt einem Algorythmus zur Beurteilung des Bewegungsumfangs, der Funktionsbewegung und charakteristischer Bewegungsmuster (◻ **Abb. 4.38**).

Zur Wiederherstellung der reversible gestörten Funktion des Gelenks (Blockierung) stehen grundsätzlich zwei therapeutische Techniken zur Verfügung:
— Mobilisation und
— Manipulation.

Impulse mit:
— geringer Kraft,
— hoher Geschwindigkeit,
— kleiner Amplitude.

Manipulation. Die Manipulation ist eine Gelenkbehandlungstechnik, die **mit geringer Kraft Impulse hoher Geschwindigkeit und kleiner Amplitude vermittelt** (Baumgartner et al. 1993; Dvorak 1997; Sachse u. Schildt-Rudloff 2000; Frisch 2001). In gestörter Richtung wird die Spannung aufgesucht und als »Vorspannung« gehalten. Danach wird der Patient in Entspannung gebracht und in der dritten Phase in Entspannung die Muskelspannung überwunden und der Druck auf die Gelenkfacetten in der gewünschten Richtung zum Lösen der Barriere ausgelöst. Manipulation übt einen kräftigen Reiz auf die Gelenkrezeptoren aus (Sachse 2001). Sie dürfen nur von einem Arzt mit entsprechender Weiterbildung und unter folgenden Voraussetzungen angewendet werden:
— Die Blockierung darf nur geringgradig sein.
— Die Vorspannung am Gelenk muss völlig schmerzfrei einstellbar sein.
— Es dürfen keine Hinweise auf eine pathomorphologische Krankheit vorliegen.
— Es dürfen keine Stabilitätsminderung und/oder Fehlbildungen bestehen.
Es dürfen keine akute Erkrankungen innerer Organe vorliegen.

❶ Tipp

Wegen möglicher Komplikationen, besonders bei Manipulationen im HWS-Bereich, ist eine Aufklärung über die Behandlung und deren Risiken einschließlich Dokumentation notwendig.

Mobilisation. Die Mobilisation ist eine passive, meist wiederholte Bewegung durch Traktion und/oder Gleitbewegung mit **geringer Geschwindigkeit** und **zunehmender Amplitude** zur Vergrößerung des eingeschränkten Bewegungsspiels. Sie nutzt Bewegungen, Lagerungen und Muskeltechniken, die langsam an das Bewegungsende heranführen. Sie überschreiten diese Grenze nie, sondern erweitern sie mit fortschreitender Mobilisationswirkung. Die reflektorische Fernwirkung ist dabei gering (Baumgartner et al. 1993; Dvorak 1997; Sachse u. Schildt-Rudloff 2000; Frisch 2001).

Gleitbewegung mit geringer Geschwindigkeit und zunehmender Amplitude.

Passiv repetitive Mobilisation. Die Mobilisation schließ **unterschiedliche Techniken** bzw. Behandlungsausführungen ein, die variabel nach Befund, Behandlerkenntnissen und Mitarbeit des Patienten eingesetzt werden können (Buchmann u. Weber 1994). Eine **Fortführung von Untersuchungstechniken** sind die passiv repetitiven Mobilisationen als Traktionen und Gleitmobilisationen mit Traktionen oder/oder repititiven Bewegungen. Die Muskelspannung hat auf die Gleitbewegung weniger Einfluss.

Unterschiedliche Techniken.

Muskelrelaxation. Die Vorstellung der Kombination von Funktionsstörung des Gelenks und der Muskulatur führt zum Einsatz der Muskelrelaxation. Schmerz und Muskelspannung korrelieren eng. Die **Muskelrelaxation** führt zu einer:
— Abnahme der Spannung,
— Schmerzreduzierung und
— Zunahme der Beweglichkeit.

Behandlung der Muskelfunktionsstörungen.

Unterschiedliche Techniken führen zur Bewegungsverbesserung, möglicherweise ist die Kombination der Techniken von Bedeutung.

Postisometrische Relaxation. Eine weitere Technik ist die **Postisometrische Relaxation** (PIR), die nach 10–30 s dauernder Spannung die Relaxationsphase nutzt, um Bewegungsgewinn zu erreichen. Unterschieden werden kann zwischen fazilitierenden und inhibitierenden Zielen.
Variationen der PIR-Technik sind:
— die Antigravitationsrelaxation,
— die Blickmobilisation und
— die Nutzung von Atemphasen.

Relaxation und Muskelanspannung.

❗ **Beachte**
Es sollte immer die **für den Patienten machbare Technik** eingesetzt werden.

Die optimale Technik und deren Einsatz wird in den Weiterbildungskursen vermittelt und ist Voraussetzung für die Anwendung. Besondere Formen sind die »Muscle energy«-Technik nach Mitchell, die mit minimalem Krafteinsatz arbeitet oder die Dehnungsbehandlung der Muskulatur nach maximaler isometrischer Anspannung (Stretching). Die genannten Techniken werden auch oft unter dem Sammelbegriff »Neuromuskuläre Therapie – NMT« oder »Stabilisierende neuromuskuläre Therapie« beschrieben (Dowling 1998).

Weichteiltechniken. Mittels Weichteiltechniken aus der Physikalischen Medizin können die Grundtechniken der Manuellen Medizin, speziell der Mobilisation, vorbereitet bzw. ergänzt werden. Dazu zählen (Smolenski 1996):
— Kinesitherapie (Dehnungsbehandlungen, spezielle krankengymnastische Techniken, Entspannungstherapie),
— Mechanotherapie (Deep friction, Massagetechniken),
— Thermotherapie (Wärmeträger, Ultraschall, Kurzwelle),
— Elektrotherapie (Galvanisation, TENS, Mittelfrequenzstrom).

Ergänzende physikalische Therapien.

4.20.4 Indikationen

Hauptindikationen.

Indikationen für die Manuelle Medizin sind.
- reversible artikuläre Dysfunktionen (»Blockierungen«) und
- reversible segmentale Dysfunktionen.

4.20.5 Kontraindikationen

Allgemeine Aspekte.

Grundsätzlich ist davon auszugehen, dass die erkannte bzw. bekannte Strukturkankheit eine Kontraindikation zur Manuellen Therapie darstellt (Fabid 1999; Frisch 2001). Daraus resultierende Begleitblockierungen, muskuläre Störungen und ligamentäre Störungen können behandelt werden. Als Voraussetzung muss gelten:
- Funktionen genau analysieren,
- weich behandeln,
- kritisch bleiben! (Geisser 1993; Sachse u. Schildt-Rudloff 2000).

Allgemeine Kontraindikationen. Hierzu zählen:
- Verschlimmerung unter oder nach Behandlung,
- auftretende Nebenwirkungen,
- Unsicherheit des Behandlers und
- Unwirksamkeit der Therapie.

Spezielle Kontra-
indikationen.

Spezielle Kontraindikationen. Als spezielle Kontraindikationen gelten:
- entzündliche und destruierende Prozesse,
- Traumen mit Verletzungen anatomischer Strukturen,
- schwere Osteoporose,
- strukturelle Anomalien,
- Anomalien der A. vertebralis,
- schwere degenerative Veränderungen und
- psychische Störungen.

Spezielle Voraussetzungen.

Strukturkrankheit und Manuelle Medizin. Bei folgenden Strukturkrankheiten müssen spezielle Voraussetzungen für die Anwendung manualmedizinischer Methoden vorliegen:
- **Traumen:**
  - Knochentraumen, Bändertraumen, Knorpertraumen: Nachbehandlung möglich.
  - Bandscheibenprolaps: Nachbehandlung möglich.
- **Verminderte Knochenfestigkeit:**
  - Osteopathie, Tumoren: Kontraindiaktion.
- **Entzündungen:**
  - Monathritis, Exsudative Polyarthritis: Kontraindikation.
  - Sklerosierende Polyarthritis, Spondylitis ankylosans: Versuch möglich.
- **Strukturveränderungen:**
  - Missbildungen, Arthrosen, Ankylosen: Keine Indikation.
  - Basiliäre Impression, Densaplasie, Os odontoideum: Kontraindiaktion.

4.20.6 Klinische Erfahrungen und wissenschaftliche Untersuchungen

Manuelle Medizin in den
klinischen Fachgebieten.

Interdisziplinäre Konzepte. Die Manuelle Medizin ist **aus interdisziplinärer Sicht** ein Fachgebiet, welches methodologische Impulse von Vertretern der Physikalischen Medizin erhält (vor allem Frankreich, England). Für die Physikalische Medizin und Rehabilitation ist die Manuelle Medizin essentieller Bestandteil der komplexen funktionellen Diagnostik und Therapie (Schreiber et al. 1997; Smolenski et al. 1998). In den anderen klinischen Disziplinen haben die Orthopädie (Galm et al. 1998; Dvorcak et al. 1999; Witzmann 2000),

Neurologie und Innere Medizin eine Präferenz zu Manueller Medizin, auch getragen durch die Mitentwicklung der Fachvertreter an einem klinisch-manualmedizinischem Konzept (Toussaint et al. 1999). Sowohl Traumatologie als auch Pädiatrie müssen die Manuelle Medizin in ihr klinisches Konzept einbauen; neue inhaltliche Verbindungen ergeben sich z. B. zu Zahnmedizin (De Wizer et al. 1996; Smolenski et al. 1999) und HNO-Heilkunde (Seifert 1995). Die Manuelle Medizin als eigenständiges Fachgebiet muss sich wissenschaftliche entwickeln: eigenständig als methodologisches Gebiet **und** integrativ in den jeweiligen klinischen Fachgebieten. Die Lehre bedarf der Ausbildung im Rahmen des Medizinstudiums/ der Ausbildung der Physiotherapeuten und der daran anschließenden qualifizierten Weiter- und Fortbildung.

Strukturierte Wissensvermittlung. Die Häufigkeit funktioneller Störungen im Bewegungssystem und den Bewegungsorganen und der damit verbundene Einsatz der Manuellen Medizin ergibt eine umfangreiche klinische Erfahrung. Zumal die wirksame und nebenwirkungsarme sowie kostengünstige Behandlungstechnik breite Akzeptanz beim Patienten hat. Eine strukturierte Vermittlung des Wissens und der praktischen Kenntnisse und Fertigkeiten ist gesetzlich geregelt und wird durch zertifizierte Bildungsträger auf ärztlicher und therapeutischer Ebene realisiert. Dies trifft auch auf die Fortbildung zu. Die Manuelle Medizin ist in den Abrechnungswerken der Berufsgruppen enthalten. Auf der ärztlichen Ebene ist die Bereichsbezeichnung »Chirotherapie« führbar. Die klinischen Fragen richten sich auf die Erfassung der relevanten Befunde, die Untersuchungsmethodik zur Beschreibung der reversiblen Funktionsstörung, die diagnostischen und differentialdiagnostischen Möglichkeiten und die Behandlung der Störung mit empirisch oder wissenschaftlich abgesicherten Methoden.

Fort- und Weiterbildung.

Stufen der Evidenz. Die bisherigen Kenntnisse zur Diagnostik und Therapie in der Manuellen Medizin **basieren zu einem großen Teil auf empirischen Kenntnissen.** Dies betrifft zum einen die Untersuchungstechniken, die hinsichtlich Reliabilität und Validität (Richter u. Lawall 1993; Pescioli u. Kool 1997; O´Haire u. Gibbons 2000) wenig untersucht sind. Daraus resultieren die Probleme der Bewertung der therapeutischen Wirksamkeit und Veränderungssensitivität. Sie können mit kontrollierten Studien im Sinne der Evidence-basierten Medizin (EBM) nur mit prospektiven kontrollierten Studien gelöst werden. Zum jetzigen Stand ist trotz vielfältiger Aktivitäten Verbesserung der wissenschaftlichen Basis der Manuellen Medizin/Muskuloskelettalen Medizin zu fordern. Dies betrifft auch die Grundvorstellungen zu Äthiologie, Pathogenese und Klinik der Blockierung. Konsensus als unterste Stufe der EBM ist derzeit akzeptabel, langfristig aber nicht ausreichend. EBM ist kein Kriterium der Beurteilung persönlicher Fähigkeiten des Behandlers, sondern eine wissenschaftliche Strategie zur Beurteilung der Methode (Nielsson 1995).

Empirische Kenntnisse.

Spezifische Tests. Sie bilden die Grundlage der manualmedizinischen Diagnostik und Therapie (Youdas et al. 1991). Diese Tests werden aber in der Literatur vor allem **hinsichtlich der formellen Testgüte unterschiedlich bewertet** (Haas 1991; Hubka 1994). Weit verbreitete Annahmen über die gute diagnostische Wertigkeit bei der Beurteilung von Funktionsstörungen (deBoor et al. 1995; Castro et al. 1997) stehen vereinzelt Studienergebnisse gegenüber, die bei unterschiedlicher methodischer Güte zu überwiegend pessimistischen Aussagen zur Reliabilität der manualmedizinischen Tests kommen (Hubka u. Pelikan 1994; Lund et al. 1996; Nielsson et al. 1997). Eine qualifizierte Aussage wird erschwert durch:

Unterschiedliche Bewertung der diagnostischen Tests.

— die Vielfalt von Tests,
— die mangelnde Standardisierung und
— die unterschiedliche Anwendungspräferenz der Schulen.

Erschwerend kommen die immer wieder neu aufgenommenen Methoden und Philosophien (z. B. Osteopathie) in eine nicht validiertes Wissenschaftsgebäude hinzu.

Es muss jedoch **positiv** bemerkt werden, dass die entsprechenden wissenschaftlichen Fachgesellschaften (Deutsche Gesellschft für Manuelle Medizin (DGMM), Féderation Internationale de Médicin Manuelle (FIMM) alle Anstrengungen unternehmen, diese Entwicklung einer modernen EBM-Medizin voranzubringen. Erste wissenschaftliche Studien (Smolenski et al. 1991; Strender et al. 1997) und Forschungsförderung (Preise oder Forschungsmittel) und die Installation von Wissenschaftsausschüssen sind positive Signale.

4.20.7   Ausbildungsmöglichkeiten

In Deutschland existieren für Ärzte und für Physiotherapeuten feste Weiterbildungskurrikula, die neben praktisch-klinischen Erfahrungen vor allem die Teilnahme an Weiterbildungskursen beinhalten. Auskünfte erteilen die folgenden Institutionen:

- Deutsche Gesellschaft für Manuelle Medizin, Ärztehaus Mitte, Westbahnhofstr. 2, D-07745 Jena.
- Dr. Karl-Sell-Ärzteseminar, Neutrauchburg (MWE) e.V., Riedstr. 5, D-88316 Isny-Neutrauchburg.
- Ärzteseminar Berlin (ÄMM) e.V., Frankfurter Allee 263, D-10317 Berlin.
- Ärzteseminar Hamm-Boppard (FAC) e.V., Obere Rheingasse 3, D-56154 Boppard.
- Österreichische Ärztegesellschaft für Manuelle Medizin, Speisingerstr. 109, A-1134 Wien.
- Schweizerische Ärztegesellschaft für Manuelle Medizin, Postfach 5317, CH-6305 Zug.
- AG Manuelle Therapie im ZVK, Wremer Specken 4, D-27638 Wremen.
- VPT Akademie, Staufer Str. 13, D-70736 Fellbach-Schmieden.

Literatur

Atchison JW (1998) Manipulation for the treatment of occupational low back pain. Occup Med 185–97

Atchison JW, Newman RL, Klim GV (1995) Interest in manual medicine among residents in physical medicine and rehabilitation. The need for inceased instruction. Am J Phys Med Rehabil 6:439–43

Baumgartner H, Dvorak J, Graf-Baumann T, Terrier B (1993) Grundbegriffe der Manuellen Medizin Terminologie – Diagnostik – Therapie. Springer, Berlin Heidelberg

Baumgartner H (1998) Manuelle Medizin in der Schmerzbehandlung. Schweiz Rundsch Med Prax 9:309–13

Bischoff HP (1994) Chirodiagnostische und chirotherapeutische Technik. PERIMED-spitta, Medizinische Verlagsgesellschaft mbH Balingen

Bland JH (1994) Disorders of the Cervical Spine. Disagnosis and Medical Management. 2en ed. WB Saunders, Philadelphia

Buchmann J, Weber K (1994) Weiche Techniken in der Manuellen Medizin. Hippokrates, Stuttgart

Castro WH, Schilgen M, Meyer S, Weber M, Peuker C, Wortler K (1997) Do »whiplash injuries« occur in low-speed rear impacts? Eur Spine J 6:366–75

Chan KF (1998) Muscoloskeletal pain clinic in Singapore.sacroiliac joint somatic dysfunction as cause of buttock pain. Annals of the Academy of Medicine Singapore 1:112–5

Cramer A, Doering J, Gutmann G (1990) Geschichte der Manuellen Medizin. Springer, Berlin

Deboer KF, Harmon R Jr, Tuttle CD, Wallace H (1995) Reliability study of detection of somatic dysfunctions in the cervical spine. J Manipulative Physiol Ther 8:9–16

De Wijer A, Rob J, De Leeuw J, Steenks MH, Bosman F (1996) Temporomandibular and cervical spine disorders. Spine 14:1638–1646

Dowling DJ (2000) Progressive inhibition of neuromuscular structures(PINS) technique J Am Osteopath Assoc 5 285–6, 289–98

Dvorak J (1997) Manuelle Medizin. Thieme, Stuttgart

Dvorak J, Dvorak V, Schneider W, Tritschler T (1999) Manuelle Therapie bei Lumbovertebralsyndromen. Orthopäde 11:939–45

Eder M, H Tilscher (1990) Chirotherapie. Hippokrates, Stuttgart

Edmond SL (1993) Manipulation and mobilisation extremity and spinal techniques.Mosby, St. Louis

Fabio de RP (1999) Manipulation of the cervical spine: Risks and benefits. Physical Therapy 79:50–65

Frisch H (2001) Programmierte Untersuchung des Bewegungsapparates. Springer, Berlin Heidelberg, New York, London, Paris, Tokyo, Hong Kong

Galm R, Rittmeister M, Schmitt E (1998) Vertigo in patients with cervical spine dysfunction. Eur Spine J 1:55–8

Galm R, Frohling M, Rittmeister M, Schmitt E (1998) Sacroiliac joint dysfunction in patients with imaging-proven lumbar disc herniation. Eur Spine J 6:450–3

Geiser M (1993) Die vergessenen Gutachten über die Chiropraktik. Schweiz Rundsch Med Prax 33:875–9

Gottlieb MS (1993) Neglected spinal cord, brain stern and musculoskeletal injuries from birth trauma. J Manipulative Physiol Ther 8:537–43

Groot Landeweer R, Bumann A (1992) Manuelle Funktionsanalyse: Basisuntersuchung. Phillip J 4/92, 9. Jahrgang

Groot Landeweer R, Bumann A (1992) Die Manuelle Funktionsanalyse: Erweiterte Untersuchung. Phillip J 5/92, 9. Jahrgang

Grimshaw DN (2001) Cervicogenic headache: manual and manipulative therapies. Curr Pain Headache Rep 4: 369–75

Haas M (1991) The reliability of reliability. J Manipulative Phsiol Ther 14:119–120

Hubka MJ (1994) A valid and reliable method of manual palpation. Chiro Technique 6:5–8

Hubka MJ, Phelan SP (1994) Interexaminer reliability of palpation for cervical spine tenderness. J Manipulative Physiol Ther 17:591–595

Kabat H (1950) Central mechanism for recovery of neuromuskular function. Sience 112:23

Lewit K (1987) Manuelle Medizin. Johann Ambrosius Barth Leipzig

Lund PJ, Krupinski EA, Brooks WJ (1996) Ultrasound evaluation of sacroiliac motion in normal volunteers. Acad Radiol 3:192–6

Nilsson N (1995) A randomized controlled trial of the effect of spinal manipulation in the treatment of cervicogenic headache. J Manipulative Physiol Ther 18:435–440

Nilsson N, Christensen HW, Hartvigsen J (1997) The effect of spinal manipulation in the treament of cervicogenic headache. J Manipulative Physiol Ther 20:326–330

Neumann HD (1995) Manuelle Medizin – Eine Einführung in Theorie, Diagnostik und Therapie. Springer, Heidelberg

O'Haire C. Gibbons P (2000) Inter-examiner and intra-examiner agreement for assessing sacroiliac anatomical landmarks using palpation and observation: Pilot study. Man Ther 1 13–20

Pescioli A, Kool J (1997) Die Zuverlässigkeit klinischer Iliosakralgelenktests. Manuelle Therapie 1:3–10

Richter T, Lawall J (1993) Zur Zuverlässigkeit manualdiagnostischer Befunde. Manuelle Medizin 31 1–11

Sachse J (2000) Manuelle Untersuchung und Mobilisationsbehandlung der Extremitätengelenke. Ullstein Medical; Urban & Fischer, Berlin

Sachse J, Schildt-Rudloff K (2000) Wirbelsäule, Manuelle Untersuchung und Mobilisationsbehandlung. Ullstein Medical; Urban & Fischer, Berlin

Schreiber TU, Brockow T, Smolenski UC (1997) Assessment of cervical Spine Function using a 3-D Motion Analyzing system. Arch Phys Med Rehab 78:1023

Seifert K (1995) Manuelle Medizin in der Hals-Nasen-Ohrenheilkunde. Theoretische Grundlagen-klinische Systematik-Grundsätze der Therapie und prophylaxe. Laryngorhinootologie 10:583–90

Smolenski U (1996) Manuelle Medizin und andere Verfahren: Hochfrequenzthermotherapie, Kurzwelle und Ultraschall. Manuelle Medizin 34:209–217

Smolenski UC, Endres G, Schreiber TU (1998) 3-dimensionale Bewegungsfunktionsanalyse der Halswirbelsäule mit dem System zebris – Standardisierung der Untersuchungsbedingungen. Phys Rehab Kur Med 8:1–4

Smolenski UC, Olschowsky E, Winkelmann C, Loth D, Unbehaun P, Kopp S (1999) Reliabilität manualmedizinischer Befunde bei Patienten mit Nackenschmerz. DRV-Schriften, Bd 12, Frankfurt/M, S 429–431

Strender LE, Sjöblom A, Sundell K, Ludwig R, Taube A (1997) Intereaminer reliability in physical examination of patients with low back pain. Spine 22:814–820

Toussaint R, Gawlik CS, Rehder U, Ruther W (1999) Sacroilac dysfunction in construction workers. J Manipulative Physiol Ther 3:134–8

Van Deursen LL, Patijn J, Durinck JR, Brouwer R, van Erven-Sommers JR, Vortmann BJ (1999) Sitting and low back pain: the positive effect of rotary dynamic stimuli during prolonged sitting. Eur Spine J 3:187–93

Winkel D, Aufdekampe G, Meijer OG, Opitz G (2000) Nichtoperative Orthopädie und Manualtherapie. Urban & Fischer, München-Jena

Witzmann A (2000) Akupunktur und andere Therapieformen beim Patienten mit chronischen Wirbelsäulenschmerzen. Wie Med Wochenschr 13–14 286–94

Wolff H-D (1988) Die Sonderstellung des Kopfgelenksbereichs: Grundlagen, Klinik, Begutachtung. Springer, Berlin Heidelberg

Youdas JW, Carey JR, Garrett TR (1991) Reliability of measurements of cervical spine range of motion: Comparison of three methods. Phys Ther 71:98–106

4.21 Die integrierte Physiotherapie/ Gymnastik nach Medau

H.J. Medau

Die integrierte Physiotherapie-Gymnastik-Ausbildung nach Medau wird hinsichtlich ihrer Zielsetzung, Methodik und Indikation anhand ihres Ausbildungskonzepts dargestellt.

4.21.1   Grundlagen des Ausbildungskonzepts

Seit Ende der 70er Jahre wird in der Medau-Schule in Coburg die integrierte Physiotherapie-Gymnastik-Ausbildung durchgeführt. Eine besondere Gesetzgebung in Bayern ermöglichte es, den **pädagogischen Beruf des Gymnastiklehrers** und den **medizinischen Beruf des Physiotherapeuten** parallel miteinander integriert anzubieten. Die Begründung für dieses modellhafte Konzept hatte zwei Schwerpunkte:
1. Die Inhalte beider Ausbildungen sind in vielen Bereichen ähnlich oder gleich.
2. Es schien den neuen Bedürfnissen der Kliniken und besonders der Rehabilitationseinrichtungen zu entsprechen, Physiotherapeuten auszubilden, die auch die Inhalte der Gymnastikausbildung beherrschen.

Erweiterung durch Inhalte der pädagogisch orientierten Gymnastikausbildung.

Medau-Gymnastik. Die Medau-Gymnastik in der Physiotherapieausbildung ist keine krankengymnastische Methode, sondern bedeutet eine **Erweiterung der krankengymnastischen Ausbildung** durch die Inhalte der pädagogisch orientierten Gymnastikausbildung. Gerade die **Verquickung einer pädagogischen Ausbildung mit dem medizinischen Wissen** trägt dazu bei, die Ausbildung der Physiotherapeuten zu vervollständigen. Die Sicht des Menschen aus der Ganzheitlichkeit, wie es die Gymnastik immer vertreten hat, bedeutet einen wichtigen Impuls für das meist analytische naturwissenschaftliche, medizinische Denken im klassischen Krankengymnastikkonzept. Der Mensch ist beseelter Leib und nicht in erster Linie funktionierender Körper (Hüter-Becker 2000a, b; Medau et al. 1996; Bäcker et al. 2000).

Individuelle Bewegungskultur.

Geschichtliche Entwicklung der Gymnastik. Die große Zeit der Gymnastik war der Beginn des vorherigen Jahrhunderts. Es galt, ein neues Verständnis für motorische Tätigkeiten des Menschen zu finden. Die Gymnasten nahmen die Probleme der Menschen der damaligen Zeit auf und boten bewusst neue Bewegungsformen an, gegen das damalige Verständnis von Sport, Turnen und Leistung. Sie wollten einen Ausgleich für die arbeitenden Menschen und deren teilweise Verelendung aufzeigen und bauten eine **individuelle Bewegungskultur** auf.

Viele bedeutende Physiotherapeuten sind aus der Gymnastikbewegung hervorgegangen und haben die Krankengymnastik bis in die neueste Zeit befruchtet. Als Beispiel sei Frau Klein-Vogelbach aus der Schweiz genannt, Frau Berta Bobat als Gindler-Gymnastikschülerin und Katharina Schrot. Alle drei hatten ursprünglich eine Gymnastikausbildung mit Examen durchlaufen und wurden später bekannte Physiotherapeutinnen.

Nachdem die Gesetzgebung eine Neuorientierung in Form der integrierten Physiotherapie-Gymnastik-Ausbildung ermöglichte, hat in der Zwischenzeit der »Endverbraucher« unsere in den 70er Jahren gefasste Meinung bestätigt: In dieser Weise ausgebildete Physiotherapeuten finden schwerpunktmäßig in der Rehabilitation Verwendung. Sie haben die Erwartungen in hohem Maße erfüllt.

4.21.2   Behandlungsziele

Pädagogische und psychologische Komponente.

Bei der Ausbildung von Fachkräften für Bewegung darf die **pädagogische und psychologische Komponente**, die in der Gymnastik stark vertreten ist, nicht fehlen. Physiotherapeuten müssen neben den theoretischen Kenntnissen auch ausreichende **Eigenerfahrungen im Bewegungsbereich** sammeln, um ihr Wissen erfolgreicher an den Patienten weitergeben zu können.

> ❗ **Beachte**
> Es erscheint sinnvoll, nicht nur Kenntnisse über die Pathologie der Motorik zu erfahren, sondern die Leistungsfähigkeit des eigenen Körpers bis hin zur sportlichen Aktivität und zur Ästhetik des Tanzes, wenigstens ansatzweise aus eigener Erfahrung zu erleben.

4.21.3 Ausbildungsprinzipien

Die Qualitäten, die ein Physiotherapeut in der Ausbildung erwerben muss, sind den Ausbildungsinhalten des Bundesgesetzes zu entnehmen. Die **zusätzlichen Qualitäten**, die ein Physiotherapeut erhält, wenn er darüber hinaus eine Gymnastikausbildung absolviert, sollen im Folgenden im Detail besprochen werden.

Praktische Fähigkeiten. In der Gymnastikausbildung an der Medau-Schule werden über 2 100 Unterrichtsstunden in 3 Jahren vermittelt. Ungefähr die Hälfte davon entfällt auf den praktischen Unterricht in Form von **Eigenerfahrung**, aber auch als Lehrarbeit. Dieser Ausbildungsteil umfasst die Fächer:

Eigenerfahrung.

— Körperbildung,
— Organgymnastik,
— Gymnastische Bewegungsbildung,
— Bewegungsgestaltung/Bewegungsimprovisation,
— Folklore,
— Moderner Tanz.

Diese Bereiche nehmen bei der Ausbildung einen breiten Raum ein und bewirken eine fundamentale bewegungsorientierte Ausbildung in der Praxis. Neben der Körperbildung und der gymnastischen Bewegungsbildung ist es besonders auch die **Organgymnastik**, die die Studierenden grundlegend im gymnastischen Bewegungsverständnis schult und formt. Der moderne Tanz lässt die Schüler die ästhetischen Komponenten des Tanzes erkennen und befähigt sie, ihren Bewegungsausdruck und Ihre Kreativität auszuleben.

Theoretische Unterweisungen. Die **Basis des medizinischen Wissens** wird gelegt durch die Fächer:

Basisfächer.

— Anatomie,
— Physiologie und
— Sportmedizin.

Durch die darauf aufbauenden Inhalte der Physiotherapie tragen sie zu einem komplexen Wissensstand bei.

Fundamentalere, theoretische Kenntnisse auf dem Bewegungssektor erhalten die Studierenden durch die zusätzlichen Fächer:

— Biomechanik,
— Bewegungslehre,
— Trainingslehre und
— Sportmedizin.

Pädagogische Ausbildung. Den Schülern wird das Wissen, das sie **im Umgang mit anderen Menschen** benötigen, in folgenden Fächern vermittelt:

Fächer, die Wissen für den Umgang mit anderen Menschen vermitteln.

— Pädagogik,
— Fachdidaktik,
— Soziologie und
— Psychologie.

Die Lehrarbeit nimmt in der Gymnastikausbildung einen breiten Raum ein und wird vom ersten Semester an studienbegleitend mit Personen aller Altersgruppen vom Kindergarten bis zum Seniorenheim durchgeführt.

> ❗ **Beachte**
> Die Schüler wenden unter Supervision das Gelernte an und können vielfältige Erfahrungen sammeln.

In den Unterrichtseinheiten werden gezielt physiotherapeutische Elemente miteingebaut, um die Verbindung zwischen Gymnastik und Physiotherapie in der Praxis herzustellen. Desgleichen werden aus dem Bereich der Trainingslehre Aspekte im sportlichen und rehabilitativen Sinne herausgearbeitet. Die Anwendung gymnastisch-physiotherapeutischer Erkenntnisse wird in der Praxis erprobt, auch an **Gruppen mit reduzierter Leistung**, z.B. in:

- Herzsportgruppen,
- Asthmagruppen mit Erwachsenen und Kindern,
- Bechterew- und Osteoporosegruppen.

Bewegungsbegleitung.

Rhythmisch-musikalischer Bereich. In der Gymnastik nimmt die Bewegungsbegleitung einen wichtigen Raum ein. Hier ist es möglich, mit eigener Instrumentalbegleitung oder dem Orff-Instrumentarium rhythmisch-musikalisch improvisierende Bewegungsbegleitung, bis hin zur Arbeit mit fertigen Musiken verschiedenster Richtungen durchzuführen und Erfahrungen zu sammeln. Die **Bewegungsbegleitung**, d.h. das Einbringen von Musik, ist von besonderer Bedeutung:

- im Umgang mit Gruppen in der Rehabilitation und
- bei der Arbeit mit Kindern und psychisch gestörten Menschen.

Auch die **Rhythmik** kann hier motivierend und Freude bringend eingesetzt werden und zeigt, kombiniert mit physiotherapeutischen Übungen, große Effekte.

4.21.4   Erfahrungen

Rückmeldungen aus den Kliniken sind sehr gut.

Insgesamt hat diese kombinierte Ausbildung sich in den letzten 20 Jahren besonders in der Anwendung sehr bewährt. Eine solche physiotherapeutisch interessant eingesetzte Bewegungsarbeit ist für die betroffenen Menschen ein starkes Erlebnis und **motiviert besonders zur Eigenarbeit** und zum Weitermachen.

Die Rückmeldungen aus den Kliniken, die Absolventen der Medau-Schule eingestellt haben, sind erfahrungsgemäß sehr gut und wir erleben bei den betroffenen Patienten wie auch bei den unterrichtenden, ausgebildeten Physiotherapeuten/Gymnastiklehrern begeisterte Aussagen über erfolgreiche Therapien.

> ▶ **Exkurs**
> Mit der letzten gesetzlichen Änderung zur Ausbildung in der Physiotherapie im Jahre 1994 wurde der schon lange an der Medau-Schule wirkenden Tendenz Rechnung getragen und die wichtigen Fächer Trainings- und Bewegungslehre u. a. neu in die Ausbildung der Physiotherapie eingeführt. Trotzdem bleibt der Wert der integrierten Ausbildung Gymnastik/ Physiotherapie bestehen, denn der Umfang der pädagogischen, theoretischen und auch praktischen Fächer in der Gymnastikausbildung ist wesentlich größer als in der Physiotherapieausbildung.

Sportliche Komponente.

Sportmedizinische Kozepte. Die sportmedizinische, sportwissenschaftliche und **sportpraktische Kompetenz** der Physiotherapeuten kann für den Patienten nutzbringend in die tägliche Arbeit des Physiotherapeuten miteingebracht werden und deren Tätigkeitsbereich im Sinne der **Förderung der sportmotorischen Eigenschaften** verbessern.

> ❗ **Beachte**
> Für den Patienten bedeutet die sportliche/gymnastische zusätzliche Komponente dieser Doppelausbildung eine umfassendere rehabilitative Betreuung, die den Patienten zu seiner vollständigen motorischen und leistungsphysiologischen Wiederherstellung hinführt.

Eigenerfahrung. Die **Eigenerfahrung im ästhetischen Bereich** der Bewegung macht vielen Patienten zum ersten Mal bewusst, dass Körperlichkeit nicht nur Leistung bedeuten muss, sondern auch Selbstdarstellung und Wohlbefinden, Eleganz und Erfolg durch physiologisch untermauerte Bewegung auch im Alltagsleben.

Ästhetische Komponente.

 Beachte
Die zusätzlichen musikalischen, rhythmischen Fähigkeiten ergänzen die physiotherapeutische und gymnastisch/sportliche Kompetenz der nach Medau doppelt ausgebildeten Physiotherapeuten durch Hinzunahme zusätzlich motivierender und Schwerpunkt setzender Elemente.

Wechselseitige Kontrolle. Nicht nur die Physiotherapie kann von der Gymnastikausbildung profitieren, sondern auch umgekehrt, die Gymnastik von der Physiotherapie. Ein medizinisch funktional geschulter Gymnastiklehrer ist sicher schneller und kompetenter in der Lage, Bewegungskreativität im Sinne von gesunder und physiologisch richtiger Bewegung anzubieten. Das Erfahren eigener körperlicher Grenzerfahrungen in der Gymnastik wird die Sensibilität des Therapeuten für die Patienten erhöhen.

Paradigmenwechsel in der Ausbildung. In der modernen theoretischen Auseinandersetzung über zukunftsweisende Konzepte in der Physiotherapie wird über einen Paradigmenwechsel (Hüter-Becker 2000a, b) nachgedacht. Durch die Integration der Gymnastik in die Physiotherapie wird an der Medau-Schule dieser Paradigmenwechsel vollzogen, indem der Mensch und nicht die Methoden in den Mittelpunkt des Denkens und Handels gerückt wird, im Sinne einer kreativ genutzten Physiotherapie und einer gesund erhaltenden Gymnastik. Die Doppelausbildung –integrierte Gymnastik in die Physiotherapie – eröffnet dem Therapeuten eine neue Dimension in der krankengymnastischen Behandlung und kann den Weg für ein ganzheitliches Verständnis von Physiotherapie bereiten.

Ganzheitliches Verständnis.

4.21.5   Ausbildungsmöglichkeiten

Medau-Schule, Schloss Hohenfels, D-96450 Coburg, Tel: 09561/83570, Fax 09561/36659, infoamedau-schule.de, www.medau-schule.de

Literatur

Bäcker M, Cabrera-Rivas C, Gerhard K, Klötzer G, Schmidt-Funnemann G (2000) Sich bewegen lernen. Didaktisch-methodische Leitlinien für Gymnastiklehrende. Sport-Media, Essen
Hüter-Becker A (2000) Der Paradigmenwechsel in der Physiotherapie und das Bobath-Konzept. Z. Krankengymn. 52:277–282
Hüter-Becker A (2000) Bewährtes erhalten – Zukunft gestalten. Z. Krankengymn. 52:606–622
Medau HJ (1987) Organgymnastik – Lehrweise Medau. Pohl, Celle
Medau HJ, Röthig P, Nowacki PE (1996) Ganzheitlichkeit. Karl Hofmann, Schorndorf
Medau HJ (2003) Organgymnastik – Lehrweise Medau. Hofmann, Schorndorf

4.22 Medizinische Trainingstherapie (MTT)

J. Scheibe

Grundprinzipien der
Trainingslehre.

Unter **Sporttherapie** oder **Medizinischer Trainingstherapie** versteht man die Anwendung von Körperübungen nach den Grundprinzipien der Trainingslehre, abgewandelt für den kranken Organismus und seine veränderte Trainierbarkeit und Anpassungsbreite. Sie hat zum Ziel, **gestörte körperliche, psychische und soziale Funktionen zu normalisieren oder zu kompensieren** und sekundären Schädigungen vorzubeugen (Scheibe u. Reinhold 1980).

Der Begriff Sport ist umfassender als der Begriff Training, da er neben somatischen Anpassungen auch auf psychosoziale Komponenten abzielt. Da sich aber in der Medizin heute der Begriff Medizinische Trainingstherapie (MTT) eingebürgert hat, wird dieser Begriff auch im Folgenden verwendet.

> **❶ Beachte**
> MTT ist ärztlich verordnete Bewegung, die vom Fachtherapeuten geplant und dosiert, gemeinsam mit dem Arzt kontrolliert und vom Patienten allein oder in einer Gruppe durchgeführt wird.

Es handelt sich um eine Form der Therapie und **nicht** um eine Sonderform des Sports. Die medizinische Aufsicht ist daher unerlässlich.

4.22.1   Funktionelle Grundlagen

Trainingswissenschaft als
Grundlage.

Die wissenschaftlichen Grundlagen der MTT beruhen auf den Ergebnissen der modernen Trainingswissenschaft und wurden in den letzten 50 Jahren umfassend erforscht (Scheibe 1994; Hollmann u. Hettinger 2000). Folgende Grundregeln sind zu beachten:

Allgemeine und spezifische Veränderungen. Jeder Belastungsreiz löst allgemeine und spezifische Veränderungen im Organismus aus. Sowohl unterschwellige Reize als auch zu hoch dosierte Reize erzielen nicht die gewünschten Adaptationen (Grundgesetz nach Roux) (s. ▶ Kap. 2.1, S. 10ff).

Belastungsanforderung. Um positive Anpassungen zu erzielen, muss die Belastung die Homöostase des Organismus stören. Eine identische Belastungsanforderung führt zu unterschiedlichen Reaktionen in Abhängigkeit von:
- Alter,
- Geschlecht,
- Trainingszustand,
- Erkrankung des Sporttreibenden.

Dosierung der Belastung. Die Belastung muss nach Art, Dauer, Intensität, Trainingshäufigkeit und dem Verhältnis von Belastung zu Erholung dosiert werden. Analog zur Rezeptur eines Medikaments müssen diese Angaben exakt vorliegen, wenn die MTT den Anspruch einer wissenschaftlich begründeten Therapie erheben will. Grundlage der Dosierung ist die Erfassung des Leistungsvermögens des Patienten durch eine gezielte Diagnostik.

Trainingsparameter.

Wahl und Dosierung des Trainings. Bei der Festlegung des Trainingsprozesses sind folgende Parameter festzulegen:
- **Art der motorischen Belastung:** Es ist festzulegen, welche Muskeln beansprucht werden und welche Sportarten betrieben werden (s. ▶ Kap. 2.2.1, S. 26f und ▶ Kap. 2.3.3, S. 102f). Bei der Wahl der Sportart sind auch die mögliche Gefährdung (Sturz, Gegnereinwirkung) und die Motivation zu berücksichtigen.
- **Dauer der Belastung** wird in den üblichen Parametern (s, min) angegeben. Möglich ist auch die Angabe in der Zahl von Übungswiederholungen.
- **Intensität** kann nach dem Ausmaß der äußeren Belastung (kp beim Training mit Gewichten, Gewicht in % der möglichen Maximalkraftleistung, Lauftempo) oder nach der Beanspruchung des Organismus (Herz- und Atemfrequenz, Laktatwerte im

Serum) angegeben werden. Letzteres ist für die MTT empfehlenswerter. Besonders die Stoffwechselbelastung ist von Intensität und Dauer der Belastung stark abhängig (s. ► Kap. 2.2.5, S. 26f).

— **Verhältnis von Belastung zu Erholung:** Man unterscheidet:
  - Dauermethode (gleichmäßige Belastung über einen längeren Zeitraum),
  - die Intervallmethode (Wechsel von Phasen hoher und niedriger Belastung ohne vollständige Erholung) und
  - Wiederholungsmethode (Wechsel von Belastung und Pause).

Prinzipien der physiologischen Reaktionen. Die sehr unterschiedlichen Veränderungen im Organismus in Abhängigkeit von der Trainingsmethode sind beispielhaft in den ◻ **Tabelle 4.3** und **4.4** dargestellt. **Jeder trainingswirksamen Belastung folgt** eine Phase der:

Trainingsreaktionen.

— Ermüdung,
— Wiederherstellung,
— Superkompensation und
— Rückbildung.

Bezüglich der Trainingshäufigkeit sollte der nächste Trainingsreiz in die Phase der Superkompensation fallen. Da sich mit steigendem Trainingszustand die Wiederherstellung rascher vollzieht, müssen die Trainingshäufigkeit oder der Belastungsumfang im Verlaufe der MTT gesteigert werden. Diese **Steigerung kann erzielt werden** durch:

— eine verlängerte Belastungsdauer,
— eine erhöhte Intensität,
— verkürzte Pausen und
— einen höheren Schwierigkeitsgrad der Bewegungen.
  Man unterscheidet:
— Reaktionen als Antwort des Organismus auf eine einmalige Belastung und
— Folgen eines systematischen Trainings mit Adaptationen als strukturelle und funktionelle Veränderungen im Organismus (s. ► Kap. 2.1, S. 10ff, ► Kap. 2.2.1, S. 26f und ► Kap. 2.2.4, S. 55f).

◻ Tabelle 4.3. **Stoffwechselanpassungen nach Ausdauertraining in Abhängigkeit von der Trainingsmethode**

Methode	Kreatin-phosphat	Glykogen	Laktat-produktion	Lipolyse	Katechola-mine	Maximale Sauerstoff-aufnahme
Dauermethode						
Niedrige Intensität	0	(+)	0	++	–	0
Aerobe/ anaerobe Schwelle	0	++	+	(+)	(–)	+
Intervallmethode						
Kurzzeit-intervall	+	0	++	0	0	(+)
Mittelzeit-intervall	(+)	0	+	0	0	++
Langzeit-intervall	0	+	=	(+)	(–)	+

◘ Tabelle 4.4.   Kardiopulmonale und nervale Adaptationen nach Ausdauertraining in Abhängigkeit von der Trainingsmethode

Methode	Herzgröße	Koronare Durchblutung	Periphere Durchblutung	Blutvolumen	Vagotonie	Motorik
Dauermethode						
Niedrige Intensität	0	(+)	(+)	0	+	Ökonosierung
Aerobe/ anaerobe Schwelle	(+)	++	++	+	(+)	Geringe Ökonosierung
Intervallmethode						
Kurzzeit- intervall	++	(+)	0	0	0	Aktionsschnel- ligkeit steigt
Mittelzeit- intervall	+	(+)	(+)	0	0	0
Langzeit- intervall	(+)	+	++	(+)	(+)	0

4.22.2   Behandlungsziele

Sekundärprävention.

Prävention von Sekundärerkrankungen. In das Gefüge von Gesundheit und Krankheit kann die MTT an sehr unterschiedlichen Stellen eingreifen.

 Tipp

Das jeweilige Behandlungsziel sollte **zu Beginn** der Therapie klar definiert werden.

Die MTT mit Kranken ist einerseits auf die **Prävention von Sekundärerkrankungen** gerichtet (z. B. Atemgymnastik bei Bettlägerigkeit zur Verhinderung einer Pneumonie), andererseits sollen **strukturelle und funktionelle Defizite** ausgeglichen werden (Krafttraining bei Muskelatrophie nach Verletzungen oder Operationen). Die MTT im engeren Sinne konzentriert sich auf den jeweiligen Schaden.

Wiederherstellung der körperlichen Leistungs- fähigkeit.

Körperliche Rehabilitation. In der körperlichen Rehabilitation wird mittels MTT die **Wiederherstellung der körperlichen Leistungsfähigkeit** angestrebt (dabei geht es um die Normalisierung und nicht um das Erreichen sportlicher oder funktioneller Höchstleistungen!). Im Behindertensport geht es in erster Linie um die soziale oder sportliche Rehabilitation durch Training des vorhandenen Leistungsrests, mit dem Ziel, einen bestehenden Dauerschaden durch Ausgleich zu kompensieren.

4.22.3   Behandlungsprinzipien und Art der Technik

Funktionsdiagnostik: Grundlage der Dosierung der MTT.

Parameter für die Diagnostik. Wie bereits betont, ist die klinische Diagnostik, ergänzt durch eine Funktionsdiagnostik, die Grundlage der Dosierung der MTT (Jokisch 1992). Zu dieser Diagnostik gehören neben der allgemeinen und speziellen klinischen Diagnostik die Erfassung folgender Parameter:
– Körpergröße und Körpergewicht,
– Gelenkbeweglichkeit (Neutral-Null-Methode),
– Muskelumfänge und Muskelkraft (Janda-Test, Janda 1994), Dynamometer, Isokinetische Verfahren),
– Leistungsfähigkeit des Herz-Kreislauf-Systems (Herzfrequenz und Blutdruck in Ruhe und unter dosierter Belastung, evtl. Spiroergometrie),

— Hör- und Sehfähigkeit,
— einfache neurologische Untersuchung (Motorik; Sensibilität),
— Erfassung struktureller Veränderungen an den Gliedmaßen und der Wirbelsäule (visuell, bildgebende Verfahren).

Motivierung des Patienten. Bei der Durchführung der MTT ist die Motivierung des Patienten durch den Therapeuten wichtig. **Positiv** wirken:

(Randnotiz: Beeinflussung der Motivation.)

— Aufmunterung,
— Lob,
— Ermutigung.

Motivationshemmend sind:
— Unmutsbezeugungen,
— Missbilligungen,
— ständige Ermahnungen.

Wichtige motorische Beanspruchungsformen

In diesem Abschnitt werden die wichtigsten motorischen Beanspruchungsformen und ihr Einsatz in der MTT im Überblick geschildert. (Der jeweils angegebene Trainingswert entspricht der üblichen Benotung d.h. 1 = sehr guter Trainingswert; 5 = kein Trainingswert). Detaillierte Hinweise zur jeweiligen Technik würden den Umfang dieses Kapitels sprengen und sind deshalb von dem durchführenden Therapeuten aus der speziellen Literatur zu entnehmen.

Gehen und Laufen

(Randnotiz: Trainingswerte.)

— Herz-Kreislauf: 1,
— Muskulatur: 4,
— Beweglichkeit: 3.

Gehen und Laufen sind die **natürlichen Bewegungsformen des Menschen** und bedürfen keiner besonderen Lernphase. Die Belastung ist individuell gut dosierbar (Tempo, Streckenlänge, Streckenprofil, Herzfrequenz). Gehen und Laufen werden deshalb meist zum Training des Herz-Kreislauf-Systems, des Stoffwechsels und des vegetativen Nervensystems angewandt. Bei einigen orthopädischen Erkrankungen dient die sog. Gangschule der Verbesserung der Motorik (Gehen mit niedriger Intensität).

 Beachte
Die **Intensität** des Gehens ist über die Atmung und den Puls gut dosierbar.

Wenn sich der Patient nicht mehr ohne Pause mit einem Mitläufer unterhalten kann, ist der aerobe Stoffwechselbereich überschritten. Einschränkungen können sich durch Gelenkschäden der unteren Extremitäten, besonders bei Adipositas, ergeben.

Radfahren und Ergometertraining

(Randnotiz: Trainingswerte.)

— Herz-Kreislauf: 1,
— Muskulatur: 2–3,
— Koordination: 4.

Radfahren im Gelände wird analog zum Laufen angewandt, falls die Technik sicher beherrscht wird. Es empfehlen sich Tourenräder mit 3 bis 10-fach-Gangschaltung. Mit dieser Trainingsform können unter weitgehender Entlastung der Wirbelsäule und der Hüft- und Kniegelenke folgende Körperbereiche trainiert werden:

— Herz-Kreislauf-System,
— Stoffwechsel und
— Nervensystem.

◻ Tabelle 4.5.   Beispiel zur Anwendung des Fahrradergometertrainings in der MTT

Diagnose	Belastungsdosierung
Hypertonie, Fettstoffwechselstörung	Intensität: HF 160 minus Lebensalter Dauer: täglich 15–20 min
Periphere arterielle Durchblutungsstörungen	2-mal wöchentlich 10 min 25 Watt 2-mal wöchentlich Intervallbelastung: 75 W bis zur Schmerzgrenze (maximal 3 min), 3 min Pause, 75 W (maximal 3 min), 3 min Pause, 75 Watt (maximal 3 min). Ergänzend: sehr langsames Gehen über 30 min
Gonarthrosen, Coxarthrosen	Täglich 10–15 min ohne Belastung bzw. mit 25 W
Hypotonie, Migräne, Kreislauffehlregulation	3- bis 5-mal wöchentlich Intervallbelastung: 3 min Belastung (HF 200 minus Lebensalter), 3 min fahren ohne Belastung, 3 min Belastung (HF, s. oben), 3 min fahren ohne Belastung, 3 min Belastung (HF, s. oben)
Osteoporose	Täglich 15 min (Intensität: HF 180 minus Lebensalter)

Das Fahrradergometertraining kann exakt dosiert werden und hat deshalb einen festen Platz in der MTT (◻ **Tabelle 4.5**).

⊘ Cave
Bei **Patienten mit Osteoporose** bedeuten Fahrten im Gelände auf unebenen Terrain durch auftretende Stauchungen eine Gefahr für die Wirbelsäule.

Schwimmen und Bewegungsgymnastik im Wasser

Trainingswerte.
— Herz-Kreislauf: 1,
— Muskulatur: 3,
— Koordination: 3.

Die erhebliche Entlastung des Stützapparats und die besonders in warmem Wasser gesteigerte Flexibilität der Gelenke macht diese Bewegungsform bei der Rehabilitation orthopädischer Erkrankungen unverzichtbar (Reichle 1994).

⊘ Cave
Beim Eintauchen in das Wasser kommt es zu einer **Volumenverschiebung des Blutes in den Thorakalraum** (Völker 1991) und damit zu einem vermehrten Blutangebot an das rechte Herz (s. ► Kap. 2.3.3, S. 105f, ► Kap. 2.3.4, S. 114f). Dies ist besonders bei Rechtsherzinsuffizienzen zu beachten.

Da das Wasser auch einen **vermehrten Druck auf den Thorax** ausübt, ist die Atemgymnastik im Wasser besonders wirkungsvoll.

❗ Tipp
Die **Wassertiefe** sollte etwa 1,20 m betragen, die **Wassertemperatur** liegt in der MTT zwischen 32 und 36 °C.

Wesentlich ist die **richtige Schwimmtechnik:**
— richtiges Atmen,
— keine übertriebene Reklination der HWS beim Brustschwimmen,
— bevorzugtes Rückenschwimmen bei WS-Schäden.

Neben dem Schwimmen hat sich auch das **Aquajogging** zur Ausdauerschulung und die **Wassergymnastik** bei allen Schädigungen des Stütz- und Bewegungsapparats bewährt (Reichle 1992). Durch unterschiedliche Eintauchtiefe, Ausführungsgeschwindigkeit der Bewegungen, Verwendung von Schwimmhilfen oder Zusatzlasten und Wassertemperatur kann die Belastung des Patienten variiert werden.

Gymnastische Übungen

— Herz-Kreislauf: 3,
— Muskulatur: 3,
— Koordination: 1.

Trainingswert.

Der Begriff Gymnastik steht für eine Vielzahl von Übungen und Übungsprogrammen, die zum Teil in verschiedenen Schulen ausführlich beschrieben sind und die auch unterschiedliche psychosomatische Reaktionen und Adaptationen hervorrufen. Im Rahmen dieses Kapitels können nur einzelne Prinzipien beschrieben werden.

Zu Beginn einer Gymnastik muss sich der Therapeut über die spezifischen Ziele im Klaren sein. **Ziele der Gymnastik** sind:
— die Lockerung und Dehnung der Muskulatur,
— die Verbesserung der Beweglichkeit der Wirbelsäule und der Gelenke,
— die Verbesserung der Koordination,
— die Verbesserung der Antizipation und Reaktionsfähigkeit (Pöhlmann 1994),
— die Verbesserung der kardiopulmonalen Leistungsfähigkeit und nicht zuletzt
— die Erhöhung der Motivation und des Lebensgefühls.

Von den verschiedenen Dehntechniken (s. ► Kap. 4.27, S. 431ff) sind für die MTT das **postisometrische Dehnen** (Anspannung – Entspannung – Dehnen) oder das aktive **statische Dehnen** am besten geeignet (Blum 1990).

Die Gymnastik kann **zu Beginn einer Trainingsstunde** im Sinne einer Belastungsvorbereitung (»Erwärmung«) oder als selbstständige Einheit durchgeführt werden. Sie kann als Einzel- oder Gruppengymnastik erfolgen. Als unterstützende Maßnahme ist der Einsatz von Musik zu empfehlen (Scheibe 1994; Ulbrich 1992).

 Cave
Ruckartige Bewegungen und ausgedehntes schwunghaftes Kreisen in den einzelnen Wirbelsäulenabschnitten vermeiden.

Sequenztraining

— Herz-Kreislauf: 1–4,
— Muskulatur: 2–3,
— Koordination: 1–2.

Trainingswert.

Das Sequenztraining (Kreistraining) stellt eine **trainingsmethodische Organisationsform** dar, die aus einer Aneinderreihung unterschiedlicher Übungen in einer Übungsreihe (Durchgang) besteht. Es erlaubt je nach Zielstellung vielfältige Modifikationen (◻ Tabelle 4.6) und ist eine sehr wirksame Methode in der MTT bei der Behandlung von Patientengruppen. Eine Sequenz sollte aus 6–8 Stationen bestehen und 2- bis 3-mal während einer Trainingsstunde durchlaufen werden.

Spiele

— Herz-Kreislauf: 2–3,
— Muskulatur: 4,
— Koordination: 2.

Trainingswert.

Prinzipiell sind die Bewegungsspiele (sog. kleine Spiele) von den eigentlichen Sportspielen (sog. große Spiele) zu unterscheiden.

◻ Tabelle 4.6. **Steuerparameter beim Kreistraining**

Belastungsfaktor	Belastungsgröße	Dimension
Belastungsumfang	Zeit	20–90 s Wiederholungen: 10–60 s Zahl der Durchgänge: 1–3
Berlastungsintensität	Frequenz/Minute Gewicht	30–75 % der Maximalleistung
Verhältnis Belastung:Erholung	Verhältnis der Belastungs- zur Erholungszeit	1:1 bis 1:5
Pausenlänge	Zeit zwischen den Stationen oder Durchgängen	15–60 s bzw. 2–5 min
Pausengestaltung	Aktiv oder passiv	

!) **Beachte**
In der MTT werden die **Kleinen Spiele** bevorzugt.

Sie ermöglichen ein meist sehr motivationsbetontes komplexes Training von Ausdauer, Kraft, Beweglichkeit, Reaktionsfähigkeit und motorischer Fertigkeit. Ein **Nachteil** ist die nicht exakte Dosierbarkeit der Belastung mit der Gefahr der Über-, aber auch Unterforderung.

!) **Tipp**
Kleine Spiele sollten als Ergänzung (als Ausklang einer Trainingsstunde) oder als zusätzliche Trainingseinheiten geplant werden.

Der Einsatz der **Großen Spiele** wird nur in Ausnahmefällen in der MTT erfolgen. Sinnvoll ist hier das Erlernen bestimmter Techniken mit dem Ziel, die MTT später in einer Sportgruppe weiterzuführen. Grundsätzlich ist den Spielen eine sog. Erwärmung durch Laufen oder Gymnastik voranzustellen und die benötigte Technik muss unbedingt geschult werden.

⊗ **Cave**
Bei übermäßigem Ehrgeiz besteht ein erhöhtes Verletzungsrisiko.

Krafttraining

Trainingswert.
— Herz-Kreislauf: 4,
— Muskulatur: 1,
— Koordination: 2.

Wir unterscheiden (s. ► Kap. 2.2.1, S. 26f):
— Maximalkraft,
— Schnellkraft und
— Kraftausdauer.

◻ **Tabelle 4.7** gibt einen Überblick über die einzelnen Methoden.

⊗ **Cave**
In der MTT sollte das Schnellkrafttraining **nicht** durchgeführt werden, da es besonders bei älteren Menschen verstärkt zu Verletzungen führen kann.

Eine Sonderform des Krafttrainings ist das **isokinetische Training** (Verdonk u. Duesberg 1988). Es ist heute in der Anschlussheilbehandlung nach Operationen an den Extremitä-

Parameter	Maximalkraft	Kraftausdauer
Intensität in % der Maximalleistung	80–100	50–70
Dauer in s	5–10	60 und länger
Verhältnis Belastung/Erholung	Vollständige Erholung	Unvollständige Erholung
Morphologische Anpassung	Hypertrophie der ST- und FT-Fasern	Mäßige Hypertrophie der ST-Fasern Vergrößerung der Mitochondrien
Metabolische Anpassung	Erhöhung der energiereichen Phosphate	Erhöhung des Glykogens Erhöhung der oxidativen Enzyme
Durchblutung	Gleichbleibend	Verstärkte Kapillarisierung
Neuromuskuläre Steuerung	Vergrößerter Einsatz motorischer Einheiten	Bewegungsökonomisierung

◼ **Tabelle 4.7.** Wirkungsweisen der verschiedenen Krafttrainingsmethoden

ten kaum verzichtbar. Isokinetische Gerätesysteme ermöglichen Funktionsdiagnostik und Training gleichermaßen.

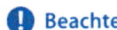 **Beachte**
Isokinetische Geräte erlauben eine sehr zielgerichtete und auf die Leistungsfähigkeit abgestimmte Belastung.

Das Verletzungsrisiko ist minimal.

 Cave
In manchen Fällen kommt es zu einem starken Anstieg des systolischen Blutdrucks, der bei Hypertonikern zu einer Gefahr werden kann (Binkowski 1989).

Praktische Durchführung

Die MTT sollte immer ganzheitlich ausgerichtet sein. Neben der Erzielung morphologischer und funktioneller Verbesserungen geht es um:

Ganzheitliche Ausrichtung.

— die Entängstigung des Patienten,
— die Wiederentdeckung eines Bewegungsbedürfnisses,
— positives Leistungserleben und
— das Knüpfen sozialer Kontakte.

Methodisch ist der Weg **vom Rat des Therapeuten zur Tat des Patienten in Stufen** zu gehen:
1. Rat des Therapeuten wahrnehmen.
2. Den Rat verstehen und anerkennen.
3. Rat zum ersten Mal anwenden.
4. Trainingswirksame Methoden erlernen.
5. Methoden als Teil einer gesundheitsorientierten Lebensweise beibehalten.

Umgang mit dem Patienten.

Dem Patienten müssen durch kleine Tests die Erfolge des Trainings sichtbar gemacht werden.

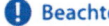 **Beachte**
Positive Entwicklungen der Leistungen sind die stärkste Motivation zur Fortführung der Therapie.

4.22.4   Indikationen

Hauptindikationen.

Die MTT mit ihren vielfältigen Wirkungen und Zielsetzungen wird in zahlreichen Fachdisziplinen eingesetzt. Ihre Hauptindikationen sind nachfolgend benannt.

Herz-Kreislauf-Erkrankungen

— Ischämische Herzkrankheit (Leistungsstadium I bis III nach NYHA) (Lagerström 1987; Rost 1991),
— Zustand nach Herzinfarkt (Rehabilitationsphase II und III nach WHO; in der Phase I sollte als Vorbereitung der MTT eine aktive Krankengymnastik durchgeführt werden),
— arterielle Hypertonie (Stadium I und II nach WHO) (Franz 1991),
— Zustand nach Herzoperationen (Leistungsstadium I und II nach NYHA) (Winterfeld 1992),
— funktionelle und organische Angiopathien (Stadium I bis IIb nach Fontaine),
— funktionelle Herz-Kreislauf-Störungen.

Erkrankungen des Atemsystems (Löllgen u. Dirschedl 1992)

— Kompensiertes Asthma bronchiale verschiedener Genese,
— chronische Bronchitis ohne oder mit Emphysemstadium I/II,
— Zustände nach Lobektomien (frühestens 12 Wochen nach Operation),
— Zustände nach Operationen oder bei krankheitsbedingter Immobilisation als primäre Prävention von entzündlichen Atemwegserkrankungen.

Stoffwechselerkrankungen

— Diabetes mellitus (auch mit diabetischer Angio- oder Neuropathie),
— Hyperlipoproteinämien,
— Hyperurikämie,
— Adipositas (stets in Verbindung mit entsprechender Diät).

Gastroenterologische Erkrankungen

— Funktionelle Störungen der Sekretion und Motilität des Magens und Darms,
— chronische Gastritis und Duodenitis,
— chronische Cholangitis und Dyskinesien der Gallenwege,
— exkretorische Pankreasinsuffizienz,
— Kolitis leichten Grads,
— chronische Obstipation,
— Hepatose,
— beginnender Fettleber (Mütingi u. Klein 1991).

Erkrankungen des Stütz- und Bewegungssystems (Mucha 1982)

— Verletzungen und Schäden der Wirbelsäule,
— Haltungsschwächen (Kempf 1990),
— degenerative Veränderungen mit muskulären Dysbalancen,
— Bandscheibenschäden (sekundärpräventiv und nach Operationen),
— Querschnittslähmungen (Guttman 1971),
— Verletzungen der Extremitäten, einschließlich postoperativer Zustände (Güßbacher 1990),
— degenerative Veränderungen der Gelenke (auch im Rahmen von Anschlussheilbehandlungen nach Operationen und Gelenkersatz),
— entzündlich-rheumatische Erkrankungen des Stütz- und Bewegungsapparats,
— Osteoporose.

Neurologische und psychiatrische Erkrankungen

— Folgezustände nach Hirntraumen und nach zerebrovaskulärer Insuffizienz (Apoplexie),

= Zustände nach Meningoenzephalitiden,
= Nachbehandlung nach neurochirurgischen Eingriffen,
= Verhaltensstörungen,
= Suchtkrankheiten,
= Essstörungen.

4.22.5   Kontraindikationen

Herz-Kreislauf-Erkrankungen

= Fortgeschrittene Arteriosklerosen, besonders deutliche Zerebralsklerose,
= kardiale Dekompensationen (Leistungsstadium IV nach NYHA),
= entzündliche Erkrankungen (Cave bei Verdacht auf Myokarditis),
= Cor pulmonale,
= Herzrhythmusstörungen, die sich unter Belastung verstärken,
= anhaltende und therapeutisch schwer beherrschbare Angina pectoris,
= Angiopathien im Stadium II und IV nach Fontaine.

Spezifische Kontra-
indikationen.

Atemsystem

= Aktive entzündliche Erkrankungen der Lunge, einschließlich Tuberkulose,
= maligne Erkrankungen der Lunge oder der Atemwege,
= Morbus Boeck,
= Lungenaktinomykose,
= respiratorische oder rechtskardiale Insuffizienz bzw. Dekompensation,
= Bronchiektasien mit einer Sputummenge über 50 ml/d.

Stoffwechselerkrankungen

= Dekompensierte Formen des Diabetes mellitus,
= Brittle Diabetes,
= Niereninsuffizienz,
= akute Schübe der Arthritis urica,
= extreme Adipositas (Unfallgefahr).

Magen-Darm-Trakt

= Stenosen,
= Blutungsneigung,
= akute Pankreatiden,
= Cholecystitiden,
= akute Hepatitis,
= Kolitiden schweren Grades.

Bewegungssystem

= Akute Verletzungen mit entzündlichen Veränderungen,
= belastungsabhängig auftretende Reizerscheinungen an Sehnen, Sehnengleitgeweben
und Gelenken (messbar z.B. durch Erhöhung der Hauttemperatur über der geschädigten Region nach Belastungen),
= akute venöse Durchblutungsstörungen (Thrombophlebitis),
= destruierende Knochenprozesse (Metastasen),
= Bandscheibenvorfälle mit neurologischen Ausfällen,
= akute Phasen rheumatischer Erkrankungen,
= akute Formen des M. Sudeck und der Myositis ossificans,
= instabile Frakturen.

Neurologische und psychiatrische Erkrankungen

= Endogen bedingte Neurosen,
= schwerwiegende Charakterstörungen mit Aggressivität,

— hirnorganisch bedingte Persönlichkeitsstörungen,
— akute Psychosen.

4.22.6 Klinische Erfahrungen und wissenschaftliche Untersuchungen

Erreichbare Trainingsziele bei Herz-Kreislauf-Erkrankungen.

Herz-Kreislauf-Erkrankungen. Bei Herz-Kreislauf-Erkrankungen sind die Hauptformen der MTT:
— die Schulung der Bewegungskoordination,
— die Verbesserung der Gelenkbeweglichkeit und der Kraftausdauer,
— ein Langzeitausdauertraining mit niedrigen bis mittleren Intensitäten.
  Folgende **Ziele** sind erreichbar und anzustreben:
— vegetative Umstellung mit regulativer Stabilisierung und Ökonomisierung der Herzarbeit,
— Normalisierung des arteriellen Mitteldrucks,
— Verbesserung der Sauerstoffutilisation des Myokards und in der peripheren Muskulatur,
— verbesserte Durchblutung der Peripherie,
— vermehrte Vaskularisation der Gewebe (Stanek et al. 1984),
— Verbesserung der Bewegungskoordination im Interesse einer Ökonomisierung der Bewegung,
— psychische Stabilisierung,
— Verminderung metabolischer Risikofaktoren.

Eine Hypertrophie des Herzmuskels, wie sie z.B. durch ein Kurzzeitintervalltraining erreicht wird, ist beim kranken Herzen nicht erwünscht.

Erreichbare Trainingsziele bei Erkrankungen des Atmungssystems.

Erkrankungen des Atemsystems. Bei Erkrankungen des Atemsystems sind die **wichtigsten Methoden**, um die Atemmechanik zu schulen und die Lungendurchblutung und -ventilation zu verbessern, Intervallbelastungen mit Atemgymnastik (günstig sind auch Übungen im Wasser), den Einsatz kleiner Spiele und dosierte Ausdauerbelastungen. **Erreichbare Ziele** sind außerdem:
— eine Verbesserung der Beweglichkeit der Kostotransversalgelenke,
— eine Kräftigung der Atemmuskulatur (auch der Atemhilfsmuskeln),
— eine Optimierung der Atemregulation (verstärkte Atemtiefe, verlängerte Ausatemphase, Vermeidung von Pressatmung),
— die Verstärkung der Kapillarisierung der Lunge und Erhöhung der Diffusionskapazität,
— eine Reduzierung der Infektanfälligkeit durch Umstimmungen im Immunsystem,
— eine vegetative Umstimmung (Edel u. Knauth 1993).

Erreichbare Trainingsziele bei Stoffwechselerkrankungen.

Stoffwechselerkrankungen. Bei allen Stoffwechselerkrankungen ist der Langzeitausdauerbelastung der Vorrang zu geben. Dies kann durch Gehen, Laufen, Radfahren, Schwimmen, Kreistraining oder Spiele geschehen. Das Training sollte, besonders bei allen Fettstoffwechselstörungen nach der Devise: **langsam und lange** erfolgen. Bei Adipösen ist vor allem die meist verminderte Belastbarkeit des Stützapparats zu beachten. Hier sind Bewegungen im Wasser oder Radfahren zu bevorzugen. Erreichbare Ziele sind:
— eine Verbesserung der Glukosetoleranz (insulinsparender Effekt),
— ein verringerter Laktatanstieg bei dosierter Belastung,
— die Verminderung des Cholesterols (bes. des LDL), der Triglyzeride und der Harnsäure im Serum,
— eine Gewichtsreduzierung,
— eine Erhöhung der Muskelmasse als wesentlicher Faktor für den Energieverbrauch des Organismus.

Erreichbare Trainingsziele bei Gastroenterologischen Erkrankungen.

Gastroenterologische Erkrankungen. Bei gastroenterologischen Erkrankungen kommen alle Formen des Langzeitausdauertrainings zur Anwendung. Ergänzend soll-

ten Übungen zur Kräftigung der Bauchmuskulatur durchgeführt werden. Durch sportliches Training kann die neurohumerale Regulation günstig beeinflusst werden. Es kommt zu einer ausgleichenden Wirkung auf die motorische Funktion des Magen-Darm-Trakts (Peristaltik wird gesteigert oder abgeschwächt). **Die Sekretion wird bei leichter physischer Belastung** gesteigert, bei **starker Belastung** gehemmt. Auch bei chronischen Lebererkrankungen kann durch Ausdauerbelastungen mit niedriger Intensität bei kohlenhydratreicher Ernährung die Leberdurchblutung gesteigert werden. Eine Steigerung der Insulinproduktion wurde beschrieben (Müting et al.1991). Erreichbar sind:
- eine vegetative Umstellung mit verstärktem Vagotonus,
- eine Verbesserung der Glykogenbereitstellung,
- die Verbesserung der Entgiftungsfunktion der Leber,
- eine Kräftigung der Bauchmuskulatur zur Erhöhung des intraabdominellen Drucks und zur Stimulierung der Peristaltik.

Erkrankungen des Stütz- und Bewegungssystems. Bei Erkrankungen des Stütz- und Bewegungssystems sind **Hauptformen der MTT**:
- die verschiedenen Formen des Krafttrainings,
- Dehntechniken (besonders die gehaltene oder Dauerdehnung und die postisometrische Dehnung),
- Lockerungsübungen,
- motorisches Training zur Wiederherstellung normaler Bewegungsabläufe nach Verletzungen und Operationen,
- Erlernen neuer Bewegungsmuster zur Verminderung von Fehlbelastungen der Wirbelsäule und nach Gliedmaßenverlusten bzw. alloplastischen Operationen (besonders durch Einsatz von Spielen),
- das Schulen der Ausdauerleistungsfähigkeit.

Erreichbare Trainingsziele bei Erkrankungen des Stütz- und Bewegungssystems.

Die Vielfalt der Schädigungen verlangt neben einem dosiert eingesetzten Gruppentraining oft auch ein individuelles Vorgehen. Voraussetzung ist deshalb eine exakte Diagnostik der Beweglichkeit und Muskelfunktion vor Beginn der MTT (Ehrich u. Gebel 1992). Statisch wirksame Fehlstellungen (z.B. Beinverkürzungen) sind auszugleichen. Bei der heute weit verbreiteten Rückenschule s. ▶ Kap. 5.6, S. 513ff) ist zu unterscheiden zwischen der präventiven Rückenschule und der MTT bei schon vorhandenen Schäden (Kempf 1990).

Erkrankungen des Stütz- und Bewegungssystems. Ziele der MTT bei Erkrankungen des Stütz- und Bewegungssystems sind:
- Verbesserung bzw. Wiederherstellung der Gelenkbeweglichkeit,
- Kräftigung atrophierter Muskeln bzw. Verhinderung der immobilisationsbedingten Knochen- und Muskelatrophie (Seidel et al. 1997).
- Dehnung verkürzter Sehnen und Muskeln.
- Verbesserung des Haltungs- und Funktionsgleichgewichts.
- Anregung von Wachstums- und Reparationsprozessen im Knorpel- und Knochengewebe.
- Wiederherstellung bzw. Optimierung komplexer Bewegungsabläufe durch Schulung der Propriorezeptoren.
- Verbesserung der Koordination.

Erreichbare Trainingsziele bei Erkrankungen des Stütz- und Bewegungssystems.

Darüber hinaus wird eine Verbesserung der kardiopulmonalen Leistungsfähigkeit und Gewichtsregulierung, eine Verbesserung der Muskeldurchblutung und der lokalen Ausdauer sowie eine psychische Konditionierung und Stabilisierung angestrebt.

Psychiatrische Erkrankungen. Bei verschiedenen psychiatrischen Erkrankungen (neurotischen Fehlhaltungen; Essstörungen; Depressionen), Suchtkranken und bei neurologischen Erkrankungen (Lähmungen, apoplektischer Insult) liegen Ergebnisse über den Einsatz der MTT vor (Deimel 1978).

> **Exkurs**
>
> Der Deutsche Sportärztebund hat 1999 Richtlinien für die Bewegungs- und Sporttherapie bei depressiven Erkrankungen veröffentlicht. Zum Einsatz kommen mobilisierende Atemübungen, Lockerungsübungen, Dehn- und Kräftigungsübungen, Sportspiele, Gymnastik, Tanz und Laufprogramme. In der 1. Phase der MTT sollen sich die Teilnehmer kennenlernen und es soll Vertrauen und Motivation aufgebaut werden. Körper- und Sinneswahrnehmung werden in der 2. Phase geschult. In der 3. Phase werden verstärkt Ausdauer und Kraft trainiert, soziale und emotionale Kompetenzen werden gefördert. Die 4. Phase dient schließlich der Stärkung der Selbstverantwortlichkeit.

Beim Einsatz der MTT bei psychiatrischen Erkrankungen gibt es verschiedene Ansätze.

Nach Bornkamp-Baake (1982) gibt es beim Einsatz der MTT bei psychiatrischen Erkrankungen drei **verschiedene Ansätze:**

- **Biologisch-somatischer Ansatz:** Sport wirkt auf die Neurochemie des Gehirns und kann z. B. als Neuroleptikaersatz verordnet werden.
- **Psychotherapeutischer Ansatz:** Sport deckt krankhafte Persönlichkeitsmerkmale auf und ermöglicht deren Korrektur.
- **Soziotherapeutischer Ansatz:** Sport in der Gruppe erzieht zu positivem sozialem Handeln.

Bei Alkoholkranken geht es neben der Verbesserung psychosozialer Faktoren um die Steigerung der meist verminderten kardiopulmonalen, muskulären und motorischen Leistungsfähigkeit als wichtige Voraussetzung einer erfolgreichen sozialen und beruflichen Wiedereingliederung.

Erreichbare Trainingsziele bei neurologischen Erkrankungen.

Neurologische Erkrankungen. Nach **Apoplexie** richtet sich die MTT auf die **Förderung und Differenzierung von Bewegungsfähigkeiten und -fertigkeiten,** auf die Wiederherstellung grundlegender Wahrnehmungs- und Bewegungsmuster und die Entwicklung des Vertrauens in die eigene Leistung. Für die Planung der MTT bei neurologischen Erkrankungen ist meist eine erweiterte Funktionsdiagnostik erforderlich (Sehfähigkeit, Hörfähigkeit, Gleichgewichtsregulation, sensible und motorische Nerven). Als Methoden kommen die verschiedenen Formen des Krafttrainings, das Training der Motorik (hier hat sich auch das mentale Üben bewährt) und das Ausdauertraining in Frage.

Erreichbare Trainingsziele bei malignen Erkrankungen.

Maligne Erkrankungen. Auch bei **malignen Erkrankungen** kann die MTT eingesetzt werden (Dimeo et al. 1999). Über das Training von Kindern nach Knochenmarktransplantation (Scheibe et al. 1990) und über Training von Patientinnen mit Mammakarzinom gibt es positive Berichte. Es geht in erster Linie um die Verbesserung der muskulären und kardiopulmonalen Leistungsfähigkeit, um dem Patienten die Bewältigung der Anforderungen des normalen Alltags besser zu ermöglichen. Dies wird erreicht durch:
- Ausdauertraining mit niedriger Intensität,
- Kraftausdauerdauer,
- Beweglichkeitstraining.

4.22.7 Ausbildungsmöglichkeiten

Die MTT ist nur im Rahmen eines Teamworks und durch besonders ausgebildete Fachkräfte realisierbar. Zum Team gehören ein fachlich qualifizierter Arzt (neben der Facharztanerkennung in einem klinischen Fachgebiet einschließlich des Facharztes für Physikalische und Rehabilitative Medizin sollte dieser die Bereichsbezeichnung Physikalische Therapie oder Sportmedizin besitzen oder Weiterbildungskurse in MTT absolviert haben), Krankengymnasten und Physiotherapeuten und Sporttherapeuten. Die Befähigung für die MTT kann sowohl durch einen Diplomsportlehrer in Zusatzkursen erworben werden als auch von Krankengymnasten und Physiotherapeuten. Da es zur Zeit noch kein allgemein bestätigtes Ausbildungsprogramm gibt, werden von einzelnen Einrichtungen verschiedene Maßnahmen angeboten. Prinzipiell sollte man Fachpersonal für MTT (Diplomsportlehrer mit Zusatzausbildung; Krankengymnasten, Gymnastiklehrer und Fachsportlehrer mit Zusatzausbildung) von Übungsleitern (Masseur und med. Bademeister, Übungsleiter Behindertensport, Übungsleiter Freizeitsport) unterscheiden. Für die Übungsleiter werden besondere Kurse durchgeführt, in denen sie die Befähigung zur Durchführung der MTT erwerben können. Diese Kurse werden u. a. von der Sporthochschule Köln, dem Deutschen Turnerbund, der Aktion Gesunder Rücken und mehreren Bundesländern angeboten.

Literatur

Binkowski HG (1989) Muskeltraining in der Sporttherapie. Echo, Köln

Blum B (1990) Perfektes Stretching. Sportinform, Oberhaching

Bornkamp-Baake G (1981) Sport in der Psychiatrie. Gwalina, Ahrensburg

Deimel H (1978) Zur Konzeption der Sporttherapie in der Psychiatrie. Nervenarzt 4:584–587

Deutscher Sportärztebund (1999) Bewegungs – und Sporttherapie bei depressiven Erkrankungen (Richtlinien) Dt Z Sportmed 50:109–112

Dimeo F, Thiel E, Böning D (1999) Körperliche Aktivität in der Rehabilitation von onkologischen Patienten. Dt Ärzteblatt 96:1340–1345

Edel H, Knauth K (1993) Atemtherapie 5. Aufl. Ullstein Mosby, Berlin

Ehrich D, Gebel R (1992) Aufbautraining nach Sportverletzungen. 3. Aufl. Philippka, Münster

Franz JW (1991) Hypertonie und Sport. Springer, Berlin Heidelberg New York

Güßbacher A (1990) Muskelaufbautraining nach Verletzungen und Operationen im orthopädischen Bereich Gesundheitssport und Sporttherapie 2:6–10

Guttmann L (1971) Die Rehabilitation der Schwerstbehinderten, speziell der Querschnittsgelähmten. Dt med J 22:139–143

Hildebrandt G (1988) Die Bedeutung circadianer Rhythmen für die Bewegungstherapie. Z Phys Med Baln Med Klim 17:126–144

Hollmann W, Hettinger Th (2000) Sportmedizin. 4. Aufl. Schattauer, Stuttgart New York

Janda V (1994) Muskelfunktionsdiagnostik. 3. Aufl. Ullstein Mosby, Berlin

Jokisch P (1992) Die Feststellung der körperlichen Leistungsfähigkeit und deren Umsetzung in der Sporttherapie. Der Deutsche Badebetrieb 83:103–105

Kempf HD (1990) Die Rückenschule. Rowohlt, Reinbeck

Lagerstrom D (1987) Grundlagen der Sporttherapie bei koronarer Herzkrankheit, Teil I und II. Echo, Köln

Löllgen H, Dirschedl P (1992) Chronische Lungenkrankheiten und Sport. Internist 33:142–149

Mucha Ch (1982) Bewegungstherapie bei Erkrankungen des Bewegungsapparates. Med Klin 77:750–754; 789–793

Müting D, Klein Chr P (1991) Sport und Lebererkrankungen. Dt Zschr Sportmed 42:598–603

Pöhlmann R (1994) Motorisches Lernen. Rowohlt GmbH, Reinbek

Reichle C (1994) Aquatraining – Wassertherapie der Zukunft. Zit. bei Scheibe (1994)

Riede D (1986) Therapeutisches Reiten in der Krankengymnastik Pflaum-Verlag, München

Rost R (1991) Sport- und Bewegungstherapie bei inneren Krankheiten. Deutscher Ärzteverlag, Köln

Scheibe J, Reinhold D (1980) Thesen zur Definition und Einteilung der Bewegungstherapie. Med Sport 20:286–287

Scheibe J (1994) Sport als Therapie. Ullstein Mosby, Berlin

Seidel E, Franke J, Minne HW, Scheibe J, Senn E (1997): Konzepte der Bewegungstherapie bei Osteoporose. GFFB, Bad Kösen

Stanek D, Scheibe J, Pöhlmann C, Dietze H (1984) Untersuchungen über die Verbesserung der Hämodynamik nach Sporttherapie bei peripheren arteriellen Durchblutungsstörungen der unteren Extremitäten Med Sport 24:140–149

Ulbrich Ch (1992) Tanz dich gesund. Tanz als Bewegungstherapie Ullstein Mosby, Berlin

Verdonk A, Duesberg F (1988) Möglichkeiten und Grenzen der isokinetischen Trainingssteuerung in der Sportrehabilitation. In: Spintge R und Droh R (Hrsg) Schmerz und Sport. Springer, Berlin Heidelberg New York, S 239–245

Völker K (1991) Schwimmen als Therapie. 12. Neutrauchburger Wochenendseminar. Echo, Köln

Winterfeld HJ (1992) Erfahrungen mit der aktiven Rehabilitation nach Herztransplantation. Phys Rehab Kur Med 2:139–145

4.23 Myopathiebehandlung

C.-R. Arnold

Orientierung an
Funktionsausfällen.

Die Myopathiebehandlung hält sich nicht an fest vorgegebene krankengymnastische Techniken. Wie stets orientieren sich die anzuwendenden Methoden und Techniken an den **individuellen Funktionsausfällen** und dem **Rehabilitationspotential**. Da jedoch bestimmte Funktionsausfälle bevorzugt auftreten, stellen sich den Therapeuten ähnliche, wiederkehrende Aufgaben, für die sich eine Palette krankengymnastischer Techniken anbietet. Das gilt auch für andere neuromuskuläre Erkrankungen wie die spinalen und neuralen Muskelatrophien.

4.23.1 Funktionelle Grundlagen

Bezüglich der muskulären Voraussetzungen wird auf das ▸ Kap. 4.28, S. 443 ff »**Ganzkörperisometrie**« verwiesen.

Proximale Muskelschwäche. Bei den verschiedenen Myopathieformen treten infolge der proximal lokalisierten Muskelschwäche, bei der die Kraft gegen die Eigenschwere nicht ausreicht, immer wieder folgende Funktionsbeeinträchtigungen und Bewegungsmuster auf (Kemper 1994, Kemper et al. 1991):

Folgen der Muskel-
schwäche.

— **Kranke mit einer Schultergürtelform und Schwäche vor allem der Oberarmmuskulatur** versuchen, mittels Schwungbewegungen der Arme Gegenstände zu erreichen. Oft reklinieren sie zusätzlich den Oberkörper und hantieren bimanuell.
— **Kranke mit einer Beckengürtelform und Schwäche der Oberschenkelmuskulatur** verriegeln ihre Kniegelenke und erhalten in einer Hyperlordose mit retrahiertem Schultergürtel ihre Balance im Stehen. Dieses Ausbalancieren imponiert beim Gehen häufig als »Watscheln«. Bei einem kleinschrittigen, breitspurigen und tastenden Gang wird die ungenügende Stabilität im Becken und in den Oberschenkeln beim Schrittwechsel durch eine Seitverlagerung des Oberkörpers kompensiert (Duchenne'sches Hinken). Das Treppensteigen und Aufrichten aus dem Sitz sind infolge des ungenügenden Hüft- und Kniestreckvermögens erschwert, so dass oft ein zusätzliches Hochziehen mit den Armen oder Abstützen beim Aufstehen notwendig werden.

Schonhaltungen und
Kontrakturen.

Unsichere Bewegungen. Die Patienten fühlen sich in ihren Bewegungen unsicher. Sie werden vorsichtig und nehmen teilweise unphysiologische und unökonomische **Schonhaltungen** ein, die neben der Muskelschwäche die Ausbildung von **Beugekontrakturen** begünstigen, bis hin zur Rollstuhlabhängigkeit. Typische Kontrakturtendenzen bestehen einerseits in den Knie- und Hüftgelenken mit einer Hyperlordose und sehr schwacher Rumpfmuskulatur, andererseits in einer Schulterretraktion mit Oberarminnenrotation und mitunter Ellenbogenkontrakturen, letztere bevorzugt bei Rollstuhlfahrern.

Respiratorische Insuffizienz.

Schwäche der Atemmuskulatur. Schließlich entwickelt sich häufig eine Schwäche der Atemmuskulatur, die zu einem **ungenügenden Gasaustausch** und zu einer **respiratorischen Insuffizienz** mit zunächst einer Hypoxämie, später aber auch zur Hyperkapnie, also einer Globalinsuffizienz führen kann.

4.23.2 Behandlungsziele

Behandlungsziele sind vor allem eine Kräftigung der erhaltenen und funktionsfähigen Muskulatur und eine Optimierung besonders der für den Alltag benötigten Bewegungs- und Haltefunktionen. Hierzu gehören auch ein Verhindern oder Verzögern von Deformitäten und ein Erhalten der Orthostase. Von vitaler Bedeutung ist das Erhalten eines ausreichenden Gasaustausches.

Reaktivierbare Muskel-
fasern.

Kräftigung der Muskulatur. Der Effekt einer krankengymnastischen Behandlung ist davon abhängig, in welchem Ausmaß infolge der degenerativen Muskelveränderungen bei

Myopathien, der Muskelschwäche und einer inaktivitätsbedingten Atrophie noch funktionstüchtige, **reaktivierbare Muskelfasern** vorhanden sind. **Von ihnen hängt weitgehend das Rehabilitationspotential ab.** Ein erzielter Kraftzuwachs wirkt sich zudem auf zahlreiche weitere Funktionen aus, vor allem auf Bewegungen und Orthostase.

Optimierung der für den Alltag benötigten Bewegungs- und Haltungsfunktionen.
Die Alltagsanforderungen werden mittels **Komplexfunktionen** wie Stehen, Gehen, Betätigen der Hände und der Arme bewältigt. Neben der Kraftentfaltung wird hierzu ein möglichst normaler Bewegungsradius benötigt, zu dem Koordination, Ausdauer und auch Schnelligkeit gehören und geübt werden müssen. **Koordinationsschulung** fördert einen ökonomischen Einsatz der geschwächten Muskulatur, **Ausdauertraining** verbessert zudem den Muskelstoffwechsel und die Durchblutung.

Komplexfunktionen.

 Tipp
Überbeanspruchungen müssen vermieden werden. Sie können zu einer Verschlechterung der Muskelfunktion führen.

Weitere **flankierende Maßnahmen** für ein Optimieren der Funktionen sind lokale Wärmeanwendungen, das Vermeiden von Kälte und Muskelpflege durch behutsame Massagen. Eine wichtige Bedeutung kann rechtzeitig durchgeführten **funktionsentlastenden Operationen** zukommen, wie sie z. B. zum Therapiekonzept für Knaben mit einer Duchenne'schen Muskeldystrophie gehören (Forst 1994, Forst et al. 1984).

Flankierende Maßnahmen.

Bei neuromuskulär Erkrankten sind ein Verlust des selbstständigen Gehvermögens und später des Stehvermögens nicht seltene schwere **Alltagsbeeinträchtigungen.** Zwar bleibt der Einsatz der Hände und Finger länger ausreichend, infolge der herabgesetzten Armbeweglichkeit gegen die Eigenschwere fallen jedoch Halten, Hantieren, An- und Ausziehen zunehmend schwerer. Hier sind folgende Maßnahmen erforderlich:

Übungen für Alltagsfunktionen.

- Geschicklichkeitsübungen,
- Kompensationsbewegungen,
- Transfertechniken,
- rechtzeitige Versorgung mit Hilfsmitteln wie Rollstühlen, Liftern,
- ergotherapeutische Schulung und Einweisung.

Verzögerung von Deformitäten. Gelenkkontrakturen und Skoliosen beschleunigen Funktionseinbußen wie Orthostase oder Atmung und müssen **möglichst vermieden bzw. verzögert und gering gehalten werden.** Wichtige **präventive Maßnahmen** sind:

Vermeiden von Gelenkkontrakturen und Skoliosen.

- Lagerungen,
- günstige Alltagsstellungen und
- gezielte Krankengymnastik.
  Bei **bestehenden Kontrakturen** sind indiziert:
- Dehnlagerungen,
- vorsichtiges passives Dehnen,
- Wärmeanwendungen,
- u. U. auch Schienenversorgungen und
- operative Korrekturen.

Erhalten der Orthostase. Bei Verlust des selbstständigen Gehvermögens und bestehender Rollstuhlabhängigkeit soll das **Stehvermögen so lange wie möglich erhalten werden.** Stehen ist für ein Beüben der statischen Muskulatur und zur Prophylaxe von Gelenkkontrakturen unerlässlich. Dadurch werden aber auch vor allem wichtige vegetative Funktionen wie Herz-Kreislauf, Atmung, Stoffwechsel und die Durchblutung von Organen angeregt und gefördert und damit auch die Vigilanz, Leistungsfähigkeit, Konzentration u. a.

Erhaltung des Stehvermögens.

Erhalten eines ausreichenden Gasaustausches. Ein nicht ausreichender Gasaustausch infolge einer ungenügenden Ventilation ist eine vitale Gefährdung. **Hypoxämie und Hyperkapnie müssen so lange wie möglich vermieden werden.** Die Maßnahmen hierzu sind:

Atemtherapie.

— geeignete Atemübungen,
— Abhustetechniken.

Bei **weiter nachlassender Funktion der Atemmuskulatur** erfolgt eine intermittierende assistierte Beatmung, während der der Gasaustausch normalisiert wird und die Atemmuskulatur sich erholt (Weimann 1994b).

4.23.3 Behandlungsprinzipien und Art der Technik

Seit 18 Jahren arbeitet unsere Gruppe an geeigneten krankengymnastischen Behandlungsprogrammen für erwachsene neuromuskulär Erkrankte. Die nachfolgend aufgeführten Empfehlungen beruhen auf diesen Erfahrungen (Kemper 1994, Kemper et al. 1991).

Behandlungsprinzipien

Dynamische auxotone
Übungen bevorzugen.

Auswahl der Übungen. Die Auswahl der verschiedenen Übungen richtet sich nach dem jeweiligen Befund und den funktionellen Ausfällen des Kranken. Wir bevorzugen **dynamische (auxotone) Übungen**, mit denen neben einem Krafttraining Koordination, Stabilität im Alltag, Ausdauer und Komplexbewegungen für die Alltagsanforderungen geschult werden. Überbeanspruchungen werden vermieden, die individuelle Belastungsgrenze wird sorgfältig berücksichtigt.

Erweiterte Ganzkörper-
isometrie.

Isometrische Übungen im Sinne einer **erweiterten Ganzkörperisometrie** (s. ▶ Kap. 4.28, S. 447ff) bauen wir ein, ohne uns auf sie zu beschränken. Wie andere Autoren sind wir folgender Auffassung: Dynamische Übungen sind keineswegs gefährlich oder kontraindiziert, sondern rein statischen überlegen (Conze 1990; Eickhof 1984; Forst et al. 1984; Mielke 1992; Müller-Stephan u. Schmidt-Peter 1969; Senn 1978; Thiemens 1991).

Bewegungsbad und
Schlingentisch.

Weitere Maßnahmen. Die Gefahr einer Erschöpfung und Schädigung von durch **Lagerungen** oder dynamische Übungen gedehnten Muskeln (Stiefel 1980) halten wir aus langjähriger Erfahrung für gering und haben keine entsprechenden Beobachtungen gemacht. Um bei den Übungen das oft hinderliche Eigengewicht zu mindern oder aufzuheben, wird ein Teil von ihnen im **Bewegungsbad** unter Nutzung des Auftriebs durchgeführt. Ist eine Behandlung im Bewegungsbad aus kardialen oder pulmonalen Gründen nicht möglich, erfolgt sie im **Schlingentisch.** Auf orthopädische Hilfen wie Schienen, Schuhe oder Mieder wird meistens verzichtet. Sie fixieren unnötig und verhindern dadurch u. U. kompensierende Ausweichbewegungen, zusätzlich belasten sie auch durch ihr Eigengewicht. Ausnahmen sind allerdings Fußdeformitäten und Fußheberschwächen, wie sie bei neuralen Atrophien häufig sind.

Techniken

Alltagsfunktionen erhalten.

Dynamische Übungen. Krafttraining beschränkt sich nicht auf isometrische Übungen. Durch dynamisches Üben, die auxotone Beanspruchung der Muskulatur, können Ausdauer- und Krafttraining kombiniert werden. **Um die Alltagsfunktionen zu erhalten,** werden beim Üben komplexe Alltagsbewegungen imitiert. Auf diese Weise werden:
— wichtige Bewegungssynergien geschult,
— Gleichgewichtsreaktionen aktiviert,
— die intra- und intermuskuläre Koordination verbessert und
— eine stabile Statik angestrebt.

Hierzu bieten sich verschiedene Techniken an. Bei **Steh- und Gehfähigen** kann beispielsweise ein Ball abwechselnd mit einem Knie oder Fuß weggestoßen werden, wodurch die wechselseitige Spielbein-Stand-Phase beim Gehen imitiert wird. Der Patient kann hierbei mit dem Körper an der rückseitigen Behandlungsbank abgesichert werden oder auch im freien Stand üben (◻ **Abb. 4.39**). Ausweichbewegungen mit dem Oberkörper dürfen nicht unterbunden, sollten aber möglichst gering gehalten werden.

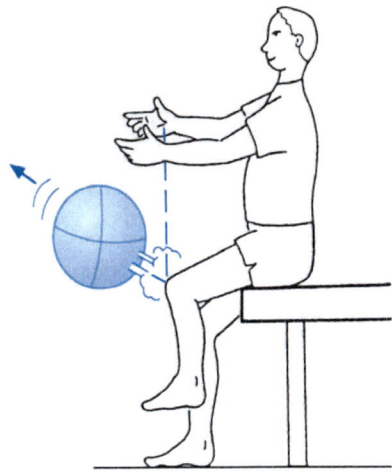

■ Abb. 4.39.   Übungen mit einem Wasserball im Tubersitz. Trainiert werden alternierende Beuge- und Streckbewegungen sowie das Gleichgewicht, indem der Patient den Wasserball mit dem Knie kickt. (Aus Kemper 1994)

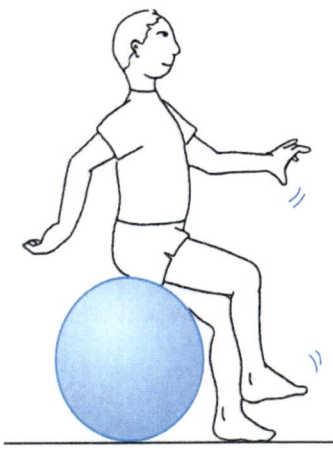

■ Abb. 4.40.   Stabilitätsübungen im Pezziballsitz mit Simulation von Gehbewegungen und rhythmische Betonung von Stand- und Spielbein. (Aus Kemper 1994)

Bei einem **nicht gehfähigen Kranken** ist bereits das Sitzen auf einem seitlich abgesicherten, von ihm bewegten Pezziball infolge seiner Labilität eine geeignete Stabilitätsübung (■ **Abb. 4.40**). Durch Zuspielen eines Luftballons können beispielsweise die Arme in die Übungen einbezogen und die Anforderungen an Gleichgewicht und Stabilität erhöht werden. Die Arme können gut in spielerischer Weise beübt und der Schultergürtel aktiviert werden, z. B. durch Federballspielen u. a.

Üben im Bewegungsbad. Das Bewegungsbad bietet zum Imitieren von Alltagsbewegungen besonders günstige Voraussetzungen und sollte bei fehlender Kontraindikation in die Therapie integriert werden. **Kranke mit hochgradig geschwächten Muskeln** vermögen dank des Auftriebs, der herabgesetzten, teilweise aufgehobenen Schwerkraft und einer so verringerten Eigenschwere leichter Eigenbewegungen auszuführen.

Vorteile des Bewegungs-
bads.

ⓘ Beachte
  ▬ Im **Bewegungsbad** wird das Bewegungsausmaß optimiert.
  ▬ Der **Wasserwiderstand** ermöglicht eine fein dosierte Kraftentfaltung.

Abhängig von der Länge der Hebelarme (Armstreckung) und der Fläche (Stellung der Handflächen) wird der Widerstand verändert. Durch den hydrostatischen Druck werden Bewegungen vom Boden zur Wasseroberfläche unterstützt und umgekehrt erschwert. Da der hydrostatische Druck mit der Wassertiefe zunimmt, erfolgt im Stand eine Stabilisierung der Beine, so dass die Patienten ihre Fallangst verlieren. **Hilfsmittel** können das Üben im Bewegungsbad unterstützen, wie folgende Beispiele zeigen:

- **Auftriebsbretter unter den Füßen** stellen an die Stabilität beim Gehen besondere Anforderungen (**Abb. 4.41**).
- Ein **Auftriebsbrett für den Sitz** ermöglicht es, die Sitzbalance zu üben.
- Ein **Gymnastikreifen** fördert zusätzlich Rotationsbewegungen, wie sie z. B. bei manchen Patienten zum Antreiben eines Rollstuhls benötigt werden (□ **Abb. 4.42**).
- Durch **Schwimmkragen** wird der Patient ggf. gesichert und an das 34–36 °C warme Bewegungsbad gewöhnt.

Vor- und Nachteile der Schlingentischtherapie.

Üben im Schlingentisch. Sofern Übungen im Bewegungsbad nicht möglich oder kontraindiziert sind, können stark geschwächte Muskeln und Bewegungen im Schlingentisch beübt werden. Bei Aufhängungen erfolgen Bewegungen allerdings nur zweidimensional. Mit zusätzlichen Rollenzügen oder Federn ist es dennoch möglich, dreidimensionale Bewegungen und ein Zusammenspiel der Muskeln wie im Alltag zu erzielen. Einfache Möglichkeiten, Bewegungen zu erleichtern oder zu erschweren, bieten unterschiedliche Lokalisationen der Aufhänge- und damit der Drehpunkte (s. ► Kap. 4.25, S. 413ff).

> ❗ **Tipp**
> Die Stabilisation **muss** bei allen Übungen kontrolliert werden.

Kräftigungsübungen der Antagonisten.

Kontrakturbehandlung. Zur Kontrakturprophylaxe und Kontrakturbehandlung ist es wichtig, Gewohnheitsstellungen des Kranken im Alltag zu erfragen, um dann entsprechende Lagerungen auszuprobieren. **Gezielte Kräftigungsübungen der Antagonisten der zur Kontraktur neigenden Muskelgruppen**, also meistens der Extensoren, sind indiziert. Ein Stehtraining kann im Stehbarren, bei schwerer Betroffenen am Kipptisch, im Stehge-

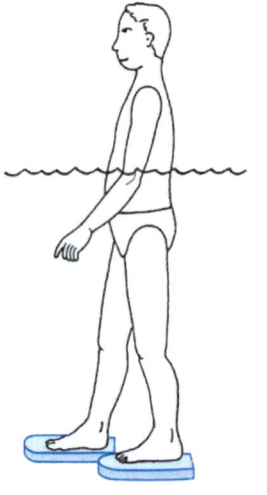

□ Abb. 4.41. **Stabilitätsübung im Bewegungsbad mit Auftriebsbrettern unter den Füßen.** (Aus Kemper 1994)

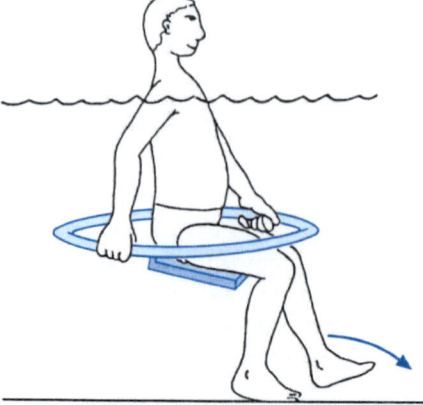

□ Abb. 4.42. **Üben der Sitzbalance mit Auftriebsbrett und von Rotationsbewegungen mit Gymnastikreifen im Bewegungsbad** (nähere Erläuterungen s. Text). (Aus Kemper 1994)

rät oder im Aufrechtrollstuhl erfolgen. Hinzu kommen Dehnlagen und vorsichtig ausgeführte passive manuelle Dehntechniken. Vorausgehende Wärmeapplikationen sind zudem hilfreich.

Atemtherapie. Bei einer einsetzenden Schwäche der Atemmuskeln werden die bekannten Übungen wie tiefes Durchatmen, langsames gleichmäßiges Ausatmen, Aufblasen von Luftballons u. a. durchgeführt, eventuell unterstützt durch Stimulationstechniken (Conze 1990). Oft sind auch passive Dehnungs- und Mobilisierungstechniken von Wirbelsäule, Brustkorb und Schultergürtel indiziert. Damit ist in den meisten Fällen eine Optimierung der Haltung verbunden.

Ventilationsübungen.

4.23.4   Indikationen

Indikationen sind **neuromuskuläre Erkrankungen** wie hereditäre Myopathien, spinale und neurale Muskelatrophien, aber auch erworbene Myopathien.

Hauptindikationen.

4.23.5   Kontraindikationen

Kontraindikationen sind:
- eine sehr schnelle Progression des Leidens,
- eine kardiale Ruhedekompensation und
- eine respiratorische Insuffizienz.

Limitierende Faktoren.

Eine **hochgradige Muskelschwäche** bei weit fortgeschrittener Erkrankung lässt allerdings nur noch sehr begrenzte Übungsmöglichkeiten zu.

Übungen im **Bewegungsbad** sind bei Herzinsuffizienz und eventuell Hautkrankheiten kontraindiziert, außerdem aus hygienischen Gründen bei Inkontinenz.

Da die Übungen den Belastbarkeitsgraden der Kranken angepasst werden können, sind **die Kontraindikationen oft relativ**.

4.23.6   Klinische Erfahrungen und wissenschaftliche Untersuchungen

Wirksamkeit der Behandlungsprogramme. Vergleichende oder kontrollierte Studien zur **Wirksamkeit von Behandlungsprogrammen** liegen nur vereinzelt vor. Obwohl vor dynamischen Übungen wiederholt gewarnt worden ist (Beckmann u. Teirich-Leube; Stiefel 1980), wurden sie aufgrund allgemeiner klinischer Erfahrungen und einer positiven Resonanz bei den Kranken zur Behandlung neuromuskulärer Erkrankungen empfohlen (Conze 1990: Eickhof 1984: Forst et al. 1984: Müller-Stephan u. Schmidt-Peter 1969; Senn 1978; Thiemens 1991). Mielke berichtete 1992 über vergleichende, an einem kleinen Kollektiv nach einem 6-wöchigen Training mit dynamischen Kraftübungen erhobene Befunde. Er fand sowohl bei Kranken mit Muskeldystrophien als auch bei Patienten mit neurogenen Muskelerkrankungen eine gute Verträglichkeit und ähnliche Kraftzuwachsraten sowie eine leichte Zunahme der fahrradergometrischen Leistung. Ähnlich positive Ergebnisse nach 12-wöchigen dynamischen Kraftübungen teilten auch Aitkens et al. (1993), Kilmer et al. (1994) und Lindeman et al. (1995) nach 24-wöchigem Training mit. 1999 beobachteten Tollback et al. bei Patienten mit myotoner Dystrophie gleichfalls Kraftzunahmen nach 12-wöchigen Kraftübungen.

Vergleichende Studien.

Vorteile dynamischer Übungen. Anhand zahlreicher **Funktionstests** haben wir an größeren Kollektiven neuromuskulär Kranker mehrfach die Wirkungen verschiedener Therapieprogramme kontrolliert und verglichen (Arnold 1994; Arnold et al. 1987, 1988; Weimann et al. 1992). Funktionszugewinne, vor allem bei der Fortbewegung und Ausdauer, wurden zwar häufig mit isometrischen wie auch mit dynamischen Übungen erzielt. **Kom-**

Vergleich verschiedener Übungsformen.

plexe Funktionsabläufe, wie man sie im Alltag benötigt, und die **Ausdauer verbesserten** sich dagegen öfter nach einem dynamischen Training. Durch dynamisches Training konnten außerdem in vielen Fällen das **Körper- und Gleichgewichtsempfinden** sowie **alltagsrelevante Transferleistungen** gebessert werden. Diese Erleichterung wurde von den Patienten deutlich empfunden und bestätigt.

Dynamische Übungen haben gegenüber isometrischen folgende Vorteile:
- Sie lassen sich abwechslungsreicher gestalten.
- Sie motivieren die Patienten stärker.
- Sind für sie praxisnäher.
- Sie sind überzeugender und so für Selbstübungen daheim besser geeignet.

Bei richtiger Dosierung werden die dynamischen Übungen gut vertragen. Auch bei Langzeitbeobachtungen fanden wir keinerlei Anhalt für Beschleunigungen des Krankheitsverlaufs.

Kombinierte funktionsorientierte Therapie. Ob bestimmte Übungsformen bei den verschiedenen neuromuskulären Erkrankungen unterschiedlich wirken, ist offen. Lediglich Lindeman et al. berichteten 1995 über eingetretene Kraftzunahmen bei Kranken mit neuraler Muskelatrophie, nicht jedoch bei Patienten mit myotoner Dystrophie nach 24-wöchiger entsprechender Behandlung.

Bislang erscheint eine **kombinierte, funktionsorientierte Therapie** mit dynamischen Übungen unter Einbeziehen des Bewegungsbads und eines isometrischen Trainings am hilfreichsten. Diese Behandlung erleichtert dem Patienten das Zurechtkommen im Alltag und steigert seine Stabilität und Ausdauer.

4.23.7 Ausbildungsmöglichkeiten

Fortbildungskurse für Physiotherapeuten werden von verschiedenen Institutionen, teilweise in Zusammenarbeit mit der Deutschen Gesellschaft für Muskelkranke e.V. (DGM) in Freiburg und der Deutschen Muskelschwund-Hilfe e.V. in Hamburg, angeboten. Ein besonderer Ausbildungsgang mit einem entsprechenden Qualifikationszertifikat besteht noch nicht, wird zur Zeit aber vom Arbeitskreis Krankengymnastik der DGM erarbeitet.

Literatur

Aitkens SG, McCrory MA, Kilmer DD, Bernauer EM (1993) Moderate Resistance Exercise Program: Its Effect in Slowly Progressive Neuromuscular Disease. Arch Phys Med Rehabil 74:711–715

Arnold C-R, Kemper M, Struppek K, Weimann G (1987) Zur Wirkung statischer und dynamischer Krankengymnastik bei Patienten mit progressiver Muskeldystrophie. Z Phys Med Baln Med Klim 16:269

Arnold C-R, Kemper M, Weimann G (1988) Intraindividuelle Verlaufsbeobachtungen bei Patienten mit progressiver Muskeldystrophie während Behandlung mit statischer und dynamischer Krankengymnastik. Z Phys Med Baln Med Klim 17:305

Arnold C-R (1994) Therapieerfahrungen mit statischer und dynamischer Krankengymnastik. In: Weimann G (Hrsg) Neuromuskuläre Erkrankungen. Pflaum, München, S 59–67

Beckmann R, Teirich-Leube H: Krankengymnastik bei progressiver Muskeldystrophie. Merkblatt 2, Deutsche Gesellschaft »Bekämpfung der Muskelkrankheiten e.V.«, Freiburg

Conze I (1990) Krankengymnastik bei Muskelkrankheiten. Deutsche Gesellschaft Bekämpfung der Muskelkrankheiten e.V., Freiburg

Eickhof C (1984) Krankengymnastische Therapie bei Myopathien. Krankengymnastik 36:86–89

Forst R, Hausmann B, Rienäcker B (1984) Zur krankengymnastischen Behandlung der Duchenne-Muskeldystrophie. Krankengymnastik 36:81–85

Forst R (1994) Therapie bei Kindern mit Duchenne-Muskeldystrophie. In: Weimann G (Hrsg) Neuromuskuläre Erkrankungen. Pflaum, München, S 68–88

Kemper M, Niehoff D, Schaper M (1991) Krankengymnastik bei Muskeldystrophien Erwachsener. Krankengymnastik 43:8–17

Kemper M (1994) Krankengymnastik. In: Weimann G (Hrsg) Neuromuskuläre Erkrankungen. Pflaum, München, S 96–197

Kilmer DD, McCrory MA, Wright NC, Aitkens SG, Bernauer EM (1994) The Effect of a High Resistance Exercise Program in Slowly Progressive Neuromuscular Disease. Arch Phys Med Rehabil 75:560–563

Lindemann E, Leffers P, Spaans F, Drukker J, Reulen J, Kerckhoffs M, Koke A (1995) Strength training in patients with myotonic dystrophy and hereditary motor and sensory neuropathy: a randomized clinical trial. Arch Phys Med Rehabil 76:612–620

Mielke U (1992) Kontrolliertes dynamisches Krafttraining bei neuromuskulären Krankheiten. In:Kunze E; Arlt A, Thayssen G (Hrsg) Neuromuskuläre Erkrankungen. Gustav Fischer, Stuttgart Jena New York, S 187–191

Müller-Stephan H, Schmidt-Peter P (1969) Orthopädie und physikalische Behandlung der progressiven neuromuskulären Erkrankungen. In: Heyck H, Laudahn H (Hrsg) Die progressiv-dystrophischen Myopathien. Springer, Berlin Heidelberg New York, S 331–374

Senn E (1978) Ziel und Prinzipien der physiotherapeutischen Behandlung von Muskeldystrophien. Der Physiotherapeut S 17–18

Stiefel M (1980) Krankengymnastik bei Muskelkrankheiten nach Dr. Teirich-Leube. Krankengymnastik 32:691–695

Thiemens U (1991) Krankengymnastik. In: Jerusalem F, Zierz St (Hrsg) Muskelerkrankungen 2. Aufl. Thieme, Stuttgart New York, S 359–381

Tollback A, Eriksson S, Wredenberg A, Jenner G, Vargas R, Borg K, Ansved T (1999) Effects of high resistance training in patients with myotonic dystrophy. Scand J Rehabil Med 31:9–16

Weimann G, Arnold C-R, Kemper M (1992) Zur Wirksamkeit verschiedener krankengymnastischer Programme bei erwachsenen Myopathiekranken. Phys Rehab Kur Med 2:15–18

Weimann G, Arnold C-R, Kemper M (1992) Therapieergebnisse mit verschiedenen krankengymnastischen Programmen und Funktionsmessungen bei Myopathiekranken. In: Kunze H, Arlt A, Thayssen G (Hrsg) Neuromuskuläre Erkrankungen. Gustav Fischer, Stuttgart Jena New York, S 285–289

Weimann G (1994a) Behandlungskonzepte der Physikalischen Therapie. In: Weimann G (Hrsg) Neuromuskuläre Erkrankungen. Pflaum, München, S 48–58

Weimann G (1994b) Atemtherapie. In: Weimann G (Hrsg) Neuromuskuläre Erkrankungen. Pflaum, München, S 233–239

I.-H. Pages

4.24.1   Funktionelle Grundlagen

Tonusregulierung mit dem Ziel des Eutonus.

Ziel der Tonusregulation. Muskuläre Fehlspannungen führen hauptsächlich zu einem Hypertonus der Muskulatur. Diese Fehlspannungen betreffen nicht nur die Atemmuskulatur, sondern die gesamte Skelettmuskulatur. Eine **Tonusregulierung mit dem Ziel des Eutonus**, des Gelöstseins, ist ein zentrales therapeutisches Ziel. Sie hat durch die Verschaltung im Zwischenhirn und Querverbindung zu Zentren des vegetativen Nervensystems eine regulierende Wirkung auf den gesamten Organismus. Vegetativ gesteuerte Funktionsweisen werden ebenso harmonisiert wie psychische Affektabläufe (z. B. Angstbewältigung).

Ganzheitliche Körperarbeit.

Konzentrative Entspannungsübungen. Bereits Elsa Gindler (1926, 1957, 1982) hat zur Beseitigung muskulärer Verkrampfungen konzentrative Entspannungsübungen, die sog. Körpertastarbeit entwickelt. Dabei stellte sie fest, dass alles Korrigieren von außen wenig Wert hat. Ein guter Zugang wird erreicht über das Körpererspüren und über eine verbesserte Wahrnehmungs- und Empfindungsfähigkeit. Gindler legte somit den Grundstein für die **ganzheitliche Körperarbeit**, zu der auch die Lösungstherapie zählt. Stolze (1960, 1964) führte ihr Verfahren weiter und zeigte die psychotherapeutische Behandlungsmöglichkeit bei atemgestörten Patienten auf (»Konzentrative Bewegungstherapie«, s. ▶ Kap. 4.18, S. 345ff).

Lösungs- und Atemtherapie. Alice Schaarschuch (1962, 1993), Begründerin der »Lösungstherapie« war ausgebildete Krankengymnastin. Prägend für ihren individuellen Entwicklungsweg in die »Lösungs- und Atemtherapie« (frühere Bezeichnung) war schon in jungen Berufsjahren der Einfluss der Sprach- und Atempädagogin Elise Walter-Hähnel, besonders für die Erfahrung der Basisräume. Wegweisend für das Gesamtkonzept der Therapie, basierend auf einem **empfindenden Wahrnehmen und Kontrollieren von Vorgängen**, wurde dann die Arbeit von Elsa Gindler. Schaarschuchs langjährige Mitarbeiterin Hedi Haase (Haase et al. 1985) hat die Behandlungsmethode in der Krankengymnastik weitergeführt.

4.24.2   Behandlungsziele

Psychisch-physische Balance herstellen.

Psychisch-physisches Gleichgewicht. Mit der Lösungstherapie nach Schaarschuch und Haase wird **nicht** ein Symptom oder Symptomkomplex, sondern der Mensch ganzheitlich betrachtet und behandelt. Dabei wird stets das Ziel verfolgt, ein **psychisch-physisches Gleichgewicht**, einen »gelösten«, entspannten Zustand zu erlangen.

 Beachte
Voraussetzung für ein optimales Bewegungsmuster ist die normale Grundspannung der Atem- und Körpermuskulatur.

Gegenseitige Beeinflussung von Körperzustand und Atmung.

Beeinflussung des Atemmusters. Da eine Wechselwirkung zwischen Körperzustand und Atmung besteht, wird gleichzeitig immer eine **Beeinflussung des Atemmusters** erreicht. Das bezieht sich auf:
- die Atembewegungen,
- den Atemrhythmus,
- die Atemfrequenz und
- die endexspiratorische Pause.

Der Patient lernt nicht nur seinen Körper wahrzunehmen, sondern seine muskuläre Aktivität der Bewegung und Belastung anzupassen. Darüber hinaus soll er befähigt werden, bei seelischen Belastungen ruhiger und gelassener zu reagieren.

4.24.3 Behandlungsprinzipien und Art der Technik

Schulung der Körperwahrnehmung. Das Prinzip der Behandlungsmethode besteht in der **Konzentration auf den Körper und der Verarbeitung von Sinnesreizen.** Dabei steht die Wahrnehmung der Atmung bzw. das Empfinden von Atembewegungen und Atemrhythmus im Mittelpunkt. Die Körperwahrnehmung wird geschult. Sie wird durch die Tastarbeit, durch das innere Ertasten und Erspüren mit dem Bewusstsein, mit dem bewussten Fühlvermögen, systematisch entwickelt. Carl Gustav Carus äußerte einmal treffend: Die verfeinerten Sinne werden zum »Wecker der Seele«, sie führen zur Selbsterfahrung. Gindler forderte ihre Patienten auf: »Werden Sie erfahrbereit.« Die allgemeine und spezielle Tastarbeit begleitet alle Behandlungstechniken und fördert die Lösungsbereitschaft. Sie kann auch als selbstständige Technik eingesetzt werden und führt dann zur vertieften Wahrnehmung.

Konzentration auf den Körper.

Behandlungsformen. Die Lösungstherapie wird in **Einzeltherapie** auf Behandlungsliegen und in **Gruppentherapie**, zumeist liegend auf Matten am Boden, angewendet. Beide Behandlungsformen ergänzen sich gegenseitig und sollten möglichst parallel angeboten werden. Erst dadurch wird die ganze Geschlossenheit des Therapiekonzepts erkennbar.

Einzel- oder Gruppentherapie.

Weitere Techniken. Neben der Tastarbeit werden weitere Techniken vermittelt:
— Dehn- und Drehdehnlagerungen,
— aktive und passive Dehnungen,
— Bewegungen,
— Abhebeproben,
— spezielle Kopfarbeit,
— das schnelle Lagern,
— Abhängelagerungen,
— Rollenlagerungen,
— Hängegriffe (auch Packegriffe genannt).

Becken-Bauch-Region als Basisraum. Die Behandlung wird stets mit dem **Erarbeiten und Erspüren der »unteren Basis«,** der in den Becken-Bauch-Raum ausweitenden Atembewegungen begonnen. Der Patient wird auf diese Wahrnehmung wiederholt hingewiesen, in Ruhelage, bei verschiedenen Dehnlagerungen und allen Behandlungsmaßnahmen.

Wahrnehmung von Körperbereichen.

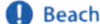 **Beachte**
Der Patient wird sensibilisiert, den Becken-Bauch-Raum bewusst wahrzunehmen.

Spürt der Patient die Atembewegungen im unteren Basisraum, fördert dies die Lösungsbereitschaft, sodass Verspannungen leichter nachgeben.

Erst wenn die untere Basis bewusst wahrgenommen werden kann, wird der Raum der »oberen Basis« (Kopfbereich) in die Behandlung miteinbezogen. Der Patient lernt durch das öffnende Gähnen den Zugang zur oberen Basis und auch, dass obere und untere Basis in Zusammenhang stehen.

4.24.4 Indikationen

Die **Lösungstherapie** ist keine Behandlungsmethode bestimmter Krankheitsbilder, sondern **kann als Element in zahlreiche Therapiekonzepte einfließen.** Prinzipiell kann sie bei allen muskulären Fehlsteuerungen Anwendung finden, vor allem am Bewegungssystem. Als besonders günstig hat sich der Einsatz der Methode bei muskuloskelettalen und psychosomatischen Störungen gezeigt. Selbstverständlich ist die Lösungstherapie auch wirkungsvolle Atemtherapie, z.B. bei Asthma bronchiale oder als postoperative Maßnahme (Schweizer 1997).

Hauptindikationen.

4.24.5   Kontraindikationen

Keine Kontraindikationen.

Kontraindikationen für die Lösungstherapie gibt es **nicht**.

 Tipp
Es ist wesentlich, die **richtigen Anwendungsmaßnahmen** für den jeweiligen Patienten auszuwählen. Darum sollte die Lösungstherapie nur von **erfahrenen Therapeuten** eingesetzt werden.

Zur Therapie gehört die aktive Mitarbeit des Patienten durch seine Bereitschaft und Aufmerksamkeit. Es liegt in der Hand des Therapeuten, dies zu wecken.

4.24.6   Klinische Erfahrungen und wissenschaftliche Untersuchungen

Die Lösungstherapie ist
eine empirische Methode.

Die Lösungstherapie nach Schaarschuch und Haase ist **eine empirische Methode und bis
heute nicht wissenschaftlich belegt**. Sie wurde aus der therapeutischen Erfahrung heraus
über Jahrzehnte als ganzheitliche Körperarbeit entwickelt. Neben zahlreichen Entspannungsverfahren hat sich die Lösungstherapie in der klinischen Praxis bewährt (Schweizer
1997). Der Behandlungserfolg wird dabei vor allem bestimmt von:
- der Auswahl der Techniken,
- dem wohldosierten Aufbau der Behandlung und
- von einer guten Beziehung zwischen Behandler und Patient.
  Suggestive Faktoren begleiten und unterstützen die Therapie.

4.24.7   Ausbildungsmöglichkeiten

Physiotherapeuten können über den Zentralverband der Physiotherapeuten/Kranken-
gymnasten e.V. in der Lösungstherapie nach Schaarschuch und Haase in Seminaren fortgebildet werden. Es werden Grundkurs und Aufbaukurse durchgeführt. Weitere Informationen sind erhältlich über Marianne Schweizer, Physiotherapeutin und Leiterin von Fortbildungskursen für Lösungstherapie, Schumacher Straße 29, D-76275 Ettlingen.

Literatur

Gindler E (1926) Die Gymnastik des Berufsmenschen. Z Gymnastik 1:82–89
Gindler E (1957) In: Ehrenfried E Körperliche Erziehung zum seelischen Gleichgewicht. Heenemann, Berlin
Gindler E (1982) zitiert nach Wilhelm R (1982) Heilk Heilwege 11, H 5
Haase H, Ehrenberg H, Schweizer M (1985) Lösungstherapie in der Krankengymnastik. Pflaum, München
Schaarschuch A (1962) Lösungs- und Atemtherapie bei Schlafstörungen. Turm-Verlag, Bietigheim
Schaarschuch A (1993) Lösungs- und Atemtherapie. Turm, Bietigheim/Württ
Schweizer M (1997) Anwendung der Lösungstherapie bei Patienten mit Erkrankungen der Atmungsorgane. Z
    Krankengymnastik 49:2069–2072
Stolze H (1960) Zur Bedeutung des Leib-Inbilds für die psychotherapeutische Behandlungsmethodik und die
    Neurosenlehre. Ärztl. Forsch 14, 1960:327–330
Stolze H (1964) Möglichkeiten der Psychotherapie von Angstzuständen durch konzentrative Bewegungstherapie.
    Z Phsychother Med Psychol 14:107–111
Zeitler P (Hrsg) Erinnerungen an Elsa Gindler. Berichte, Briefe, Gespräche mit Schülern. Uni-Druck, München

4.25 Schlingentischtherapie

C. Mucha

4.25.1   Funktionelle Grundlagen

Das Übungsgerät »Schlingentisch« (◻ **Abb. 4.43**) resultiert wohl aus der Entwicklung des sog. Thomsen-Tisches (Thomsen 1952), mit dem vorwiegend Widerstandsübungen und Dehnlagerungen ausgeführt wurden, und dem Gutrie-Smith-Apparat, der für Übungen unter Ganzkörperaufhängung bei Patienten nach Poliomyelitis entwickelt wurde. Später kamen mehrere technische Variationen hinzu, einschließlich der Schlingentischkäfig.

Differenzierte Bewegungs- und Kraftübungen.

Allgemeine Therapiemöglichkeiten. Die im Schlingentisch sich ergebenden Möglichkeiten der Fixierung zur Ausschaltung von Ausweichbewegungen, Ausübung von Dehnlagerungen und Widerstandsdosierungen einerseits, als auch der schwerelosen Aufhängung von Extremitäten, des Rumpfes oder des ganzen Körpers andererseits bieten die **Voraussetzung für gezielte Übungserleichterungen bei der Schulung von Gleichgewichtsreaktionen und eingeschränkten Bewegungsabläufen** sowie für **gezielte Kraftübungen und Mobilisationsübungen der Gelenke.** Zudem hat der Therapeut die Möglichkeit, dosierte manuelle Widerstände und Korrekturen auszuführen oder einen manuellen Zug bzw. Schüttelungen leichter vorzunehmen. Der Patient vermag statisch oder dynamisch gegen den manuellen Widerstand, gegen die Eigenschwere oder angebrachte Federn- bzw. Gewichtswiderstände zu arbeiten.

Widerstände können durch Verschieben des Patienten bei Ganzkörperaufhängung bzw. der Extremität oder eines Gelenks bei Teilkörperaufhängung aus dem Lot geschaffen werden. Je mehr das zu bewegende Segment aus dem Lot verschoben wird, desto stärker muss gegen die Eigenschwere gearbeitet werden.

Bewegungserleichterung.

Erleichterung durch Pendelbewegung. **Erleichterung von Bewegung** wird durch Pendelbewegungen erzielt, die z. B. bei paretischen Muskeln das Bewegungsausmaß erweitern können. Der hier erzielbare motorische Reiz durch Spannung und Entspannung des Agonisten und Antagonisten kann zur Innervationsschulung genutzt werden.

Schmerzlinderung durch Entlastung.

Entlastende Lagerungen. Die **entlastende Lagerung** von schmerzhaften Gelenken in Schlingen vermag infolge einer Schmerzlinderung Bewegung ggf. erst zu ermöglichen. Entlastende Lagerungen mit **Traktion** können ein Behandlungsziel bei bandscheibenbedingten Wirbelsäulensyndromen darstellen. Zum Teil besitzt die Schlingentischtherapie funktionelle Grundlagen, die denjenigen der **Bewegungstherapie im Wasser** entsprechen bzw. ähneln (s. ▶ Kap. 2.3.1, S. 92f und 2.3.6, S. 138f). Sie kann auch eine gezielte Alternative zur Bewegunstherapie im Wasser sein, wenn z. B. Wunden, Inkontinenz, Allergien, kardiale Einschränkungen u. a. diese verbieten.

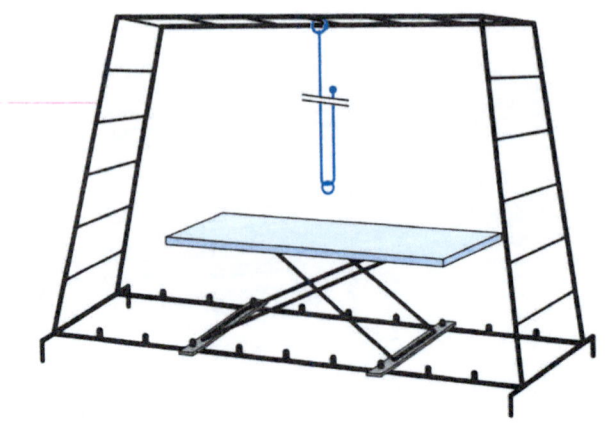

◻ Abb. 4.43.   **Modell eines Standschlingentisches mit Übungsbank, die durch Matte oder Stuhl ausgetauscht werden kann**

4.25.2   Behandlungsziele

Die Hauptaufgabe der Schlingentischbehandlung resultiert aus den gegebenen technischen Möglichkeiten der **Traktion, Gewichtentlastung bzw. -erschwerung**, von **Dehnlagerungen** und **Einnahme labiler Ausgangsstellungen.** Sie werden genutzt:

- für Kraftübungen bei geschwächten, dystrophischen oder paretischen Muskeln,
- für Gelenkmobilisationen bei Belastungsschmerzen bzw. fehlender Vollbelastung,
- für Schmerzbehandlungen bei schmerzreflektorischen Muskelkontrakturen,
- für Detonisierung spastischer Muskulatur,
- für Kontrakturremobilisationen,
- für Wahrnehmungsübungen,
- für Koordinationsschulung,
- bei neuromotorischen Störungen für Bewegungsschulung von Basisfunktionen.

Technische Möglichkeiten.

4.25.3   Behandlungsprinzipien und Art der Techniken

Ausgangsstellungen. Die Ausgangsstellungen für die Aufhängung im Schlingentisch sind abhängig von der **Zielsetzung der Behandlung,** damit der Art der angestrebten Bewegung und erwünschten Muskelarbeit sowie der bestehenden Belastungs- und damit Dosierungsmöglichkeit. **Grundsätzlich sind jedoch alle Ausgangsstellungen möglich:**

- Rückenlage,
- Bauchlage,
- Seitlage,
- Sitz.

Zielabhängige
Aufhängungen.

Verschiebung des Aufhängepunktes. Entsprechend den Pendelgesetzen führen **unterschiedliche Aufhängetechniken** zu labileren oder stabileren Ausgangsstellungen. Bei einem Aufhängepunkt im Lot (◘ **Abb. 4.44**) über dem zu bewegenden Gelenk wird auf der Pendellinie das größtmögliche Bewegungsausmaß bei geringstem Kraftaufwand möglich. Beide Bewegungsrichtungen dieses Gelenks sind in gleicher Weise erleichtert und können ohne Schwerkrafteinfluss bewegt werden, wobei das Gelenk automatisch die Ruhigstellung in dieser Ebene wieder einnimmt. Die Kraftverhältnisse der umgebenden Muskulatur und des Bandapparats sind relativ ausgeglichen.

Durch **seitliches Verschieben des Lotes vom Aufhängepunkt** kann die **Bewegung erleichtert oder erschwert** werden. Wird der Aufhängepunkt in eine Bewegungsrichtung verlagert,

Labile oder stabile
Ausgangsstellungen.

Bewegungserleichterung.

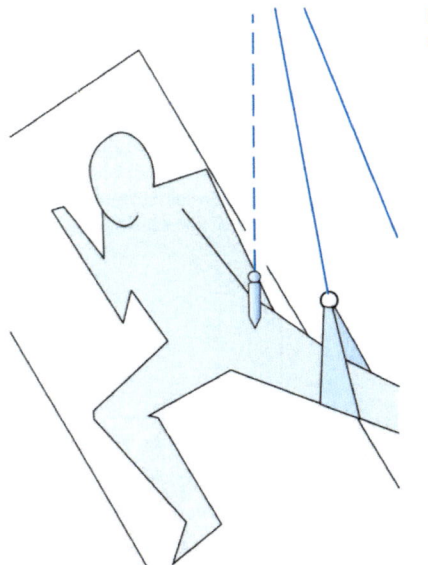

◘ **Abb. 4.44.   Aufhängung im Lot über dem Hüftgelenk**

ist die Bewegung in Richtung des Aufhängepunkts erleichtert und in entgegengesetzter Richtung erschwert. Die Bewegungsebene in Richtung Aufhängepunkt ist nach unten hin abfallend. Bei proximaler Verschiebung des Aufhängepunkts wird die Bewegungsebene konvexer, die Bewegung von der Ausgangsstellung in beide Richtungen weg leichter und zur Ausgangsstellung zurück schwerer. Der Druck auf das bewegte Gelenk ist größer. Je distaler der Aufhängepunkt von der Drehachse des zu bewegenden Gelenks entfernt liegt, desto konkaver wird die Bewegungsebene, damit die Bewegung aus der Ausgangsstellung in beide Richtungen gegen die Schwerkraft schwerer und zur Ausgangsstellung zurück leichter. Sobald sich der Aufhängepunkt distal von den Schlingen befindet, wirkt auf das Gelenk ein Zug ein.

Eine **Höhenveränderung der Aufhängung** kann die Ausgangsstellung korrigieren, um ggf. fixierte Fehlstellungen zu beeinflussen.

Erhöhung des Widerstands.

Mehrere Aufhängepunkte. Bei **mehreren Aufhängepunkten** wird das **Bewegungsausmaß eingeschränkt** und der **Widerstand erhöht**. Dabei bestimmt der distale Aufhängepunkt die Bewegungsebene. Bei divergierender Aufhängung durch gegensinnige Verlagerung (mediolateral bzw. ventrodorsal) zweier Aufhängepunkte wird die Aufhängung stabilisiert. Je größer der Winkel zwischen den divergierenden Zügen ist, desto größer die Bewegungseinschränkung und stabiler die Fixierung des Körperteils.

Teilaufhängung. Neben der Ganzkörperaufhängung kommt besonders häufig die Teilaufhängung zum Einsatz, z. B.:

- eine oder beide Extremitäten,
- Kopf und Arme,
- Becken und Beine (◘ Abb. 4.45),
- Oberkörper und Kopf.

Körpergerechte Schlingen.

Für diese sind neben den Zügen (z. B. einfacher Zug, Flaschenzug) **körpergerechte Schlingen** notwendig. Sie sind aus festem Drell gearbeitet mit stabil eingepassten Aufhängevorrichtungen aus geschlossenen Metallringen. Die **wichtigsten Schlingen** sind:

- Beckenschlinge,
- Brustkorbschlinge,
- Kopfschlinge mit Joch,
- Knie- und Armschlingen,
- unterschiedliche Fußschlingen.

Besondere Ausstattungen.

Je nach Aufgabenstellung sind zusätzliche Ausstattungen notwendig:

- **Schlingen mit einer guten Abpolsterung**: z. B. bei Patienten mit paralytischer oder paretischer Muskulatur, mit Durchblutungsstörungen oder Kachexie.
- **Fixationsgurte**: für Dehnlagerungen, Haltungskorrekturen oder zur Vermeidung von Ausweichbewegungen.

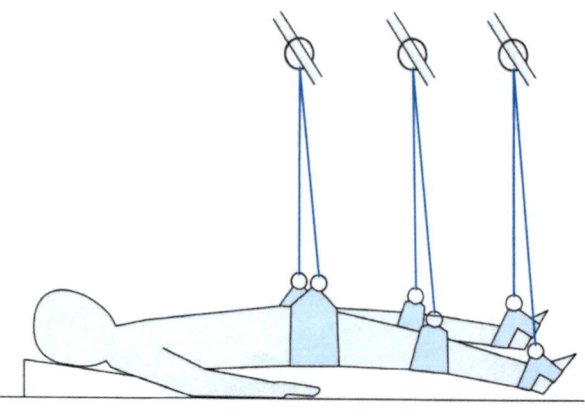

◘ Abb. 4.45. Mehrere Aufhängepunkte bei Teilaufhängung von Becken und Beinen mit Becken-, Knie- und Fußschienen

– **Federn, Expander und Gewichte:** für Distraktionen und Dehnlagerungen, aber auch dynamische Kräftigungsübungen.

Kraftübungen. Für die **Kraftübungen** kommen **Rollgewichtsmontagen** in axialen Aufhängungen und damit begrenzten Ausweichmöglichkeiten oder freie Roll-Gewichts-Montagen zum Einsatz, wobei bei letzterer der Patient vertikal mit oder gegen die Schwerkraft bewegt und auch in diagonalen Bewegungen üben kann.

Andererseits können statische Übungen auch aus mobilen Aufhängungen in vielseitiger und differenzierter Weise vorgenommen werden, indem der Therapeut verschiedene Arten von manuellen Widerständen setzt und vom Patienten die Stabilisation in der labilen Lage fordert. **Labile Aufhängungen** dienen jedoch vor allem Entspannungs-, Lockerungs- und Koordinationsübungen. Unter Konzentration sind Gleichgewichts- und Zielübungen mit feinster Abstimmung möglich. Schwung- und Pendelübungen können wiederum der Innervationsstimulation dienen.

Pendeln und Schwingen. **Vertikales Pendeln und horizontales Schwingen** – auch in Kombination möglich – können für **Entspannungsziele** im Rahmen einer Schmerzbehandlung eingesetzt werden. Das harmonische Schwingen ist hier besonders hilfreich und kann auch für die Schulung der Körperwahrnehmung genutzt werden.

Labile Ausgangsstellungen. Ein wesentliches Übungskriterium des Schlingentisches ist das Einnehmen labiler Ausgangsstellungen unterschiedlicher Grade ohne Verletzungsgefährdung für den Patienten. **Gewichtsentlastende Aufhängungen** spielen eine besondere Rolle in der Therapie für die Wirbelsäule (Lilienfein 1986) und der großen peripheren Gelenke. Die Bewegungen sind ohne Schwerkrafteinfluss und Reibung durchführbar. Gleichzeitig erlauben sie gezielte Ausgangsstellungen einzunehmen, aus denen z. B. axiale Bewegungen bei schmerzbedingten Bewegungseinschränkungen von Gelenken oder bei Paresen möglich sind. Sie können auch erforderliche Ausgangsstellungen unterstützen (◘ **Abb. 4.46**), die vom Patienten aus eigener Kraft nicht oder nicht korrekt eingenommen werden können.

Traktion und Dehnlagerungen. Eine weitere für den Schlingentisch sehr spezifische Behandlungsmöglichkeit stellen die Traktion und Dehnlagerung dar. Letztere kommen vor allem bei **Spastik** und **myogenen Kontrakturen** unterschiedlicher Genese zum Einsatz. Die technischen Lagerungsbedingungen und günstigen Fixationsmöglichkeiten erlauben längere Lagerungen in leichter passiver Dehnung, was von besonderer Bedeutung in der Behandlung der Spastik ist. Bei myogenen Kontrakturen wird der zu dehnende Muskel in eine Dehnlage gebracht und dort mit einem Zug (Feder, Expander, Gewicht) gehalten. Dabei sind Übungen aktiv aus der Dehnstellung heraus möglich, um z. B. eine Kontraktur zu remobilisieren (Wenk 1994).

Rollgewichtsmontagen für Kraftübungen.

Entspannung nach Schmerzbehandlung.

Gewichtsentlastende Aufhängung.

Dehnlagerungen bei Spastik und Kontrakturen.

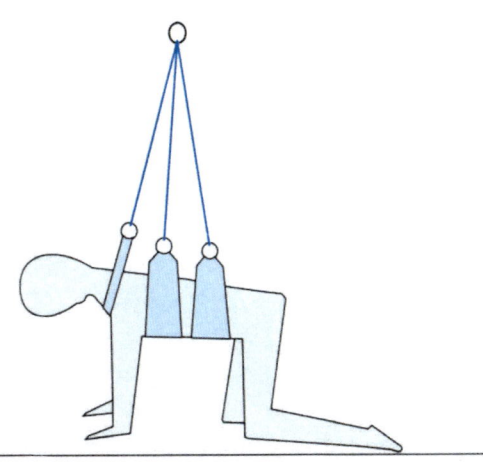

◘ Abb. 4.46. **Unterstützte Ausgangsstellung im Vierfüßlerstand**

4.25.4   Indikationen

Der Schlingentisch ist ein technisches Übungsmittel, so dass sein **Einsatz vor allem vom Übungsziel abhängt**. Notwendige bzw. optimale Übungsformen und ihre Dosierung bestimmen zusätzlich die Indikation. Sie sind nicht krankheitsspezifisch, wenn auch bestimmte krankheitsbedingte Funktionszustände den Einsatz des Schlingentisches besonders häufig erfordern können. Die **Entscheidung für den Einsatz des Schlingentisches** dürfte primär von der Erfordernis folgender Übungsbedingungen abhängen:

— den technischen Gegebenheiten für Gewichtsentlastung,
— der Einnahme labiler Ausgangsstellungen,
— unterstützten Ausgangsstellungen,
— der Bewegung in vorgegebenen Bewegungsebenen,
— der Ausübung von korrigierenden Lagerungen und Zügen.

Hauptindikationen.

Derartige Übungsbedingungen können wiederum von besonderer Bedeutung sein in der Therapie:

— schlaffer (z. B. Plexusparese) und spastischer Paresen (z. B. Tetraparesen, Paraparesen, Hemiparesen),
— schmerzhafter Muskel - (Wirbelsäulensyndrome) und Gelenkkontrakturen (Schulter, Ellenbogen, Hüfte, Knie),
— von Koordinationsdefiziten bei neuromotorischen Störungen (Akinese, Rigor).

Im Vordergrund steht das Einbeziehen von **Ganz- und Großkörperübungen** und Übungen für große periphere Gelenke.

4.25.5   Kontraindikationen

Kontraindikationen sind technikabhängig.

Sie ergeben sich ebenfalls aus den technischen Gegebenheiten, falls konkurrierende, krankheitsspezifische Techniken bzw. Konzepte für gegebene Behandlungsziele besser geeignet sind (z. B. Behandlung nach Bobath, Komplexbewegungen nach Kabat). Der **Schlingentisch ist nicht geeignet für:**

— Übungen von kleinen Gelenken (z. B. Finger- und Fußgelenke),
— Alltagsbewegungen.

> 🛈 **Beachte**
> Der Aufwand für den Schlingentisch ist erheblich. Der **Übungsnutzen** muss jeweils im Einzelnen abgewogen werden.

Wie bei jeder anderen Übung müssen Krankheits- und verletzungsspezifische Behandlungseinschränkungen beachtet werden. Sie erfordern im Schlingentisch ggf. spezifische Ausgangsstellungen und Dosierungen, stellen jedoch kaum eine allgemeine Kontraindikation dar. Da der Schlingentisch ein Übungsmittel ist, ergeben sich relative Kontraindikationen praktisch ausschließlich aus den möglichen Übungsformen und ihrer Dosierung. Krankheitsspezifische Kontraindikationen sind nur dort zu erwarten, wo eine Übungstherapie sich verbietet.

Durchführungstechnische Fehlerquellen.

Zu vermeidende Fehlerquellen. Durchführungstechnische Fehlerquellen sollten unbedingt vermieden werden. Am häufigsten dürften folgende zu beachten sein:

— falsche Bankstellung,
— falsche Reihenfolge des Auf- und Abhängens (besonders bei Federzügen),
— instabile Knotentechnik und fehlendes Einrasten der Querholme,
— extreme passive Bewegungsversuche oder gar
— Repositionsmanöver.

4.25.6   Klinische Erfahrungen und wissenschaftliche Untersuchungen

Historisch gesehen dürften die meisten Erfahrungen in der Schlingentischtherapie während der 40iger und 50iger Jahre gemacht worden sein, da zu dieser Zeit vor allem in England das Übungsgerät eine Hochkonjunktur in der Behandlung von Patienten nach Poliomyelitis erfuhr. Bedauerlicherweise existieren **kaum Berichte über Behandlungsverläufe** oder gar Behandlungsergebnisse oder sind nicht auffindbar. Die Hauptindikation stellte damals die Therapie von ausgedehnten schlaffen Paresen dar. Später wurde der Schlingentisch in der Therapie von Querschnittverletzten vor allem in Heidelberg eingesetzt (Rolf u. Kaeppel 1971).

Literatur über die Durchführungsmodalitäten.

Soweit **Literatur** auffindbar ist, werden in dieser praktisch **ausschließlich die technischen Voraussetzungen und Durchführungsmodalitäten abgehandelt** (Firniss 1989; Wenk 1992). Das betrifft gleichermaßen die wenigen Monografien zu diesem Thema (Katzki u. Müller 1999; Lilienfein 1993; Rolf u. Kaeppel 1971; Wenk 1994), so dass im Schrifttum weder persönliche Erfahrungsberichte noch systematische Beobachtungsstudien aufzufinden sind.**Krankheitsspezifische Therapiestudien existieren offensichtlich nicht**, so dass nur aus den übungstechnischen Möglichkeiten des Schlingentisches Behandlungserleichterungen bei ausgedehnten neuromotorischen Defiziten, schmerzhaften Kontrakturen großer Gelenke und gezielten axialen Kräftigungsübungen angenommen werden können. Inwieweit sie zu besseren Ergebnissen als mögliche alternative Übungsversorgungen führen, muss bis dato offen bleiben.

Therapiestudien existieren nicht.

4.25.7   Ausbildungsmöglichkeiten

Die Schlingentischtherapie wird als Bestandteil der Physiotherapeutenausbildung angesehen. Da aber kein verbindliches Curriculum existiert, ist die Ausgestaltung der Inhalte den einzelnen Schulen bzw. Lehrkräften selbst überlassen. Der Anteil von Theorie und Praxis liegt ebenfalls im Ermessen der einzelnen Lehrkraft, wobei offensichtlich auf die Praxis allgemein mehr Wert gelegt wird. Fortbildungen werden von einzelnen Landesverbänden und von freien Anbietern veranstaltet. **Für die Ausbilder existieren keine besonderen Autorisierungskriterien.** Zum Teil bemühen sich die Landesverbände um eine gewisse Qualitätssicherung, indem sie die Ausbilder nach praktischer Erfahrung und absolvierten Fortbildungen auswählen. Solche Fortbildungen werden in der Regel als Wochenendkurse oder Wochenkurse angeboten. Eine Zertifizierung findet nicht statt, Teilnahmebestätigungen werden ausgestellt. Da die Schlingentischtherapie keine Abrechnungsposition beinhaltet, werden auch keine Fortbildungsnachweise gefordert.

Literatur

Firniss F (1989) Propädeutik der neurophysiologischen Schlingentischtherapie. Firniss, Neuenbürg
Katzki D, Müller M (1999) Schlingentisch. Urban & Fischer, München-Jena
Lilienfein W (1986) Funktionelle Schlingentischtherapie in Verbindung mit dem 3D°-Stab am Beispiel einer Lumbalgie. Krankengymnastik 10:732–740
Lilienfein W (1993) Funktionelle Schlingentischtherapie. Fischer, Stuttgart
Rolf G, Kaeppel G (1971) Das Schlingengerät in der Praxis der Krankengymnastik. Kohlhammer, Stuttgart
Thomsen W (1952) Über die technische Weiterentwicklung meines orthopädischen Universalübungsgerätes. Krankengymnastik 4:42–43
Wenk W (1992) Neue Aspekte in der Schlingentherapie. Krankengymnastik 44:1154–1162
Wenk W (1994) Der Schlingentisch in Praxis und Unterricht. 2. Aufl. Pflaum, München

4.26 Die krankengymnastische Skoliosebehandlung nach Katharina Schroth

H.-R. Weiß, B. Fromm

4.26.1 Funktionelle Grundlagen

Unterschiedliche funktionelle Grundtypen der Skoliose.

Die dreidimensionale Skoliosebehandlung nach Katharina Schroth geht von zwei unterschiedlichen funktionellen Grundtypen der Skoliose aus. Beim **funktionell dreibogigen Krümmungsmuster** betrachtet man als drei gegeneinander verschobene und verdrehte Blöcke:

1. den Schultergürtel mit zervikothorakalem Übergang,
2. den Brustkorb mit Brustwirbelsäule und
3. den Lendenbereich mit Becken

Die **funktionell vierbogige Skoliose** entsteht durch zusätzliche Unterteilung des Lenden-Becken-Blocks in einen Lendenblock und einen Beckenblock, welche ebenfalls gegeneinander verschoben und verdreht sind (**Abb. 4.47**). Funktionell dreibogig wären demgemäß die King-Typen IV und V und die meisten Krümmungen des Musters King III. Die vierbogigen Krümmungen zeichnen sich durch einen schrägen Abgang der Lendenwirbelsäule auf dem Kreuzbein aus und gehören meist zu den Mustern King I, II, manchmal auch zum King-Typ III.

> ⓘ **Beachte**
> Das hervorstechendste Merkmal der funktionell vierbogigen Krümmung ist die hervorstehende Hüfte auf der thorakalen Konvexseite.

Bei dieser Krümmungsform zeigt sich zusätzlich ein funktioneller Beckenschiefstand, welcher durch Krankengymnastik ausgeglichen werden kann (Lehnert-Schroth 1992). An diesen verschobenen und verdrehten Rumpfblöcken muss sich die befundgerechte Haltungskorrektur orientieren.

4.26.2 Behandlungsziele

Aktive Aufrichtung.

Nach Katharina Schroth erlaubt die **posturale Komponente** einer Skoliose eine **aktive Aufrichtung aus dem passiven Bandhalt bis zu der durch die strukturelle Komponente gesteckten Grenze.** Hierzu werden auf einem stabilen, auskorrigierten Becken innerhalb des Korrekturaufbaus von kaudal nach kranial sämtliche vorhandenen Wirbelsäulenkrümmungen (Rumpfblöcke) im Sinne einer aktiven Aufrichtung, einer aktiven lateralen Deflexion und einer aktiven Derotation korrigiert. Vor allem die Derotation wird durch die Drehwinkelatmung unterstützt. Mit jedem Atemzug unter Drehwinkeltechnik wird ein korrigiertes thorakoabdominelles Haltungs- und Bewegungsmuster fazilitiert, welches dann über kinästhetische Feedback-Mechanismen internalisiert und in die Alltagsaktivitäten integriert werden soll (Weiß 1988a). Durch Spiegelkontrolle und Therapeuten-Feedback (**Abb. 4.48**) lernen die betroffenen Patienten das korrigierte Haltungsgefühl, welches durch wiederholtes Einüben des Korrekturaufbaus erzielt wird, dem korrigierten Erscheinungsbild zuzuordnen (Weiß u. Rigo 2001).

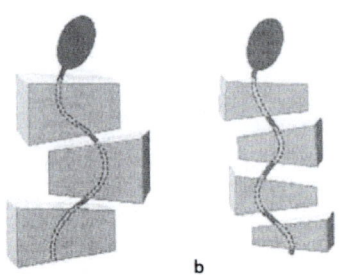

☐ Abb. 4.47 a, b. **Gegenüberstellung der zwei grundlegenden funktionellen Skoliosemuster, auf welchen die Korrekturprinzipien der dreidimensionalen Skoliosebehandlung nach Schroth aufbauen.** Bei der funktionell vierbogigen Skoliose (b) ist der Lenden-Becken-Block nochmals in zwei gegeneinander verschobene und verdrehte Blöcke unterteilt. Diese gedachten Rumpfblöcke werden im Rahmen des krankengymnastischen Korrekturkonzepts entdreht und auch in frontaler Ebene korrigiert. (Nach Lehnert-Schroth 1998)

a   b

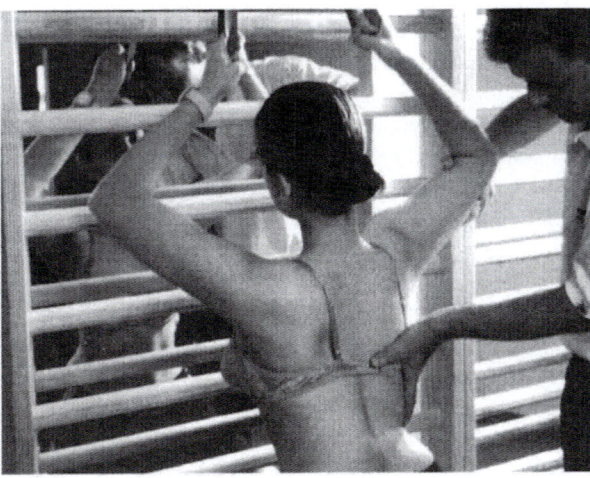

■ Abb. 4.48. Spiegelkontrolle und Therapeuten-Feedback sind unabdingbare Voraussetzungen zur Förderung des Haltungsgefühls in der Initialphase. Auch passive Redressionsgriffe lassen die Korrekturrichtung erspüren und dadurch genauer durchführen. Später sollen die Fremdhilfen zunehmend abgebaut werden. Damit wird das Selbstmanagement der Betroffenen gefördert

4.26.3   Behandlungsprinzipien und Art der Technik

Mechanische Grundlagen

Nach Schroth schlägt sich im Erscheinungsbild des Skoliosepatienten sowohl eine fixiert strukturelle Komponente als auch eine posturale Komponente, sprich Haltungskomponente nieder.

Strukturelle Komponente. Sie verhindert aufgrund knöcherner Verformungen und wegen der meist bestehenden Weichteilkontrakturen die vollständige Aufrichtung der skoliotischen Krümmung (Weiß 1988a).

Posturale Komponente. Sie erlaubt dem Patienten eine Aufrichtung seiner skoliotischen Krümmung aus dem passiven Bandhalt bis zu der durch die strukturellen Komponenten gesteckten Grenze. Deshalb sollte man bei der Skoliose von einer teilfixierten Seitverbiegung der Wirbelsäule sprechen (Heine u. Meister 1972; Heine 1980). Der **Quotient posturale Komponente/strukturelle Komponente** ist abhängig:
- vom Alter des Patienten,
- von der Art und dem Ausprägungsgrad der Seitverbiegung.

Er kann beim Jugendlichen durchaus Werte über eins erreichen und geht mit Zunahme des Alters gegen Null.

Stabilisation der Korrekturhaltung. Teils über **reflektorische, teils über aktiv isometrische Muskelarbeit** wird während der Ausatmungsphase das erreichte Korrekturergebnis stabilisiert. Der Patient soll hierbei aktiv die ihm maximal mögliche Rumpfmuskelspannung erzeugen. Durch kleinste niederfrequente Bewegungsausschläge des Rumpfes wie auch über eine asymmetrische Übungseinstellung werden Rumpfstellreflexe aktiviert, welche die Muskelaktivität besonders auch im Bereich der korrigierenden Haltungsmuskulatur noch zusätzlich verstärken.

Da die Stabilisation der Korrekturhaltung während der Ausatmungsphase erfolgt, wird ebenfalls **spannungsverstärkend die Atmungssynkinese des thorakalen Anteils der Rückenstrecker genutzt** (Weiss 1988b). Die Stabilisierung der Korrekturhaltung ist nach Mobilisation in die Korrekturstellung notwendig, um das Haltungsgefühl zu schulen und um ein Zurückfallen in den passiven Bandhalt zu vermeiden.

Beeinflussung der Atemfunktion. Die **Notwendigkeit einer wirksamen Atemgymnastik** bei der Behandlung der idiopathischen Skoliose ist allgemein akzeptiert (Henke 1982; Rompe u. Köster 1975; Schlegel 1976; Schroth 1986; Shneerson 1977; Weber u. Hirsch 1986). Einige Autoren lehnen jedoch die grundsätzliche Anwendung von Atemgymnastik ab,

Strukturelle und Haltungskomponente.

Reflektorische und aktiv isometrische Muskelarbeit.

Wirksame Atemgymnastik.

solange die Vitalkapazität des zu behandelnden Skoliosepatienten über 70 % des Sollwerts liegt (Weber u. Hirsch 1986). Hier herrscht die Angst vor, bei Patienten, bei denen noch eine Progredienz zu erwarten ist, wertvolle Behandlungszeit, die zur muskulären Sicherung der Rumpfhaltung genutzt werden sollte, zu vergeuden.

Dass diese Furcht, bei unspezifischer Atemgymnastik teilweise zu Recht bestehend, für die Drehwinkelatmung innerhalb des Schrothschen Behandlungsverfahrens unberechtigt ist, soll im Folgenden begründet werden: Zum einen ist die **Drehwinkelatmung vollständig in Korrekturaufbau und Muskelkräftigung integriert**, so dass hierzu keine zusätzliche Zeit aufgewendet werden muss. Zum anderen **wirkt die Drehwinkelatmung korrekturverstärkend**, indem durch selektive konvexseitige Rumpfmuskelspannung die Atemluft in konkavseitige Bezirke gelenkt wird (**Abb. 4.49**). Dadurch entsteht vor allem im thorakalen Bereich eine derotatorisch wirkende Korrekturkomponente. Einerseits wird über die konvexseitigen Mm. intercostales und den konvexseitigen Anteil des M. erector trunci eine »Raffung« des Rippenbuckels bewirkt, andererseits entsteht durch Entlastung der konkavseitigen Muskulatur die Möglichkeit zur korrigierenden Expansion der entsprechenden Thoraxareale. Beide Mechanismen setzen am langen Rippenhebel an, wodurch günstige Kraftverhältnisse für die Derotation geschaffen werden. Mit jedem Atemzug wird **bei Anwendung der Drehwinkelatmung ein korrigiertes thorakoabdominales Haltungs- und Bewegungsmuster fazilitiert**, welches über kinästhetische Feedback-Mechanismen internalisiert werden kann.

Veränderte Muskelmechanik bei Patienten mit idiopathischer Skoliose. Entsprechend der Ruhe-Dehnungs-Kurve der Skelettmuskukatur besteht eine Beziehung zwischen Vordehnung und Spannung eines Skelettmuskels.

> ❗ Beachte
> Ein Skelettmuskel kann nur bei einer bestimmten Vordehnung seine maximale Spannung erreichen.

Korrigiertes thorako-abdominales Haltungs- und Bewegungsmuster.

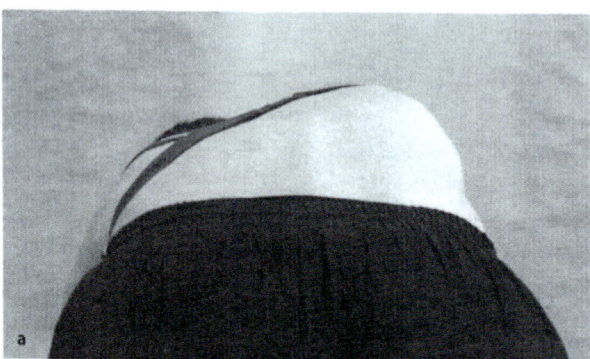

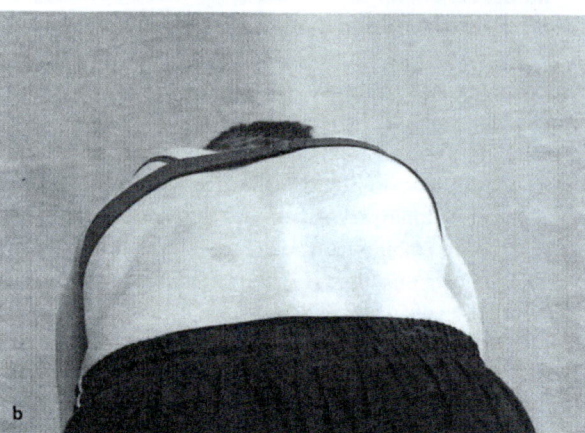

 Abb. 4.49 a, b. Demonstration der Rippenbuckelredression durch die »Drehwinkelatmung«. **a** Patientin mit thorakal rechtskonvexer Seitverbiegung vor der Übung, **b** während der isolierten Übung »Drehwinkelatmung«

Diese Vordehnung entspricht etwa seiner Ruhelänge. Bei weiterer Zunahme der Dehnung geht sein Kontraktionsvermögen ebenso gegen Null wie bei weiterer Verkürzung.

Angewendet auf eine ausgeprägte skoliotische Fehlhaltung wird deutlich, dass sowohl die stark verkürzte bogeninnere als auch die überdehnte bogenäußere Muskulatur insuffizient sein muss. Konkavseitig kann man aufgrund der kontrakten Gefügesituation des Muskels eine Verkürzungsinsuffizienz, konvexseitig durch die Gefügedilatation des Muskels eine Dehnungsinsuffizienz annehmen.

Deshalb werden innerhalb des Schroth-Konzepts, zunächst auch mit Hilfe der oberflächlichen Rumpfmuskulatur, **im Rahmen des Korrekturaufbaus von kaudal nach kranial alle vorhandenen Bögen optimal aufgerichtet**, um auf diese Weise die seitendifferenten Dehnungszustände der posturalen Muskulatur einander anzugleichen.

> Alle vorhandenen Bögen werden aufgerichtet.

Neurophysiologische Grundlagen

Haltungsbahnung. Die Steuerung von Haltung und Bewegung ist abhängig von einer großen Anzahl von Afferenzen der unterschiedlichsten Rezeptoren. Zusammen melden sie den übergeordneten Zentren des zentralen Nervensystems den **Istwert** der Längen- und Spannungszustände von Muskeln, Sehnen, Bändern und Gelenkkapseln sowie der Stellung der Gliedmaßen zueinander und werden gemeinsam mit dem Input aus dem visuellen und vestibulären System sowohl spinal als auch supraspinal mit dem entsprechenden Sollwert verglichen. Besteht eine **Differenz zwischen Ist- und Sollwert**, wird über bestimmte Afferenzen der Istwert dem Sollwert angeglichen. Andererseits ist es möglich, dass bei langzeitiger oder langsam sich entwickelnder Fehlstellung durch permanente Bahnung der entsprechenden Istwertafferenzen eine Sollwertanpassung erfolgt. Dies erklärt die Tatsache, dass sich Skoliosepatientinnen trotz offensichtlicher Fehlstellung als gerade und die Korrektur als ungewohnte »falsche« Haltung empfinden.

Eines der wichtigsten Ziele der krankengymnastischen Skoliosebehandlung nach Schroth ist es, **das »skoliotische Gleichgewicht« als falsch einzustufen**, d.h. es dem Patienten zu ermöglichen, jederzeit und überall ohne Hilfsmittel den Istwert zu erspüren und dem korrigierten Sollwert anzugleichen (Weiß 1988b).

> Wichtigstes Ziel: Das »skoliotische Gleichgewicht« als falsch einzustufen.

Sensomotorisch kognitive Feedback-Funktion. Der Begriff des sensomotorisch kognitiven Feedbacks beschreibt die **kontrollierte Verarbeitung der Afferenzen aus dem visuellen und akustischen System**. Das Produkt dieser Verarbeitung ist die **willkürliche Haltungsverbesserung**, d.h. die Annäherung des Patienten an sein Haltungsideal. Die erreichte Haltungsverbesserung wird wiederum sensorisch erfasst und kann ihrerseits durch Rückkoppelung über die Stütz- und Zielmotorik optimiert werden. Das sensomotorisch kognitive Feedback bedient sich anfänglich des Spiegelbilds als Rückkoppelungsmedium.

> Kontrollierte Verarbeitung der Afferenzen.

Sensomotorisch kinästhetische Feedback-Funktion. Dieser Begriff meint das **Erspüren der momentanen Wahrnehmung** von Muskellänge, Muskelspannung, Gelenkstellung und Gelenkkapseldehnung wie auch Bänderdehnung und den **Vergleich des momentanen Haltungsgefühls mit dem eingeübten korrigierten Haltungsgefühl**. Propriozeptive und exterozeptive Reize, die bei der Behandlung nach Schroth am Patienten ausgelöst werden, erleichtern dem Patienten die Haltungswahrnehmung.

> Propriozeptive und exterozeptive Reize.

An **propriozeptiven Reizen** wären zu nennen:

- Asymmetrische Vordehnung der Korrekturmuskulatur durch Einnahme asymmetrischer Ausgangsstellungen.
- Symmetrische Vordehung der gesamten posturalen Muskulatur durch kleinste Bewegungsausschläge des Rumpfes in sagittaler Ebene.
- Passive Dehnung des Kapsel-Band-Apparats an Wirbelsäule und Brustkorb in die Korrekturrichtung durch eine entsprechende Unterpolsterung und Unterlagerung des Rumpfes auch in Ruhelage. Hierdurch entsteht die Möglichkeit, auch passiv die Korrekturstellung nachzuempfinden.
- Gezielte Widerstände, manuell oder mit Hilfsmitteln, gegen die Korrekturrichtung.
- Wiederlagerung über die Extremitäten mit Vertauschen von Punktum fixum und Punktum mobile.

Die **exterozeptive Fazilitation der Korrekturhaltung** geschieht über:

- Eine Fülle von Hilfsgriffen und Hilfsmitteln, welche der Therapeut während der Übung am Patienten einsetzt. Diese Hilfen lassen den Patienten die Korrekturrichtung erspüren.
- Durch die Schrothsche Atemschulung wird unter Verwendung der Schrothschen Interkostalgriffe die Atemrichtung der Drehwinkelatmung über das Bewusstsein gebahnt (Weiß 1988b).

Verschiedene Afferenzen der Feedback-Funktionen.

Integrative Verknüpfung der Feedback-Funktionen. Die Afferenzen der sensomotorisch **kognitiven Feedback-Funktion**, also aus Auge und Ohr, und die Afferenzen der **sensomotorisch kinästhetischen Feedback-Funktion**, also aus Bewegungsapparat und Haut, werden in kortikalen und subkortikalen Zentren des Gehirns analysiert und erhalten hier einen gemeinsamen Bezug.

Spiegelkontrolle.

Die **kontinuierliche Spiegelkontrolle** spielt hierbei anfänglich eine übergeordnete Rolle. Die Patientinnen lernen zunächst, das korrigierte Haltungsgefühl ihrem korrigierten Erscheinungsbild zuzuordnen. **Jede Phase des Korrekturaufbaus wird erspürt und mit dem momentanen Bild der Körperstellung** verglichen. Während der zwischengeschalteten Ruhephasen wird dieses korrigierte Haltungsgefühl ohne größere Spannung nachempfunden und verinnerlicht.

 Tipp

Um eine Korrekturlagerung auch in Entspannung zu gewährleisten, ist eine auf die individuellen Korrekturerfordernisse ausgerichtete Unterpolsterung unerlässlich.

Nur auf diese Weise werden auch in entspannter Lage propriozeptive Reize aus Muskeln, Bändern und Gelenkkapseln ausgelöst werden, welche für das Empfinden des korrigierten Haltungsgefühls geeignet sind (Weiß 1988b).

Einbeziehung der Interkostalmuskulatur.

Sensomotorische Fazilitation durch Drehwinkelatmung. Die **Interkostalmuskulatur** ist nicht nur für die Atmung, sondern auch für die Haltung und Stabilisierung des Rumpfes (Basmajian et al. 1985; Gordon et al. 1984; Schmitt 1985; Weiß 1988a) von größter Bedeutung. Sie muss daher grundsätzlich in jede Haltungskorrektur mit einbezogen werden.

Die **sensomotorisch kognitive Feedback-Funktion** und die **sensomotorisch kinästhetische Feedback-Funktion** werden bei der Fazilitation des korrigierten Atemmusters in gleicher Weise wie bei der Haltungsbahnung genutzt.

 Beachte

Die visuellen Afferenzen werden zusammen mit verbalen Hilfen des Therapeuten mit den propriozeptiven und exterozeptiven Afferenzen zentral integriert.

Die **korrigierte Atemrichtung** wird also im Spiegelbild sichtbar, durch therapeutische Hilfen optimiert und in Bezug gesetzt zu dem veränderten Gefühl der Muskelspannung, Muskellänge und Gelenkstellung, vor allem der Rippenwirbelgelenke unter der Drehwinkelatmung. Durch das skoliotische Atemmuster (thorakalkonvexseitig nach dorsal, thorakalkonkavseitig nach ventral) wird zwangsweise der Thorax in ohnehin schon geweiteten Arealen bewegt. Mit jedem Atemzug wird die skoliotische Fehlhaltung weiterhin gebahnt.

 Beachte

Durch Abänderung des interkostoabdominalen Atemmusters, d.h. durch gezielte Atmung im Bereich der konkaven Stellen, werden in ihrer Bewegung eingeschränkte Rippen mobilisiert und vorher minderbelüftete Lungenanteile ventiliert. Zusätzlich erfolgt hierdurch mit jedem Atemzug die Bahnung der Korrekturhaltung.

Ausgangsstellung des Rumpfes.

Stellreflexaktivierung im Rahmen der propriozeptiven Fazilitation der Korrekturhaltung. Die **Standardausgangsstellung des Rumpfes** im Schroth-Konzept ist, ausgehend vom senkrechten Stand, die leichte Rumpfneigung nach ventral wie auch nach lateral zur thorakalen Konkavseite.

Schon allein durch die leichte Vorneigung erfolgt reflektorisch über eine Aktivitätszunahme der Propriozeptoren, d.h. über eine Aktivierung der γ-Schleife, eine Zunahme der Spannungen im Bereich der autochthonen Rückenmuskulatur (Basmajian et al. 1985). Durch die zusätzliche Seitneigung zur thorakalen Konkavseite (nicht zu verwechseln mit Lateralflexion) ergeben sich darüber hinaus deutlich verstärkte Aktivitätszustände der konvexseitigen Interkostalmuskulatur, welche über den langen Rippenhebel eine redressierende Wirkung auf den »Rippenbuckel« ausübt. Zusätzlich ergibt sich dadurch eine selektive Aktivitätssteigerung des thorakalen und intrinsisch lumbalen M. erector trunci.

Auf diese Weise werden reflektorisch korrigierende Muskelaktivitätszustände erzeugt, welche vom Patienten als seitendifferente Spannungen wahrgenommen werden und das vom Patienten verinnerlichte Korrekturschema vervollständigen (◘ Abb. 4.50). Zur zusätzlichen Stimulation der posturalen Rumpfmuskulatur werden durch kleinste Bewegungen in sagittaler Ebene, welche in Korrekturstellung durchgeführt werden, Haltereflexe im Bereich der autochthonen Rückenmuskulatur wie auch im Bereich der ventralen Muskelkette ausgelöst.

4.26.4   Indikationen

Die ambulante krankengymnastische Behandlung wird bei Skoliosen mit **Krümmungen bis 20° nach Cobb und bei erwachsenen Patienten mit Krümmungen von mehr als 40° nach Cobb** alleine eingesetzt. Bei zusätzlichen Schmerzbeschwerden und kardiopulmonalen Beeinträchtigungen sowie Skoliosen im Wachstumsalter ab 20° besteht die Indikation zu einer **Korsettversorgung** und die Indikation zur **stationären Intensivrehabilitation** (SIR), bei ungünstiger Prognose auch als Intervallförderung (Wiederholungsbehandlung).

Indikationen für die **ambulante krankengymnastische Behandlung** sind:
- Skoliosen im Wachstumsalter mit Krümmungen über 20° nach Cobb,
- bei Erwachsenen bei Krümmungen über 40° nach Cobb.

Hauptindikationen.

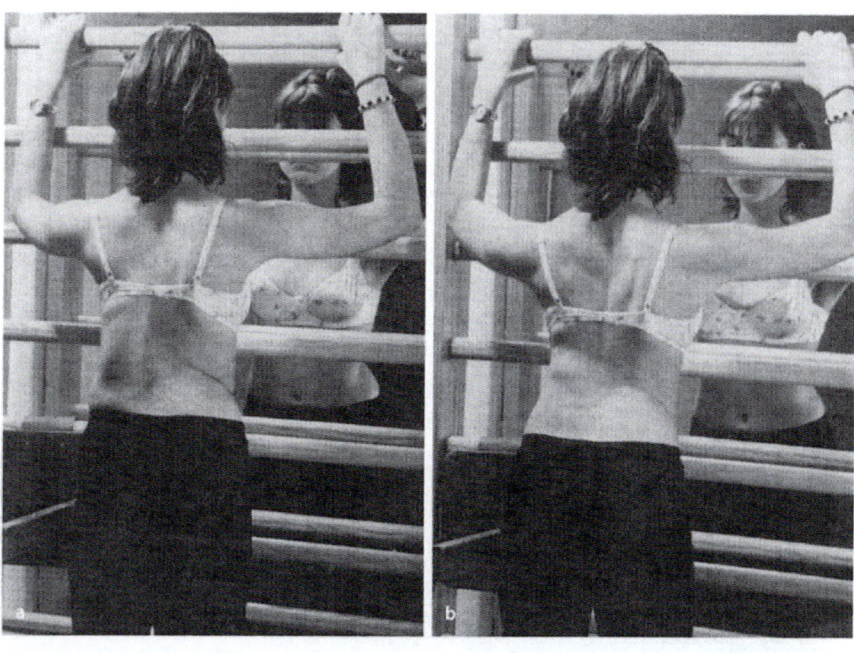

◘ Abb. 4.50 a, b. **Patientin mit hochgradiger thorakodumbaler Seitverbiegung. a** Vor Ausführung der Übung »Hüftholz«. **b** Bei der Ausführung aller Übungsbestandteile ist eine echte dreidimensionale Haltungskorrektur zu erkennen, welche durch die Redression der ursprünglich rechts prominenten Hüfte und durch die Derotation des Lendenwulstes zu erkennen ist

Die **stationäre Intensivrehabilitation** und Korsettversorgung sind indiziert bei:

— Skoliosen im Wachstumsalter mit Krümmungen über 20 ° nach Cobb,

— zusätzliche Schmerzbeschwerden und

— kardiopulmonale Beeinträchtigungen.

Bei ungünstiger Prognose kann die SIR auch als Intervallbehandlung durchgeführt werden.

4.26.5 Kontraindikationen

Die dreidimensionale Skoliosebehandlung nach Katharina Schroth strebt hochgradige Haltungskorrekturen an, welche auch mit manueller Unterstützung der Therapeuten durchgeführt werden. Ferner ist das Konzept der Behandlung, dass später die erlernten Übungen selbstständig zu Hause durchgeführt werden. Deshalb gehen wir von folgenden Kontraindikationen aus:

— hochgradige Osteoporose,

— Wirbelsäuleninstabilitäten,

— psychomotorische Störungen, die das selbstständige Üben nicht zulassen.

4.26.6 Klinische Erfahrungen und wissenschaftliche Untersuchungen

Während die **Wirksamkeit** der stationären Intensivrehabilitation nach Evidence-Based-Kriterien belegt ist, liegen für die ambulante Physiotherapie bei Skoliosen bislang nur retrospektive, jedoch auch kontrollierte Untersuchungen mit Patientenkollektiven kleineren Krümmungswinkels und somit eher günstigerer Prognose vor.

Korrekturweg

Der gesamte Korrekturweg muss verinnerlicht werden.

Spektrum der Korrekturstellungen. Wenn wir nur die maximal mögliche Haltungskorrektur üben und somit nur ein Empfinden für die maximal mögliche Haltungskorrektur erwirken, so ist dies für die Alltagssituation wenig hilfreich.

 Tipp

Es muss nicht nur der Punkt der maximalen Korrektur verinnerlicht werden, sondern der **gesamte Korrekturweg**.

Deshalb ist innerhalb der Übungen das Spielen mit den Korrekturstellungen erwünscht. Von der lockeren Ruhehaltung bis zur aktiv maximal möglichen Krümmungsaufrichtung sind alle Korrekturstadien einzunehmen und zu erspüren. Im optimalen Falle kann auf Zuruf die 100 %ige, die 80 %ige, die 50 %ige und auch die 20 %ige Korrekturstellung eingenommen werden. Dann sind die betroffenen Patientinnen in der Lage, in der Alltagssituation das gesamte Repertoire von Korrekturhaltungen und -stellungen zu aktivieren. Auf diese Weise sind sie viel eher in der Lage krümmungsförderndes Verhalten im Alltag zu vermeiden.

Ambulante Patientenbetreuung.

Weitergehende Behandlungsmaßnahmen. Zur **Vermeidung von Korrekturverlusten,** aber auch zur **engmaschigen Kontrolle,** sollten Betroffene neben dem orthopädischen »Routine-check-up« einen mit der Skoliosebehandlung nach Katharina Schroth vertrauten Krankengymnasten aufsuchen, damit weitergehende Behandlungsmaßnahmen nicht verpasst werden.

 Tipp

In der Regel reichen zwei Behandlungseinheiten/Woche in der Krankengymnastikpraxis, um den Betroffenen ein **spezifisches Übungsprogramm** anzubieten.

Dieses Übungsprogramm sollte von der Patientin anschließend auch täglich zu Hause durchgeführt werden. Nach einer stationären Intensivrehabilitation sollten die Patienten in der Lage sein, mit weniger **ambulanten Behandlungseinheiten** auszukommen. Etwa zwei Behandlungseinheiten pro Monat können in vielen Fällen ausreichend sein.

Therapie sekundärer Skoliosefolgen. Mit zunehmendem Alter verschiebt sich die Zielrichtung der Skoliosebehandlung mehr in Richtung »**Bekämpfung sekundärer Funktionseinschränkungen**«. Da mit der Stationären Intensivrehabilitation (SIR) eine Steigerung der kardiopulmonalen Leistungsfähigkeit, eine Verbesserung der Vitalkapazität und bei Patienten mit Schmerzbeschwerden eine anhaltende Schmerzreduktion oder gar -befreiung erreicht werden kann (Weiß 2000) ergibt sich für die dreidimensionale Skoliosebehandlung nach Katharina Schroth ein doch recht weitgesteckter Anwendungsbereich im Rahmen der krankengymnastischen Skoliosebehandlung, der stationären Intensivrehabilitation und auch zusammen mit einer Korsettbehandlung, deren Korrekturprinzipien mit denen der Schroth-Methode nahezu identisch sind.

Behandlung von Skoliosefolgen.

Stationäre Intensivrehabilitation

Grundprogramm. Die stationäre Intensivrehabilitation beinhaltet neben Einzelbehandlungen ein Gruppentherapieprogramm mit einer **Behandlungsdauer von 5–6 Stunden täglich**. Durch Einteilung in Gruppen gleicher oder ähnlicher Krümmungsmuster ist es möglich, die dreidimensionale Skoliosebehandlung nach Katharina Schroth auch in der Gruppe mit höchster Prozessqualität anzuwenden.

Einzel- und Gruppentherapieprogramm.

 Tipp

Korrekturvorschläge für einzelne Patientinnen innerhalb der Gruppe können für die gesamte Gruppe angesagt werden und ermöglichen somit auch außerhalb der Einzelbehandlung eine zuverlässige Patientenführung.

Zusätzliches Therapieprogramm. Zusätzlich zu diesem Grundprogramm sind für Skoliosepatientinnen folgende therapeutische Maßnahmen erforderlich:

— Korsettanpassung und -schulung,
— psychologisch geleitete Korsettgruppen,
— Schmerzphysiotherapie und Schmerzbewältigungsgruppe,
— Entspannungsverfahren und Skoliosebewältigungsgruppe.

Zusatzbehandlung.

Wissenschaftliche Begleitung. Die stationäre Intensivrehabilitation unterliegt schon seit den 70iger Jahren der Qualitätskontrolle mit entsprechender wissenschaftlicher Begleitung (Götze et al. 1978).

Worst-case-Analyse. Eine Worst-case-Analyse hat ergeben, dass die Krümmungsverläufe von Skoliosepatientinnen nach stationärer Intensivrehabilitation **günstiger sind als es vom Spontanverlauf** her zu erwarten gewesen wäre (Weiß 1997; Weiß et al. 1996). Funktionelle Beeinträchtigungen wie Schmerz und auch restriktive Lungenfunktionseinschränkungen bei Erwachsenen werden günstig beeinflusst (Weiß 1989, 1991, 1993, 1998). Die Untersuchungen belegten ferner, dass die gesteckten präventiven und kurativen Rehabilitationsziele sowohl für die jugendlichen als auch für die erwachsenen Skoliosepatientinnen erreicht wurden. Besonders die erwachsenen Skoliosepatientinnen **verbesserten ihre Krankheitsakzeptanz** und ihre Bereitschaft zur Therapiemitarbeit signifikant.

Günstigere Krümmungsverläufe.

Senkung der Operationsquote. In einer aktuellen kontrollierten Untersuchung (Weiß et. al. 2003) konnten **hochsignifikante Unterschiede hinsichtlich der** Progredienzrate von Skoliosepatientinnen mit SIR gegenüber Skoliosepatientinnen ohne Behandlung festgestellt werden. In der alters- und geschlechtsgematchten Untersuchung war die Progredienzrate der mit Stationärer Intensivrehhabilitation (SIR) behandelten Patientinnen deutlich geringer. Zusätzlich konnte demonstriert werden, dass auch die Operationsquote der SIR-Patientinnen hochsignifikant geringer war als bei Patientinnen ohne eine solche Behandlung (Weiß et al. 2002).

Weniger Operationen.

4.26.7 Ausbildungsmöglichkeiten

Für Physiotherapeuten bietet sich die Möglichkeit, zunächst einen 3-tägigen Einführungskurs (A-Kurs) und anschließend einen 11-tägigen Praxiskurs (P-Kurs) in der Asklepios Katharina Schroth Klinik zu besuchen. Die Vernetzung ambulante/stationäre Rehabilitation ist einzigartig und wird weltweit bisher nur von zwei Zentren (Barcelona und Bad Sobernheim) in qualitätsgesicherter Form angeboten. Dieses Kurssystem bietet somit die Sicherheit eines im Sinne der »Evidence Based Medicine« evaluierten Programms.

Ein weiteres Kursangebot für das komplette Behandlungsteam (Orthopäde, Orthopädiemechaniker, Physiotherapeut und für mindestens einen Patienten) bietet die Möglichkeit, das komplette konservative Skoliose-Management zu erlernen. Im Rahmen dieses Kurses werden die hierfür erforderlichen wissenschaftlichen Grundkenntnisse vermittelt. Der Abmessvorgang zur Erstellung eines Konstruktionsplans wird eingeübt. Eine musterspezifische Korsettversorgung wird durchgeführt nund es werden spezifische Autoredressionsübungen demonstriert und eingeübt, welche die Korsettwirkung unterstützen. (Information hierzu: www.ortholutions.de)

Literatur

Basmajian JV, De Luca CJ (1985) Muscles alive, their functions revealed by electromyography. 5. Auflage. Williams & Wilkins, Baltimore

Gordon M et al. (1984) Reflex and cerebellar influences on A and on rhythmic tonic Y activity in the intercostal muscle. J Phys, pp 898

Götze HG et al. (1978) Metrische Befund-Dokumentation pulmonaler Funktionswerte von jugendlichen und erwachsenen Skoliose-Patienten unter einer 4wöchigen Kurbehandlung. Z Krankengymnastik 30, 8:333

Heine J (1980) Die Lumbalskoliose. Enke, Stuttgart

Heine J, Meister R (1972) Quantitative Untersuchungen der Lungenfunktion und der arteriellen Blutgase bei jugendlichen Skoliotikern mit Hilfe eines funktionsdiagnostischen Minimalprogrames. Z Orthop 110:56–62

Henke G (1982) Rückenverkrümmungen bei Jugendlichen. Huber, Bern, pp 90–91

Lehnert-Schroth Ch (1998) Dreidimensionale Skoliosebehandlung, 5. Aufl. Fischer, Stuttgart

Rompe G, Köster G (1975) Grundlagen der krankengymnastischen Behandlung idiopathischer Skoliosen im Kindesalter. Z Krankengymnastik 9:297

Schlegel KF (1976). Die Skoliosebehandlung nach Schroth. Z Orthop. 114:761

Schmitt O (1985) Skoliosefrühbehandlung durch Elektrostimulation. Stuttgart: Enke;

Shneerson JM, Venco A, Prime FJ (1977) A study of pulmonary artery pressure, electrocardiography, and mechanocardiography in thoracic scoliosis. Thorax 32:700–705

Vojta V (1976) Die cerebralen Bewegungsstörungen im Säuglingsalter. Enke, Stuttgart

Weber M, Hirsch S (1986) Krankengymnastik bei idiopathischer Skoliose. Fischer, Stuttgart

Weiß HR (1988a) Eine funktionsanalytische Betrachtung der dreidimensionalen Skoliosebehandlung nach Schroth. Krankengymnastik 40:354–363

Weiß HR (1988b) Prävention sekundärer Funktionseinschränkungen bei Skoliose-Patienten im Rahmen einer mehrwöchigen krankengymnastischen Intensiv-Behandlung nach Schroth. Z Phys Med Baln Med Klim 17:306

Weiß HR (1989) Ein Modell klinischer Rehabilitation von Kindern und Jugendlichen mit idiopathischer Skoliose. Orthop Praxis 25:93–97

Weiß HR (1991) The Effect on an Exercise Program on Vital Capacity and Rib Mobility in Patients with Idiopathic Scoliosis. Spine, Vol 16, No 1:88–93

Weiß HR (1993) Scoliosis related pain in adults – treatment influences. European Journal of Physical Medicine and Rehabilitation 3:91–94

Weiß HR, Verres Ch, El Obeidi N (1999) Ermittlung der Ergebnisqualität der Rehabilitation von Patienten mit Wirbelsäulendeformitäten durch objektive Analyse der Rückenform. Phys Rehab Kur Med 9:41–47

Weiß HR, El Obeidi N, Lohschmidt K, Thomas U (1996) Die stationäre Skolioserehabilitation – eine »Worst-case«-Analyse. Orthop Praxis 32:96–100

Weiß HR, Lohschmidt K, El Obeidi N, Verres Ch (1997) Preliminary results and worst-case analysis of in-patient rehabilitation. Pediatric Rehabilitation, Vol 1, No 1:35–40

Weiß HR, Verres Ch, Lohschmidt K, El Obeidi N (1998) Schmerz und Skoliose – besteht ein Zusammenhang?. Orthop Praxis 34:602–606

Weiß HR (2000) Skolioserehabilitation. Qualitätssicherung und Patientenmanangement. Thieme, Stuttgart

Weiß HR, Rigo M (2001) Befundgerechte Physiotherapie bei Skoliose. Pflaum, München

Weiß HR, Weiß G, Schaar HJ (2002) Operationsinzidenz bei konservativ behandelten Skoliosepatientinnen mit Skoliose. Med Orth Tech 122:148–155

Weiß HR, Weiß G, Petermann F (2003) Incidence of curvature progression in idiopathic scoliosis patients treated with scoliosis in-patient rehabilitation (SIR) – An age and sex matched controlled study. Pediatric Rehabilitation, im Druck

4.27 Stretching

H. Dittrich

Allgemeine Übungen zum »Aufwärmen« der Muskulatur, »Auflockerungs«-Übungen und Muskeldehntechniken, die der Verbesserung der Dehnfähigkeit der Muskeln dienen, werden häufig unscharf definiert und zusammen fälschlicherweise als Stretching bezeichnet. Ebenfalls irreführend ist die Angabe der Verbesserung der Beweglichkeit als Ziel des Stretchings (Sölveborn 1983). Nach Zimmermann (1996) wird die Beweglichkeit von den Gelenkstrukturen (Knochen und Gelenkflächen), den bindegewebigen Strukturen (Gelenkkapseln, Bänder, Sehnen, Haut) und den mechanischen sowie neuronalen Aspekten der Muskulatur bestimmt. Demnach besteht der Begriff Beweglichkeit aus den beiden Komponenten »Gelenkigkeit« und »Dehnfähigkeit« (Spring 1989). Die **Gelenkigkeit** bezieht sich dabei auf die Gelenke und die sie umgebenden passiven Strukturen, die **Dehnfähigkeit** auf die Muskulatur.

Ungleichgewicht zwischen tonischen und phasischen Muskeln.

Muskuläre Dysbalancen. Das Phänomen der Muskelverkürzung des Agonisten bei gleichzeitiger muskulärer Insuffizienz des Antagonisten wird als **muskuläre Dysbalance** bezeichnet (Spring 1989; Eder u. Tilscher 1995; Müller u. Hille 1996). Die muskuläre Dysbalance wird definiert als Koordinationsstörung verschiedener Muskeln bezüglich Spannung, Aktivierung und Kraftentwicklung (FIMM 1998) (□ **Tabelle 4.8**).

Tonische und phasische Muskeln. **Tonische Muskeln** arbeiten ständig aufrichtend gegen die Schwerkraft und neigen grundsätzlich zur Verkürzung (Eder u. Tilscher 1995; Frisch 1995). Durch Schmerzen, Über- und Fehlbelastungen sowie fehlerhafte Trainingsmethoden wird der Prozess der Verkürzung beschleunigt und verstärkt (Spring et al 1992). Während die Kraft der tonischen Muskeln oft noch erhalten ist, weisen die sog. **phasischen Muskeln,** die häufig funktionell antagonistisch zu tonischen Muskelgruppen einge-

□ **Tabelle 4.8.   Tonische und phasische Muskeln.** (Aus Spring et al. 1992)

Überwiegend tonische Muskeln	Überwiegend phasische Muskeln
Schultergürtel – Arm	
M. pectoralis major	Mm. rhomboidei
M levator scapulae	M. trapezius (Pars ascendens)
M. trapezius (Pars descendens)	M. trapezius (Pars horizontalis)
Mm. scaleni	
M. biceps brachii	M. triceps brachii
Rumpf	
M. erector spinae (Pars lumbalis)	M. erector spinae (Pars thoracalis)
M. erector spinae (Pars cervicalis)	M. abdominis
M. quadratus lumborum	
Becken – Oberschenkel	
M. biceps femoris	M. vastus medialis
M. semitendinosus	M. vastus lateralis
M. semimembranosus	
M. iliopsoas	M. glutaeus maximus
M. rectus femoris	M. glutaeus medius
	M. glutaeus minimus
M. adductor longus	
M. adductor brevis	
M. adductor magnus	
M. gracilis	
M. piriformis	
M. tensor fasciae latae	
Unterschenkel – Fuß	
M. gastrocnemius	M. tibialis anterior
M. soleus	Mm. peronei

stellt sind, bei erhaltener Länge eine Kraftminderung (Insuffizienz) auf (Spring 1989). Die Insuffizienz der phasischen Muskulatur entsteht durch Schmerz und (relative) Inaktivität (Fischer 1989). Außerdem hemmt ein verkürzter tonischer Muskel die maximale Kraftentwicklung seines phasischen Antagonisten (Spring 1989; Gustavsen u. Streeck 1997; Evjenth u. Hamberg 1997; Spring et al. 1992).

Circulus vitiosus der Dysbalance. Die muskuläre Dysbalance wird durch einen Circulus vitiosus unterhalten (◘ **Abb. 4.51**). Die Muskelverkürzung der **tonischen Muskeln** unterhält die Muskelinsuffizienz der phasischen Muskeln, während die Abschwächung der **phasischen Muskeln** die Verkürzung der tonischen Muskeln unterhält (Spring et al. 1992). Nach Gunnari et al. (1989) behindert ein verkürzter Antagonist nicht nur den Aktionsradius der Primärbewegung, sondern auch den Agonisten und die Zusammenarbeit beider Muskeln. Der Circulus vitiosus kann ebenfalls durch eine Schmerzsymptomatik in Gang gebracht oder unterhalten werden (Fischer 1989).

Folgen von Muskelverkürzungen und -insuffizienzen.

4.27.1 Funktionelle Grundlagen

Spinalmotorische Reflexe

Aus der Kenntnis der Sensomotorik ergeben sich Hinweise auf die **Anforderungen an eine adäquate und funktionsgerechte Muskeldehntechnik.** Afferente Informationen und efferente motorische Befehle konvergieren auf die α-**Motoneurone**, die die Skelettmuskulatur innervieren (Schütz et al. 1982; Ten Bruggencate 1996). Sie bilden mit den Skelettmuskelfasern die motorischen Einheiten, während die γ-**Motoneurone** Einfluss auf die Empfindlichkeit der Muskelspindeln nehmen (Frick et al. 1992; Kahle 1991; ten Bruggencate 1996).

Aadäquate und funktionsgerechte Muskeldehntechnik.

Monosynaptischer Dehnungsreflex. Er beruht auf der unmittelbaren Verbindung von Afferenz und α-Motoneuron: Bei einer Dehnung des Muskels (oder bei einer Kontraktion) wird die Muskelspindel mitgedehnt (Schütz et al. 1982). Es erfolgt eine Steigerung der Impulsfrequenz, die über die Ia-Fasern der Muskelspindeln durch die hintere Wurzel des Spinal-

Schnelle Dehnung löst Kontraktion aus.

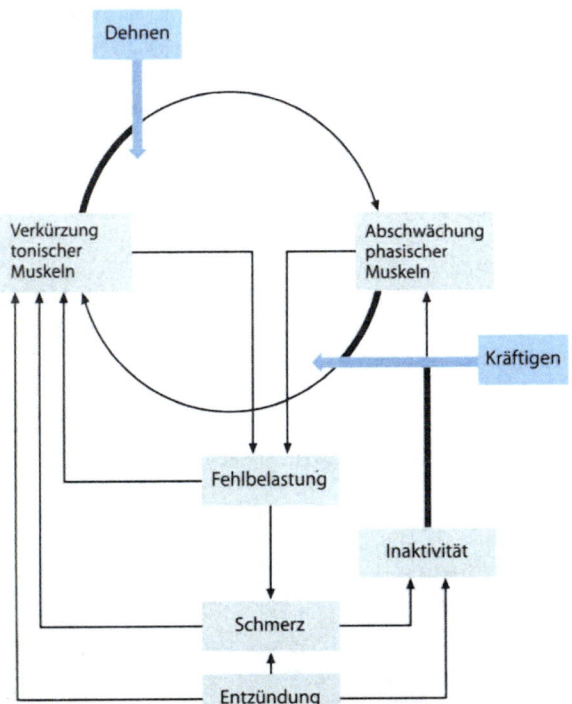

◘ Abb. 4.51. **Die muskuläre Dysbalance.** (In Anlehnung an Spring et al. 1992)

nervs ins Rückenmark gelangt. Die **Weiterleitung der Informationen über** die Längenänderung des gedehnten Muskels erfolgt einerseits über **Interneurone** zu den spinozerebellären Bahnen zum Kleinhirn und weitere supraspinale Strukturen, z. B. das Großhirn, andererseits über **Reflexkollateralen** direkt (ohne Interneurone) zu den α-Motoneuronen der zugehörigen Rückenmarkssegmentebene (Kahle 1991). Die Erregung der großen Vorderhornzellen bewirkt eine **unmittelbare Kontraktion** des zuvor gedehnten (oder kontrahierten) Muskels. Auslöser des monosynaptischen Dehnungsreflexes sind also plötzliche oder ausreichend starke Dehnungen eines Muskels oder einer Sehne (Schütz et al. 1982, Wiesendanger 1997).

Reaktion bei plötzlicher Dehnung. Die Ia-Fasern erregen die α-Motoneurone eben des Muskels, der vorher gedehnt wurde und bringen letztlich den gedehnten Muskel zur Kontraktion.

 Beachte
Bei einer **plötzlichen oder starken Dehnung** werden sofort sehr viele Potentiale weitergeleitet, die den Muskel nicht dehnbar machen, sondern ihn im Gegenteil zur Kontraktion bringen (Wiesendanger 1997).

Das Prinzip der autogenen Hemmung

Entspannung der agonistischen Muskulatur.

Durch die Reflexkontraktion wird Zug auf die zu dem Muskel gehörige Sehne ausgeübt, so dass die **Golgi-Sehnenorgane mit ihren Ib-Fasern** ebenfalls aktiviert werden. Die schnell leitenden Ib-Fasern rufen mit ihren Afferenzen an den α-Motoneuronen über eine bi- oder trisynaptische Verschaltung inhibitorische postsynaptische Potentiale hervor und bewirken dadurch eine Hemmung, die sog. autogene Hemmung oder Eigenhemmung (Obermann 1996; ten Bruggencate 1996; Wiesendanger 1997). Die Efferenzen des α-Motoneurons werden über Axonkollaterale gleichzeitig den Renshaw-Zellen zugeleitet, die an den α-Motoneuronen gleichfalls inhibitorische postsynaptische Potentiale hervorrufen (Wiesendanger 1997). Die rekurrente Hemmung über die Renshaw-Zellen bewirkt zusammen mit der autogenen Hemmung der Golgi-Sehnenorgane eine Inaktivierung der α-Motoneurone (Schütz et al. 1982) und damit eine **Entspannung der agonistischen Muskulatur**.

Das Prinzip der reziproken Innervation

Entgegengesetztes Verhalten der Antagonisten.

Den Innervationsphasen des Agonisten ist ein **entgegengesetztes Verhalten der Antagonisten** zugeordnet. Wird die agonistische Muskulatur angespannt, tritt reflektorisch eine Entspannung des Antagonisten ein und umgekehrt (Wiesendanger 1997). Dieses Prinzip der reziproken Innervation ist Voraussetzung, um eine aktive Gelenkbewegung durchführen zu können (Schütz et al. 1982) und wird als entgegenhemmende Wirkung oder reziproke Innervation bezeichnet. Nach Sölveborn (1983) wird die Entspannung des Antagonisten um so besser, je kräftiger der Agonist kontrahiert und umgekehrt.

Die γ-Neurone

Indirekte Beeinflussung des Muskeltonus.

Die supraspinalen motorischen Zentren bringen die extrafusalen Muskelfasern durch Erregung der α-Motoneurone auf direktem Weg zur Kontraktion. Ein **indirekter Einfluss** wird über die γ-Motoneurone genommen, die die intrafusalen Muskelfasern der Muskelspindeln motorisch innervieren. Durch die γ-Aktivität kommt es zu einer Empfindlichkeitsänderung der Muskelspindeln und damit zu einer Beeinflussung des Muskeltonus. Bei gleichzeitiger passiver Dehnung des Muskels und Aktivierung der γ-Motoneurone verstärkt sich die Dehnungsantwort der Muskelspindeln (Wiesendanger 1997).

4.27.2 Behandlungsziele

– Verkürzte Muskeln
  dehnen,
– insuffiziente Muskeln
  kräftigen.

 Beachte
Aus dem Begriff der muskulären Dysbalance ergibt sich, dass **verkürzte tonische Muskeln gedehnt und insuffiziente phasische Muskeln gekräftigt** werden sollten (s. ◻ Tabelle 4.8) (Gustavsen u. Streeck 1997; Spring u. Pirlet 1995).

Die Muskelfunktionsdiagnostik (Muskelfunktionstest und Muskelverkürzungstest) ermöglicht dabei, diese pathologischen muskulären Veränderungen zu erkennen und zu dokumentieren.

4.27.3   Behandlungsprinzipien und Art der Technik

Behandlungsprinzipien

Dynamische und statische Dehnung. Einige Autoren zählen sowohl das dynamische als auch das statische Dehnen zum Stretching (Gunnari et al. 1989; Albrecht et al. 1997), obwohl das dynamische Stretching die Dehnfähigkeit eines Muskels grundsätzlich nicht verbessert. Dieser Tatsache trägt Spring (1989) Rechnung, indem er der dynamischen Dehnung die statische Dehnung gegenüberstellt und nur letztere als Stretching bezeichnet (◘ **Abb. 4.52**). Auch Evjenth u. Hamberg (1997) bezeichnen das Stretching als »kontrollierte und stufenweise« Dehnung und beschreiben damit nur die statische Dehnung als Stretching.

Kontrollierte und stufenweise Dehnung.

> ❗ **Beachte**
>
> Definition: **Stretching ist eine Dehnungsbehandlung**, bei der die Dehnung nach einer maximalen isometrischen Anspannung erfolgt (FIMM 1998).

Dehnen – Stretching. Sölveborn (1983) stellt den **Begriff des Dehnens** dem Begriff des Stretching gegenüber. Unter Dehnen versteht er »das Ausstrecken« in entspannter Ausgangsstellung, unter Stretchen das **Halten eines Muskels im Dehnungszustand** über längere Zeit. Da der Begriff des Stretching bisher nicht einheitlich definiert ist, wird hier von folgender Begriffsbestimmung ausgegangen:

Halten im Dehnungszustand.

> ❗ **Beachte**
>
> **Stretching** ist die systematische Anwendung von Dehnungstechniken, die die Dehnfähigkeit eines Muskels verbessern.

Das bedeutet, dass nur statische und nicht dynamische Dehnungstechniken unter den Begriff Stretching fallen.

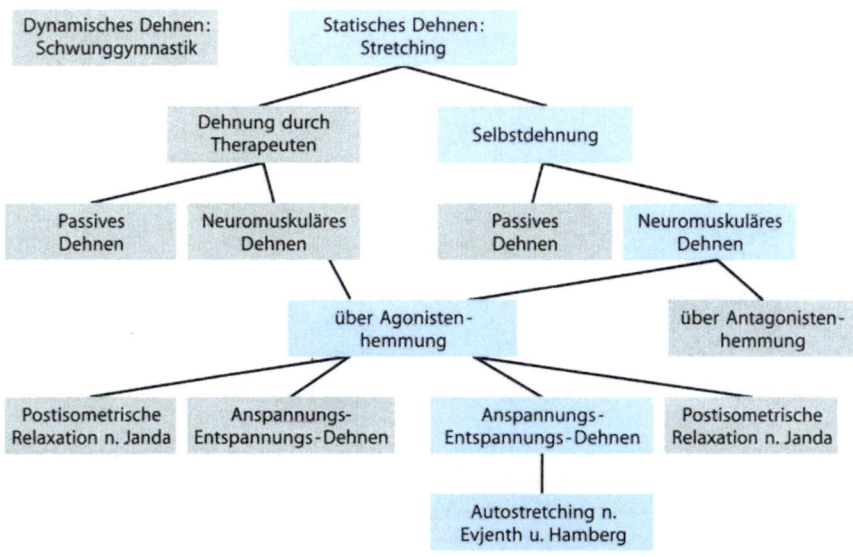

◘ Abb. 4.52. **Systematische Gliederung der Muskeldehntechniken**

Vor- und Nachdehnung. Eine weitere wichtige Unterscheidung betrifft die Frage, ob vor oder nach einem Muskeltraining gedehnt wird.

Vorbereitung oder Nach-
behandlung.

 Tipp

Allgemein wird eine **Vordehnung** als vorbereitende Maßnahme vor einer körperlichen Aktivität von einer **Nachdehnung** im Rahmen des sog. »cool down« nach einer körperlichen Aktivität unterschieden. Die Nachdehnung dient nach Albrecht et al. (1997) der Tonussenkung der
zuvor aktivierten Muskulatur.

Von Vordehnung und Nachdehnung wird das eigentliche **Stretchtraining** unterschieden,
das mit größerer Intensität durchgeführt wird, mit dem Ziel einer größeren Bewegungs-
reichweite (»range of movement« = ROM) neben einer Muskeltonussenkung (Albrecht et
al. 1997).

Dynamische Muskeldehnungstechniken

Inadäquate Muskeldeh-
nungstechniken.

Durch **inadäquate Muskeldehnungstechniken** kann aufgrund mechanischer Überlastung
Muskeln, Sehnen und Gelenken Schaden zugefügt werden (Evjenth u. Hamberg 1981; Gunnari et al. 1992).

 Beachte

Eine **inadäquate Dehnungstechnik ist schnelles, plötzliches Dehnen**, wie es beim Federn,
Wippen oder Zerren geschieht, da hierdurch hohe Beschleunigungskräfte auftreten, besonders wenn die Bewegungen mit großer Kraft und großem Hebelarm ausgeführt werden.

Hierdurch wird ein monosynaptischer Dehnungsreflex ausgelöst, der eine Verkürzung
statt der vorgehabten Verlängerung des Muskels bewirkt. Ruckartige Schleuderbewegun-
gen können an Muskeln, Ligamenten, Kapsel und Gelenkflächen sogar Schaden zufügen
(Sölveborn 1983; Evjenth u. Hamberg 1997; s. auch Gunnari et al.1992).

Statische Muskeldehntechniken

Gehaltenes Dehnen.

Permanente Dehnung. Das **statische Dehnen** setzt voraus, dass ein Muskel längere Zeit
im Dehnungszustand gehalten wird. Deswegen spricht man auch vom **gehaltenen Dehnen
oder vom gehaltenen Stretching**, das auch als permanente Dehnung oder Dauerdehnung
bezeichnet wird (Spring 1989; Gunnari et al. 1992; Albrecht et al. 1997) (s. S. 440). **Selbstdehnung** heißt, dass das Stretching nicht durch einen Therapeuten oder Trainer, sondern vom
Patienten oder Sportler selbst vorgenommen wird.

Langsame Ausführung.

Neuromuskuläres Dehnen. In den letzten Jahrzehnten verbreiteten sich in der Therapie
und zuletzt auch im Sport **Muskeldehntechniken, die auf neurophysiologischen Erkenntnissen beruhen.** Diese neuromuskulären Techniken führen über physiologische Reflexvor-
gänge wie die sog. Agonisten-, oder Antagonistenhemmung zur muskulären Hemmung
(Sölveborn 1983; Spring 1989; Spring et al. 1992, Schildt-Rudloff 1995). Diesen Techniken ist
gemeinsam, dass sie **langsam ausgeführt** werden, so dass der monosynaptische Dehnungsreflex umgangen wird.

 Tipp

Die Muskeldehnung, die mit neuromuskulärer Technik ausgeübt wird, erfolgt bei normalem
Gelenkspiel in der postisometrischen Entspannungsphase.

Vorgeschaltete Anspan-
nungsphase.

Agonistenhemmung. Besonders Evjenth u. Hamberg (1981, 1997) machten sich das
Prinzip der Agonistenhemmung zunutze. Beim neuromuskulären Dehnen wird eine **isometrische Anspannungsphase vorgeschaltet.** Hierzu wird zunächst der Freiheitsgrad des
Gelenks, das der zu dehnende (agonistische) Muskel bewegt, vorsichtig mit einer langsamen Bewegung entgegengesetzt der Funktionsbewegung ausgeschöpft.

> **! Beachte**
> **Ausgangsstellung** ist die erreichbare Endstellung des Gelenks.

Die zu dehnende Muskulatur wird nun entgegen der vorherigen Bewegung, also in Richtung der Funktionsbewegung, aktiv kontrahiert.

> **! Tipp**
> Nach Sherrington ist die nachfolgende Entspannung um so größer, je stärker die Kontraktion war (Evjenth u. Hamberg 1981; Sölveborn 1983).

Da die **Kraftentwicklung bei isometrischer Kontraktion am größten** ist, wird in der Anspannungsphase soweit wie möglich isometrisch kontrahiert.

> **! Tipp**
> Nach Sölveborn (1983) und Evjenth u. Hamberg (1997) soll die Anspannungsphase 5–7 s dauern.

Anspannung – Entspannung – Dehnen. Hierbei erfolgt nach einer möglichst kurzen Relaxationsphase die Dehnung in die eingeschränkte Bewegungsrichtung entgegen der Funktionsrichtung der agonistischen Muskulatur. Sie wird im noch angenehmen Bereich bei mittlerer Intensität und ohne Schmerz vorgenommen (Evjenth u. Hamberg 1997; Zimmermann 1996).

Wiederholte Dehnzyklen.

> **! Beachte**
> Es handelt sich hier also um das Anspannung – Entspannung – Dehnen, wobei **mehrere Anspannungs-Entspannungs-Zyklen hintereinander geschaltet** werden können, um in jeder Entspannungsphase eine etwas weitergehende Dehnposition zuzulassen.

> **! Tipp**
> Nach Schildt-Rudloff (1995) wird das Anspannungs-Entspannung-Dehnen mit maximalem Widerstand bei reversiblen strukturellen Verkürzungen als Folge einer chronischen Überlastung eines Muskels als Therapie der Wahl angewandt.

Postisometrische Relaxation. Ein weiteres neuromuskuläres Verfahren, das auch auf dem Prinzip der Agonistenhemmung beruht, ist die postisometrische Relaxation (PIR) nach Janda. Sie unterscheidet sich vom Anspannungs-Entspannungs-Dehnen zum einen dadurch, dass der **Kraftaufwand in der isometrischen Phase minimal** ist. Zum anderen liegt eine etwas andere Indikation vor: Die postisometrische Relaxation nach Janda wird u. a. bei Einschränkungen der Gelenkbeweglichkeit genutzt, wenn der muskuläre Faktor im Vordergrund steht. Aufgrund der Relaxation der verspannten Muskulatur nach der Anspannungsphase kann dann in der nächsten Phase durch eine weitere **Gelenkmobilisation** eine Vergrößerung der Funktionsbewegung erreicht werden (Schildt-Rudloff 1995).

Minimaler isometrischer Kraftaufwand.

Differenzierung zwischen funktioneller und struktureller Verkürzung. Nach Müller u. Hille (1996) sollte bei der Verkürzungsdiagnostik differenziert werden, ob eine **strukturelle muskuläre Verkürzung** vorliegt oder ein **muskulärer Hypertonus**; die strukturelle Verkürzung sei dann einer Dehnungsbehandlung (Anspannung – Entspannung – Dehnung), der Hypertonus der postisometrischen Relaxation (PIR nach Janda) zuzuführen. Auch nach Schildt-Rudloff (1995) bedarf jede Form der Muskelspannungserhöhung einer anderen Behandlung; so sei die Spannungserhöhung aus segmentaler Dysfunktion mittels der postisometrischen Relaxation zu behandeln, ohne dass eine Verlängerung angestrebt wird; Therapieziel sei die Entspannung.

Differenzierungsdiagnostik.

Passives Dehnen

Passive Dehnung. Das passive Dehnen und die neuromuskulären Dehntechniken können sowohl **mit Hilfe des Therapeuten als auch durch den Patienten selbst durchgeführt**

Passives Dehnen als Selbstdehnung.

werden. Während der passiven Dehnung sind die agonistischen Muskeln immer entspannt. Auch die zur **Selbstdehnung** führende Kraft kann von außen kommen, d.h. vom Eigengewicht des Körpers oder von einer Kombination dieser Kraft und der Muskelkraft des Antagonisten. Beim passiven Dehnen, das **durch einen Therapeuten** ausgeführt wird, werden die Gelenkpartner des Gelenks, das den zu dehnenden Muskel bewegt, so vom Therapeuten geführt, dass die Mobilisation auf dieses Gelenk begrenzt ist.

> **❶ Tipp**
> Der Therapeut übernimmt das ganze Gewicht, der Patient muss das Gewicht des Körperteils, an dem bewegt bzw. gedehnt wird, ganz abgeben.

Gelenkschonende passive Bewegung.

Traktion. Die gelenkschonendste passive Bewegung ist die Traktion, bei der die Gelenkflächen der beiden Gelenkpartner voneinander entfernt werden (Schildt-Rudloff 1995). Nach Frisch (1995) wird durch die Traktion auch bei einer geschrumpften Gelenkkapsel der erhöhte intraartikuläre Druck zeitweise vermindert und eine Schmerzerleichterung erzielt.

> **❶ Beachte**
> Bei der Traktion handelt es sich um **eine Kapseldehnung, nicht um eine Muskeldehnung**. Wenn der Patient aber keine Traktion toleriert, ist auch keine andere Mobilisationstechnik, besonders keine Muskeldehnung indiziert (Schildt-Rudloff 1995).

Autostretching nach Evjenth und Hamberg

Anspannung – Entspannung – Dehnung.

Autostretching. Im Rahmen der neuromuskulären Dehntechniken haben Evjenth u. Hamberg (1990) die Technik »**Anspannung – Entspannung – Dehnung**« verfeinert. Sie nennen ihre auf jeden einzelnen Muskel oder jede einzelne Muskelgruppe angewandte Technik **Autostretching**, was wörtlich übersetzt Selbstdehnung bedeutet. Das Autostretching nach Evjenth u. Hamberg beinhaltet im Gegensatz zu den herkömmlichen Anspannungs-Entspannungs-Dehn-Techniken **sicherere und stabilere Ausgangsstellungen mit Berücksichtigung der muskulären Funktionen**, die auch noch auf die benachbarten Gelenkstrukturen Einfluss nehmen.

Sichere Ausgangsstellungen.

Ausgangsstellung beim Autostretching. Entscheidend beim Autostretching sind **sichere Ausgangsstellungen** als Widerlagerung der weiterlaufenden Bewegungen und die Entwicklung des Bewusstseins für weiterlaufende Bewegungen beim Stretching, um durch gezielte Gegenbewegungen in Form einer aktiven Widerlagerung (Plüss 1989) genau da zu dehnen, wo gedehnt werden soll.

> **❶ Beachte**
> Weiterlaufende Bewegungen können besonders schwache oder überbewegliche Strukturen, also z.B. benachbarte Gelenke oder Bandscheiben, schädigen.

Am Beispiel des M. rectus femoris sind in **Abb. 4.53** die herkömmliche Anspannung – Entspannung – Dehung nach der Technik von Evjenth u. Hamberg (1997) dargestellt.

Dehnung ist Voraussetzung.

Antagonistenkräftigung. Eine Kräftigung der insuffizienten antagonistischen Muskulatur lässt sich nur dann optimal durchführen, wenn die verkürzten agonistischen Muskeln vorher auf ihre normale Länge gedehnt worden sind (Spring et al. 1992).

> **❶ Beachte**
> Die Antagonistenkräftigung erfolgt erst im Anschluss an die Dehnungsprozedur eines Muskels.

Die Antagonistenkräftigung wird von Evjenth u. Hamberg (1990) mittels einer Stimulation über mehrere Sekunden durchgeführt. Evjenth u. Hamberg betonen aber, dass ein zusätzliches Krafttraining der Antagonisten erfolgen soll, wenn sie sich als zu schwach erweisen.

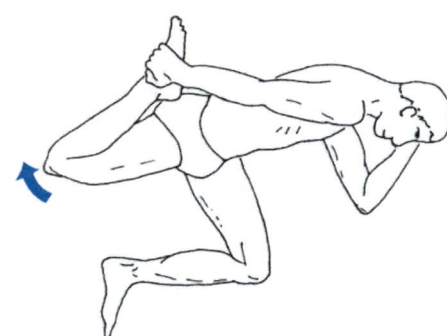

◻ **Abb. 4.53.** Dehnung des rechten M. rectus femoris. Blick auf den Patienten von oben. Der Pfeil gibt die Dehnungsrichtung an. Der rechte Oberschenkel wird bei gebeugtem Kniegelenk nach hinten gezogen. Die Dehnung erfolgt also über das rechte Hüftgelenk. Die linken Extremitäten dienen der Stabilisation

Funktionsuntersuchung. Zur Diagnostik vor der Muskeldehnung gehören neben Inspektion, Palpation, Prüfung der passiven und aktiven Bewegungsausmaße und der segmentalen Gelenkuntersuchung bzw. der translatorischen Gelenktests die **Muskeltests:** Schmerztests, Muskelkrafttests und Verkürzungstests (Gustavsen u. Streeck 1991; Frisch 1995). Mit Hilfe dieser Funktionsuntersuchung wird entschieden, ob eine Hypomobilität aufgrund einer Muskelverkürzung vorliegt oder ob sie eine andere, z.B. arthrogene oder neurogene Ursache hat. Verursacht ein verkürzter Muskel Schmerzen oder eine Bewegungseinschränkung bei normalem Gelenkspiel, sollte er gedehnt werden (Sölveborn 1983, Evjenth u. Hamberg 1997, Spring et al. 1992).

Muskeltests.

Verkürzungstest. Unter verkürzter Muskulatur versteht man **Muskeln mit verminderter Dehnbarkeit,** d.h. der Muskel ist in Ruhe kürzer als normal und lässt sich nicht so weit dehnen, wie es dem Bewegungsausmaß des zugehörigen Gelenks entsprechen würde. **Zur Verkürzung neigen Muskeln mit posturaler Funktion,** d.h. Muskeln, die die aufrechte Körperhaltung ermöglichen und dauernd gegen die Schwerkraft arbeiten, also »Haltearbeit« leisten müssen. Die am häufigsten verkürzten Muskeln entsprechen den überwiegend tonischen Muskeln, die in ◻ **Tabelle 4.8** von kranial nach distal aufgelistet sind (Janda 1994).

Verminderte Dehnbarkeit.

Muskeldehnungstest. Beim Muskeldehnungstest wird die **Grenze der Elastizität** registriert, ohne diese zu überschreiten Frisch (1995). Zusätzlich erfolgt eine Prüfung des Endgefühls, das bei einem gesunden Muskel weich elastisch ist, und die Feststellung des Bewegungsausmaßes (Frisch 1995) (s. auch Abschn. »Verkürzungstest«, s. o.).

Grenze der Elastizität.

Techniken

Zum Aufwärmen der Muskulatur und zum Verbessern der Blutzirkulation ist vor Dehnungsübungen ein **Aufwärmprogramm** durchzuführen (Sölveborn 1983). Das **allgemeine Muskeldehnungsschema** wird hier nach dem Prinzip von Evjenth u. Hamberg (1990) am Beispiel des M. triceps humeri erläutert:

Muskeldehnungsschema.

– Verkürzungstest,
– Autostretching,
– Antagonistenkräftigung.

Verkürzungstest

Untersuchung auf Verkürzung. Die Untersuchung auf Verkürzung kann entweder exakt durch den Untersucher oder orientierend durch den Patienten geschehen. Die **orientierende Untersuchung durch den Patienten** ist besonders wichtig im Rahmen einer Gruppentherapie und eines Hausübungsprogramms, da eine ständige Kontrolle besonders auch zu Hause gewährleistet sein muss, damit es nicht zu Verletzungen kommt. Wichtig in diesem Zusammenhang sind folgende **Grundregeln:**

Orientierender Verkürzungstest durch Patienten.

⏺ **Tipp**

– Ein **Gelenk** muss sich immer normal bewegen lassen, bevor man mit der Dehnung beginnt.
– Die **Dehnung** darf immer im Muskel, aber nie im Gelenk zu spüren sein.

Der orientierende Test auf Verkürzung besteht darin, dass der Patient die entgegengesetzte Funktion eines Muskels durchführt. Der Muskel ist verkürzt, wenn dem Patienten die entsprechende Bewegung bei freier Gelenkbeweglichkeit schwerfällt. Bei einer Verkürzung z. B. des M. triceps humeri fällt es dem Patienten schwer, den Ellenbogen zu beugen (Evjenth u. Hamberg 1997).

Autostretching

Ablauf der Selbstdehnung. **Erster Durchgang.** Beim ersten Durchgang der Selbstdehnung (Autostretching) wird **beim jeweils zu dehnenden Muskel eine Bewegung entgegengesetzt zur Muskelfunktion durchgeführt,** beim M. triceps humeri also eine Flexion im Ellenbogengelenk. Ist der Muskel verkürzt, kommt es ab einem bestimmten Punkt der Bewegungsbahn zunächt zu einem Dehngefühl, danach zu einem Dehnschmerz, der mit weiterer Bewegung, bzw. Dehnung zunimmt. Bereits im Bereich des Dehngefühls, also noch im schmerzfreien Bereich, wird die Bewegung angehalten. Mit Hilfe eines möglichst großen Widerstands, der in Richtung der Muskelfunktion aufgebaut wird, kommt es zu einer isometrischen Kontraktion. Mit Hilfe dieses sog. »Haltewiderstands« findet keine Bewegung statt.

Nach 7 s Haltewiderstand soll der Muskel möglichst schnell und weitgehend entspannt werden. Anschließend setzt sofort die Dehnung ein. Es wird so **weit gedehnt, bis ein Dehngefühl entsteht.** Dabei soll kein Dehnschmerz entstehen. Die Dehnung wird mindestens über 20 s gehalten. Wenn das Dehngefühl innerhalb dieser Zeitspanne (oder auch später bei längeren Zeitphasen) nachlässt, darf noch weiter nachgedehnt werden.

> **Tipp**
>
> **Bei ungeübten Personen und während der ersten Dehnungen** ist bezüglich der Nachdehnung Zurückhaltung geboten: Das gilt besonders, wenn ohne Aufwärmphase gedehnt wird.

Zweiter und dritter Durchgang. Im zweiten und dritten Durchgang der Selbstdehnung wird der oben beschriebene Vorgang mehrfach wiederholt. Bewährt haben sich **bei Anfängern zwei Durchgänge, bei Fortgeschrittenen drei Durchgänge.** Die Dehnvorgänge müssen nacheinander bei derselben Muskelgruppe bzw. bei demselben Muskel vorgenommen und nicht wie beispielsweise beim Krafttraining die Muskelgruppe zwischendurch gewechselt werden. Nach 20 s Dehnen ist die erste Phase der Muskeldehnung zu Ende. Danach wird **am erreichten Endpunkt des ersten Durchgangs erneut ein Haltewiderstand aufgebaut.** Entsprechend dem ersten Durchgang wird nach 7 s Haltewiderstand mindestens 20 s lang gedehnt. Weitere Durchgänge entsprechen in ihrer Vorgehensweise den ersten beiden.

Antagonistenkräftigung (Antagonistenstimulation)

Agonistenkräftigung. **Nach dem dritten Dehnungsdurchgang werden die Antagonisten** (das wäre in unserem Beispiel der M. biceps humeri) **gekräftigt.** Das Prinzip bei der Antagonistenstimulierung ist die Fortsetzung der Bewegung in der vorherigen Dehnungsrichtung; d. h. der Widerstand für die Antagonistenstimulation wird in der entgegengesetzten Richtung wie vorher bei der isometrischen Anspannung gegeben (Evjenth u. Hamberg 1997). Die Antagonisten sollten 3-mal über 7 s möglichst kräftig anspannen, um genügend stimuliert zu werden.

4.27.4 Indikationen

Hauptindikationen. Indiziert ist grundsätzlich die Dehnung aller überwiegend tonischen Muskeln. Indikationen für das Streching sind:
- muskuläre Verkürzungen,
- Tendinopathien.

Muskuläre Verkürzungen als Ursache einer muskulären Dysfunktion. Die muskuläre Dysfunktion oder Fehlfunktion des Bewegungsapparats hat in erster Linie ihre Ursache in:
- muskulären Faktoren wie Verkürzung oder Schwäche der Muskulatur,

– neuromuskulären Faktoren, wie pathologischen Bewegungsmustern (gestörter Koordination),
– schlechter Körperhaltung,
– konstitutionell angelegter Hypo- oder Hypermobilität (Gustavsen u. Streeck 1997).

Tendinopathien (Tendinitiden bzw. Tendinosen). Sie wirken sich wie andere Erkrankungen des Bewegungssystems immer auch auf den Muskel aus. Brügger (1986) spricht deswegen auch grundsätzlich von Tendomyosen. Bei der Haltemuskulatur kommt es zum reflektorischen Hartspann (FIMM 1998).

4.27.5 Kontraindikationen

Um **Gelenke beweglich zu machen, sollten prinzipiell keine Dehntechniken, sondern Gelenkmobilisationstechniken** angewendet werden. So wird im therapeutischen Bereich der Manuellen Medizin (s. ▶ Kap. 4.20, S. 365ff) und der Funktionellen Bewegungslehre (s. ▶ Kap. 4.17, S. 335ff) die Gelenkmobilisation immer vor den Dehntechniken eingesetzt (Klein-Vogelbach 1986; Spring 1989; Gustavsen u. Streeck 1997). Es wäre darüber hinaus auch ein Fehler, normal lange Strukturen sehr intensiv, wenn auch mit richtiger Dehntechnik zu dehnen; so reicht bei guter Beweglichkeit, d. h. bei normaler Dehnfähigkeit, ein einmaliges Dehnen ohne zu große Intensität vor und nach dem Training, Wettkampf, usw. aus.

Muskeln im Bereich hypermobiler Strukturen dürfen **nicht** gedehnt werden. Im Einzelfall kann verkürzte Muskulatur von Vorteil sein, wenn durch die Muskelverkürzung Gelenke stabilisiert werden, z. B. bei Paresen und hypermobilen Gelenken (Evjenth u. Hamberg 1997). Auch bereits überdehnte Muskeln dürfen naturgemäß nicht weiter gedehnt werden.

Gelenkmobilisation vor Dehnung.

4.27.6 Klinische Erfahrungen und wissenschaftliche Untersuchungen

Zimmermann (1996) beschreibt, dass ein zu intensives Dehnen vor sportlichen Belastungen den Muskeltonus so stark reduzieren kann, dass die **Schnellkraft gemindert** wird. Er empfiehlt ein gemäßigtes dynamisches Dehnen vor sportlicher Belastung mit 5 Dehnbewegungen innerhalb von ca. 5–10 s bei gut aufgewärmter Muskulatur. Schnellkraft ist nun die Kraftart, die bei Sportlern, aber nicht bei Patienten trainiert wird. Wenn Zimmermann auch nach Belastungen ein langsam dynamisches Dehnen mit ca. 10 Dehnungen in 2 min. propagiert, handelt es sich hier nicht mehr um eine Schwunggymnastik oder um ballistisches Dehnen im ursprünglichen Sinn. Ein **langsames dynamisches Dehnen ist für Sportler eine adäquate Vorbereitung im Taining und besonders auf den Wettkampf** (Sölveborn 1983).

Dehnen kann Schnellkraft mindern.

4.27.7 Ausbildungsmöglichkeiten

Stretching ist eine Grundlagentechnik im Rahmen einer krankengymnastischen/physiotherapeutischen Ausbildung. Vertiefende Kurse werden z. B. von der Deutschen Gesellschaft für Manuelle Medizin angeboten.

Literatur

Albrecht K, Meyer S, Zahner L Stretching. Karl-F.-Hang, Heidelberg 1997
Brügger A (1986) Was sind Funktionskrankheiten? Was ist Rheuma? Funktionskrankheiten des Bewegungsapparates – Zeitschrift für interdisziplinäre Diagnose und Therapie 1:7–21
Eder M, Tilscher H (1995) Chirotherapie, 3. Aufl. Hipporates, Stuttgart
Evjenth O, Hamberg J (1981) Muskeldehnung. Remed, Zug

Evjenth O, Hamberg J (1997) Autostretching. Alfta Rehab Förlag, Alfta

FIMM = Fédération Internationale de Médecine Manuelle (1998), Subcommittee of te Scientific Advisory Commite. Das FIMM-Glossar. Grundbegriffe der Manuellen Medizin- Terminologie. Manuelle Medizin 36: 4–13

Fischer H (1989) Möglichkeiten und Prinzipien der Selbstbeobachtung und Selbsbehandlung beim Morbus Bechterew. Bechterew-Brief 37:12–17

Frisch H (1995) Programmierte Untersuchung des Bewegungsapparates, 6. Aufl. Springer, Berlin

Gunnari H, Evjenth O, Brady M (1989) Allround-Finess. Rowohlt, Reinbek bei Hamburg

Gustavsen R, Streeck R (1997) Trainingstherapie im Rahmen der Manuellen Medizin, 3. Aufl. Thieme, Stuttgart

Kahle W (1991) Nervensystem und Sinnesorgane, 6. Aufl. Thieme, Stuttgart

Klein-Vogelbach S (1986) Therapeutische Übungen zur funktionellen Bewegungslehre, 2. Aufl. Springer, Berlin

Müller G, Hille E (1996) Muskuläre Dysbalancen im Rumpf – Möglichkeiten und Grenzen der klinischen und maschinellen Diagnostik in der Sportmedizin. Deutsche Zeitschrift für Sportmedizin 47:430 – 434

Schildt-Rudloff K (1995) Manuelle Medizin und Krankengymnastik. Manuelle Medizin 6:176–181

Obermann H (1996) Das Komplette Stretchinbuch. Gustav-Fischer, Stuttgart

Plüss AG (1989) Funktionelles Rückenmuskeltraining bei Morbus Bechterew. Krankengymnastik 41:38–46

Schütz E, Caspers H, Speckmann E-J (1982) Physiologie, 16. Aufl. Urban & Schwarzenberg, München

Sölveborn S-A (1983) Das Buch vom Stretching. Mosaikverlag, München

Spring H (1989) Funktionsorientierte Gymnastik und Sport bei der Spondylitis ankylosans. In: Fellmann N, Spring H (Hrsg) Spondylitis ankylosans. Huber, Bern, S 117–132

Spring H, Illi U, Kunz H-R, Röthlin K, Schneider W, Tritschler T (1992) Dehn- und Kräftigungsgymnastik, 4. Aufl. Thieme, Stuttgart

Spring H, Pirlet A (1995) Morbus Bechterew. Thieme, Stuttgart

Ten Bruggencate G (1996) Sensomotorik: Funktionen des Rückenmarks und abteigender Bahnen. In: Klinke R, Silbernagl S (Hrsg) Lehrbuch der Physiologie, 2. Aufl. Thieme, Stuttgart, S 631–649

Wiesendanger M (1997) Motorische Systeme. In: Schmidt RF, Thews G (Hrsg) Physiologie des Menschen, 27. Aufl. Springer, Berlin, S 91–127

Zimmermann K (1996) Trainingslehre. In: Hüter-Becker A, Schewe H, Heipertz W (Hrsg) Physiotherapie, 2. Bd. Thieme, Stuttgart, S 257–317

4.28 Ganzkörperisometrie nach Teirich-Leube

G. Weimann

Behandlung neuromuskulä-
rer Erkrankungen bei
Kindern und Erwachsenen.

Die Ganzkörperisometrie wurde in den 60er Jahren von der Ärztin H. Teirich-Leube in Freiburg vor allem an Knaben, die an einer Muskeldystrophie vom Typ Duchenne erkrankt waren, entwickelt. Im weiteren Verlauf wurde diese Methode zur **Behandlung verschiedener neuromuskulärer Erkrankungen auch bei Erwachsenen** empfohlen (Beckmann u. Teirich-Leube; Stiefel 1980). Ihre strenge Anwendung blieb auf Deutschland beschränkt. Heute ist sie ein Teil eines umfassenderen krankengymnastischen Konzepts bei diesen Erkrankungen (s. ▶ Kap. 4.23, S. 399ff).

4.28.1 Funktionelle Grundlagen

Patienten mit hereditären
Myopathien.

Frau Teirich-Leube ging davon aus, dass bei **Kranken mit hereditären Myopathien** oder neuralen Muskelatrophien von den vielen Muskelfasern nur ein Teil verändert bzw. degeneriert ist, gleichzeitig aber auch funktionsfähige, noch gesunde vorhanden sind. Diese erhaltenen Fasern sollen jedoch störungsanfälliger und teilweise leistungsgemindert sein, da ihre Durchblutung und damit Ernährung durch die erkrankten beeinträchtigt werden. Die verschieden schnell fortschreitende Muskelschwäche führt infolge von Schonung und ungünstigen Gewohnheitshaltungen zu Beugekontrakturen der Gelenke mit ihren Rückwirkungen auf das gesamte Bewegungssystem wie Haltung, Körpermuskulatur und Orthostase.

Am häufigsten betroffen sind das **Beckengürtel-Bein- und das Schultergürtel-Arm-System**, das erstere bei Knaben mit einer Duchenne'schen Muskelatrophie mit einer Pseudohypertrophie der Waden- und Oberschenkelmuskeln infolge fett- und bindegewebiger Umwandlung. Zunehmende Immobilität fördert eine Muskelatrophie. Dabei sollen **Dehneinwirkungen** auf die betroffenen Muskeln, die auf Bewegungen mit zwangsläufigen Dehnungen oder Positionen in Dauerdehnung stark empfindlich reagieren und schnell ermüden, **besonders gefährlich und schädigend** sein. Neben den genetischen Faktoren sollen diese funktionellen Ausfälle das Tempo der Progredienz der jeweiligen neuromuskulären Erkrankung beeinflussen mit Rollstuhlabhängigkeit, Verlust der Orthostase und bei Befall der Atemmuskulatur einer respiratorischen Insuffizienz. Ein derartiger, schneller Verlauf ist für die Duchenne'sche Form der Muskeldystrophie geläufig. Bei **Erwachsenen** verlaufen die neuromuskulären Erkrankungen vielfach weit langsamer und blander.

4.28.2 Behandlungsziele

Kraftzuwachs durch För-
dern intakter Muskelfasern.

Die Ganzkörperisometrie hat zum Ziel, bei neuromuskulär Erkrankten mittels geeigneter, die Muskulatur nicht schädigender Übungen die Funktion intakter Muskelfasern zu fördern und so einen **Kraftzuwachs** zu erreichen, zumindest aber einen weiteren Kraftverlust zu verhindern bzw. zu verzögern. Gleichzeitig sollen dadurch die Bewegungsfähigkeit, Belastungsdauer und die Orthostase gebessert und erhalten werden. Im Einzelnen werden folgende Funktionsbesserungen angestrebt:

- Die **funktionsfähigen, nicht degenerierten Muskelfasern** sollen durch schonende Beanspruchung gekräftigt, die Durchblutung und der Muskelstoffwechsel gefördert und verbessert werden.
- Eine **Überbeanspruchung und Ermüdung der Muskeln** sollen vermieden werden, vor allem schädigende Dehneinwirkungen der besonders dehnungsempfindlichen Muskeln.
- **Beugekontrakturen der Gelenke** sollen verhindert werden, desgleichen **Skoliosen oder andere Fehlstellungen**. Dadurch sollen eine stabile Statik und Orthostase so lange wie möglich erhalten werden, ebenso die Beweglichkeit.
- Die **Atmung** soll einen normalen Gasaustausch gewährleisten.
- Insgesamt sollen **vorhandene Funktionsdefizite gemindert werden**, d.h. die Muskel-, Haltungs- und Bewegungsfunktionen gebessert oder bei entsprechender Progression der Erkrankung die Funktionsdefizite gering gehalten und der fortschreitende Verlauf verlangsamt werden.

4.28.3   Behandlungsprinzipien und Art der Technik

Schonendes Muskeltraining durch Isometrie. Das Behandlungsziel, die funktionsfähigen Muskelfasern zu kräftigen und zu erhalten, wird durch ein stabilisierendes, **vorsichtiges isometrisches Muskeltraining** angestrebt. Da dystrophische Muskeln gegenüber Dehnungen besonders empfindlich sein sollen, leicht überbeanspruchbar sind, schneller ermüden und geschädigt werden, werden **sämtliche Bewegungsübungen streng gemieden.** Ausschließlich vorsichtige Isometrie (statische Übungen) wird als das schonendste Muskeltraining empfohlen.

Vorsichtiges isometrisches Muskeltraining.

Ganzkörperisometrie in orthostatischer Position. Die **Anspannungsübungen sollen stets funktionell zusammengehörige Muskelgruppen erfassen,** wobei die isometrische Arbeit in Nulllänge oder anatomischer Länge der Muskeln und in Nullstellung der Gelenke zu erfolgen hat. Hauptsächlich wird die für eine aufrechte Haltung wichtige Streckmuskulatur beübt, die Beugekontrakturen entgegenwirkt. Dies wird als **Ganzkörperisometrie in orthostatischer Position** bezeichnet. Derartige orthostatische Positionen können in Rückenlage, in gestreckter Seitlage, in Bauchlage, aber auch im Stand eingenommen werden (**■ Abb. 4.54**). Gegen die vom Therapeuten gesetzten Widerstände werden diese Stellungen mittels maximaler Muskelspannung seitens des Patienten »verteidigt« (Beckmann u. Teirich-Leube).

Erfassung funktionell zusammengehöriger Muskelgruppen.

Grundspannung und Widerstandsübungen. Um das gesamte Muskelkorsett zu fordern, wird eine **Grundspannung** eingenommen, bei der z. B. in Rückenlage die Zehen und Füße hochgezogen, die Kniegelenke durchgestreckt, Kreuz, Kopf, Schulterblätter, Handrücken und Finger auf die Unterlage gedrückt, Gesäß, Bauchmuskeln und die mimische Muskulatur angespannt werden sowie das Kinn zum Brustbein gezogen wird. Die Übungen erfolgen gegen Widerstand mit einer Anspannung (»Verteidigung«) von jeweils 3–4 s und werden bis zu 4-mal wiederholt. **Dann wird die Widerstandsrichtung gewechselt,** um möglichst viele Muskelgruppen zu erfassen.

Grundspannung und Widerstandsübungen.

> **❶ Tipp**
> Widerstandsübungen in Grundspannung sollen täglich mehrmals für kürzere Dauer durchgeführt werden. Pflegepersonal oder Angehörige müssen sie erlernen und übernehmen. Für Patienten gibt es entsprechende Selbstübungen.

Zur **Selbstübung** eignet sich bevorzugt die Rückenlage mit Übungen gegen den Bodenwiderstand. Günstig zum Selbstüben ist auch die orthostatische Position im Stehen mit geschlossenen Fersen, leicht nach außen gedrehten Füßen und gestreckten Knien, Hüftgelenken, Rücken und Armen, letztere zudem nach außen gedreht und die Unterarme supiniert. Unter Beibehalten dieser Gesamtspannung werden 10 kleine steife Schritte nach vorne und rückwärts ausgeführt. Dieser sog.«Charlie-Chaplin-Gang« (**■ Abb. 4.55**) dient der Stabilisierung des gesamten Bewegungsapparats.

Stimulationstechniken. Um die Muskelspannung anzuheben, wird zusätzlich vor und zwischen den einzelnen Übungen eine Stimulationstechnik, die »**Klopf-Druck-Behandlung**« angewandt. Hierbei wird mit leicht gebeugten und geschlossenen Fingern eine Hand auf die zu behandelnde Muskelgruppe aufgesetzt und mit dem Handgelenk im Zweiertakt ein kräftiger Klopf-Druck 5- bis 8-mal ausgeübt. Auf diese Weise wird auch die Muskel-

»Klopf-Druck-Behandlung«.

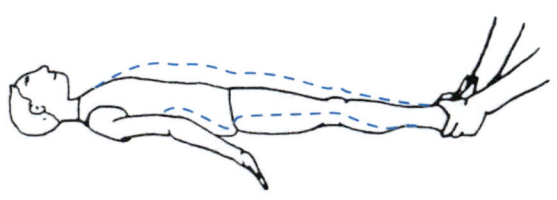

■ Abb. 4.54. »Orthostatische Position« in Rückenlage nach Teirich-Leube. (Aus Stiefel 1980)

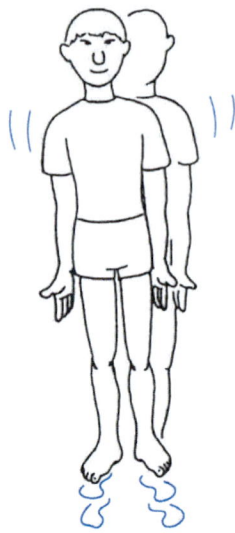

■ Abb. 4.55. »Charly-Chaplin-Gang«. (Aus Kemper 1994)

durchblutung angeregt. Ein ähnliches Verfahren, die »**Unterhauttechnik**«, wird vor allem in der Behandlung von Kranken mit spinalen oder neuralen Muskelatrophien eingesetzt. Sie soll stärker auf die Haut durchblutungsfördernd wirken und die periphere motorische Nervenversorgung anregen. Mit kleinen gegenläufigen Auf- und Abbewegungen der Haut durch stufenweises Versetzen der Finger des Behandlers wird diese über einer Muskelgruppe bearbeitet. Diese Unterhauttechnik kann auch als eigene Behandlungseinheit erfolgen.

Kontrakturprophylaxe bzw. -behandlung.	**Weitere Maßnahmen.** Dazu zählen **Kontrakturprophylaxe bzw. -behandlung** mit warmen Packungen und vorsichtigem langsamen aktiv-passivem Bewegen mit nachfolgender Lagerung in Endstellung. Mit Nachlassen der Atemfunktion, der sog. Muskelpumpe, sind frühzeitig **Atemübungen** indiziert.
Das tägliche Leben funktionell umgestalten.	**Veränderungen im täglichen Leben.** Das tägliche Leben soll zudem funktionell umgestaltet werden. Hierzu gehören das **Vermeiden von Beugestellungen und von Überanstrengungen** wie z.B. bereits Treppensteigen, die eine Muskelerschöpfung und Schädigung begünstigen. Die **Raumtemperatur** soll stets genügend warm sein. Der Krankengymnast/ Physiotherapeut hat hierbei eine komplexe beratende und überwachende Aufgabe.

4.28.4   Indikationen

Hauptindikationen.

Indikationen sind die meisten hereditären Erkrankungen wie:
— Muskeldystrophien,
— spinale und neurale Muskelatrophien, aber auch
— erworbene neuromuskuläre Krankheiten.

4.28.5   Kontraindikationen

Spezielle Kontra-indikationen.

Kontraindikationen sind:
— fortgeschrittene Erkrankungen mit hochgradiger Schwäche und starken Beugekontrakturen,
— eine sehr schnelle Progression des Leidens,
— eine ausgeprägte kardiale oder respiratorische Ruheinsuffizienz.

4.28.6 Klinische Erfahrungen und wissenschaftliche Untersuchungen

Stellung der Ganzkörperisometrie innerhalb der Krankengymnastik. Die Ganzkörperisometrie als wichtige krankengymnastische Methode in der Therapie neuromuskulärer Erkrankungen wurde derart ausschließlich nur in Deutschland vertreten und bis vor einem Jahrzehnt von der Deutschen Gesellschaft »Bekämpfung der Muskelkrankheiten e.V.« (DGBM) als einziges krankengymnastisches Verfahren empfohlen (Beckmann u. Teirich-Leube, Beckmann u. Stiefel). Obwohl klinische vergleichende Studien nicht vorlagen, wurde an ihr festgehalten, zumal nachteilige Erfahrungen bei den ohnehin progredient verlaufenden Erkrankungen nicht bekannt wurden. **Es blieb allerdings offen, ob diese Methode optimal war,** oder ob nicht andere krankengymnastische Konzepte, beispielsweise mit Bewegungsübungen, wirksamer seien (s. ▸ Kap. 4.23, S. 399ff). Mehrfach sind auch Bewegungsübungen bei neuromuskulären Erkrankungen empfohlen und ist auf ihre Vorteile hingewiesen worden (Arnold et al. 1987; Conze 1990; Eickhof 1984; Forst 1994; Forst et al. 1984; Mielke 1992; Müller-Stephan u. Schmidt-Peter 1969; Senn 1978; Thiemens 1991; Weimann 1994). Eine Dehnung von Muskeln wurde als nicht derart gefährlich erachtet, um von Bewegungsübungen Abstand zu nehmen.

Methode bei neuromuskulären Erkrankungen.

Untersuchungen an Erwachsenen. Vor 15 Jahren begannen wir diese Fragen an Kollektiven von Erwachsenen mit neuromuskulären Erkrankungen zu prüfen. Sie wurden über mehrere Wochen, durchschnittlich 47 Tage, stationär krankengymnastisch ausschließlich ganzkörperisometrisch oder nach einem Programm mit Bewegungsübungen behandelt, funktionell erfasst und verglichen. Dabei ergaben sich bei zahlreichen ganzkörperisometrisch behandelten Kranken deutliche funktionelle Zugewinne (Arnold 1994; Weimann et al. 1992). Am häufigsten besserte sich bei bis zu 73 % der erwachsenen Patienten mit verschiedenen Formen der progressiven Muskeldystrophie die **Fortbewegungsfähigkeit** (Geh- bzw. Rollstuhlfahrstrecke, Tempo) um mindestens 20 % der Ausgangswerte. **Komplexere Funktionen** wie Änderungen vom Sitz zum Stand oder Treppensteigen, die den Einsatz mehrerer großer Muskeln bzw. Muskelketten mit entsprechender Koordinationsfähigkeit erfordern, wurden bei etwa der Hälfte der Untersuchten um mehr als 20 % gesteigert, desgleichen auch die **Ausdauerfähigkeit der Armmuskulatur,** gemessen an der Anzahl der Wiederholungen von Anteversion, Schulterabduktion und Ellenbogenflexion. Für eine Trainierbarkeit der Muskulatur von Patienten mit myotoner Muskeldystrophie sprechen zudem 1999 von Nitz et al. mitgeteilte Befunde, die bei diesen Kranken an isometrisch beanspruchten Handmuskeln (10-mal für 5 s Muskelanspannungen mit jeweils 10 s Pausen) ein analoges Verhalten fanden vergleichsweise zu einem Normalkollektiv mit allerdings höheren Ausgangswerten. Verschlechterungen von Messparametern als Hinweis auf eine Überlastung beobachteten wir nur ganz vereinzelt sowohl bei 30- wie bei 60-minütigen täglichen Behandlungen. Betroffen waren stets nur einzelne Messwerte, bei keinem Patienten sämtliche oder die Mehrzahl der Parameter.

Vergleichende klinische Studie.

Erweiterte Ganzkörperisometrie. Beobachtungen während 30–60-minütigen ganzkörperisometrischen Behandlungen regten uns dazu an, **unter Beibehaltung des Konzepts von Teirich-Leube dieses zu erweitern und zu optimieren** (erweiterte Ganzkörperisometrie). Anlass waren ein während halbstündiger Behandlung nicht seltenes Nachlassen der Konzentration des Patienten und psychische und physische Ermüdungserscheinungen. Zudem beobachteten wir bei bestehenden Beugekontrakturen, bei denen mittels Anspannungsübungen die Streckmuskeln gekräftigt werden sollten, manchmal einen noch ausgeprägteren Kraftzuwachs der antagonistischen Beugemuskeln. Weitere Schwierigkeiten zeigten Kranke mit sehr niedrigen Muskelfunktionswerten von 1 und 2, die nur selten ein Ganzkörperspannungsgefühl wahrnahmen. Die **Rückenlage** erwies sich in vielen Fällen als zu wenig fordernd. Die **Klopf-Druck-Behandlung** empfanden unsere Patienten als wenig hilfreich (Kemper 1994; Kemper et al. 1991).
Unsere Verbesserungen bestehen in folgenden Vorgehensweisen:

Optimierte Ganzkörperisometrie.

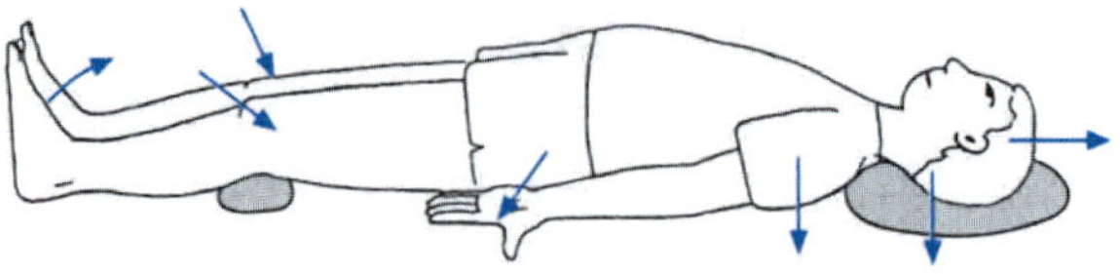

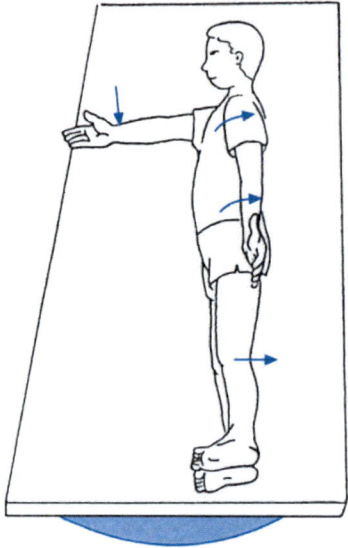

◘ **Abb. 4.56.**   **Variierte Grund-spannung in Rückenlage** (*Pfeil* Richtung der willkürlichen Aktivierung. Nähere Erläuterungen s. Text. (Aus Kemper 1994)

◘ **Abb. 4.57.**   **Labile Ausgangsposition auf dem Schaukelbett stimuliert eine muskuläre Koordination** (*Pfeil* Bewegungsrichtung). (Aus Kemper 1994)

– Durch **geeignete Ausgangsstellungen**, z. B. mittels Unterpolsterungen und damit einer Vergrößerung der Widerstände, versuchen wir, die Kraftentfaltung zu optimieren (◘ **Abb. 4.56**), auch werden kleine Bewegungsausschläge zugelassen.

– **Labile Ausgangspositionen** nutzen wir, um die Körperwahrnehmung zu verbessern und die muskuläre Koordination zu stimulieren, z. B. durch Übungen auf dem Schaukelbrett, Pezziball, im Stand u. a. m. (◘ **Abb. 4.57**).

– Die **isometrische Haltedauer** wurde auf 10–20 s verlängert.

Mit Bewegungsübungen kombinierte Therapie. Insgesamt ist gemäß unserer Erfahrungen Ganzkörperisometrie nach wie vor eine sinnvolle krankengymnastische Therapie bei neuromuskulären Erkrankungen, die allerdings in Verbindung mit Bewegungsübungen optimiert wird. In vergleichenden Untersuchungen fanden wir ein vorwiegend bewegungstherapeutisches Programm hilfreicher, besonders um zu Hause die Alltagsanforderungen zu bewältigen (Arnold 1994, Weimann et al. 1992). Ganzkörperisometrie als alleinige krankengymnastische Methode wird heute kaum eingesetzt.

4.28.7   Ausbildungsmöglichkeiten

Eine besondere Qualifikation gibt es nicht. Die oben geschilderte aktualisierte Methode wird Physiotherapeuten in Fortbildungskursen für die Behandlung neuromuskulärer Erkrankungen angeboten. In der Physiotherapeuten-Ausbildung findet ein funktionelles Vorgehen unter Berücksichtigung isometrischer Haltungsübungen zunehmend Akzeptanz, jedoch existiert bislang kein allgemein verbindliches Curriculum.

Literatur

Arnold C-R, Kemper M, Struppek K, Weimann G (1987) Zur Wirkung statischer und dynamischer Krankengymnastik bei Patienten mit progressiver Muskeldystrophie. Z Phys Med Baln Med Klim 16:269

Arnold C-R (1994) Therapieerfahrungen mit statischer und dynamischer Krankengymnastik. In: Weimann G (Hrsg) Neuromuskuläre Erkrankungen. Pflaum, München, S 59–67

Beckmann R, Stiefel M Grundlagen der krankengymnastischen Behandlung bei Muskelkranken. Merkblatt 7, Deutsche Gesellschaft »Bekämpfung der Muskelkrankheiten e.V.«, Freiburg

Beckmann R, Teirich-Leube H Krankengymnastik bei progressiver Muskeldystrophie. Merkblatt 2, Deutsche Gesellschaft »Bekämpfung der Muskelkrankheiten e.V.«, Freiburg

Conze I (1990) Krankengymnastik bei Muskelkrankheiten. Deutsche Gesellschaft Bekämpfung der Muskelkrankheiten e.V., Freiburg

Eickhof C (1984) Krankengymnastische Therapie bei Myopathien. Krankengymnastik 36:86–89

Forst R, Hausmann B, Rienäcker B (1984) Zur krankengymnastischen Behandlung der Duchenne-Muskeldystrophie. Krankengymnastik 36:81–85

Forst R (1994) Therapie bei Kindern mit Duchenne-Muskeldystrophie. In: Weimann G (Hrsg) Neuromuskuläre Erkrankungen. Pflaum, München, S 68–88

Kemper M, Niehoff D, Schaper M (1991) Krankengymnastik bei Muskeldystrophien Erwachsener. Krankengymnastik 43:8–17

Kemper M (1994) Krankengymnastik. In: Weimann G (Hrsg) Neuromuskuläre Erkrankungen. Pflaum, München, S 96–197

Mielke U (1992) Kontrolliertes dynamisches Krafttraining bei neuromuskulären Krankheiten. In: Kunze K, Arlt A, Thayssen G (Hrsg) Neuromuskuläre Erkrankungen. Gustav Fischer, Stuttgart Jena New York, S 187–191

Müller-Stephan H, Schmidt-Peter P (1969) Orthopädie und physikalische Behandlung der progressiven neuromuskulären Erkrankungen. In: Heyck H, Laudahn G (Hrsg) Die progressiv-dystrophischen Myopathien. Springer, Berlin Heidelberg New York, S 331–374

Nitz J, Burns Y, Wuthapanich N, Jackson R (1999) A study of repeated lateral pinch grip in myotonic dystrophy. Physiotherapy Research International 4:1–11

Senn E (1978) Ziel und Prinzipien der physiotherapeutischen Behandlung von Muskeldystrophien. Der Physiotherapeut Nr 280, 17–18

Stiefel M (1980) Krankengymnastik bei Muskelkrankheiten nach Dr. Teirich-Leube. Krankengymnastik 32:691–695

Thiemens U (1991) Krankengymnastik. In: Jerusalem F, Zierz St (Hrsg) Muskelerkrankungen 2. Aufl. Thieme, Stuttgart New York, S 359–381

Weimann G, Arnold C-R, Kemper M (1992) Zur Wirksamkeit verschiedener krankengymnastischer Programme bei erwachsenen Myopathiekranken. Phys Rehab Kur Med 2:15–18

Weimann G (1994) Behandlungskonzepte der Physikalischen Therapie. In: Weimann G (Hrsg) Neuromuskuläre Erkrankungen. Pflaum, München, S 48–58

4.29 Das entwicklungskinesiologische Konzept nach Vojta

M. Feldkamp

4.29.1 Funktionelle Grundlagen

Voraussetzungen der Entwicklungsbehandlungen

Merkmale der phylo-
genetischen Ahnenreihe.

Phylogenetische Ansätze. In älteren Zeiten standen für Zerebralparetiker Methoden des Gehtrainings im Vordergrund, gleichzeitig wurde versucht, die eingeschränkten Bewegungen besonders der Beine durch Massagen, Dehnungen und Streckungen der Gelenke zu verbessern. Als erster führte der Neurochirurg Temple Fay (1895–1963) in Philadelphia/USA **Entwicklungsansätze** in die Behandlung ein (Fay 1954). Er hatte sich eingehend mit den Ursprüngen der Fortbewegung bei Wirbeltieren befasst und begriff, dass in der Fortbewegung alle höheren, differenzierten Bewegungen wurzeln. Er verfolgte den Entwicklungsverlauf von den schlängelnden Fortbewegungen der Fische über die gleichzeitigen Mitbewegungen der Extremitäten bei Amphibien bis zum Kreuzdiagonallauf der Reptilien, welches auch typisch ist für den aufrechten menschlichen Gang. Darin sah er die zunehmende Differenzierung des Wirbeltiergehirns gespiegelt. Kopf- und Rumpfbewegungen waren mit bestimmten Bewegungen der Arme und Beine verknüpft, und Hautreize, besonders auch der Unterlage, hatten Schreitbewegungen der Beine zur Folge. So erkannte er **in den normalen frühkindlichen Fortbewegungen die Merkmale der phylogenetischen Ahnenreihe**, die bei den behinderten Kindern infolge der Gehirnschäden gestört verliefen, in Mustern der primitiven Motorik steckenblieben.

Seit den 40er Jahren widmete Fay sich ganz der Entwicklungstherapie der Zerebralparesen. Er versuchte, durch Nachvollziehen der amphibien- und reptilienhaften Kriechbewegungen die Grundlagen der Bewegungsentwicklung wiederherzustellen. Er kam deshalb sofort auf die Notwendigkeit frühestmöglicher Behandlung der betroffenen Kinder, wenn auch Erwachsene gleichfalls von der Entwicklungsbehandlung zu profitieren schienen.

Stimulation geschwäch-
ter Muskeln durch Mitarbeit
der Synergisten.

Neuromuskuläre Propriozeptive Fazilitation (PNF). In Washington/DC und Vallejo/Kalifornien entwickelte ab 1945 der Neurophysiologe und Arzt Dr. Hermann Kabat zusammen mit der Krankengymnastin Margaret Knott eine Behandlungsmethode für neurologisch verursachte Bewegungsstörungen, die sich unter der Bezeichnung Neuromuskuläre Propriozeptive Fazilitation (PNF) einbürgerte (s. ▶ Kap. 4.16).

Kabat erkannte, dass geschwächte Muskeln besser zusammen mit ihren Synergisten als in Einzelarbeit angeregt werden konnten.

Dabei war es nützlich, typische menschliche Bewegungsformen zu verwenden, die gewöhnlich in diagonal-spiraliger Weise ablaufen. Er wusste, dass Muskeldehnung und Widerstand die Leistung erhöhen und dass die Tätigkeit der Antagonistengruppen die geschwächten Muskeln ebenfalls beeinflusst. So entstanden seine **Fazilitationstechniken, die in ganzheitlichen Bewegungen abliefen**, wobei kurze, »sportliche« Kommandos und führender Widerstand die Ausführungen begünstigten. Häufige Wiederholungen waren selbstverständlich. Später ergab sich auch die Erkenntnis, dass es günstig ist, entsprechend der nervalen Frühentwicklung von proximal nach distal und in zephalokaudaler Reihenfolge zu fazilitieren, letzteres besonders bei ausgebreiteten Bewegungsstörungen wie der Multiplen Sklerose oder der Zerebralparese.

Das Entwicklungsprinzip setzte sich in allen späteren Behandlungskonzepten durch.

Das Konzept nach Vojta

Ursachen von Koordinationsstörungen.

Der aus Böhmen stammende Arzt Prof. Dr. Vaclav Vojta (1917–2000) entwickelte seit 1954 seine Methode an kinderneurologischen Einrichtungen der Universität Prag. Seit 1968 arbeitete er in der Bundesrepublik Deutschland (Vojta 1972a, 1989, 2000; Vojta u. Peters 1996).

Im Vojta-Konzept werden **Koordinationsstörungen verstanden als Mängel** in:
- posturaler Reaktibilität (= Anpassung an Ausgangslage),
- Stabilisation (= Aufrichtearbeit),
- phasischer Bewegung (= Fortbewegungsansätze).

Bahnung neuer Assozia-
tionen.

Phylogenetische Reflex-Lokomotion. Durch die zugrunde liegenden neuralen Schäden sind nur Anteile des Gehirns bzw. des Nervensystems betroffen. Das sich entwickelnde

Kind oder aber der frisch geschädigte ältere Patient haben die Möglichkeit, den **Schaden partiell durch Bahnung neuer Assoziationen zu kompensieren bzw. zu regenerieren.** Dazu sind die Elemente der phylogenetischen Reflex-Lokomotion in hervorragender Weise geeignet (Aufschnaiter 1989; Gehrke u. Vojta 1998).

Phylogenetische Bewegungsentwicklung. Vojta ging den Zügen der normalen Bewegungsentwicklung nach und definierte deren Voraussetzungen. Dies sind die **posturale Reaktionsfähigkeit** als Haltungsanpassung an beliebige Körperlagen und die **Reflexlokomotion,** was die phylogenetisch geprägten reflexhaften Fortbewegungsmechanismen meint. Dabei ist die wechselweise **Arbeit der Körperseiten und der Gliedmaßen** in **Stabilisation** und **phasischer Bewegung** wesentlich.

Posturale Reaktionsfähigkeit und Reflexlokomotion.

 Beachte

Vojta erkannte schärfer als seinerzeit Temple Fay: Die gesamte menschliche Bewegungsentwicklung leitet sich aus phylogenetischen Wurzeln her, besonders den Fortbewegungskomplexen des Reflexkriechens und Reflexdrehens, gesteuert vom oberen Hirnstamm.

Das Neugeborene besitzt noch diese reflektorischen Fortbewegungskomplexe, gleichzeitig aber auch schon ein reiches Repertoire an Eigenbeweglichkeit, welche es aufgrund seines reifenden Nervensystems seit den frühen Fetalstadien erlernt und erworben hat. Die ebenfalls phylogenetisch fixierten tonischen Reflexmuster der niederen Regionen des ZNS sind als Grundlage für die Entwicklung der Eigenmotorik nicht geeignet. Die **phylogenetisch geprägten Fortbewegungsmuster,** eben das Reflexkriechen und -drehen, vollziehen sich auf dem Boden einer reifegemäßen Anpassung der Körperhaltung an die Ausgangslage, d.h. einer haltungsgerechten Tonusverteilung der Muskulatur.

Phylogenetisch geprägte Fortbewegungsmuster.

Allerdings wird das neugeborene Kind in Bauchlage nicht sogleich zu kriechen beginnen. Neben den bereits erworbenen Eigenbewegungen ist zunächst auch das Gewicht von Kopf und Körper hinderlich. Erst durch Stimulationen bestimmter Körperregionen, der sog. **Auslösezonen,** kann es in Erscheinung gebracht werden.

Reflexkriechen. Dieses Reflexkriechen vollzieht sich in wohlgeordneten Mustern: Der Kopf wendet sich mit dem Gesicht der jeweils fortzubewegenden Körperseite zu. Der Rumpf verlagert sich dabei zur Hinterkopfseite, wobei Gewichtsübernahme auf die aufstützenden Extremitäten und die entsprechende Rumpfseite erfolgt. Rumpf und Extremitäten werden mit der Gewichtsbelastung schon zu einer reflektorischen, dennoch aktiven Auseinandersetzung mit der Schwerkraft gebracht: Es erfolgt eine **Aufrichtung** des Rumpfes mit Verkürzung der freiwerdenden Seite unter Diagonalanspannungen der Muskeln, die belasteten Gliedmaßen stemmen sich ein, wobei besonders die Muskeln des Schulter- und Beckengürtels koordinierte Aufrichtearbeit leisten. Die Nackenmuskulatur ist ebenfalls beim Anheben und Seitwärtsdrehen des Kopfes beteiligt. Die entlastete Gegenseite kann nun einen **phasisch ausgreifenden Schritt** vollführen. Dann wird nach Kopfwendung das Gewicht auf die vorgeschrittene Seite verlagert, und die Abläufe setzen sich im Gegensinne fort.

Bewegungsmuster des Reflexkriechens.

Somit beinhaltet das phylogenetisch geprägte Reflexkriechen ein **rhythmisch-alternierendes Wechselspiel von stabilisatorischer Gewichtsübernahme mit Aufrichtearbeit der einen Körperseite und phasisch ausgreifender Schreitbewegung der anderen,** Kopf und Rumpf sind einbezogen. Von großem Wert für die späteren höheren Fortbewegungsformen erscheint gerade die Aufrichtearbeit der Schulter- und Beckengürtelregion, besonders auch zur Stabilisation der Schulter- und Hüftgelenke. Aus den phasischen Vorbewegungen der entlasteten Körperseite entwickeln sich später unter anderem die geschickten Manipulationen der Arme und Hände.

Rhythmisch alternierendes Wechselspiel.

Absicherung der Haltung. Zu allem Bewegen gehört eine hinreichende Absicherung der Haltung von Körper und Gliedmaßen, das bedeutet eine korrekte Tonusanpassung des gesamten Körpers an die jeweilige Situation, sei es an die Unterlage, sei es frei im Raum. Der Begriff **posturale Reaktibilität** präzisiert und differenziert das, was bei Bobaths unter

Posturale Reaktibilität.

der mobilen Stabilität verstanden wird: In beliebigen Körperlagen oder -stellungen tritt beim gesunden Kind eine harmonische, **reifeabhängige** Umverteilung der Haltungstonisierung ein. Diese lässt sich mit den **Lagereaktionen** nach Vojta testen. Gleichzeitig bilden die Lagereaktionen die Möglichkeit, die Entwicklungsreife eines Kindes genau zu datieren, so dass nicht nur eine exakte Entwicklungsdiagnose, sondern auch eine Ausgangsbasis für die Behandlung gegeben ist (Vojta 1972b).

Wechselseitige Anpassung der Körperseiten.	**Reflektorisches Drehen.** Ein weiteres phylogenetisch geprägtes Bewegungsvermögen des jungen Kindes ist das reflektorische Drehen (Überrollen). Auch dabei kommt es zur wechselseitigen Anspannung und Bewegung der Körperseiten: Die jeweils **unten liegende Seite** trägt das Gewicht, stemmt sich aber auch in die Unterlage, leistet also stabilisatorische Haltearbeit. Die **entlastete obere Seite** vollführt auf dieser Basis die phasische Drehung, Arm und Knie greifen in einer schrittähnlichen Weise vor, bis sie die Unterlage erreichen und das Gewicht übernehmen können. So entspricht das Reflexdrehen sehr weitgehend dem Reflexkriechen.

Stadien der Eigenentwicklung.

Frühkindliche Entwicklung. Im Zuge der frühkindlichen **Eigenentwicklung** zeigen sich folgende Stadien:

1. Beugehaltung des gesunden Neugeborenen (**1. Beugestadium**).
2. Ihm folgt zunächst die Fähigkeit zur symmetrischen Körperstreckung in der Bauchlage und im Landau-Versuch (**1. Streckstadium**).
3. Das kriechende und krabbelnde Fortbewegen und Aufsetzen (**2. Beugestadium**), wobei Rücken, Arme und Knie bereits gute Streckungen zeigen und nicht mehr synchron mit den Hüften gebeugt sind.
4. Schließlich die freie Aufrichtung im Stand (**2. Streckstadium**).

Diese ursprünglich von Ingram (1959) definierten Stadien lassen gleichzeitig erkennen, wie das Kind auf seiner Unterlage immer kleinere und immer distaler gelegene Körperpartien aufstützt.

Tonische Schablonen.

Weitere tonische Reflexe. Vojta hat durch seine diffizilen Beobachtungen und Forschungen festgestellt, dass die kindliche Bewegungsentwicklung vom Krabbeln bis zum aufrechten Gang im Reflexkriechen und -drehen begründet ist, der rhythmische Wechsel von belasteter und vorschreitender Körperseite also schon vorweggenommen ist als Erbgut aus der Ahnenreihe der Wirbeltiere. Demgegenüber haben die Komplexe der **tonischen Schablonen**, wie die tonischen Halsreflexe und andere, beim gesunden Kind für die spätere Bewegungsanbahnung nur eine sehr geringe Bedeutung. Sie entsprechen dem Reifestadium des ersten Trimenon und werden durch höhere Koordinationsformen überbaut, können jedoch bei erworbenen Hirnschäden wieder hervorbrechen.

4.29.2   Behandlungsziele

Reflex-Lokomotion ist Bahnungssystem.

Für die Therapie nach dem Vojta-Konzept ist wesentlich, dass das automatische Kriechen und Drehen – **die Reflex-Lokomotion** – ein Bahnungssystem darstellen, welches geeignet ist, die Auswirkungen einer danieder liegenden, schablonengebundenen Koordination – eben der zerebralen Bewegungsstörung – zu beseitigen oder mindestens zu mildern.

Stimulation der reflektorischen Bewegungsmuster.

Schließen von phylogenetischen Defekten. Vojtas Behandlung sieht also das Wesen der frühkindlichen Koordinationsstörung nicht so sehr in einem momentanen Ausfall oder Überschuss von Innervationen, sondern in Defekten in den phylogenetischen Vorstufen. Er spricht vom **präspastischen Syndrom**, weil die Spasmen erst nach Ablauf der ersten Monate einsetzen. Aber auch Leiden, die später eingetreten sind, z. B. Erkrankungen oder Traumen des Gehirns und geburtsbedingte Plexuslähmungen, lassen sich durch die **Stimulation der reflektorischen Bewegungsmuster** behandeln, besser als durch passive oder aktive Übungen der defizitären Willkürmotorik. Haltungsabweichungen der Wirbelsäule (Skoliosen) oder der Füße können ebenfalls als Fehlleistungen der Koordination verstanden und mit phylogenetischen Kriech- und Drehreflexen behandelt werden (Wassermeyer u. Vojta 1993).

Nachholen fehlender Entwicklungsstufen. Wenn ein bewegungsgestörtes Kind, welches bereits frei läuft, im Vojta-Konzept mit reflektorischen Kriechmustern, also auf dem Niveau des ersten Trimenon behandelt wird, bedeutet dies nicht etwa einen Rückschritt in ein niedrigeres Entwicklungsstadium. Vielmehr sollen die **Lücken in den Bewegungsvoraussetzungen** geschlossen und damit **fehlende Entwicklungsdetails** nachgeholt werden. Das Kind lernt dann, die in den niederen Positionen erarbeiteten Elemente, besonders diagonale Rotations- und Inkurvationsbewegungen, auch im aufrechten Gehen und Bewegen einzusetzen.

Schließen von Entwicklungslücken.

4.29.3 Behandlungsprinzipien und Art der Technik

Behandlungsprinzipien

Vojta entwickelte die **reflex-kinesiologisch begründete Physiotherapie** in enger Zusammenarbeit mit den Therapeuten. Dabei benutzte er bereits bestehende Konzepte wie den Bauer-Kriechreflex, wobei Druck auf eine Ferse beim Neugeborenen in Bauchlage ein Abstoßen des stimulierten Beins und ein Anziehen der Gegenseite auslöst. Auch Kriechmuster nach Temple Fay und Erkenntnisse der PNF-Therapie nach Kabat wurden von Vojta berücksichtigt.

Reflex-kinesiologische Therapie.

Befunderhebung. Vor die Behandlung ist selbstverständlich die Befunderhebung gesetzt. Ihr Inhalt ist die **Feststellung der posturalen Ontogenese**, die automatisch alle Untereinstufungen umgreift. Darin ist die Prüfung der Lagereflexe von hervorragender Bedeutung. Zusätzlich werden die Haltung und Bewegung des Kindes in der momentanen Situation auf der Unterlage beachtet, die Abweichungen vom Zustand der »Idealmotorik« registriert. Auch die Möglichkeiten des Kindes hinsichtlich seiner Fähigkeit, sich aufzusetzen, zu kriechen und zu krabbeln, sich aufzustellen und zu laufen, werden einbezogen. Die Mängel in der posturalen Ontogenese bestimmen das **Entwicklungsniveau**: So fallen selbst frei, aber auffällig laufende spastisch betroffene Kinder meistens in das Niveau des ersten Trimenon, wenn die frühen Elemente, die das flüssige Gangbild bestimmen würden, fehlen.

Diagnostik der posturalen Ontogenese.

Posturale Reaktionsfähigkeit und Aufrichtearbeit. Vojta lehnte den Begriff »Parese« in der Bezeichnung der Zentralen Koordinationsstörung ab. Der **Hypertonus des Spastikers** kann aufgefasst werden als ein dyskoordinierter Aufrichteüberschuss, entstanden mit dem Versuch des Kindes, sich trotz der fehlenden Voraussetzungen in die Streckstadien zu begeben. Schlaffheit der Haltemuskeln, die oft gleichzeitig besteht, ist simpler Aufrichtemangel. **Athetotische Fehlbewegungen** könnten fehlgeleitete phasische Impulse bei mangelhafter Aufrichtefähigkeit sein. Der Hemiplegiker signalisiert von der gesunden Seite aus, die allein die Stabilisation besorgt, der kranken Seite phasische Beugemuster. Dies würde die Beugestarre des Arms und die Verkürzung des Beins infolge Beckenschiefe erklären. Die genannten Abweichungen geraten gleichzeitig in die entwicklungsmäßigen Sackgassen der tonischen Primitvreflexe. Aber auch **orthopädische Fehlhaltungen** wie Skoliosen, Hüftluxationen oder Spitzfüße können als Folge fehlender posturaler Grundlagen verstanden werden. So sind die verschiedenen Bilder der Zerebralparese bei Vojta vor allem infolge von Mängeln in der korrekten Entwicklung der Aufrichtung zu sehen.

Charakteristika der zentralen Funktionsstörung.

> ❗ **Beachte**
>
> Das **therapeutische Prinzip nach Vojta beinhaltet** die Verbesserung der posturalen Reaktionsfähigkeit durch:
> - Wiederherstellung der phylogenetischen Lokomotion mit
> - Wiedererwerb der stabilisatorischen Aufrichtefähigkeit.

Zentrale Aufgaben der Therapie.

Die Aufrichtearbeit der gewichttragenden Körperseite ist wegen ihres stabilisierenden Charakters das wichtigere Element.

Techniken

Reflexkriechen aus der Bauchlage.

Die Behandlung soll frühestmöglich einsetzen, wünschenswert ist der Beginn schon im Neugeborenenstadium und im Brutkasten, ehe das Kind in die tonischen Ersatzmechanismen verfällt und damit seine Weiterentwicklung blockiert.

Bahnung des Reflexkriechens. Die Bahnung des Reflexkriechens (◘ Abb. 4.58) geschieht in der **Ausgangshaltung der Bauchlage**. Der Rumpf liegt achsengerecht, die Beine in leichter Beugung. Ein Arm liegt neben dem seitwärts gewendeten Gesicht, diese Hand hält eine glatte Rolle. Der andere Arm liegt neben dem Rumpf, der Handrücken berührt das Gesäß.

> ❗ **Tipp**
> Die Lage muss spannungsfrei sein, gelegentlich wird ein kleines Polster unter den Rumpf geschoben.

Neun streng definierte Auslösezonen.

Auslösezonen. Es gibt **neun** streng **definierte Auslösezonen**, die im Seitenwechsel angewandt werden. Dies sind:
- **hinterkopfseitig:** Ferse – Radius handgelenksnah – Akromion – Glutaealfaszie,
- **gesichtsseitig:** medialer Epikondylus Ellbogen – medialer Epikondylus Knie – vorderer Darmbeinkamm – Glutäalfaszie – medialer Schulterblattrand (M. rhomboideus).

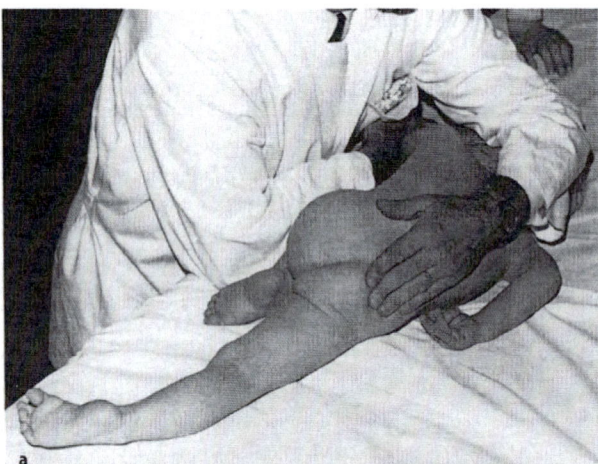

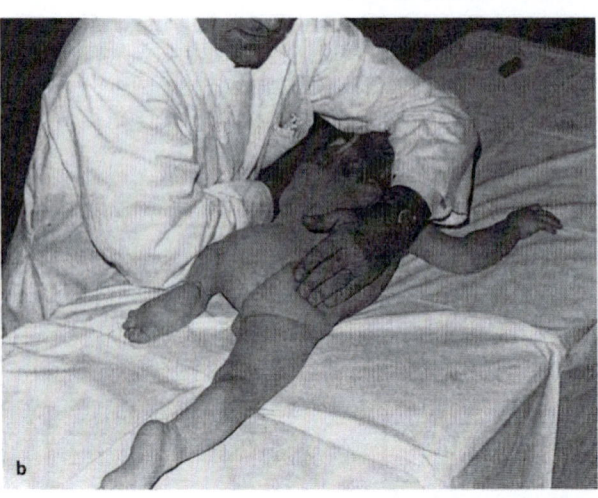

◘ Abb. 4.58. **a** Dr. Vojta beim Auslösen des Reflexkriechens von gesichtsseitigen Schlüsselpunkten an Ellbogen, Knie, Glutäen der Hinterkopfseite. **b** Der Kopf beginnt sich zu drehen (hier verdeckt), der rechte Arm kommt vorwärts, der Körper spannt sich mit Ausrichtung der Achse, das rechte Bein stemmt sich zurück

Je schwerer das Kind behindert ist, desto größer ist der Bedarf an Stimulation. In diesen Fällen müssen möglichst viele Zonen gleichzeitig berücksichtigt werden. Die Auslösezonen des Rumpfes und Kopfes bedeuten überwiegend Muskeldehnungen, meist in diagonalen Richtungen, an den Extremitäten sind es überwiegend Periostreize. Sobald die Stimulation einen Kriechansatz auslöst, wird der entstehenden Bewegung möglichst viel Widerstand entgegengesetzt, da dieser die Muskelaktivität verstärkt.

Reflexkriechmuster. Der **Ablauf des Reflexkriechmusters** entspricht dem Behandlungsbedarf des ersten Entwicklungstrimenon. Dennoch ist dies das aus oben gezeigten Gründen am häufigsten angewendete Muster. Durch die Auswahl der Auslösezonen hat der Behandler einen gewissen Einfluss auf die Aktivierung der besonders geforderten Muskelgruppen. **Bei Kindern mit Wortverständnis werden ganzheitliche Aufforderungen verwendet,** Vojta benutzte meistens nur: »Stoß mich weg!«, oder »Steh auf!«. Dem Wesen der Spastik gemäß führen die Reflexschritte – an der Ausführung gehemmt – zur Reduktion des spastischen Tonus, während gleichzeitig der Haltetonus der Aufrichtemuskeln zunimmt. Von ganz besonderer Bedeutung sind diese Faktoren im Hüftbereich. Aber auch die aktive Kopf- und Rumpfkontrolle und die mobile Reaktionsfähigkeit der Beine im Gebrauch des Alltags werden gebessert. Eine Einflussnahme auf die Mundmotorik ist ebenfalls möglich durch Nutzung von Auslösezonen im Kopf- und Zungenbodenbereich.

Ablauf des Reflexkriechmusters.

Reflexdrehen. Das Reflexdrehen (◻ **Abb. 4.59**) ist ebenfalls ein dem ersten Trimenon entsprechender Behandlungsvorgang. Die Ausgangshaltung ist nun die Rückenlage, eventuell auch eine Seitenlage. Dabei sind im Gegensatz zum Reflexkriechen die Auslösezonen auf Brust (7. Rippe neben dem Sternum, Zwerchfellansatz) und Kinn festgelegt. **Dieses Muster wird auch als »erste Phase« des Drehens bezeichnet.** Die folgenden Phasen rechnen nicht mehr zu der reflexbedingten phylogenetischen, sondern zu den **ontogenetischen Phasen.** Die Auslösezonen liegen in den verschiedenen Phasen in folgenden Körperbereichen:

Reflexdrehen aus der Rückenlage.

- in der **»zweiten Phase«** an Schulter und Becken,
- in der **»dritten Phase«** an Oberarm und Knien,
- in der (selten verwendeten) **»vierten Phase«** an Oberarm und einem Knie.

Die Ausgangshaltung für die späteren Phasen des Drehens ist die Seitenlage.

Ontogenetische Ansätze. Vojta hat noch diverse weitere »ontogenetische« Ansätze angegeben, bei denen das Kind aus Hockstellung (1. Position; ◻ **Abb. 4.60**), eventuell auch aus schrägem Sitz und halbem Vierfüßlerstand stimuliert wird. Die erste Position als Haltung des Neugeborenen wird mit den Stimulationen des Reflexkriechens häufig verwendet, die entwicklungsmäßig hoch ansetzenden Techniken werden aber wenig gesehen.

4.29.4 Indikationen

Das Vojta-Konzept wird zwar in erster Linie bei **Zerebralparesen** angewendet, eignet sich aber auch zur Behandlung **anderer Formen motorischer Regulationsstörungen,** beispielsweise bei:

Hauptindikationen.

- frühkindlichen Skoliosen, Schiefhälsen (Jirout 1998; Vojta u. Aufschnaiter 1983),
- Querschnittslähmungen,
- frischen Plexuslähmungen (Bauer 1984),
- ganz besonders bei Spina bifida.

Auch **Kinder, deren motorische Entwicklung** nicht eigentlich eine Entgleisung ins Krankhafte zeigt, sondern lediglich, z. B. **aufgrund nichtmotorischer Gehirnbehinderungen, stark verzögert abläuft,** wurden von Vojta in den Indikationsbereich einbezogen. Progrediente neurologische Erkrankungen wurden nur dann behandelt, wenn das Fortschreiten des Leidens langsamer war als der zu erwartende Erfolg. Auch **erwachsene Patienten mit akuten Paresen** eignen sich für die Behandlung (Aufschnaiter 1993, Vojta 1987; Vojta u. Schulz 1990).

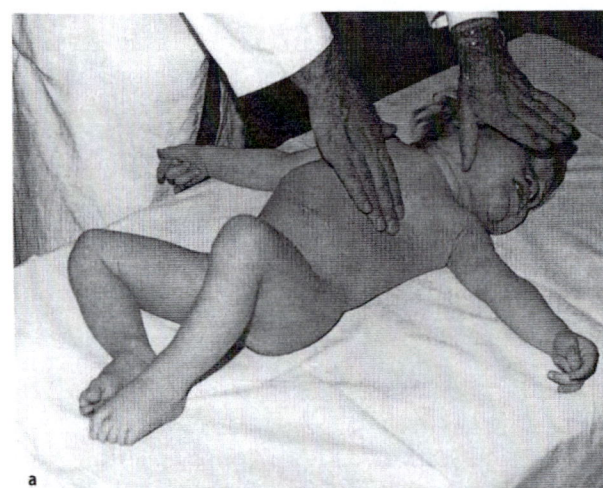

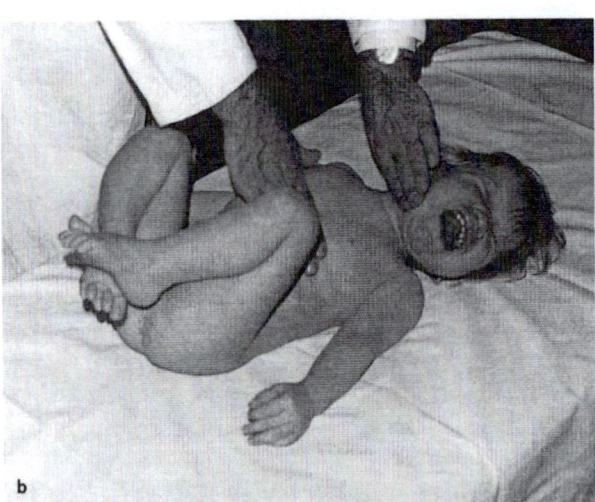

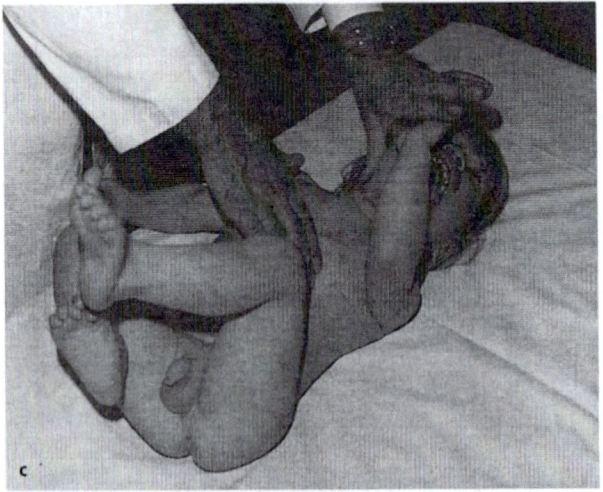

■ Abb. 4.59.   **a** Dr. Vojta beim Auslösen des Reflexdrehens. **b** Die Beine werden angezogen und gehoben, das Becken beginnt nach rechts zu schwenken, **c** der Kopf dreht sich gegen den Widerstand am seitlichen Kinn, der linke Arm kommt hoch und gegen leichten Widerstand nach rechts

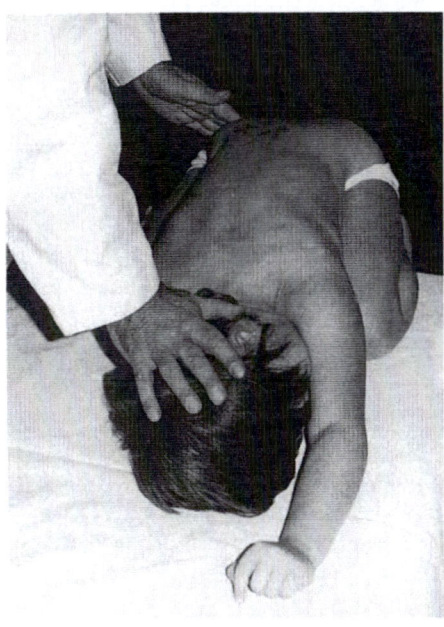

■ Abb. 4.60. Ein Kind in der Ausgangshaltung
der ersten Position

4.29.5   Kontraindikationen

Die **Kontraindikationen sind relativ.** So sah Vojta bei sehr schwer geistig behinderten Kindern keine Erfolgschancen. Abzuwägen ist auch, wieweit jeweils andere Verfahren wie das Bobath-Konzept erfolgversprechender sein dürften. Mitunter lehnen die Kinder die schmerzhaft empfundene Behandlung ab und damit auch die Eltern in der Furcht, dass ihre Kinder durch sie psychisch zu sehr belastet werden (Ludewig u.Mähler 1999). Darüber hinaus gelten die Gegenanzeigen für jegliche Krankengymnastik wie schwere akute entzündliche Erkrankungen und eine ausgeprägte kardiale oder pulmonale Insuffizienz.

Kontraindikationen sind relativ.

4.29.6   Klinische Erfahrungen und wissenschaftliche Untersuchungen

Funktionsverbesserung. Bei nicht zu großem Ausmaß des Gehirnschadens und frühestem Beginn der Behandlung kann das Kind noch eine vollständige physiologische Entwicklung nehmen (Vojta 1973). Schwerer betroffene Kinder lassen langsam nachgeholte Entwicklungsschritte erkennen, die die Situation wesentlich bessern. In der Praxis zeigen die Kinder unter der reflexkinesiologischen Behandlung nicht nur **motorische Fortschritte**, sondern auch **Verbesserungen der sensorischen Perzeption**, die Kinder nehmen ihre spastischen Gliedmaßen besser wahr und setzen sie spontan ein. Auch **vegetative Regulationen** wie Atmung, Kreislauf, Hautdurchblutung, Speichelfluss und Blasen-Darmtätigkeit werden **günstig beeinflusst.**

- Motorische Fortschritte,
- Verbesserungen der Sensorik.

Therapiedauer. Den theoretischen Grundlagen entsprechend ist die Entwicklungskinesiologie **nicht als Dauertherapie konzipiert.** Die Fähigkeit des Zentralnervensystems, frühe Koordinationsschäden zu kompensieren, ist begrenzt. Sehr viele Kleinkinder können zwar aus der Behandlung entlassen werden, dennoch verbleibt bei vielen die Notwendigkeit langfristiger Betreuung. Durch die tonusverbessernden Auswirkungen der Therapie ist dieses auch möglich. Dennoch zeigt die Praxis, dass der Einsatz als Intervallmaßnahme bei laufenden anderen Methoden als empfehlenswert gilt. Vojta sah Behandlungsperioden von 2–5 Jahren als ausreichend an, er billigte aber auch die langfristige Anwendung.

Begrenzte Therapiedauer.

Sofortbehandlung der Spina bifida. Von ganz besonders günstiger Wirkung ist das Bahnungssystem nach Vojta in der **Sofortbehandlung der Spina bifida** (Vojta u. Bauer

Lähmungsniveau kann verschoben werden.

1979). Das **Lähmungsniveau** kann dabei um ca. zwei Segmente nach unten verschoben werden, und die Blasen- und Darmfunktion bessern sich in erstaunlicher Weise.

 Tipp

Als Methode der Wahl gilt heute die Reflexlokomotion.

Psychologische Klippen.

Psychologische Führung. Leider stößt das Vojta-Prinzip auf gewisse **psychologische Klippen**. Die Notwendigkeit, zur Behandlungsoptimierung möglichst viele Auslösezonen gleichzeitig zu stimulieren, fordert die Geschicklichkeit des Behandlers in hohem Maße heraus. Er mag außer seinen Händen auch andere Teile seines Körpers dabei einsetzen. Da die Drucke hinreichend fest appliziert werden müssen, dann auch die entstehende Bewegung gehemmt wird, pflegt das Kind Unmut zu äußern. Bilder, bei denen der Behandler mit seinem Körper über dem schreienden Kind liegt, haben die Methode sehr in Verruf gebracht, und manche Eltern sehen sich nicht in der Lage, ihr geliebtes Kleines so zu »vergewaltigen«. Dieser **methodische Nachteil erfordert viel Geschick in der Elternführung**, auch wird das Kind immer wieder liebevoll beruhigt. Langsam gewöhnen sich die Kinder, manche lernen sogar, einen Leistungsstolz zu entwickeln. Hilfreich ist nur die Aussicht auf wirksame Verbesserungen, die ja für des Kindes gesamtes Leben gelten. Dennoch gibt es Eltern, die diese Therapie verweigern.

Gemeinsamkeiten und Verschiedenheiten der Konzepte.

Vojta- versus Bobath-Konzept. Die **Behandlungskonzepte nach Bobath und Vojta stehen häufig miteinander in Konkurrenz.** Leider hat jeder der Originatoren die eigene Methode als die einzig hilfreiche formuliert, sodass die jeweiligen Schulen gelegentlich auch noch heute in Wertigkeitsstreit zueinander treten. Dabei werden die **Gemeinsamkeiten oft übersehen und die Verschiedenheiten nicht ausreichend analysiert** (Feldkamp 1983; Karch u. Glauche-Hiegler 1993; Schweizer 2000). Beide Zugänge setzen eine mehrmonatige Fortbildungsmaßnahme und einen praktischen Erfahrungszeitraum beim krankengymnastischen Behandler voraus. Dadurch wird die Diskussion um die Wahl der rechten Therapie von vornherein eingegrenzt.

Frühbehandlung in klar umrissenen Mustern.

Vorteil der Vojta-Behandlung. Da das entwicklungskinesiologische Prinzip nach Vojta an den phylogenetischen Wurzeln der Bewegung arbeitet, bietet es sich als **Frühbehandlung** an. Therapeuten, die mit beiden Methoden gut vertraut und erfahren sind, glauben, dem Programm nach Vojta den Vorzug geben zu müssen. Ein **Vorteil seiner Techniken** ist, dass sie aus **klar umrissenen Mustern** bestehen, während die Bobath-Abläufe, abgesehen vom »Handling«, sehr dem Einfühlungsvermögen des jeweiligen Therapeuten überlassen sind. Deshalb kann das Bobath-Konzept jedoch nicht ohne weiteres in der Frühbehandlung abgewertet werden, doch die Praxis hat gezeigt:

 Tipp

Für eine **junge therapeutische Kraft** ist es leichter, sich an das Konzept nach Vojta zu halten.

Denn es gilt ja, auch die Mutter oder den Betreuer optimal einzuweisen, und von diesen kann ein gleiches geschultes Bewegungsgefühl wie von der Fachkraft kaum erwartet werden. Das »Handling« als Methode des therapeutischen Alltagsumgangs mit dem behinderten Kind ist aber in jedem Fall zu empfehlen und wird auch von vielen Vojta-Therapeuten zusätzlich verwendet.

Keine dauerhaften psychischen Schäden.

Nachteil der Vojta-Behandlung. Ein Nachteil der Vojta-Behandlung ist die bereits erwähnte psychische Belastung, die sie besonders für die Angehörigen darstellt. Zahlreiche Untersuchungen dazu haben gezeigt, dass **die gefürchteten dauerhaften psychischen Schäden für das Kind nicht eintreten.** Vielmehr scheint es, dass sie stressresistenter werden, den späteren Forderungen des Lebens leichter begegnen können. Dennoch muss manchen Eltern ihre Unfähigkeit, ihr Kind so streng zu behandeln, zugestanden werden.

Wirkungen auf den Muskeltonus. Bei Kindern, die an spastisch-athetotischen Formen der Zerebralparese leiden und bei denen eine Schlaffheit der Haltemuskulatur besteht, ist zur Stabilisierung der Haltefunktion die Vojta-Therapie zu bevorzugen. Harmonisch retardierte Hypotonieformen (Prototyp M. Down) profitieren mehr von vielseitiger, multisensorischer Stimulation zur Bewegungsanbahnung als von den fest umrissenen Techniken nach Vojta. Diese sollten dann höchstens unterstützend verwandt werden. Von besonderem Verdienst ist das Vojta-Prinzip dagegen in der Beeinflussung tonischer Muster. Trotz der »Hemmungen« im entwicklungsneurologischen Konzept nach Bobath gelingt dies bei den reflexmustergeprägten (Athetose-) Formen besser.

In der Bobath-Therapie fehlt das Element des manuell gegebenen Widerstands, er kommt nur unter den Bedingungen der Schwerkraft, also indirekt, zur Anwendung. Ob damit die Möglichkeit einer optimalen Stabilisierung der Haltemuskeln verringert ist, bleibt eine offene Frage; denn die günstige propriozeptive Einwirkung der Schwerkraft auf die Gelenke unter Belastung, wie im Stand, mag dies voll kompensieren.

Betreuung des heranwachsenden Kindes. Für diese Patientengruppe gilt: Seinem Grundverständnis gemäß ist das **Vojta-Konzept zeitlich befristet.** Zwar kann seine Anwendung in jedem Alter intervallmäßig von Vorteil sein, jedoch ist eine Dauerbehandlung beim älteren Patienten nicht nur technisch schwierig, sondern auch **weniger erfolgversprechend als das Bobath-Konzept,** welches den Alltag einbezieht und vielseitige Bewegungsmöglichkeiten vermittelt. Die Versorgung mit adäquaten Hilfsmitteln ist ebenfalls darin einbezogen, was mit vorrückendem Alter der Patienten immer mehr im Vordergrund steht. Ungünstig erscheint auch das Verbot des Stehens bei Vojta, welches sich unter der Bobath-Strategie doch schon bei kleinen Kindern bewährt, und als besonders kritisch muss es gelten, wenn Kindern im Schulalter die Gehübungen untersagt werden, solange pathologische Muster nachweisbar sind. Da das »Lauflernalter« grundsätzlich begrenzt ist, sollten **im Schulalter (nicht vorher!) Gehübungen** mit geeigneten Hilfsmitteln eingeflochten werden. Sehr oft bleibt die Erziehung zur Verkehrstüchtigkeit **im Alltag** auf der Strecke. Das Bobath-Konzept erlaubt auch Einbeziehung von sportlichen Aktivitäten, die, angeleitet durch ausgebildete Therapeuten, wegen ihres motivierenden Charakters für Jugendliche und Erwachsene zunehmende therapeutische Bedeutung gewinnen. Die Abwehr von orthopädischen Operationen durch Vojta hat sich zwar inzwischen gelockert, dennoch wird unter seinem Regime die Möglichkeit eines hilfreichen Eingriffs manchmal zeitlich verpasst.

Behandlung auch von Erwachsenen. Das Vojta-Programm hat seinen festen Platz in der Behandlung der Spina bifida, in der geburtsbedingten Arm-Plexus-Lähmungen, beim geburtsbedingten Schiefhals im Frühstadium und bei der Säuglings-«Skoliose«. Die **Skoliosen** und Wirbelsäulen-Haltungs-Schwächen des älteren Patienten werden heute sehr fachgerecht durch die Rückenschulen betreut, hier mögen die Ansätze nach Vojta oder Bobath allenfalls Ergänzungen sein. Auch die eingangs genannten **orthopädischen Fehlhaltungen** einzelner Gliedmaßen oder der Arthrogrypose sind nicht unbedingt als Indikation für ein neurophysiologisch begründetes Therapiekonzept zu verstehen.

Degenerative neurologische Erkrankungen. Für diese Patientengruppe ist die krankengymnastische Behandlung noch stärker als die infantile Zerebralparese individuell zu gestalten. Oft steht die Frage der Geschwindigkeit des Krankheitsverlaufs im Raum. Hier gilt die Regel, dass im Allgemeinen die Zukunft in der Verlängerung der Vergangenheit gesehen werden kann. Bei raschem Verfall wird die Krankengymnastik über vorsichtige Mobilisationsversuche und Kontrakturenprophylaxe nicht hinauskommen. Hilfsmittel sind gefragt. Dabei dürfte das Vojta-Prinzip kaum zur Diskussion stehen.

Differentialindikation.

Übergang zum Bobath-Konzept.

Geeignete Indikationen bei Erwachsenen.

Individuelle Therapiegestaltung.

4.29.7   Ausbildungsmöglichkeiten

Die Zusatzausbildung nach Vojta wird mit der Internationalen Vojta Gesellschaft e.V. in München durchgeführt. Gefordert wird ein zweiteiliger Kurs von 3 Monaten. Eine Zertifizierung erfolgt durch die Kursleitung. Anfragen bezüglich Kosten und Terminen sowie Anmeldungen zur Weiterbildung sind ausschließlich zu richten an die Kursorganisation: Deutsche Akademie für Entwicklungs-Rehabilitation e.V., Heiglhofstraße 63, D-81377 München, Tel. 089–71009–237/-239, Fax 089–7192827. Der theoretische Teil findet für alle Teilnehmer an der Deutschen Akademie für Entwicklungsrehabilitation e. V. statt. Der praktische Teil der Weiterbildungsmaßnahme findet statt in Berlin, Bochum, Erfurt, Frankfurt/ M.-Höchst, Heidelberg, München und Siegen.

Literatur

Aufschnaiter D von (1989) Die Reflexlokomotion. Eine Neuro-kinesiologische Behandlungsform nach Vojta. In: Feldkamp M (Hrsg) Krankengymnastische Behandlung der Infantilen Zerebralparese, 4.Aufl. Pflaum, München, S 127–156

Aufschnaiter D von (1993) Vojta-Therapie: Anspruch und Wirklichkeit. Krankengymnastik 45:196–197

Bauer H, Vojta V (1984) Behandlung der geburtstraumatischen Plexusparese. Sozialpädiatrie 6:596–602

Fay T (1954) The origin of human movement. Am J Psychiat 111:644–652

Feldkamp M (1983) Zur Behandlung der Zerebralparese – Krankengymnastik nach Bobath oder Vojta? Theoretische Grundlagen und Analyse. der kinderarzt 14:854–860

Gehrke M, Vojta V (1998) Reflexlokomotionstherapie nach Vojta in der Rehabilitation von Erwachsenen. Neurol Rehabil 4:76–79

Ingram TTS (1959) Muscle tone and posture in infancy. Cerebral Palsy Bull 5:6

Jirout J (1998) Blockierungen der Kopfgelenke und ihre Seitigkeit – Stimulierung der Auslösezonen nach Vojta, um sie zu beheben. Krankengymnastik 50:1339–1341

Karch D (1989) Ergebnisse der Frühbehandlung infantiler Zerebralparesen. In: Karch D, Michaelis R, Rennen-Allhof B et al. (Hrsg) Normale und gestörte Entwicklung. Springer, Berlin Heidelberg, S 117–126

Karch D, Glauche-Hiegler A (1993) Neurophysiologische Grundlagen krankengymnastischer Behandlung bei infantilen Zerebralparesen – Ist ein Methodenstreit noch zeitgemäß? Krankengymnastik 45:1211–1224

Ludewig A, Mähler C (1999) Krankengymnastische Frühbehandlung nach Vojta oder nach Bobath: Wie wird die Mutter-Kind-Beziehung beeinflusst? Prax Kinderpsychol 48:326–339

Schweizer E (2000) Der Unterschied zwischen der Vojta-Therapie und anderen krankengymnastischen Therapiemethoden. Krankengymnastik 52:640–646

Vojta V (1972a) Die Lagereflexe in der Entwicklungskinesiologie. Z Orthop 110:450–467

Vojta V (1972b) Die Lagereflexe in ihrer pathologischen Gestaltung vom Aspekt der tonischen Nackenreflexe und der tonischen Labyrinthreflexe. Z Orthop 110:468–476

Vojta V (1973) Reflexveranlagte Fortbewegung – Reflexkriechen und Reflexumdrehen, Anwendung bei 207 Kindern – Analyse der Endresultate. Z Orthop 111:292–309

Vojta V, Bauer H (1979) Möglichkeiten der Rehabilitation bei Meningomyelodysplasien. Mschr Kinderheilk 127:351–353

Vojta V, Aufschnaiter D von (1983) Der geburtstraumatische Torticollis myogenes und seine krankengymnastische Behandlung. Krankengymnastik 39:4

Vojta V (1987) Zur Prognose der spät behandelten cerebralparetischen Kinder für die Fortbewegung bei Behandlung mit Mustern der Reflexfortbewegung. der kinderarzt 18:1173

Vojta V (1989) Die posturale Ontogenese als Basis der Entwicklungdiagnostik. der kinderarzt 20:669–674

Vojta V (2000) Die zerebralen Bewegungsstörungen im Säuglingsalter, 6.Aufl. Hippokrates, Stuttgart

Vojta V, Schulz P (1990) Zur Effizienz der Physiotherapie bei fixierter Zerebralparese. der kinderarzt 21:995–999

Vojta V, Peters A (1996) Das Vojta-Prinzip, 2.Aufl. Springer, Berlin Heidelberg

Wassermeyer D, Vojta V (1993) Die Wirbelsäule als Haltungshintergrund der Feinmotorik. Krankengymnastik 45:535–539

Indikationsspezifische kranken-gymnastische Gruppenkonzepte

Gruppendynamische
Interaktionen fördern die
Motivation.

Für die krankengymnastische Therapie bei häufig auftretenden Erkrankungen werden neben Einzelbehandlungen zu ihrer Ergänzung und Fortführung über längere Zeiträume häufig auch Gruppenbehandlungen durchgeführt. Sie haben den Vorteil, zusätzlich zur funktionellen Therapie **gruppendynamische Interaktionen** zu vermitteln, was die **Motivation** des Patienten erhöhen sowie **soziale Kontakte** und das Selbstvertrauen fördern kann. Die Arbeit kann in geschlossenen, offenen und halboffenen Gruppen erfolgen. Die Gruppentherapie kann gezielter und wirksamer eingesetzt werden, wenn die Gruppen **möglichst** homogen sind, d. h. je einheitlicher oder ähnlicher die Krankheitsbilder und Krankheitsstadien sowie die Funktionsausfälle der Teilnehmer sind.

Krankheitsbezogene
Therapieziele.

Bei vielen Gemeinsamkeiten einer Gruppenbehandlung sind jedoch die **Therapieziele** abhängig von der Art der jeweiligen Erkrankung und ihren Stadien verschieden und die einzusetzenden Verfahren deshalb vielfältig. Beispielhaft sollen in den folgenden Kapiteln Therapieziele und Behandlungsmethoden bei einigen häufigen Erkrankungen, bei denen eine Gruppentherapie oft angeboten und eingesetzt wird, dargestellt werden. Es besteht aber kein Anspruch auf Vollständigkeit, da die Zahl möglicher Gruppenkonzepte den Rahmen dieses Buches sprengen würde.

Die allgemeinen Gesichtspunkte der krankengymnastischen Behandlung in Gruppen enthält ▶ Kap. 5.1 »Rheumagruppen«, in dem allerdings die Besonderheiten bei rheumatischen Erkrankungen im Vordergrund stehen.

5.1 Rheumagruppen

R. Fricke, G. Grapow

5.1.1 Grundlagen der Gruppentherapie

Motivation des Patienten ist entscheidend.

Anforderungen an den Therapeuten. Die Durchführung der Gruppentherapie erfordert:

- Erfahrung in der Behandlung von Rheumakranken,
- Kenntnisse in Gruppentherapie,
- einen großen Schatz an unterschiedlichen Therapiebeispielen,
- Wissen um die vielfältigen Behandlungsmöglichkeiten und
- eine große Motivationsfähigkeit.

So kann den Gruppenmitgliedern die wöchentlich sich wiederholende Therapie ausreichend interessant gemacht werden. **Das gemeinsame Erleben, die Gemeinsamkeit bei der Therapie führt die Teilnehmer als Gruppe zusammen.** Es gilt, den Gruppengeist zu stärken. Das Selbstwertgefühl wird gesteigert. Erfahrungsaustausch und Aufbau neuer **sozialer Kontakte** untereinander helfen dem Einzelnen, sein Los leichter zu tragen.

Die **Motivation des Patienten**, regelmäßige Bewegungsübungen in der Gruppe und auch allein zu Hause durchzuführen, ist entscheidend für den Krankheitsverlauf – und eine große Aufgabe für den Therapeuten.

 Beachte

Nur eine **konsequente tägliche Durchführung** der Übungen und ein **regelmäßiges krankengymnastisches und gruppentherapeutisches Behandlungsprogramm** sind das Optimum für die Prophylaxe und Rehabilitation rheumatisch erkrankter Gelenke.

Ergänzung zur Einzelgymnastik.

Stärkung von Selbstbestätigung und Selbstvertrauen. Eine **Gruppenbehandlung ist als Ergänzung zu einer Einzelgymnastik anzusehen.** Die Therapie in der Gruppe weist zwar eine geringere Möglichkeit der Spezialbehandlung auf, bietet dafür aber andere Vorteile. Das sind eine regelmäßige Therapiemöglichkeit mit **mehr Spaß durch Gemeinschaft**, unterstützt durch Spiele und Ablenkung vom eigentlichen Übungsziel und der Krankensituation, die die Zeit vergessen lassen und so eine größere Ausdauer begünstigen. **Kontaktmöglichkeiten** fördern zudem ein besseres Sozialverhalten und Integration infolge Gleichstellung. Ein **Erfahrungsaustausch** führt zu einer Anteilnahme an der Situation anderer Gruppenmitglieder und oft zu einem Ansporn durch Vergleich und zur gegenseitigen Motivation.

 Beachte

Erfahrungsaustausch.

Selbstbestätigung und das Selbstvertrauen werden durch Gruppentherapie gestärkt.

Individuelle Übungsprogramme.

Individuelle Übungsprogramme. Die Übungsprogramme müssen **so individuell wie möglich auf die Gruppenmitglieder abgestimmt** sein, da die Gelenke in verschiedenen Stadien unterschiedlich belastbar sind. In der Praxis handelt es sich jedoch keinesfalls um homogene Gruppen, sondern um Patienten in unterschiedlichsten Krankheitsstadien. Der Therapeut muss sich über die individuellen Gelenkzustände seiner Teilnehmer informieren und diese in der Dosierung, Belastung und Ausgangsstellung seines Übungsangebots berücksichtigen, um den Gelenkknorpel nicht (noch mehr) zu schädigen. Die Auswahl der gruppentherapeutischen Übungen ist demnach keineswegs eine allgemeine Gruppenbehandlung, bei der nur **ein** Belastungsreiz und **eine** Belastungsdauer vorgegeben wird.

 Beachte

Der **Aufbau der Übungseinheiten** folgt dem Prinzip **von leicht zu schwer**.

Dies gilt für:

- die Wahl der Ausgangsstellung,
- der Art des Einsatzes von Handgeräten und
- für die Übungsausführung als Einzel-, Partner- oder Gruppenübung.

Motivationshilfen. Eine wichtige Aufgabe der Therapeuten ist es, Motivationshilfen zu geben. Sie erfolgen bereits nonverbal im Verhalten des Therapeuten wie einem offenen, freundlichen Auftreten mit entsprechender Gestik und Mimik sowie seinen manuellen und visuellen Hilfen, in denen sein Engagement deutlich wird. **Der Therapeut sollte:**

— die Gruppenteilnehmer in einer persönlichen Atmosphäre ansprechen,
— mit Interesse und Engagement die Übungen vor- und mitmachen,
— dem Patienten ein Gefühl des »Aufgehobenseins« vermitteln, loben, individuelle Probleme und Wünsche erfragen und auf sie eingehen.

Motivationshilfen sind auch:

— das Einsetzen von Geräten wie Bällen, Stäben, Seilen, Tüchern usw.,
— altersgerechte Musikbegleitung (nicht höher als 130 Takte in der Minute),
— das Nutzen von Außenanlagen und Spiel- und Staffelformen.

Partner- und Gruppenübungen erfordern zudem Kommunikation und Koordination mit dem Partner und dienen außerdem einem gemeinsamen Lösen und Erleben von Bewegungsaufgaben (Literaturübersicht s. Braun 1984; Rößler 1993).

Spezielle Gruppentechniken.

5.1.2 Funktionelle Grundlagen

Unterschiedliche Erkrankungen. Rheuma bedeutet **Schmerz bei Bewegung und in Ruhe**, in Gelenken und/oder der Wirbelsäule, in den diese umgebenden Gelenkbindegeweben und in der Muskulatur. Ein derartiger Rheumabegriff umfasst eine Vielzahl in ihrer Entstehung und ihrem Verlauf unterschiedliche Erkrankungen wie:

— rheumatoide Arthritis,
— ankylosierende Spondylitis,
— degenerative Gelenkleiden (Arthrosen),
— Weichteilrheumatismus und
— pararheumatische Erkrankungen.

Schmerzen stören das Gleichgewicht.

Muskulatur, Sehnen, Bandapparat und Gelenk bilden eine **funktionelle Einheit**. Schmerzen vermögen das Gleichgewicht bei der Haltung, bei Bewegung und damit bei der Gelenkführung erheblich zu stören. Schmerz löst Fehlhaltungen und Fehlstellungen aus. Damit ist die Gefahr einer Gelenkschädigung gegeben. Vorgeschädigte Gelenke werden in noch weit größerem Maße belastet als gesunde Gelenke. Darin liegt eine große Gefahr rheumatischer Beschwerden bzw. rheumatischer Erkrankungen.

Bedeutung der Gelenkführung. Das Zusammenspiel der Funktionseinheit Muskulatur, Sehne, Bandapparat und Gelenk ist für die Gelenkführung von entscheidender Bedeutung. Nur ein physiologisch, d. h. normal geführtes Gelenk kann Belastungen ohne Schaden zu nehmen auffangen und Schaden verhindern. Schmerz, Entzündung und Degeneration stören das **Gleichgewicht im Gelenk** u. U. erheblich. In dieser Tatsache liegt die Begründung für eine Gruppentherapie bei rheumatischen Leiden, auch wenn Patienten mit unterschiedlichen Erkrankungen aus dem rheumatischen Formenkreis in einer Gruppe behandelt werden. Voraussetzung dazu ist selbstverständlich, dass die Gruppentherapie von einem Krankengymnasten durchgeführt wird, der eine Weiterbildung zur Behandlung von Rheumakranken durchlaufen hat. Er muss außerdem bei aller Begrenzung, die in einer Gruppentherapie liegt, in der Lage sein, auf verschiedene Erkrankungsformen Rücksicht zu nehmen und die Bewegungen korrigierend zu beaufsichtigen.

Funktionelle Gleichgewichte.

Wirkungen auf die Gelenkbeweglichkeit. Eine schmerzhafte Einschränkung der Gelenkbewegungen führt u. U. zu deren Einsteifung und im weiteren Verlauf zu **Fehlstellungen** und **Gelenkschädigungen**. Wiederholte, gezielte Bewegung vermag dem entgegenzuwirken wie Schmerzen zu mindern und eine eventuell vorhandene Steifigkeit abzubauen. Der Rheumakranke kann sich wieder freier bewegen, Überlastung muss dabei aber in jedem Fall vermieden werden. Bewegung hat daher in der Therapie rheumatischer

Auswirkungen von Einschränkungen der Gelenkbewegungen.

Erkrankungen einen zentralen Stellenwert. Sie stellt einen bedeutenden Teil der erforderlichen Kombinationstherapie dar.

Knorpelernährung.

Wirkung der Bewegung auf den Gelenkstoffwechsel. Bewegung ist notwendig, um die **Ernährung des Knorpels** aufrecht zu erhalten. Durch Druck und Sogwirkung auf den Knorpel und die Synovia dringt Gelenkflüssigkeit bis zu den Zellen vor und ermöglicht den Austausch von Auf- und Abbaustoffen im Gewebe, den Stoffwechselaustausch. Desweiteren werden Medikamente an den Ort des Krankengeschehens herangeführt. Bewegung erhält die Durchblutung aller an der Gelenkführung beteiligten Gewebe aufrecht und hält diese körperwarm. Sie sorgt für den Abtransport von Gewebsflüssigkeit, so dass Ödeme oder Stauungen abgebaut werden können. Dabei lässt die Spannung im Gewebe nach, und die Gelenkbeweglichkeit bessert sich.

Bewegung als Gelenkschutz.

Ein Rheumakranker muss sich deshalb **möglichst viel selbst bewegen.**

> **Beachte**
> Durch Bewegung lässt der Schmerz nach, gleichzeitig werden die Gelenke und die gelenkführenden Gewebe besser durchblutet und die Muskulatur gekräftigt.
> Die Gelenke werden besser und sicherer geführt. Ein derartiger Gelenkschutz kann zu einer Unterdrückung der Krankheitsaktivität beitragen.

Gefahr der Einsteifung.

Gefahren des Bewegungsmangels. Bewegungstherapie muss lebenslang kontrolliert, d. h. unter Aufsicht durchgeführt werden, denn ein rheumakranker Mensch bewegt sich nur bis an seine Schmerzgrenze. Bleibt er auch nur ein wenig darunter, steift ein Gelenk zunehmend ein, der Bewegungsradius nimmt ab, und die Bewegungen werden zunehmend schmerzhafter, so dass Ausweichbewegungen sich einschleichen.

> **!** **Beachte**
> Ausweichbewegungen führen zu Fehlbelastung und Fehlstellungen.

Durch diese zusätzliche Belastung kann bereits geschädigtes Gelenkgewebe weiter zerstört werden, und der Krankheitszustand verschlechtert sich.

5.1.3   Behandlungsziele

– Funktionszustand erhalten,
– Entwicklung von Fehlstellungen vermeiden.

Ziel und Aufgabe der krankengymnastischen Behandlung Rheumakranker ist es, durch regelmäßige und kontrollierte Bewegungstherapie den Funktionszustand von Gelenken, Wirbelsäule und Muskulatur zu erhalten und eine Entwicklung von Fehlstellung und Fehlhaltung zu vermeiden. Dies kann nur durch ein **kontinuierliches Training unter fachgerechter Kontrolle** erreicht werden. Hierbei bilden zwei Zielsetzungen die Schwerpunkte:
– Funktionstraining,
– Gelenkschutz.

Funktionstraining. Das Funktionstraining dient dem **Behandeln und Verhindern von Muskeldysbalancen und Dysfunktionen** sowie von **Gelenkfehlhaltungen und Deformitäten.** Im Einzelnen stellen sich folgende Aufgaben: Die Muskulatur ist zu kräftigen und zu dehnen, gemeinsam mit dem Bindegewebe soll sie gelockert und besser durchblutet werden, schließlich soll ihre Entspannung auch Schmerzen lindern.

Gelenkschutz. Der Gelenkschutz dient vor allem einer **Stabilisierung der bandgeführten Gelenke.** Besonders sind Fehlhaltungen und Fehlstellungen zu vermeiden. Wie im Funktionstraining soll Bewegung zudem die Knorpelernährung verbessern. Schließlich soll der Patient lernen, seine Belastungsgrenzen zu akzeptieren und die Grundprinzipien des Gelenkschutzes in sein Leben und seinen Alltag zu integrieren.

5.1.4 Behandlungsprinzipien und Art der Technik

Behandlungsprinzipien

Das Funktionstraining und der Gelenkschutz sind die Hauptaufgaben der krankengymnastischen Behandlung Rheumakranker. Diese Aufgaben werden angepasst an die jeweiligen Krankheitsstadien und Funktionsstörungen, die in einer Gruppe heterogen sein können, von entsprechend ausgebildeten und erfahrenen Therapeuten mit verschiedenen Behandlungstechniken ausgeführt. Hinzu kommen in der **Gruppengestaltung und -führung** Motivationshilfen (s. S. 467). Die Organisation der Gruppen erfolgt durch örtliche Arbeitsgemeinschaften der Rheuma-Liga, Rheumatologen und Krankengymnasten. Im Rahmen der Gruppenbehandlungen wird zumeist eine Therapieeinheit wöchentlich angeboten.

Gruppengestaltung.

Techniken

Methoden. Um den genannten Aufgaben nachzukommen, werden für die jeweiligen Gruppenteilnehmer **geeignete Elemente verschiedener krankengymnastischer Methoden,** die in eigenen Abschnitten dargestellt sind, ausgewählt. Das sind neben Übungen auf dem Hocker, der Matte und im Wasser die Komplexbewegungen nach Kabat (PNF) (s. ▶ Kap. 4.16, S. 323 ff), die funktionelle Bewegungslehre nach Klein-Vogelbach (s. ▶ Kap. 4.17, S. 335 ff), die Stemmführung nach Brunkow (s. ▶ Kap. 4.7, S. 239 ff), die Manuelle Therapie (s. ▶ Kap. 4.20, S. 365 ff), die Cyriax-Methode (s. ▶ Kap. 4.9, S. 257 ff), Entspannungsverfahren wie auch diejenige nach Feldenkrais (s. ▶ Kap. 4.10, S. 267 ff).

Verschiedene krankengymnastische Methoden.

— Aufwärmung,
— Dehnung,
— Mobilisation.

Zu Beginn:

Aufbau einer Übungsstunde. Eine Übungsstunde beginnt zur Vorbereitung der Muskulatur und allgemeinen Herz-Kreislauf-Leistungsfähigkeit immer mit einem »**Aufwärmen**« und anschließender **Dehnung** und **Mobilisation.** Es folgen Koordinationsübungen, die Kräftigung und das Ausdauerleistungstraining. Abschließend folgt stets eine »aktive Entspannung« (»cool down«).

Die Komponenten **Koordination und Kraftausdauer nehmen den wichtigsten Teil der Stundengestaltung ein.** Bei Rheumapatienten ist die allgemeine dynamische Muskelausdauer die Haupttrainingsform. Ein reines Ausdauertraining bildet einen kleineren Anteil in Spielformen, Gruppenübungen und im Bewegungsbad. Das Training von Koordination, Kraftausdauer und Ausdauer wird bei Rheumapatienten beispielsweise mit folgenden Belastungskomponenten durchgeführt:

Hauptkomponenten: Koordination und Kraftausdauer.

— **Koordination:**
  - Reizdauer: 25–30 Wiederholungen,
  - Reizhäufigkeit: 3–4 Serien,
  - Reizintensität: mit momentaner schmerzfreier maximaler Leistungsfähigkeit,
  - Reizdichte: 60 s Pause zwischen den Serien.
— **Kraftausdauer:**
  - Reizdauer: 15–20 Wiederholungen oder 7 s statische Anspannung,
  - Reizhäufigkeit: 2–4 Serien,
  - Reizintensität: 30–50 % der momentanen maximalen Leistungsfähigkeit,
  - Reizdichte: 15–30 s Pause zwischen den Serien.
— **Ausdauer:**
  - Reizdauer: 2–8 min (Mittelzeitausdauer),
  - Reizhäufigkeit: 2–3 Serien,
  - Reizintensität: 40–60 % der momentanen maximalen Leistungsfähigkeit.

Funktionstraining. Beim Funktionstraining sind die Gelenkfunktionen, besonders die Gelenkbeweglichkeit und -führung zu verbessern und zu erhalten sowie die **Koordination, Feinmotorik** und **Sensibilität** zu schulen, wobei **Geschicklichkeit** und **Konzentration** gefördert werden. Gegebenenfalls sind auch Kompensationsmechanismen zu entwickeln und zu

Auflockerung durch Spiel oder einen kleinen Wettkampf.

erhalten, um den Patienten die Alltagstätigkeiten und eine Eigenversorgung zu erleichtern. Das Funktionstraining wird durch Spiel oder gar einen kleinen Wettkampf aufgelockert. Rhythmische Bewegung, vielleicht auch Tanz regen die Stimmung an. Ansporn durch Vergleich und Spaß beim Spiel fördern die Motivation. Das Krankheitsbewusstsein kann dadurch für eine Zeitlang in den Hintergrund treten. Haltungsschulung und Alltagsbewegungen sollten in jede Stunde eingeschlossen werden. Dabei müssen alltägliche Arbeiten wie richtiges Tragen, Bücken und Heben rückenschonend geübt werden.

Ökonomischer Krafteinsatz des Körpers.

Gelenkschutz. Beim Gelenkschutz sind eine Muskelkräftigung, das Abbauen von Dysfunktionen und Gelenkfehlstellungen sowie eine angepasste und verbesserte Gelenkführung wiederum vorrangige Aufgaben. Der Gelenkschutz besteht in einem **ökonomischen Krafteinsatz des Körpers** auf der Grundlage achsengerechter Gelenkbewegungen. Dem Rheumapatienten müssen hierzu folgende Regeln vermittelt werden, die er erlernen und umsetzen soll.

Der Rheumakranke soll:
— ein Gleichgewicht zwischen Ruhe und Aktivität finden, z. B. eine Arbeit abwechselnd im Stehen und Sitzen durchführen,
— auftretenden Schmerz als Warnsignal beachten,
— viele kurze Pausen einlegen.
Außerdem ist zu beachten:
— Die Arbeit soll achsengerecht ausgeführt werden.
— Gewichtsbelastungen sollen vermindert und verteilt werden, ggf. mittels Entlastung durch Geräte.
— Die Tätigkeiten sollen dynamisch und nicht statisch erfolgen.
— Stoß- und Schlagbewegungen sind zu vermeiden.

Verhaltensregeln in Übungsstunden. Für die Übungsstunden gelten einige allgemeine Grundsätze:

> **!** **Tipp**
> — Die **Bewegungen** sollen stets langsam und gleichmäßig, in jeder Phase kontrolliert in der bestmöglichen, korrigierten Gelenkstellung erfolgen. Niemals darf in eine zu erwartende Fehlstellung hineingearbeitet werden.
> — Die **Schmerzgrenze** ist zwar zu tolerieren, sollte aber entsprechend den funktionellen Erfordernissen erweitert werden.
> — Jeder Gruppenteilnehmer führt die Übungen nur so lange aus, wie er sich dabei wohlfühlt. Der Therapeut muss auf **Ermüdungserscheinungen** achten. Bei schwierigen Übungen muss er Patienten mit schweren Funktionsstörungen gegebenenfalls alternativ abgewandelte, leichtere Übungen anbieten.
> — Bei sämtlichen Übungen muss auf eine **optimale Ausgangsstellung** geachtet werden.

5.1.5   Klinische Erfahrungen und wissenschaftliche Untersuchungen

Klinische Erfahrungen.

Qualität des Therapeuten. Die dargestellten Behandlungsprinzipien und Techniken beruhen auf klinischen Erfahrungen. Die Ergebnisse von Gruppenbehandlungen Rheumakranker hängen in hohem Maße von der Qualität des Therapeuten ab, von seiner fachlichen Kompetenz und seiner Fähigkeit, die Gruppenteilnehmer zu motivieren und sich auf ihre jeweiligen Besonderheiten einzustellen. Eine diesbezügliche zusätzliche Ausbildung der Krankengymnasten, die derartige Aufgaben übernehmen, ist somit besonders wichtig (Fricke et al. 2001).

Die Therapiegruppen werden von den örtlichen Arbeitsgemeinschaften der Deutschen Rheuma-Liga e.V. zusammengestellt. Die Adressen sind über die Landesverbände zu erfragen (s. Ausbildungsmöglichkeiten).

Gruppengröße und -zusammensetzung. Eine Therapiegruppe sollte in der Regel eine Größe von 15 Personen nicht überschreiten. Die Zusammensetzung ist abhängig von der Mitgliederzahl der Arbeitsgemeinschaft. Die Gruppe ist meist gemischt mit Männern und Frauen sowie mit unterschiedlichen Diagnosen der Erkrankungen aus dem rheumatischen Formenkreis. Dieser Tatsache müssen die Therapeuten Rechnung tragen. Bei größeren Arbeitsgemeinschaften der Rheuma-Liga können auch diagnosebezogene Gruppen zusammengestellt werden. Das kann allerdings auch einmal auf Widerstand stoßen, da die Gruppen sich auch aufgrund persönlicher Kontakte zusammenfinden.

Eine **geschlossene Gruppe kann sich aber nicht bilden**, da die Rheuma-Liga-Gruppentherapie vom Arzt verordnet werden muss. Eine Verordnung wird für jeweils ein halbes Jahr ausgestellt. Der verordnende Hausarzt muss dann erneut entscheiden, ob eine Therapie weitergeführt werden sollte.

> Keine geschlossenen Gruppen.

Langzeitwirkungen. Die **Langzeitwirkung einer Bewegungsbehandlung** bei Kranken mit Rheumatoider Arthritis ist von Nordemar et al. (1981) untersucht. Danach befanden sich Patienten, die 10 Jahre keine aktive Bewegungstherapie erhalten hatten, in einem deutlich schlechteren Zustand im Vergleich zu regelmäßig krankengymnastisch behandelten Kranken.

Stationäre Behandlungen waren bei regelmäßig krankengymnastisch Behandelten deutlich seltener erforderlich.

> Positive Langzeitwirkung einer Bewegungsbehandlung.

5.1.6   Ausbildungsmöglichkeiten

Der Landesverband Deutsche Rheuma-Liga NRW (Nordrhein-Westfalen) e.V. hat es sich zur Aufgabe gemacht, Krankengymnasten, die die Gruppentherapie in Rheuma-Liga-Arbeitsgemeinschaften durchführen, weiterzubilden. Es wird von jedem Therapeuten eine Weiterbildung nach den vom Vorstand erarbeiteten Richtlinien erwartet. Der Vorstand hat zur Qualitätssicherung der für seine Mitglieder durchgeführten Gruppentherapie festgelegt, dass jeder Therapeut einer Rheuma-Liga-Arbeitsgruppe zu Beginn seiner Tätigkeit an einem Grundkurs zum Rheuma-Funktionstraining teilnimmt. In einem 2-jährigen Rhythmus muss dieser an einem Aufbaukurs (7-stündige Tagesveranstaltung) teilnehmen. Die Deutsche Rheuma-Liga NRW stellt die Teilnahmebescheinigungen aus und überwacht die Einhaltung der Teilnahme an den Aufbaukursen.

Grund- und Aufbaukurse werden von einem durch den Vorstand Beauftragten des Ärztlichen Ausschusses der Rheuma-Liga überwacht und von mehreren Kliniken angeboten. Die Kursinhalte für das Rheuma-Funktionstraining sind im **Grundkurs**:
- Methoden der Bewegungstherapie,
- Grundkenntnisse rheumatologischer Erkrankungen,
- Gruppengymnastik im Trockenen und im Wasser (Fricke et al. 2001).

In den **Aufbaukursen** I–III sind entzündliche und degenerative rheumatische Erkrankungen an den Extremitäten und der Wirbelsäule die Lerninhalte.

Weitere Landesverbände der Deutschen Rheuma-Liga e.V. bilden Therapeuten in derselben oder auf ähnliche Art und Weise aus.

Informationen erteilen die Geschäftsstellen der Deutschen Rheuma-Liga NRW e.V., III. Hagen 37, D-45127 Essen, oder des Bundesverbands Deutsche Rheuma-Liga e.V., Maximilianstraße 14, D-53111 Bonn.

Literatur

Braun E (1984) Gruppenbehandlung in der Krankengymnastik. In: Cotta H, Heipertz W, Hüter-Becker A, Rompe G (Hrsg) Krankengymnastik Bd 2, Grundlagen der Krankengymnastik II. Thieme, Stuttgart New York, S 107–139
Fricke R, Grapow G, Heimann A, Knorn A, Kossack M, Landmann R, Liman W, Nowak T, Ullrich M (2001) Rheumafunktionstraining Grundkurs, 2. Aufl. I.S.M.H. Verlag, Sarow

Nordemar R, Ekblohm B, Zachrisson L, Lundquist K (1981) Physical Training in RA: a controlled long-term study. Scand J Rheumatology 10:17–23

Rößler S (1993) Krankengymnastische Gruppenbehandlung mit Pfiff. Gustav Fischer, Jena

5.2 Bechterew-Gymnastik

D. Riede

5.2.1 Funktionelle Grundlagen

Chronisch entzündliche seronegative Systemerkrankung.

Ursachen der Erkrankung. Morbus Bechterew (Spondylitis ankylosans) ist eine **chronisch entzündliche seronegative Systemerkrankung**, die vorwiegend die Wirbelsäule und die Kreuz-Darmbein-Gelenke befällt. Ansatzstellen von Sehnen an Knochen, die großen Gelenke und innere Organe (Herz, Urogenitalsystem, Lunge) können mitbeteiligt sein. Die Ursachenforschung zum Morbus Bechterew, die zu einer spezifischen Therapie und Prophylaxe führen könnte, hatte bisher noch keine befriedigenden Ergebnisse. Eine **genetische Disposition** im Zusammenhang mit einer bakteriellen Infektion wird diskutiert. Die Häufigkeit in Europa wird mit 0,1–0,23 % (Olivieri 1998) und mit 0,14 % in Deutschland angegeben, das entspräche etwa 110 000 Bechterew-Patienten. In der Literatur wird der Geschlechtsunterschied zwischen Männern und Frauen mit 10:1 über 5:1 bis 3:1 angegeben (Olivieri 1998).

Krankheitszeichen. Die Krankheit beginnt in der Regel zwischen dem 20. und 30. Lebensjahr. **Frühzeichen in der Anamnese** sind:
- der nächtliche Ruheschmerz zwischen 2.00 Uhr und 4.00 Uhr morgens,
- die »tanzende Ischialgie« mit in das rechte und linke Bein wechselnd ausstrahlenden tiefen Rückenschmerzen,
- die Stauchungsempfindlichkeit und
- rezidivierende Augenentzündungen.
  Frühsymptome sind:
- periphere Gelenkschmerzen,
- Einschränkung der Atemweite und
- Rotationseinschränkung der Wirbelsäule.

Knöcherne Ankylose.

Vollbild der Erkrankung. Das Vollbild der Spondylitis ankylosans an der Wirbelsäule ist charakterisiert durch die knöcherne **Ankylose der Wirbelgelenke**, der **Rippengelenke**, der **Iliosakralgelenke** und der periartikulären Bänder mit dem Lig. supraspinale und interspinale. Das vordere und hintere Längsband sind nicht betroffen. Die Lendenlordose ist aufgehoben und die Brustkyphose ist verstärkt. Die Wirbelkörper sind als Folge des Bewegungsverlustes osteoporotisch.

Besonderheiten für die Krankengymnastik. Die funktionellen Grundlagen für die wirkungsvolle Bewegungstherapie des Morbus Bechterew ergeben sich aus der pathologischen Anatomie, die von Geiler (1969) ausführlich beschrieben, aber bisher in ihrer Bedeutung für die Bechterew-Behandlung wenig beachtet wurde. Mit diesen Untersuchungen kann man begründen, dass die Spondylitis ankylosans die einzige Erkrankung ist, in der der Grundsatz der Krankengymnastik »train without pain« nicht beachtet werden muss.

Lebenslange intensive aktive und passive Bewegungstherapie.

Knöcherne Ankylose. Sie ist mit einer krankengymnastischen Übungsbehandlung nicht mehr zu beeinflussen. In der Praxis sind aber häufig alle Stadien der formalen Pathogenese von der initialen Gelenkentzündung bis zur terminalen knöchernen Ankylose zu finden. Die Tatsache, dass neben der ausgebildeten Ossifikation und Ankylose immer noch bewegliche Segmente vorhanden sind, rechtfertigt die **lebenslange intensive aktive und passive Bewegungstherapie.**

Aktive und passive Bewegungstherapie. Die Tatsache, dass die Erkrankung primär im Bereich der Gelenkkapsel, also im Bindegewebe und nicht im Knorpelknochenbereich beginnt, erlaubt uns die intensive aktive und passive Bewegungstherapie um den Verknorpelungs- und Verknöcherungsprozess zu stören.

Es ist wichtig, dass die morphologischen Veränderungen an den Wirbelgelenken in keiner Phase mit den destruierenden Knorpelzerstörungen der Rheumatoidarthritis zu vergleichen sind. Am Knochen der Wirbelkörper und an den Gelenken konnten beim Morbus Bechterew bisher keine primären Entzündungszeichen gefunden werden.

5.2.2   Behandlungsziele

Bewegungstherapie. Die **Bewegungstherapie** wird heute als **wichtigster Bestandteil der Physiotherapie bei der Spondylitis ankylosans** anerkannt. Im Vordergrund der Übungsbehandlung der Spondylitis ankylosans in früheren Jahren standen ausschließlich aktive Bewegungsübungen, Atemgymnastik, Schwunggymnastik und Hockergymnastik. Lennoch u. Kadlcová (1966) berichteten über ihre Erfahrungen mit passiven Bewegungsübungen bei der Spondylitis ankylosans. Zicha (1970) beschreibt ausführlich passive Mobilisationstechniken. Popp u. Riede (1979) berichteten erstmalig über die Erfahrungen der passiven Mobilisationsbehandlung über die Schmerzgrenze hinaus.

> **Exkurs**
>
> **Spitzenposition von Jachymov.** In Deutschland wurde vor 25 Jahren nach einer im Sanatorium Jachymov seit langem praktizierten Methode mit der passiven Mobilisation über die Schmerzgrenze hinaus begonnen. 1999 erfolgte die Veröffentlichung einer Patientenbefragung der Deutschen Vereinigung Morbus Bechterew (Feldtkeller u. Lemmel 1999). Im Häufigkeitsverhältnis positiver zu negativer Nennungen fällt hier gegenüber vielen traditionellen Kureinrichtungen die Spitzenposition von Jachymov auf.
> - Nach der Behandlung darf es **nicht** zu einer Erhöhung der Körpertemperatur kommen.
> - Die nach der Behandlung zu beobachtende Schmerzverstärkung **muss** am Abend des Behandlungstages abgeklungen sein.

Passive Mobilisation über die Schmerzgrenze hinaus.

Funktionelle Merkmale des Krankheitsbilds. Nach ihnen werden die Ziele der Behandlung bestimmt: Folgende Merkmale sind zu beobachten:
- **Versteifung der Wirbelsäule** in Vor- und Rückbeuge, in Seitneige und in Rotation.
- **Bewegungseinschränkung der großen Gelenke,** besonders der Schulter-, Hüft- und Kniegelenke.
- **Verknöcherung der Wirbelsäulenrippengelenke** mit Verlust der Brustkorbelastizität und der Atemweite.
- **Erschlaffung der Muskulatur,** besonders der Rücken- und Bauchmuskulatur mit Absinken des Kopfes, der Schwerkraft folgend nach vorne.

Daraus ergeben sich als **Ziele der Behandlung:**
- Beweglichkeit der Wirbelsäule und Gelenke, um die Aufrechterhaltung möglichst zu erhalten und zu verbessern,
- ausreichende Atemweite,
- Kräftigung der Muskulatur.

Behandlungsziele.

5.2.3   Behandlungsprinzipien und Art der Technik

Frühbehandlung. Wichtig bei Morbus Bechterew ist vor allem die Frühbehandlung, die sich aus der **Frühdiagnose** ergeben muss. In dieser Phase ist eine 2-mal wöchentliche, später einmal wöchentliche aktive und passive Bewegungstherapie erforderlich. Zusätzlich wird mit dem Patienten ein Hausaufgabenprogramm erarbeitet, das er täglich durchführen sollte. Im fortgeschrittenen Stadium kann nur noch im 14-tägigen Rhythmus behandelt werden, dies aber lebenslänglich.

Frühdiagnose.

> **Tipp**
>
> Eine **Behandlungspause** ist **ungünstig** (Popp 1979).

Die Patienten dürfen nicht zu lange allein üben, es fehlen dann die passiven Mobilisationen.

Bestandteile des Übungsprogramms. Das **Übungsprogramm** setzt sich zusammen aus:

Übungsprogramm.

> — isometrischen Spannungen,
> — passiven Mobilisationen und
> — aktiven Übungen.

> **❶ Beachte**
> Die Übungen sind rein aktiv oder aktiv mit Widerstand.

Elemente der Kontrakturbehandlung mit Hemmungstechniken werden für die Dehnung genutzt. Eine Übungsstunde dauert 45 min. **In den ersten 15 min** wird eine **Gruppengymnastik** im Stand mit Hanteln oder Keulen durchgeführt. Dieser Komplex muss die Bewegungsschulung der Wirbelsäule in allen Ebenen, Bewegungen für Schulter und Hüftgelenke und Atemübungen enthalten.

Nach dieser Einleitung erfolgt der **Hauptteil** als Einzelbehandlung:
— auf dem Boden,
— an der Sprossenwand,
— im Reitsitz auf der Schwedenbank oder
— auf der Massagebank.

Übungen auf dem Boden

Reihenfolge der Übungen. Der Patient befindet sich in Rückenlage. Es folgen **Übungen:**
— in der Seitenlage,
— in der Bauchlage,
— im Vierfüßlerstand,
— im Fersensitz,
— im Kniestand und
— im Stand.

Diese **Reihenfolge wird ganz besonders beachtet**, um dem Patienten einen Bewegungsablauf einzutrainieren, der es ihm bei einem eventuellen Sturz ermöglicht, wieder aufzustehen. Die Furcht, nach einem Sturz ohne fremde Hilfe nicht wieder aufstehen zu können, ist eine selten ausgesprochene, aber immer vorhandene Angst der Bechterew-Patienten im fortgeschrittenen Stadium.

Rückenlage.   **Übungen in Rückenlage.** In **Rückenlage** werden die Schulter- und Hüftgelenke in allen möglichen Bewegungsrichtungen beübt (aktiv mit und ohne Widerstand, passiv). Die Wirbelsäule versucht man zu mobilisieren: Kyphosierung, Lordosierung, Seitneige oder Rotation. Nach einer kyphosierenden Übung folgt immer eine lordosierende Übung. Zur Unterstützung der lordosierenden Übungen hebt der Behandler das Becken des Patienten unter feinen Schüttelungen oder Schwingungen weiter an. Auch vom Oberkörper her werden feine Schüttelungen auf die Wirbelsäule gesetzt. In der Seit- und Bauchlage werden Arm- und Beinübungen ausgeführt, oder es werden Schüttelungen vom Oberkörper oder von den Beinen vorgenommen. Im Vierfüßlerstand, Fersensitz, Kniestand und Stand geht es weiter mit Bewegungen für die Gelenke und die Wirbelsäule.

Übungen an der Sprossenwand

Sprossenwand.   An der **Sprossenwand** wird im Hang oder im Stand mit dem Gesicht zur Sprossenwand, mit der Seite zur Sprossenwand oder mit dem Rücken zur Sprossenwand gearbeitet.

Übungen an der Sprossenwand mit dem Gesicht zur Wand. Der Patient stützt sich mit beiden Händen in Hüfthöhe auf die Sprossenwand. Der Physiotherapeut hat seine Hand fest am Hinterkopf des Patienten. Dieser bekommt den Auftrag »Kopf fest in meine Hand drücken – beide Beine nach hinten anheben«. Es kommt hier zu einer maximalen Überstreckung des ganzen Körpers (**Abb. 5.1**). Die Übung kann auch mit einem Haltegurt am Nacken ausgeführt werden.

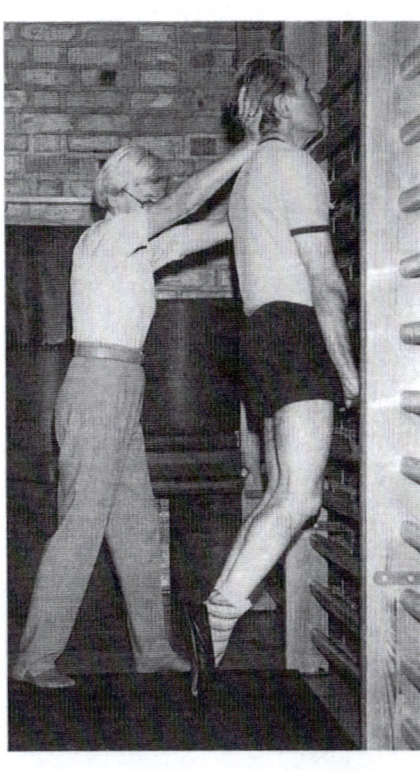

■ Abb. 5.1. Übungen an der Sprossenwand mit dem Gesicht zur Wand (Einzelheiten s. Text)

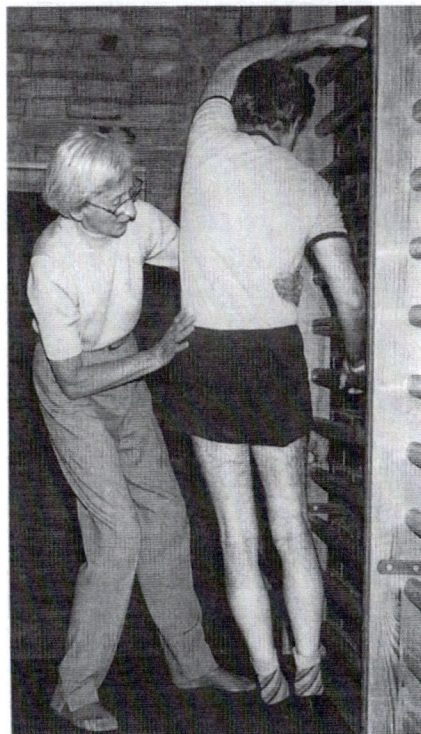

■ Abb. 5.2. Übungen an der Sprossenwand mit Seite zur Wand (Einzelheiten s. Text)

Übungen an der Sprossenwand mit der Seite zur Wand. Die sprossenwandnahe Hand des Patienten fasst in Hüfthöhe die Sprosse. Die zweite Hand greift über den Kopf zur Sprosse und der Patient lässt sich seitlich heraushängen. Der Physiotherapeut umgreift mit beiden Händen den Thorax des Patienten und zieht ihn zur Seite. Ein Ausweichen des Patienten durch Beckendrehung muss verhindert werden (■ **Abb. 5.2**).

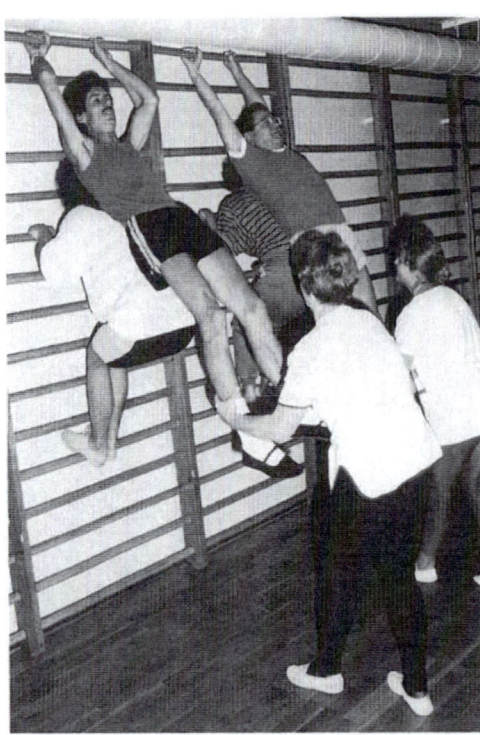

■ Abb. 5.3. Übungen an der Sprossenwand mit Rücken zur Wand (Einzelheiten s. Text)

Übung an der Sprossenwand mit dem Rücken zur Wand. Der Patient hängt sich an die Sprossenwand. Ein Physiotherapeut kriecht mit dem Rücken zum Patienten unter den Patienten und ein zweiter Physiotherapeut zieht die Beine des Patienten nach unten, so dass dieser in Lordose maximal aufgedehnt wird (■ **Abb. 5.3**).

Reitsitz auf der Schwedenbank

Reitsitz.

In dieser Ausgangsstellung werden speziell die Schultergelenke mobilisiert. An der Halswirbelsäule werden Griffe der Hemmungstechnik angewandt. Die Wirbelsäule wird mobilisiert, beispielsweise werden neben den mobilisierenden Übungen muskelkräftigende Übungen in Form von Widerstandsübungen oder isometrischen Übungen der zur Abschwächung neigenden Muskelgruppen (untere Schulterblattfixatoren) angewendet.

Der Patient hält im Sitz erst einen, später beide Arme in Vorhalte. Kommando »Arm nach vorne herausschieben und wieder zurückziehen«. Das Rückschieben ist die eigentliche Übung.

Übungen auf der Massagebank

Kräftigung der Glutaeen. Der Patient liegt in Bauchlage auf der Bank, beide Beine hängen über die Bankkante und werden mit und ohne Widerstand angehoben.

Mobilisation der Wirbelsäule. Von den Beinen her Ausgangsstellung wie zur Kräftigung der Glutaeen. Die Beine werden unter Schüttelungen angehoben und bei erhobenen Beinen wird der Patient seitlich im Becken verschoben oder aufgedreht. Mobilisation der Wirbelsäule vom Oberkörper her. Jetzt hängt der Oberkörper in Bauchlage über der Bankkante und wird schüttelnd oder aufgedreht oder seitlich verschoben angehoben. Partnerübungen, betonte Flankenatmungen oder isometrische Spannungsübungen beschließen die Übungsstunde.

Schwimmen als Ergänzung der Behandlung.

Als Ergänzung der Behandlung empfehlen wir dem Patienten zu **schwimmen**.

 Tipp
Nach Möglichkeit Brustschwimmen, bei hochgradiger Kyphosierung Rückenschwimmen. Massage und Ultraschall bringen bei Schmerzen eine Schmerzlinderung.

Die **goldenen Rückenschulregeln für den Bechterew-Patienten** zur Verhaltens- und Verhältnisschulung und zur Therapiedosierung (■ Tabelle 5.1) ergänzen das Behandlungsprogramm.

> ❶ **Beachte**
> Häufige Fehlerquellen häuslicher Übungsprogramme werden durch das Erlernen der Übungen unter Aufsicht und durch regelmäßige Kontrolle vermindert.

Lordosierende Übungen und Rotationsübungen. Im Gegensatz zur Rückenschule bei bandscheibenbedingten Erkrankungen kann der Bechterew-Patient lordosierende Übungen und Rotationsübungen der Wirbelsäule durchführen. Bei den Übungen darf keine Unsicherheit und Angst des Fallens entstehen. Der Bewegungsablauf muss immer in der Reihenfolge »Rückenlage → Sitz → Vierfüßlerstand → Kniestand → Stand« erfolgen. Die **Lagerung erfolgt so flach wie möglich mit so viel Unterlage wie nötig.** Eine feste Matratze und die Unterstützung des Kopfes in richtiger Höhe sind wichtig. Lesen in Bauchlage tagsüber ist zu empfehlen. Desgleichen Bewegung in warmem Wasser.

Unterschiede zur Rückenschule.

Atemübungen. Bei Atemübungen ist Wert auf die **aktive Beweglichkeit der unteren freien Rippen zu legen.** Eine regelmäßige Atemübung, z. B. während des Spazierengehens, sollte nach der **7–7–7-Regel** durchgeführt werden:

7–7–7–Regel.

- 7 Schritte einatmen, dabei Brust raus und Schulterblätter zusammen,
- 7 Schritte Luft anhalten und
- 7 Schritte ausatmen.

> ❶ **Tipp**
> Beim Sport Schuhe mit erschütterungsdämpfender Wirkung verwenden.

■ Tabelle 5.1. Goldene Rückenschulregeln für den Morbus Bechterew	
Der Bechterew-Patient selbst ist sein wichtigster und bester Therapeut!	Durch Aufklärung wird der Mangel an Wissen über die Bechterew-Erkrankung und ihr Management beseitigt. Familie und Umwelt müssen zum Verständnis und zur Mithilfe erzogen werden
Das Wichtigste ist die Schmerzbekämpfung!	Schmerzen verursachen Angst, Muskelverspannung, Schlaflosigkeit und vermindern die Beweglichkeit und die Ausdauer. Der Teufelskreis Entzündung → Schmerz → Inaktivität → Muskelschwund → Fehlbelastung → Muskelverspannung → Zirkulationsstörung → Entzündung muss durch eine wirksame Schmerzlinderung sofort unterbrochen werden!
Der Arzt ist für die Beseitigung der Schmerzen verantwortlich	Die Schmerzlinderung erfolgt durch gezielte, konsequente und ausdosierte Medikamenteneinnahme. Unterstützt wird die Schmerzbekämpfung durch physikalische Therapie in Form von Wärme (Bäder, Packungen, Sauna) oder tiefwirkender Wärme in Form von Ultraschall
B – B – B→ Bechterew'ler brauchen Bewegung	Der klassischen Haltungsänderung mit verstärkter Brustkyphose, aufgehobener Lendenlordose, vorgeschobenem Kinn und aufgehobener Rippenbeweglichkeit muss entgegengewirkt werden. Diese Regel hat das Ziel der Verbesserung oder Erhaltung der Beweglichkeit, Kraft und Ausdauer. Aktive Mitarbeit des Patienten ist der zentrale Faktor bei der Bekämpfung der Krankheit

F-I-T (Frequenz-Intensität-Time).

Dosierungsregel. Die Dosierungsregel für den Sport heißt **F-I-T** (Frequenz: zweimal wöchentlich, Intensität: 140–160 Pulsschläge/min, Time: 20–30 min). Empfohlene Sportarten sind:
- Radfahren (Gesundheitslenker!),
- Schwimmen,
- Laufen.

Eine Unterkühlung und Zug müssen durch entsprechende Kleidung vermieden werden.

Arbeit im Sitzen. Sie erfordert eine gerade aufrechte Sitzhaltung. Dabei ist Folgendes zu beachten:
- Die Sitzflächenhöhe sollte der Unterschenkellänge entsprechen.
- Es sollte eine wirksame Rückenstütze vorhanden sein.
- Die Schreib- und Lesefläche sollte angewinkelt sein (30 °).
- Der Patient sollte ca. alle 30 min aufstehen und sich bewegen.

Gruppendynamische Wirkung. Therapie in der Gruppe bringt Vergnügen, macht Freude und Spaß. Dabei ist Hilfe durch Selbsthilfe auch beim Morbus Bechterew das Schlagwort.

 Beachte
Der Patient muss **zum Spezialisten seiner eigenen Erkrankung** werden.

Der Anschluss an regionale Selbsthilfegruppen wird empfohlen.

Lokale Schmerzbehandlung.

Zusätzliche Maßnahmen. Zur **lokalen Schmerzbehandlung** können zusätzliche physiotherapeutische Maßnahmen angewendet werden, z. B.:
- heiße Rolle oder Fangopackungen,
- Bindegewebsmassagen,
- Kryotherapie im akuten Schub oder
- Ultraschall.

5.2.4   Indikationen

Hauptindikationen.

Geeignet sind alle diagnostizierten **Früh- und Spätformen des Morbus Bechterew**, bei denen folgende Behandlungsziele bestehen:
- Schmerzbekämpfung,
- Verbesserung und Erhaltung der Mobilität der Wirbelsäule,
- Verbesserung und Erhaltung der Restbeweglichkeit der Wirbelsäule,
- Verbesserung der Beweglichkeit der stammnahen Gelenke,
- Verbesserung der Vitalkapazität,
- Training der allgemeinen Ausdauer.

5.2.5   Kontraindikationen

Spezielle Kontraindikationen.

Eine Kontraindikation für die intensive aktive und passive Bewegungstherapie ist der Zeitpunkt einer **akuten Augenentzündung**. Bei schweren Verlaufsformen mit hochgradiger Deformierung ist aufgrund der Inaktivitätsosteoporose an die Gefahr einer Wirbelfraktur bzw. einer Abrissfraktur, z. B. am Prominenz, dem Dornfortsatz des siebten Halswirbels, zu denken. In 25-jähriger praktischer Erfahrung mit den passiven Mobilisationstechniken über die Schmerzgrenze hinaus bei weit über 1 000 Patienten ist diese Komplikation von uns einmal beobachtet worden.

5.2.6 Klinische Erfahrungen und wissenschaftliche Untersuchungen

Die **ersten Erfahrungen über die aktive und passive Bewegungstherapie der Spondylitis ankylosans wurden 1979 veröffentlicht** (Popp u. Riede 1979). Neben der aktiven und passiven Bewegungstherapie, der medikamentösen Schmerztherapie, der ergänzenden lokalen physikalischen Therapie und einer eventuellen orthopädisch-chirurgischen Therapie ist die nach 10-jähriger Pause wieder zur Verfügung stehende radioaktive Strahlentherapie durch Injektion eines radioaktiven Isotops (Radium 224) hervorzuheben. Umfassende klinische Erfahrungen und Langzeitstudien über Spätergebnisse nach Radium-224-Therapie des Morbus Bechterew existieren von Rudolph et al. (1980), Biskop et al. (1993) und Müller (1978). Das kurzlebige Radiumisotop mit einer Halbwertzeit von 3,66 Tagen wird intravenös gegeben mit 10 Injektionen in 10 Wochen. **Wichtig ist die Kombination dieser Behandlung mit der beschriebenen intensiven aktiven und passiven Bewegungstherapie.** Die wichtigsten pharmakologischen Wirkprinzipien des Radiums 224 sind:

- die Beeinflussung der Osteoblastentätigkeit mit Verlangsamung der Synostose,
- die Dämpfung der Entzündungsreaktion und
- die Schmerzlinderung.
  Kontraindikationen sind:
- Schwangerschaft,
- noch nicht abgeschlossenes Knochenwachstum,
- Erkrankungen des blutbildenden Systems,
- frische Frakturen.
  Relative Kontraindikationen sind:
- schwere Leberschäden und
- Frauen unter 40 Jahren.

Veröffentlichungen.

5.2.7 Ausbildungsmöglichkeiten

Die Deutsche Vereinigung Morbus Bechterew, Metzgergasse 16, 97421 Schweinfurt, kann über nationale und regionale Weiterbildungsmöglichkeiten informieren. Es wird regelmäßig ein Bechterew-Brief herausgegeben und es existieren Landesverbände in fast allen Bundesländern und Selbsthilfegruppen.

Literatur

Biskop M (1983) Kann durch Radium 224 (Thorium X) die Progredienz der Bechterew'schen Erkrankung beeinflusst werden? Beiträge Orthopädie und Traumatologie 30:374–381

Feldtkeller E, Lemmel E.M (1999) Zur Situation von Spondylarthritis-Patienten. Ergebnisse einer Repräsentativbefragung der Deutschen Vereinigung Morbus Bechterew. Novartis Pharmaverlag. Rheumatologie, Orthopädie, 9, Nürnberg

Geiler G (1969) Zur Morphologie und Pathogenese der Spondylarthritis ankylopoetica. Wissenschaftliche Zeitschrift Karl Marx Universität Leipzig 18:S 32–39

Franke J (1972) Die Rotationseinschränkung des Rumpfes – ein einfaches klinisches Frühzeichen der Spondylarthritis ankylopoetica. Dtsch Ges Wesen 27:1326–1331

Lennoch F, Kadlcova L (1966) Physikalische Therapie der Spondylarthritis ankylopoetica. Ergebnisse der physikalisch diätetischen Therapie. Dresden. Theodor Steinkopff

Olivieri I, Barozzi L, Padula A, DeMatteis M, Pavlica P (1998) Clinical manifestations of seronegative spondylarthropathies. Eur J Radiol 27:S 3–6 (1998)

Müller A.W (1978) Epidemiologische Erhebungen über Spätschäden bei mit Radium 224 behandelten Personen. Zeitschrift Orthopädie 116:619–621

Popp B, Riede D (1979) Bewegungstherapie bei der Spondylitis ankylopoetica mit Hausaufgabenprogramm. Beiträge Orthopädie und Traumatologie 26:247–254

Rudolph F, Salewski H, Franke J (1980) Spätergebnisse nach Thorium-X-Behandlung des Morbus Bechterew (eine 15-Jahresstudie). Beiträge Orthopädie u. Traumatologie 27:29–37

Rudolph F, Salewski H, Franke J (1982) Spätschäden nach Thorium-X-Behandlung (Radium 224) des Morbus Bechterew. Beiträge Orthopädie und Traumatologie 29:212–218

Spring H, Pirlet A (1995) Morbus Bechterew – Gymnastik und Sport. Georg Thieme Verlag, Stuttgart, New York

Zicha K (1970) Manuelle Therapie der Spondylarthritis ankylopoetica. Manuelle Medizin 8:97–101

5.3 Koronarsport

J. Bücking

Der Begriff »Koronarsport« hat sich etabliert, obwohl »Sport und Bewegungstherapie bei koronarer Herzerkrankung« korrekter wäre. Denn es geht nicht wirklich um die Koronararterien, sondern um den Menschen mit den Folgen geschädigter Kranzarterien.

5.3.1   Funktionelle Grundlagen

Richtige Reizart.

Für den Koronarkranken gelten die im ▶ Kap. 2.3.3 (S. 105ff) dargelegten funktionellen Bedingungen und beim Koronarsport dieselben Regeln wie bei den anderen therapeutischen Einsatzgebieten des Sports. Die richtige **Reizart** ist wie bei anderen Herz-Kreislauf-Krankheiten eine körperliche Belastung in Form überwiegend isotonischer Bewegungsübungen mit einer Zunahme der Sauerstoffaufnahme. Auch für die Dosierung der **Reizintensität** gilt das im ▶ Kap. 2.3.3 Gesagte.

5.3.2   Behandlungsziele

Drei Ziele.

Seit der Heberden zugeordneten Beobachtung von 1768, dass tägliches, halbstündiges Holzhacken eine Angina pectoris dauerhaft beseitigen kann, sind die Hauptziele des Koronarsports im Grunde gleich geblieben. Es geht um folgende Ziele:

 Beachte
- **Lebensqualität** verbessern,
- **Infarkthäufigkeit** senken,
- **Lebenserwartung** verlängern.

Dass hierfür eine gezielte Bewegungstherapie geeignet ist, wissen wir aber erst seit wenigen Jahrzehnten. Noch bis Ende der 60er Jahre war es »lege artis«, bei einem Herzinfarkt 4–6 Wochen strikte Bettruhe zu verordnen. Im Gegensatz zur heutigen Lehrmeinung wurde die Ansicht vertreten, ein Übermaß an Bewegung und nicht der Mangel sei Ursache für eine Herzschwäche (Edens 1929). Es waren auch nicht die Ärzte, die diese Irrmeinung zuerst widerlegten, sondern einige betroffene Patienten selbst, die gegen ärztlichen Rat – passend zu ihrem Typ-A-Verhalten – Frühbelastungen auf sich nahmen, was ihnen gut bekam (Hochrein 1941). Donat u. Koeffler (1971) gingen der Sache viele Jahre später nach und gaben mit ihrer Studie »Prinzipien und Ergebnisse der Frührehabilitation nach Herzinfarkt im Krankenhaus« einen wichtigen Impuls. Seit der Einrichtung von Rehabilitationskliniken Anfang der 70er Jahre entwickelten sich weiterführende Therapiekonzepte, die neben den rein somatischen auch funktionsbezogene, psychosoziale und edukative Ziele haben.

Somatische Ziele

Verbesserung des Wirkungsgrads.

Wirkungssteigerung im System Lunge-Herz-Muskulatur. Die körperliche Belastbarkeit soll stabilisiert, wenn möglich gesteigert werden. Das gelingt durch eine **Verbesserung des Wirkungsgrads im System »Lunge-Herz-Muskulatur«.** Da der trainierte Muskel den für seinen Stoffwechsel notwendigen Sauerstoff besser extrahiert als ein untrainierter, benötigt er auch eine geringere Blutzufuhr, ein geringeres Herzzeitvolumen (HZV).

 Beachte
Der Trainierte benötigt für die gleiche Arbeit ein kleineres HZV als der Untrainierte, er kann mit demselben HZV mehr leisten als der Untrainierte (s. ▶ Kap. 2.2.4, S. 55ff).

Neben anderen, adaptativen Prozessen ist dies ein einfacher und einleuchtender Grund für das Ansteigen der Angina-pectoris-Schwelle, der Abnahme von relevanten Rhythmusstörungen und einer Optimierung des Blutdrucks. Eine Verbesserung der linksventrikulären Pumpfunktion ist erst nach wochenlangen Training zu erwarten, die postinfarziell einsetzenden Umbauvorgangänge benötigen Monate. Eine Anpassung der Ventrikelmuskulatur im Sinne einer kompensatorischen Hypertrophie kann stattfinden, ist aber auch erst nach Monaten messbar.

Weitere Therapieziele. Andere somatische Therapieziele sind eine **primäre Verbesserung der kardiopulmonalen Leistungsfähigkeit**; nach Revaskularisationseingriffen spielt die Verbesserung neuromuskulärer Funktionen und der Lungenventilation eine große Rolle (s. ▶ Kap. 2.2.4, S. 55ff). Neben diesen überwiegend physikalisch-mechanischen Verbesserungen ist der Einfluss des Koronarsports auf die metabolischen Funktionen sehr eindrucksvoll (Berg et al. 1991). Mit der Senkung des Cholesterinspiegels (LDL) und der Verbesserung einer diabetischen Stoffwechsellage werden wichtige Risikofaktoren messbar beeinflusst (Pedersen et al. 1980) (s. ▶ Kap. 2.2.5, S. 76ff).

Verbesserung neuromuskulärer Funktionen und der Lungenventilation.

Funktionsbezogene Ziele

Wenn es gelingt, durch regelmäßiges Training die körperliche Belastbarkeit zu steigern, werden auch funktionsbezogene Ziele wie die Verlängerung der Wegstrecke, Verbesserung der Fähigkeit Treppen zu steigen, den Haushalt zu führen, sein Hobby auszuüben oder zu reisen eher erreicht als durch abwartendes Nichtstun. Das deutliche Ansprechen solcher Ziele kann im Einzelfall (z. B. Aufrechterhaltung der Selbstversorgung) ein entscheidender Motivationsgrund für den Patienten sein, während das vordergründige Loben einer bestimmten Wattleistung ihn möglicherweise nur langweilt.

Aktivitäten des Alltags erleichtern.

Psychosoziale Ziele

Aufgaben des Therapeuten bei der Krankheitsbewältigung. Jeder Therapeut, sei es der verordnende Arzt, der ausführende Physiotherapeut oder der begleitende Sportlehrer muss sich im Umgang mit Koronarpatienten besonders auf das »Einfühlen« verstehen. Gerade der Koronarpatient gibt sich oft als den starken, tapferen Helden, den nichts umhauen kann bzw. den Verdränger, der vieles verharmlost, was eigentlich bedrohlich ist. Der Therapeut läuft Gefahr, sich auf diese Ebene der scheinbaren Leichtigkeit mitnehmen zu lassen.

Krankheitsbewältigung.

> **Tipp**
> Der Therapeut kann nur durch **genaues Zuhören und »Durchhören«** wahrnehmen, wie groß die Ängstlichkeiten seiner Patienten sind.
> Nur durch eine **gewollte Empathie für seine Patienten** wird er spüren, wo Befindlichkeitsstörungen, Depressionen bzw. Verletzungen des Selbstwertgefühls entstanden sind.

Die Krankheitsbewältigung (»coping«) dauert sehr oft länger als der Narbenschmerz nach einer Revaskularisationsoperation. Diese Ebene gilt es mitzubeachten und dadurch auch schon ein Stück mitzubehandeln. Dafür lassen sich keine Therapiepläne schneidern, aber Mitgefühl, Sich-Einfühlen-Können, Autorität abstrahlen und Wärme vermitteln – das sind brauchbare Hilfsgrößen.

Berufliche und soziale Integration. Für den Problembereich der beruflichen und sozialen Integration muss der Therapeut ebenfalls ein offenes Ohr haben. Auch wenn er selbst nicht immer helfen kann, so kann er vielleicht doch vermitteln.

Edukative Ziele

Kaum eine andere Erkrankung ist so deutlich durch das eigene Verhalten, den eigenen Lebensstil geprägt wie die koronare Herzerkrankung. Kaum ein anderes Krankheitsgeschehen lässt sich so gut durch Abbau von Risikofaktoren beeinflussen wie die Arteriosklerose. Die Information des Patienten über diese Zusammenhänge in **ausführlichen Gesprächsrunden und Seminarveranstaltungen gehört** deshalb **zwingend in das Therapiekonzept Koronarsport**. Auch wenn der Gruppenleiter nicht auf jede Frage seiner Patienten eine Antwort parat haben muss, sollte er doch über den aktuellen Wissensstand informiert sein, was durch regelmäßige Teilnahme an den verschiedenen Seminarveranstaltungen möglich ist. Das Beherrschen von Strategien und Techniken zur Stressbewältigung sollte

Patient muss über den Abbau von Risikofaktoren informiert werden.

ebenso zum Angebot gehören wie die Selbstkontrolle von Trainingspuls, Blutdruck, Blutzucker oder gar Gerinnungswerten.

5.3.3   Behandlungsprinzipien

*Allmähliche Belastungs-
steigerung.*

Trainingsbedingungen. Die Behandlungsprinzipien leiten sich aus den funktionellen Voraussetzungen, die in ► Kap. 2.3.3 (S. 105ff) abgehandelt werden und den oben genannten Behandlungszielen ab. **Für das Training sind zu beachten:**

- das richtige Verhältnis von Belastung (Bewegungsreiz) und Erholung,
- die Regelmäßigkeit und
- die Dauerhaftigkeit.

Die allmähliche Belastungssteigerung darf nicht dem Patienten allein überlassen werden. Besonders in der Frühphase der Rehabilitation – Phase II – muss mit Rückschlägen gerechnet werden, weil Komplikationen eintreten können, die trotz sorgfältiger Diagnostik nicht vorherzusagen und trotz gründlicher Überwachung nicht zu vermeiden sind, z. B. ein Stent-Verschluss, ein Reinfarkt oder die Entwicklung eines Dressler-Syndroms.

 Tipp

Das Trainingsprogramm **muss** dem Krankheitsbild stets individuell angepasst werden.

Motivierung.

Hilfestellung durch didaktische Prinzipien. Aber auch in der Vermittlung der Trainingseinheiten sind wichtige Details zu beachten: Der größte **Motivationsschub** für den Patienten ist oft die klinische Erstmanifestation des Krankheitsbilds selbst. Der Herzinfarkt kam »aus heiterem Himmel!« Der Patient hat »einen Schuss vor den Bug« bekommen und nun die Chance, an sich zu arbeiten. Dabei steht am Anfang häufig noch der Wille, die alte körperliche Leistungsfähigkeit wieder herzustellen, das Geschehen ungeschehen zu machen. Im Verlauf ändert sich diese Einstellung zu komplexeren Verhaltensänderungen hin, wenn die richtige Hilfestellung gegeben wird. Deshalb sind die didaktischen Prinzipien, die veranschaulichen, bewusst machen, differenzieren helfen, auf den Einzelnen eingehen, ihm Selbständigkeit zurückgeben und eine zuverlässige Planung vermitteln wichtig (Brusis u. Weber-Falkensammer 1986; Weidemann u. Meyer 1991).

 Beachte

Aus der Anfangsmotivation **muss** eine Dauermotivation werden.

Aus der Phase der Unsicherheit und Angst soll der Patient in einen Zustand des Selbstvertrauens zurückgeführt werden.

*Verschiedene Therapieele-
mente.*

Stufenplan. Grundsätzliche Aufgabe des Arztes ist es, die funktionellen Voraussetzungen und die Entwicklung seiner Patienten so einzuschätzen, dass ein Therapieplan entsteht, der nicht über-, aber auch nicht unterfordert. Es muss ein Stufenplan mit steigender Belastung entwickelt werden, wobei folgende **Therapieelemente** eingesetzt werden sollten (s. ► Kap. 2.3.3, S. 105ff):

- Einzelkrankengymnastik,
- Atemgymnastik,
- leichtes Herz-Kreislauf-Training (HKT_{leicht}),
- Terraintraining (TT),
- Fahrradergometertraining (Ergo),
- schweres Herz-Kreislauf-Training (HKT_{schwer}),
- Wasergymnastik (WG),
- Schwimmen (Schw) und
- medizinische Trainingstherapie (MTT).

Weitere Rahabilitationsmaßnahmen. Um die genannten Rehabilitationsziele zu erreichen, sind weitere Interventionen nötig, wie sie beispielhaft einem **Mustertherapieplan** (◘ Abb. 5.4) entnommen werden können. Balneologische Behandlungen wie das Hauffe`sche ansteigende Armbad zur besseren Koronardurchblutung, Kneipp`sche Anwendungen zur Regulation des autonomen Nervensystems und Massagen wegen der fast immer zu beobachtenden Verspannungen der Herzpatienten werden ergänzt durch psychotherapeutische Gruppentherapien, wie der konzentrativen Bewegungstherapie (KBT) (s. ► Kap. 4.18, S. 345ff), dem autogenen Training oder der progressiven Muskelrelaxation nach Jacobson (s. ► Kap. 4.14, S. 305ff), um das Körperbewusstsein der sehr oft »kopflastigen« Patienten wieder herzustellen oder zu verbessern. Die Überzeugung, dass nur der informierte Patient motiviert sein wird, um auch in Zukunft an sich zu arbeiten, führte zu Einführung des Gesundheitstrainings, hier stellvertretend durch die Blöcke Infarktgruppe, Diätberatung und Herzsprechstunde verdeutlicht.

Mustertherapieplan.

5.3.4 Indikationen

Der **Koronarsport** im bisher geschilderten Sinn **ist mit kleinen Einschränkungen anwendbar auf alle Patienten mit Herzproblemen.** Tatsächlich nehmen ja auch herzklappenoperierte Patienten am ambulanten Koronarsport teil.

Hauptindikationen.

❶ Beachte
Es ist nicht die Diagnose, die über die Indikation entscheidet, sondern der Schweregrad der Behinderung.

Mustertherapieplan
Z. n. Mehrfach - ACVB-Operation

4. Woche	Mi 15.06.	Do 16.06.	Fr 17.06.	Sa 18.06.	So	Mo 20.06.	Di 21.06.
Ohne festen Termin	Wassertreten	Wassertreten	Wassertreten	Wassertreten		Wassertreten	Wassertreten
07:00			Armbad n. Hauff				
07:30							
08:00	Frühstück	Ende Langzeit-EKG	Frühstück	Frühstück	Früh-stück	Armbad n. Hauff	Frühstück
08:30	Beginn Langzeit-EKG	Frühstück				Frühstück	
09:00			Spiroergometrie				Stationsvisite
09:30	Gruppengymnastik HKT III	Gruppengymnastik HKT III	Gruppengymnastik HKT III			Gruppengymnastik HKT III	Gruppengymnastik HKT III
10:00							
10:30						Einzel-Diätberatung	
11:00	Ergometertraining mit EKG	Psychologie Infarktgruppe	Ergometertraining mit EKG	Konzentrative Bewegungstherapie		Ergometertraining mit EKG	Ergometertraining mit EKG
11:30							
				Mittagspause			
13:00		Massage				Massage	
13:30			Kneipp: Bürstenbad				Kneipp: Bürstenbad
14:00						Abschlussuntersuchung	
14:30	MTT	Wassergymnastik		Wassergymnastik			
15:00			MTT				MTT
15:30		Gesundheitstraining Vortrag: Die Herzsprechstunde					
16:00							
16:30	Konzentrative Bewegungstherapie						
17:00							
				Abendessen			
18:30	freies Schwimmen	freies Schwimmen	freies Schwimmen	freies Schwimmen		freies Schwimmen	Am Folgetag: Entlassung und Abreise
19:00							

◘ **Abb. 5.4.** Typischer Wochenplan eines revaskularisierten, kardial voll kompensierten Patienten in der 4. Woche nach Beginn seiner Anschlussheilbehandlung, also ca. 6 Wochen nach der Herzoperation

Während man im Akutkrankenhaus die Frührehabilitationsmaßnahmen noch nicht als Sport bezeichnen kann, verhält es sich mit der anschließenden Phase II WHO anders. In dieser Phase, in der der Patient lernen soll, sich von der passiven Rolle des akut Erkrankten zu lösen, die aktive Rolle der Selbstbestimmung wieder zu übernehmen, werden sportmedizinische Aspekte in den Vordergrund gestellt. Erst nach Abschluss dieser Phase hat der Patient soviel Selbstständigkeit, dass er das in der Rehabilitationsklinik Erlernte am Heimatort fortsetzt, sei es allein, sei es in einer Koronarsportgruppe. Man kann also vereinfacht feststellen:

> **❗ Beachte**
> Alle Krankheitsbilder, für die es eine Behandlungsmöglichkeit in einer kardiologischen Rehabilitationsklinik gibt, sind auch **für den ambulanten Koronarsport geeignet**, wenn der Schweregrad es zulässt.

Indikationskatalog der Deutschen Rentenversicherungsträger. Dennoch haben die Deutschen Rentenversicherungsträger einen Indikationskatalog erstellt, an dem sich auch die Krankenkassen orientieren (**❏ Übersicht 5.1**). Dem jeweils aktuellen Wissensstand entsprechend, werden in Jahresabständen immer wieder Anpassungen notwendig.

5.3.5 Kontraindikationen

Überlastungen vermeiden.

Es gibt wenige Gründe, die für eine Nichtteilnahme am Koronarsport sprechen. Vorausgesetzt der Begriff Sport wird weit genug gefasst, dann ist jeder nicht bettlägerige Patient geeignet für eine Rehabilitationsmaßnahme in diesem Sinne. Hierzu gehören alle Patienten im klinischen Stadium I–III NYHA.

> **❗ Beachte**
> Kontraindiziert sind nicht die Diagnosen, kontraindiziert sind nur die Überlastungen.

Es ist notwendig, **für den Patienten individuell** zu finden:
— die richtige Belastung,
— den richtigen Reiz.

Die Unfähigkeit, am Koronarsport teilzunehmen, weil andere Erkrankungen daran hindern wie schwere Psychosen, ausgeprägte neurologische Defizite, der akute Schub einer rheumatoiden Arthritis oder andere inflammatorische Zustände sind streng genommen auch keine Kontraindikationen, sondern vielmehr Einschränkungen. Auch die ein-

---

❏ Übersicht 5.1.
Indikationen für Anschlussheilbehandlungen bei Krankheiten des Herzens und des Kreislaufs

— Zustand nach akutem Herzinfarkt
— Koronare Herzkrankheit ohne akuten Herzinfarkt
— Zustand nach koronarer Bypass-Operation
— Zustand nach Herzklappenoperation
— Zustand nach operativer Korrektur angeborener Vitien
— Zustand nach sonstigen Herzoperationen (z. B. Aneurysmektomie, ICD-Implantation)
— Kardiomyopathien
— Zustand nach entzündlichen Herzerkrankungen
— Zustand nach Lungenembolie
— Zustand nach Herztransplantation

geschränkte Beurteilbarkeit von Schrittmacherträgern oder Patients mit einer absoluten Arrhythmie sind keine Kontraindikationen an sich, sie müssen nur beim Therapieplan bedacht werden.

Für die Teilnahme an ambulanten Koronarsportgruppen gibt es zwar auch Einschränkungen, aber sie haben eher etwas mit organisatorischen Problemen zu tun. In ländlichen, dünn besiedelten Gebieten kann es vorkommen, dass für die Gruppenbildung von Patienten, die weniger als 1 Watt/kg Körpergewicht leisten können, nicht genug Anmeldungen entstehen. In Ballungsräumen ist man heute fast überall in der Lage, auch für Nachfragen dieser Art Übungsgruppen einzurichten.

5.3.6   Klinische Erfahrungen und wissenschaftliche Untersuchungen

Wohlbefinden und Leistungsfähigkeit. Die Alltagserfahrung, dass körperliche Aktivität, Bewegung, Ausgleichsport und Wohlbefinden, Ausgeglichenheit sich wechselsinnig positiv beeinflussen, wurde speziell für den Koronarsport schon Anfang der 90er Jahre **wissenschaftlich belegt** (Gleichmann et al. 1983) und speziell für Angststörungen und reaktive Depressionen 1999 bestätigt (Oldridge et al. 1999). Auch für das früher abgelehnte, das klassische aerobe Kreislaufprogramm ergänzende Krafttraining konnte gegenüber einem Vergleichskollektiv eine erstaunliche, zusätzliche Steigerung der Lebensfreude nachgewiesen werden (Beniamini et al. 1997). Eine Verbesserung der Sauerstoffaufnahme, die gleichbedeutend mit einer Steigerung der Leistungsfähigkeit ist, konnte schon nach einem 3-wöchigen Kreislauftraining objektiviert werden (Bücking u. Wahden 1999) (◘ **Abb. 5.5**).

Koronarsport verbessert Wohlbefinden und Leistungsfähigkeit.

Studien zur Mortalität. Der wichtigste Endpunkt, die Mortalität, ist ebenso wie die Morbidität in den letzten Jahren wiederholt untersucht worden. Dabei konnte eine **Verlängerung der Lebenserwartung um 20–25 %** (das bedeutet bei einer 4- bis 5-jährigen Beobachtung ein Jahr!) sowohl durch kontrollierte Instituts- als auch durch großangelegte Multicenter-Studien belegt werden (Maroto Montero et al. 1992, 1995; Lavie et al. 1995; Multicenter Research Group 1995). Die Forderung nach einer Langzeitbetreuung erhält hierdurch Gewicht und wird heute auch außerhalb Deutschlands gestellt (Dugmore et al. 1999).

Kontrollierte Studien.

Studien zu »Angst und Verstimmung.« Die gezielte Aufarbeitung der häufig unterschätzten Begleitsymptome Angst und Verstimmung durch psychosoziale Mitbehandlung wurde durch **Metaanalysen** von 23 randomisierten, kontrollierten Studien untersucht (Linden et al. 1996). Die Sterblichkeit der Kontrollgruppe (n = 1.156) lag nach 2-jähriger Beobachtung 1,7-fach höher als die der Interventionsgruppe (n = 2.024).

Metaanalysen.

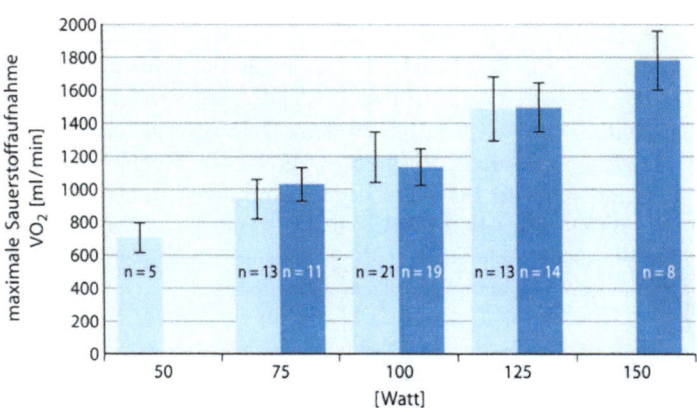

◘ Abb. 5.5.   **Maximale Belastbarkeit von 52 revaskularisierten Patients** vor (hell) und nach dunkel) einem 3-wöchigen Trainingsprogramm. Beachte: Je geringer die Ausgangsleistung, desto größer der prozentuale Zuwachs

Entwicklungen in der Gruppenzusammensetzung. Bei der Behandlung der Koronarpatienten der Phase II WHO sind folgende Tendenzen zu beobachten:
- das Durchschnittsalter steigt,
- der Frauenanteil nimmt deutlich zu und
- das Ausmaß der Beeinträchtigung der Betroffenen wird größer.

Ebenso wenig wie das Alter der Patienten für den Kardiochirurgen eine Kontraindikation
darstellt, sollte es für die Rehabilitation eine Rolle spielen. Gerade diese Patienten profitieren sehr von einem individuellen Therapieplan, der seine Schwerpunkt auf die Verbesserung der Flexibilität und Koordination legt (Niederhauser 1995). Die **Zunahme des Frau-
enanteils ist u. a. Folge einer sensibleren Diagnostik.** Dass Frauen ebenso wie Männer von
komplexen Therapieprogrammen profitieren, liegt nahe, ist aber auch gut belegt (Lavie u.
Milani 1995). Dass Bewegungstherapie – richtig dosiert – auch für Patienten im klinischen
Stadium III NYHA erfolgreich angewandt werden kann, wurde in den letzten Jahren mehrfach mitgeteilt (Squires et al. 1987).

*Systematische Patientenbe-
fragungen.*

Qualitätssicherung. Die einfache Frage: »Hat Ihnen der Aufenthalt in unserer Klinik
geholfen?« und die einfache Antwort: »Ja, Herr Doktor, sehr!« reichen weder den nichtbe-
teiligten Kollegen der Medizinischen Dienste der Krankenkassen noch den für die Bezah-
lung der Maßnahme zuständigen Rentenversicherungsanstalten. Hausinterne **Patienten-
befragungen** helfen zwar bei der internen Qualitätskontrolle, werden aber außerhalb nicht
akzeptiert. Folgerichtig entwickelten die Aufsichtsorgane (VDR und VdAK) in den letzten Jahren umfangreiche Programme zur **Qualitätssicherung in Anlehnung an Analogien
aus der Industrie.** Im **Peer-Review-Verfahren** prüfen noch aktive Ärzte ihre anonymisier-
ten Kollegen nach bestimmten Kriterien (items), die in den Entlassungsberichten enthalten sein müssen. Darüber hinaus werden regelmäßige **Stichprobenbefragungen** durchgeführt und die betroffenen Kliniken über ihren Rang innerhalb als vergleichbar eingestuf-
ten Kliniken informiert. Ein Teilaspekt dieser Befragungen betrifft die psychosoziale und
edukative Ebene. Dabei zeigte die Berliner KHK-Studie (Beckmann 1994), dass folgende
Parameter für den Patienten wichtige Erfahrungen waren, die sich zwar nicht mit physikalischen Meßmethoden bestimmen lassen, aber dennoch einen wichtigen Teil des Koronarsports ausmachen:
- die **Lebensumstellung** für ca. 83 %,
- die **Wegnahme von Ängsten** für ca. 80 %,
- die **Steigerung des Selbstvertrauens** für ca. 76 %,
- das Prinzip **Hoffnung** für ca. 73 %,
- der **bessere Umgang mit der Krankheit** für ca. 70 %.

5.3.7 Ausbildungsmöglichkeiten

In den Rahmenvereinbarungen vom 4.3.1994 verpflichten sich die Trägerverbände des
Rehabilitationssports die Deutsche Gesellschaft für Prävention und Rehabilitation von
Herz-Kreislauf-Erkrankungen (DGPR), der Deutsche Behinderten Sportverband (DBS)
und der Deutsche Sportbund (DSB) auf ein qualifiziertes Angebot zur Ausbildung Übungsleiter »Sport in Herzgruppen« hinzuwirken. Ausbildungsträger sind die Mitgliedsorganisa-
tionen des DSB in Kooperation mit der DGPR und deren Landesorganisationen. Die Aus-
bildungsdauer beträgt 120 Unterrichtseinheiten (UE) und 5 Hospitationen. Die Lizenz ist
2 Jahre gültig. In dieser Zeit sind Fortbildungen (15 UE in maximal 2 Teileinheiten) Pflicht.
Der Begriff Herzsport und Koronarsport wurde bewusst vermieden.

Zulassungsvoraussetzungen. Es gelten die folgenden Zulassungsvoraussetzungen:
- Übungsleiter und Fachübungsleiter Breitensport des DSB,
- Diplomsportlehrer und Sportlehrer mit 1. Staatsexamen,
- staatl. geprüfte Gymnastiklehrer bzw. Sportlehrer,
- Sportstudenten im Hauptstudium (mit Bescheinigung über Erste-Hilfe-Kursus),

- in Einzelfallentscheidungen auch für Physiotherapeuten, Ärzte, medizinische Bademeister u. ä.

Für Quereinsteiger ist eine verkürzte Ausbildung möglich, z. B. nach einem Jahr praktische Erfahrung in einer Rehabilitationsklinik.

Das Curriculum zur Übungsleiterausbildung **Sport in Herzgruppen** gemäß Beschluss des DSB vom 28.11.1998 in Baden-Baden ist erhältlich bei folgenden Institutionen erhältlich:

- Deutsche Gesellschaft für Prävention und Rehabilitation von Herz-Kreislauferkrankungen e. V., Friedrich-Ebert-Ring 38, D-56068 Koblenz.
- Behinderten Sportverband e. V., Friedrich-Alfred-Straße 87, D-47055 Duisburg.
- Landessportbund NRW, Friedrich-Alfred-Straße 87, D-47055 Duisburg.

Literatur

Beckmann U (1994) Methodische Ansätze zur internen Qualitätssicherung in der kardiologischen Rehabilitation. Medizinische Rehabilitation, Juventa Weinheim-München, S 159–166

Beniamini Y, Rubenstein JJ, Zaichkowsky LD, Crim MC (1997) Effects of high-intensity strength training on quality-of-life parameters in cardiac rehabilitation patients. Am J Cardiol 80:841–846

Berg A, Halle M, Baumstark M, Frey I, Keul J (1991) Einfluss und Wirkweise der körperlichen Aktivität auf den Lipid- und Lipoproteinstoffwechsel. Dtsch Z Sportmed 42:224–231

Brusis OA, Weber-Falkensammer (1986) Handbuch der Koronargruppenbetreuung. Perimed, Erlangen (2. Aufl)

Bücking J, Wahden S (1999) Spiroergometrisch objektivierte Leistungsänderung revaskularisierter Patienten nach dreiwöchigem, seriellem, kombiniertem Ausdauertraining. Phys Rehab Kur Med 9:139

Donat K, Koeffler H (1971) Prinzipien und Ergebnisse der Frührehabilitation nach Herzinfarkt im Krankenhaus. Verh Dtsch Ges Kreisl-Forsch 37:214

Dugmore LD, Tipson RJ, Phillips MH, Flint EJ, Stentiford NH, Bone MF, Littler WA (1999) Changes in cardiorespiratory fitness, psychological wellbeing, quality of life, and vocational status following a 12 month cardiac exercise rehabilitation programme. Heart 81: 359–366

Edens E. (1929) Krankheiten des Herzens und der Gefäße. Springer, Berlin

Gleichmann U, Mannebach H, Halhuber C (1983) Bundesrepublik Deutschland. Ergebnisse einer bundesweiten Umfrage. Z Kardiol 72:418–425

Hochrein M (1941) Der Myokardinfarkt. Erkennung, Behandlung und Verhütung. Steinkopf, Dresden und Leipzig, Band 1, 2. Auflage

Lavie CJ, Milani RV (1995) Effects of cardiac rehabilitation and exercise training on exercise capacity, coronary risk factors, behavioral characteristics, and quality of life in woman. Am J Cardiol 75:340–343

Lavie CJ, Milani RV, Ventura HO, Messerli FH, Murgo JP (1995) Cardiac rehabilitation, exercise training, and preventive cardiology research at Ochsner Heart and Vascular Institute. Tex Heart Inst J 22:44–52

Linden W, Stossel C, Maurice J (1996) Psychosocial interventions for patients with coronary artery disease: a meta-analysis. Arch Intern Med 156:745–752

Maroto Montero JM, de Pablo Zarzosa C, Artigao Ramirez R, Morales Duran MD, Lozano Suarez M, Carcedo Robles C, Vazquez Cabrer G, Enriquez de Salamanca IM (1992) Rehabilitacion en la cardiopatia isquemica. Resultados a nivel de calidad de vida y sobre el pronostico. Arch Inst Cardiol Mex. 62:441–446

Maroto Montero JM, Velasco Rami JA (1995) Rehabilitacion cardiaca y prevention secundaria de la cardiopatia isquemica. Rev Esp Cardiol 48 Suppl 1:85–89

MRFIT Research Group (1982) Multiple risk factor intervention trial. Risk-factor changes and mortality results. JAMA 248:1465–477

Multcenter Research Group (1995) Rehabilitacion del paciente coronario. Prevencion secundaria. Documento del Grupo de Trabajo de Rehabilitacion Cardiaca de la Sociedad Espanola de Cardiologia. Rev Esp Cardiol 48: 643–649

Niederhauser HU (1995) Sport und Rehabilitation im Alter. Schweiz Rundsch Med Prax 84:1259–1264

Oldridge N, Guyatt G., Jones N, Crowe J, Singer J, Feeny D, McKelvie R, Runions J, Streiner D, Torrance G (1991) Effects on quality of life with comprehensive rehabilitation after myocardial infarction. Am J Cardiol 67 (13): 1084–1089

Pedersen O, Beck-Nielsen H, Heding L (1980) Increased insulin receptors after exercise in patients with insulin-dependent diabetes mellitus. N Engl J Med 302:886–892

Squires RW, Lavie CJ, Brandt TR, Gau GT, Bailey KR (1987) Cardiac rehabilitation in patients with severe ischemic left ventricular dysfunction. Mayo Clin Proc 62:997–1002

Weidemann H, Meyer K (1991) Lehrbuch der Bewegungstherapie mit Herzkranken – Pathphysiologie sowie Trainingslehre und Praxis. Steinkopff Verlag

5.6 Rückenschule

D. Riede

5.4.1 Funktionelle Grundlagen

Erhöhte Viskoelastizität des Bronchialsekrets und Sekretretention.

Folge des Gendefekts bei Mukoviszidose (zystische Fibrose; CF) ist die fehlerhafte Produktion eines Proteinkomplexes, des »Cystic Fibrosis Transmembrane Conductance Regulator« (CFTR), der u. a. als Chloridkanal und als Regulator des epithelialen Natriumkanals fungiert, am respiratorischen Epithel zu einer Störung der Chloridsekretion und zu einem gesteigerten Natrium- und Wassertransport aus dem Bronchiallumen in die Zelle führt (Dockter u. Lindemann 2000). Letztlich resultieren aus diesen Störungen eine **initiale Zunahme der Viskoelastizität des Bronchialsekrets und eine Sekretretention**. Diese ist verantwortlich für eine **chronische Obstruktion** und **rezidivierende Infektionen**. Ein weiterer wichtiger Pathomechanismus ist die zum Teil exzessive Freisetzung von langkettigen DNA-Molekülen aus dem Zellkern, aber auch von Teilen des Zytoskeletts (F-Aktinmoleküle) aus zugrunde gegangenen Leukozyten und Epithelzellen; diese Komponenten führen zu einer weiteren, sekundären signifikanten Steigerung der Viskoelastizität des Bronchialsekrets (◘ Abb. 5.6).

Komplexe Entzündungs-mechanismen.

Mit den rezidivierenden Infektionen sind **komplexe Entzündungsmechanismen** verbunden. Dabei spielen besonders die Produktion von Elastase aus neutrophilen Granulozyten und die dadurch bedingte Läsion von Strukturprotein sowie von elastischen Komponenten (Elastin) eine große Rolle. Folge sind eine Instabilität der Bronchialwand (Bronchiektasen) und ein Verlust an funktionierendem Lungengewebe durch Emphysembildung und Kollagenersatz (»zystische Fibrose«).

Therapiebeginn bei Diagnosestellung.

Aus Obduktionsbefunden und Analysen bronchoalveolärer Spülflüssigkeit im frühen Kindesalter geht hervor, dass bereits unmittelbar nach der Geburt die pathologische Sekretproduktion in Gang kommt.

 Tipp

Die **Mukoviszidosetherapie** sollte mit dem Zeitpunkt der Diagnosestellung begonnen werden.

Dabei kommt der Physiotherapie im gesamten Therapieregime ein hoher Stellenwert zu (◘ Übersicht 5.2).

5.4.2 Behandlungsziele

Prioritäre Ziele der Krankengymnastik.

Die **wichtigsten Ziele der krankengymnastischen Maßnahmen** leiten sich aus den einzelnen Pathomechanismen ab (◘ Abb. 5.7):
- **Mobilisation und Elimination des zähen Bronchialsekrets** werden trotz einer zunehmenden Beeinträchtigung der muköziliären und Husten-Clearance angestrebt.
- Die **Atmungsmuskulatur** muss einerseits immer wieder **entspannt** und **gedehnt**, andererseits **trainiert** werden, damit sie ggf. größeren Anforderungen gewachsen ist und einer Ermüdung vorgebeugt wird.
- Die **Thoraxbeweglichkeit** muss erhalten oder verbessert werden.

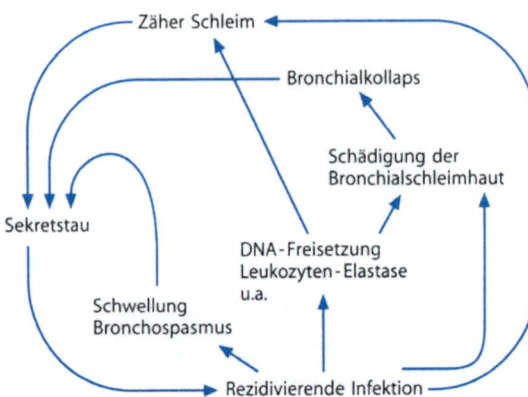

◘ Abb. 5.6. **Circulus vitiosus zwischen Mukostase als Ergebnis eines schwer eliminerbaren Sekrets mit hoher Viskoelastizität und rezidivierenden Infektionen, die mit sekundären Enzündungskomponenten und Steigerung der Viskosität einhergehen.** Wichtiger daraus resultierender Pathomachanismus ist die zunehmende Instabilität der Bronchialwand, die zum Bronchialkollaps führt

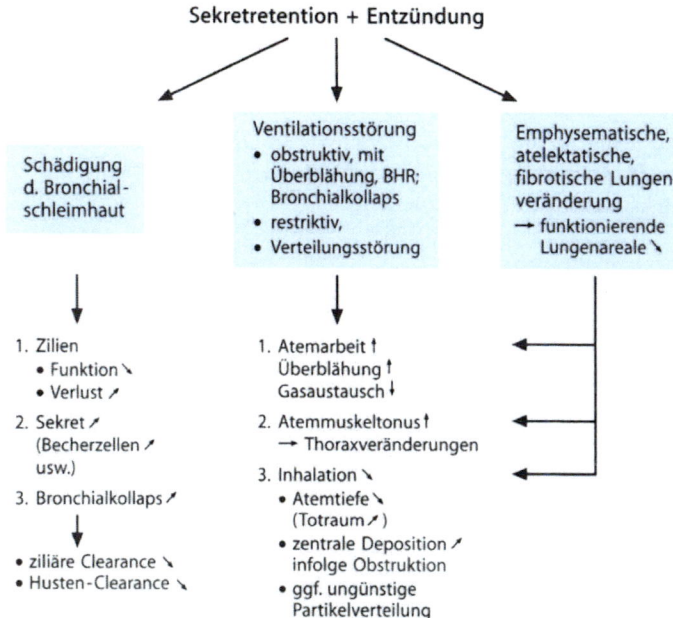

◘ **Abb. 5.7.** Übersicht über die für die Physiotherapie wichtigsten Pathomechanismen bei Mukoviszidose (← Beeinträchtigung, → Zunahme, ↑ Steigerung, ↓ Verminderung)

5.4.3 Behandlungsprinzipien und Art der Technik

Passive und aktive Techniken. Zur Realisierung dieser Ziele stehen mehrere krankengymnastische Techniken zur Verfügung, die dem Alter und dem Krankheitszustand entsprechend eingesetzt werden. Man unterscheidet **passive Techniken**, die vom Physiotherapeuten oder geschulten Angehörigen am Patienten vorgenommen werden, von **aktiven Techniken**, die der Patient selbstständig durchführt und die ihm eine weitgehende Eigenverantwortung auferlegen. Letztere werden heute zunehmend favorisiert. Die gebräuchlichsten »passiven« Techniken werden vorzugsweise im frühen Kindesalter und bei Schwerkranken eingesetzt (Arbeitskreis Physiotherapie 1997).

Passive von aktiven Techniken.

Passive Techniken
Lagerungsdrainage
Lagerung und mechanische Stimuli. Der Physiotherapeut versucht, durch Klopfen, Schütteln oder Vibrationen – vorzugsweise in Bauch-, Seiten-, Halbseiten- und Rückenlage des Patienten – das Sekret zu mobilisieren und aus der Peripherie in die zentralen

Sekretmobilisation.

Atemwege zu transportieren. Früher war man der Auffassung, dass dabei der Transport des Bronchialsekrets durch die Schwerkraft unterstützt würde. Nach heutiger Vorstellung wirken sich vor allem die **Lumenschwankungen in den peripheren Bronchien**, die durch die lagebedingten wechselseitigen Veränderungen der Perfusion und Ventilation herbeigeführt werden, günstig auf die Reinigungsmechanismen aus.

Der Patient ist bei dieser Form der Physiotherapie auf fremde Hilfe angewiesen. Zudem dürfte die Effektivität solcher Maßnahmen bei hoher Viskosität des Sekrets begrenzt sein. Daher wird zunehmend die **Kombination der Lagerungsdrainage mit der Autogenen Drainage** angestrebt, die auf gezielten Bronchialkaliberschwankungen basiert (s. Abschn. »Autogene Drainage«).

Ergänzende Techniken. Bei Patienten, die noch nicht (Säuglinge, Kleinkinder) oder nicht mehr (Schwerkranke) zu eigener Aktivität fähig sind, wird der **Lagerungswechsel, verbunden mit Vibrationen** o. ä., auch heute noch als hilfreich angesehen. Nicht zu unterschätzen ist der angenehme und entspannende Effekt durch den Hautkontakt zwischen Patient und Helfer. Diese wohltuende Begleiterscheinung entfällt bei mechanischen Klopfhilfen, die inzwischen weitgehend verlassen sind.

Kontaktatmung

Vertiefte Atmung.

Die Hand des Physiotherapeuten liegt auf dem Brustkorb des Patienten und »führt« die Atembewegung. Durch manuelle Richtungshilfen während der Atmung und behutsame Kompression während der Ausatmung, die auch von Vibrationen und behutsamen Schüttelungen begleitet sein kann, wird die **Atmung vertieft**.

Haut- und Bindegewebstechniken

Herabsetzung des Muskeltonus.

Durch diese Techniken, beispielsweise flächiges Ausstreichen der Interkostalräume, wird der **Muskeltonus**, der durch die vermehrte Atemarbeit begünstigt wird, herabgesetzt.

»Selbsthilfetechniken«

Eigenübungen der Patienten.

In den letzten Jahren haben sich aktive krankengymnastische Techniken, bei denen der **Patient nicht mehr auf fremde Hilfe angewiesen** ist, als **wesentlicher Bestandteil der Krankengymnastik** durchgesetzt.

 Tipp
Zur Erhöhung der Wirksamkeit sind sie vorzugsweise in Kombination mit der Inhalationstherapie durchzuführen.

Zudem lässt sich auf diese Weise eine spürbare Zeitersparnis und Verbesserung der Lebensqualität der Patienten und der Familienangehörigen erzielen.

Autogene Drainage

Unterstützung des Sekrettransports.

Durch eine besondere Atemtechnik, die mit intensiven Kaliberschwankungen der Atemwege während Ein- und Ausatmung verbunden ist (◘ **Abb. 5.8**), wird der **Sekrettransport aus den peripheren in die zentralen Atemwege unterstützt**. Nach einer aktiven vertieften Einatmung erfolgt die Ausatmung in zwei Phasen:

1. einer relativ **raschen passiven ersten Phase** und
2. einer zweiten **behutsamen aktiven Ausatmungsphase**.

Letztere bedarf besonderer Aufmerksamkeit, da bei instabilen Bronchien mit zunehmendem intrathorakalen Druck das Risiko des Bronchialkollaps besteht. Diesem kann durch eine extrathorakale Engstellung der Atemwege – Nasenatmung, »Lippenbremse« (Thomann et al. 1966), vorgehaltene flache Hand – und Hilfsmittel wie VRP_1 (s. Abschn. »Oszillationstechniken«; S. 497), die als externe Stenosen dienen, entgegengewirkt werden (»modifizierte« AD) (Lindemann et al. 1990).

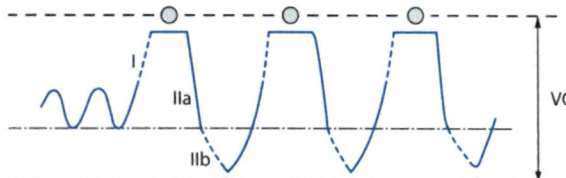

Abb. 5.8. **Skizze zur Autogenen Drainage.** Die weiten Kreise am Ende der Inspiration symbolisieren die inspiratorisch vergrößerten Durchmesser, die kleinen Kreise am Ende der Exspiration die endexspiratorisch stark verringerten Durchmesser der Bronchien. *VC* Vitalkapazität. *Phase I* langsam vertiefte Atmung; das Ausmaß der Atemtiefe hängt von der Menge des Sputums ab; *Phase II a:* passive rasche Ausatmung; *Phase II b* aktive langsame Exspiration; sie wird zur Verringerung eines Bronchialkollaps ggf. gezielt über die Nase oder gegen die flache Hand usw. durchgeführt

> **❗ Tipp**
> Wesentlich ist, dass dabei **der Hustenreiz so lange wie möglich unterdrückt** wird, da Husten die oralwärts gerichtete Sekretbewegung stören kann.

Erst wenn sich ausreichend Sekret in den großen Atemwegen angesammelt hat, ist eine ökonomische Expektoration mittels Hüsteln oder forcierter Ausatmung durch die offene Stimmritze anzustreben (»Huffing«).

> **❗ Beachte**
> Autogene Drainage ist in der Regel erst vom Schulalter an zu erlernen.

Manchen Patienten gelingt sie nie ganz optimal, da sie Konzentrationsfähigkeit und ein gutes Gespür für die Lokalisation des Sekrets erfordert.

PEP-Atmung (PEP = »Positive Expiratory Pressure«)

Das Prinzip dieser Physiotherapieform besteht darin, dass der Patient über eine Maske oder ein Mundstück gegen einen mundnahen definierten Widerstand, der individuell variiert wird, ausatmet, so dass **zwischen Mund und Alveolarbereich ein erhöhter Druck entsteht** (Falk et al. 1984). Auf diese Weise wird einem während der Exspiration evtl. auftretenden **Bronchialkollaps** entgegengewirkt: Der Schleimtransport und das Abströmen »gefangener Luft« wird dadurch erleichtert. Auch die Eröffnung atelektatischer Bezirke kann mit dieser Technik versucht werden.

PEP-Atmung wirkt Bronchialkollaps entgegen.

> **❗ Beachte**
> PEP-Atmung kann ab dem Vorschulalter angewendet werden.

Ein **Nachteil** der Methode ist der als Folge des erhöhten Ausatmungswiderstands **reduzierte Atemstrom**, der für ein effektives Abscheren des Schleims von der Bronchialwand entscheidend ist. Bei Jugendlichen und Erwachsenen findet auch das Husten gegen eine PEP-Maske Anwendung.

Oszillationstechniken

VRP-1. Beim VRP-1 (»Flutter«) handelt es sich um ein kleines Hilfsmittel zur Selbstbehandlung, dessen Anwendung relativ leicht zu erlernen ist.

Reduzierung der Viskoelastizität.

> **❗ Beachte**
> Von Kleinkindern durchführbar, sobald sie ein Mundstück tolerieren.

Durch Ausatmen in dieses Gerät wird eine 28 g schwere Kugel aus rostfreiem Stahl in Schwingungen versetzt, die ihrerseits Oszillationen der Luftsäule in den Atemwegen bewirkt (**Abb. 5.9**). Die dabei entstehenden raschen Atemstrom- und Druckschwankungen, die von der Position des Mundstücks und der Atemanstrengung des Patienten abhän-

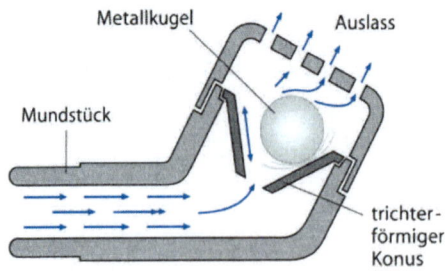

Metallkugel   Auslass

Mundstück

trichter-
förmiger
Konus

◻ Abb. 5.9. **Skizze zum VPR-1 (»Flutter«).**
Die Pfeile kennzeichnen den Luftstrom bei
der Ausatmung durch das Mundstück und
die Auslassöffnung des Geräts. Ferner ist die
Bewegung der Stahlkugel durch halbkreisförmige
Linien angedeutet. Weitere Erläuterungen im Text

gen, führen zu einer **Reduzierung der Viskoelastizität des Sekrets und der Sekretadhäsion.** Dadurch wird der Sekrettransport erleichtert (Lindemann 1992; Konstan et al. 1994). Nach neuen Erkennntnissen unterstützen darüber hinaus die Oszillationen – während der - Inhalation durchgeführt – den DNA-spaltenden Effekt der DNase signifikant (Dasgupta et al. 1995; App et al. 1998). Die Wartung des Geräts ist einfach (Abspülen mit heißem Wasser, Trocknen der Einzelteile).

❯ Exkurs

— **RC-Cornet.** Ähnlich funktioniert der RC-Cornet, der kürzlich in einer geräuschärmeren Version auf den Markt gebracht wurde. Dieses Gerät, das auf der Basis schwingender Luftsäulen arbeitet, kombiniert Oszillations- und PEP-Prinzip miteinander und **erlaubt die Anwendung etwas höherer Drücke und Frequenzen im Vergleich zum VRP-1.** Ein besonderer **Vorteil** ist die Anwendbarkeit im Liegen. **Nachteilig** ist die umständlichere Wartung und die relativ rasche Materialermüdung des Ventilschlauchs; er muss daher rechtzeitig nachbestellt werden.

— **Portajet und der Solvet II.** Andere aufwendigere Geräte, die auf der Oszillationstechnik basieren, sind der Portajet und der Solvet II, die auch für die Heimtherapie verwendbar sind. Überwiegend in der Klinik eingesetzte Geräte sind der Assistojet, der Hayek Oszillator 1000 und das ThAIRapyVest-Gerät. Erste Untersuchungen lassen darauf schließen, dass sie **teilweise auch zur Entlastung der Atemmuskulatur** und zur **Verbesserung der Ventilations-Perfusion-Imbalance der Lunge**, und damit zu einer besseren Oxigenierung des Bluts und einem Anstieg des arteriellen Sauerstoffpartialdrucks, beitragen können (King et al. 1983; App et al. 1999). Weitere technische Verbesserungen auf dem Gebiet der Oszillationstechnik sind zu erwarten.

Therapeutische und atemerleichtende »Körperstellungen«

Muskeldehn- und -drehtechniken. Mit Hilfe dieser Techniken wird eine **Dehnung und Entspannung der Atemmuskulatur** erzielt und der **Thorax mobilisiert.** Im frühen Kindesalter wird dieses Ziel spielerisch verwirklicht. Entspannungsübungen sind nach heutiger Einschätzung von immenser Bedeutung, da man mit ihrer Hilfe einer Ermüdung der Atmungsmuskulatur, die mit den Zeichen respiratorischer Insuffizienz einhergeht, vorbeugen kann (s. ◻ **Abb. 5.7**) (Criée u. Laier-Groeneveld 1995).

– Dehnung und Entspannung der Atemmuskulatur,
– Mobilisation des Thorax.

Akute Atemnotsituationen. **Positionen, in denen der Patient leichter atmen kann,** werden vorrangig bei akuten Atemnotsituationen und in der präfinalen Phase eingesetzt. Durch Abstützen oder Ablagern des Schultergürtels wird eine Entlastung des Thorax und der Atemhilfsmuskulatur erreicht. Gleichzeitig wird der Thorax in eine Einatmungsposition gebracht und der Atemwegswiderstand (und damit die Atemarbeit) gesenkt.

Inhalationstherapie im Rahmen der Physiotherapie

Inhalationen.

Auch eine sorgfältig durchgeführte Inhalationstherapie mit tiefer Einatmung, Pause am Ende der Einatmung und tiefer Ausatmung – evtl. gegen einen Widerstand – ist zur Physiotherapie zu rechnen. Auf die Möglichkeit, die beschriebenen »Selbsthilfetechniken« mit dem Inhalationsvorgang zu kombinieren, wurde bereits verwiesen. Bei Verzicht auf eine Nasenklemme lässt sich dies in der Regel problemlos realisieren.

Körperliche Aktivitäten

Anstrengungen gehen per se mit einer vertieften Atmung einher und unterstützen damit Sekretelimination und Thoraxmobilisation. Daher sollten **sportliche Betätigungen von Anfang an gefördert** werden (z. B. Minitrampolin für junge Kinder). Vorzugsweise sind Aktivitäten zu empfehlen, die mit Ruheintervallen einhergehen und den Körper symmetrisch belasten. Bei fortgeschrittener Krankheit ist darauf zu achten, dass der Patient sich nicht überfordert; notfalls muss während des Trainings Sauerstoff verabreicht werden. Nach neuen Erkenntnissen kann mit einem gezielten Trainingsprogramm auch die Atmungsmuskulatur trainiert werden, so dass sie größeren Belastungen besser gewachsen ist (Dasgupta et al. 1995).

Förderung sportlicher Betätigungen.

 Tipp

Es sollte bedacht werden, dass sich bei der Durchführung der Physiotherapie über längere Zeit immer wieder Fehler einschleichen. Daher ist alle 3–6 Monate eine **Überprüfung der selbstständig durchgeführten physiotherapeutischen Maßnahmen** durch einen erfahrenen Physiotherapeuten wichtig. Diese Wiedervorstellung sollte auch zu einer neuen Motivation genutzt werden, die gerade bei Jugendlichen nachzulassen droht.

Wiedervorstellung beim Physiotherapeuten.

5.4.4   Indikationen

Eine physiotherapeutische Behandlung ist bei zystischer Fibrose in jedem Fall und jedem Stadium indiziert.

Hauptindikationen.

5.4.5   Kontraindikationen

Eine spezielle Kontraindikation besteht bei zystischer Fibrose nicht. Selbstverständlich ist die Therapie dem Organ- und Funktionsbefund sowie der (kardiopulmonalen) Leistungsfähigkeit anzupassen.

Keine speziellen Kontraindikationen.

5.4.6   Klinische Erfahrungen und wissenschaftliche Untersuchungen

Die klinische Erfahrung hat gelehrt, dass die klassische Lagerungsdrainage mit Abklopfen bei allen CF-Patienten entbehrlich ist, die in der Lage und willens sind, die »Selbsthilfetechnik« konsequent anzuwenden. Dies ist ein entscheidender Fortschritt im Rahmen der Physiotherapie.

Voraussetzung dafür ist eine ausreichende Eigenverantwortlichkeit. Mit der modifizierten autogenen Drainage wird der Kollapsneigung der Bronchien bei vorgeschädigter Bronchialschleimhaut Rechnung getragen (Lindemann et al. 1990). Eine wichtige Rolle spielen dabei auch kleine Hilfsgeräte (PEP-Atmung, Osszillationstechniken), die u. a. durch die Untersuchungen von Dasgupta et al. 1995, Falk et al. 1984 und Konstan et al. 1994 eine sichere wissenschaftliche Bassis erhalten haben.

Literatur

Arbeitskreis Physiotherapie des Mukoviszidose e.V. (1997) Physiotherapie bei Mukoviszidose. Bonn, 3. Auflage

App EM, Kieselmann R, Reinhardt D, Lindemann H, Dasgupta B, King M, Brand P (1998) Sputum rheology changes in cystic fibrosis lung disease following two different types of physiotherapy – Flutter versus Autogenic Drainage. Chest 114:171–177

App EM, Wunderlich MO, Lohse P, King M, Matthys H (1999) Oszillierende Physiotherapie bei Bronchialerkrankungen – rheologischer und antientzündlicher Effekt. Pneumologie 53:348–359

Criée CP, Laier-Groeneveld G (1995) Die Atempumpe – Atemmuskulatur und intermittierende Selbstbeatmung. Thieme, Stuttgart New York, S 23

Dockter G, Lindemann H (2000) Mukoviszidose. Thieme, Stuttgart New York

Dasgupta B, Tomkiewicz RP, Boyd WA, Brown NE, King M (1995) Effects of combined treatment with rhDNase and airflow oscillations on spinnability of cystic fibrosis sputum in vitro. Pediatr Pulmonol 20:78–82

Falk M, Kelstrup M, Andersen JB, Kinoshita T, Falk P, Stovring I, Gothgen I (1984) Improving the ketchup bottle method with positive expiratory pressure, pep. A controlled study in patients with cystic fibrosis. Eur J Respir Dis 65:57–66

King M, Phillips DM, Gross D, Vartian V, Chang HK, Zidulka A (1983) Enhanced tracheal mucus clearance with high frequency chest wall compression. Am Rev Respir Dis 128:511–515

Konstan MW, Stern RC, Doershuk CF (1994) Efficacy of the Flutter device for airway mucus clearance in patients with cystic fibrosis. J Pediatr 124:689–693

Lindemann H, Boldt A, Kieselmann R (1990) Autogenic drainage: Efficacy of a simplified method. Acta Univ Carol Med 36:210–212

Lindemann H (1992) Zum Stellenwert der Physiotherapie mit dem VRP 1-Desitin (»Flutter«). Pneumologie 46: 626–630

Thoman RL, Stoker GL, Ross JC (1966) The efficacy of pursed-lips breathing in patients with chronic obstructive pulmonary disease. Am Rev Respir Dis 93:100–106

5.5 Multiple Sklerose

G. Küther

5.5.1 Krankheitsbild und funktionelle Grundlagen

Autoimmunreaktion im Zentralnervensystem.

Pathomechanismus. Die Multiple Sklerose (MS, Synonym: Enzephalomyelitis disseminata) ist bei jüngeren Erwachsenen neben Schädel-Hirn-Verletzungen der häufigste Grund für eine chronische Behinderung. Wesentlicher Pathomechanismus ist eine **Immunreaktion gegen Oligodendrogliazellen und das Myelin der Markscheiden im Zentralnervensystem**, die zu disseminierten Demylinisierungsherden (sog. Plaques) mit axonaler Degeneration führt.

Die **Ursache der Erkrankung** ist trotz intensiver Forschung immer noch ungeklärt. Diskutiert werden eine primäre Autoimmunreaktion aufgrund einer Kreuzreaktion gegen hirneigene Proteine, daneben eine sekundäre Entzündungsreaktion in Folge einer persistierenden Infektion des Gehirns und eine primäre Neurodegeneration (Riekmann u. Smith 2001).

Den neurologischen Symptomen können dabei **drei unterschiedliche Mechanismen** zugrunde liegen:

- eine Blockierung der Erregungsleitung (sog. funktioneller Leitungsblock),
- eine Demyelinisierung der Nervenbahnen,
- eine Schädigung der Axone im befallenen Bezirk.

Leitungsblock und Demyelinisierung sind im Prinzip durch eine immunmodulierende Therapie oder spontane Remission – zumindest teilweise – reversibel, während eine axonale Läsion zu bleibenden Defiziten führt.

Ein Drittel entwickelt schwere Beeinträchtigungen.

Verlaufsformen. Die Erkrankung beginnt bevorzugt zwischen dem 20. und 40. Lebensjahr, kann aber bis zum 60. Lebensjahr, in seltenen Fällen auch schon in der Kindheit erstmals zum Ausbruch kommen. Nach klinischer Erfahrung erfährt etwa ein Drittel der Patienten durch die Erkrankung während ihres gesamten Lebens nur geringe Beeinträchtigungen, bei einem weiteren Drittel kommt es zu mäßiger Behinderung. Bei dem restlichen Drittel aller klinisch manifest Erkrankten entwickelt sich die gefürchtete **schwere Verlaufsform**, die zu erheblicher bis massiver Behinderung, bei Beteiligung vitaler Zentren im Hirnstamm vereinzelt auch zum vorzeitigen Tod führen kann (Barnes 1993; Martin u. Hohlfeld 1998).

Schubförmig remittierender Verlauf.

Etwa 70 % aller Erkrankten entwickeln eine schubförmig remittierende Multiple Sklerose (sog. relapsing remitting MS: RR-MS), bei der innerhalb von Stunden bis Tagen neurologische Ausfallserscheinungen auftreten, die in der Regel innerhalb von maximal 2 Monaten rückläufig sind. Nach mehreren Jahren geht bei 50 % dieser Patienten der Verlauf in eine sekundär chronisch progrediente Multiple Sklerose (SP-MS) über, wobei sich mit oder ohne überlagerte weitere Schübe eine kontinuierliche Zunahme der Behinderung entwickelt. Ungefähr 20 % aller Patienten leiden unter der primär chronisch progredienten Form der Multiplen Sklerose (PP-MS), bei der es von Beginn an ohne oder mit einzelnen überlagerten Schüben zu einer langsam progredienten Symptomatik kommt (Cottrell et al. 1999).

Klinisches Erscheinungsbild ist vielfältig.

Klinische Defizite. Entsprechend der Pathogenese können von der Demyelinisierung unterschiedliche Regionen befallen sein, so dass das **klinische Erscheinungsbild außerordentlich vielfältig** ist. Häufiges Symptom bei Erstmanifestation ist eine **Störung des Sehens mit Visusminderung** in Folge einer Opticusneuritis. Im weiteren Verlauf können unterschiedliche weitere Ausfallserscheinungen von Seiten des sensiblen, motorischen, zerebellären und vegetativen System hinzutreten. Zu beachten sind bei zerebralen Läsionen mögliche **kognitive Defizite** in den Bereichen Aufmerksamkeit, Gedächtnis oder problemlösendes Verhalten und eine depressive Verstimmung, die bei deutlicher Ausprägung von erheblichem Einfluss auf die Lebensqualität und das Rehabilitationsergebnis sein kann. Erwähnenswert ist weiterhin eine bei der MS schon in Frühstadien auftretende **vermehrte Müdigkeit** und **rasche Ermüdbarkeit** der Patienten unter körperlicher Belastung, die zu einer zusätzlichen Einschränkung der schon paresenbedingt verminderten Leistungsfähigkeit im Alltagsleben führen kann. In einer Befragung von 656 MS-Patienten, die Kraft et al.(1986) durchführten, waren folgende **Symptome** feststellbar:

- Ermüdbarkeit (77 % aller Befragten),
- Gleichgewichtsstörungen (74 %),
- Schwäche und Sensibilitätsstörungen (je 63 %),
- Blasenprobleme (59 %),
- Spastik (49 %),
- Depression und Schmerzen (je 36 %).

Die häufigsten Symptome.

Medikamentöse Behandlung. Obwohl die Ätiologie der MS im Einzelnen noch unbekannt ist, konnten in den letzten Jahren wesentliche Fortschritte in der medikamentösen Behandlung erzielt werden. Neben der Behandlung des **akuten Schubs** mit hochdosierten Kortisongaben werden aufgrund klinischer Studien zur **immunmodulierenden Dauertherapie** der schubförmigen MS derzeit β-Interferon, alternativ Copolymer-1, Immunglobuline und Azathioprin eingesetzt, bei **rasch progredienten Verlaufsformen** auch Cyclophosphamid, Methotrexat oder Mitoxantron (vgl. Martin u. Hohlfeld, 1998; Tumani 2001).

> **① Beachte**
> Mit diesen neuen medikamentösen Behandlungsmöglichkeiten lassen sich – in individuell unterschiedlichem Maße – eine Senkung der Zahl der Schübe und eine Minderung der Schwere der einzelnen Schübe erreichen.

Krankheitsverzögernde Effekte.

Unabhängig von diesen Erfolgen ist hervorzuheben, dass mit den verfügbaren Medikamenten bei der schubförmig verlaufenden MS bisher allenfalls ein krankheitsverzögernder Effekt, aber **keine Verhinderung einer weiteren Progredienz oder gar Heilung** möglich ist. Für die primär chronische MS, die möglicherweise eine pathogenetisch eigenständige Variante der Erkrankung ist, stehen bisher noch keine gesichert wirksamen medikamentösen Therapiemöglichkeiten zur Verfügung.

5.5.2 Behandlungsziele

Behandlungsschwerpunkte. Die Grenzen der derzeit verfügbaren medikamentösen Therapien und der große Anteil an Patienten mit irreversiblen Ausfallserscheinungen nach langjährigem Krankheitsverlauf unterstreichen den hohen Stellenwert, den die Physiotherapie auch in Zukunft bei der MS Behandlung behalten wird. Entsprechend dem vielfältigen Erscheinungsbild und Verlauf der MS hat die Physiotherapie bei dieser Erkrankung ganz unterschiedliche Zielsetzungen zu verfolgen, wobei der ansonsten zweifelhafte, weil ungenaue Begriff der **befundorientierten Therapie** noch am ehesten seine Berechtigung findet. Behandlungsschwerpunkte sind:

Befundorientierte Therapie.

- Vermeidung von Sekundärschäden (z.B. Kontrakturen in Folge einer spastischen Parese, Pneumonie- und Thromboseprophylaxe),
- Rumpf- oder Gliedmaßenataxie mit oder ohne begleitende Störungen der Sensibilität,
- spastische Tonuserhöhung,
- zentrale Paresen,
- Blasenstörungen.

> **① Tipp**
> Die häufig komplexe, mehrere neuronale Systeme einschließende Symptomatik erfordert in der Regel von Beginn einen interdisziplinären Zugang, in dem neben der Physiotherapie eine ergo- und hydrotherapeutische Behandlung ggf. auch Logopädie und Neuropsychologie eingeschlossen sind.

Motorisch-funktionelle Therapieziele. Mertin u. Paeth (1994) haben zur Festlegung der motorisch-funktionellen Therapieziele eine Eingruppierung der Patienten nach dem Schweregrad der Behinderung vorgeschlagen. Dabei wird die EDSS-Skala von Kurtzke zugrunde gelegt. In dieser mehrteiligen, auf Einschränkungen der Funktionen und Fähigkeiten ausgerichteten Skala wird die globale Behinderung vom Grad 0 (Normalbefund) bis

Stadienabhängige Therapieziele.

⊡ Tabelle 5.2.	Expanded Disability Status Scale (EDSS). (Verkürzte Version nach Kurtzke 1983)
Stufe	**Befund**
0	Normalbefund
1,0	Keine Behinderung, minimale pathologische Befunde in einem von 7 Funktionssystemen*
1,5	Keine Behinderung, minimale pathologische Befunde in mehr als einem Funktionssystem
2,0	Minimale Behinderung in einem Funktionssystem
2,5	Minimale Behinderung in 2 Funktionssystemen
3,0	Mäßige Behinderung in einem Funktionssystem, noch volle Gehfähigkeit
3,5	Volle Gehfähigkeit, mäßige Behinderung in mehr als einem Funktionssystem
4,0	Gehstrecke 500 m, relativ schwere Behinderung in einem Funktionssystem
4,5	Gehstrecke 300 m, relativ schwere Behinderung in einem Funktionssystem
5,0	Gehstrecke 200 m, schwere Behinderung in einem Funktionssystem
5,5	Gehstrecke 100 m, schwere Behinderung in einem Funktionssystem
6,0	Gehstrecke mit einseitiger Hilfe (Gehstütze, Schiene) 100 m
6,5	Gehstrecke mit beidseitiger Hilfe 20 m
7,0	Gehen mit beidseitiger Hilfe weniger als 5 m, Rollstuhl, Transfer selbständig
7,5	Gehen nur einige Schritte, Rollstuhl, Transfer mit Hilfe
8,0	Weitgehend an Bett oder Rollstuhl gebunden
8,5	Weitgehend bettlägerig
9,0	Bettlägerig; hilfloser Patient, erhaltene Schluck- Sprech-Fähigkeit
9,5	Kommunikations- und schluckunfähiger bettlägeriger Patient
10,0	Tod

*Als Funktionssysteme werden Pyramidenbahn, Kleinhirn, Hirnstamm, Sensorium, Blasen-Mastdarm-Funktion, Sehfunktion und zerebrale Funktionen nach dem Ausmaß der Schädigung auf einer Skala von 0–5 bzw. 6 bewertet.

zum Grad 10,0 skaliert (⊡ **Tabelle 5.2**). Für Patienten mit **leichten bis mäßigen Behinderungen** (EDSS-Werte zwischen 0,5 und 5,5) werden folgende Therapieziele angegeben:
— Normalisierung der Rumpfkontrolle,
— Fazilitation physiologischer Bewegungsabläufe mit Reduktion pathologischer Kompensationsmuster,
— Erarbeitung eines individuell zugeschnittenen Heimtrainingsprogramms.

Bei **mittelschweren Stadien** (EDSS-Werte von 6,0–7,0) konzentrieren sich die Therapieziele vor allem auf:
— größtmögliche Selbständigkeit im Alltag (unter Einbeziehung von Kompensationsstrategien),
— die Erarbeitung von Heimübungsprogrammen (ggf. mit Unterstützung durch Lebenspartner/Betreuer).

Bei **schwerer Behinderung** mit einem EDSS-Wert über 7,0 sind vorrangige Behandlungsziele:
— Gebrauch von Hilfsmitteln,
— Erarbeitung von Transfer- und Lagerungstechniken,

- Erhalt einer Restmobilität zur Erleichterung der Pflege,
- Minderung der durch die Spastik oder Immobilität bedingten Schmerzen.

5.5.3 Behandlungsprinzipien und Art der Technik

Symptomorientierte Behandlung. Wie in anderen Bereichen der Krankengymnastik neurologischer Erkrankungen weicht derzeit unter dem Eindruck klinisch-experimenteller Befunde und neuer pathophysiologischer Konzepte die dogmatische Beschränkung auf einzelne »Schulen« einer **symptomorientierten Behandlung**, in der Elemente verschiedener Konzepte in Abhängigkeit vom Behandlungziel Platz finden (Hummelsheim 1994; Fries et al. 1999). Grundsätzlich lassen sich die eingesetzten physiotherapeutischen Verfahren danach einteilen, ob sie primär einen inhibitorisch-fazilitierenden Ansatz verfolgen und sich dabei zu Beginn **individuell einzelnen Funktionsstörungen** zuwenden (Beispiel: Bobath) oder ob auf lerntheoretischer Basis ein **aufgabenorientiertes Übungsprogramm** eingesetzt wird (s. ▶ Kap. 2.3.4, S. 114ff). Hierbei werden schon von Beginn der Therapie komplexe Fähigkeiten (z. B. Gehen) repetitiv geübt, wobei auch Kompensationsstrategien zugelassen werden.

Einteilung physiotherapeutischer Maßnahmen.

Therapie der sog. Plusphänomene. In der Praxis finden im deutschsprachigen Raum vorwiegend **inhibitorisch-fazilitierende Techniken** Anwendung, wobei das Bobath Konzept am weitesten Verbreitung gefunden hat.

Inhibitorisch-fazilitierende Techniken.

Die Vorteile liegen vor allem in der **Inhibition sog. Plussymptome** zentralmotorischer Läsionen:
- Hypertonus (Spastik),
- Bewegungssynergien,
- assoziierte Reaktionen.

Die Anwendungsmöglichkeiten der ebenfalls fazilitierend ausgelegten Vojta-Methode erscheinen in der Erwachsenenneurologie schon aufgrund der Grundkonzeption begrenzt, da sie auf frühkindlichen Reflexmustern aufbaut, deren Stimulation zum Wiedererwerb komplexerer motorischer Fertigkeiten führen soll.

Therapie der Minussymptome. Zur Behandlung der sog. Minussymptome (Paresen, Rumpfinstabilität, fehlende posturale und dynamische Kontrolle) wird auf Techniken zurückgegriffen, die einen **primär aktivierenden Ansatz** haben und die Körperwahrnehmung fördern. Hierzu zählen neben der Bobath und Vojta-Technik:

Primär aktivierender Ansatz.

- Propriozeptive Neuromuskuläre Fazilitation (s. ▶ Kap. 4.16, S. 323ff) nach Knott und Voss (PNF),
- Funktionelle Bewegungslehre (FBL) nach Klein-Vogelbach (s. ▶ Kap. 4.17, S 335ff),
- Brunkow-Stemmführung (s. ▶ Kap. 4.7, S 239ff),
- E-Technik nach Hanke (s. ▶ Kap. 4.11, S 277ff).

Dabei können auch Konzepte, die sich auf die Rolle somatosensibler Afferenzen bei motorischen Funktionen konzentrieren (Affolter, Perfetti), zusätzlich eingesetzt werden. Kankengymnastische Behandlungsformen mit **aufgabenorientierten Inhalten** wurden u. a. von Carr u. Shepherd (1987) entwickelt und finden vor allem im angloamerikanischen Raum bei der MS wie anderen neurologischen Erkrankungen breite Anwendung (s. S. 115).

5.5.4 Indikationen

Die Indikationen für einzelne Behandlungselemente oder Verfahren sind individuell und symptomabhängig zu stellen:

Hauptindikationen.

Kontraktur/Muskelverkürzungen. **Dehnübungen** zum Erhalt der Beweglichkeit sind vor allem für die folgenden, besonders verkürzungsgefährdete Muskeln regelmäßig durchzuführen:
- **Obere Extremitäten:**
    - Armadduktoren/Innenrotatoren,
    - Flexoren im Ellenbogen-, Hand-, Fingergelenk.
- **Untere Extremitäten:**
    - Hüftflexoren und Adduktoren,
    - ischiokrurale Muskulatur,
    - M. triceps surae und M. tibialis posterior,
    - Zehenflexoren,
    - M. tibialis anterior.
- **Rumpf:**
    - Mm. pectoralis major et minor,
    - ventrale Rumpf- und Halsmuskulatur.

Spastik. **Tonusregulation** nach Bobath, Stehtraining, Vermeidung nozizeptiver Reize.

Para-/Tetraparese mit Stehunfähigkeit, Obstipation, Osteoporose. **Stehtraining** im Aufricht-Rollstuhl, Stehtisch.

Ataxie. Training der posturalen (**Rumpfstabilisation**) und dynamischen Kontrolle und Koordination mit E-Technik, PNF, FBL.

Paresen, vorzeitige Ermüdbarkeit. Bewegungsübungen im Trockenen und Bewegungsbad (28–30°C), Trainingstherapie (bei mobilen Patienten) zum **Kraft-/Ausdauertraining** und zur Verbesserung der **Muskelkoordination/Flexibilität** sowie kardiovaskulären Aktivierung.

Gangstörung. **Gangschulung** incl. Laufbandtherapie.

Blasenstörungen. Beckenbodengymnastik.

5.5.5   Kontraindikationen

Krankheitsspezifische Kontraindikationen.

Folgen von Wärme. Durch eine **Hyperthermie** ausgelöste Sehstörungen sind als Uhthoffs-Symptom bekannt. Auch andere Symptome der MS können durch Wärme verstärkt werden. Diese in der Regel rasch einsetzende und vorübergehende Verschlechterung wird auf einen wärmeinduzierten Leitungsblock in den geschädigten Nervenbahnen zurückgeführt, der sowohl bei externer (z.B. Wannenbad, Sauna) als auch interner Überwärmung (z.B. körperliche Anstrengung) entstehen kann (s. Guthrie u. Nelson 1995). Da schon Erhöhungen der Körperkerntemperatur um 0,05–0,1 °C ausreichen, um diese Phänomene auszulösen, sind starke körperliche Belastungen ebenso wie hypertherme Anwendungen bei MS-Patienten grundsätzlich zu vermeiden. Unabhängig von der hyperthermen Wirkung sind angesichts der raschen Ermüdbarkeit alle physio- und trainingstherapeutischen Behandlungen der verminderten körperlichen Belastbarkeit anzupassen.

Gefahren bei Osteoporose. Besonders zu beachten ist bei Patienten mit langjährigem Verlauf und schwerer Behinderung die Gefahr einer **inaktivitäts- oder kortisonbedingten Osteoporose.** In der Literatur sind bei MS-Patienten Femurfrakturen schon bei geringfügiger Belastung im Rahmen der Therapie, aber auch bei alltäglichen Verrichtungen beschrieben (Williams et al. 1984; Kießling u. Maske, 1989). Dementsprechend empfiehlt sich bei Änderung oder Intensivierung der physiotherapeutischen Behandlung bei schwerbehinderten MS-Patienten die Durchführung einer Röntgennativdiagnostik von Femur und Hüftglenken, ggf. auch eine weiterführende Osteoporosediagnostik mit Knochendichtebestimmung.

5.5.6   Klinische Erfahrungen und wissenschaftliche Untersuchungen

Therapieempfehlung. In der Literatur finden sich eine Reihe **praktischer Anleitungen und Empfehlungen zur Physiotherapie bei der MS im Rahmen von Rehabilitationsprogrammen** (Brar u. Wangaard 1985; Cobble et al. 1993; Kesselring u. Mertin 1991; Mertin u. Paeth 1994; Mertin u. Vaney 1999; Scheinberg u. Smith 1994; Seidel 2000; Tourtellotte et al. 1983). Auf die ausführlichen deutschsprachigen Darstellungen von Wötzel et al. (1997) und Steinlin Egli (1998) soll hierbei besonders hingewiesen werden. **Wissenschaftlich abgesicherte Studien zur Wirksamkeit** sind aber – wie in anderen Bereichen der Physiotherapie – **nur sehr beschränkt verfügbar.** Hierbei handelt es sich meist um Untersuchungen zur Wirkung kombinierter Rehabilitationsprogramme und deren Nachhaltigkeit nach stationärer Anwendung. Angaben zu den konkreten Inhalten der eingesetzten Physiotherapie fehlen in vielen Arbeiten (vgl. Thompson 2000).

Praktische Anleitungen.

Wissenschaftliche Studien. Nur wenige Studien waren einer gezielten **Prüfung einzelner Therapieverfahren** gewidmet, wobei ein grundsätzliches Problem bei deren Interpretation die geringen Patientenzahlen und der variable Krankheitsverlauf sind:

Prüfung einzelner Therapieverfahren.

Krankengymnastik auf neurophysiologischer Grundlage. Lord et al. (1998) verglichen in einer randomisierten Pilot-Studie bei insgesamt 23 ambulanten MS-Patienten die **Wirkung zweier Behandlungsformen** zur Verbesserung der Mobilität. Eine Therapie wurde auf der Grundlage des Bobath-Konzepts durchgeführt, während in der anderen Gruppe aufgabenorientiert Gangfunktionen trainiert wurden (❑ **Übersicht 5.3**). Die Behandlungsserien umfassten jeweils 15 einstündige Einzelbehandlungen über einen Zeitraum von 5–7 Wochen. Beide Gruppen wiesen nach der Therapie signifikante Verbesserungen in verschiedenen Tests (u. a. Rivermead Mobility Index, 10-metre timed walk, Berg Balance Test) auf, wesentliche Differenzen zwischen beiden Gruppen konnten dabei nicht nachgewiesen werden.

Verbesserung der Mobilität.

> **❯ Exkurs**
>
> Bei der Hälfte aller Behandelten wurden die Wirkungen als klinisch relevant eingestuft, subjektiv bewerteten alle Behandelten die Therapien als positiv. Die Autoren betonen, dass der aufgabenorientierte Ansatz nicht nur über eine verbesserte Kompensation wirkte, sondern auch zu Verbesserungen gestörter Bewegungsabläufe führte.

Vergleich mit therapiefreien Intervallen. Wiles et al. (2001) führten bei 42 MS-Patienten eine **randomisiert-kontrollierte Cross-over Studie** durch, in der die Wirkungen einer achtwöchigen Physiotherapie zu Hause und in einer ambulanten Rehabilitationsklinik gegen ein therapiefreies Intervall geprüft wurden. Die Behandlungen in Anlehnung an das Bobath-Konzept erfolgten 2-mal pro Woche für jeweils 45 min. In Bezug auf den primären Zielparameter der Mobilität (Rivermead mobility Index) und sekundärer Zielparameter (u. a. Gang und Gleichgewicht, Nine hole Peg Test zur Beurteilung der Armfunktion) fanden sich in beiden Therapiearmen signifikante Verbesserungen im Vergleich zum therapiefreien Intervall. Positive Therapiewirkungen bildeten sich auch in zwei parallel eingesetzten Angst- und Depressionsskalen ab. Zwischen den beiden Therapieangeboten (zu Hause und Reha-Klinik) ließen sich keine unterschiedlichen Wirkungen ermitteln. Diese Ergebnisse stimmten mit der subjektiven Bewertung der Therapien durch Patienten und Angehörige überein.

Behandlung der Spastik. Rösche et al. (1996) konnten mit elektrophysiologischen Methoden zeigen, dass eine Bobath-Therapie bei MS-Patienten die bei der Spastik gesteigerte Erregbarkeit spinaler Motoneurone senkt. Eine Untersuchung zur klinischen Wirkung physiotherapeutischer Maßnahmen auf die Spastik bei der MS wurde von Brar et al. (1991) vorgelegt. Bei 38 Patienten wurde im Cross-over Design geprüft, welche Wirkung Dehnübungen der Beinmuskulatur im Vergleich zur oralen medikamentösen Therapie mit Baclofen in niedriger Dosis (20 mg/d) haben. Vier Therapiekombinationen wur-

Hemmung der Spastik.

> ◘ **Übersicht 5.3.**
> **Physiotherapieprogramm bei MS. (Nach Lord et al. 1998)**
>
> **Therapiegruppe 1 (in Anlehnung an Bobath)**
> Grundprinzip: Individueller inhibitorisch-fazilitierender Behandlungsansatz.
> — Rumpfkontrolle: Automatische Anpassung von Haltungstonus, Gewichtsverlagerung und selektiver Bewegung während der Rumpfbewegung fördern und dynamische Rumpfaktivität kontrollieren.
> — Selektive Muskelaktivierung: Einzelbewegungen des Gangzyklus mit Kniebeugung und Hüftextension, Dorsalflexion in Knieextension in unterschiedlichen Positionen der Extremität aktivieren. Durch Dehnung und Widerstand fazilitieren.
> — Muskeldehnung/Kontrakturbehandlung mit dynamischen Dehnungsübungen in physiologischen Positionen des betroffenen Extremitätenabschnittes, z.B. Dehnung der Wadenmuskulatur vor Einleitung der Schwungphase.
> — Übermäßig kompensatorische Bewegungsabläufe unterdrücken, z.B. die abnorme Hüfthebung in der Schwungphase durch Extension des Standbeins.
> — Assymetrischer Gang: Gewichtsverlagerung verbessern.
>
> **Therapiegruppe 2: Aufgabenorientierter Behandlungsansatz**
> Grundprinzip: lerntheoretisch mit vielfachen Wiederholungen gesamter Bewegungsabläufe; zunehmende Steigerung des Schwierigkeitsgrades und der Zahl an Wiederholungen der Einzelübungen.
> — Schrittfolge mit gleicher Dauer der Standbeinphase beider Beine und gleicher Schrittlänge.
> — Ausfallschritt zur Seite und über die Mittellinie zu unterschiedlichen Punkten eines Bogens.
> — Auf und über einen kleinen Hocker steigen.
> — Seitwärts auf einen kleinen Hocker steigen.
> — Aus dem Stand von einem Hocker auf den Boden absteigen.
> — Aus dem Stand einen Gegenstand aus/in unterschiedlichen Positionen aufnehmen/ablegen.
> — Übung in Schrittpostion wiederholen.
> — Aus dem Sitz aufstehen.
> — Mit Stop und Blick/Körperwendung in eine Richtung gehen.
> — Auf abgestecktem Parcours (20 cm breit) gehen.
> — Auf unebenem Grund gehen.
> — Treppensteigen.
> — Stehen auf dem Wackelbrett.
> — Auf dem Laufband gehen.

den geprüft: Baclofen und Plazebo jeweils mit und ohne Physiotherapie bei einer Anwendungsdauer von jeweils 2 Wochen. Isokinetisch und mit dem Ashworth Score konnte eine Verbesserung der Spastik nur in denjenigen Therapieintervallen nachgewiesen werden, in denen Baclofen zur Anwendung kam. Die zusätzliche Physiotherapie führte hierbei nur zu einer geringen, statistisch nicht signifikanten weiteren Abnahme der Spastik.

> **Tipp**
> Bemerkenswert ist, dass die Patienten in der Selbsteinschätzung ihrer Alltagsaktiviäten bei keiner der Therapiekombinationen eine funktionelle Verbesserung angaben.

Ataxietraining.

Koordinationsübungen mit Druckschienen. Die Wirkung eines Ataxietrainings wurde von Armutlu et al. (2001) im Rahmen einer randomisierten Pilotstudie bei 26 MS-Patienten untersucht. Die Hälfte der Patienten erhielt über 4 Wochen 3-mal wöchentlich eine ambulante Therapie, die neben PNF-Bewegungsmustern Übungselemente enthielt, die im angloamerikanischen Bereich als Frenkel's Koordinations Übungen bekannten sind. Hierbei werden rhythmisch-repetitive Extremitätenbewegungen und Gangübungen nach vorgegebenen Mustern anfangs mit lautem begleitenden Zählen des Patienten durchgeführt. Eine ebenso große Vergleichsgruppe wurde zusätzlich zu dieser Therapie propriozeptiv an den unteren Extremitäten mit Johnstone Druckschienen behandelt, die 20 min lang vor und soweit möglich auch während der krankengymnastischen Übungen angelegt waren. Zielparameter waren verschieden Gang- und Koordinationstests, daneben der EDSS. Als Ergebnis fanden sich in beiden Gruppen zwar Verbesserungen einzelner Leistungen (z.B. spurtreues Gehen innerhalb eines schmalen Streifens), auffallend waren aber zum Teil seitendifferente Ergebnisse (z.B. der Dysdiadochokinese für rechtes und linkes Bein), die Zweifel an der Güte der Tests und die ausreichende Probandenzahl aufkommen lassen. Ein zusätzlicher positiver Effekt der Druckschienen konnte nicht belegt werden.

Wirkung lokaler Eisapplikationen. Albrecht et al. (1998) führten an 21 MS-Patienten eine offene Untersuchung über die Wirkung lokaler **Eisapplikationen auf die gliedkinetische Ataxie im Armbereich** durch. Die Patienten erhielten eine 45–60 s dauernde oberflächliche Eisapplikation in Form eines Tauchbads für Hand und Unterarm. Bis 45 min nach dieser Applikation wurden mit einer Versuchsbatterie motorische Funktionen (u. a. Schreiben, Trinkglas zum Mund führen) des behandelten Armes getestet. Es zeigten sich über diese Zeit anhaltende **Verbesserungen der Koordination**.

Koordinationsverbesserung.

Behandlung mit Gewichten. Chase et al. (1965) konnten in einer klinisch experimentellen Untersuchung nachweisen, dass durch externe Gewichte (25–100 g) der **Intentiontremor in den Fingern** bei 17 von 20 Patienten mit zerebellären Erkrankungen reduziert wurde, während nur 2 von 13 Patienten mit Parkinson-Tremor eine Besserung zeigten. Bemerkenswert ist an diesen Befunden, dass eine Besserung des Intentionstremors nur auftrat, wenn die zusätzlichen Gewichte bzw. Kräfte durch Umlenkrollen die Finger nach dorsal zogen und somit die Flexoren aktivierten. Bei umgekehrter Zugrichtung mit Belastung der Fingerextensoren fand sich demgegenüber eine Tremorzunahme. Als Hinweis für eine periphere neurogene oder myogene Wirkung konnte bei 8 von 13 Patienten gezeigt werden, dass eine **externe Kühlung mit Eis** an den Fingerextensoren (nicht aber an den Fingerflexoren) zu einer bis 30 min. anhaltenden Tremorunterdrückung führt. Hewer et al. (1972) bestätigten in einer weiteren klinischen Untersuchung an 50 Tremorpatienten (davon 10 MS-Patienten) die Wirkung externer Gewichte zur Tremorunterdrückung. In dieser Studie konnte durch Gewichtsmanschetten um die Unterarme mit einem Gewicht von 480–600 g eine klinisch relevante Verbesserung bei 18 Patienten erzielt werden.

Tremorbehandlung.

Aerobes Fitnesstraining. Petajan et al. (1996) prüften in einer randomisierten Studie die Wirkung eines aeroben Fitnesstrainings und die hieraus resultierende **Verbesserung der Lebensqualität** bei 21 MS-Patienten im Vergleich zu einer unbehandelten Kontrollgruppe von 25 Patienten (◘ Übersicht 5.4).

Verbesserung der Lebensqualität.

Das **Trainingsprogramm** der Therapiegruppe umfasste eine jeweils 40-minütige Behandlung auf einem kombinierten Arm-und Bein-Ergometer, das 3-mal wöchentlich über 15 Wochen durchgeführt wurde. Im Einzelnen setzte sich das Training aus den in ◘ Übersicht 5.4 angegebenen Schritten zusammen. Die Untersuchung zeigte, dass die trainierten Patienten einen signifikanten **Anstieg der maximalen Sauerstoffaufnahme** von 22 % und der Muskelleistung von 48 % (Kontrollgruppe: 12 %) aufwiesen. Die isometrische Muskelkraft war in der Therapiegruppe signifikant um im Mittel 11 bzw. 17 % in unteren und oberen Extremitäten verbessert (Kontrollgruppe: +3 bzw. –2 %). Daneben kam es unter der Behandlung zu positiven Effekten auf die Lebensqualität in Form verbesserter Sozialkontakte, Stimmung und Selbstständigkeit. Im EDSS-Score zeigten sich die Blasen-Mastdarm-Funktionen verbessert, die übrigen motorischen Funktionen blieben unverändert. Diese Befunde bestätigten die Ergebnisse einer vorausgegangenen Pilotstudie dersel-

> ◘ **Übersicht 5.4.**
> **Aerobes Ergometertrainingsprogramm. (Nach Petajan et al. 1996)**
>
> 1. **Aufwärmphase** (5 min) bei 30 % der maximalen aeroben Kapazität (VO_2 max).
> 2. **Belastungsphase** (30 min) bei 60 % VO_2 max.
> 3. **Entlastungsphase** (5 min).
> 4. **Stretching** (5–10 min) von Bein- und Rückenmuskulatur.

ben Arbeitsgruppe bei 50 MS-Patienten, die über 16 Wochen ein 15- bis 30-minütiges **Heimübungsprogramm** durchführten (Shapiro et al. 1988).

Maximale Sauerstoffaufnahme.

Fahrradergometertraining. Rodgers et al. (1999) untersuchten den Einfluss, den ein 6-monatiges aerobes Fitnesstraining auf dem Fahrradergometer auf das Gehen ausübt. Dreimal wöchentlich trainierten 18 Patienten jeweils 30 min mit Belastungen, die bei 65–70 % der altersentsprechenden maximalen Herzfrequenz lagen. Die **maximale Sauerstoffaufnahme** wurde durch die Therapie um 15 % gesteigert. In der Ganganlyse zeigte sich, wahrscheinlich aufgrund der langen Behandlungszeit und der fortbestehenden Progredienz der Erkrankung, am Ende der Therapie eine Verringerung der Ganggeschwindigkeit und Kadenz; nennenswerten funktionelle Verbesserungen im Bewegungsablauf konnten nicht nachgewiesen werden.

Verminderte Ermüdbarkeit.

Schwimmtraining. Die Wirkung eines 10-wöchigen Schwimmtrainings untersuchten Gehlsen et al. (1984) bei 13 Patienten in einer nicht kontrollierten Studie. Das Training erfolgte 3-mal pro Woche jeweils für eine Stunde. Die Herz-Kreislauf-Belastung lag bei 60–75 % der maximalen Herzfrequenz. Isokinetische Messungen zeigten nach dem Training eine **Zunahme der Kraft** (bzw. des Drehmomentes) in den Armmuskeln und in den Kniestreckern, die in Abhängigkeit von der Winkelgeschwindigkeit zwischen 6 und 85 % lag, daneben eine **verminderte Ermüdbarkeit** in den unteren Extremitätenmuskeln. Auffallend war, dass in den Beinen die Drehmomente in der zweiten Hälfte der Behandlungsserie um bis zu 22 % abfielen. In einer zweiten, ebenfalls unkontrollierten Studie mit 11 MS-Patienten untersuchte dieselbe Arbeitsgruppe den Einfluss desselben Schwimmtrainings auf die Gangfunktionen (Gehlsen et al. 1986). Die Ganganalyse zeigte nach Abschluss der Behandlung keine signifikanten Veränderungen, so dass Transfereffekte nicht erkennbar waren.

Verbesserung von Gangparametern.

Laufbandtherapie. Zur Wirkung der Laufbandtherapie liegen bei der MS im Gegensatz zur Hemiparese nach Schlaganfall und traumatischen Querschnittsläsionen derzeit noch keine ausreichend gesicherten Erkenntnisse vor. Laufens et al. (1998, 1999) berichten über eine kombinierte Laufbandtherapie mit anschließender Vojta-Behandlung, die bei 16 bzw. 15 MS-Patienten über 5 Wochen im täglichen Wechsel mit einer 2-mal hintereinander gereihten jeweils 10-minütigen Laufbandbehandlung durchgeführt wurde. Als Soforteffekte einzelner Behandlungseinheiten fanden sich Verbesserungen verschiedener Gangparameter (Schrittlänge, Ganggeschwindigkeit). Im Vergleich zur Laufbandbehandlung mit zwei Therapieblöcken waren die Effekte nach der kombinierten Laufband- und Vojta-Therapie deutlicher ausgeprägt, wobei dieser Unterschied vor allem auf die Vojta-Behandlung zurückgeführt wurde. Über die gesamte Behandlungsdauer konnte durch die kombinierte Behandlung bei Patienten mit mäßiger Gehbehinderung (EDSS-Grad 5,5: Gehen über 100 m ohne Hilfe) eine Verdoppelung der Gehstrecke auf dem Laufband erzielt werden, während die Effekte bei stark gehbehinderten Patienten (EDSS-Grad 6,5: gehfähig bis 20 m mit beidseitiger Gehhilfe) nur minimal waren.

Signifikanter Anstieg der Kraft der expiratorischen Muskulatur.

Pneumonieprophylaxe. Eine Pneumonie oder Aspirationspneumonie sind bei der MS ebenso wie bei verschiedenen anderen chronisch progredienten neurologischen Erkrankungen häufigster Grund für eine erhöhte Mortalität (Sadovnick et al. 1991). Neuere Untersuchungen belegen, dass eine Schwäche besonders der expiratorischen, weniger der inspiratorischen Muskulatur auch bei noch gehfähigen MS-Patienten zu beachten ist. Als Ursache wird eine durch die Behinderung bedingte Dekonditionierung der Atemmuskulatur angenommen. Smeltzer et al. (1996) führten deshalb eine randomisiert-kontrollierte Studie durch, in der 10 Patienten ein gezieltes 2-mal tägliches Training der expiratorischen Muskulatur erhielten. Eine einzelne Sequenz umfasste dabei 3 im Abstand von 5 min wiederholte Durchgänge mit jeweils 15 Ausatmungen gegen einen vorher spirometrisch bestimmten Widerstand des Übungsgeräts. Nach 3 Monaten kontinuierlicher Behandlung wurde ein **signifikanter Anstieg der Kraft der expiratorischen Muskulatur im Vergleich zu einer Kontrollgruppe** beobachtet, die ein Scheinübungsprogramm ohne Trainingseffekt durchführte. Die in der Verum-Gruppe behandelten Patienten berichteten über eine bewusstere, vertiefte und gekräftigte Atmung (z.B. im Liegen, beim Sprechen). Angaben zur Inzidenz bronchopulmonaler Infekte in den beiden Patientengruppen finden sich in der Arbeit nicht.

Literatur

Albrecht H, Schwecht M, Pöllmann W, Parag D, Erasmus LP, König N (1998) Lokale Eisapplikation in der Therapie der gliedkinetischen Ataxie. Nervenarzt 69:1066–1073

Armutlu K, Karabudak R, Nurlu G (2001) Physiotherapy approaches in the treatment of ataxic multiple sclerosis: a pilot study. Neurorehabilitation and Neural Repair 15:203–211

Barnes M (1993) Multiple sclerosis In: R Greenwood, M Barnes, T McMillan, C Ward (Hrsg) Neurological Rehabilitation. Churchill Livingston, Edinburgh, pp 485–504

Brar SP, Wangaard C (1985) Physical therapy for patients with multiple sclerosis. In: Maloney FP, Burks JS, Ringel SP (Hrsg) Interdisciplinary rehabilitation of multiple sclerosis and neuromuscular disorders. Lippinkott, Philadelphia, pp 83–102

Brar SP, Smith MB, Nelson LM, Franklin GM, Cobble ND (1991) Evaluation of treatment protocols on minimal to moderate spasticity in multiple sclerosis. Arch Phys Med Rehabil 72:186–189

Carr JH, Shepherd RB (1987) A motor learning programme for stroke. Rockville, Aspen

Chase RA, Cullen JK, Sullivan SA, Ommaya AK (1965) Modification of intention tremor in man. Nature 206:485–487

Cobble ND, Dietz MA, Grigsby J, Kennedy PM (1993) Rehabilitation of the patient with multiple sclerosis. In: JA DeLisa, BM Gans (Hrsg) Rehabilitation Medicine: Principles and Practice. Lippincott, Philadelphia, pp 861–885

Cottrell DA, Kremenchutzky M, Rice GPA (1999) The natural history of multiple sclerosis: a geographically based study. Brain 122:625–639

Fries W, Freivogel S, Beck B (1999) Rehabilitation von Störungen der Willkürmotorik. In: P Frommelt, H Grötzbach (Hrsg) Neurorehabilitation. Blackwell, Berlin, S 149–183

Gehlsen GM, Grigsby SA, Winant DM (1984) Effects of an aquatic fitness program on the muscular strength and endurance of patients with multiple sclerosis. Phys Ther 64:653–657

Gehlsen G, Beekman K, Assmann N, Winant D, Seidle M, Carter A (1986) Gait characteristics in multiple sclerosis: progressive changes and effects of exercise on gait parameters. Arch Phys Med Rehabil 67:536–539

Guthrie TC, Nelson DA (1995) Influence of temperature changes on multiple sclerosis: critical review of mechanisms and research potential. J Neurol Sci 129:1–8

Hewer RL, Cooper R, Morgan MH (1972) An investigation into the value of treating intention tremor by weighting the affected limb. Brain 95:579–590

Hummelsheim H (1994) Mechanismen der gestörten Motorik. In: Mauritz KH (Hrsg) Rehabilitation nach Schlaganfall. Kohlhammer, Stuttgart, S 64–86

Kesselring J, Mertin J (1991) Rehabilitation bei Multipler Sklerose. Schweiz Rundsch Med Prax 80:1120–1123

Kießling, WR, Maske, B (1989) Zur Problematik der Schenkelhalsfraktur bei Multipler Sklerose. Fortschr Neurol Psychiat 57:107–109

Kraft GH, Freal JE, Coryell JK (1986) Disability, disease duration, and rehabilitation service needs in multiple sclerosis: Patient perspectives. Arch Phys Med Rehabil 67:164–168

Kurtzke JF (1983) Rating neurologic impairment in multiple sclerosis: An expanded disability status scale (EDSS) Neurology 33:1444–1452

Laufens G, Poltz W, Reimann G, Schmiegelt F, Stempski S (1998) Laufband- und Vojta-Physiotherapie an ausgewählten MS-Patienten – ein Vergleich der Soforteffekte. Phys Reahb Kur Med 8:174–177

Laufens G, Poltz W, Prinz E, Reimann G, Schmiegelt F (1999) Verbesserung der Lokomotion durch kombinierte Laufband-/Vojta-Physiotherapie bei ausgewählten MS-Patienten. Phys Reahb Kur Med 9:187–189

Lord SE, Wade DT, Halligan PW (1998) A comparison of two physiotherapy treatment approaches to improve walking in multiple sclerosis: a pilot randomized controlled study. Clin Rehabil 12: 477–486

Martin R, Hohlfeld R Multiple Sklerose (1998). In: Brandt T, Dichgans J, Diener HC (Hrsg) Therapie und Verlauf neurologischer Erkrankungen. 3. Aufl. Kohlhammer, Stuttgart, S 508–535

Mertin J, Paeth B (1994) Physiotherapy in multiple sclerosis – application of the Bobath concept. MS Management 1:10–13

Mertin J, Vaney C (1999) Rehabilitation bei Multipler Sklerose. In: Frommelt P, Grötzbach H (Hrsg) Neurorehabilitation. Grundlagen, Praxis, Dokumentation. Blackwell, Berlin, S 466–473

Petajan JH, Gappmaier E, White AT, Spencer MK, Mino L, Hicks RW (1996) Impact of aerobic training on fitness and quality of life in multiple sclerosis. Ann Neurol 39:432–441

Riekmann P, Smith KJ (2001) Multiple sclerosis: More than inflammation and demyelination. Trends Neurosci 24: 435–437

Rodgers MM, Mulcare JA, King DL, Mathews T, Gupta SC, Glaser RM (1999) Gait characteristics of individuals with multiple sclerosis before and after a 6-month aerobic training program. J Rehabil Res Dev 36:183–2001

Rösche J, Rüb K, Niemann-Delius B, Mauch E, Kornhuber HH (1996) Effects of physiotherapy on F-wave-amplitudes in spasticity. Electromyogr clin Neurophysiol 36:509–511

Sadovnick AD, Eisen K, Ebers GC, Paty DW (1991) Cause of death in patients attending multiple sclerosis clinics. Neurology 41:1193–1196

Scheinberg LC, Smith CR (1994) The rehabilitation of multiple sclerosis. In: LS Illis (Hrsg) Neurological Rehabilitation. Blackwell, Oxford, pp 212–220

Seidel D (2000) Physiotherapie und andere rehabilitative Maßnahmen bei Multipler Sklerose. Nervenheilkunde 19:320–323

Shapiro RT, Petajan JH, Kosich D (1988) Role of cardiovascular fitness in multiple sclerosis: a pilot study. J Neurol Rehabil 2:43–49

Smelzer SC, Lavietes MH, Cook SD (1996) Expiratory training in multiple sclerosis. Arch Phys Med Rehabil 77:909–912

Steinlin Egli, R: Physiotherapie bei Multipler Sklerose. Thieme, Stuttgart, 1998

Thompson AJ (2000) The effectiveness of neurological rehabilitation in multiple sclerosis. J Rehabil Res Dev 37: 455–461

Tourtellotte WW, Baumhefner RW, Potvin JH (1983) Comprehensive management of multiple sclerosis. In: Hallpike JF, Adams CWM, Tourtellotte WW (Hrsg) Multiple sclerosis: pathology, diagnosis and mangement. Williams and Wilkins, Baltimore, pp 513–578

Tumani H (2001) Nicht-infektiöse Entzündungen des ZNS. In: Lehmann-Horn F, Ludolph AC (Hrsg) Neurologische Therapie. Urban u. Fischer, München, S 211–229

Wiles CM, Newcombe RG, Fuller KJ, Shaw S, Furnival-Doran J, Pickersgill TP, Morgan A (2001) Controlled randomized crossover trial of the effects of physiotherapy on mobility in chronic multiple sclerosis. J Neurol Neurosurg Psychiaty 70:174–179

Williams P, Frank A, Crawford CM, Alcorn T (1984) Unrecognized femoral fractures in patients with paraplegia due to multiple sclerosis. Brit Med J 289: 501

Wötzel C, Wehner C, Pöllmann W, König N (Hrsg) (1997) Therapie der Multiplen Sklerose. Pflaum, München

5.6 Rückenschule

D. Riede

5.6.1 Funktionelle Grundlagen

Häufigkeit akuter Kreuzschmerzen in der Bevölkerung.

Epidemiologie. Chronische Rückenschmerzen sind in allen Industrieländern der Welt ein großes medizinisches, ökonomisches und soziales Problem. In der Bundesrepublik Deutschland gaben **80 % der Bevölkerung** an, **mindestens einmal im Leben an akuten Kreuzschmerzen gelitten** zu haben (Raspe 1991). Bis zu 90 % der Betroffenen hatten eine hohe Selbstheilungstendenz nach kurzzeitiger Bettruhe, nach Physiotherapie und Analgetika (Coste 1994). Bei 37 % kam es allerdings langfristig zu persistierenden und rezidivierenden Beschwerden (Raspe 1993). Der chronische Kreuzschmerz beansprucht nach Schätzungen 80 % aller für Rückenschmerzen aufgewendeten Behandlungskosten (Fordyce 1995).

Zunahme des Kreuzschmerzes trotz medizinischen Fortschritts.

Sozialmedizinische Aspekte. Der **Kreuzschmerz verursacht in den Industrieländern die höchsten Kosten im Gesundheitswesen.** In Deutschland lagen die Schätzungen direkter und indirekter Kosten in den 90er Jahren des vorigen Jahrhunderts bei umgerechnet ca. 17 Milliarden Eur/Jahr (Pförringer 1997). Für die zunehmende Zahl der Rückenschmerzen, die als »Epidemie der Neuzeit« oder »Erkrankung des 20. Jh.« bezeichnet wird, gibt es pathologisch-anatomisch keine sichere Erklärung. Wir beobachten im Gegenteil eine paradoxe Situation. Die verbesserte medizinische Betreuung hat nicht zu einer Lösung des Problems geführt – im Gegenteil. Es gibt offenbar keine Epidemie der Kreuzschmerzen, sondern eine Epidemie der ärztlich verordneten Arbeitsunfähigkeiten. Im Rahmen eines biopsychosozialen Krankheitsmodells (Engel 1977; Pfingsten u. Hildebrandt 1995a) wird der Rückenschmerz als ein komplexes Geschehen aufgefasst, welches aus der Wechselwirkung somatischer und psychosozialer Komponenten entsteht.

Fein abgestimmtes Funktionssystem.

Funktionell-anatomische Voraussetzungen. In der funktionellen Anatomie der Lendenwirbelsäule muss betont werden, dass trotz der immer wieder beschriebenen »Schwachstelle Wirbelsäule«, dem lumbosakralen Übergang mit der Aufrichtung um 90 ° vom Vierfüßler zum Zweibeiner unsere Wirbelsäule **keine Fehlkonstruktion** ist. Sie ist im Gegenteil ausgezeichnet gesichert. Der Mensch ist das Lebewesen, dessen Wirbelsäule im Vergleich zu seinem Körpergewicht die größten Lasten tragen kann. Das fein aufeinander abgestimmte Band- und Fasziensystem sorgt zusammen mit der Bandscheibe und den Wirbelgelenken für eine Dämpfung, vor allem in den Endstellungen der Bewegung.

Schmerzauslösung im Bereich des Zwischenwirbelraums.

In der pathologischen Anatomie des Zwischenwirbelraums gibt es **drei prinzipielle schmerzauslösende Strukturen:**
- **degenerative Veränderungen,** die zur Höhenminderung und zur Gefügelockerung führen,
- **sekundäre Veränderungen** durch Kontakt der degenerierten Bandscheibe mit angrenzendem Nervengewebe (Murphy 1977),
- **Funktionsstörungen,** wie reversible Hypomobilität oder segmentale Hypermobilität.

Die **Höhenminderung der Bandscheibe**, des größten avaskulären Organs unseres Körpers, hat folgende **Auswirkungen:**
- Annäherung und Lockerung der Bänder,
- Gefügelockerung,
- verstärkte degenerative Veränderung,
- Osteophytenbildung,
- Zunahme des Druckes in den Wirbelgelenken,
- Vorwölbung des Lig. flavum,
- Einengung des Foramen intervertebrale,
- Spondylarthrose,
- Spinalkanalstenose und
- degenerative Spondylolisthesis.

Eine der häufigsten Ursachen chronischer Kreuzschmerzen ist das Phänomen der **Gefügelockerung** auf der Grundlage einer primären konstitutionellen Hypermobilität, Dysbalancen der Muskulatur und Koordinationsstörungen. Patienten mit dieser »unhappy triad« sind die häufigste und wichtigste Zielgruppe der Rückenschulen.

Die **Druckverhältnisse der Bandscheibe** in verschiedenen Positionen, die von Nachemson (1970) mit dem Ergebnis »Sitzen ist schlechter als Stehen« gemessen worden sind, wurden in einem einmaligem Selbstversuch von Wilke et al. (1999) wiederholt (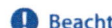 **Abb. 5.10** und **5.11**). Der Vergleich dieser Messergebnisse zeigt Übereinstimmung bei der Belastung im Stehen und im Liegen. Differenzen bestehen bei dynamischen Belastungen und Messungen in der Rumpfbeuge, also im Sitzen in Vorbeuge. Diese sind messtechnisch durch Verbiegen der von Nachemson (1970) benutzten steifen Messkanüle zu erklären. Entscheidend bei diesen Untersuchungen ist nicht die Erkenntnis, dass unterschiedliche Körperhaltungen, Bewegungen und Übungen höhere oder niedrigere Bandscheibenbelastungen zeigen, sondern dass vor allen Dingen durch Muskelkraft erzeugter Bandscheibendruck auch die Stabilität eines Bewegungssegments, welches aus der Bandscheibe und den zwei benachbarten Wirbelkörpern besteht, beeinflusst. Die Höhe des Bandscheibendrucks ist kein Kriterium für die Schädlichkeit einer Belastung, wenn er muskulär kompensiert wird. Im Gegenteil, eine gut ausgebildete Muskulatur stabilisiert das Bewegungssegment. Ein hoher Bandscheibendruck unter Belastungssituationen ist mit einer stabilisierenden Muskulatur physiologisch.

Druckverhältnisse der Bandscheibe.

Bedeutung der Belastungen. In der Literatur finden sich mehrere Studien, in denen der **Zusammenhang zwischen der Kompressionsbelastung in der Wirbelsäule und dem Auftreten des tiefen Rückenschmerzes** in der bisher geläufigen Form, also auch als Berufserkrankung, ernsthaft in Frage gestellt wird (Brüggemann 1996; Neef et al. 1996; Morlock 1996).

Kompressionsbelastung in der Wirbelsäule.

❗ Beachte

Kompressionsbelastungen sind im Zusammenhang mit der Kontraktion einer leistungsfähigen Muskulatur stabilisierend.

Der Schreibtischarbeiter mit Haltungskonstanz ohne Muskelaktivität ist also gefährdeter als der Schwerarbeiter mit wechselnden Be- und Entlastungen. Der körperlich Arbeitende muss sich auf seine Arbeit vorbereiten wie ein Sportler auf seinen Wettkampf. Dabei kommt es nicht nur auf die Kraft und Ausdauer, sondern auch auf die Koordinationsschulung an.

❗ Beachte

Der **wechselnde Bandscheibendruck** unter Be- und Entlastung ist das Lebenselexier der Zwischenwirbelscheibe.

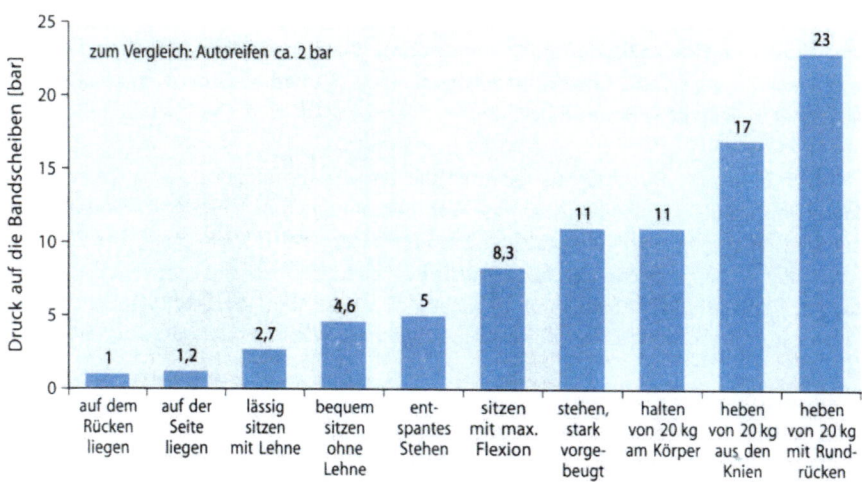

❑ Abb. 5.10. **Wechselnde Druckverhältnisse in der Bandscheibe bei verschiedenen Körperhaltungen.** (Aus Caimi 2000)

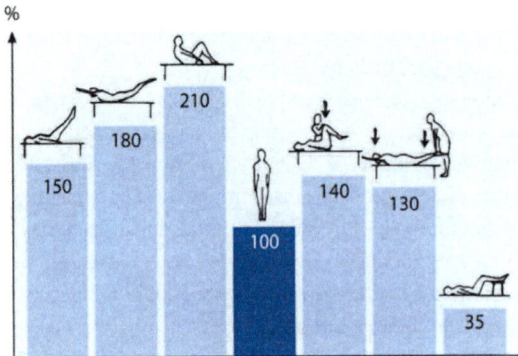

■ **Abb. 5.11.** **Wechselnde Druckverhältnisse in der dritten Lumbalscheibe bei verschiedenen krankengymnastischen Übungen.** (Aus Nachemson 1976)

Muskelstabilisierung.

Bedeutung der Muskulatur. Es besteht kein Zweifel, dass der **Erfolg eines Rückenschulprogrammes** im Hinblick auf die somatische Ursache eines Kreuzschmerzes **von der Qualität der Muskulatur abhängt.** Eine **wichtige Aufgabe des Arztes** ist es, die verschiedenen Ursachen der Muskeldysbalancen, die beim Nichterkennen zu einer Erfolglosigkeit der Ziele der Rückenschule im Hinblick auf die Muskelstabilisierung führen, zu erkennen und zu beseitigen; das sind:

— die Verkürzungsschwäche (»tightness weakness«),
— die Verlängerungsschwäche (»stretch weakness«),
— die Triggerpunkte und
— die arthrogene Muskelabschwächung (Janda 1993).

5.6.2   Behandlungsziele

Verhaltensmodifikation.

Zielgruppen. Die Rückenschule wird heute wie folgt definiert: »Rückenschule in der Prävention, Therapie und Rehabilitation ist **Verhaltensmodifikation mit tiefgreifenden Veränderungen alltäglicher Lebensgewohnheiten«. Zielgruppen der Rückenschule in der Prävention** sind:

— Risikopatienten mit primärer konstitutioneller Hypermobilität,
— mit Dysbalancen der Muskulatur,
— mit Koordinationsstörungen,
— mit einseitig belastender Tätigkeit,
— Patienten mit Ängsten vor Wirbelsäulenerkrankungen und
— Schulkinder.

Zielgruppe in der Therapie sind Patienten nach einem akuten Rückenschmerz zur Rezidivprophylaxe. **In der Rehabilitation** sind Patienten mit chronischen Kreuzschmerzen die Zielgruppe der Rückenschule. Angestrebt wird eine »restitutio ad optimum«, um aus einem bleibenden Zustand das Beste zu machen.

Das Wesen der Rückenschule.

Wichtige Ziele. Die Rückenschule ist eine Hilfe zur Selbsthilfe. Sie ist aber nicht nur eine **Aktionismusschule,** sie ist viel mehr eine **Wahrnehmungsschule,** eine **Motivationsschule,** eine **Selbstmanagementschule** und eine **Problemlöseschule** (Höfling 1992). Die Schwierigkeit aller verhaltensmedizinischen Modelle liegt aber im Übergang vom Verhaltenstraining zur Verhaltensänderung. Hören ist nicht gleich Verstehen, Verstehen ist nicht gleich Machen und Machen ist nicht gleich immer Machen. **Wichtige Ziele der Rückenschule** sind:

— die verbale Desensibilisierung,
— die Vermeidung unnötiger Furcht und Abhängigkeit,
— die Motivation zum Kraft- und Ausdauertraining.

Die **direkten Ziele der Rückenschule** sind:

- Schulung von Muskelkraft, Ausdauer und Koordination,
- Training der bewussten Wahrnehmung für Körperhaltungen und Bewegungen,
- Erarbeitung ergonomisch korrekter Arbeitshaltungen,
- Erlernen der Entlastungsmöglichkeiten in allen Situationen durch aktive Entspannungen und entsprechende Lagerung und Zuhilfenahme der Arme als Stützen,
- Training der Gleichgewichtsreaktionen,
- Fortsetzung der rhythmisch-dynamischen Körperbewegungen,
- verbale Desensibilisierung.

Direkte Ziele der Rückenschule.

5.6.3   Behandlungsprinzipien und Art der Technik

Behandlungsteam. Die Rückenschule gehört in die Hände eines **qualifizierten Rückenschullehrers** (Physiotherapeut, Sporttherapeut). Die Mitarbeit eines **Arztes**, z. B. eines Facharztes für Orthopädie, für Physikalische und Rehabilitative Medizin oder eines Arbeitsmediziners ist unbedingt erforderlich zur:

Qualifizierten Rückenschullehrer.

- Bestimmung der Indikation,
- Beseitigung und Feststellung der Gelenk- und Muskelfunktionsstörungen,
- theoretischen Einführung und
- Abschlussdiskussion.

Eventuell ist auch die Mitarbeit eines **Psychologen** erforderlich.

Ein **Raum** für mindestens 10 Personen sollte genutzt werden. Die **Gesamtdauer** eines Rückenschulkurses beträgt 10 Unterrichtseinheiten von 60–90 min. Als **Arbeitsmaterialien und Hilfsmittel** werden eingesetzt:

- Dia- oder Overheadprojektor,
- Dias oder Folien,
- Wirbelsäulenmodell,
- Trampolin,
- Hocker,
- Matten,
- Stäbe,
- Sandsäckchen,
- Kreisel,
- Pezzibälle und
- ein schriftlich ausgearbeitetes häusliches Übungsprogramm.

Zu empfehlen sind:
- praktische Übungen mit Matratzenmodellen und Stuhlmodellen,
- Stehpult,
- Küchen- und Gartengeräten,
- Getränkekiste.

Ablauf der Einzelbehandlung. Der **Aufbau und Inhalt einer Kurseinheit** über 90 min könnten nach folgendem Schema erfolgen:
- Einstiegsgespräch, Erfahrungsaustausch: 10 min,
- Aufwärm- und Vorbereitungsphase: 10 min,
- Rückenschule, Verhaltenstraining: 30 min,
- funktionelle Gymnastik: 20 min,
- Entspannung: 10 min,
- Abschlussgespräch: 10 min.

Abfolge der Übungsstunden. Nach folgendem Muster sollte üblicherweise ein Block von 10 Übungsstunden aufgebaut sein:

Aufbau und Inhalt der Kurseinheiten.

- **Erste Übungsstunde:** Arztvortrag über Funktion und Anatomie der Wirbelsäule. Ursachen des Kreuzschmerzes, Testübungen nach ◘ **Tabelle 5.3.** Diese Übungen werden in der letzten Übungsstunde wiederholt.
- **Zweite Übungsstunde:** Wirbelsäulengerechtes Liegen, Sitzen und Stehen.
- **Dritte Übungsstunde:** Wirbelsäulengerechtes Heben, Tragen und Bücken.
- **Vierte Übungsstunde:** Wirbelsäulengerechtes Verhalten im Alltag.
- **Fünfte Übungsstunde:** Du sollst dich bewegen.
- **Sechste Übungsstunde:** Schmerzbewältigung, Ernährung und Übergewicht.
- **Siebte Übungsstunde:** Vorstellung von wirbelsäulengerechten Möbeln und Matratzen.
- **Achte Übungsstunde:** Entspannungsübungen.
- **Neunte Übungsstunde:** Wiederholung.
- **Zehnte Übungsstunde:** Abschlussgespräch mit dem Arzt – Testübungen.

In der Rückenschule wird häufig mit den Kategorien »**richtig**« und »**falsch**« argumentiert, z. B. bei den Hebetechniken. Dies kann aber problematisch sein. So sind auf ◘ **Abb. 5.12** beide Hebetechniken falsch, weil bei der als richtig angegebenen Technik die Last immer noch zu weit vom Körper gehalten wird. Nach Messungen der Belastung am lumbosakralen Übergang in Newton (◘ **Abb. 5.13**) zeigt sich die Belastung bei offensichtlich falscher Hebetechnik mit gestreckten Beinen und rundem Rücken am lumbosakralen Übergang noch geringer als bei der scheinbar richtigen Hebetechnik mit gebeugten Kniegelenken und geradem Rücken. Die Last ist hier, trotz scheinbar richtiger Haltung, noch zu weit vom Körper.

◘ Tabelle 5.3. **Testübungen**

Übung	Beurteilung
Stehen auf einem Bein zur Beurteilung der Koordination	Zeit und Mitbewegungen des anderen Beines, der Hände usw.
In Rückenlage Anheben der gestreckten Beine 10 cm über dem Boden	Zeit in Sekunden und Fixierung des Becken
Sit up. Schulterblätter 10 cm über dem Boden	Übung erfüllt
Aufstehen und Hinsetzen auf einen Stuhl	Abstützen mit den Händen, Vorneigung des Oberkörpers, gerade Wirbelsäule
Aufheben eines Getränkekastens, Tragen und Absetzen auf einem Tisch	Beobachten des wirbelsäulenschonenden Verhaltens

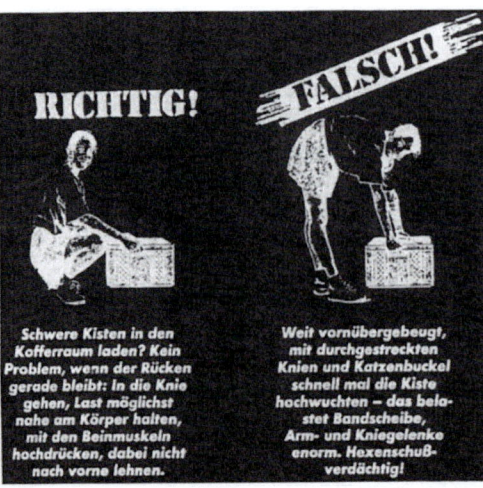

◘ Abb. 5.12. **Was hier als richtig beschrieben wird – mit der Last weit weg vom Körper – ist falsch**

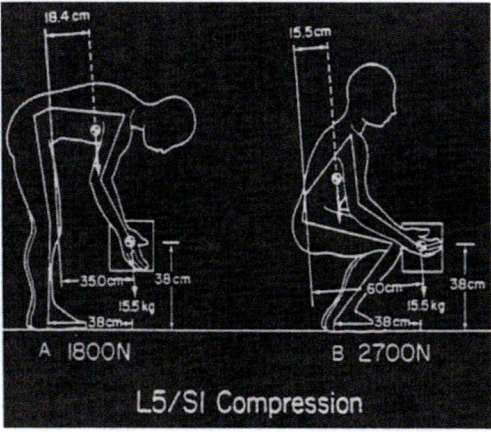

Abb. 5.13. Belastung des lumbosakralen Übergangs in Newton. Trotz scheinbar richtiger Hebetechnik rechts vergrößert sich die Belastung hier noch gegenüber der Hebetechnik links, da die Last zu weit vom Körper gehalten wird

Ursache und Wirkung. Das Grundprinzip der Verhaltensmedizin »Stimulation – Reaktion – Konsequenz« kann bei der Rückenschule nicht ohne weiteres angewendet werden. Die Stimulation eines Verbrennungsreizes an der heißen Herdplatte führt zu einem sofortigen Zurückziehen des verbrannten Körperteils und zur Konsequenz, sie nicht wieder anzufassen. Eine solch **enge Verknüpfung zwischen Ursache und Wirkung** oder falschem Verhalten und sofort auftretendem Rückenschmerz **gibt es in der Rückenschule nicht.**

5.6.4   Indikationen

Alle Patienten, bei denen vom Arzt im Rahmen der Prävention, Therapie oder Rehabilitation eine **dauerhafte Verhaltensänderung** verordnet wird, können an der Rückenschule teilnehmen. Mit der Rückenschule kann schon im Vorschulalter begonnen werden. Im fortgeschrittenen Alter, z. B. bei Osteoporosegruppen, sind spezielle Krankengymnastik und Bewegungsprogramme zu berücksichtigen.

Dauerhafte Verhaltensänderung.

5.6.5   Kontraindikationen

Eine normale Rückenschule stellt keine besondere Belastung, weder für das Herz-Kreislauf-System, Knie- und Hüftendoprothesen oder den übrigen Bewegungsapparat, dar. **Akute Erkrankungen** und **schwerere Erkrankungen des Herz-Kreislauf-Systems** können eine Kontraindikation darstellen und beeinflussen die ärztliche Verordnung.

Akute Erkrankungen und schwerere Erkrankungen des Herz-Kreislauf-Systems.

5.6.6   Klinische Erfahrungen und wissenschaftliche Untersuchungen

Wissenschaftliche Untersuchungen. Die Frage, ob die Rückenschule die in sie gesetzten Erwartungen erfüllt hat, kann man versuchen, mit wissenschaftlichen Untersuchungen zu beantworten. Bei **Metaanalysen** ist es mühelos möglich, eine etwa gleiche Zahl von Untersuchungen mit positiven Ergebnissen einer Zahl von Studien mit negativen Ergebnissen gegenüberzustellen (Nentwig 1999). Die Schlussfolgerung ist:

Ergebnisse von Metaanalysen.

> ❗ **Beachte**
> Die Komplexität des Objekts erlaubt keine rigide doppelblinde randomisierte Studie.

Unabhängig davon haben die **Arbeiten** aber auch:
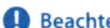 keine gleichmäßig hohe Qualität,
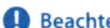 keine genaue Beschreibung des Vorgehens und
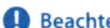 keine exakte Unterscheidung zwischen akuten und chronischen Beschwerden.

Soziale Einflüsse.

Über allen Untersuchungen steht aber die Tatsache, dass die 100-fach abgesicherte These der Sozialmedizin des überdurchschnittlichen Krankheits- und Sterberisikos bei geringerem Einkommen, weniger Bildung, geringerer Sprachkompetenz, mangelnder Konfliktfähigkeit, fehlendem sozialen Einfluss und geringerer sozialer Unterstützung durch die »kleinen sozialen Netze« von Freunden, Familien und Kollegen in allen Studien nicht berücksichtigt wurde.

❗ Beachte
Mit Rückenschule und Physikalischer Therapie kann man soziale Nachteile **nicht** ausgleichen.

Konsensverfahren.

Die Frage, ob die Rückenschule die in sie gesetzten Erwartungen erfüllt hat, und die Lösung des Problems führt also nicht über eine Metaanalyse aller Studien mit integrierter Neuberechnung und synoptischer Gesamtbeurteilung, sondern nur über **Konsensusverfahren** mit Experten als Vorgabe für richtiges medizinisches Handeln.
Dabei muss zusätzlich noch folgende **Grundsatzfrage** beantwortet werden:
- »Haben gesundheitserzieherische Maßnahmen überhaupt einen Sinn?«
- »Sind Gesundheitsgurus nicht gesundheitsschädlich?«
- »Führt die dauernde Bombardierung mit Gesundheitsvorschlägen nicht zur Produktion von Hypochondern und Neurotikern und erzeugt sie nicht Schuldgefühle mit massiven krankmachendem Stress?«

❗ Beachte
Die **Forderung** heißt: Nicht Gesundheitserziehung, sondern Gesundheitsbildung!
Kein pädagogischer Zeigefinger und nicht drohen mit Krankheit oder Tod, sondern **locken mit Fitness und Leistungsfähigkeit.**

Prävention kann funktionieren als Lust, aber nicht als Leistung. Gängelung erzeugt nur Widerwillen, Trotz und Desinteresse.

Rückenschule braucht umfangreiches Wissen.

Verhaltensmedizinische Maßnahmen. Grundlage für das Vorgehen in der Rückenschule ist ein **umfangreiches Wissen über Ätiologie, Risikofaktoren und Prognose.** Bei auftretenden Rückenschmerzen sind Abklärung und diagnostische Maßnahmen erforderlich. Dabei sollte aber nicht das immer wieder beobachtete Katastrophisieren, sondern eine verbale Desensibilisierung vorgenommen werden. Wir müssen mit der Rückenschule als verhaltensmedizinische Maßnahme ein attraktives Bewegungs- und Behandlungsangebot machen.

Einflüsse des Behandlers. Eine **Behandlung ist immer nur so gut wie der Behandler,** der sie durchführt. Bei allen Bewegungen, die über die Großhirnrinde ablaufen, ist die Motivation unerhört wichtig. Unter den bisher vorhandenen verhaltensmedizinischen Modellen ist die Rückenschule in ihrer Grundkonzeption mit am besten entwickelt. Der Weg vom eingebildeten Kranken vergangener Zeiten zum ausgebildeten Kranken und internetsurfenden Gesundheitsexperten der Jahrtausendwende muss medizinisch begleitet und gelenkt werden.

 Tipp
Die Rückenschule ist **kein »Hüpfkurs« und keine »Aktionismusschule«.** Wir müssen mehr wissen über den Menschen als über den Kreuzschmerz selbst.

Der Rückenschullehrer muss den ganzen Patienten mit seinen biopsychosozialen Problemen behandeln – »we should treat people, not spines« (Waddel 1998).

Ärzte und Patienten entscheiden über Verlauf.

Einflüsse des Medizinsystems. Kreuzschmerzen beginnen immer mit einem physikalischen Problem, einer Funktionsstörung. Wie Ärzte und Patienten auf dieses in den meisten Fällen harmlose und selbstheilende Problem reagieren, entscheidet über den weiteren Verlauf. Die schwierigsten Kreuzschmerzpatienten sind diejenigen, die durch Fehler der modernen Medizin entstanden sind.

5.6.7   Ausbildungsmöglichkeiten

Im Bundesverband der Deutschen Rückenschulen (BdR) e. V., Geschäftsstelle, Lingener Straße 12, D-48155 Münster, sind alle Ausbildungsmöglichkeiten zu erfragen.

Die **Finanzierung der Rückenschule** ist nach mehreren Modellen möglich:
durch den Teilnehmer selbst,
durch die Krankenkasse nach §20, Abs. 1 und 2 des Sozialgesetzbuches V mit 80 %iger Beteiligung der Krankenkasse und 20 % Eigenleistung des Patienten.

 Tipp

Die Eigenleistungen sind **bei verhaltensmedizinischem Modellen** immer zu empfehlen und fördern den Haftungseffekt.

Die Finanzierung durch den Arbeitgeber kann nach § 3 der Berufskrankheitenverordnung erfolgen, in der der Arbeitgeber in wirbelsäulenbelastenden Berufen zur Prophylaxe verpflichtet ist.

Literatur

Brüggemann GP (1996) Analyse verschiedener Ansätze zur Belastungsquantifizierung der lumbalen Wirbelsäule bei Hebe- und Tragebewegungen. 3. Erfurter Tage, Tagungsband, monade Verlag, Leipzig 1997, S 233–248

Caimi M (2000) Bandscheibendruckverhältnisse unter Lebendbedingungen. KG Intern 18:2–24

Coster I (1994) Clinical corse and prognostic factors in acute low back pain: an inception cohort study in primary care practice BMI 308:677–580

Dofferhof ASM (1985) The stabilising function of the mm iliocostales and the mm multifidi during walking J. Anat 140:329–340

Engel GL (1977) The need for a new medical biomedicine Science 196:129–136

Höfling J (1993) Compliance in der Rückenschulpraxis. In Höfling S: Die Münchener Rückenschule. Springer, Berlin Heidelberg New York

Janda V (1993) Die Muskelschwäche. In: Rieder H (Hrsg) Rückenschule interdisziplinär. Georg Thieme, Stuttgart New York, S 203–206

Morlock MM (1996) Rolle der Muskulatur bei bandscheibenbedingten Erkrankungen der Wirbelsäule. 3. Erfurter Tage, Tagungsband, monade, Leipzig, S 209–232

Murphy RW (1977) Nerve roots and spinal nerves in degenerative disk disease Clin Orthop Relat 129:46–60

Nachemson A (1970) Intravital pressure measurements in lumbar disc. Scand J Rehab Med Suppl 1:1–40

Nachemson A (1976) The lumbar Spine, Spine 15:59

Nachemson AL (1985) Advances in Low Back Pain. Clin. Orthop Rel Research, Philadelphia 200 S. 266–278

Neef P (1996) Bandscheibendruckverhältnisse – Korrelation zur Kraft der lumbalen Extensorenmuskeln. 3. Erfurter Tage. Tagungsband. monade Verlag, Leipzig 1997, S 297–306

Nentwig CG (1999) Effektivität der Rückenschule. Orthopäde, 28:958–965

Pfingsten M, Hildebrandt J (1995a) Degenerative und andere nichtentzündliche Erkrankungen der Haltungs- und Bewegungsorgane. In: Petermann F (Hrsg) (1995) Verhaltensmedizin der Rehabilitation. Hogrefe, Göttingen, S 101–130

Pfingsten M, Hildebrandt J (Hrsg) (1995b) Chronischer Rückenschmerz – Wege aus dem Dilemma. Huber, Bern Göttingen Toronto Seattle

Pförringer W (1997) Was kostet uns der Rücken? Manuelle Medizin 35:326

Raspe H H (1991) Epidemiologische und sozialmedizinische Aspekte von Rückenschmerzen., Symposium »Rückenschmerzen bei Erkrankungen der Wirbelsäule als interdisziplinäre Aufgabe«. Köln

Raspe H, Kohlmann Th (1993) Rückenschmerzen – eine Epidemie unserer Tage? Deutsches Ärzteblatt 90:2165–2169

Waddel G (1998), The Back Pain Revolution. Churchill Livingstone, Edinburgh

Wilke H J, Neef P (1999) Neue intradiscale In-vivo-Druckmessungen bei Alltagsbelastungen. In: Claes LE (Hrsg) Die traumatische und degenerative Bandscheibe. Heidelberg Berlin New York, S 122–135

5.7 Inkontinenzbehandlung/ Beckenbodengymnastik

I.-H. Pages

5.7.1   Funktionelle Grundlagen

Definition der Inkontinenz.

Inkontinenz ist der Verlust oder das Nichterlernen der Fähigkeit, Urin und/oder Stuhl sicher zu speichern und an gewolltem Ort und zu bestimmter Zeit auszuscheiden.

Bedeutung der Beckenbodenmuskulatur.

Der **Bauchraum stellt** mit den Begrenzungen Bauchdecke, Wirbelsäule, Zwerchfell und Beckenboden **eine Funktionseinheit dar.** Dabei werden die Uro-Rekto-Genitalorgane durch den niedrigeren Innendruck gegenüber dem höheren atmosphärischen Druck in der Bauchkapsel in Schwebe gehalten. Die **Beckenbodenmuskulatur** ist für die optimale Drucktransmission im Bauchraum von Bedeutung und für die Kontinenzerhaltung mitverantwortlich (☐ **Abb. 5.14**). Veränderungen innerhalb dieser Funktionseinheit »abdominopelvine Leibeshöhle« können zu Störungen führen. Die Palette der Inkontinenzformen und -grade ist breit. Zur Abklärung bedarf es einer genauen Diagnostik (Melchior et al. 2000; Pehl et al. 2000).

Häufigkeit der Inkontinenz.

Blasenfunktionsstörungen und Stuhlinkontinenz. Blasenfunktionsstörungen mit oder ohne Harninkontinenz gehören zu den häufigsten Alterskrankheiten in den westlichen Industrieländern. Sie treten **bevorzugt bei Frauen** auf. In Deutschland leben 3,7 Mio Menschen mit einer behandlungsbedürftigen Harninkontinenz, davon sind 2 Mio älter als 60 Jahre. Im Jahre 2030 muss mit etwa 3 Mio Senior(inn)en in Deutschland gerechnet werden (Melchior et al. 2000).

Die **Stuhlinkontinenz** stellt mit 0,3–1,5 % der Bevölkerung ebenfalls ein medizinisches Problem dar. Besonders betroffen sind ältere Patienten (Enck et al. 1991; Jorge u. Wexner 1993; Sonnenberg 1989).

5.7.2   Behandlungsprinzipien

Voraussetzungen für einen Therapieerfolg.

Konservative Inkontinenzbehandlung. Die konservative Inkontinenzbehandlung stellt sich aus der Sicht der physikalisch rehabilitativen Medizin als ein **ganzheitliches Konzept** dar (☐ **Tabelle 5.4**). Dabei wird je nach Form und Grad der Inkontinenz die Therapie individuell festgelegt. **Voraussetzungen für einen Therapieerfolg** sind (Pages 1996):
— Aufklärung der Patienten,
— Motivation und Anleitung zur Selbstkontrolle und Selbsthilfe.

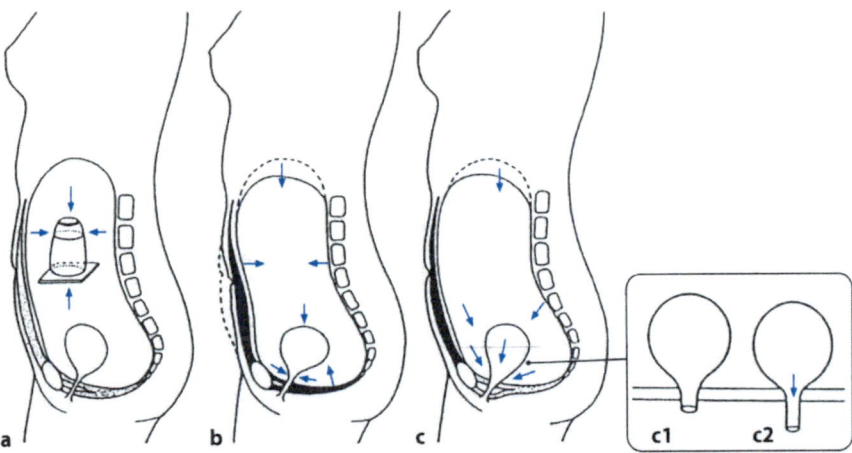

☐ Abb. 5.14.   **Intraabdominale Druckverhältnisse.** Normalerweise garantieren die muskulären Umhüllungen des Eingeweidepakets das abdominale pelvine Gleichgewicht in Ruhe (*a*) und bei Hustenreaktion (*b*). Bleibt die Beckenbodenkontraktion beim Husten oder Pressen aus (*c*), so kann sich die Urethra durch Blasenhalserweiterung verkürzen (c_1) oder insgesamt tiefer treten (c_2); die proximale Urethra ist dann nicht mehr dem intraabdominalen Druck ausgesetzt und die Kontinenz ist nicht mehrt gesichert. (Aus Fischer 1995)

■ Tabelle 5.4. Physiotherapeutischer Stufenplan bei Inkontinenz. (Modifiziert nach Pages 1996)	
1. Stufe	Aufklärung und Befähigung zur Selbstkontrolle (Anatomie und Physiologie des Beckenbodens, Formen und Ursachen der Inkontinenz, gesunde Lebensweise – Ordnungs- und Ernährungstherapie, Bewegung) Toilettentraining (Miktionsprotokoll) Kinästhesieschulung
2. Stufe	Kinesitherapie (Bewegungstherapie): Entspannungstherapie, Atemtherapie, funktionelles Training der Beckenboden-, Bauch- und Rumpfmuskulatur, kommunikative Bewegungsübungen (auch im Wasser), Haltungskorrektur Allgemeine Konditionierung (Schwimmen, Wandern, Walking, Fahrradfahren, Sauna) Konustraining Biofeedbacktherapie Elektrotherapie Reflextherapeutische Verfahren (Reflexzonenmassage, Neuraltherapie, Akupunktur, Wärmebehandlungen) Selbsthilfegruppen

Deshalb sollten zu Beginn der eigentlichen Therapie folgende Informationen anhand anatomischer Modelle und Tafeln gegeben werden:
— die Organe im Beckenraum,
— ihre Funktion und Zusammenarbeit und
— die Bedeutung der Muskulatur des Beckenbodens.

Desweiteren sollen die Patienten einen Überblick über die **Formen und Ursachen der Inkontinenz** und eine **Anleitung zur Erstellung eines Miktionsprotokolls** (Voraussetzung zum Toilettentraining) erhalten. Es werden die **Einflussfaktoren auf die Funktion des Beckenbodens** wie Körperhaltung, Atmung, körperliche und seelische Belastungen, Bewegung und Körpergewicht dargelegt und diskutiert. Viele Betroffene sind übergewichtig und belasten dadurch zusäztlich ihren Beckenboden. Daher sollten die Patienten über **gesunde Ernährung** aufgeklärt und über Möglichkeiten zur Gewichtsabnahme beraten werden.

Bei der Stuhlinkontinenz ist darauf zu achten, dass blähende Speisen, ballaststoffreiche Ernährung und Kaffee vermieden werden sollten, da infolge der erhöhten Kontinenzleistung die Stuhlkonsistenz erschwert wird (Rao et al. 1998).

Compliance der Patienten. Sind die Inkontinenten ausreichend aufgeklärt und haben die Zusammenhänge erkannt, sind sie auch motiviert, aktiv mitzuarbeiten. Das Heimübungsprogramm sollte von den Patienten wie beispielsweise die Einnahme eines Herzmedikaments akzeptiert werden.

Motivation der Betroffenen.

 Beachte
Der Erfolg der Physiotherapie steht und fällt mit der Compliance der Patienten.

Physikalisch-rehabilitatives Konzept. Die Behandlung inkontinenter Patienten gehört in die Hand einer kompetenten Fachkraft mit **Spezialkenntnissen auf den Gebieten der Gynäkologie, Urologie und Proktologie.** Dabei wird befundgerecht und individuell therapiert. Das physikalisch-rehabilitative Konzept zur Behandlung der Inkontinenz führt zum Erfolg, wenn ursächlich kein ausgeprägtes morphologisches Substrat vorliegt (z. B. Genitalprolaps, Prostatahypertrophie) und wenn die Hirnleistungsfunktion der Patienten nicht wesentlich eingeschränkt ist.

Spezialkenntnisse notwendig.

5.7.3 Krankengymnastik

Behandlungsziele und Therapieprinzip

»Sich-Erspüren« lernen.

Bewusster Muskeleinsatz. Die Praxis hat immer wieder gezeigt, dass viele Menschen im Laufe der Zeit verlernt haben, ihre Muskeln bewusst und gezielt einzusetzen. Nur etwa 60 % der Inkontinenten sind dazu in der Lage (Fischer 1995). Daher muss zunächst die Voraussetzung zum eigentlichen Muskeltraining geschaffen werden. Die Patienten sollen das »Sich-Erspüren« **lernen.** Sie sollen befähigt werden, den entsprechenden Muskel bewusst und gezielt einzusetzen, ihn richtig anzuspannen und locker zu lassen (sensomotorische Schulung, Kinästhesieschulung). Hierbei kann der zusätzliche Einsatz der Elektrostimulation der Beckenbodenmuskulatur sehr hilfreich sein. Dabei wird durch das elektrische »Durchströmen« die Beckenbodenmuskulatur spürbar gemacht.

Reaktionsfähigkeit des Beckenbodens.

Funktionelle Einteilung. Es hat sich auch als günstig erwiesen, harninkontinente Frauen nach der gynäkologischen Untersuchung **hinsichtlich ihrer Reaktionsfähigkeit des Beckenbodens in zwei Gruppen** einzuteilen:
- Frauen mit guter Muskelkontraktion und
- Frauen mit schwacher Kontraktionsfähigkeit.

Patientinnen mit einer ausreichenden Muskelkraft können gleich der Bewegungstherapie zugeführt werden, während Frauen mit schwacher oder fehlender Muskelkontraktion zunächst die Elektrostimulation verordnet werden soll, um den Beckenboden zu reaktivieren.

Beckenbodenarbeit.

Grundübung für Beckenbodentraining. Die **Grundübung für das eigentliche Beckenbodentraining** wird entsprechend dem Atemrhythmus jeweils **6- bis 8-mal hintereinander** durchgeführt. Dabei wird während der Ausatmung das Becken bauchwärts gekippt, Scheide bzw. Penis und After nach innen- und hochgezogen (ähnlich dem Lift fahren) und während der Einatmung die Spannung gelöst und locker gelassen. Zur **Selbstkontrolle** können dabei die Hände auf den Bauch gelegt werden. Das gezielte **Beckenbodentraining erfolgt in verschiedenen Stellungen,** beispielsweise:
- in Rückenlage mit leicht abduzierten angestellten Beinen,
- in Knie-Ellenbogen-Lage,
- auf einem Hocker oder Pezziball,
- im Stand und
- im Gehen.

Bedeutung der Körperhaltung.

Haltungsschule. Die aufrechte Körperhaltung hat eine große Bedeutung für das Training der Beckenbodenmuskulatur (Brügger 1989, 1996) (s. ▶ Kap. 4.5, S. 219ff). Eine **schlaffe Haltung,** wie sie oft bei Patienten mit Stressharninkontinenz zu finden ist, **hat folgende Auswirkungen:**
- Sie verhindert eine gute fließende Atmung.
- Sie erhöht den Druck im Becken-Bauch-Raum.
- Sie führt zu muskulären Dysbalancen (Verkürzung der vorderen Rumpfmuskeln, Erschlaffung der Rückenmuskeln).

Übungen im Sitzen. Heutzutage wird in der physiotherapeutischen Praxis noch zu viel oder ausschließlich in Rückenlage trainiert. Diese Position verhindert jedoch den funktionellen Synergismus zwischen dem Zwerchfell, der Bauchmuskulatur und der Beckenbodenmuskulatur.

 Tipp

Die sitzende Position in korrigierter aufrechter Körperhaltung auf einem Hocker oder Pezziball ist die günstigste Ausgangsstellung für die Beckenbodenrehabilitation.

Funktionelles Training der Rumpf- und Bauchmuskulatur. Neben dem gezielten Beckenbodentraining erfolgt auch das **funktionelle Training der Rumpf- und besonders der Bauchmuskulatur.** Desweiteren erlernen die Patienten das richtige Verhalten und schonende Bewegen der Wirbelsäule unter Alltagsbedingungen, z. B. beim Heben von Lasten, beim Treppensteigen oder eiligem Laufen zur Straßenbahn. Die Patienten werden aufgefordert, das erlernte Heimübungsprogramm ein- bis zweimal täglich 20 min lang durchzuführen.

Funktionelles ganzheitliches Training.

Verbesserung der allgemeinen Kondition. Sie wirkt sich günstig auf das Wohlbefinden, die Haltung und die Beckenbodensituation aus.

Konditionierung.

 Tipp

Den Patienten sollte geraten werden, dreimal wöchentlich über mindestens **30 min körperliche Bewegung** in Form von Schwimmen, Walking, Wandern oder Fahrradfahren durchzuführen. Ein **regelmäßiger wöchentlicher Saunabesuch** ist ebenfalls zu empfehlen.

Indikationen

Die Krankengymnastik nimmt bei der Therapie und Rehabilitation der Harn- und Stuhlinkontinenz eine zentrale Stellung ein. Sie ist nicht nur auf die lokale Störung und die Beckenbodenmuskulatur gerichtet, sondern sie umfasst das gesamte muskuloskelettale System.

Hauptindikationen.

Kontraindikationen

Für die Krankengymnastik gibt es **eigentlich keine Kontraindikationen.** Sie kann bis ins hohe Alter durchgeführt werden, vorausgesetzt es ist ein beübbares Substrat vorhanden und es liegen keine schweren Erkrankungen, z. B. Herz-Kreislauf-Dekompensation, vor. Allerdings sollten das **Übungsprogramm individuell angepasst** und Einschränkungen von Seiten der Beweglichkeit der Wirbelsäule und Gelenke (z. B. hochgradige Koxarthrose) berücksichtigt werden.

Keine speziellen Kontraindikationen.

Klinische Erfahrungen und wissenschaftliche Untersuchungen

Die besten Behandlungsergebnisse werden bei der **Stress- und Mischinkontinenz 1. Grades** (ca. 80 %) und auch 2. Grades (ca. 50 %) erzielt. Bei der Harninkontinenz höheren Grades kann die Gesamtproblematik verbessert, jedoch keine Heilung erzielt werden.

Stress- und Mischinkontinenz.

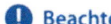 **Beachte**

Die Krankengymnastik besitzt bei der Stress- und Mischinkontinenz einen hohen Stellenwert (Bo 1992; Wall u. Davidson 1992).

Bei der motorischen Dranginkontinenz lässt sich die Detrusorhyperaktivität günstiger durch Elektrotherapie beeinflussen, die Krankengymnastik wird ergänzend eingesetzt.

Klinische Studien. Zahlreiche **klinische Studien** belegen den erfolgreichen Einsatz der Physiotherapie bei der Behandlung Stressinkontinenter (Shepherd u. Montgomery 1983; Castelden et al. 1984; Shepherd et al. 1984; Burgio et al. 1986; Klarskov et al. 1986; Taylor u. Hendersson 1986; Sleep u. Grant 1987; Jonasson et al. 1989; Bo et al. 1990; Ferguson et al. 1990; v. Hofbauer et al. 1990; Olah et al. 1990; Blowman et al. 1991; Hahn et al. 1991; Lagro-Janssen et al. 1991; Wells et al. 1991; Burns et al. 1993; Laycock u. Jerwood 1993; Sand et al. 1995; Glavind et al. 1996; Smith 1996; Luber u. Tsadik 1997).

Erfolg nachgewiesen.

Bo et al. (1999) haben 107 Frauen mit einer Stressinkontinenz alternierend vier Gruppen zugeordnet: Beckenbodentraining, vaginale Elektrostimulation, Vaginalkonen, Unbehandelte als Kontrollgruppe.

Hinsichtlich der Effektivität erwies sich dabei das Beckenbodentraining bei der Stressinkontinenz wiederum als beste Methode. Zwischen den Gruppen mit Elektrostimulation und Vaginalkonen konnte kein signifikanter Unterschied festgestellt werden.

Für die Praxis kann aus vorliegenden wissenschaftlichen Untersuchungen Folgendes abgeleitet werden:

> **Tipp**
> - Das **Beckenbodentraining** ist eine effektive Methode, wobei es Unsicherheiten bezüglich der Übungen selbst gibt.
> - Die **Biofeedback-Behandlung** als Lern- und Kontrollmöglichkeit ist eine sinnvolle Ergänzung zur Krankengymnastik.
> - Die **kombinierte Therapie** scheint nicht effektiver zu sein als Krankengymnastik allein, obgleich das Biofeedback-Training in den ersten Therapietagen effektiver ist als das isolierte Beckenbodentraining.

Langzeiteffekte. Einige Studien berichten über **positive Langzeiteffekte** beim Einsatz des Beckenbodentrainings nach 5 Jahren (Bo 1995b; Bo u. Talseth 1996) und 10 Jahren (Cammu et al. 2000). Nach Cammu et al. (2000) besteht eine 66 %ige Chance für einen Langzeiteffekt, wenn das intensive Beckenbodentraining initial erfolgreich war.

5.7.4   Konustraining

Behandlungsziel und Therapieprinzip

Intravaginale Gewichte.

Patientinnen mit Beckenbodeninsuffzienz und/oder Inkontinenz können die Muskulatur des Beckenbodens zusätzlich oder allein mit **intravaginalen Gewichten** trainieren. Das erstmals 1985 von Plevnik (Plevnik 1985) vorgestellte Orginalset bestand aus 9 Konen. Heute steht ein Set mit 5 Gewichten (20 g bis maximal 70 g in Abstufungen von 12,5 g) als Hilfsmittel zur Verfügung. Dabei wird der Konus tief in die Scheide eingeführt, so dass er oberhalb der Levatorenschenkel liegt. Voraussetzung ist, dass mindestens der leichteste Konus, andererseits jedoch nicht mühelos das schwerste Gewicht gehalten werden kann. Die Patientin wird aufgefordert, das angepasste Hilfsmittel bei leichter körperlicher Tätigkeit zu halten. **Beim Gefühl des Hinausgleitens spannt sie die Beckenbodenmuskulatur an. Gelingt ihr das, hat sie eine positive Rückkoppelung.** Hat sich die Kontraktionskraft des Beckenbodens verbessert, kann das nächst höhere Gewicht eingesetzt werden. Die Patientin erhält somit eine Möglichkeit der Kontrolle des Zustands ihrer Beckenbodenmuskulatur.

Indikationen

Hauptindikationen.

Die intravaginalen Gewichte können, sofern die Voraussetzungen für die Therapie gegeben sind, bei Beckenbodenschwäche und leichten Formen der Stress- und Mischinkontinenz eingesetzt werden.

Kontraindikationen

Spezielle Kontraindikationen.

Das Beckenbodentraining mittels Konen ist bei kurzer Vagina (Altersatrophie, nach Radikaloperation) bei erheblichem Deszensus, bei bestehendem Prolaps der Genitalorgane und bei Entzündungen und Infektionen der Harnwege kontraindiziert.

Klinische Erfahrungen und wissenschaftliche Untersuchungen

Akzeptanz des Konustrainings.

Die **Akzeptanz des Konustrainings** ist bei Frauen mit Harninkontinenz gut, besonders bei Müttern postpartal mit leichter Inkontinenz oder Beckenbodenschwäche. Das Training ist von der **Durchführung** her **einfach** und wenig aufwändig.

Die Erfolgsrate liegt bei ca. 60–80 %.

Klinische Untersuchungen haben gezeigt, dass die besten Erfolge bei leichter Harninkontinenz (Stressinkontinenz, Mischinkontinenz) und bei geringem Deszensus 1./2. Grades erzielt werden. Die **Erfolgsrate liegt bei ca. 60–80 %** (Peattie et al. 1988; Wilson u. Borland 1990; Bo 1995a; Fischer et al. 1996; Fischer u. Linde 1997; Kato u. Kondo 1997; Cammu u. van Nylen 1998).

5.7.5   Biofeedback-Therapie

Behandlungsziele und Therapieprinzip

Das **Biofeedback-Training** ist eine der Psychologie entstammende Lernstrategie. Es handelt sich um ein »**Lernen durch Verstärkung**«. Dabei wird den Patienten eine Körperfunktion mittels eines akustischen und/oder optischen Signals zurückgemeldet. Im Falle des Beckenbodentrainings bei Stuhlinkontinenz wird z. B. mit einem analen EMG-Sensor die Kontraktionsleistung des M. sphincter ani externus gemessen und dem Patienten mittels optischem und/oder akustischem Signal rückgemeldet. Der **Patient ist dadurch motiviert** und erhöht die Effektivität seiner Übung. Gleichzeitig hat er eine **ständige Kontrolle über den Zustand des Beckenbodens**. Das Training soll bei Stuhlinkontinenz:

Kontrolliertes Training erhöht Motivation.

- die Kontraktionskraft des Analsphinkters steigern,
- die Latenz zwischen rektalem Dehnungsreiz und Schließmuskelkontraktion verkürzen und
- die Wahrnehmung rektaler Dehnungsreize verbessern.

Indikationen

Die Biofeedback-Behandlung ist angezeigt bei:

Hauptindikationen.

- Harninkontinenz (Stressinkontinenz, Mischinkontinenz),
- Inkontinenz nach Prostataentfernung,
- Miktionsstörungen bei Kindern und jungen Frauen,
- Stuhlinkontinenz,
- Obstipation.

Kontraindikationen

Nicht in jedem Fall kann die Biofeedback-Methode eingesetzt werden. Sie verbietet sich bei:

Spezielle Kontraindikationen.

- erheblichem Deszensus oder Prolaps der Genitalorgane,
- Harnwegentzündungen,
- Harnweginfektionen,
- vermindeter rektaler Compliance (Dehnbarkeit des Rektums).

Klinische Erfahrungen und wissenschaftliche Untersuchungen

Die **Biofeedback-Methode kann bei der Stuhlinkontinenz und bei der Harninkontinenz** (Stress- und Mischinkontinenz) **eingesetzt werden**. Nach eigener Erfahrung sollten mindestens **10 Therapiesitzungen ambulant unter fachlicher Anleitung** durchgeführt werden. Dabei kann die Biofeedback-Methode allein eingesetzt oder in das Physiotherapiekonzept integriert werden. Stellen sich Erfolge ein und zeigt der Patient eine gute Compliance, kann ein Heimgerät bei entsprechender Indikationsstellung als Hilfsmittel verordnet werden. Es ist eine **Dauer von 3 Monaten** zu empfehlen, wobei regelmäßige Kontrolluntersuchungen in der Arztpraxis erfolgen sollten. Neben den Heimübungen soll täglich 20 min lang mit dem Biofeedback-Heimgerät trainiert werden.

Methode für Stuhlinkontinenz und Harninkontinenz.

Stuhlinkontinenz. Das Biofeedback-Training ist ein **etabliertes Verfahren in der Behandlung der Stuhlinkontinenz** (Enck 1993; Enck et al. 1988, 1994; Keck et al. 1994; Guillemot et al. 1995; Ho et al. 1996; Rieger et al. 1997; Glia et al. 1998; Miner et al. 1999).

14 klinische Studien wurden zwischen 1979 und 1995 zur Behandlung der Stuhlinkontinenz mittels Biofeedback-Trainings veröffentlicht. Enck u. Musial (1999) haben in einer Übersichtsarbeit diese Studien analysiert, Kritikpunkte aufgeführt und begründet.

Die **Effektivität der Therapie** wurde über die Anzahl der Inkontinenzereignisse vor und nach der Therapie festgestellt. Erfolgskriterium war eine Reduktion um mindestens 75 %. Die Behandlungsbedingungen der Studien waren sehr unterschiedlich und miteinander nicht vergleichbar. Hingegen waren die Therapieereignisse sehr homogen. Die **Erfolgsraten lagen zwischen 50 und 92 %.** Kritisch ist jedoch anzumerken, dass nur 7 (Latimer et al. 1984; Wald u. Tunuguntla 1984; Whitehead et al. 1985; Enck et al. 1988; Loening-Baucke 1990; Chiarioni et al. 1993; Miner u. Mitarb. 1999) von 14 Studien Kontrollgruppen in die Unter-

Erfolgsraten.

suchungen einbezogen haben, Indikationen und Ausschlusskriterien nicht mitgeteilt und Langzeiteffekte nicht berücksichtigt wurden.

Stress- und Mischinkontinenz. Neben dem gezielten Beckenbodentraining kann die Biofeedback-Behandlung auch bei der Stress- und Mischinkontinenz (Burgio et al. 1986; Berghmans et al. 1996; Glavind et al. 1998; Hirsch et al. 1999; Weatherall 1999; Pages et al. 1999) und bei der Harninkontinenz nach Prostatektomie (Jackson et al. 1996; Mathewson-Chapman 1997) eingesetzt werden. Die **Erfolgsrate liegt bei 70–85 %.** Dabei erweist sich die Biofeedback-Methode, anfangs kombiniert mit dem Beckenboden-Training als günstiger im Vergleich zu Übungen oder Biofeedback allein (Burns et al. 1990, 1993; Berghmans et al. 1996; De Kruif u. van Wegen 1996; Glavind et al. 1996).

5.7.6   Ausbildungsmöglichkeiten

Physiotherapeutinnen können über den Zentralverband der Physiotherapeuten/ Krankengymnasten e.V. in der funktionellen Beckenbodenarbeit fortgebildet werden. Es werden Grund- und Aufbaukurse angeboten.

Literatur

Berghmans LCM, Frederiks CM, de Bie RA, Weil EH, Smeets LW, van Waalwijk van Doorn ESC, Janknegt RA (1996) Efficacy of biofeedback, when included with pelvic floor muscle exercise treatment, for genuine stress incontinence. Neurourol Urodyn 15 (1):37–2

Berghmans LCM, Hendriks HJM, Bo K, Haysmith EJ, de Bie RA, van Waalwijk van Doorn ESC (1998) Conservative treatment of stress urinary incontinence in women – a systematic review of randomized clinical trials. Br J Urol 82 (2):181–191

Berti Riboli F, Frascio M, Pitto G, Reboa G, Zanolla R (1988) Biofeedback conditioning for fecal incontinence. Arch Phys Med Rehabil 69:29–31

Blowman C, Pickles C, Emery S (1991) Prospective double blind controlled trial of intensive physiotherapy with and without stimulation of the pelvic floor in treatment of genuine stress incontinence. Physiotherapy 10: 661–664

Bo K, Hagen RH, Kvarstein B, Jorgensen J, Larsen S (1990) Pelvic floor muscle exercise for the treatment of female stress urinary incontinence: III. Effects of two different degress of pelvic floor muscle exercises. Neurourol Urodyn 9:489–502

Bo K (1992) Stress urinary incontinence, physical activity and pelvic floor muscle strength training. Scand J Med Sci Sports 2:197–206

Bo K (1995a) Vaginal weight cones. Theoretical framework, effect on pelvic floor muscle strength and female stress urinary incontinence. Acta Obstet Gynecol Scand 74:87–92

Bo K (1995b) Adherence to pelvic floor muscle exercise and long-term effect on stress urinary incontinence. A five-year follow – up study. Scand J Med & Science in Sports 5 (1):36–39

Bo K, Talseth T (1996) Long term effect of pelvic floor muscle exercise five years after cessation of organized training. Obstet Gynecol 87:261–265

Bo K, Talseth T, Holme I (1999) Single blind, randomised controlled trial of pelvic floor exercises, electrical stimulation, vaginal cones, and no treatment in management of genuine stress incontinence in women. BMJ 318: 487–493

Brügger A (1989) Zentralnervöse und peripher-nervöse Behinderungen von somatomotorischen Globalbewegungen (- Bewegungsmuster -) und deren therapeutische Beeinflussbarkeit. Z Fk 3/2:87–118

Brügger A (1996) Gesunde Haltung und Bewegung im Alltag. Brügger-Verlag, Benglen 4. überarb Aufl.

Burgio KL, Robinson JC, Engel BT (1986) The role of biofeedback in Kegel exercise training for stress urinary incontinence. Am J Obstet Gynecol Jan, 154 (1):58–64

Burns PA, Pranikoff K, Nochajski TH, Desotelle P, Harwood MK (1990) Treatment of stress urinary incontinence with pelvic floor exercises and biofeedback. JAGS 38:341–344

Burns PA, Pranikoff K, Nachajski TH (1993) A comparison of effectiveness of biofeedback and pelvic muscle exercise treatment of stress incontinence in older communitydwelling women. J Gerontol 48:M167–74

Buser WD, Miner PB 1986) Delayed rectal sensation with fecal incontinence. Successful treatment using anorectal manometry. Gastroenterology 91:1186–1191

Cammu H, Van Nylen M (1998) Pelvic floor exercises versus vaginal weight cones in genuine stress incontinence. Eur J Obstet Gynecol Reprod Biol 1998, Mar; 77 (1): 89–93

Cammu H, Van Nylen M, Amy JJ (2000) A 10-year follow-up after Kegel pelvic floor muscle exercises for genuine incontinence. BJU Int 2000 Apr; 85 (6): 655–8

Castleden CM, Duffin HM, Mitchell EP (1984) The effect of physiotherapy on stress incontinence. Age Ageing 1984; 13: 235–7

Cerulli MA, Nikoomanesh P, Schuster MM (1979) Progress in biofeedback conditioning for fecal incontinence. Gastroenterology 1979; 76: 742–6

Chiarioni G, Scattolini C, Bonfante F, Vantini I (1993) Liquid stool incontinence with severe urgency: Anorectal funktion and effective biofeedback treatment. Gut 34:1576–80

De Kruif YP, van Wegen EEH (1996) Pelvic floor muscle exercise therapy with myofeedback for women stress urinary incontinence: a meta-analysis. Physiotherapy 82:107–13

Enck P, Kränzle U, Schwiese J, Dietz M, Lübke HJ, Eckenbrecht JF, Wienbeck M, Strohmeyer G (1988) Biofeedback-Behandlung bei Stuhlinkontinenz. Dtsch Med Wschr 113:1789–1794

Enck P, Garbor S, Ferber Lv, Rathmann W, Erckenbrecht JF (1991) Häufigkeit der Stuhlinkontinenz und Informationsgrad von Hausärzten und Krankenkassen. Z Gastroenterol 29:538–540

Enck P (1993) Biofeedback training in disordered defecation. A critical review. Dig Dis Sci 38:1953–1960

Enck P, Däublin G, Lübke HJ, Strohmeyer G (1994) Longterm efficacy of biofeedback training for fecal incontinence. Dis Colon Rectum 37:997–1001

Enck P, Musial F (1999) Biofeedbackbehandlung bei Stuhlinkontinenz. Krankengymnastik 51(9):1535–1541

Engel BT, Nikoomanesh P, Schuster MM (1974) Operant conditioning of rectosphincteric responses in the treatment of fecal incontinence. N Engl J Med 290:646–649

Ferguson KL, McKey PL, Bishop KR (1990) Stress urinary incontinence: effect of pelvic muscle exercise. Obstet Gynecol 75:671–675

Fischer W (1995) Harninkontinenz. In: Fischer W, Kölbl H (Hrsg): Urgynäkologie für Praxis und Klinik. De Gruyter Berlin, S 221–249

Fischer W, Baessler K, Linde A (1996) Pelvic floor conditioning with vaginal weights – post partum and in urinary incontinence. Zentralbl. Gynäkol 118 (1):18–28

Fischer W, Linde A (1997) Pelvic floor findings in urinary incontinence – results of conditioning using vaginal cones. Acta Obstet Gynecol Scand 76 (5):455–60

Glavind K, Nohr B, Walter S (1996) Biofeedback and physiotherapy versus physiotherapy alone in the treatment of genuine stress urinary incontinence. Int Urogynecol J 7:339–43

Glavind K, Laursen B, Jacquet A (1998) Efficacy of biofeedback in the treatment of urinary stress incontinence. Int Urogyneol J Pelvic Floor Dysfunct 9 (3):151–153

Glia A, Gylin M, Akerlund JE, Lindfors U, Lindberg G (1998) Biofeedback training in patients with fecal incontinence. Dis Colon Rectum 41:359–364

Goldenberg DA, Hodges K. Hersh T, Jinich H (1980) Biofeedback therapy for fecal incontinence. Am J Gastroenterol 74:342–345

Guillemot F, Bouche B, Gower-Rousseau C (1995) Biofeedback for the treatment of fecal incontinence: Long term clinical results. Dis Colon Rectum 38:393–397

Hahn I, Sommar S, Fall M (1991) A comparative study of pelvic floor training and electrical stimulation for the treatment of genuine female stress urinary incontinence. Neurourol Urodyn 10:545–554

Hirsch A. Weihrauch G, Steimer B, Bihler K, Peschers U, Bergauer F, Dimpfl T (1999) Treatment of female urinary incontinence with EMG-controlled biofeedback home training. Int Urogynecol J Pelvic Floor Dysfunct 10 (1): 7–10

Ho Y, Chiang J, Tan M, Low JY (1996) Biofeedback therapy for excessive stool frequency and incontinence following anterior resection or total colectomy. Dis Colon Rectum 39:1289–1292

Jackson J, Emerson L, Johnston B, Wilson J. Morales A (1996) Biofeedback: a noninvasive treatment for incontinence after radical prostatectomy. Urol Nurs 16 (2):50–54

Jonasson A, Larsson B, Pschera H (1989) Testing and training of the pelvic floor muscles after childbirth. Acta Obstet Gynecol Scand 68:301–304

Jorge J, Wexner S (1993) Etiology and management of fecal incontinence. Dis Colon Rectum 36:77–97

Kato K, Kondo A (1997) Clinical value of vaginal cones for the management of femal stress incontinence. Int Urgynecol J Pelvic Floor Dysfunct 8 (5):314–317

Keck JO, Staniunas RJ, Coller JA (1994) Biofeedback training is useful in fecal incontinence but disappointing in constipation. Dis Colon Rectum 37:1271–1276

Klarskov P, Belving D, Bischoff N (1986) Pelvic floor exercise versus surgery for female urinary stress incontinence. Urol Int 41:129–132

Lagro-Janssen TLM, Debruyne FMJ, Smits AJA, van Weel C (1991) Controlled trial of pelvic floor exercises in the treatment of urinary stress incontinence in general practice. Br J Gen Pract 41:445–449

Latimer PR, Campbell D, Kasperski J (1984): A component analysis of biofeedback in the management of fecal incontinence. Biofeedback & Self-Regulation 9:311–324

Laycock J, Jerwood D (1993) Does pre-modulated interferential therapy cure genuine stress incontinence? Physiotherapy 79:553–560

Loening-Baucke V (1990) Efficacy of biofeedback training in improving faecal incontinence and anorectal physiologic function. Gut 31:1395–1402

Luber KM, Tsadik GW (1997) Efficacy of functional electrical stimulation in treating genuine stress incontinence: a randomized clinical trial. Neurourol Urodyn 16:543–551

MacLeod JH (1987) Management of anal continence by biofeedback. Gastroenterology 93:291–294

Mathewson-Chapman M (1997) Pelvic muscle exercise/biofeedback for urinary incontinence after prostatectomy: an education program. J Cancer Educ Inter 12 (4):218–223

Melchior H, de Geeter P, Füsgen I, Höfner K, Hutzler B, Koch R, Pages I-H, Schultz-Lampel D (2000) Qualitätsmanual – Miktionsstörungen & Harninkontinenz. PMI-Verlag, Frankfurt

Miner PB, Donelly TC, Read NW (1999) Investigation of the mode of action of biofeedback in treatment of fecal incontinence. Dig Dis Sci 35:1291–80

Olah KS, Bridges N, Denning J, Farrar DJ (1990) The conservative management of patients with symptoms of stress incontinence: A randomized prospective study comparing weighted vaginal cones and interferential therapy. Am J Obstet Gynecol 162:87–92

Pages I-H (1996) Komplexe Physiotherapie der weiblichen Harninkontinenz – Grundlagen, Durchführung, Bewertung. Phys Rehab Kur Med 6:19–24

Pages I-H, Jahr S, Schaufele MK, Conradi E (2001) Comparative analysis of biofeedback and physical therapy for treatment of urinary stress incontinence in women. Am J Phys Med Rehabil 80 (7):494–502

Peattie AB, Plevnik S, Stanton SL (1988) Vaginal cones: a conservative method of treating genuine stress incontinence. Br J Obstet Gynecol 95 (10):1049–1053

Pehl C, Birkner B, Bittmann W, Cluss B, Emmert H, Fuchs M, Passern J, Wendl B, Schepp W, Heitland W (2000) Stuhlinkontinenz. Dt Ärzteblatt 97, Heft 19:1302–1308

Plevnik S (1985): New method for testing and strengthening of pelvic floor muscles. Proceedings 15th Annual International Continence Society, London, S 3

Rao SS, Welcher K, Zimmerman, Stumbo P (1998) Is coffee a colonic stimulant? Eur J Gastroenterol Hepatol 10: 113–118

Rieger NA, Wattchow DA, Sarre RG (1997) Prospective trial of pelvic floor retraining in patients with fecal incontinence. Dis Colon Rectum 40:821–826

Sand PK, Richardson DA, Staskin DR (1995) Pelvic floor electrical stimulation in the treatment of genuine stress incontinence: A multicenter placebo controlled trial. Am J Obstet Gynecol 173:72–79

Shepherd AM, Montgomery E (1983) Treatment of genuine stress incontinence with a new perineometer. Physiotherapy 69:113

Shepherd AM, Tribe E, Bainton D (1984) Maximum perineal stimulation. A controlled study. Br J. Urol 56:644–646

Sleep J, Grant A (1987) Pelvic floor exercises in postnatal care. Midwifery 3:158–164

Smith JJ (1996) Intravaginal stimulation randomizied trial. J Urol 155:127–130

Sonnenberg A (1989) Epidemiologie der analen Inkontinenz. In: Müller-Lissner SA, Ackermans LMA (Hrsg): Chronische Obstipation und Stuhlinkontinenz. Springer, Berlin Heidelberg New York, S 157–162

Taylor K, Henderson J (1986) Effects of biofeedback and urinary stress incontinence in older women. J Gerontol Nurs 12:25–30

Von Hofbauer J, Preisinger F, Nurnberger N (1990) Der Stellenwert der Physikotherapie bei der weiblichen genuinen Stressinkontinenz. Z Urol Nephrol 83:249–254.

Wald A (1981) Biofeedback therapy for fecal incontinence. Ann Int Med 95:146–149

Wald A, Tunuguntla AK (1984) Anorectal sensorimotor dysfunction in fecal incontinence and diabetes mellitus. N Eng J Med 310:1282–1287

Wall L, Davidson TG (1992) The role of muscular re-education by physical therapy in the treatment of genuine stress urinary incontinence. Obstet Gynecol Surv 47:322–331

Weatherall M (1999) Biofeedback of pelvic floor muscle exercises for female genuine stress incontinence: A meta-analysis of trials identified in a systematic review. BJV Int 83 (9):1015–1016

Wells TJ. Brink CA, Diokno AC, Wolfe R, Gillis GL (1991) Pelvic muscle exercise for stress urinary incontinence in elderly women. JAGS 39:785–791

Whitehead WE, Burgio KL, Engel BT (1985) Biofeedback treatment of fecal incontinence in geriatric patients. J Am Geriat Soc 33:320–324

Wilson PD, Borland M (1990) Vaginal cones for the treatment of genuine stress incontinence. Aust NZJ Obstet Gynecol 30 (2): 157–160

5.8 Schwangerschaftsgymnastik

W. Kauffels, S. Donné

Untersuchungen über Gebärstellungen wurden erstmals von Rigley (1897) veröffentlicht. Vor dem ersten Weltkrieg war man allgemein der Ansicht, dass jede Form der körperlichen Ertüchtigung während der Schwangerschaft schädlich sei. Den positiven Aspekt der Stärkung des Organismus durch körperliche Ertüchtigung erkannte man erst später. 1931 veröffentlichte Vaughan seine Untersuchungen über die kniende oder hockende Geburtsstellung. 1933 schrieb Read erste Gedanken über die Zusammenhänge Angst – Spannung – Schmerzen unter der Geburt. Er entwickelte ein Programm zur individuellen Geburtsvorbereitung. Es enthielt Aufklärung, Information und – um einer verkrampfenden Spannung vorzubeugen – Entspannungsübungen und Atemübungen.

Anleitung zur Geburtsvorbereitung seit 1948.

1948 verfasste Headman eine Anleitung zur Geburtsvorbereitung. So fanden gymnastische Übungen nach 1948 Einzug auch in die Readschen Geburtsvorbereitungen. Lamaze entwickelte 1956 Prinzipien der Geburtsvorbereitung durch Einübung sogenannter konditionierter Reflexe. Die Atmung der Gebärenden wird bei dieser Methode konsequent durch Hebammen und Geburtshelfer angeleitet.

Zu diesen **Formen der Geburtsvorbereitung** gehören ebenfalls eine Psychoprophylaxe und eine umfangreiche Aufklärung der Schwangeren. Eine rhythmische Massage des Rückens und des Unterleibs bereicherten diese Geburtsvorbereitung. Die Read'sche Geburtsvorbereitung breitete sich während der 50er Jahre in Mitteleuropa aus; die Psychoprophylaxe nach Lamaze setzte sich erst später in den 60er und 70er Jahren des 20. Jh. durch.

5.8.1 Funktionelle Grundlagen

Prä-, peri- und postpartales Betreuungsprogramm.

Ziele der Schwangerschaftgymnastik. Schwangerschafts-, Wochenbett-, und Rückbildungsgymnastik sind heute fester Bestandteil prä-, peri- und postpartaler Betreuungsprogramme von Hebammen und Geburtshelfern. Sie werden eingesetzt zur:

- **Funktionsverbesserung oder -wiederherstellung** der quergestreiften Bauchdecken- und Beckenbodenmuskulatur,
- **Vorbeugung** von genitalen Organsenkungen (Descensus uteri et vaginae) und Harn- sowie Stuhlinkontinenz.

Sie erleichtern den Geburtsverlauf und lindern schmerzhafte Beschwerden, die sich während der Schwangerschaft und durch die Geburt entwickelt haben.

Hyperplasie und Hypertrophie des Myometriums.

Folgen der Schwangerschaft auf den weiblichen Körper. **Schwangerschaft bedeutet vermehrte Leistungsanforderung an den mütterlichen Körper,** der mit Veränderungen des Kreislaufs, des Bewegungsapparats, der Atmung, des Stoffwechsels und des Mineral- und Wasserhaushalts entgegentritt. Die Gebärmutter vergrößert sich; ihr Eigengewicht erhöht sich infolge einer **Hyperplasie und Hyperthrophie des Myometriums** und einer Zunahme des Bindegewebes im Mittel von ungefähr 60 g auf mehr als 1 000 g. Das Gewebe weitet sich auf und wird vermehrt durchblutet. Die vaginalen Gewebeschichten lockern sich deutlich, so dass sie den extremen Dehnungen während der vaginalen Geburt gewachsen sein können.

Hypertrophie des Myokards.

Einfluss der Schwangerschaft auf das Myokard. Zur Bewältigung der erhöhten Belastung **hypertrophiert das Myokard.** Die Herzfrequenz wird erhöht und konsekutiv steigt das Herzminutenvolumen. Im Verlauf der Schwangerschaft wird durch die hochsteigende Zwerchfellkuppel das Herz zusätzlich belastet. Es kommt darüber hinaus zu einer **Dilatation der Blutgefäße** und der intravasale Druck, besonders in den Gefäßen der unteren Extremitäten, nimmt deutlich zu. Dadurch steigt das Risiko zur Ausbildung von Varizen und Thrombosen an. Besonders zu Beginn der Schwangerschaft leiden viele Schwangere unter einer erhöhten **orthostatischen Kollapsneigung.** Im letzten Trimenon (28.–40. SSW) werden **Kreislaufdysregulationen** nicht selten durch den die V. cava belastenden vergrößerten Uterus verursacht, es kommt zum sog. **Vena-cava- Syndrom.** Das Blutvolumen wird auf ungefähr sieben Liter erhöht.

Einfluss der Schwangerschaft auf den Sauerstoffbedarf. Durch die Gewebsmengen-
zunahme ist der stoffwechselbedingte Grundumsatz erhöht und damit ebenso der Sauerstoffbedarf. Zur Kompensation steigert die Schwangere reflektorisch bereits im ersten
Schwangerschaftsdrittel ihr Atemzugvolumen bei wenig veränderter Atemfrequenz. Diese
Ventilationssteigerung führt zu einem erhöhten Atemminutenvolumen bereits in Ruhe
(+ 40 %). Die Hälfte der Schwangeren leidet mit zunehmender Schwangerschaftsdauer
unter einer Dyspnoe bei körperlicher Belastung, 20 % sogar in Ruhe.

*Erhöhung des stoffwechsel-
bedingten Grundumsatzes.*

Einfluss der Schwangerschaft auf die Harnblase. Die Harnblase wird durch den
wachsenden Uterus eingeengt. Der erhöhte intravesikale Druck löst daher einen häufigen Harndrang aus. Die gesamten Bauchorgane werden durch den sich infolge des fetalen
Wachstums vergrößernden Uterus verdrängt. Die Einengung des Darms kann zu Tonus-
und Peristaltikverminderung und nicht selten auch zur Obstipation führen.

Einengung der Harnblase.

Einfluss der Schwangerschaft auf die Brüste. Das Gewicht der Brüste nimmt während
der gesamten Schwangerschaft auf bis zu 400–600 g zu. Erhebliche Spannungsgefühle
(Mastodynien) und Brustsenkungen (Ptosis) sind nicht selten die Folge. Spezielle Rücken-
und Brustgymnastik und das Tragen eines Büstenhalters schaffen bedingt Abhilfe.

*Zunahme des Gewichts der
Brüste.*

Einfluss der Schwangerschaft auf das Bindegewebe und den Knorpel. Auch Bindegewebe und Knorpel sind durch die gesteigerte hormonelle Wirkung während der
Schwangerschaft aufgelockert. Im Verbund mit der erhöhten statischen Belastung durch
die Gewichtszunahme führt dies zu:

*Auflockerung des Bindege-
webes und Knorpels.*

- Fehlhaltungen, besonders zu einer verstärkten Lordose im Lendenwirbelsäulenbereich,
- Kreuz- und Rückenschmerzen,
- Ermüdung,
- Verkrampfung der Muskeln,
- Ischialgien,
- Sensibilitätsstörungen, besonders perineal und im Bereich der unteren Extremitäten.

Der gesamte Beckenring lockert sich. Symphysenlockerung oder (selten) sogar -rupturen
können der Schwangeren über das Ende der Schwangerschaft hinaus beim Gehen erhebliche Probleme bereiten.

Gewichtszunahme während der Schwangerschaft. Sie führt schon allein mechanisch zu einer zunehmenden Trägheit und Unbeweglichkeit. Diese wirken sich nicht nur
während der mütterlichen körperlichen Höchstleistung Geburt, sondern auch im Alltag
der Schwangeren besonders störend aus.

5.8.2   Behandlungsziele

Aspekte des Trainings. Schwangerschaft und Geburt beanspruchen die körperlichen,
geistigen und seelischen Kräfte der werdenden Mutter in großem Maße. In dieser (vorliegenden) Abhandlung wird jedoch unter bewusster Auslassung aller psychosomatischen
Aspekte allein auf den Teilaspekt des körperlichen Trainings Bezug genommen, ohne die
anderen Bereiche und deren notwendiges Zusammenspiel zu verkennen.

*Funktionsverbesserungen
durch Schwangerschafts-
gymnastik.*

Sinnvollerweise beginnt eine Schwangere etwa im 5. **Schwangerschaftsmonat** (ab der
18. SSW) mit einer Schwangerschaftsgymnastik, sofern keine Kontraindikationen bestehen, wie z. B. Neigung zu Spätaborten oder zu Frühgeburtlichkeit. Die schwangerschafts-
gymnastischen Übungen haben Training und **Funktionsverbesserung** folgender Organsysteme bzw. Funktionensabläufe zum Ziel:

- quergestreifte Muskulatur,
- Atmung,
- Entspannung und
- Verminderung der Thromboseneigung.

Training der Muskulatur

Anspannung der Becken-
boden-, Rücken- und
Bauchmuskulatur.

Steigerung des Muskeltonus. Durch **gezielte wiederkehrende Anspannung der Becken-
boden-, Rücken- und Bauchmuskulatur** nimmt der Tonus bzw. die Grundspannung dieser
Muskelgruppen deutlich zu. Dadurch wird Fehlhaltungen entgegengewirkt und Beschwerden durch Fehlhaltungen vorgebeugt. Die Beckenbodengymnastik führt zu einer Verbesserung der neuromuskulären Kontrolle des durch steigenden Druck in der Schwangerschaft mehrbelasteten Beckenbodens. Dieser ist für den guten Halt der Beckenorgane bzw.
die Verhinderung von genitalen Descensusbeschwerden, besonders nach der Geburt, von
wesentlicher Bedeutung.

Entspannung des Becken-
bodens.

Beckenbodenübungen. Durch das spezifische Muskeltraining soll die gezielte Entspannung des Beckenbodens geübt werden. Eine verkrampfte BB-Muskulatur kann während
der vaginalen Geburt dem Kind auf seinem Weg ans Tageslicht einen belastenden und die
Austreibungsphase der Geburt unnötig verlängernden Widerstand entgegensetzen. Dieses
Phänomen ist besonders bei Sportlerinnen nicht selten ein Geburtshindernis. Die Gebä-
rende erlernt, den Geburtsweg gezielt zu »öffnen«.

 Beachte
> Mit der gezielten Entspannung des Beckenbodens ist die Hoffnung verbunden, die Zahl der
> Dammschnitte zu minimieren und Dammrisse zu vermeiden.

Kräftigung des Halte- und
Stützapparats.

Rückenmuskeltraining. Die Verlagerung des Körperschwerpunkts nach ventral führt
häufig zu Beschwerden im LWS-Bereich. Die **Kräftigung des Halte- und Stützapparats** vermindert diese Beschwerden oder beugt ihnen vor. Das Muskeltraining betrifft vor allem
den M. bulbocavernosus, M. rectus abominis, M. obliquus abdominis externus und inter-
nus und die gesamte Rückenmuskulatur.

 Beachte
> **Gymnastische Übungen**, dem Leistungsniveau der Schwangeren angepasst, erhalten die
> Beweglichkeit und Geschmeidigkeit und fördern die körperliche Kondition, die eine Schwan-
> gere benötigt.

Erlernen der richtigen Atmung

Erlernen bestimmter
Atemtechniken.

Das **Erlernen bestimmter Atemtechniken** bewirkt daher ein effizienteres Atmen, das
zu einer **besseren Versorgung mit Sauerstoff** führt. Körperspannungen werden gelöst
oder erst gar nicht aufgebaut. Die richtige Atemtechnik zur Geburt wird erlernt. Unter
der Geburt kann durch richtiges Atmen die Sauerstoffversorgung des Kindes verbessert
werden. Auch die Muskulatur der Gebärmutter wird besser mit Sauerstoff versorgt, ein
Umstand, der vorzeitigen Wehenschwächen entgegenzuwirken vermag.

Beachte
> Gut und ausreichend sauerstoffgesättigtes Gewebe ist weniger schmerzempfindlich.

Darüber hinaus lässt die Konzentration auf die Atmung weniger Zeit und Aufmerksamkeit, sich von Geburtsschmerzen vereinnahmen zu lassen (Lamaze 1956). Außerdem vermindert die richtige Atmung eine schnelle Ermüdung unter der Geburt.

Thromboseprophylaxe

Verstärkung des venösen
Rückflusses.

Schwangerschaftsgymnastik soll einer Thromboseneigung entgegenwirken. Durch Bewegungsübungen wird der **venöse Rückfluss der unteren Extremitäten verstärkt**, wodurch
Venenentzündungen vorgebeugt werden kann.

Entspannungsübungen

Verbesserte Schmerz-
verarbeitung durch
Entspannung.

Entspannung sollte geübt werden, um Wehen besser verarbeiten und Analgetika einsparen
zu können. Dies gilt sowohl für Beschwerden während der Schwangerschaft, z. B. Rücken-
beschwerden, als auch für Beschwerden unter der Geburt.

Schwangerschaftsgymnastik wird immer im Rahmen der Geburtsvorbereitung (durch Hebammen) angeboten. Ein Großteil dieser Vorbereitung bezieht sich auch auf eine psychosomatische Vorbereitung.

> ❗ **Beachte**
> Durch **aufklärende Information über die körperlichen Veränderungen** infolge der Schwangerschaft und über die Abläufe bzw. Ereignisse während der Geburt sollen **Ängste abgebaut** und der **Geburtsverlauf positiv beeinflusst** werden.

5.8.3 Behandlungsprinzipien und Art der Technik

Behandlungsprinzipien

Schnellkräftigende Übungen. Gymnastische Übungsstunden sollten so konzipiert sein, dass mit Übungen im Sitzen begonnen wird, gefolgt von entlastenden Übungen in Rückenlage, um über Fersensitz und Kniestand zum Stand und Gang zurückzukehren. Atemübungen und Lockerungsübungen können nach Bedarf eingestreut werden. Zur Anregung des Kreislaufs und zur Entspannung werden kraftvolle Übungen mit den Extremitäten durchgeführt. Sie werden **schnellkräftige Übungen** genannt.

Ablauf der Übungsstunden.

> ▶ **Beispiel**
> Begonnen wird immer mit den Armen, gefolgt von den Beinen in der Reihenfolge kleine, dann große Gelenke (Finger-Zehen, Hand-Fußgelenke, Ellenbogen-Schultern, Knie, Hüften). Das Übungstempo wird gesteigert und dann wieder verlangsamt. Eine **exakte Ausführung ist wichtiger als die Übungsanzahl.** Wichtig ist die Lockerung nach jeder Übung. Die Kreislaufübungen sollten ungefähr 10 min dauern. Sie steigern die Atemfrequenz und hinterlassen ein deutliches Wärmegefühl.

Stärkung der Beinmuskulatur. Beine und Füße sollten von ihrer besonderen Beanspruchung durch das wachsende Körpergewicht entlastet werden. Die Gelenke und Bänder der unteren Extremität sind während der Schwangerschaft hormonbedingt gelockert. Daher ist die Stärkung der Muskulatur zur Unterstützung der Gelenke besonders wichtig. Zur Vorbeugung gegen Thrombose und Stauungen in den Beinen sollten **Entstauungslagerungen und Beinübungen** durchgeführt werden.

Übungen für Beine und Füße.

> ▶ **Beispiel**
> **Ausschütteln und Pendeln der Beine** lockert die Muskulatur. **Dehnungs- und Kräftigungsübungen** durch rhythmische Muskelarbeit der Beine fördert die Muskelvenenpumpe und kräftigt die Muskulatur, ebenso ein Strecken und Beugen der Füße im Liegen und das Kreisen der Füße. In **Rückenlage** werden die Beine hoch auf eine Sprossenwand, einen Ball, einen Stuhl oder eine ähnliche Unterlage gelegt. Die Unterschenkel sind im rechten Winkel zu den Oberschenkeln abgewinkelt. Die Beine werden abwechselnd gestreckt, die Muskulatur angespannt, entspannt und wieder abgelegt. Ein »**Radfahren in der Luft**« und ein »**Ausschütteln**« der Beine dienen ebenfalls der Entspannung, Entkrampfung und Entstauung der Beine.

Entlastung der Wirbelsäule. Schwangere neigen dazu, zur Verminderung ihrer Vorlast eine Schonhaltung einzunehmen. Sie verfallen in ein Hohlkreuz und lassen die Schultern hängen. Zur Entlastung der Wirbelsäule ist es daher notwendig, gezielt eine **gerade/aufrechte Haltung** einzunehmen und deren Anwendung im Alltag einzuüben. Diese Übungen lindern Rückenschmerzen und entlasten die Wirbelsäule.

Haltungsübungen.

> ▶ **Beispiel**
> Übungen sind hier gezielte Körperhaltung im Stehen und Sitzen:
> - Gymnastik mit kräftigender und entspannender Wirkung,
> - Streck-, Beuge-, Drehbewegungen des Rumpfes im Stehen, Sitzen und Liegen,
> - Lockerungsübungen im Nacken- und Schulterbereich durch kreisende Bewegungen.

Dabei kreisen die Schultern abwechselnd in beide Richtungen, während die Arme locker und entspannt hängengelassen werden. Zunächst wird auf jeder Seite für sich allein, danach auch gemeinsam kreisend geübt. Im Vierfüßlerstand, Arme und Beine stehen im rechten Winkel, wird das Becken sanft hin- und hergewogen. Diese Übung ist besonders in der Spätschwangerschaft wohltuend.

> **Cave**
> Der Rücken darf bei den Übungen nicht durchgebogen werden, da die Dehnung der Mutterbänder (Ligg. teres uteri) verstärkt würde.

Training der Bauchmuskulatur.

Stärkung der Bauchmuskulatur. Die Bauchmuskulatur wird durch den zunehmenden Bauchumfang und die verstärkte Lendenlordose der Schwangeren überdehnt. Das gilt besonders für die geraden Bauchmuskeln (Mm. recti abdominis). Sie werden im Verlauf der Schwangerschaft um ungefähr 15 cm länger und weichen im Sinne einer physiologischen Rektusdiastase auseinander. Bei Mehrlingsschwangerschaften und vermehrtem Fruchtwasser (Polyhydramnion) wird dieses Phänomen verstärkt. Der Trainingszustand der Bauchdeckenmuskulatur vor Eintritt der Schwangerschaft und das Bauchmuskeltraining in der Schwangerschaft bestimmen das Ausmaß der Diastase mit.

> **Beachte**
> Kontinuierliches Training empfiehlt sich im ersten und zweiten Trimenon.

Im letzten Schwangerschaftsdrittel führt die Anspannung der Bauchmuskulatur zur Zunahme der Diastase. Auf eine ruhige Atmung während des Trainings ist zu achten, ebenso darauf, dass der Bauchraum durch das Training nicht eingeengt wird. Die Kontraktionsfähigkeit der Bauchmuskeln spielt bei der Austreibungsphase der Geburt eine große Rolle.

> **Beispiel**
> Bei den Übungen der Bauchmuskulatur werden alle Muskeln der Bauchdecke gleichzeitig angespannt; es handelt sich also um eine **synergistische Bauchmuskelanspannung**. Es werden Übungen für die schrägen und für die queren Bauchmuskeln durchgeführt. Das Training der geraden Bauchmuskulatur sollte nur im ersten und zweiten Trimenon erfolgen, und auch nur, wenn die Bauchmuskeln intakt sind und noch keine Rektusdiastase vorliegt.

Training der Beckenbodenmuskulatur.

Stärkung der Beckenbodenmuskulatur. Die Beckenbodenmuskulatur besteht aus flach übereinandergeschobenen Muskelfasziensystemen von ungefähr 4 cm Dicke. Von medial nach lateral bestehen sie im Wesentlichen aus drei Muskelgruppen, deren Muskelfasern in unterschiedlichen Richtungen verlaufen. Die **Levatormuskulatur** verläuft nach medial wie zu einem Trichter abfallend, der einen Spalt für die Harnröhre, die Vagina und den Analkanal lässt. In der Mitte liegt der **M. transversus perinei** mit querverlaufenden Muskelfasern mit einem Durchlass für Urethra und Vagina, der After bleibt frei. Außen verläuft die Muskelschicht zirkulär – ähnlich einer Acht – um Scheideneingang und Anus. Der Beckenboden verschließt den Bauchraum nach unten und setzt dem Druck der Organe einen ständigen Widerstand entgegen. Ein schwacher Beckenboden kann durch den zusätzlichen Druck während der Schwangerschaft dauerhaft Schaden nehmen. Die Mehrbelastung wird durch eine falsche Körperhaltung noch gesteigert, da das Gesamtgewicht des Bauchinhaltes nicht nur auf Schambeinäste, Symphyse und Beckenboden verteilt wird, sondern durch das zu steil aufgerichtete Becken ausschließlich vom Beckenboden getragen wird.

> **Beachte**
> Das Training der Beckenbodenmuskulatur ist einer der wichtigsten Bestandteile der Schwangerschaftsgymnastik.

Ziel der Übungen ist:
- die Kräftigung der Beckenbodenmuskulatur,
- eine Zunahme der Elastizität des Beckenbodens und

- die Fähigkeit zur Entspannung des Beckenbodens, um den Durchtritt des kindlichen Köpfchens bei der Austreibung zu vereinfachen.

Beckenbodengymnastik in der Schwangerschaft dient zur Prophylaxe von Senkungs- und Inkontinenzbeschwerden nach der Schwangerschaft.

> **Beispiel**
>
> Zunächst wird eine **bewusste Wahrnehmung des Beckenbodens** durch Konzentration auf die dort vorhandene Muskulatur geübt. Erst dann kann mit der **gezielten Anspannung der Beckenbodenmuskulatur** begonnen werden. Weiter folgen Übungen zur Lockerung und Dehnung des Beckenbodens. Gute Dehnung erreicht man durch tiefe Hockstellung mit gespreizten Knien und aufgestellten Fußsohlen. Diese Übung wird besonders gegen Ende der Schwangerschaft geübt. Bei allen Übungen soll **ruhig und nicht pressend weitergeatmet** werden. Die Entspannung des Beckenbodens wird in liegender Position geübt und ist für viele Frauen erfahrungsgemäß schwer zu erlernen.

Entspannung des Beckens. Die Fehlhaltung der Schwangeren durch die Vorderlastigkeit wird nicht nur durch die Lordose im Lendenwirbelsäulenbereich ausgeglichen, sondern auch durch eine Brustkyphose, ein nach ventral gekipptes Becken und eine erschlaffende Rückenmuskulatur. Diese Haltung führt auf Dauer zu Rücken- und Kopfschmerz und zu Durchblutungsstörungen. Zweckdienlich ist daher die Entspannung des Beckens.

Haltungskorrektur.

> **Beispiel**
>
> Durch Kippen und Aufrichten des Beckens wird die **richtige Haltung des Beckens** geübt. Gleichermaßen wird das Becken kreisförmig bewegt, die Beckenseiten werden einzeln und nacheinander gehoben, gesenkt, vor- und zurückgeschoben. Bei allen Übungen soll auf langsame fließende Bewegungen geachtet werden.

Stärkung der Brustmuskulatur. Zur Prophylaxe eines schlaffen Brustgewebes (Mamma pendulans) dient das Training des M. pectoralis, der durch die Zunahme des Brustdrüsengewebes und durch hormonelle Einflüsse stärker belastet ist.

Training des M. pectoralis.

> **Beispiel**
>
> Die Übungen werden am besten im Sitzen auf einem Hocker ausgeführt. Zur Kräftigung der Muskulatur dienen **Kraftübungen ohne Bewegung**, sog. isometrische Übungen.

Techniken

Entspannungsübungen. Für alle genannten Übungen ist die **bewusste Entspannung** wichtig. Sie ist auch im Hinblick auf die Erleichterung unter der Geburt selbst zu üben. Entspannungsübungen können in Positionen geübt werden, die auch während der Geburt eingenommen werden. Besonders das Entspannen nach Muskelanspannung (positive Muskelrelaxation), das Nachfühlen der Auflagepunkte des Körpers und die Entspannung über die Atmung können so durchgeführt werden. Anspannung der Muskulatur, Halten der Spannung und Entspannung sind die Grundlagen um Spannung und Entspannung wahrzunehmen (Entspannungstraining nach Dick-Read). Bei dem von Lamaze empfohlenen »dissoziierten« Entspannungstraining erfolgt die Anspannung mehrerer Körperteile bei gleichzeitiger Entspannung anderer. Dadurch können die **Wehen bewusster erlebt und leichter ertragen werden**. Der Körper soll in der Lage sein, auch unter der Anspannung der Wehe zu entspannen. Entspannende Atemübungen konzentrieren sich auf eine fließende bewusste Wahrnehmung von Einatmung, Ausatmung und Atempausen.

Bewusste Entspannung.

Schwimmen. Die Bewegung beim Schwimmen entlastet die Wirbelsäule und entspannt die Muskulatur. Sie fördert den venösen Rückstrom in den unteren Extremitäten und beugt auf diese Weise Varizen und Ödemen vor. Es sollte darauf geachtet werden, dass beim Rückenschwimmen die Arme nicht über das Schulterniveau gehoben werden. Ein häufiger

Wassergymnastik.

Wechsel von Brust- und Rückenschwimmen wird empfohlen. Die Wassertemperatur ist mit 26 °C ideal. Die Schwangere sollte weder ins Wasser springen noch tauchen.

 Beachte
Ideal sind gymnastische Übungen im Wasser.

Die Muskulatur wird schonend trainiert, die verminderte Schwerkraft als angenehme Hilfe empfunden. Wassergymnastik wirkt sich steigernd auf die Widerstandskraft und Leistungsfähigkeit aus und vermindert Ödeme und Rückenschmerzen.

Bauch- und Brustatmung.

Atemübungen. Sie sind ein wesentlicher Bestandteil der Schwangerschaftsgymnastik. **Ziel dieser Übungen** sind:
- die Steigerung des allgemeinen Wohlbefindens,
- eine bessere Sauerstoffversorgung des Kindes unter der Geburt,
- eine verbesserte Sauerstoffversorgung des Uterus und
- eine erleichterte Entspannung.

Die **normale Atmung** setzt sich aus Bauch- und Brustatmung zusammen. Durch gezielte Wahrnehmung wird das eigene Atemverhalten kennengelernt.

Langsame Atmung durch Nase und Mund.

Atemtechniken. Durch verschiedene Atemtechniken wird dem erhöhten Sauerstoffbedarf von Uterus und Kind und dem Ziel, unter der Geburt entspannen zu können, Rechnung getragen. Zunächst erfolgt eine gleichmäßige und langsame Atmung durch die Nase, bei Wehenzunahme auch durch den Mund.

 Beachte
Unter den Wehen kommt zu der Bauchatmung die Brustatmung hinzu.
Auf dem Höhepunkt der Wehe wird die Atmung flacher und schneller.

Press- und Hechelatmung.

Atemtechniken für die Geburt. Geübt werden sollte in Rückenlage und in Seitenlage, um die Verhältnisse während der Geburt realitätsnah nachzustellen. Nach der Einatmung sollte keine Atempause erfolgen, sondern die Luft **ausgeströmt** werden. Bei Schmerzen besteht eine Tendenz zum Luftanhalten. Die gezielten Atemübungen helfen, dieses Phänomen zu überwinden. Die unterschiedlichen für die Geburt notwendigen Atemtechniken wurden im Wesentlichen von Dick-Read und Lamaze (1956) beschrieben.

 Beachte
Die Pressatmung und das Hecheln sind für die Geburt wichtig.

Bei der **Pressatmung** wird die Luft nach der Einatmung eingehalten. Durch das gleichzeitige Pressen wird das Zwerchfell gegen den Fundus uteri gepresst und die Austreibungswehe verstärkt. Diese Atmung kann während der Schwangerschaft nur ohne Bauchpresse geübt werden.

Zur Vermeidung eines unwiderstehlichen Pressdrangs kann durch eine **Hechelatmung** Bauch- und Brustmuskulatur entspannt und ein zusätzlicher Druck durch die Atmung vermieden werden. Notwendigerweise wird diese Form der Atmung bei zu frühen Presswehen und bei Durchtritt des kindlichen Kopfes in der Austreibungsperiode angewendet. Dadurch wird die Geschwindigkeit des Kopfdurchtrittes verlangsamt und das Dammgewebe geschont.

Vorsichtige Massagen.

Massage. Auch während der Schwangerschaft kann eine Massage wohltuend sein. Sie lindert Beschwerden im Rückenbereich, der Beine, der Schultern und auch im Bauchraum. Sie sollte sehr vorsichtig angewendet werden, um keine Kontraktionen des Uterus zu provozieren. Massage fördert die Gewebeelastizität und führt zu einer Verstärkung der peripheren Gewebedurchblutung.

> ❶ **Beachte**
> Im Allgemeinen gilt der Grundsatz: Die Übungen müssen einfach sein.

Komplizierte und athletische Übungen bringen keinen Vorteil (Kitzinger 1988). Die Übungen sollen für einen Fortbestand der körperlichen Kondition in einer Zeit sorgen, in der die Neigung zur Bequemlichkeit ausgeprägt ist. Gleichförmiges Fahrradfahren und schlendernde Spaziergänge sind hierzu besonders geeignet.

Musikbegleitung. Für eine ruhige und entspannte Atmosphäre ist **beruhigende Musik** förderlich. Neben den gymnastischen Übungen während der Schwangerschaftsbetreuung und zur Geburtserleichterung werden mit überschneidenden Zielsetzungen Yoga, Meditation und autogenes Training zunehmend angeboten. Das **autogene Training** dient vor allem zur Therapie von:

Beruhigende Musik.

— Störungen des Magen-Darm-Trakts,
— Kreislaufstörungen und
— Schlafstörungen.

Es wirkt besonders bei neurovegetativen Störungen und funktionellen Krampfzuständen erleichternd und ist hilfreich zur Verminderung des Geburtsschmerzes. **Yoga und meditative Übungen** bieten vielen Schwangeren die Möglichkeit, sich auf ihre neue Lebens- und Körpersituation einzustellen. Sie beinhalten wie die klassische Schwangerschaftsgymnastik Übungen zur Atmung, zur Körperhaltung und zur Entspannung. Die Wahrnehmung des Menschen als Einheit von Geist und Körper steht bei diesen Methoden im Mittelpunkt.

> ❶ **Beachte**
> Die Konzentration auf die eigene Gefühlswelt und eine meditative Entspannung sind Hauptsäulen dieser Form der Geburtsvorbereitung.

5.8.4 Indikationen

Grundsätzlich empfiehlt sich die Schwangerschaftsgymnastik zur **Vorbereitung einer jeden Schwangeren auf die Geburt.** Sie passt aber nicht in das Lebenskonzept einer jeden Frau und ist auch nicht zwangsläufig für das positive Erleben der Schwangerschaft und die Geburt notwendig. Für viele Frauen ist sie allerdings eine fördernde Maßnahme:

Hauptindikationen.

— zum Erhalt der körperlichen Kondition,
— zum Einüben hilfreicher Atem- und Bewegungstechniken und
— bei Gruppenübungen eine Anlaufstelle für Fragen zur Schwangerschaft und Geburt.

Daneben sind **Schwangerschaftsbeschwerden** eine wichtige Indikation für gymnastische Übungen. Zu den durch Schwangerschaftsgymnastik therapierbaren Beschwerden gehören:

— Störungen der Magen-Darm-Tätigkeit,
— Rückenschmerzen,
— wiederkehrende Kopfschmerzen,
— Wadenkrämpfe,
— Neigung zu Varizen und Stauungen der unteren Extremitärten, sofern eine Gestose ausgeschlossen ist.

> ❶ **Beachte**
> Der Beginn der Schwangerschaftsgymnastik im 5. Schwangerschaftsmonat hat sich als zeitlich günstig erwiesen.

5.8.5   Kontraindikationen

Spezielle Kontra-
indikationen.

Gymnastische Übungen sind kontraindiziert bei **allen Symptomen eines drohenden Abortes** (Blutung) **oder einer Frühgeburt** wie:

— vorzeitige Wehen,

— Zervixinsuffizienz,

— vorzeitiger Blasensprung und

— bei jeder Art einer vaginalen Blutung während der Schwangerschaft.

Ebenso sollte bei **Anzeichen für eine Gestose** (Hypertonus, Ödeme) auf Schwangerengymnastik, vor allem ohne fachkompetente Anleitung und Überwachung, verzichtet werden. **Jede schwere Allgemeinerkrankung** und Infektion der Schwangeren sollte zur Vorsicht Anlass geben. Dazu gehören unter anderem:

— starke Varikosis mit Thromboseneigung,

— Asthma bronchiale und

— Diabetes mellitus.

Bei einer **präexistenten Rektusdiastase** sollte auf Übungen der Bauchmuskulatur verzichtet werden. Vorsicht ist geboten bei **Leistenhernien** und Symphysenlockerung. Bei Anzeichen für ein **Vena-Cava-Syndrom** (Schwindel) sollten keine Übungen in Rückenlage durchgeführt werden. Darüber hinaus ist auf Kontraindikationen zu achten, die sich nicht aus der Schwangerschaft selbst ergeben, sondern unabhängig davon bestehen, z. B. Wirbelsäulenbeschwerden.

 Beachte

Autogenes Training ist bei jeder Form der Psychose kontraindiziert.

5.8.6   Klinische Erfahrungen und wissenschaftliche Untersuchungen

Gute zeitliche Abstimmung von Geburtsvorbereitung und Geburtsleitung.

Eine **gute zeitliche Abstimmung von Geburtsvorbereitung und Geburtsleitung hat sich als optimal erwiesen**, um bei der Gebärenden keine Verunsicherungen auszulösen. Dieses Ziel ist im **mitteleuropäischen Alltag** jedoch selten in die Realität umzusetzen.

 Tipp

Die gymnastischen Übungen sollen einfach, einleuchtend und leicht erlernbar sein, damit sie keine Voraussetzungen an Vorbildung, Intelligenz und Anpassungsfähigkeit stellen.

Die Schwangere darf keinem Erfolgsdruck ausgesetzt sein.

 Beachte

Schwangerschaftsgymnastik ist kein Leistungssport.

Wirksamkeit der Schwangerschaftsgymnastik.

Die **Wirksamkeit der Schwangerschaftsgymnastik** ist im Verlauf von Jahrzehnten empirisch erfasst und positiv bewertet worden. Wissenschaftliche Untersuchungen gibt es kaum und die wenigen vorhandenen Daten sind mehr allgemein als speziell. So wurden im Rahmen einer randomisierten Studie zwei Gruppen mit je 129 Schwangeren, die ihre Schwangerschaft mit und ohne Wassergymnastik erlebten, im Hinblick auf Harnwegsinfekte und Rückenschmerzen untersucht. Die Gruppe der Frauen, die in ihrer Schwangerschaft mit Wassergymnastik begleitet wurden, schnitten in dieser Studie bedeutend besser ab.

Effektivität der Geburtsvorbereitung.

Der **Nachweis der Effektivität der Geburtsvorbereitung** anhand einer verkürzten Geburtsdauer, verminderter Operationsfrequenzen, Gestosehäufigkeiten und der perinatalen Sterblichkeit ist nach Meinung einiger, wie Holtorff, Herrmann, Nicolai und Hüter, vermeintlich gesichert und experimentell bewiesen. G. Martius hingegen ist der Auffassung, dass ein wissenschaftlicher Nachweis »meines Erachtens nicht möglich« ist.

Statistisch gesicherte Untersuchungen über den Erfolg der Schwangerschaftsgymnastik scheitern an der speziellen Zusammensetzung der Gruppen von Frauen, die Schwangerschaftsgymnastik betreiben, bezüglich ihrer sozialen Herkunft und ihres Ausbildungsstandes.

 Beachte

Der Erfolg der Schwangerschaftsgymnastik ist schwer kalkulierbar.

Schwangerschaftsgymnastik hat aber bestimmt eine Daseinsberechtigung, solange schwangere Frauen in ihr subjektiv eine verbesserte Betreuung ihrer Schwangerschaft erleben und sie aus freien Stücken als Hilfe in Anspruch nehmen.

5.8.7 Ausbildungsmöglichkeiten

Techniken und Methoden der Schwangerschaftsgymnastik werden in Kursen vermittelt, die von Hebammenverbänden und Verbänden der Krankengymnasten und Physiotherapeuten angeboten werden.

Literatur

Balaskas J (1994) Yoga für werdende Mütter. Kösel, München

Heed M-L (1997) Geburtsvorbereitung im »Das Hebammenbuch«, 2. Aufl., Mändle, Opitz-Kreuter, Wehling, Schattauer, Stuttgart New York

Herrmann E (1963) Ergebnisse der Readschen Geburtsleitung, Dtsch Med Wchschr 88:2431

Hoffmann B (1977) Handbuch des Autogenen Trainings. dtv, München

Holtorff J (1966) Über den Einfluß psychoprophylaktischer Vorbereitung auf den Geburtsverlauf. Dtsch Gesundheits Wes 21:1903

Hüter KA (1964) Untersuchungen über Art und Umfang der Schwangerenvorsorge und deren Einfluß auf das Schicksal von Mutter und Kind: Geburtshilfe und Frauenheilkunde 24:380

Kihlstrand M, Stenman B, Nilsson S, Axwlsson O (1999) Water-gymnastic reduces the intensity of back/low back pain in pregnant women. Acta Obstet Gynecol Scand Masr 78(3):180–185

Kitzinger S (1988) Geburtsvorbereitung. Kösel, München

Lamaze F (1956) Quést-ce que láccouchement sans dozuleur par la methode psychoprophylafctique. La Revue des travaillenses, Paris

Martius G, Pannike A (1961) Neue Möglichkeiten der Geburtsprognostik mit Hilfe der Untersuchungen feinmotorischer Tonussteuerung Arch Gynäk 196:373

Martius G (1965) Klinische Folgerungen. Arch Gynäk 202:391

Martius G, Geschwendtner R (1974) Die Vorbereitung auf die Geburt, 6. Aufl. Reinhardt, München

Martius G (Hrsg) (1981) Lehrbuch der Geburtshilfe, 10. Aufl. Thieme, Stuttgart New York

Nicolai KH (1966) Der Geburtsverlauf bei verschiedenen Methoden der Geburtsleitung. Med Welt 17:377

Psyrembel W, Dudenhausen JW (1994) Praktische Geburtshilfe 18. Aufl. de Gruyter, Berlin New York

Schneider J, Mesrogli M (1988) In Praxis der gynäkologischen Balneo- u. Physiotherapie. Hippokrates, Stuttgart

Sachverzeichnis

C

N

Die Therapiekonzepte.
Übersicht über die in diesem Buch beschriebenen krankengymnastischen Konzepte.

Gruppe	Funktionsorientierte Bezeichnung	Begründer/in bzw. Namengeber/in	Kapitel-nummer
Organspezifische Übungs- und Trainingskonzepte	Atemtherapie	•••	4.2
	Hemiplegiebehandlung	Berta Bobath, Karel Bobath	4.4
	Hemiplegiebehandlung	Signe Brunnstrøm	4.6
	Funktionelle Wirbelsäulengymnastik, Chirogymnastik	Walter Laabs	4.8
	Skoliosetherapie	Katharina Schroth	4.26
	Myopathiebehandlung	•••	4.23
	Ganzkörperisometrie	Hede Teirich-Leube	4.28
Trainierende Therapiekonzepte	Isokinetisches Muskeltraining	•••	4.13
	Medizinische Trainingstherapie	•••	4.22
Manuelle Therapien	Manuelle Medizin (Chirotherapie)	•••	4.20
	Manuelle Therapie (nach Maitland)	Geoffrey Maitland	4.19
Neurophysiologisch orientierte Techniken	Entwicklungsneurologisches Konzept	Berta Bobath, Karel Bobath	4.3
	Entwicklungskinesiologie	Peter Hanke	4.11
	Sensomotorische Fazilitation	Vladimir Janda	4.15
	Propriozeptive Neuromuskuläre Fazilitation, Komplexbewegungen	Hermann Kabat	4.16
	Entwicklungskinesiologisches Behandlungskonzept	Vaclav Vojta	4.29
Andere, an Behandlungstechniken orientierte, funktionelle Therapiekonzepte	••	Alois Brügger	4.5
	Stemmführung	Roswitha Brunkow	4.7
	••	James Henry Cyriax	4.9
	Hippotherapie	•••	4.12
	Funktionelle Bewegungslehre	Susanne Klein-Vogelbach	4.17
	Schlingentischbehandlung	•••	4.25
	Streching	•••	4.27
Entspannungstherapien und körperorientierte Psychotherapien	Perzeptiv-kognitives Behandlungsmodell	Félice Affolter	4.1
	Funktionelle Integration	Moshe Feldenkrais	4.10
	Muskelentspannung	Edmund Jacobson	4.14
	Konzentrative Bewegungstherapie	•••	4.18
	Lösungstherapie	Alice Schaarschuch, Heidi Haase	4.24
Weitere Konzepte	Integrierte Physiotherapie/Gymnastik	Hinrich Medau	4.21

•• Eine funktionsorientierte Bezeichnung der Methode ist nicht üblich.

••• Die Methode hat sich durch Mitwirkung mehrerer Therapeuten entwickelt.

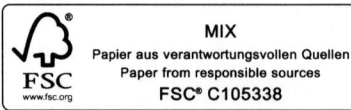
Printed by Books on Demand, Germany